나는 **밥심**으로 **100**세 산다

농학박사 오 동 환

yh 도서출판 유한문화사

나는
밥심으로 100세 산다

밥심!

밥심은 매일 식사에서 얻는 에너지(열량)이다. 밥심은 몸을 유지하고 활동하는 데 꼭 필요하다. 만약 내가 하루에 필요한 밥심이 2000 kcal인데 1500 kcal만을 얻는다면 부족한 500 kcal 때문에 피로가 빨리 오고, 일은 능률이 안 오르며, 계속해서 부족하면 결국 몸은 망가질 것이다. 반면에 밥심이 충분하면 피로감 없이 왕성하게 활동할 수 있고 건강도 지켜질 것이다. 이러한 밥심은 하루 먹는 식품으로 해결된다.

인체를 이루고 있는 여러 기관은 서로 연관되어 생리기능을 수행하지만 어느 한 기관에 좋은 식품을 먹는다고 해서 몸 전체의 생리기능이 원활하게 이루어지지 않는다. 각 기관을 이루는 조직에 필요한 영양물질을 공급하도록 여러 종류의 식품을 골고루 섭취하는 식생활을 해야 한다.

건강에 도움이 되는 좋은 식품이란 우선 먼저 먹었을 때에 건강에 도움이 된다고 믿음이 가야하고 맛이 있어서 먹고, 먹고 싶어서 먹는 것이 아니라 맛은 별로 없고 군침을 삼킬 만큼 먹고 싶지도 않지만 먹으면 속(마음)이 편안한 식품이다. 일예로, 녹색 무 잎의 경우 짙은 녹색을 보면 마음이 편안해지고 특별히 맛이 있어서 먹고 싶다거나 군침을 삼킬 만큼 맛이 있는 것은 아니다. 먹어 봐야 쌉싸래한 맛과 다소 톡 쏘는 매운맛을 느낀다. 그렇지만 무 잎이 가지고 있는 물질이 건강에 좋다는 뇌의 학습된 효과 때문에 먹고 싶고, 먹고 나면 속이 편안하고 건강도 좋아진 것 같은 기분을 느낀다.

사실 먹는 식품은 그 만이 가지고 있는 독특한 성분, 맛과 향이 있으며 그리고 건강에 유익한 물질들이 많다. 먹어서 효능을 얻으려면 싱싱한 그 자체로 먹는 것이 좋은데, 맛을 내기 위해 볶고 지지고 굽다 보면 유익한 성분은 소실되고 나쁜 성분이 생성, 합류되며, 식품 고유의 특성은 없어지고 맵고, 짭짤하고, 새콤달콤하다. 이는 입을 즐겁게 할지는 모르나 건강에는 부정적일 수 있다.

식생활에서 건강과 관련하여 분명한 것은 우선 내 건강과 관련하여 유익한 식품을 선택하는 것이다. 그리고 건강에 좋다 해도 **조리**를 잘 하여야 하고, 필요한 **적정량**을 먹어야 하며, 그리고 **지속적**으로 먹어야 섭취식품의 효능을 얻을 수 있다. 그렇지 않으면 기대한 만큼 식품의 효능을 얻지 못한다.

병의 발생은 반드시 발병할 수밖에 없는 환경이 이미 오래 전부터 시작되어 왔는데 인지하지 못하고 방심하거나 대수롭게 여기고 지내왔기 때문이다. 먹고, 마시고, 즐기기는 하면서 먹는 식품에 대해하여 내 몸의 유·불리를 한 번 생각해 보지 않은 탓이다. 입으로 들어가는 모든 식품은 몸의 생리기능에 이용되고 영향을 미친다. 인체 각 기관의 생리기능을 이해하고 건강한 식생활을 하면 질병이 예방되고 건강도 유지될 것이다.

본 책에서는 인체 중요 기관, 조직의 생리활성 기능에 좋다고 유수의 기관에서 추천한 식품들에 관한 정보를 정리 수록하였다. 숙독하고 식생활하면 100세까지 건강을 지키면서 행복하고 즐거운 삶을 보낼 수 있을 것이라고 확신한다.

건강하지 못한 식습관은 바꾸면 얻는 것이 많다.

2018. 10.

오 동 환

차 례

Ⅰ. 인체기관의 기능 · 식생활과 식품 / 13

III. 주요 전통식품 / 183

IV. 추천 베스트 푸드 / 215

I 인체기관의 기능 · 식생활과 식품

인체 내 질환이란 어느 날 갑자기 생기는 것이 아니고, 아무리 좋은 식품을 먹는다 해도 바로 좋아지는 것도 아니다. 하버드대학교 의과대학 연구진이 약 1만여 명 간호사의 건강 빅 데이터를 분석해보니, 중년인 50대 식습관이 약 15년 후인 70대 건강상태에 영향을 미치는 것으로 나타났다고 했다. 건강하고 균형을 이룬 식생활을 하는 집단은 70대 고령이 되었을 때도 만성질환을 앓거나 신체기능 및 인지기능을 상실하지 않고 건강한 노후를 보낼 확률이 그렇지 않은 집단보다 약 30~40% 높게 나타나는 것으로 분석되었다고 했다. 평소에 건강한 생활습관을 가지면 건강해지므로 인체 각 기관의 기능을 이해하고 이에 따른 건전한 생활습관을 유지·실천하는 것이 중요하다.

1. 눈 건강 · 노안

스마트폰, 컴퓨터 모니터, 텔레비전, 책 등에 의해 우리 눈은 온종일 혹사당하고 있다. 눈이 뻑뻑하고 충혈이 발생했다면 눈을 쉬게 하고 지압이나 스트레칭을 해주면 증상 완화에 도움이 된다. 눈이 피로할 때는 양쪽 눈과 코 사이에 작게 파인 정명혈을 엄지로 눌러주는 지압을 하면 좋다. 관자놀이 부분인 태양혈을 마사지해주면 눈에 굴절이상이 있는 경우 조절력을 높여줘 시력이 떨어지는 것을 예방하고 눈의 피로를 푸는 데 효과가 있다. 손바닥 마찰열을 이용해 눈을 문질러 주는 방법도 눈의 피로를 풀어준다. 방법은 다음과 같이 한다.

30초가량 숨을 고르고 양 손바닥을 30회 정도 비벼서 마찰열이 나게 하고, 그다음 양미간 뼈 위에서 눈썹 위를 거쳐 눈꼬리 옆, 눈 아래, 양미간 사이를 이동해 반대편 눈까지 숫자 8을 그리듯 문질러주면 된다. 이 동작은 50회 이상 하는 게 좋고, 25회는 시계 방향으로 나머지 25회는 시계 반대 방향으로 마사지해준다.

틈틈이 안구 스트레칭을 하면 눈에 피로가 쌓이는 것을 막을 수 있다. 여러 방향으로 시선을 돌리는 스트레칭이 눈에 좋다. 먼저 눈을 감았다가 갑자기 확 뜨는 동작 반복하기, 좌우상하 안구를 회전하면서 윙크하기 등으로 눈의 피로를 풀어준다. 눈의 피로가 풀렸다는 생각이 들면, 우하, 좌하, 하, 상 방향으로 안구를 돌려준다. 마지막으로 원을 그리듯 안구를 한 바퀴 돌리면 된다.

1.1 노안(老眼)의 원인 · 관리

노안은 보통 40대 중반쯤 찾아온다. 앞을 볼 때 결정적인 역할을 하는 것이 수정체다. 가까운 곳을 볼 때는 수정체가 두꺼워지고, 먼 곳을 볼 때는 얇아지면서 물체의 상(像)이 선명하게 맺히도록 조절한다. 그런데 40대 중반쯤부터 말랑말랑하던 수정체가 딱딱해지고, 수정체를 움직이게 하는 근육인 섬모체의 탄력이 떨어져서 수정체 두께 조절이 잘 안 되는 노안은 야외활동을 많이 해서 눈이 자외선에 많이 노출됐거나 흡연 · 음주를 많이 하여 수정체와 섬모체의 기능이 빨리 떨어지기 때문이다.

노안의 대표적인 증상은 가까운 곳의 글씨나 물체가 잘 안 보이는 것이다. 이 때문에 신문이나 책 읽기가 힘들어지고, 휴대폰 문자를 주고받는 것도 어렵다. 눈이 시리고 콕콕 쑤시거나, 눈물이 자주 나면서 이물감이 느껴지거나, 뻑뻑한 느낌이 드는 것도 노안의 증상이다. 노안은 유전적 요인과는 관련이 없고, 환경적 요인과 관련이 있다. 같은 40대 중반이라 해도 개인에 따라 편차가 큰데, 운동을 꾸준히 하여 노화에 대비한 사람은 확실히 노안도 늦게 찾아온다.

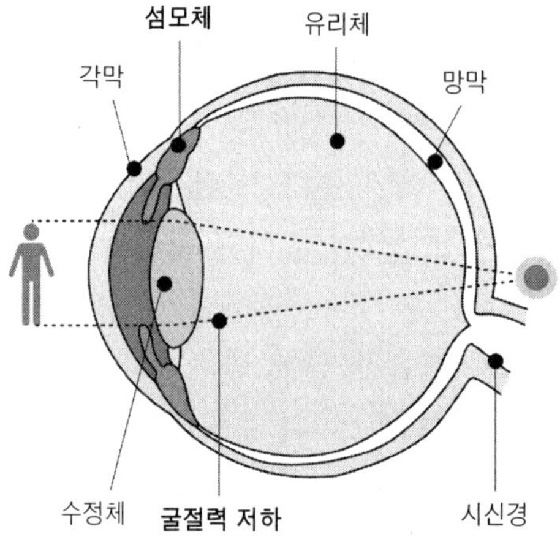

그림 1. 노안이 온 눈

노안에 백내장까지 생기면 상황은 더 악화된다. 백내장은 수정체가 혼탁해져서 시야가 안개가 낀 듯 뿌옇게 되는 병이다. 주로 50~60대에 백내장이 오는데, 돋보기를 써도 시야가 뿌연 것은 해결되지 않는다.

1.2 노안(老眼)에 대처하는 방법

인체는 늙어가고 있다. 피부의 탄력은 떨어지고 주름은 늘어간다. 근육양은 줄어들고 기력은 떨어진다. 노화가 진행된다. 눈 역시 예외가 아니다. 노안(老眼)도 비켜갈 수 없다. 그렇다고 손 놓고 속수무책 당하고 있을 수만은 없다.

노안과 그 대처법에 대해 김성환 원장(강남성모안과)은 노안을 막을 수 있는 의학적 방법이 없는 것은 노화를 막을 수 없는 것과 같은 원리라 한다. 그러나 생활습관을 조금만 개선해도 노안이 늦게 오게 할 수 있다. 스마트폰이나 컴퓨터 모니터 화면을 볼 때는 눈을 자주 깜빡이고, 10분마다 한 번씩 눈을 쉬게 해야 한다. 눈 운동으로 눈을 감고 힘을 준 뒤 다시 눈을 크게 뜨고 상·하·좌·우를 바라보는 스트레칭을 하면 된다.

눈 건강에 도움이 되는 음식을 꾸준히 섭취하는 것도 좋다. 눈 건강에 좋다고 알려진 시금치, 케일, 브로콜리, 호박, 당근, 가지, 블루베리, 비타민 C, 오메가-3 등을 섭취하는 게 도움이 된다. 녹색 채소에는 루테인과 제아잔틴이라는 성분이 풍부하게 들어 있다. 이는 노화에 따른 시력감퇴를 늦추는 효과가 있다. 딸기나 감귤에 풍부한 비타민 C도 활성산소를 억제해서 눈의 노화를 늦춰준다. 블루베리, 가지, 오가피열매 등에 많은 안토시아닌의 항산화효능은 질병과 노화의 원인이 되는 활성산소를 효과적으로 중화시키는 작용이 매우 뛰어나 혈액의 흐름을 원활하게 하고 세포를 재생시켜 호르몬의 체계를 원활하게 하는 기능이 있으며 뇌의 시각영역에 전달되어 물체를 볼 수 있게 하는 로돕신의 재합성을 촉진시키고 활성화시켜 눈의 피로, 시력저하 등에 효과적이다. 시중에 나와 있는 루테인 성분의 눈 영양제도 좋다. 이런 식품들이 노안의 진행을 조금은 느리게 만든다. 치료제가 아닌 보조제인 셈이다. 좋은 음식을 섭취하면서 꾸준히 운동하는 것이 최선이다.

안구건조증이 있는 사람은 주의해서 눈 관리를 해야 한다. 나이가 들수록 몸속 수분이 줄면 안구건조증이 생기기 쉬운데, 안구가 건조하면 시력 저하가 빨리 진행될 수 있다고 한다. 평소에 물을 조금씩 자주 마시고, 증상이 심하면 병원에서 한 번쯤 검사를 받는 게 좋다. 습도가 20~30%로 낮으면 눈물층이 파괴된다. 각막을 보호하는 눈물이 없어져 각막에 상처가 생기고 오염 물질이 달라붙어 염증이 생기기 쉽다. 이재범 원장(분당연세플러스안)은 컴퓨터 작업 등 눈을 많이 쓰는 사람이나 눈물 층이 얇은 노인, 라식 · 라섹 환자들은 이런 위험이 높으므로 적정 습도에 특히 신경을 써야 한다고 말했다.

1.3 노안 예방을 위한 10가지 수칙

(1) 지나친 흡연과 음주는 피한다.
(2) 강한 자외선을 피하고 선글라스 착용으로 눈을 보호한다.
(3) 눈에 좋은 루테인과 비타민이 풍부한 녹황색 채소와 과일, 단백질을 충분히 섭취하고, 인스턴트 음식이나 지나치게 단 음식은 피한다.
(4) 어두운 조명에서 책을 읽는 것을 피하고 적절한 조도(백열등 한 개에 스탠드 형광등을 함께 사용한 정도)를 유지한다.
(5) 버스나 지하철 같은 흔들리는 곳에서 책을 읽지 않는다.
(6) TV는 반드시 불을 켜고 본다.
(7) 장시간 작업을 할 때는 1시간마다 5분 정도 휴식을 취한다.
(8) 컴퓨터에서는 30 cm 이상 떨어져서 작업한다.
(9) 눈이 피로할 때 5분간 더운 수포로 찜질을 한다.
(10) 40대 이후부터는 1년에 1~2회 안과 검진을 받는다.

1.4 눈 건강에 좋은 성분 · 식품

[성 분]

1) 비타민 A와 베타-카로틴

비타민 A는 건강한 시력에 필수적인 영양소이다. 베타-카로틴은 비타민 A의 전구체로 항산화 역할을 하며 백내장 및 노령기 황반변성 등을 예방하는 효과가 있다. 비타민 A가 결핍되면 어두운 곳에서의 적응반응이 느려지는 야맹증이 생길 수 있다. 비타민 A의 급원 식품으로는 계란, 생선기름, 동물의 간 등이 있고, 베타-카로틴은 당근, 케일, 시금치, 토마토, 단호박, 고구마, 살구 등에 풍부하게 들어있다. 다만 베타-카로틴을 별도의 보충제로 복용하는 것은 흡연자에서 폐암 발생의 위험성을 증가시킬 수 있으므로 주의가 필요하다.

2) 비타민 E

비타민 E는 지용성 비타민으로, 강력한 항산화기능을 해서 세포를 보호하는 효과가 있다. 옥수수유, 올리브유, 대두유와 같은 식물성 기름과, 해바라기씨, 호두, 아몬드, 땅콩 등의 견과류 등에 풍부하게 함유되어 있다.

3) 아 연

아연은 망막의 건강 유지에 중요한 역할을 하는 무기질로 눈의 대사에 필수적인 영양소다. 항산화 역할을 하여 노령기 황반변성과 백내장을 예방하고 면역기능을 향상시킨다. 급원 식품으로는 해산물(굴, 게), 고기류(돼지고기, 닭고기, 소고기)와 콩류에 풍부하게 함유되어 있다.

4) 안토시아닌

항산화 기능이 뛰어난 안토시아닌이 풍부한 블루베리는 슈퍼푸드 중 하나로 눈 건강에 좋은 식품으로 꼽힌다. 블루베리, 가지 등 보라색 과일과 채소에 풍부한 안토시아닌은 강한 항산화작용으로 망막을 보호한다.

5) 루테인

루테인은 눈으로 들어오는 빛, 특히 청색광을 걸러주는 필터의 기능을 하고 항산화 작용을 한다. 비타민 C, E, 아연, 구리와 함께 연령관련 황반변성의 진행을 억제하는 효과가 있음이 임상적으로 입증되었다. 하지만 눈에서 합성되지 않으므로 평소에 루테인이 풍부한 식품섭취로 보충해주는 것이 좋다. 루테인은 시금치, 브로콜리, 케일 등의 푸른 채소와 메밀, 옥수수, 단호박, 감귤류에도 풍부하게 들어있다.

[식 품]

1) 당 근

당근은 100g당 열량이 37kcal이다. 수분과 칼슘(40mg) · 인(38mg) · 칼륨(395mg)이 많다. 안구 표면의 점막을 강하게 해 안구건조증을 예방하고 증상을 완화하는 데 도움을 주는 비타민 A가 100g당 1270RE(비타민 A 활성도 표시 단위)로 풍부하다. 100g당 7620μg 함유된 베타-카로틴이 체내에서 비타민 A로 전환된다. 베타-카로틴은 당근이 주황색을 띠게 하는 주요 요인인데, 활성산소의 세포 손상을 막는다고 알려졌다.

2) 치 즈

치즈에는 비타민 A가 풍부할 뿐만 아니라 철분이 많아 피로가 누적되는 것을 막아주어 시력이 저하되는 현상을 방지해 준다.

3) 블루베리

이탈리아와 프랑스에서 행하여진 연구에 의하면 블루베리는 65세 이상의 사람에게서 많이 나타나는 눈이 잘 보이지 않는 현상인 망막쇠퇴증을 억제하고 눈의 피로를 덜어주는 효과가 있는 것으로 밝혀졌다고 한다. 블루베리에는 비타민 A, 항산화물질(안토시아닌) 및 아미노산이 풍부하게 함유되어 있어 눈이 뻑뻑하거나 피로에서 오는 안구건조증과 야맹증을 예방해주는 효과가 있다.

4) 연 어

오메가-3 지방산이 풍부한 연어는 각종 눈 질병을 막아주고 병의 속도를 늦추는 효과가 있다.

5) 브로콜리

브로콜리는 타임지가 선정한 슈퍼푸드(Super Food)로 엽록소가 풍부해서 피로해소에 탁월한 효과가 있다. 눈의 혈액순환에도 도움을 줘 다양한 망막질환을 예방한다. 비타민 C가 풍부며 비타민 C는 수용성이므로 삶아 먹기보다 쪄서 먹거나 생것으로 먹는 것이 좋은데, 수증기로 5분간 쪘을 때 가장 효과가 크다는 연구결과가 있다.

6) 깻 잎

깻잎은 루테인과 안토시아닌이 풍부한 식품이다. 루테인은 황반의 구성 성분 중 하나이다. 황반이란 우리의 눈의 초점이 맺히는 장소로 시력을 유지하는 가장 중요한 곳이다. 나이 들수록 황반의 루테인 성분이 줄어 60세에서 절반밖에 남지 않기 때문에, 루테인을 섭취하는 게 도움이 된다. 안토시아닌도 눈의 피로를 풀고 시력을 회복하는 데 도움을 준다. 활성산소를 제거하고 수정체를 투명하게 한다고도 알려졌다.

7) 고 추

고추에는 100g당 비타민 C 함유량이 레몬의 3~5배에 달한다. 비타민 C는 수정체를 투명하고 탄력 있게 유지시켜 백내장을 예방한다. 실제로 비타민 C를 꾸준히 섭취하면 백내장 발병률이 20% 감소되고, 진행속도 또한 느려진다는 보고가 있다.

8) 귤

귤은 100g당 열량이 53kcal이다. 칼륨(166mg)·칼슘(37mg)·비타민 C(26.7 mg)·레티놀(681 IU)이 많다. 루테인도 100g당 138㎍로 풍부한 편이다. 비타민 C가 강력한 항산화 역할을 하면서 눈의 노화를 예방해 백내장 발병률을 떨어뜨린다는 보고가 있다. 루테인은 망막 중심부에 있는 황반의 색소 밀도를 유지해 눈 건강에 도움을 준다.

9) 결명자

결명자를 오랜 기간 복용하면 눈이 맑아진다는 말이 있을 정도로 눈에 좋은 음식이다. 결명자에는 비타민 A, 비타민 C, 카로틴, 캠페롤 등이 함유되어 있어 시력감퇴를 막아주고 눈이 어둡고 침침한 증상을 없애준다.

※ 혈압이 낮은 사람은 결명자를 피하는 것이 좋다.

[눈에 해로운 음식]

1) 화학보존제가 첨가된 음식

미네랄과 비타민이 들어있지 않은 음식은 눈에 해롭다. 주로 화학보존제가 첨가된 식품이 여기에 속하는데. 술, 커피, 담배, 홍차, 설탕, 정제된 밀가루가 있으며, 이 중에서 특히 담배, 커피, 홍차 등은 눈의 건강에 매우 좋지 않다.

2) 단 음식

사탕이나 케이크, 아이스크림, 콜라 등도 눈에는 나쁜 음식들이다. 이런 단 음식을 섭취한 다음날 아침에 눈을 살펴보면 설탕이 시신경으로부터 비타민 복합제를 지나치게 많이 빼앗아 간 것을 알 수 있다. 그중에서 정제된 백설탕은 눈에 특히 해롭다. 이 정제 설탕은 근시를 증가시키는데 이는 설탕이 눈의 건강을 유지해주는 칼슘을 파괴하기 때문이다.

▣ 안구건조증

눈물은 하루 종일 일정량이 지속적으로 생성되어 눈의 전면에 눈물층(Tearfilm)을 형성하고 눈을 부드럽게 시켜주는 윤활유 작용과 살균작용을 한다. 정상적인 경우 그 분비를 느낄 수는 없다. 하지만 다양한 이유로 눈물이 부족하거나, 그 성분에 변동이 생겨 눈물층에 이상이 생기면 여러 모로 불편한 증상을 일으키게 되는데 이러한 증상을 통틀어 안구건조증이라 한다.

정상적이라도 나이가 들면 눈물의 분비량이 감소되는데, 주로 여자에게 심하고 특히 폐경기 여자에게서 많이 볼 수 있다. 작은 물체나 글씨를 많이 보는 직업이거나, 특히 장시간의 독서 혹은 컴퓨터 모니터를 쳐다보는 경우, 공기가 혼탁한 밀폐된 공간에 있거나 주의에서 담배를 피우는 경우, 에어컨, 콘텍트 렌즈를 착용한 경우 눈물의 분비량 감소와 눈물의 상태가 변한다. 류마티스성 관절염을 앓고 있는 경우, 만성 결막염, 안검염, 여러 가지 피부질환, 안면 신경마비, 결막의 만성염증, 화학적, 열적, 방사선적 손상이 있는 경우에도 안구건조증의 빈도가 높다.

만성적인 질환으로 인해서 장기간 약을 복용하였거나 녹내장이나 기타 눈의 질환으로 안과 전문의와 상의 없이 안약을 장기간 점안하였을 경우에도 안구건조증이 발생할 수 있다. 눈물이 부족하거나 눈물층이 불안정한 경우 환자들의 증상은 뚜렷이 표현하기는 어렵지만 대부분 눈의 불편 감을 호소하게 된다. 눈이 따갑다거나, 시다는 느낌, 이물감, 가려움, 충혈, 바람이나 연기에 예민하게 느껴지는 불편 감, 눈을 감고 싶어지고 졸린 것 같은 느낌 등이 주 증상이고, 어떤 사람은 실같이 끈적끈적한 눈곱 등이 생긴다고도 한다. 또 어떤 경우는 오히려 눈물이 더 나온다고 호소하기도 하는데 이는 이물감등의 자극에 대한 반사작용으로 눈물이 더 나오는 것이라고 설명할 수 있다. 이러한 증상들은 대부분 오후가 되면 더 심해지는 경향이 있으며 아파트 등 건조한 실내 환경이나 바람이 부는 외부로 나갔을 경우에도 더 심한 증상을 보일 수도 있다.

안구건조증을 치료하는 두 가지 방법은 눈물을 대체하는 것과 눈물을 보존하는 것이다. 대체하는 방법은 대부분 눈물과 비슷한 성분을 가지고 있는 인공눈물을 사용한다. 증상이 심한 경우에는 윤활제 등을 사용하기도 하는데 이는 시야를 뿌옇게 할 수 있으므로 자기 전에 사용한다. 증상이 호전되지 않으면 눈물이 배설되는 관의 입구를 콜라겐이나 실리콘으로 만든 작은 마개로 막아서 눈물을 보존하는 치료를 할 수 있다. 증상이 매우 심한 경우에는 관의 입구를 영구적으로 막기도 한다.

컴퓨터나 전자기기를 사용할 때 장시간 사용하지 말고 중간에 휴식을 자주 취해야 한다. 또 건조감이 심할 경우 인공눈물을 사용하도록 하는데 인공눈물은 일회용이기 때문에 개봉 후 24시간 안에 사용한다. 실내 환경은 건조하지 않게 조성하는 것이 좋으며 눈의 피로가 심할 때는 온찜질을 해주는 것도 도움이 된다.

[안구건조증에 좋은 음식]

가을철에는 안구건조증이 유발되기 쉬워 눈 건강에 좋은 음식을 자주 섭취하는 것이 좋다. 안구건조증은 눈물이 부족해 눈에 자극을 일으키는 눈물막 질환이다. 찬 바람이 불기 시작하고, 건조해지는 가을철에 유발되기 쉽다. 따라서 가을철에는 안구건조증 예방에 각별한 주의가 요구된다. 가을철에 섭취하면 안구건조증을 예방하는 데 도움이 되는 음식에 대해 알아본다.

(1) 안구건조증에 좋은 비타민 A가 풍부한 결명자 · 당근

비타민 A는 안구 표면의 점막을 강화해 안구건조증을 예방하고 증상을 완화시키는 데 도움이 되는 성분이다. 이런 비타민 A가 풍부한 식품으로는 결명자나 당근이 있다. 결명자는 보통 끓는 물에 우려 자주 마셔주면 효과가 좋다. 당근은 비타민 A뿐만 아니라 카로틴 성분도 함유돼 있어 눈으로 가는 혈액을 맑게 해주는 효과도 있다. 계란 노른자도 비타민 A가 풍부해 안구건조증에 좋은 음식 중 하나다. 특히 계란에는 비타민 A와 함께 눈병 예방에 도움이 되는 레시틴도 풍부한 것으로 알려져 있다.

(2) 안토시아닌 풍부해 눈 질환 예방하는 블루베리 · 바나나

안토시아닌 성분은 안구조직을 보호하고 눈에 생길 수 있는 질환을 예방하는 데 도움이 되어 안구건조증에 좋다. 특히 눈의 노화로 수정체가 혼탁해지는 것을 안토시아닌이 억제하는 것으로 알려져 있다. 따라서 안토시아닌이 풍부한 블루베리나 바나나를 자주 섭취하면 안구건조증을 예방할 수 있다.

(3) 안구건조증 완화 운동법

안구건조증엔 안구를 움직이는 운동을 꾸준히 해주는 것이 좋다. 안구 운동법은 눈의 피로를 풀어주고, 눈 근육을 탄력 있게 만들어주며, 안구의 혈액순환을 도와주는 효과가 있다.

① 눈을 뜬 채 위에서 아래로 안구를 움직인다(5회 이상 반복).
② 눈을 감은 후 아래에서 위로 5회 움직인다.
③ 좌우 대각선 방향으로 5회 정도 움직인 다음 손바닥을 비벼 눈 위를 지그시 눌러준다.
④ 눈을 감은 상태로 5～10분 정도 휴식을 취한 후 천천히 시계방향으로 원을 그리며 안구를 돌려준다. 이어 시계 반대방향으로도 눈을 돌려준다.

■ 백내장

2015년 국내에서 가장 많이 행해진 수술은 백내장 수술로 인구 10만 명당 945건

이라고 국민건강보험공단이 발표했다. 백내장은 눈 안의 수정체가 혼탁하게 변하는 대표적인 안과질환이다. 사물이 번지거나 희미하게 보이고, 색상이 실제와 다르게 왜곡돼 보이기도 한다. 노화로 인해 흔히 발생하는 질환이지만, 방치하면 실명(失明) 위험이 있어 증상이 있을 때 바로 검사와 진단을 받아야 한다. 구오섭 원장(글로리서울안과)은 백내장을 중기 이후까지 방치하면 녹내장과 같은 합병증을 유발하여 회복 불능의 상태로 이어져 실명으로 이어질 수 있다고 말했다.

백내장 자가진단 테스트는 손가락 하나를 눈앞에 두고 한쪽 눈을 가려 손가락이 두 개 이상으로 보이면 수정체 혼탁으로 인한 백내장을 의심해볼 수 있다. 초기엔 약물치료로 진행 속도를 늦출 수 있으나 증상을 방치해서 백내장이 많이 진행됐다면 수술이 필요하다. 백내장 수술은 혼탁해진 수정체를 제거하고 새로운 인공 수정체를 삽입하는 치료법이다. 이때 중요한 것이 인공 수정체의 성능이다. 전문의들은 다초점 렌즈의 단점을 보완한 심포니렌즈를 권장한다. 다초점 렌즈는 가까운 거리가 잘 보이지 않는 단초점 렌즈와 달리, 먼 거리와 가까운 거리 모두 초점을 맞출 수 있지만 중간 거리가 잘 안 보인다는 단점이 있다. 심포니렌즈는 환자가 가까운 거리부터 중간거리, 먼 거리까지 잘 보일 수 있게 한다. 무엇보다 야간에 달무리와 빛 번짐이 생겨 운전에 어려움을 유발했던 다초점 렌즈의 단점을 보완, 야간 시력을 개선했다.

백내장 발생 전 예방하는 방법은 잠들기 전 스마트폰 사용을 자제하고, 30분에 한 번씩 눈을 감거나 먼 곳을 응시하면서 휴식을 취하며, 실내 습도를 40～50% 유지하면서 안구 건강을 챙기는 것이 중요하다고 말했다. 이러한 생활습관을 유지해도 눈이 계속 침침하거나 사물이 흐릿하게 보이면 반드시 안과를 찾아 백내장 검사를 받는 게 안전하다.

▣ 눈 색깔로 건강 상태 알기

건강한 사람의 눈은 흰자가 깨끗하고, 검은자가 투명해 홍채 주름이 뚜렷이 보인다. 눈에 점이 생기거나 흰자가 노랗게 변하는 등의 이상 증상이 생기면 특정 질환을 의심해볼 수 있다. 눈 흰자에 붉은 점이 생기면 고혈압일 수 있다. 혈압이 높으면 눈 흰자 위를 덮는 얇은 막 속 혈관이 터지기 쉬운데, 이것이 흰자에 붉은 점을 만들기 때문이다. 단, 재채기 등으로 갑자기 혈압이 상승하면서 혈관이 터져 생길 수도 있다. 흰자에 붉은 점이 세 번 이상 반복돼 생기면 고혈압을 의심해 볼 수 있다.

흰자가 노랗게 변하면 간 기능 이상을 의심해야 한다. 간 기능이 떨어지면 혈액

속 헤모글로빈에서 만들어지는 빌리루빈이라는 물질이 제대로 분해되지 못한다. 문제는 이 빌리루빈이 눈에 쌓이고 착색돼 누런빛을 띤다는 것이다. 검은자 가장자리에 흰 테두리가 생겼으면 고지혈증일 수 있다. 혈관은 검은자 가장자리 부근까지만 닿아있는데, 혈중 지질양이 높으면 혈관 끝에 지방이 침전되면서 쌓이고, 이것이 흰 테두리를 만들 수 있다.

눈이 빨갛게 변하는 충혈이 생기면 결막염이나 안구건조증을 의심하자. 결막염이나 안구건조증이 생기면 눈 염증을 없애기 위해 혈액 공급량이 늘어나고, 이로 인해 혈관이 부풀어 오르며 눈이 충혈 된다.

▣ 눈을 젊게 유지하는 10계명

(1) 선글라스로 백내장을 예방한다. 특히 자외선이 많은 4～8월, 오전 11시～오후 1시에 운전을 하거나 야외활동을 할 때는 꼭 선글라스를 끼도록 한다.

(2) 설탕 섭취를 삼간다. 설탕은 눈 건강을 유지하는 칼슘을 갉아 먹는다. 칼슘이 모자라면 시신경으로부터 비타민을 빼앗겨 눈의 노화가 촉진되며 근시도 생긴다.

(3) 자주 먼 곳을 바라본다. 눈을 감고 쉴 때보다 먼 거리를 바라볼 때 피로회복이 2배 이상 빨라진다는 연구 결과가 있다. 먼 곳을 바라보면 안구가 경직되는 것도 막아준다.

(4) 안약 사용을 주의한다. 안약에는 방부제가 들어있어 장기간 사용하면 결막염이 생길 수 있다. 또 스테로이드제가 든 안약을 오래 사용하면 안압(眼壓)이 높아지고, 시신경이 위축되고 면역성이 떨어지기도 한다.

(5) 물 대신 결명자차, 감잎차, 산딸기차 등을 마신다. 결명자에는 폴리페놀 화합물이 많아 눈에 지방이 쌓이는 것을 막아주고, 산딸기 차와 감잎차는 비타민 C가 풍부해 눈의 노화를 막아 주고, 안구건조 증상을 완화해 준다.

(6) 녹황색 야채를 즐기면 눈이 젊어진다. 비타민 A, B_1, B_2, B_6, B_{12} 등은 눈에 좋은 영양소로 특히 녹황색 야채에 많다. 매일 5가지 색깔의 녹황색 야채를 골고루 섞어 먹으면 눈 노화방지에 큰 도움이 된다.

(7) 의식적으로 눈을 자주 깜빡거린다. 눈을 자주 깜빡이면 눈물이 나와 눈을 촉촉하게 만들어 주어 눈의 피로를 덜고 노화 진행을 느리게 한다.

(8) 눈 운동을 시킨다. 귓불 바로 뒤에 있는 뼈의 아랫부분과 목 뒤 중앙의 잔 머

리카락이 있는 곳(엄지손가락 폭만큼)으로부터 조금 올라간 곳에 각각 중지와 검지를 붙이고 중지로 원을 그리듯이 눌러 문지른다.

(9) 담배를 끊는다. 니코틴은 혈관을 수축시켜 산소 공급을 감소시키는데, 이로 인해 백내장, 황반변성, 녹내장 같은 병이 생긴다.

(10) 눈이 침침하다고 무조건 돋보기를 쓰지 말자. 눈의 조절력을 확인하지 않고 돋보기를 쓰면 수정체의 조절작용이 제한되어 노안이 빨리 올 수 있다.

2. 두뇌(頭腦, Brain)

척수와 더불어 중추신경계를 이루는 기관으로 신경계 최고의 컨트롤 센터다. 주로 신경세포와 신경섬유로 구성되어 있으며, 풍부한 혈관조직들과 3겹(경막, 지주막, 연막)의 뇌막으로 둘러싸여 있다. 뇌는 형태와 기능에 따라 대뇌, 소뇌, 뇌 줄기로 나누어지며, 뇌 줄기를 더 세분하면 중간뇌, 다리뇌(교뇌), 숨뇌(연수)로 나누어진다.

뇌 밑은 척수와 연결되어 있으며, 뇌 척수액(cerebrospinal fluid)이 뇌와 척수의 안팎으로 순환한다. 뇌는 많은 혈관조직이 있으며, 뇌혈관은 혈액 뇌 장벽(blood brain barrier)이라고 하는 구조를 갖고 있어 독성물질로부터 뇌를 보호한다. 운동, 감각, 언어, 기억 및 고도의 정신기능을 수행하며, 각성, 항상성 유지, 신체대사의 조절 등 생존에 필요한 환경을 유지한다.

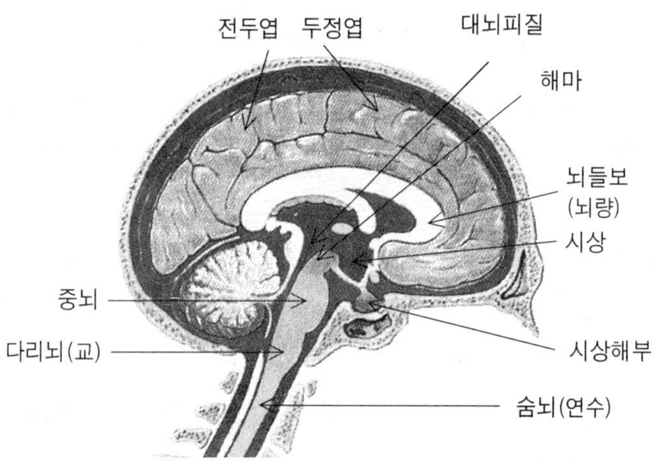

그림 2. 뇌실의 구조

대뇌(cerebrum)는 뇌 중 가장 많은 부분을 차지하며, 좌우 2개의 반구로 구성되어 있다. 각 반구들은 뇌 들보에 의해 서로 연결되어 있다. 대뇌의 표면에는 많은 주름이 있는데 돌출된 부분을 이랑(gyrus), 주름져 안으로 들어간 부분을 고랑(sulcus)이라 한다. 대뇌는 이랑과 고랑의 모양에 따라 이마엽, 관자엽, 마루엽, 뒤통수엽 등으로 나누어지며, 대뇌의 깊은 부분에는 시상, 시상하부 등의 구조물이 위치해 있다.

뇌 표면은 대뇌피질과 내부의 백질로 구성되어 있으며, 부위에 따라 각각의 기능이 다르다. 운동, 감각, 언어, 기억 및 고등정신기능 뿐 아니라 생명유지에 필요한 각성, 자율신경계의 조절, 호르몬의 생성, 항상성의 유지 등의 기능을 수행하기도 한다.

소뇌(cerebellum)는 대뇌의 뒤쪽 아랫부분에 위치하며, 무게는 150g 정도로 전체 뇌 용적의 10% 정도 차지하는 중추신경계의 일부이다. 중심부의 소뇌벌레(편도, vermis)와 좌우 양쪽의 반구로 구성되어 있으며, 표면에는 많은 주름이 있다. 소뇌의 표면은 소뇌피질이라고 하며, 튀어나와 있는 잎새(folia)와 주름져 들어가 있는 틈새(fissure)가 있다. 소뇌피질은 소뇌의 표면에 있는 부분이며, 더 깊은 부분은 백질과 소뇌핵으로 구성되어 있다.

소뇌는 직접 자발적 운동을 일으키지는 않으나, 뇌의 다른 부분이나 척수로부터 외부에 대한 감각정보를 받아 이를 처리(process), 구성(organize), 통합(integrate)하여 운동기능의 조율에 사용한다. 소뇌의 이러한 운동조절기능이 조화되어 정밀한 운동이 가능하도록 한다.

중간뇌(midbrain, mesencephalon)는 뇌 줄기의 최상부에 위치하며, 주로 청각반사와 시각반사에 관여하고, 의식상태를 조절하는 정중망상체(paramedian reticular formation)가 위치한다.

다리뇌(pons)는 중간 뇌와 숨뇌(연수, medulla, myelencehalon) 사이에 위치하며, 얼굴표정근, 저작근 등을 지배한다. 숨뇌(medulla, myelencehalon)는 뇌줄기의 가장 하부에 척수와 연결되어 위치하며 호흡기, 순환기, 소화기관의 운동을 조절하는 자율신경중추를 갖고 있다.

2.1 두뇌의 기능

(1) 운동 기능

대뇌는 의식적이고 자발적인 운동을 일으킨다. 대뇌의 운동피질(motor cortex)에서 자발적 운동에 대한 계획이 수립되면 이 신호는 긴밀하게 연결된 신경세포들을 통해 뇌 줄기, 척수를 지나 각각의 근육으로 전달된다. 운동피질에서 근육으로 이르는 신호전달경로에 문제가 생기면 운동기능이 마비되기도 한다. 이 과정에서 소뇌는 대뇌의 기능으로 이루어지는 자발적인 근육운동을 보다 세밀하게 만들고, 여러 근육을 동시에 움직일 때 조화롭게 이루어지도록 돕는다.

(2) 감각정보 처리 기능

대뇌피질의 감각영역에서 촉각, 통각 등의 체성감각과 시각, 청각, 미각, 후각 등 각각의 감각기관에서 들어온 신호들을 접수하고 처리하여, 인식하고 지각할 수 있도록 한다.

(3) 언어 기능

주로 대뇌피질(cerebral cortex)의 언어영역에서 수행하는 기능으로 언어영역은 주로 발성 등 운동기능을 수행하는 전두엽(frantal lobe)의 브로카 영역(Brocas area)과 이해 등의 기능을 수행하는 측두엽(temporal lobe)의 베르니케 영역(Wernickes area)으로 구성된다. 이 두 영역은 궁상얼기(arcuate fasciculus)라는 백질(white matter) 조직으로 서로 연결되어 있다.

(4) 학습과 기억 기능

주로 대뇌의 해마가 관여한다.

(5) 항상성의 유지

자율신경계 및 호르몬 분비를 통한 대사 조절, 체온과 일주리듬(circadian rhythm)의 유지, 갈증, 굶주림, 피로의 조절 등 기초적인 신체 대사를 유지한다. 이러한 기능은 주로 시상하부에서 이루어진다.

(6) 호르몬의 분비

주로 뇌하수체에서 일어나는 기능으로 신체 대사 및 생식과 관련된 여러 호르몬을 분비한다.

뇌 관련 질병으로는 뇌종양, 뇌경색, 고혈압성뇌출혈, 뇌지주막출혈, 뇌경막하출혈, 뇌좌상, 뇌동정맥기형, 뇌농양, 뇌염, 뇌막염, 수두증, 간질, 지주막낭종, 뇌진탕, 뇌성마비, 반측성안면경련증, 파킨슨병, 모야모야병, 편두통, 치매 등이 있다.

2.2 두뇌 기능을 위한 식생활 · 좋은 식품

사랑하는 사람과 함께할 때, 좋아하는 일을 할 때 사람들은 행복함을 느낀다. 뇌의 신경전달물질인 세로토닌이 행복을 느끼게 하기 때문이다. 세로토닌은 행복을 느끼게 하는 신경전달물질이다. 따라서 세로토닌이 뇌의 행복감과 안정감을 주는 기능을 해서 행복 호르몬이라고도 한다. 세로토닌 호르몬 생성에 중요한 것은 아미노산인 트립토판이다. 세로토닌 분비를 촉진하려면 트립토판이 많이 함유된 **단백질** 식품을 충분히 섭취하여야 한다.

신경전달물질인 세로토닌은 우리 몸의 다양한 곳에 있으며 뇌에서는 신경 자극을 전달하는 기능을 한다. 따라서 세로토닌이 부족하면 뇌의 신경전달시스템 기능이 잘 되지 않아 불안·우울과 같은 감정 장애를 유발할 수 있다. 세로토닌을 행복 호르몬이라 하기 때문에 뇌에서 분비할 것 같지만, 체내 세로토닌의 **약 80%는 소화관 내**에서 만들어진다. 세로토닌은 기분을 조절할 뿐만 아니라 식욕, 수면, 근육 수축과 관련된 기능에도 관여하고 기억력, 학습력에도 영향을 미치며 지혈과 혈액 응고에도 영향을 끼친다.

세로토닌의 기능을 이용해서 다양한 약품을 만들기도 한다. 강박장애나 우울증 치료에 쓰이는 약은 세로토닌을 활성화시키거나 뇌에 더 오래 머물게 해서 행복감을 느끼게 하고 안정감을 준다. 세로토닌이 많이 분비되면 식욕이 억제되어 비만 치료제(식욕 억제제)로도 쓰인다. 세로토닌의 분비를 증가시키려면 트립토판이 많이 함유하고 있는 단백질 식품을 섭취하는 것이 좋다. 트립토판은 두부, 콩 식품, 치즈, 요구르트, 바나나 등에 많다. 비타민 B_6도 세로토닌 생성에 관여하는데, 비타민 B_6는 닭고기, 돼지고기, 현미 등에 풍부하다.

뇌 전문가 다르마 싱 칼사(前 애리조나의대 교수) 박사는 뇌 건강을 위해서는 전체 식단의 50%는 가공하지 않은 천연 곡물로 섭취하고, 나머지 25%는 과일과 야채, 나머지 25%는 단백질 식품으로 섭취하는데 단백질 식품으로는 콩이 좋다고 했다. 콩은 지방이 적고 신경전달물질을 생성하는 아미노산이 풍부하고, 제니스텐이란 강력한 항산화 물질, 인슐린 생성을 조절하고 혈당 수준을 안정시키는 역할을 하는 글리신과 아르기닌이 풍부하다.

뇌 속에 **아세틸콜린**이라는 신경전달물질이 부족하면 기억력 상실, 인지장애가 발생하는데 모든 알치하이머 치매 환자의 뇌에는 아세틸콜린이 현저히 감소되어 있다. 아세틸콜린을 적절한 수준까지 회복시키려면 아세틸콜린을 만드는 영양소 콜린을 집중적으로 섭취해야 하는데, 콜린은 레시틴에 가장 많이 들어 있으며, 레시틴이 많이 든 식품은 **계란의 난황**이다. 노년층 뇌 건강에는 계란이 훌륭한 식품이다. 그런데 콜레스테롤 걱정 때문에 섭취를 제한하는 경우가 많다. 뇌 건강을 위해서 하루에 1개 정도 계란을 섭취하는 것이 좋다. 그러나 콜레스테롤 고 위험군은 제한하여야 한다.

2006년 싱가포르 국립의대에서 60대 남녀를 대상으로 카레 섭취와 인지기능의 상관관계를 연구한 결과, 한 달에 한 번 카레를 섭취한 노인이 6개월에 한 번 섭취한 노인보다 인지 기능이 손상될 확률이 절반이나 낮았다. **카레 속 커큐민**이 스트레스, 환경오염, 각종 독소로 인해 발생되는 활성산소를 제거하는 항산화 능력이 뛰어나기 때문이라고 연구팀은 분석하고 활성산소는 뇌신경세포를 파괴한다.

이화여대 의대 오세관 교수팀은 노령 마우스에 홍삼추출물 0.12% 함유된 사료를 3개월 복용시킨 결과, 공간인지 능력 등이 높아졌다고 했으며, 홍삼은 실제로 기억력 개선에 효능이 입증되어 식품의약품안전처에서 인정한 대표적인 기능성 식품이다. 영국의 영양학자 카산드라 반스 박사는 기억력을 높여 뇌를 젊게 하는 6가지 음식을 선정했으며 뉴질랜드 일간지 뉴질랜드 헤럴드 뉴스가 신문에 소개했다.

이들 음식엔 콜린, 마그네슘 등의 영양소가 풍부해서 집중력 · 기억력 · 지능을 높인다고 한다. 6개 음식은 계란, 연어, 호박씨, 다크 초콜릿, 블루베리, 해조류이고, 이외도 견과류, 브로콜리, 아보카도 등도 뇌 건강과 기능에 좋다. 뇌에 안 좋은 식품으로는 고지방식품, 설탕과 같은 단순 당은 혈당을 불안정하게 해서 뇌에 좋지 않다.

2.3 뇌 건강에 좋은 슈퍼 푸드

(1) 계 란 : 노른자에는 콜린이 풍부하다. 콜린은 비타민의 일종으로, 뇌 신경전달물질인 아세틸콜린(학습력 · 기억력 상승)의 원료다.

(2) 연 어 : DHA 등 오메가-3 지방산이 풍부한 생선이다. DHA는 뇌회질에 고농도로 축적돼 있는데, 이는 뇌 건강에 중요한 성분이라는 것을 증명한다. 연어엔 신경과 뇌세포 건강에 필수적인 비타민 B_{12}도 많이 들어 있다. 버터보다는 올리브오일에 구워서 먹는 것이 좋다. 훈제 연어도 좋다.

(3) 호박씨 : 풍부한 마그네슘은 신경 신호가 뇌 등에서 원활히 전달되는 것을 돕는다. 또 아연도 풍부한데, 아연은 사고 · 학습 · 추리 등 인지능력을 높인다.

(4) 다크 초콜릿 : 원료인 코코아에는 마그네슘 · 철분 · 아연이 풍부하다. 항산화 성분인 플라보노이드도 많으며 섭취 시 알츠하이머형 치매 예방 효과에 관한

연구도 진행 중이다. 단, 밀크초콜릿 같이 설탕이 많이 든 초콜릿은 오히려 뇌 건강에 해로울 수 있어 주의해야 한다. 코코아 함량이 70% 이상 함유되어야 뇌 건강에 유익하다.

(5) 블루베리 : 보라색인 안토시아닌색소가 동맥에 침전물이 생기는 것을 억제함으로써 심뇌질환을 막아준다. 또한, 블루베리에는 바이러스와 세균을 죽이는 화합물이 다량 들어있다.

(6) 해조류 : 미역, 다시마 등에는 요오드가 풍부하다. 요오드는 마그네슘처럼 신경시스템과 뇌 건강에 중요한 역할을 하며 아연처럼 인지 기능을 향상 시킨다

(7) 견과류(아몬드, 호두) : 비타민 E가 풍부하다. 비타민 E는 콜레스테롤 수치를 낮추고 집중력을 높여줘 뇌 건강에 도움을 준다. 아몬드와 바나나를 함께 갈아서 먹으면 영양소를 효과적으로 섭취할 수 있다.

(8) 브로콜리 : 치매 예방에 좋은 엽산이 풍부하다. 비타민 K와 콜린 성분이 신경계 건강에 도움을 주어서 인지능력 향상에 좋다. 올리브오일로 드레싱하여 샐러드로 먹으면 영양소 흡수가 더욱 높아진다.

(9) 아보카도 : 불포화지방산인 리놀산이 스트레스에 지친 뇌를 완화하는 데 도움을 준다. 콜레스테롤의 산화와 분해를 막아 뇌의 혈액순환을 원활하게 한다.

3. 폐(肺, Lung)

폐는 근육이 없기 때문에 수동적인 역할을 한다. 속은 진공상태이므로 숨을 들이마시면 늘어나고 숨을 내쉬면 줄어든다. 폐 내부는 고무스펀지와 같은 모양을 하고 있다. 오른쪽 폐가 왼쪽 폐에 비해 약간 큰데, 그 이유는 폐 가운데 있는 심장이 약간 왼쪽으로 기울어져 있기 때문이다. 오른 편 폐는 3엽 10분절, 왼 편 폐는 2엽 8분절로 되어 있으며, 가는 기관지의 끝에는 포도송이처럼 생긴 폐포가 있다.

폐포는 약 3억 개에 달하며, 각 폐포의 지름은 100~200 ㎛ 정도다. 폐포의 총 표면적은 100 m^2로 체표 면적(2 m^2)의 약 50배나 되며, 펴놓으면 테니스 코트의 절반을 덮을 수 있는 넓이다. 또한 폐포 하나하나는 모두 거미줄 같은 모세혈관으로 덮여 있어 심장으로부터 공급되는 혈액은 이 모세혈관 끝까지 빠짐없이 스며든다. 적혈구가 이 혈관을 지나면서(혈액이 머무르는 시간은 약 0.7초) 조직의 세포에서 가지고 온 이산화탄소를 호흡에 의해 들어온 산소와 교환하여 다시 세포로 가지고 간다.

3.1 폐의 기능

폐의 생명적 핵심 기능은 공기의 산소와 인체 내 이산화탄소와의 교환이다. 1분간의 환기량(換氣量)은 안정 시 보통 5～7ℓ이다. 흥분할 때와 고체온일 때에는 증가하는데, 가장 많이 증가할 때는 운동할 때며, 운동 강도에 거의 비례해서 증가한다. 호흡량의 증가는 1회 환기량과 호흡 빈도의 증가에 따른다. 심한 운동에서는 안정시의 4～5배가 되므로 호흡량은 안정시의 20배에 달해 약 100ℓ가 된다. 폐활량이 큰 사람은 많은 산소를 얻고 많은 이산화탄소를 내보낼 수 있어서 건강한 체력을 가지게 된다. 폐의 건강은 호흡하는 **공기의 질**과 직결되기 때문에 오염된 공기는 폐는 물론 인체 다른 기관에도 병을 유발시킬 수 있다. 따라서 좋은 공기의 질을 가지도록 생활환경을 깨끗이 하여야 한다.

공기를 오염시키는 주범은 미세먼지, 집의 건축자제로부터 나오는 유해가스, 흡연 등 유해성 성분이므로 이들 유해성분에 노출되지 않도록 하여야 한다. 미세먼지는 지름 10μm(마이크로미터) 이하의 작은 먼지로서, 기관지에서 걸러지지 않고 몸 안으로 흡수되기 때문에 그 독성이 큰 것으로 알려졌다. 특히 미세먼지 중 지름이 2.5μm보다 작은 초미세먼지는 모세혈관을 뚫고 혈액으로 들어가 각종 질환을 일으키는 원인이 된다.

세계보건기구(WHO)가 발표한 자료에 의하면 전 세계 사망자 8명 중 1명은 실

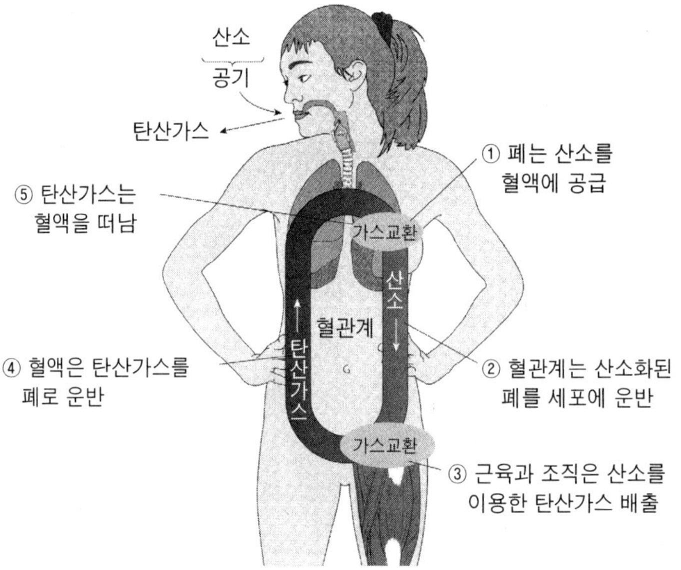

그림 3. 운동 시 호흡순환기의 역할

내외 공기오염이 원인이라 했다. 700만 명이 공기오염으로 사망하고, 이 가운데 370만 명이 미세먼지 등의 대기오염 때문에 조기에 사망했다는 분석이다. WHO 산하 암연구소는 미세먼지가 폐암을 일으키는 발암물질로 정의한 바 있다.

미세먼지와 초미세먼지 등 대기오염이 수도권(서울, 경기) 지역 거주자의 사망에 미치는 영향을 조사했는데, 30세 이상 성인 1만 5,000여 명이 기대수명을 채우지 못한 채 조기에 사망한다고 한다(인하대병원 직업환경의학과 임종한 교수연구팀, 아주대 환경공학과 김순태 교수연구팀). 이는 같은 연령대 총 사망자의 15.9%에 해당하는 수치로, 성인 10명 중 1~2명이 미세먼지로 조기에 사망하는 것을 알 수 있다. 또 미세먼지는 각종 질병의 원인이 되어 병원 입원 율도 증가시켰다. 미세먼지로 인한 폐암 발생 환자는 1,403명에 달했고, 호흡기 질환은 1만 2,511명, 심혈관질환 1만 2,351명의 환자가 미세먼지로 병원을 찾았다. 만성기관지염으로 입원한 환자는 20,490명, 천식 환자는 55,395명, 18세 이하에서 급성기관지염으로 병원을 찾은 환자는 278,346명으로 모두 미세먼지로 인한 환자다.

이번 연구는 대기오염에 의한 폐암환자 발생 규모를 처음으로 파악되었으며, 미세먼지와 초미세먼지의 독성을 구체적으로 밝혔다는데 의미가 있다. 임종한 교수는 정부가 추진하고 있는 '수도권 제2차 대기관리정책'을 통해 2024년 대기오염 농도($\mu g/m^3$)가 미세먼지 30, 초미세먼지 20 수준으로 떨어진다면 조기 사망자 수가 2010년보다 57.9%가 줄어든 10,866명이 될 것으로 예상했다. 대기오염 상황이 개선되지 않는다면 같은 기간 조기 사망자 수는 205,781명으로 늘어날 것으로 분석했다.

3.2 만성호흡기 질환에 도움을 주는 식품

만성 폐쇄성폐질환과 천식, 만성기침 같은 호흡기질환 증상을 완화시키는 데 토마토, 다크 초콜릿, 연어는 일부 도움을 주는 식품이기도 하다.

(1) 토마토 : 만성 폐쇄성폐질환은 흡연이 80%를 차지하는 주 유발요인이다. 흡연 등에 의해 폐포가 터져 기능이 저하된 경우 발생한다. 또는 기관지에 염증이 반복적으로 생겼다 사라지며, 기관지가 두꺼워져 만성화된 경우 나타난다. 기침과 가래가 전형적인 특징이며, 악화되면 숨이 차는 증상까지 이른다. 토마토 속 항산화 성분인 리코펜은 흡연으로 인해 증가한 체내 유해산소를 감소시켜 폐 손상 억제 역할을 한다. 미국의 한 연구팀이 진행한 연구에 따르면 하루에 토마토 2개 정도를 먹었을 때 폐의 노화를 지연시키고 흡연으로 인한 손상을 정상상태로 끌어올릴 수 있었다. 토마토는 조리해 먹으면 흡수율을 높여

폐 기능 강화 효과를 높일 수 있다.

(2) 다크 초콜릿 : 기침은 기도 내에 이물질을 밖으로 배출해서 산소 공급을 원활하게 하는 본능인데 8주 이상 기침이 지속되면 만성기침으로 정의한다. 콧물이 목 뒤로 넘어가는 후비루와 강산인 위산이 올라오는 역류성 식도염이 만성기침의 주원인으로 알려졌다. 다크 초콜릿 속 테오브로민은 성분은 기침 발생에 관여하는 미주신경의 활성에 영향을 미쳐 기침을 완화한다. 영국에서 만성기침 환자 300명을 대상으로 카카오에서 추출한 테오브로민을 2주간 섭취하게 한 결과, 10명 중 6명은 기침이 완화됐다.

(3) 연 어 : 천식은 기관지가 좁아져 숨이 차고 기침이 나오는 상태다. 천식환자의 혈중 비타민 D 농도가 낮으면 기침 증상이 심해진다는 연구 결과가 있다. 소아천식 환자를 대상으로 한 추적 조사 결과, 전체 35%의 혈중 비타민 D 농도가 정상보다 낮았다. 비타민 D 농도가 낮을수록 응급실에 방문하거나 입원하는 비율이 높았다. 비타민 D가 풍부한 연어를 먹는 게 좋다. 특히 연어를 먹을 때는 구워 먹는 게 효과적이다. 구운 연어 100g에는 비타민 D가 하루 충분섭취량인 10㎍ 이상인 35㎍이 들어있어 천식 증상을 완화하는 데 효과적이다.

3.3 폐와 기관지염에 좋은 식품

(1) 도라지 : 도라지의 주요 약리성분은 트리테르페노이드(trirerpenoid)계 사포닌으로 밝혀졌으며, 기관지분비를 항진시켜 가래를 삭이는 효능이 있다. 도라지의 사포닌 성분은 진정, 해열, 진통, 진해, 거담, 혈당강하, 콜레스테롤 대사 항 콜린, 항암작용 및 위산분비 억제효과 등 여러 약리효과가 있는 것으로도 알려져 있다. 천식, 감기 등 호흡기 질환에 효능이 있다. 도라지를 자주 먹게 되면 면역력을 강화시키는 효과를 볼 수 있다. 도라지는 위궤양을 억제하며 기타 위에 염증이 생기는 것을 막아주는 역할도 한다. 도라지는 혈관내의 콜레스테롤 수치를 낮추어 주는 효능이 있기 때문에 콜레스테롤로 생기는 질병인 고혈압, 뇌졸중 등을 예방하는 효과가 있다. 한방에서는 배농, 거담, 편도선염, 최유, 진해, 화농성 종기, 천식 및 폐결핵의 거담제로서 그리고 늑막염 등에도 효과가 있는 것으로 알려져 있다.

(2) 모 과 : 알칼리성 식품으로 당분, 칼륨, 칼슘, 철분, 비타민 C가 들어 있다. 사과산과 시트르산 등 유기산 때문에 신맛이 나는데. 본초강목에 따르면 모과

는 주독을 풀고 가래를 제거하며, 속이 울렁거릴 때 먹으면 속이 편안해지고, 구워서 먹으면 설사병에 잘 듣는다고 한다. 특히 모과는 목 질환에 효과적인데 한방에서는 감기, 기관지염, 폐렴 등으로 기침을 심하게 하는 환자에게 모과를 약으로 사용하고 있다. 다만 소변의 양이 줄기 때문에 주의해야 한다.

(3) 수세미 : 수세미는 천식을 치료하는 데 탁월한 효능이 있다. 정확한 이유는 알려져 있지 않으나 수세미는 기관지 질환에 매우 효과적이라고 한다. 기침, 폐렴, 축농증, 비염에도 효능이 있다. 수세미는 성질이 차서 몸에 열이 많아 생기는 가래를 삭이고, 뜨거운 피를 식혀줌으로써 혈액순환을 촉진시키고 소염작용을 한다. 인도 불교의학에는 수세미 덩굴에서 얻은 즙을 자연의 천식 치료약으로 인정을 한다.

(4) 무 생즙 : 무에는 아밀라아제가 가장 많고 산화효소, 암모니아를 만드는 효소, 과산화수소를 물과 산소로 분해하는 카탈리아제라 효소 등 인체 생리에 중요한 작용을 하는 효소가 많다. 폐와 기관지를 따뜻하게 하며 소화기능을 돕는다.

(5) 인 삼 : 혈액의 생성과 순환을 원활하게 하여 폐와 비장의 기능을 돕는다. 인삼 특유의 정유성분이 혈관운동 중추를 흥분시켜 천식을 치료하는데 큰 효능을 발휘한다.

(6) 오미자 : 오미자는 기관지 점막을 보호하며 기침을 멎게 하는 효능이 있어 기관지염에 좋다. 오미자차를 꾸준히 먹으면 기관지 질병을 치료 및 예방하는 효과를 볼 수 있다. 특히 오미자의 이런 기능은 천식, 감기에 좋은 차다. 오미자차를 꾸준히 섭취 시 폐를 보호하며, 폐질환을 예방 및 회복하는 데 도움을 준다.

(7) 늙은 호박 : 심한 기침과 가래도 호박 세 개만 먹으면 완치된다고 알려져 있을 만큼 늙은 호박은 폐 기능 보호에 효능이 아주 뛰어나다.

(8) 배 즙 : 배 즙은 열을 내리고 갈증을 해소시키며, 가래와 기침을 삭혀주는 작용을 한다. 배, 곶감, 콩나물을 끓여서 물을 마시면 기침, 감기 효능을 볼 수 있다.

(9) 유 자 : 비타민 C가 다량 함유되어 있기 때문에 감기 예방 및 치료와 천식 등의 기관지 질환에 효능이 있다. 유자는 우리 몸에 갈증을 해소하고, 진액을 보충하여 기침을 완화시켜주는 효능이 있어 기관지염에 좋다.

4. 간(肝, Liver)

간의 무게는 약 1～1.5kg, 크기는 양 손바닥을 합친 정도이며, 붉은색을 띄고, 오른쪽 횡격막 아래의 복부에 위치하여 늑골의 보호를 받고 있다. 앞쪽에서 볼 때 간의 맨 위는 오른쪽 5번째 갈비뼈 사이에 있으며, 아래는 오른쪽 복부-갈비뼈 경계 부위까지 내려와 있으나 정상인 경우에는 쉽게 만져지지 않는다. 간은 고유의 섬유성 막으로 싸여 있고, 표면은 광택이 있으며 적갈색을 띠고 있다. 간의 앞쪽 표면은 반구형으로 매끈하나 아래쪽과 뒤쪽은 이웃한 콩팥, 큰창자(대장), 샘창자(십이지장), 위 등과 접해서 생긴 얕은 함몰 부분들이 있다.

간은 오른쪽 엽과 왼쪽 엽으로 구분되며, 두 엽 사이에 네모 엽(quadrate lobe)과 꼬리 엽(caudate lobe)이 위치한다. 보통 오른쪽 엽이 왼쪽 엽보다 5배 정도로 부피가 크다. 오른쪽 엽과 왼쪽 엽 사이에는 간 동맥과 문맥, 쓸개관, 림프관 등이 주행하게 된다. 간은 여타 장기와는 다르게 이중으로 혈액 공급을 받는데, 간 동맥을 통해 동맥혈이 들어오고 문맥이라는 정맥을 통해서 장에서 흡수된 정맥혈이 들어온다. 간 동맥과 문맥을 통해 각각 간 속에 들어온 혈액은 간의 굴 모양혈관이라는 확장된 모세혈관 속에서 섞인 후 중심정맥을 거쳐 간정맥으로 모아져 나가게 된다.

4.1 간의 기능

간에서는 지방을 분해시키는 쓸개즙을 만들고, 영양소를 저장하며, 우리 몸에 해로운 암모니아를 요소로 바꾸는 등 많은 일을 한다.

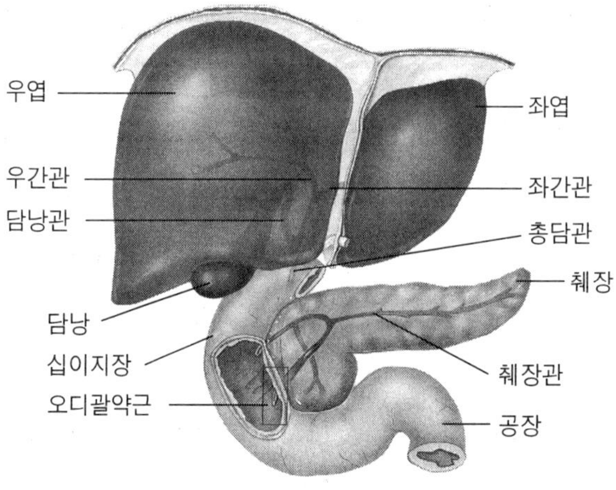

그림 4. 간과 담낭, 췌장, 십이지장과의 연결 및 상호작용

간은 우리 몸의 모든 기능에 관여한다고 해도 과언이 아니다. 5백 가지도 넘는 일을 하며 1천 가지 이상의 효소를 생산해서 우리 몸에서 일어나는 대부분의 화학 반응에 관여한다. 간이 정상적인 작용을 하기 위해서는 간 내의 혈액 순환이 정상적으로 이루어져 간세포에 충분한 산소와 영양이 공급되어야 한다. 단백질 결핍이 계속되면 간 단백질이 줄어들어 효소의 생성은 저하되고 간의 기능도 저하되게 된다.

간의 주요 기능으로는 탄수화물 대사, 아미노산 및 단백질 대사, 지방 대사, 담즙산 및 빌리루빈 대사, 비타민 및 무기질 대사, 호르몬 대사, 해독작용 및 살균작용 등 다수의 대사기능이 있다. 간은 여러 중요한 기능을 담당하므로 간의 기능이 저하되면 여러 임상적 문제와 건강에도 영향을 미친다.

(1) 탄수화물 대사

간은 문맥을 통해 들어온 포도당이나 아미노산, 글리세린, 유산 등을 글리코겐(glycogen) 형태로 저장한다. 글리코겐은 신체 내에서 필요시 포도당으로 다시 전환되어 혈당을 유지하고, 여기에서 유도된 포도당은 연소되어 활동에 필요한 에너지를 발생시킨다. 간은 탄수화물 대사에서 중요한 역할을 담당하기 때문에 만성 간질환 환자는 혈당이 잘 조절되지 않을 수 있다.

(2) 아미노산 및 단백질 대사

식사 후 단백질은 아미노산의 형태로 분해되어 간 문맥을 통하여 간에 도달하며, 흡수된 아미노산은 새로운 혈청 단백질, 호르몬 등 합성에 이용되고, 아미노기 전이 과정을 거쳐 포도당 신생 과정에 이용되어 에너지원으로도 사용된다. 간에서는 하루에 약 50g의 단백질이 합성되며, 면역글로불린을 제외한 거의 모든 단백질이 간에서 합성된다. 간에서만 생성되는 단백질인 알부민은 간이 하루에 생산하는 총 단백질량의 약 25%에 해당되는 12g가 만들어지며, 혈장단백질 중 가장 많은 비율을 차지한다. 알부민은 혈장 안의 다양한 이온, 호르몬 및 지방산 등을 조직세포로 운반하는 역할을 하며 혈장의 삼투압을 유지하는 역할을 한다.

알부민 외에도 간에서만 생성되는 주요 단백질로는 혈액응고인자가 있다. 간질환으로 간의 단백질 합성 능력이 저하되면 알부민 농도가 낮아져서 복수나 심한 부종이 발생할 수 있고, 응고인자들의 생성이 저하되어 출혈 경향이 증가하게 된다.

(3) 지방 대사

탄수화물을 과잉 섭취할 경우 지방 형태로 저장하였다가 영양분 섭취 부족 시 에너지원으로 사용하게 된다. 또한 간은 지방산의 산화물을 이용하여 콜레스테롤, 인지질 및 지단백 등을 합성한다.

(4) 담즙산 및 빌리루빈 대사

간은 담즙의 중요 성분인 담즙산을 생성하고 빌리루빈을 배설하는 역할을 한다. 간은 하루 1 ℓ 의 담즙을 생산하며 생성된 담즙은 담낭에 저장하였다가 장관으로 분비된다. 담즙의 주성분은 빌리루빈, 담즙산 그리고 콜레스테롤로 구성되며, 외인성 약제나 색소 등도 담즙과 함께 배출된다. 담즙은 장운동을 촉진시키며 소장에서 세균 증식을 억제하고 지방의 소화를 촉진시키는 역할을 한다. 소장으로 배출된 담즙은 돌창자에서 재 흡수되어 다시 간으로 유입되어 재활용되며 극히 일부가 대변으로 배설된다.

(5) 비타민 및 무기질 대사

간은 비타민 A, D, B_{12} 등을 저장하기 때문에 비타민 공급이 없어도 비타민 A는 10개월, 비타민 D는 3～4개월, 비타민 B_{12}는 1년 이상 유지될 수 있다. 그리고 간은 지용성 비타민의 흡수나 가공에 중요한 영향을 미친다. 또한 간은 철, 구리, 아연 등을 저장할 수 있다.

(6) 호르몬 대사

간은 각종 장기에서 생성되는 호르몬을 분해하는 기능이 있어 간 기능 저하가 발생할 경우 호르몬 대사 장애가 발생할 수 있다. 예를 들어 만성 간염이나 간경변증에서는 성호르몬인 에스트로겐이나 테스토스테론의 대사가 저하되어 여성의 경우 생리 이상이 및 유방증, 남성의 경우 고환 위축 등이 나타날 수 있다.

(7) 해독 및 살균 작용

간은 신체 내에서 합성되거나 외부로부터 유입되는 각종 지용성 물질을 수용성으로 바꾸어 담즙이나 소변을 통해 배설하는 해독작용을 담당한다. 간에서 생성되는 보체는 살균작용에 중요한 역할을 하며, 간의 단백질 합성능력이 저하되면 보체 농도가 감소하여 살균 기능이 떨어지게 된다. 간의 별큰포식세포는 간에 존재하는 대식세포의 일종으로 체내에 들어오는 세균과 바이러스 등을 포식하여 제거하는 역할을 한다. 또한 항체인 감마 글로불린을 생성하는 역할도 담당한다.

간 관련 질병으로는 간염, 유육종증, 지방간, 알코올성 간 질환, 간암, 간경변증, 임신 중독증, 비호지킨 림프종, 윌슨병, 라이 증후군, 기타 신생아 황달, 간흡충증, 간농양, 간혈관종 등이 있다.

4.2 간 건강 수칙

1. 불필요한 약은 오히려 간에 해로울 수 있으므로 삼간다. 처방된 양약과 한약, 건강보조식품과 생약 등도 간 손상을 일으킬 수 있으므로 복용에 유의한다. 특히 간질환이 있는 사람은 심각한 부작용이 우려되므로 주의가 필요하다.
2. 지나친 음주는 심각한 간질환의 원인이 된다. 또한 과다한 음주 후 해장술이나 불필요한 약제의 추가 복용은 간 손상을 더욱 심화시키는 원인이 될 수 있으므로 삼간다.
3. 음식이나 식수가 간염 바이러스에 오염될 수 있다. 집 밖에서 마시는 물, 먹는 음식이 위생적인지 다시 한 번 확인한다.
4. 영양분이 어느 한 가지로 치우치지 않게 골고루 균형을 이룬 음식을 섭취한다.
5. 튀기거나 기름진 음식을 줄이고 싱겁게 먹는 습관을 가진다.
6. 섬유소가 많은 음식들, 야채, 과일, 곡물을 많이 먹는다.
7. 너무 달고 지방 성분이 많은 후식이나 간식은 피하고 비만해지지 않도록 체중을 조절한다.
8. 무리한 체중감량으로 몸에 필요한 비타민이나 미네랄 성분, 영양분들이 부족해지지 않도록 주의한다.
9. 일주일에 1kg 이상 급격한 체중감소는 오히려 심한 지방간염 혹은 간부전증을 일으킬 수 있으므로 피해야 한다.
10. 적당한 운동은 건강한 간을 유지하는 데 도움이 된다.

4.3 간에 좋은 식품

(1) 토마토 : 토마토는 과일과 채소를 통틀어서 비타민이 가장 많이 들어 있으며 비타민 A, 비타민 B, 비타민 C, 비타민 E와 미네랄이 풍부하다. 토마토에 들어있는 루틴 성분은 혈관을 튼튼하게 하고 혈압을 내리는 역할을 하기 때문에 고혈압 환자에게도 좋다.

(2) 인진쑥 : 인진쑥은 간의 열을 제거해주고 황달을 없애주며, 간 기능을 개선시킬 수 있으며, 인진쑥에는 카피라린이라는 성분이 함유되어 있어 담즙분비를 촉진시켜 간 기능을 활성화시키기 때문에 간 기능향상에 좋다. 동의학에서 인진쑥은 맛은 쓰고 매우며 성질은 매우 차다. 방광경, 비경, 위경에 작용한다. 열을 내리고 습을 없애며 소변을 잘 보게 한다.

(3) 오가피 및 오가피 열매 : 오가피 및 오가피 열매를 장기간 꾸준하게 복용하면 현저하게 달라지는 몸의 변화를 느끼실 수 있다. 그만큼 원기 증진과 체질 개선에 효과적이다. 간장보호, 해독작용에 효능, 잔주름 생성 억제 기능, 혈압을 정상수치로 유지, 뼈를 튼튼하게 해준다.

(4) 타우린 : 타우린은 간 기능을 회복시켜 주기 때문에 조개류 등이 효과적이다.

(5) 단백질 : 단백질은 간세포의 재생에 꼭 필요한 영양소다. 그래서 체중 1kg당 0.9g의 단백질을 섭취하도록 해야 한다. 그러나 고단백의 식사는 단백질대사물질인 암모니아로 인하여 간에 부담을 줄 수 있기에 적당량 섭취하도록 하며 양질의 단백질 식품으로는 콩, 육류, 생선, 우유, 계란 등이 있다.

(6) 비타민, 미네랄 : 비타민과 미네랄은 간세포를 재생시키고 신진대사를 촉진시키고 간 건강에 도움을 준다. 양배추, 샐러리, 파슬리 등 여러 종류의 채소류와 사과, 레몬 등 과일류를 섭취하는 것이 좋다.

5. 심장(心臟, Hart)

심장은 가슴우리 안에 위치하며, 가로막 위, 폐 사이 중앙에서 약간 왼쪽으로 치우쳐 있다. 심장은 심장근육으로 이루어져 있으며, 총 무게는 250~350g 정도다. 두 겹으로 이루어진 심낭막에 싸여있고, 심장의 표면으로는 심장근육에 혈액을 순환시키는 심장혈관(관상동맥)이 있다. 심장은 크게 왼쪽 부분과 오른쪽 부분으로 나뉜다. 구체적으로 오른쪽과 왼쪽에는 각각 심방과 심실이 있고(총 4개의 방), 각 부분 사이에는 판막이 있다. 동방결절에서 심장근육의 주기적인 수축과 이완을 일으키는 전기 자극이 생성된다.

5.1 심장의 기능

심장근육은 뼈에 붙어 있는 일반 근육과는 다른 특수한 기능을 지닌 근육덩어리로 되어 있다. 주요 기능은 혈액을 온몸으로 순환시키는데 혈액은 심장의 수축과

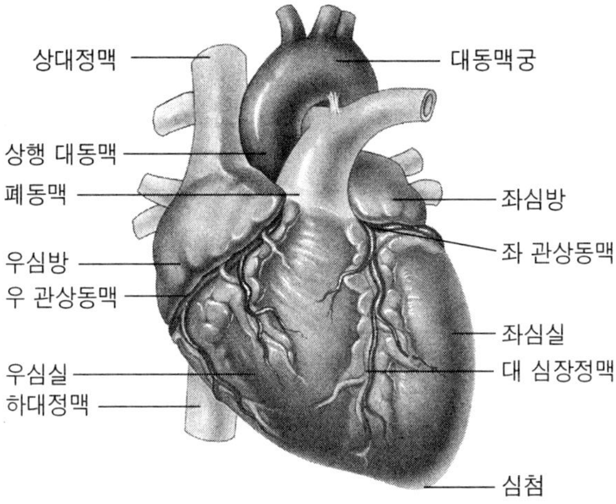

그림 5. 심장의 구조

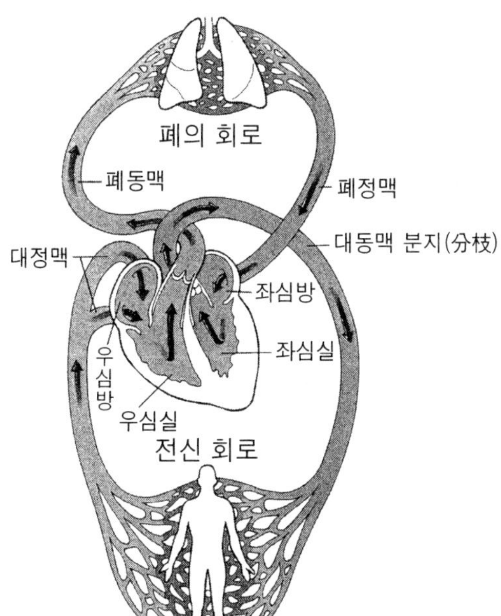

그림 6. 혈류순환

이완을 통해 한 방향으로 흘러간다. 심장의 왼쪽 부분은 산소와 영양분이 있는 신선한 혈액을 뿜어내는 역할을 하고, 오른쪽 부분은 각 장기를 순환하여 심장으로 들어오는 노폐물과 이산화탄소가 들어 있는 혈액을 폐로 순환시켜 다시 산소를 받아들이게 하는 역할을 한다.

심장은 휴식상태를 기준으로 정상 성인에서는 1분에 보통 60~70번씩 수축하고, 의학적 기준으로 **60~100회** 사이의 박동은 모두 정상적으로 생각하고 있다. 따라서 평균적으로 볼 때 심장은 하루에 약 10만 번을 뛰게 되고 80세를 기준으로 할 때 일생 동안 무려 30억 번, 생명유지를 위해 묵묵히 그리고 충실히 뛰고 있는 셈이다. 한 번 심장이 수축할 때 대략 80mℓ 정도의 혈액을 대동맥으로 내보내므로, 1분 동안 보내는 혈액량(심박출량)은 3～5 ℓ 가 된다. 정상인이 심한 운동을 하면 심박동수가 150회 이상이 되며, 심박출량은 30～50 ℓ 가 되어 조직에 충분한 산소와 영양분을 공급한다.

심장운동은 자율신경계와 호르몬의 조절을 받아 이루어진다. 즉, 자율신경계의 교감신경은 심장운동을 증가시키고 부교감신경은 억제시키며 길항작용으로 조절한다. 또한 심장운동은 호르몬의 조절을 받는데, 부신에서 분비되는 에피네프린(epinephrine)은 교감신경처럼 심장운동을 증가시킨다. 이외에도 심장 스스로 호르몬을 분비하여 혈압을 감지하고 조절하기도 한다. 심장은 이러한 신경이나 호르몬과 연결되지 않아도 스스로 운동을 계속하는데 이러한 원리는 우심방에 있는 동방결절이라는 근육에서 약 0.8초 간격으로 전기를 발생시키면 전류가 심방을 따라 방실결절에 전달되어 심방이 완전히 수축하고, 그 다음 양쪽 두 개의 심실을 수축시켜 심장박동의 사이클을 완성하는 것이다. 이러한 신경충격은 심실의 격벽에 있는 히스근색이라는 근육을 따라 심실로 전해지고, 푸르킨예 섬유로 흥분이 전달되어 심장은 계속해서 피를 펌프질할 수 있게 된다.

심장에는 우측 관상동맥 및 좌측 관상동맥이 있다. 좌측 관상동맥은 좌전하행동맥과 회선동맥으로 나누어져 우측 관상동맥과 더불어 심장은 세 개의 큰 관상동맥이 심장 근육에 혈액을 공급한다. 심장근육은 관상동맥이라 부르는 3가닥의 혈관을 통해서 산소와 영양분을 공급받으면서 일생 동안 혈액을 전신으로 펌프질하는 중요한 기관이다. 따라서 관상동맥에 이상이 생기는 경우에는 심장 근육이 영향을 받을 수밖에 없다.

관상동맥의 구조를 살펴보면, 그 가장 안쪽 층을 내피세포가 둘러싸고 있는데 내피세포가 건강한 경우에는 혈전이 생기지 않는다. 그러나 고지혈증, 당뇨병, 고혈압, 흡연 등에 의해서 내피세포가 손상을 받게 되면 죽상경화증이 진행되고, 관상동맥 안을 흐르던 혈액 내의 혈소판이 활성화되면서 급성으로 혈전이 잘 생기게 된다. 이렇게 생긴 혈전이 혈관의 70% 이상을 막아서 심장 근육의 일부가 괴사되는 경우가 심근경색증이고, 괴사되지는 않지만 혈관 내 혈액의 흐름이 원활하지 않아 가슴에 통증이 생기는 것이 협심증이다.

5.2 심장기능 강화 방법(심부전증 예방)

심장질환의 종착인 심부전증을 노화의 한 과정으로 생각해서는 안 된다. 건강한 생활습관을 갖고 약물 치료를 적극적으로 시행하면 증상이 호전되고 악화되는 속도를 늦출 수 있다. 심부전증 증상 중 가장 흔한 것은 숨이 차거나 심장이 비정상적으로 빠르게 혹은 느리게 뛰는 것이다. 만일 가만히 있거나 계단을 오르는 가벼운 움직임에도 과도하게 숨이 차거나 심장이 빠르게 뛴다면 심부전을 의심해야 한다. 심부전 예방 및 심장을 건강하게 관리하기 위해서는 심장에 부담이 되는 생활 습관을 피하는 것이 좋다.

[건강한 생활습관]

① 심장 근육의 탄력성에 도움을 주는 유산소 운동을 규칙적으로 한다.
② 고혈압, 고지혈증, 당뇨 등 혈관 건강을 악화시키는 원인 질환을 관리한다.
③ 심장 박동에 영향을 줄 수 있는 술, 카페인 섭취를 줄이고 금연한다.
④ 식이요법을 하여 표준체중을 유지한다.
⑤ 겨울철에는 체온을 유지하여 몸을 따뜻하게 한다.
※ 몸이 차지면 혈관이 수축되어 혈액의 흐름이 둔화되어 심장에 부담을 준다.
⑥ 여름철에 땀을 많이 흘려 탈수가 일어나지 않도록 한다.
⑦ 스트레스를 받지 않도록 한다.
※ 흥분하여 부교감신경이 항진되면 심장박동이 빨라진다.

[식이요법]

① 저염식・저콜레스테롤식・저지방식을 권장한다. 하루에 염분 10g 이하, 고지방육(삼겹살, 닭껍질, 조개류), 튀김, 기름기가 많은 국, 탕, 계란 노른자 등 섭취를 줄인다.
② 오메가-3 섭취로 들기름, 등푸른(고등어 연어 꽁치 등) 생선을 먹는다.
③ 신선한 채소와 과일을 섭취한다.

[생활수칙]

① 담배는 반드시 끊는다.
② 술은 하루에 한두 잔 이하로 줄인다.
③ 음식은 싱겁게 골고루 먹고, 채소와 생선을 충분히 섭취한다.
④ 가능한 한 매일 30분 이상 적절한 운동을 한다.

⑤ 적정 체중과 허리둘레를 유지한다.

⑥ 스트레스를 줄이고, 즐거운 마음으로 생활한다.

⑦ 정기적으로 혈압, 혈당, 콜레스테롤을 측정한다.

⑧ 고혈압, 당뇨병, 고지혈증을 꾸준히 치료한다.

⑨ 심장질환의 응급 증상을 숙지하고 발생 즉시 병원에 간다.

(출처 : 대한심장학회)

[동맥혈관에 영향을 미치는 요인]

◉ 동맥은 평활근으로 이루어져 있으며, 혈류가 흐르는 통로다. 평활근이 이완되면 혈관이 확장되고 수축하면 혈관이 좁아지는데, 산화질소가 평활근을 이완시킨다. 혈관이 확장되면 혈액 흐름이 좋아지고 혈압이 조절된다. 이 산화질소는 동맥의 내피 세포에서 생성되는 물질이다.

◉ 호모시스테인이 혈관 내벽을 산화시켜 손상시키고, 혈전(핏덩어리)을 만들어 동맥경화 · 뇌졸중 같은 심혈관계 질환을 유발하는 독성물질이라는 연구를 발표했다. 호모시스테인의 체내 농도가 5mol/L씩 증가할 때마다 말초혈관질환, 뇌혈관질환, 심혈관질환 발병 위험이 각각 7.8배, 2.3배, 1.8배 증가한다는 것이다. 이후 호모시스테인이 혈관에 악영향을 끼친다는 미국 국립생물정보센터, 미국가정의학회 연구 등 여럿 있으며, 혈중 호모시스테인 수치가 20umol/L을 넘으면 심근경색 · 뇌졸중 등의 위험이 높아진다는 게 정설이 됐다.

호모시스테인은 몸속 비타민이 충분하면 잘 만들어지지 않는다. 육류 등을 통해 섭취된 **메티**오닌이 대부분 시스테인이라는 물질로 바뀌기 때문이다. 따라서 **호모시스테인** 수치를 낮추려면 비타민을 충분히 섭취하는 것이 좋다. 메티오닌 대사에 필요한 비타민은 엽산(비타민 B_9), 피리독신(비타민 B_6), 코발라민(비타민 B_{12})이다. 엽산은 시금치 등 녹색채소에 풍부하며, 비타민 B_6는 생선, 전곡, 바나나에 많다. 비타민 B_{12}는 식물성 식품에는 거의 없고 고기, 우유, 달걀 등 동물성 식품에 많다. 이외에, 메티오닌이 많은 동물성 단백질을 과량 섭취하지 말고, 금연하는 것도 중요하다.

5.3 심장건강에 좋은 식품과 나쁜 식품

미국심장협회에서 발행하는 저널, 순환(Circulation)지에 심장 건강에 좋은 음식과 나쁜 음식을 발표됐다. 미국 터프츠대 영양과학대 다리우시 모자파리안 교수가 그동안 알려졌던 심장 건강에 영향을 끼치는 음식에 대한 자료를 분석해 정리했다. 노태호 교수(성바오로병원 순환기내과)는 가장 권위 있는 기관에서 발표한 내용인 만큼 단순한 건강 상식 수준이 아닌 공인된 것이라 볼 수 있다며 다음과 같은 내용대로 섭취하면 심장질환 위험을 낮출 수 있을 것이라고 말했다.

[심장 건강에 좋은 음식]

심장 건강에 가장 좋은 음식은 **과일, 견과류, 생선**이다. 모자파리안 교수에 따르면 과일은 하루에 세 번(한 번에 2분의 1컵 정도), 견과류는 1주일에 네 번(한 번에 30g), 생선은 1주일에 두 번(한 번에 100g) 이상 먹는 게 좋다. 그 다음으로 좋은 음식은 채소와 식물성 기름이다. 채소는 생채소의 경우 한 컵 분량으로 매일 세 번, 익힌 것이라면 2분의 1컵씩 세 번 먹으면 된다. 식물성 기름은 한 티스푼씩 **하루에 최대 6번** 먹는 게 좋다.

채소에 이어 **통곡물, 콩, 요구르트**가 심장에 좋은 음식으로 꼽힌다. 통곡물이나 콩은 2분의 1컵씩 하루에 세 번 먹는 게 좋고, 요구르트는 한 컵씩 두세 번 먹으면 된다. 치즈, 달걀, 가금류(닭·오리·거위 등), 우유는 심장에 좋긴 하지만 동물성 지방이기 때문에 과다 섭취하면 안 된다. 노태호 교수는 이런 음식들에는 각종 비타민과 미네랄이 풍부하게 들어 있어서, 심장 혈관을 보호하는 데 도움이 된다고 했다.

[심장 건강에 나쁜 음식]

심장 건강을 위해서 먹지 말아야 할 가장 나쁜 음식은 **트랜스 지방**과 **가공육**이다. 트랜스 지방이 심장에 안 좋은 이유는 체내 염증 물질이 많아져 혈관의 기능을 망가뜨리는데, 심장 세포에도 직접적인 영향을 끼쳐 협심증 등을 유발하기 때문이다. 가공육의 경우, 살코기가 아닌 지방 부위를 많이 이용하기 때문에 콜레스테롤 함량이 높고, 보존을 위해 나트륨도 많이 넣어서 심장 혈관에 안 좋은 영향을 끼친다.

튀김이나 도넛 등 트랜스 지방이 들어 있는 음식은 가급적 먹지 말고, 가공육은 1주일에 먹는 양이 총 50g을 넘지 않아야 한다. 정제된 곡물도 심장 건강에 안 좋다. 밀가루가 대표적인데, 이를 이용해서 만든 빵, 시리얼, 면 같은 음식은 하루에 두 번 이하로 먹어야 한다. 한 번 먹을 때의 적정량은 빵 한 조각이나 시리얼 2분의 1컵 정도로 적다. 가공하지 않은 붉은 고기는 정제된 곡물 다음으로 좋지 않은 만큼, 과도하게 먹지 않아야 한다.

미국 심장협회에서 추천한 심장 건강식품 및 이용방법

▣ **가장 좋은 식품**

- 과 일 : 1/2컵씩 1일 3번
- 견과류 : 30g씩 1주일 4번
- 생 선 : 100g씩 1주일 2번
- 채 소 : 1컵씩 1일 3번
- 식물성 기름 : 1T씩 1일 6번
- 통곡물 : 1/2컵씩 1일 3번
- 콩 : 1/2컵씩 1일 3번
- 요구르트 : 1컵씩 1일 2번

▣ **좋은 식품**

- 가금류 : 닭, 오리, 칠면조 등
- 치즈 : 30g씩 1일 2~3번

▣ **나쁜 식품**

- 붉은 고기 : 소고기, 돼지고기 등
- 정제한 곡물 : 빵 1일 2조각 미만

▣ **가장 나쁜**

- 가공육 : 1주일 50g 미만
- 트랜스 지방 : 튀김, 도넛 등 섭취자제

6. 신장(腎臟, Kidney)

신장은 혈액 속의 노폐물을 걸러내어 오줌의 형태로 내보내는 배설기관이다. 허리 뒷부분(제12흉추~제3요추)에서 척추의 양쪽에 1쌍이 있으며, 1개의 크기가 약 9×6×3㎝인 강낭 콩 모양의 암적색을 띤 장기로 1개의 중량은 120g 전후이다. 통계적으로 볼 때 왼쪽 신장이 오른쪽보다 약간 작다고 알려져 있다.

신장의 단면을 보면 세 부분으로 구성되어 있는데, 바깥쪽은 피질이고, 그 안쪽은 수질, 수질 안쪽이 신우다. 신장의 피질은 혈관이 많이 분포되어 있으므로 암적갈색으로 보이며 이곳에는 사구체(모세혈관의 구경이 약 200㎛)와 보먼주머니로 구성된 말피기소체가 있고 둥글고 잔 알갱이 모양으로 보인다. 여기에서 원뇨를 받는 세뇨관이 기본 구조이다. 이 사구체 세뇨관의 단위를 네프론(nephron)이라 하고, 신장 1개에는 약 100만 네프론이 있다.

6.1 신장의 기능

신장은 불필요한 물질의 배설과 체액을 정상으로 유지하는 작용을 한다. 그러므로 신장의 기능이 장애를 받으면 신부전이나 요독증으로 사망한다. 신장의 사구체에서 보먼주머니로 분자량이 작은 물, 무기염류, 아미노산, 포도당, 요소와 같은 물질이 여과되어 원뇨를 만든 다음, 세뇨관에서의 재흡수와 분비의 과정을 거치면서 혈액 중의 노폐물과 여분의 무기염류가 오줌의 성분으로 농축되어 집합관에 모이게 된다. 오줌은 집합관과 신우, 수뇨관을 거쳐 방광에 모아 있다가 요도를 통해 배설된다.

신장은 노폐물과 불필요하게 많은 수분, 그리고 무기염류를 오줌으로 만들어 내보냄으로써 혈액 내의 이온 농도와 pH, 그리고 혈압을 조절한다. 또한 비타민 D를 활성화시켜서 소장에서 칼슘이 흡수되도록 도와주며 여러 가지 호르몬의 합성에도 관여한다. 네프론은 소변을 만들어내는 콩팥의 구조와 기능의 기본 단위로, 사구체(토리)와 이를 싸고 있는 보먼주머니, 요세관으로 구성되고, 요세관은 토리쪽세관(근위세관), 콩팥세관고리(헨레고리), 먼쪽세관(원위세관) 및 집합관의 순으로 구성되어 있다.

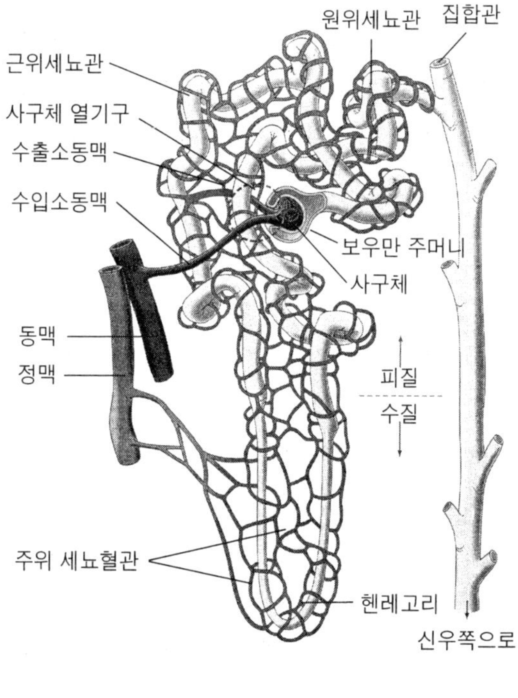

그림 7. 네프론(nephron)의 구조

토리를 통과한 여과액은 요세관에서 재흡수 및 분비작용을 거치고 소변이 만들어진다. 좌우 신장에는 각각 110만~160만 개의 네프론이 있어 총 250만 개 정도의 네프론이 있다. 네프론은 콩팥 내에 존재하는 구조적, 기능적 단위이다.

요세관은 부위마다 기능이 다르므로 요세관을 구성하는 상피세포들의 모습도 부위에 따라 다르다. 요세관의 총 길이는 기원하는 사구체의 위치에 따라 다양한데 대체로 30~55mm 정도다. 토리쪽세관의 길이는 15mm로 전반부의 굴곡 부위에 거쳐 직선 부위로 이행하여 콩팥세관고리의 하행각으로 연결된다. 콩팥세관고리의 하행각의 가는 마디는 수질 부위에서 고리를 형성하여 상행각의 굵은 마디로 이행한다. 이는 다시 사구체 방향으로 되돌아가 사구체의 구심성 소동맥에 밀착되어 통과하는데 소동맥 벽에는 레닌이라는 호르몬을 분비하는 사구체에 인접세포가 있고, 그 부위의 세뇨관세포는 조직학적으로 변화된 치밀반을 형성하고 있다. 이 치밀반이 콩팥세관고리의 종점이다.

콩팥세관고리는 직행혈관과 더불어 반류기전이 일어나는 부위로서 각 부위별로 삼투압의 경사를 형성하여 요 농축에 기여하며 여과양의 약 15%를 재 흡수한다. 먼쪽 세관의 길이는 5mm이며 집합관으로 연결되는데, 집합관의 길이는 약 20mm, 속질을 통과한 다음 신배로 연결된다.

소변은 이러한 복잡한 과정을 거쳐서 만들어지는데, 소변의 조성은 상황에 따라 변한다. 땀을 많이 흘려 수분이 부족한 상태에서는 가급적 많은 여과액을 재 흡수하여 아주 농축된 소변, 농도가 높으며, 적은 양의 소변을 보게 된다. 반대로 음료수나 맥주와 같이 수분을 과량 섭취하면 비중이 낮은 소변을 자주 보게 된다. 걸러진 혈액이 요세관을 거치면서 체내 항상성을 유지하기 위한 기전이 활발하게 일어나 수분뿐만 아니라 다른 산 염기, 전해질, 무기질 균형을 이루게 된다.

6.2 신장 기능 강화를 위한 식생활

(1) 하루 단백질 섭취량은 최대 60g

만성신부전증 환자는 단백질을 분해하고 난 노폐물이 체외로 배설하지 못하고 체내에 쌓여 요독증을 일으킬 수 있고, 단백질을 과다하게 섭취하면 콩팥에 부담을 주므로 적절한 섭취가 필요하다. 콩팥 기능이 정상인 경우 1일 단백질 섭취량(50~70g)은 살코기 40g(탁구공 1개 크기), 생선 50g(小 1토막), 두부 1/2모, 달걀 1개를 한 끼에 1~2가지(하루 총 5번) 선택해서 섭취한다. 콩팥 기능이 정상 이하로 떨어진 경우 1일 단백질 섭취량(40~60g)은 살코기 30g, 생선 40g(小 1토막), 두부 1/3모, 달걀 1개를 한 끼에 1가지(하루 총 3번) 선택해서 섭취한다.

(2) 인은 체중 1kg당 8~12mg 정도로 섭취해야

만성신부전증 환자들은 인을 체외로 잘 배출하지 못하기 때문에 섭취를 제한해야 한다. 인이 많아지면 칼슘이 방출되고 골다공증을 유발할 수 있다. 1일 인 섭취량은 체중 1kg당 8~12mg이다. 현미 잡곡, 오트밀에는 인이 다량으로 들어 있으므로 되도록 쌀밥을 섭취하는 것이 좋다.

(3) 수분은 하루 소변량 + 500cc 섭취

콩팥의 수분과 노폐물 배설 기능이 떨어지면 수분과 노폐물이 체내 축적되어 부종을 일으킨다. 신부전 환자의 1일 수분 섭취 권장량은 1일 소변량보다 500cc 정도 더 마시면 된다.

(4) 하루 염분 섭취는 소금 5g(나트륨 2000mg) 이하로

부종과 고혈압 예방을 위해 싱겁게 먹는 것은 필수적이다. 싱겁게 먹으면 수분 섭취가 적어서 콩팥의 부담을 덜 준다. 염분은 고혈압을 촉진시키고 사구체에 부담을 촉진시키기 때문에 소금 대신 식초, 양파, 후추, 마늘, 생강 등으로 맛을 내서 싱겁게 먹는 것이 좋다. 젓갈, 장아찌 같은 염장식품과, 가공식품, 인스턴트식품은 염분이 많으니 삼가야 한다.

※ 건강과 소금 섭취 참조(p. 240)

(5) 칼륨 섭취를 조절한다.

만성신부전증 환자가 사구체여과가 잘 안 되어 소변양이 감소하면 칼륨이 배설되지 않아 칼륨농도가 높아진다. 이런 경우, 칼륨이 많이 들어 있는 소금이나 간장을 사용하지 말고, 채소와 과일 껍질에도 칼륨이 많으니 안 먹는 게 좋다. 채소나 과일 껍질을 깎아 2시간 동안 물에 담가두면 수용성인 칼륨이 물에 녹는다. 하지만 저칼륨혈증이 발생했을 경우에는 칼륨이 많은 음식을 섭취해 부족한 칼륨을 보충해야 한다. 칼륨이 많은 식품으로는 잡곡류, 감자, 고구마, 옥수수, 팥, 근대, 쑥갓, 무말랭이, 참외, 토마토, 바나나, 키위, 복숭아, 호두, 잣, 초콜릿, 코코아 등이다.

7. 위장관(胃腸管, Stomach)

식도와 소장(십이지장) 사이에 있는 J자 모양의 주머니처럼 부풀어있는 소화관의 일부로 용량은 이완 상태일 때 45mℓ의 용적을 가지며 2~3ℓ의 양을 담을 만큼 늘

어날 수 있다. 평균 위의 용량은 남자가 1,407㎖, 여자가 1,275㎖ 정도다.

7.1 위장관의 기능

위는 음식물을 일시적으로 저장하면서 본격적으로 소화가 시작되는 기관이다. 인체의 모든 기관들이 다 튼튼해야 몸도 건강하지만 건강이 위에 좌우될 만큼 위의 기능이 중요한 것은 위는 섭취하는 식품이 소화 과정을 거치면서 장에서 영양소를 흡수하는데 결정적인 역할을 하기 때문이다. 그래서 흔히 위가 튼튼해야 몸도 튼튼하다고 말한다.

인체의 구조와 생명현상은 아주 신비로울 만큼이나 조화를 이루고 있다. 특히 위의 점막 층에서 분비하는 위액의 상호 작용을 보면 더욱 그러하다. 위의 내벽세포에서는 펩시노겐과 염산을 분비한다. 염산은 강한 산(pH 1.5～2.0)으로 음식물에 섞여있는 세균과 미생물을 없애준다. 또한 염산에 의해 펩시노겐이 활성화되어 펩신을 만들어 단백질을 분해하는 소화가 일어난다. 그러나 이렇게 강한 산과 소화효소를 분비하는 위가 강 염산에 손상되지 않는 것은 위의 내벽에서 알칼리성의 점액을 분비하여 위 점막을 산으로부터 보호하기 때문이다. 또한 점액과 더불어 위 점막을 구성하는 원주상피의 빠른 분열 능력도 위벽의 보호에 중요한 역할을 한다. 실제로 위 점막을 구성하는 상피세포는 수일 이내에 완전히 새로운 세포로 대치된다.

위 내부는 그물처럼 혈관이 분포되어 있어서 풍부한 혈액을 공급 받고 있다. 즉 위벽은 혈관의 덩어리라고 할 수 있다. 어떤 원인에 의해 위 점막이 조금 손상되어도 혈액에서 영양을 받아서 새로운 세포가 금방 만들어져 점막상태를 회복한다. 따라서 상처가 생겨도 혈액의 영양보급만 있으면 빠르게 회복된다. 위벽은 여러 층(4개의 층)으로 이루어진 두꺼운 근육 층이므로 구강으로부터 음식물이 다소 거친 상태로 들어와도 위의 두꺼운 근육 층이 쥐어짜고 늘이고 줄이고 비트는 운동을 하여 음식물을 분쇄하여 암죽과 같은 유미 죽 상태를 만들러 연동운동에 의해 소장으로 내려 보낸다.

위의 양끝에는 괄약근이 있어서 소화도중에 음식물이 식도로 다시 올라가거나 미리 소장으로 내려가지 못하게 한다. 음식물이 위를 통과하는 시간은 음식물의 양과 성분에 따라 다르지만 식도에서 넘어온 음식물을 십이지장으로 보내기까지는 보통의 음식물은 1～2시간이면 통과하지만 기름진 것은 3～4시간 이상 지나야 통과한다. 음식물이 내려간 후에도 위는 운동을 멈추지 않으므로 새로운 음식물이 시간이 지나도 들어오지 않으면 배고픔을 느끼게 된다.

7.2 위장관 건강을 위한 식생활

위의 운동은 자율신경에 의해 조절되며 정신적인 스트레스는 위의 기능에 부정적인 영향을 주기도 한다. 위 운동과 위액 분비는 정신상태의 영향을 많이 받는다. 초조해 하고 있을 때는 위액의 분비가 극도로 감소해서 음식물은 평상시보다 2배 정도 오래 위속에 머물게 된다. 세균에 의해 다소 오염되었거나 상한 음식물을 먹어도 큰 문제를 일으키지 않는 것은 위액의 강한 염산이 음식물을 살균하고 부패와 발효를 억제하기 때문이다. 위액은 음식물이 위로 들어오면 위에서는 펩신이라는 단백질 분해 효소와 이 효소의 작용을 돕는 위산을 분비한다.

가스트린(gastrin)은 염산 및 펩시노겐의 분비를 증가시키며 위의 운동을 촉진하는 작용을 한다. 위의 G세포에서 분비되는데 위 날문방이 확장되거나 불완전하게 소화된 단백질 같은 소화성 산물에 의해서 자극되어도 분비한다. 위의 산도(pH)가 4이하로 떨어지면 작용이 억제된다. CCK(cholecystokinin tetrapeptide)는 주로 쓸개의 수축작용을 유발하나 위의 연동운동을 억제하며 이자액의 분비를 촉진하여 유미 죽을 알칼리화 또는 중화시키는 역할도 한다. 세크리틴(secretin)은 소장에서 분비되며 주로 췌장의 작용에 관여하지만 위의 연동운동을 억제하는 역할을 맡는다. 위 억제 펩타드(gastric inhibitory peptide)와 엔테로글루카곤(enteroglucagon)은 위산의 분비와 위 운동을 억제한다.

점액질 및 염산 등 위액의 분비는 신경을 자극하면 분비가 활발해진다. 위에 음식물이 들어오면 위 점막 표면에는 한꺼번에 이슬과 같은 작은 액체 방울이 흘러나와 위벽을 따라 떨어진다. 이것이 음식물의 소화를 돕는 위액이다. 위액의 분비는 **자율신경**(교감신경과 부교감신경)이 관여한다. 음식물을 보거나 위에 음식물이 들어갔을 때 그 정보가 부교감신경에 전달되어 위액을 분비하는 작용을 한다. 초조해하고 있을 때는 교감신경이 위액의 분비를 방해하기도 한다. 위는 감정적 스트레스에 매우 민감하여 위액분비와 조절에 영향을 주게 된다. 신경성으로 나타나는 위염은 스트레스에 의해 자율신경계의 이상으로 발생되며 위암으로 발전되기도 한다.

위산과다는 위벽을 보호하는 점액질(뮤신)보다 위산(염산)이 많이 분비되어 속쓰림이 나타나는 증상이고 더 진전이 되면 위벽이 손상되어 위궤양이 된다. 소화불량은 위장의 운동기능이 저하되어 음식을 제대로 분쇄하지 못하여 발생하는 것으로, 음식물이 위에 뭉쳐있는 답답한 증상이 나타난다. 소화성 궤양은 위산의 분비가 항진되거나 또는 방어적인 점액의 분비가 감소되어 발생된다. 위의 자율신경은 정신적인 스트레스에 영향을 받기 쉽고, 자율신경의 균형이 깨지면 위 점막을 덮는 특수한 점액의 방어벽이 무너져 위액이 작용하면 상피세포가 파괴되어 상처가 생겨 위궤양이 된다.

위의 건강 문제는 과음, 과식, 과염, 스트레스, 자극성 물질 등에 의해 위벽을 자극시켜 위액분비에 영향을 주기 때문에 발생하므로 규칙적인 식생활, 적당한 식사량, 정신적으로 편안한 상태에서 식사를 하는 것이 아주 중요하다. 위염을 예방하고 위장 건강을 위해서 매실차나 녹차를 하루 한 잔 마시는 게 도움이 된다. 매실은 위 기능을 증가시켜서 소화가 잘 되도록 돕고, 녹차 역시 위장활동을 촉진시키고 식욕감퇴나 복부 불편함을 예방한다. 매실도 위의 기능을 증가시켜서 더부룩한 속을 다스려주는 역할을 하기 때문에 매실차를 마시면 소화가 잘 된다. 또 카테킨과 비타민 A, · B_1 · B_2 · C가 풍부한 녹차는 장내 유해균을 없애고, 유익균의 활동을 활발하게 도와 위장활동을 촉진시키며, 복부 불편함이나 식욕감퇴, 변비 같은 증상을 예방한다. 실제로 미국 UCLA 대학의 한 연구팀은 녹차를 마시는 사람이 그렇지 않은 사람에 비해 위암이나 위염 발생률이 절반이하로 감소하였다는 연구결과를 발표하기도 했다.

7.3 위장 건강을 증강시키는 방법

매일 먹는 음식을 잘 소화시키려면 위장을 건강하게 지키는 것이 무엇보다 중요하다. 위장에 염증이 생기면 소화불량은 물론 심각한 복통을 겪을 수 있고, 나이 들어선 암(癌)이 발생할 위험도 있다. 최근 혼밥족(혼자 밥 먹는 사람들)이 늘어나면서 균형 잡힌 식사를 하지 못하는 경우 위장질환의 위험이 증가한다. 위장 건강을 지키기 위해 알아둬야 할 식생활 습관을 알아봤다.

(1) 탄 음식 피하고 금연 · 금주하기

짠 음식, 탄 음식, 삭힌 음식(젓갈류)은 최대한 섭취하지 않는 게 좋다. 입에 자극적인 음식은 위점막 세포에도 자극을 주고 손상을 입힐 수 있다. 상처 난 점막 부위로 발암물질이 쉽게 들어가 암 발생 위험이 높아진다. 담배와 술도 몸속 산화스트레스를 증가시켜 위 세포 기능을 약화시킨다.

(2) 과일 · 채소로 식이섬유 섭취 늘리기

과일과 채소에는 식이섬유 뿐 아니라 위장운동을 촉진시키는 성분이 많아 자주 먹는 게 도움이 된다. 특히 **양배추, 브로콜리, 토마토, 사과**는 위 건강에 좋은 대표적인 음식이다. 브로콜리에는 헬리코박터균 제거를 돕는 설포라페인 성분이 들어 있어서 위염, 위궤양, 위장염의 예방 효과도 있다. 사과에 있는 펙틴은 장운동을 촉진시키고 장내 유익균의 번식을 도울 뿐만 아니라 내부 장벽을 만들어 유독성 물질을 흡수하는 것을 막는다.

(3) 유산균이 든 음식 먹는 것 도움

유산균은 장속 유해균의 활동을 억제시키고 위장운동을 정상으로 유지하도록 한다. 따라서 유산균이 풍부한 음식을 먹는 게 도움이 되는데, 대표적인 것이 요구르트 · 청국장이다. 단, 유산균은 섬유질이 부족한 장에서 살지 못하기 때문에 유산균이 든 음식의 효과를 보려면 식이섬유가 많이 든 전곡류, 과일류, 채소류, 해조류를 함께 먹는 것이 도움이 된다.

(4) 매실차 · 녹차 즐기기

매실차를 마시는 것이 위장 건강을 유지시키는 데 도움이 된다. 매실은 위산 과다와 위산 부족에 모두 효과가 있고, 매실 속 피크린산 성분은 항균작용이 있어 식중독을 예방하는 효과도 있다. 녹차 역시 위장 활동을 촉진시키고 식욕감퇴 · 복부불편함을 예방한다. 녹차 속 카테킨과 비타민 A · B_1 · B_2 · C는 장내 유해균을 없애는 데 도움을 주고, 유익균의 활동을 활발하게 한다.

일본의 Juneja 박사 연구팀은 녹차에만 함유된 것으로 알려진 천연 아미노산인 **데아닌**을 섭취하면 이완상태일 때 나타나는 뇌파인 알파(α)파가 증가하고 마음이 편안해지는 것을 확인했다. 녹차의 데아닌 성분은 섭취 후 약 30분 이내에 뇌에 도달하며 40분 정도면 뇌에서 알파파가 생긴다. 또한 데아닌은 현대인의 스트레스를 완화하여 숙면을 취할 수 있게 하고, 카페인에 의한 흥분작용을 억제하였다.

(5) 위(胃)를 편안하게 하는 생활습관

기능성 소화 장애는 스트레스가 주된 원인이다. 위염이나 담석증 등 소화기관과 관련한 질병이 없는데도 만성적인 소화불량을 기능성 소화 장애라고 하는데, 전체 소화불량 환자의 절반을 차지할 만큼 흔하다. 주된 원인은 스트레스다.

우리 몸은 스트레스를 받으면 감정을 담당하는 변연계와 신경조절을 담당하는 연수가 자극을 받아 교감신경이 활성화된다. 교감신경이 활성화되면 몸은 긴장상태에 돌입하여 위장의 연동운동 기능이 떨어지고, 침 · 위산 · 소화효소의 분비가 줄어든다. 따라서 음식을 먹어도 위장이 이를 제대로 분해 · 흡수하지 못하는 것이다. 이로 인해 속이 더부룩하거나 복부 팽만감 · 구역질 등의 증상이 나타난다. 기능성 소화

장애를 신경성 소화 장애 또는 과민성 소화 장애라 불리기도 한다.

기능성 소화 장애를 완화하기 위해서는 원인이 되는 스트레스를 제거하는 게 가장 효과적이지만 평소 소화에 도움이 되는 식습관을 갖는 것이 좋다. 지나치게 뜨겁고 매운 음식을 피해야 한다. 자극적인 음식은 식도 점막에 상처를 내고 속 쓰림을 유발하기 때문이다. 물을 충분히 마시는 것도 소화에 도움이 된다. 가스트린소화액의 원료는 물이므로 몸속 수분이 충분해야 소화액도 원활하게 분비될 수 있다. 또 규칙적인 시간에 음식을 천천히 먹어야 한다. 소장의 첫 부분인 십이지장은 위에서 내려온 음식의 산성을 중화하는 역할을 한다. 그런데 불규칙하고 빠른 식사로 인해 위산 등이 갑자기 많이 분비되면, 십이지장의 중화 기능이 떨어져 점막이 손상되고 소화불량이 생긴다. 흡연 · 음주도 소화 기관에 염증을 일으켜 소화를 방해하므로, 금물이다.

7.4 위 건강을 증강시키는 식품

(1) 흰살생선 : 흰살생선은 부드럽게 소화돼 위의 자극을 최소화한다. 흰살생선에는 비타민 B_1이 풍부해 소화를 촉진하고 혈액순환을 개선해 위장을 튼튼하게 한다. 조기, 광어, 대구, 명태, 도미, 병어, 갈치 등이 대표적인 흰살생선이다.

(2) 검정콩 : 검정콩은 위를 보호하는 역할을 한다. 검정콩에는 양질의 단백질과 비타민 B군, 비타민 E, 레시틴, 사포닌 등의 영양가 있는 성분이 많이 들어 있다. 더불어 식이섬유가 풍부하고 리놀산이라는 불포화지방산이 위장을 보호한다.

(3) 연 근 : 연근은 위 점막을 보호하는 데 효과적이다. 연근에는 타닌 성분이 들어 있어서 염증을 완화하고 궤양을 가라앉히며, 위 통증을 없애준다. 특히 연근을 자를 때 나오는 루틴 성분이 위 점막을 보호해 주는 효과가 있다.

(4) 양배추 : 양배추는 위궤양 예방과 치료에 탁월하다. 양배추에 많이 함유된 비타민 U는 위산과 자극물질로부터 위벽을 보호한다. 또한 위의 혈액순환을 원활하게 해 위궤양과 위염 등의 증상을 개선한다.

[건강한 장내세균 숲]

인간의 몸에 살고 있는 세균은 소화기관인 장에 그 절반 이상이 밀집해 있다. 오범조 교수(서울대, 가정의학과)는 장에 유해균보다 유익균이 많을 때가 건강한 **장**

내세균숲 상태라고 했다. **항생제 남용, 정제된 식품, 패스트푸드** 등 가공식품 식단이 장의 세균숲을 파괴시키고 있다. 이런 식품들은 염증을 유발하는 유해균과 부패균을 증가시키는데 유익균 비율이 적어지면 소화불량이나 과민성 대장증후군과 같은 소화기질환부터 건선, 아토피와 같은 피부질환 등 다양한 질병이 생기게 된다.

이동호 교수(서울대, 소화기내과)는 좋은 유산균이 장 안에 많이 살면 행복감, 자신감 등 좋은 감정이 느껴지는 반면, 나쁜 균들이 많이 번성하게 되면 신경전달물질의 생성이 원활하지 못하기 때문에 중추신경계가 흔들리면서 우울하고 불안정한 기분을 느끼게 될 뿐만 아니라 나아가 **정서장애, 자폐증, 주의력결핍 과잉행동장애** 등을 일으킬 수 있는 장과 뇌의 신경계가 연결돼 있다는 건 이미 밝혀진 사실이다. 행복감을 느끼게 하는 도파민과 세로토닌의 90%도 장에서 만들어진다. 장속 세균이 만들어내는 신경전달물질은 행동에도 영향을 미치는 것이다.

유익균은 우리의 면역체계와 모든 장기의 건강에 영향을 미치는 것은 물론 개인의 특성과 식욕, 기분, 행복까지지도 결정짓는다. 우리가 균을 지배하는 것이 아니라 균이 몸과 정신을 지배하고 있었는지도 모른다. 심기현 교수(숙명여대 전통문화예술대학원)가 장내세균숲 복원을 위한 장 건강에 좋은 식품을 추천했다.

무의 풍부한 식이섬유는 장의 연동운동을 도와 배변을 촉진시킨다. 변비에 좋은 불용성 식이섬유는 열에 강해 익혀서 먹어도 좋다. 무는 껍질에 비타민 C가 2.5배 더 많다. **고구마**의 흰색 유액은 아라핀이라는 성분으로 식이섬유소가 많아 장운동을 촉진한다. 또 장내 유해물질을 흡착해 배설하므로 변비가 있는 사람에게 좋다. 고구마의 주성분인 녹말은 익히면 소화흡수가 잘되므로 쪄서 먹으면 좋다. **현미**는 발아하면서 섬유질이 훨씬 많아지고 장벽을 자극하고 장의 연동운동을 촉진하기 때문에 현미보다는 발아현미를 먹는 것이 변비 예방뿐만 아니라 암 예방에도 도움이 된다.

표고버섯에는 식이섬유가 풍부하며 장의 운동성 증가를 돕는다. 유산균의 증식을 유도해 장내 pH를 낮추고 장내 세균이 생산하는 유해효소의 생산을 억제해준다. 생표고버섯보다 햇볕에 건조해 비타민 D가 풍부한 마른 표고버섯이 훨씬 더 효과적이다. **김치**의 유산균은 장내를 산성으로 변화시켜 병원균과 같은 유해균의 성장을 막는 데 도움을 준다. 또 유산균에 의해 생성된 덱스트린(Dextrin) 성분도 장내 소화물질의 이동을 도와 장을 청소해주는 역할을 한다. **청국장**은 발효시간이 된장에 비해 매우 짧기 때문에 소화효소와 우리 몸에 유익한 균이 활성화되어 있다. 청국장의 원료가 되는 **콩**에는 식이섬유가 풍부하게 들어 있고, 장 건강에 좋은 바실러스균이 풍부해 장운동을 돕는다. 또한 된장과 달리 소금을 넣지 않아 고혈압이나 심혈관질환 같은 성인병의 원인이 되는 과도한 염분 섭취의 위험도 적다.

옥수수의 풍부한 식이섬유가 장운동을 활발하게 해 변비를 예방해준다. 그러나 지나치게 많이 섭취하면 장을 자극할 수 있으니 주의해야 한다. **당근**은 항산화 작용으로 면역력을 높여주는 베타카로틴이 풍부하고, 식물성 섬유소인 펙틴은 장 기능을 개선해준다. 껍질째 기름에 조리하는 것이 가장 효과적인 방법이다. **우엉**은 식이섬유가 풍부해 장내 배변활동을 촉진시키고, 체내 콜레스테롤 수치를 저하시키는 작용을 한다. **복숭아**는 식이섬유인 펙틴이 풍부해 혈액 내 콜레스테롤 수치를 저하시키고 장내 정장작용을 해 변비를 예방한다.

생강의 진저롤과 쇼가올 성분은 여러 가지 병원성 균에 대해 강한 살균작용을 하며 여름철 식중독 예방에도 효과적이다. **프로바이오틱스** 복용도 장의 건강에 효과가 있다. 프로바이오틱스란 WHO, FAO 등에서는 충분한 양을 섭취했을 때 건강에 좋은 효과를 주는 살아 있는 균으로 프로바이오틱스를 정의하고 있다. 현재까지 알려진 대부분의 프로바이오틱스는 유산균으로, 섭취돼 장에 도달했을 때 유익한 작용을 하는 균주를 말한다.

[장내 유해균을 줄이고, 유익균을 늘리는 방법]

◉ 고지방 식사 줄여야

유해균은 단백질과 지방을 먹이로 삼기 때문에 기름기 많은 식사는 줄이는 것이 좋다. 반대로 유익균은 탄수화물과 식이섬유를 먹이로 삼기 때문에 통곡물과 식이섬유가 많은 과일·채소의 섭취를 늘리는 식습관을 지키면 장운동과 배변 활동이 원활해져 장 속에 독소가 잘 쌓이지 않는다.

◉ 유제품 섭취 늘려야

장에 이로운 프로바이오틱스가 든 유제품을 먹는 것도 도움이 된다. 프로바이오틱스란 섭취 후에 장에 도달해 장내 환경을 이롭게 만드는 세균을 말하는데, 유산균이 대표적이다.

◉ 충분한 수면 취해야

잠이 부족하면 자율신경계에 혼란이 생겨 장내세균의 균형이 깨진다. 때문에 상처 난 세포를 치유하고 쌓인 피로물질을 제거하는 수면시간을 확보하는 것이 중요하다. 스트레스를 받지 않는 것도 자율신경계 조절에 도움이 된다.

◉ 아랫배를 따뜻하게 해야

유익한 장내세균은 온도가 따뜻해야 잘 서식한다. 온열팩이나 따뜻한 온돌방에 배를 깔고 누워있는 것이 좋다.

◉ 술은 절제해야

과음은 장내세균의 서식환경을 나쁘게 만들고 아랫배를 차게 만든다. 변이 묽어지거나 설사를 하고, 독한 냄새의 방귀를 많이 뀌면 음주량을 줄여야 한다.

8. 뼈(骨, Bone)

사람의 뼈 수는 212개인데, 연령이나 개체에 따라 뼈의 융합 상태가 다르다. 뼈는 형태에 따라 장골(長骨)·단골(短骨)·편평골·함기골(含氣骨) 등으로 나눈다. 골질의 성분은 수분 25%, 단백질 30%, 무기질 45%이다., 뼈가 일정한 탄성을 가지는 것은 유기질을 함유하고 있기 때문이다. 나이가 들면서 무기질(주로 인산칼슘)이 증가하면 뼈의 경도가 커진다.

8.1 뼈의 기능

뼈는 몸의 형태를 유지하고, 주요 장기를 보호하며, 몸속 이온 농도를 조절하는 등 여러 기능을 한다. 뼈가 건강해야 삶의 질도 높아진다. 뼈를 큰 역할이 없는 신체의 일부로 생각하는 사람이 많다. 하지만 뼈는 신체 건강을 지키는 핵심 기능을 한다. 민용기 교수(삼성서울병원)는 뼈는 집의 기둥처럼 몸의 형태를 유지하고, 심장·폐 등 주요 장기를 외부 충격으로부터 보호하며, 칼슘, 인 등을 저장해 두었다가 몸속의 이온 농도를 조절하는 역할을 한다고 말했다. 뼈는 신체 전반에 걸쳐 영향을 끼치고 있기 때문에, 한 곳이라도 망가지면 안 되는 것이다.

뼈가 건강한 사람일수록 삶의 질이 높다는 것은 여러 연구를 통해 밝혀졌다. 미국 메이요클리닉에서 여성 57,141명의 자료를 분석했더니, 골절을 한 번도 겪지 않은 사람이 골절을 한 번이라도 겪은 사람보다 분노·우울감이 덜하고, 자기 몸을 잘 돌보는 것으로 나타났다. 또, 골다공증이 없는 사람이 골다공증이 있는 사람보다 폐경 이후 혈관 질환이나 대인 관계 문제를 덜 겪는다는 스페인의 연구 결과도 있다. 이렇듯 뼈 건강은 삶의 질에 영향을 미치게 된다.

뼈가 아무리 건강해도 관절에 탈이 나면 아무 소용이 없다. 관절은 뼈와 뼈가 연결되는 부분으로 뼈의 끝부분·연골·윤활액 등을 총칭한다. 어느 부위든 관절이 건강해야 뼈가 움직이는데 문제가 발생하지 않는다.

뼈와 관절은 나이가 들수록 약해진다. 뼈에는 칼슘 · 인 등의 무기질 성분이 있는데, 30대 후반부터 뼈 속의 무기질 양이 점점 줄어들어 뼈가 약하게 되고 관절은 닳아 없어져서 제 기능을 못하게 된다. 이렇게 뼈와 관절이 약해지면 여러 문제가 생긴다. 송상준 교수(경희대병원)는 작은 부위인 손가락, 발가락의 뼈 · 관절에만 문제가 생겨도 식사, 걷기 등 아주 기본적인 활동에 어려움을 겪으며 뼈 · 관절의 문제는 심하면 사망에도 영향을 끼친다고 말했다.

노인이 뼈가 약해져서 고관절·척추 골절이 생기면 1～2년 안에 사망하는 비율이 30% 정도로 높다. 골절 때문에 잘 못 움직이면 **폐렴** 등이 생겨 합병증으로 사망하는 것이다. 따라서 나이가 들어도 뼈와 관절이 제 기능을 잘 할 수 있도록 뼈 · 관절 건강법을 알아둘 필요가 있다.

8.2 뼈 건강을 위한 식품과 식생활

(1) 운동 · 칼슘 섭취

뼈 건강을 위해서는 **칼슘** 섭취와 **운동**이 무엇보다 중요하다. 골밀도는 나이가 들면 저절로 낮아지는데(뼈 속의 칼슘 · 인 등이 줄어 뼈가 약해짐) 이때 음식으로 칼슘을 보충하고 체중을 실어서 하는 운동을 하면 골밀도가 낮아지는 것을 막을 수 있다. 뼈에 힘을 실어 빨리 걸으면 뼈가 튼튼해진다고 한다. 진영수 교수(서울아산병원 스포츠건강의학센터)는 칼슘 섭취는 골밀도가 감소하는 것을 막을 수는 있지만, 뼈의 강도를 높이기에는 역부족이라며 이때 꼭 필요한 것이 운동이라고 말했다. 어떤 운동을 하던 뼈의 칼슘 흡수 능력은 올라간다. 그 중 체중을 견뎌야 하는 중력운동은 뼈의 강도를 높이는 데 특히 도움이 된다. 걷기 · 달리기 · 줄넘기 · 계단 오르기와 같이 뼈에 힘이 실리는 운동을 꾸준히 하면 좋다. 1분에 100m를 걷는 속도로 하루에 30분～1시간 정도 걸으면 된다.

30대 후반부터는 칼슘이 뼈에 저장되는 속도보다 빠져나오는 속도가 더 빨라져서 뼈가 약해진다. 따라서 칼슘을 섭취하는 것도 중요하지만, 칼슘이 뼈에 최대한 많이 저장될 수 있도록 하는 것도 중요하다. 하루에 20～30분 정도 햇볕을 쬐면 비타민 D가 합성돼 칼슘 흡수에 도움을 준다.

국민건강영양조사 자료에 따르면, 우리나라 성인 여성이 음식으로 섭취하는 하루 평균 칼슘량은 400mg이다. 그런데 폐경 후 여성이거나 50세 이상 남성이라면 하루에 1000～1200mg의 칼슘을 섭취해야 한다. 이승훈 교수(서울아산병원)는 부족한 칼슘은 두부 한 모, 치즈 두 장, 견과류 한 줌, 우유 두 잔 중 한 가지를 먹으면 충분히 보충할 수 있다며, 여기에 칼슘 보충제까지 챙기는 경우가 있는데, 과도한 칼슘 섭취는 오히려 심장질환의 위험을 높인다고 말했다.

(2) 철분 섭취

과도한 철분 섭취는 뼈 건강에 좋지 않다. 고정민 교수팀(서울아산병원)이 40세 이상 남녀 1,729명을 조사한 결과, 체내에 저장되어 있는 철분의 양이 적정 범위보다 많으면 연간 골밀도가 저하되는 속도가 남성은 78.5%, 여성은 34.1% 더 빠른 것으로 나타났다. 철분이 골밀도 감소를 촉진하기 때문에 여성의 경우 체내 철분 농도가 높은 사람이 그렇지 않은 사람에 비해 골절 위험이 5배 이상으로 높다. 이러한 이유로 빈혈 때문에 철분 치료가 필요한 사람이 아니라면 철분 보충제를 따로 복용하지 않는 게 좋다.

(3) 염 섭취

정제염(미네랄 성분이 제거된 소금)도 삼가야 한다. 정제염은 소변으로 나올 때 칼슘까지 배출시키기 때문이다. 특히 우리 국민들이 좋아하는 사골은 다른 음식에 비해 칼슘이 특히 더 많이 든 것은 아니다. 오히려 당뇨병·고혈압 등이 있는 사람이 사골 국물을 자주 먹으면 콜레스테롤 섭취량이 많아져 원래 있던 질병을 악화시킬 수 있다고 말했다(이승훈 교수).

(4) 귤

겨울철 대표 과일인 귤은 뼈 건강에 좋다. 귤의 비타민 C와 색소 성분인 베타크립토산틴이 골밀도가 낮아져서 생기는 골다공증 위험을 낮춘다는 일본의 연구 결과가 있다. 귤의 베타크립토산틴 함량은 100g당 3.22㎎으로, 오렌지의 46배, 레몬의 161배나 된다.

(5) 흡 연

흡연은 뼈 건강에 직접적인 영향을 끼친다. 담배를 피우면 체내 일산화탄소 농도가 높아져 뼈로 무기질이 잘 전달되지 않는다. 이는 뼈의 노화를 촉진해 재생능력을 떨어뜨리기 때문에 뼈가 부러졌을 때 잘 붙지 않게 된다.

(6) 술

술도 좋지 않다. 허벅지 끝부분(대퇴골두)은 혈관이 좁고 모세혈관 수가 적어서 혈액이 원래 잘 순환하지 않는다. 술을 자주 마셔서 혈관이 더 좁아지면 뼈로 가야 할 영양분과 산소가 차단돼 뼈세포와 조직이 괴사할 수 있다. 이를 대퇴골두괴사라 하는데, 매년 4,000명 정도가 새롭게 이 질병을 겪는다. 또한 알코올은 칼슘 배출을 촉진하기도 한다.

8.3 골다공증 예방을 위한 식생활

골다공증은 노화나 폐경과 같은 자연스러운 이유로 발생하지만 평소 골밀도를 유지하기 위해서 뼈 건강에 좋은 음식을 먹는다면 충분히 골다공증을 예방할 수 있다. 골다공증에 좋은 음식은 뼈에 좋은 성분을 포함하고 있는 음식이다. 뼈에 좋은 성분은 **칼슘**과 **비타민** D이다. 그리고 뼈 건강에 관여하는 영양소는 나트륨이다. 칼슘은 골다공증에 좋다고 널리 알려진 성분이다. 뼈는 계속해서 뼈를 파괴하고 새로 만드는데(골재형성) 칼슘은 뼈의 생성을 돕고 파괴를 억제하는 효과가 있다. 우리나라 성인의 하루 칼슘 권장량은 남녀 모두 700mg이다. 폐경 이후 여성의 경우는 800mg로 좀 더 많은 칼슘을 섭취하는 것이 좋다.

칼슘이 많은 음식으로는 우유 및 유제품, 뱅어포, 잔멸치 등이다. 각각 100g당 칼슘 함유량은 우유와 요구르트가 105mg, 뱅어포 982mg, 잔멸치 902mg이다. 비타민 D도 골다공증에 중요한 영양소다. 보통 음식으로 섭취하기는 어렵지만 고등어, 연어 등에 비타민 D가 들어 있다. 하루에 약 1000IU 정도의 비타민 D가 필요한데, 이는 하루에 10분 이상 햇볕을 쬐면 체내에서 생성 가능한 양이다.

햇볕을 받는 것으로도 비타민 D를 생성시킬 수 있지만, 걷기나 조깅과 같은 운동을 하면 뼈 주위 근육이 단련되기 때문에 골다공증에 더욱 좋다. 칼슘을 섭취할 때 염분이 많은 식품은 주의해야 한다. 염분은 체내에서 칼슘의 흡수를 방해하기 때문에 짠 음식을 많이 먹으면 적당량의 칼슘을 먹어도 부족할 수 있다. 평소 짠 음식을 많이 먹는다면 칼슘 섭취를 2000mg 이상으로 늘려야 한다.

8.4 무릎건강을 위한 생활

대한슬관절학회(회장 김명구)가 골관절염 예방에 도움이 되는 무릎관절 건강수칙을 발표했다. 무릎 골관절염은 대표적인 노인성 질환으로 알려져 있지만, 최근 비만 및 무리한 운동 등으로 비교적 젊은 40~50대 환자가 늘고 있다. 대한슬관절학회에서 발표한 자료에 따르면 2013년에 무릎절골술(망가진 무릎관절을 부분적으로 재배치해 연골의 추가 손상을 막는 수술)을 받은 45~54세 환자가 2009년의 3배로 증가한 것으로 나타났다.

협회에 의하면 최근 비만이나 무리한 운동 등으로 비교적 젊은 층인 40~50대부터 무릎관절에 문제가 생기는 사람이 많아졌는데 무릎관절 질환은 완치가 불가능하므로 평소 무릎을 건강하게 관리할 수 있도록 관심을 가져야 한다고 한다. 골관절염을 유발하는 가장 대표적인 요인이 비만이다. 체중의 증가는 관절을 움직일 때 관절 연골에 가해지는 과도한 무게 탓에 연골이 쉽게 손상된다. 실제로 영국의 한 연구에 따르면 비만인 여성의 경우 그렇지 않은 여성에 비해 한 쪽 무릎에 골관절염이 생길 위험이 6배, 양쪽 무릎에 생길 위험이 18배 커지는 것으로 나타났다.

골관절염은 여성에서 많이 나타난다. 여성들이 폐경을 거치면서 여성호르몬인 에스트로겐이 감소해 근력과 골밀도가 감소하기 때문이다. 대한슬관절학회 강승백 학술위원장은 국내성인 3명 중 2명이 비만일 정도로 비만인구가 증가함에 따라서 이로 인한 골관절염 위험 역시 커졌다며 비만이 가속화되는 40대 이후 여성은 골관절염 발생 위험이 더 커지기 때문에 주의를 기울여야 한다고 말했다.

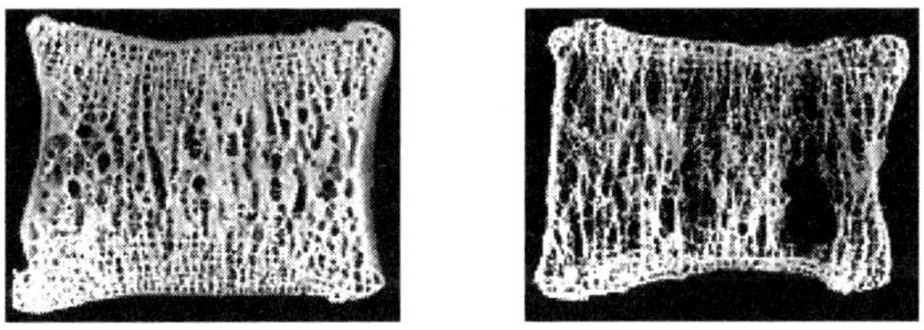

정상적인 뼈 골다공증 환자의 뼈

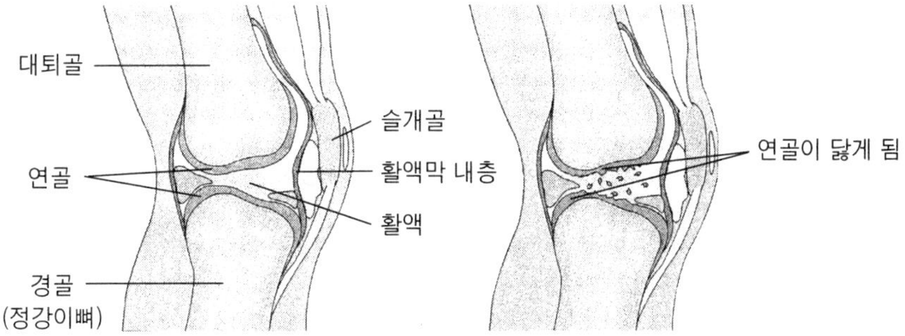

(a) 정상 무릎 (b) 퇴행성 관절염 무릎

그림 8. 퇴행성 관절염

8.5 뼈를 튼튼히 하는 데 좋은 식품

(1) 매생이 : 매생이는 5대 영양소가 골고루 들어 있는 고단백(20.60g) 식품이다. 칼슘(574mg), 칼륨(4,968.79mg), 아연(5.10mg) 등 미네랄이 풍부하다. 철

분은 100g에 43.10mg이 들어 있다. 철분은 칼슘 흡수는 물론 뼈 건강에 도움이 된다. 매생이국이나 매생이전, 매생이죽 등으로 섭취할 수 있다.

(2) 바나나 : 바나나 100g에는 칼륨이 279mg 들어 있다. 칼륨은 체내 나트륨 배출을 도와 나트륨 과다로 인한 관절염 증상을 완화시킨다. 또한 바나나에 들어 있는 브로멜린은 염증과 부종을 완화시키고 통증을 줄여줘 관절염에 효과적이다.

(3) 케 일 : 케일에는 칼슘 배출을 막는 비타민 K가 풍부하다. 비타민 K는 칼슘을 뼈와 결합시키는 오스테오칼신이라는 단백질을 만들어 뼈를 건강하게 한다.

(4) 멸 치 : 멸치는 칼슘의 대표적인 식품이다. 멸치 100g 중 칼슘은 509mg이고, 단백질은 17.7g이다. 칼슘과 단백질이 풍부하여 어린이의 성장과 갱년기 여성의 골다공증 예방 및 태아의 뼈 형성과 산모의 뼈 성분 보충에 탁월한 식품이다.

(5) 견과류 : 호두나 아몬드, 캐슈넛 등 견과류는 뼈 건강에 도움이 된다. 견과류에 들어 있는 오메가-3(알파리놀렌산) 때문이다. 오메가-3은 우리 몸에서 뼈를 만드는 조골세포를 만드는 데 도움을 준다. 견과류에는 칼슘이나 단백질도 들어 있다. 한 가지 견과류만 섭취하기보다, 여러 견과류를 먹되 하루에 한 줌 정도 먹는 것이 적당하다. 또한 견과류는 열량이 높기 때문에 많은 열량을 섭취하게 된다는 것을 고려하여야 한다.

9. 혈관·혈액(血管·血液, Blood vessel·Blood)

혈관은 혈액이 지나가는 통로로 전신에 퍼져 있다 .혈관을 전부 이으면 그 길이가 지구를 2 바퀴를 도는 길이와 같은 12만km나 된다. 몸 어느 한 곳에라도 혈관이 가지 않은 곳은 없다. 신체 어떤 부위든 상처가 나면 피가 나지 않은 곳이 없는 것으로도 알 수 있다. 혈관은 모세혈관이 가장 길고, 동맥과 정맥의 길이는 같다. 모세혈관의 표면적(6000m^2)은 대동맥의 800배 정도다. 혈관의 직경은 대동맥처럼 큰 것은 25mm에서 말초혈관 같이 미세한 것은 6㎛에 이른다.

혈관은 16세가 지나면서 노화가 시작되고, 일단 노화되면 되돌릴 수 없다. 막힌 혈관의 극히 일부분을 스텐트 삽입으로 넓히거나 혈관 내막에 들러붙은 노폐물(죽상반)을 잘라내는 수술은 할 수는 있다. 그러나 늙어서 탄력을 잃고 딱딱해진 혈관 조직을 전체적으로 교체하거나 젊게 만드는 방법은 불가능하다. 고분자인 조섬유로 만든 인공혈관을 부분적으로 이식할 수 있지만, 제한적이다. 인공혈관은 혈관 내피가 없어서 혈전이 들러붙는 것을 막지 못한다. 동맥 중에서도 굵은 혈관에만 제한적으로 쓸 수 있다.

9.1 혈관·혈액의 기능

(1) 혈관의 기능

혈액은 혈관을 통해 혈액을 신체 말초부위까지 보낼 수 있는 것은 심장이 수축과 이완운동을 하기 때문이다. 심장은 혈액을 1분당 2.5~3.5ℓ씩 동맥으로 빠르게 내보낸다. 이로 인하여 동맥은 높은 혈압 부담을 받아 혈관 내벽도 잘 손상된다. 동맥은 혈액을 필요한 곳에 보내기 위해 혈관의 수축과 이완을 담당하는 평활근으로 되어 있다. 동맥벽이 손상되고 노폐물이 쌓이면 평활근이 딱딱해진다. 이것이 동맥경화증이고, 동맥경화가 계속 진행되면 협심증과 뇌졸중 등이 발생된다.

동맥과 정맥은 노화로 나타나는 질병이 다르다. 정맥은 혈압이 낮고 혈류 속도가 느리기 때문에, 혈관 손상으로 인한 노화는 별로 없다. 또, 정맥에는 평활근이 없기 때문에 정맥경화증은 아예 생기지 않는다. 반면, 정맥은 힘이 빠져서 느릿느릿 흐르는 정맥피가 중력을 거슬러 심장까지 올라갈 수 있도록 밀어주는 판막을 갖고 있다. 노화로 판막이 손상되면 하지정맥류가 생기고, 혈액 순환이 안 되어 혈전증이 발병한다.

모세혈관은 혈액이 가지고 온 산소와 영양물질을 혈관 바깥 조직세포에 보내고, 대사로 생긴 이산화탄소를 받아들인다. 모세혈관은 매우 얇은 한 겹의 내피세포로 이루어져서 잘 터지고, 쉽게 아문다. 모세혈관의 노화로 인한 질병은 **눈의 망막**과 신장의 **사구체** 등 모세혈관이 밀집한 곳에서 주로 생긴다.

혈관은 50% 이상 막히기 전에는 아무 증상이 없어서 많은 사람들이 혈관 건강에 무관심 하는 경우가 많다. 그러나 건강하게 오래 살려면 혈관이 튼튼해야 한다. 혈관 건강은 생명을 좌우하는 중대한 질환과 관련이 많다. 사망률이 약 30%인 심근경색, 6명 중 1명이 겪는다는 뇌졸중, 유병 율이 점점 증가해 2020년이면 65세 이상의 노인 10%가 겪을 것으로 추정하는 치매까지 모두 혈관에 문제가 생기는 게 원인이다. 혈액이 끈적끈적 해져서 혈전(피떡)이 생기면서 혈관이 막히거나 터지면 혈관은 제 역할을 하지 못할 뿐만 아니라 혈액이 가지 못하는 조직의 일부는 괴사하게 된다.

혈관에 장애물이 생겨서 일어나는 질환으로 뇌혈관이 막히거나 터지면 **뇌경색·뇌졸중·중풍·치매**가 나타나고, 심장혈관이 막히거나 터지면 **심근경색·협심증·**

부정맥 등이 나타나며, 신장으로 가는 혈관이 막히면 **신부전증**이 발생한다. 특히 동맥에 혈전이 심하게 생겨 언덕 모양 피떡(프라그)이 쌓인 상태를 죽상(粥狀)동맥경화라고 한다. 죽상동맥경화는 주로 심장에 혈액을 공급하는 **관상동맥**이나 뇌에 혈액을 공급하는 **경동맥**에 나타난다. 죽상동맥경화가 있다면 언제든 뇌졸중이나 심근경색이 생길 수 있다. 죽상동맥경화 환자는 매년 9.2% 가량 증가하고 있다. 많은 사람들이 혈관 건강을 잘 관리하지 못한다는 증거다.

동맥경화증의 발생 위험인자로는 혈중 고 콜레스테롤(200 mg/dℓ 이상), 고 중성지방(200 mg/dℓ), 고 LDL 함량(100 mg/dℓ 이상), 저 HDL 함량(40 mg/dℓ 이하), 흡연 등이 있다. 당뇨병 환자의 경우 동맥경화성 혈관질환의 발생빈도는 일반인에 비해 2～4배 높고, 당뇨병 환자의 사망원인은 75%가 뇌졸중, 관상동맥질환이다. 고혈압, 고 콜레스테롤, 흡연, 고령 등 동맥경화증 위험요인을 동시에 가지고 있을 경우 혈관질환 발생위험도 매우 높기 때문에 예방에 적극 대응하여야 한다.

당뇨병 환자 30～40%은 고혈압을 가지게 되므로 동맥경화증을 예방하려면 수축기 혈압 130 mmHg, 이완기 혈압 80 mmHg(미국 보건건강원 기준) 미만에서 조절을 하여야 하고, 중성지방은 200 mg/dℓ 미만, HDL 40 mg/dℓ 이상, LDL 100 mg/dℓ 미만으로 유지하여야 한다. 그리고 흡연자는 금연을 하고 식이요법과 운동요법을 먼저 시행하여야 한다.

(2) 혈액의 구성과 기능

혈액이 건강하려면 구성 성분인 혈구와 혈장이 적정 수치를 유지해야 한다. 조선영 교수(경희대병원 진단검사의학과)는 우리 몸 상태를 외부 환경 변화와 관계없이 균형 있게 유지시킬 수 있는 건강한 혈액을 위해서는 혈액의 여러 구성 성분이 일정한 비율을 유지하면서 유기적으로 움직여야 한다고 한다. 이를 항상성(恒常性) 시스템이라고 한다. 면역력 관련 혈액 성분은 세균, 바이러스, 박테리아 등 외부 침입물질에 맞서 싸우는데 백혈구와 혈소판이 이 역할을 담당한다.

백혈구는 성인 기준으로 혈액 1$\mu\ell$(100만 분의 1)당 4000～1만 개가 있어야 정상이다. 백혈구 속의 림프구, 과립구(호중구, 호산구, 호염구), 대식세포는 일정한 비율을 유지하면서 각각 맡은 방어 역할을 한다. 림프구가 전체 백혈구에서 차지하는 비율은 20～44%가 되어야 면역력이 정상이다. 세균, 바이러스 등이 침입하면 우리 몸은 이들과 싸우기 위해서는 림프구의 비율을 50～60%까지 증가시켜야 한다. 몸에서 피가 나면 혈액으로 세균이 침투할 가능성이 높다. 이때 혈소판이 중요한 역할을 한다. 혈소판은 혈관 안을 돌아다니다가 손상된 부분이 생기면 서로 뭉쳐 출혈을 막는다. 더 이상 출혈이 생기거나 세균이 들어오는 것을 막기 위한 방어 작용이다. 혈액 1㎕당 15만~40만 개가 정상이다. 호중구를 상처 부위로 호출하는 역할도 혈소판이 맡는다.

혈액은 약제, 매연, 중금속 등 외부 독성 물질 해독에 큰 역할을 하는데, 혈액 속 단백질 성분 중 하나인 알부민이 음식, 물, 호흡기 등 여러 경로로 들어오는 독성물질을 흡착해 간으로 실어 나르는 역할을 한다. 만약 알부민이 정상치(3.3~5.2 g/dℓ)보다 낮으면 독성 물질은 간에 가지 못하고 몸에 쌓여 질병을 유발한다. 신장이 손상되면 혈액 속 알부민이 부족해진다. 혈액은 또한 산소 운반, 산도 유지 기능이 있어 산소와 영양소를 몸 구석구석까지 수송한다. 산소는 적혈구가 운반하는데, 적혈구 속의 헤모글로빈이 그 역할을 집중적으로 담당한다. 적혈구의 정상 수치는 혈액 1dℓ당 400만~500만개, 헤모글로빈 정상 수치는 12~16.6g/dℓ다. 수치가 정상보다 낮아지면 산소 공급 부족으로 빈혈이 생긴다. 영양소와 노폐물은 혈장이 운반한다.

혈액의 55%가 혈장이고, 혈장의 90%는 수분이다. 단백질, 지질, 나트륨 등 여러 영양소는 혈장 속 수분과 함께 신체 곳곳에 운반된다. 신진대사를 거쳐 나오는 몸 속 노폐물은 대부분 산성이므로 이를 적절히 배출해서 몸 속 산도(pH 7.4가 정상)를 유지하는 일도 혈액이 한다.

9.2 혈관내피세포에 나쁜 4가지 요인

혈관내피세포는 혈관 가장 안쪽에 있는 내막층을 이루는 세포로, 마치 파이프에 녹스는 것을 방지하는 코팅처럼 혈관 안쪽을 감싸고 있다. 혈관내피세포는 염증으로부터 혈관을 보호하고 정상적인 혈관 탄력을 유지하게 하며, 혈액이 잘 흐를 수 있도록 돕는다. 혈관내피세포가 손상되면 혈관 내 염증이 눈덩이처럼 불어나고, 혈관이 제대로 수축·이완하지 못하며, 내막층 아래에 염증 물질 등이 쌓여서 혈관이 좁아진다. 결국 뇌졸중·심장병 같이 생명을 위협하는 중증질환의 원인이 되는 것이다.

혈관 건강의 핵심은 혈관내피세포를 건강하게 유지하는 것이다. 최근 국립보건연구원은 **산화된 LDL-콜레스테롤, 최종 당화산물, 비정상적인 혈액흐름, 염증성 사이토카인**이 혈관내피세포에 악영향을 끼친다는 보고를 발표했다.

혈관내피세포를 손상시키는 4가지 요인은 다음과 같다.

(1) 산화된 LDL-콜레스테롤

LDL-콜레스테롤의 유해성은 1980년대부터 알려졌다. 그러다 1990년대 들어 LDL-콜레스테롤이 산화되면 그 피해가 더 커지며, 이것이 혈관내피세포를 망가뜨리는 주요 원인이라는 주장이 대두했다. LDL-콜레스테롤이 혈액 내 많아지면 혈관 내막층 아래에 쌓이고, 시간이 지나면서 산화된다. 이후 면역기능을 담당하는 대식세포가 몰려와 산화된 LDL-콜레스테롤을 처리하는 과정에서 염증이 생긴다. 이 염증으로 인해 혈관내피세포의 염증 관련 유전자가 활성화되며 변성된다는 것이다. 세브란스병원 심장내과 고영국 교수는 이런 문제를 막으려면 LDL-콜레스테롤 수치를 130㎎/dl 이하로 유지해야 한다고 말했다.

(2) 최종당화산물

최종당화산물은 단백질과 당(糖)이 결합된 물질로, 향이 나는 갈색 식품인 구운 빵, 콜라, 커피, 탄 고기 등에 많이 들었다. 1990년대부터 최종당화산물의 유해성에 대한 연구가 이뤄지면서 혈관에도 악영향을 끼친다는 것이 밝혀졌다. 식품을 섭취하면 10% 정도의 최종당화산물이 혈액과 조직에 축적되는데, 혈관내피세포 수용체에 결합해서 세포를 망가뜨린다. 이 때문에 혈관내피세포가 염증물질을 조절하는 기능이 떨어지고, 활성산소가 늘면서 혈관이 두꺼워지고 딱딱해진다.

최종 당화산물은 단백질 식품을 120℃ 이상에서 조리할 경우 조리 전보다 최대 100배 많이 생기므로, 육류 · 생선 · 두부 등은 가급적 삶거나 쪄서 먹어야 한다. 간장조림 요리도 피하는 것이 좋다. 2013년 국가식품클러스터지원센터 연구에 의하면 **간장**에 특히 많이 들어 있다고 했다. 고등어, 두부를 간장에 조림할 때 최종 당화산물 함량도 증가했다.

(3) 비정상적인 혈액흐름(소용돌이치는 혈액)

2000년대 들어 주목받고 있는 혈관내피세포를 손상 · 변성시키는 요인이다. 2008년 미국 로체스터대 연구팀에 의하면 혈관이 갈라지는 분지(分枝)점에서 혈액이 너무 빠르거나 느리거나 소용돌이치며 흐를 수 있는데, 이것이 반복되면 혈관내피세포 기능이 떨어졌다. 한림대 강남성심병원 순환기내과 최성훈 교수는 혈관내피세포가 비정상적인 혈액 흐름을 인지하면 스트레스를 받아 세포가 변성되고 염증이 유발된다고 했다. 이런 문제는 혈관이 딱딱한 상태일 때 크게 나타나므로, 혈압을 정상 수치로 관리해야 한다.

(4) 염증성 사이토카인

온몸에 생긴 염증은 염증성 **사이토카인**이라는 물질을 분비한다. 2009년 미국 미주리대 연구팀에 의하면 염증성 사이토카인은 혈관내피세포가 혈관 건강을 유지하기 위해 분비하는 단백질이 활성화되지 못하도록 막고, 혈관내피세포 사멸을 유도했다. 염증성 사이토카인은 치주염, 류마티스관절염 같은 염증 질환이 있을 때 증가하므로 평소 치주염 등을 관리해서 몸속 염증을 최소화해야 한다.

9.3 혈관 · 혈액을 튼튼히 하기 위한 생활습관(운동 · 식생활)

혈관은 오랜 시간에 걸쳐 서서히 막히기 때문에 평소 올바른 생활습관으로 관리하는 것이 최선이다. 혈관 건강에 좋은 생활습관은 **운동과 식습관**이다. 특히 유산소 운동은 혈관을 확장시키는 **산화질소**를 생성하여 혈류의 흐름을 원활하게 하고, 딱딱해진 혈관을 부드럽게 만든다. 운동은 **매주 4～5일, 하루 30～60분** 지속적으로 하여야 효과가 있다. 최근 일본에서의 한 연구에 의하면 1일 만보 이상 걷는 사람은 2,000보 이하 걷는 사람보다 HDL-콜레스테롤이 훨씬 높았다고 했다.

어떤 음식을 먹느냐에 따라 혈액의 건강 상태가 달라진다. 혈액을 맑게 하기 위해서는 탄수화물과 지방을 적게 먹고, **비타민 · 무기질과 질 좋은 단백질**을 많이 섭취하여야 한다. 현미 · 콩 · 흑미 · 녹두 같은 곡류는 필수아미노산, 필수지방산, 섬유질, 미네랄이 풍부해서 몸속 노폐물을 배출시키고 혈액을 맑게 한다. 녹두는 음식, 약, 중금속 등으로 생긴 혈액 속의 독소를 제거하는 해독 식품이다.

미역 · 다시마 · 김 · 파래 같은 해조류도 좋다. 해조류에 들어 있는 요오드와 미네랄은 몸속 독소를 제거해 혈액을 맑게 한다. 그러나 몸에 좋다고 과다섭취하면 안 된다. 혈액을 맑게 하고 변비에 도움이 된다는 이유로 환으로 만든 해조류 제품을 한 움큼씩 먹는 사람에게 갑상선 기능에 문제가 생길 가능성이 높기 때문이다.

귤 · 레몬 · 오렌지 섭취도 늘리는 게 좋다. 이들 과일에 풍부한 칼륨은 체내 불필요한 나트륨을 몸 밖으로 내보내 혈압의 급격한 상승을 막는다. 귤의 신맛을 내는 구연산은 혈액 속 노폐물을 걸러주고, 껍질 안쪽의 흰 섬유질에 들어 있는 비타민 P는 모세혈관을 강화한다. 감귤류의 과일은 설탕 등을 첨가하지 않은 채로 먹어야 몸 안에 잘 흡수된다. 하루에 주스로 한 컵 정도가 적당하다. **제철 과일**도 혈액 속의 혈전을 녹이므로 좋다. 다만, 배, 바나나, 참외, 수박 등은 찬 성질을 지니므로 몸이 냉한 사람은 피하는 게 좋다.

채소류에도 풍부한 무기질과 섬유질이 들어 있어서, 몸속 노폐물을 배출시키고 혈액순환을 좋게 한다. 양파·두릅·오이·당근·미나리·마늘·파·생강·고추·쑥갓·가지 등을 많이 섭취하는 것도 좋다. 특히 양파는 육류를 먹었을 때 생기는 혈액의 엉김을 억제한다. 버섯류도 혈액이 응고되는 것을 예방한다. 표고버섯·영지버섯·상황버섯 등 버섯을 조리해 먹거나 삶음 물을 마신다. 버섯은 면역력 강화에도 좋다.

해산물로 소라·굴·참치 등을 먹는 게 도움이 된다. 해산물에는 타우린이 풍부하다. 타우린은 피로 해소에 좋은 성분으로도 잘 알려졌는데, 혈압을 상승시키는 교감신경의 작용을 억제하고 심장 근육의 혈액 펌프질을 돕는다. 실제로 심장마비의 대표 원인인 심부전(심장 기능이 떨어지는 질환) 치료제로 타우린이 쓰인다. 심장을 거치는 혈액의 흐름을 원활하게 하고 혈압을 안정시키는 성질을 이용한 것이다.

참깨도 혈액을 맑게 한다. 깨에는 혈액을 깨끗하게 유지하는 세사미놀과 세사민이 들어 있다. 고지방 식사를 하면 혈액에 콜레스테롤이 쌓여 혈관이 좁아지는데, 세사미놀은 콜레스테롤을 제거해 혈관을 보호한다. 세사민은 소장의 콜레스테롤 흡수를 막고 이를 배출시키는 역할을 해 혈중 콜레스테롤 수치를 낮춘다. 단, 깨는 칼로리가 높으므로 하루에 10g 정도만 먹는 게 좋다.

DHE와 EPA, 오메가-3 지방산을 충분히 섭취하여야 한다. 오메가-3 지방산은 혈액 건강에 필수적이다. 고등어·삼치 같은 등푸른생선에 풍부한 오메가-3 지방산은 혈중 중성지방 함량을 낮추고 혈전 형성을 예방한다. 특히 생선의 기름은 혈관 확장과 염증을 막아 손상된 혈관을 회복시키는 데도 도움이 된다.

콩 섭취는 콜레스테롤을 낮추는데 콩에 있는 불포화 지방산이 그 역할을 한다. 콩의 식물성 스테롤은 소장에서 콜레스테롤이 흡수되는 것을 막아주며 항산효소인 비타민 E와 레시틴, 수용성 식이섬유도 콜레스테롤을 낮춘다. **식이섬유**는 콜레스테롤을 담즙산의 형태로 대변을 통해 체외로 배설시키는 것을 도아 준다. 섬유소가 많은 식품으로는 현미, 감자, 고구마, 야채와 과일, 버섯류 등이다. 수용성 섬유소는 과일에 많이 들어 있는데 사과, 딸기, 감귤, 바나나 등이고, 김, 미역, 다시마, 귀리 등에도 많이 함유하고 있다.

미국식품의약국(FDA)은 심장병 위험을 낮추는 것으로 알려진 식품 중에서 콩, 수용성 식이섬유, 식물성스테롤(지방) 등 3종류를 A급(과학적으로 근거가 확실한 식품)으로 하였다. 콜레스테롤은 세포막과 혈액 속에 약 140g인데 대부분 세포막을 구성하고 있으며, 혈액에는 약 8g(5.7%) 들어 있다. 음식이나 간에서 만들어져 매일 혈액내로 들어오거나 나가는 양은 1g(0.7%)이다. 서양인 기준으로 하루 섭취하는 양은 0.4g이므로 콜레스테롤이 계속 축적되지는 않는다.

트랜스 지방과 포화지방산을 많이 섭취하면 간에서 콜레스테롤을 많이 만든다. 트랜스 지방은 팝콘과 냉동식품, 감자튀김, 닭고기튀김 등 패스트푸드 식품에 많이 들어 있고 포화지방산은 동물성 식품과 유제품, 제과 류, 팜유(라면, 커피프림, 스넥류), 코코넛유 등에 많다. 뇌와 적혈구는 포도당만을 에너지로 사용하지만 근육을 비롯하여 다른 기관은 중성지방, 탄수화물, 단백질을 에너지원으로 사용한다. 하루 섭취한 에너지 중 이용하고 남는 에너지는 간에서 중성지방으로 합성한다. 혈 중 중성지방은 LDL-콜레스테롤을 증가시키고, HDL-콜레스테롤을 무력화시켜 동맥경화증을 일으킨다.

혈관건강에 나쁜 식품으로 인스턴트식품이나 경화유(쇼트닝)로 튀긴 음식은 안 먹는 게 좋다. 트랜스지방이 많기 때문이다. 트랜스지방은 포화지방에 비해 혈관에 더 잘 쌓인다. 포화지방에 비해 혈관을 좁게 만들 위험이 2배 높다는 보고도 있다. 혈관을 탄력 있게 하거나, 좋은 콜레스테롤 수치를 높여주는 건강기능식품 섭취도 도움이 된다. 운동이나 식이요법으로도 혈중 콜레스테롤이 조절되지 않으면 스타틴 계열 약물 요법을 고려하여야 한다고 박경희교수(한림대 가정의학과)는 말함으로 전문의와 상담하는 것이 좋다.

건강한 혈액과 혈관을 지키기 위한 최상의 방법은 식품의 영양성분을 균형 있게 섭취하는 것이다. 가능한 한 여러 종류의 식품을 가급적 신선한 상태로 섭취하도록 식단을 잘 구성하여 **식생활**을 하는 것과 **운동**을 규칙으로 꾸준히 하는 것이 무병장수의 길이다.

9.4 혈액·혈관에 좋은 음식

혈액·혈관을 깨끗하게 유지하면 100세까지 질병 없이 건강하게 즐겁게 살 수 있다. 혈액·혈관에 좋은 음식을 소개한다.

(1) 생강차 : 한의학에서는 생강이 체온을 높이고 면역력을 강화시킨다고 본다. 몸이 차거나 감기에 걸린 사람에게 효과적이다. 생강차는 혈관 염증을 없애는 데 도움이 된다. 추울 때 마시면 좋다.

(2) 양 파 : 양파에 들어 있는 알리신은 중성지방과 콜레스테롤이 산화되는 것을 막고, 케르세틴은 혈관 속 노폐물을 제거하기 때문에 혈관벽에 염증이 생기는 것을 예방한다. 케르세틴은 양파의 붉은 겉껍질에 풍부하다.

(3) 비 트 : 비트는 철분이 풍부해서 혈액을 만들고 빈혈을 예방하는 데 효과적이다. 뿌리 부분에 들어 있는 질산염은 혈관을 확장시켜 혈액이 잘 흐르게 한

다. 또한 β-카로틴이 혈관의 염증 반응을 줄인다.

(4) 검은콩(서리태, 쥐눈이콩) : 검은콩에 풍부한 이소플라본은 동맥경화를 유발하는 중성지방을 줄이는 데 효과적이다. 콩에 포함된 레시틴, 사포닌, 이소플라본 등의 성분은 혈관에 있는 지방산의 산화를 방지하는 작용이 있다.

(5) 사 과 : 사과에 풍부한 폴리페놀 성분은 콜레스테롤을 분해한다. 이 때문에 사과를 매일 섭취하면 중성지방 · 콜레스테롤 수치가 낮아진다.

(6) 오징어 · 낙지 · 굴 : 이 해산물에는 혈액을 깨끗이 하는 타우린 성분이 들어 있다. 타우린은 혈압을 상승시키는 교감신경의 작용을 억제하고, 심장 수축력을 높여서 심장에서 내보내는 혈액의 양을 증가시킨다. 이 작용이 부정맥이나 심부전 예방에 효과적이다. 단 이들 식품에는 콜레스테롤이 다소 많다.

(7) 감 귤 : 항산화 비타민 C가 다량 함유되어 있다. 특히 신맛의 구연산은 피로를 풀어주고 피를 맑게 해주며 속 쓰림 완화에 도움을 준다. 껍질 안쪽의 흰 섬유질과 과육에는 모세혈관을 강화시키는 비타민 P도 있다. 또 칼륨이 많이 들어있어 체내의 불필요한 나트륨을 몸 밖으로 배설시키는 작용을 한다. 따라서 염분 과다 섭취에 의해 혈압이 상승하는 것을 막는다.

(8) 깨 : 깨에 들어있는 세사미놀과 세사민은 혈액 중 여분의 콜레스테롤(LDL-콜레스테롤)이 혈관에 침착해 혈관 내부가 두터워지고 좁아지는 것을 억제하여 혈관을 보호한다. 세사민은 소장에서의 콜레스테롤 흡수를 억제시켜서 혈중 콜레스테롤이 낮아진다. 열량이 높으므로 많이 먹지 말고 하루에 큰 숟가락 하나 정도로 약 10g 먹는 것이 좋다.

(9) 견과류 : 땅콩, 아몬드, 호두, 해바라기씨, 호박씨 등 견과류의 비타민 E와 β-카로틴이 혈관 속 콜레스테롤 산화를 막아 혈관에 탄력을 준다.

(10) 토마토, 호박, 피망 등 : 이들 식품에 들어 있는 피라진 성분 또한 혈액이 응고되는 것을 억제시켜 혈전이 원인인 질환들 예방에 효과적이다.

(11) 불포화 지방산 : EPA와 DHA는 오메가-3계 불포화지방산은 나쁜 콜레스테롤과 중성지방 수치를 줄여준다. 반면 좋은 콜레스테롤 수치는 높여 주고, 혈전을 녹이는 작용을 한다.

II. 건강의 핵심(Core, 코어)

건강과 관련하여 입에 자주 오르내리는 말들이 있다. 복부비만, 고지혈증, 고혈압, 당뇨, 면역력, 운동, 활성산소, 스트레스 등등이다. 모두가 생활습관과 관련이 있다. 내 몸에서 이런 말들을 떨쳐 내려면 생활습관이 건전하면 된다. 즉 생활습관만 건전하면 이들로 인한 만성적인 질환을 예방할 수 있다. 우리가 일상적으로 많이 말하는 건강관련 주요 사항들에 대하여 알아보자.

1. 복부비만

복부비만은 활동량 부족으로 인한 체내 **지방량 증가**가 주원인이다. 세계보건기구(WHO)는 비만을 체형문제를 넘어 사망률을 높이는 질병으로 규정했고, 미국의사협회도 2013년 비만을 질병으로 선언했다. 우리나라 비만학회에 따르면 2015년 성인 남성 40.7%, 성인 여성 24.5%가 비만인 것으로 알려져 있다. 비만인 사람의 공통된 특징은 배가 나와 있다는 것이다. 비만은 섭취한 식품에너지를 다 소비하지 못할 때 남는 에너지가 지방으로 전환되어 체중 증가와 함께 허리둘레가 증가한다.

비만 진단은 체질량지수로 한다. 체질량지수는 체중을 신장(m)의 제곱으로 나눈 수치로, 체질량지수 25kg/m^2 이상을 비만이라 한다. 예를 들어 체중 75kg, 신장 170cm인 사람의 체질량지수는 75÷(1.7×1.7)=25.9로 비만에 해당된다. 체질량지수(BMI)가 18.5～22.9 범위 내에서는 정상이다. 이 범위를 벗어나 BMI가 18.5 미만은 저체중, BMI가 23 이상은 과체중, BMI가 25～29.9는 비만 1단계, 30 이상은 비만 2단계로 판정한다.

복부비만은 활동량 부족으로 인한 내장지방량 증가가 주원인 것은 내장지방은 에너지가 부족할 때 가장 빨리 소비할 수 있는 위치에 있어서 살이 찌면 배가 나오게 된다. 따라서 복부비만을 진단할 때는 허리둘레로 판단을 하는 것은 복부는 내장지방 상태를 쉽게 알 수 있는 지표이다. 측정방법은 선 자세에서 늑골(갈비뼈) 가장 낮은 지점과 골반 가장 높은 지점의 중간 부위를 측정하여 기준치를 벗어나면 복부비만으로 볼 수 있다. 남성은 90cm(약 36인치) 이상, 여성은 85cm(약 33인치) 이상일 경우이다.

1.1 복부비만 요인

세계에서 약 15억 명(2008년 기준)이 체질량지수 25kg/m^2 이상으로 추정되고 있다. 비만의 원인은 1일 에너지섭취량 이상 에너지를 지속적으로 과잉 섭취하는 식생활일 때 온다. 먹은 음식은 몸 활동에 의해 소비되는데 다 소비되지 않고 남은 것은 지방으로 바뀌서 체내 여러 곳에 쌓아 놓게 된다. 이때 체중이 증가한다. 체중이 증가하다가도 운동을 한다거나 평소 활동량보다도 더 많이 활동을 하면 체중은 다시 줄어든다. 평소 활동량에 필요한 만큼 식사량이 적절하면 체중은 일정한 수준을 유지한다. 반면에 체중이 오르고 내리는 것이 불규칙적이거나 계속적으로 오르면 건강에 이상기류가 생기므로 비만이 되지 않도록 적정체중을 유지 하도록 체중관리를 하는 것이 최상의 비만관리다.

1.2 복부비만(체지방)이 미치는 영향

내장지방량이 많아 발생하는 복부비만은 이상 지질혈증, 고혈압, 당뇨병으로부터 요실금과 우울증까지 건강 전반에 나쁜 영향을 끼친다.

"세계암연구기금(WCRF) 연구팀은 최근 5100만 여 명의 식습관과 생활방식이 암 발생에 미치는 영향을 10년에 걸쳐 조사한 결과를 발표했다. 연구팀은 과체중이나 비만으로 발생하는 암이 10년 안에 흡연으로 인한 암 발생을 넘어설 것이라며 비만의 위험성을 경고했다. 비만인 사람은 인슐린 저항성을 증가해 무분별한 세포증식이 일어나 암이 유발된다. 또한 지방세포가 분해되는 과정에서 생긴 부산물이 몸에 염증 반응을 일으켜 암이 발생하기 쉬운 환경을 만든다고 알려졌다. 연구팀은 구강암・식도암・위암・췌장암・담낭암・간암・대장암・유방암・난소암・자궁내막암・전립선암・신장암 등 총 12개의 암이 비만과 연관됐다고 밝혔다"

복부비만은 내장지방형과 피하지방형으로 구분할 수 있다. 내장지방형은 지방이 복강 내 내장 주위에 많이 존재하고, 피부 아래층에는 상대적으로 적은 상태를 말한다. 주로 남성이나 폐경 후 여성이 많다. 같은 복부비만이라도 이런 유형에선 고혈압, 당뇨병, 이상 지질혈증이 잘 발생한다. 피하지방형은 지방이 피부 아래층에 많이 쌓여 있으며, 복강 내에는 상대적으로 적게 분포된 상태를 말한다. 폐경 전 여성에게서 많다.

대한비만연구의사회 김민정 회장은 우리나라는 중증비만 유병률은 높지 않지만 경도 및 중등도 비만이면서 복부비만 형태가 많다며 비만이라도 내장지방의 축적이 심한 복부비만은 질병의 합병증 위험률을 높인다고 했다. 특히 복부비만은 비만자체의 위험성뿐 아니라 다양한 질환을 유발시킬 수 있으며, 최근에는 생활습관병(대사증후군) 개념과 함께 관련 연구가 꾸준히 증가하고 있다.

대한비만체형학회 윤장봉 회장은 정상체중인 경우에도 대사이상, 심혈관질환, 당뇨병 등의 발생이 높아 대사성 비만인 경우도 있다며 특히 내장지방의 축적이 심할 경우에는 체중에 관계없이 심혈관질환과 대사증후군 위험도가 높아진다고 한다. 복부비만은 복강 내 내장지방량 증가로 인해 인슐린 저항성 이상, 이상지혈증, 고혈압, 당뇨, 관상동맥질환 등 대사증후군을 발생시키며, 대장암이나 유방암, 전립선암까지 증가시킬 수 있는 것으로 알려져 있다.

복부비만인 경우 내장지방량이 증가함으로 내장지방량이 많아지면 간에 지방이 많이 전달되어 간에서 포도당을 많이 만들어 혈액으로 내보내 혈당이 증가하게 된다. 또 지방이 늘면 근육에서 포도당 흡수를 막아 근육 내 포도당 사용이 줄어든다. 이러한 상태가 지속되면 당뇨병이 발생한다. 이와 함께 간에서 주로 중성지방을 많이 만들어 혈관으로 방출하게 되면 혈액에 지방이 많아지는 이상지혈증이 발생한다. 또 복부비만으로 신장 주위의 지방량이 증가하고 지방세포에서 분비되는 호르몬인 렙틴이 상승하면 혈관내피세포 기능에 장애가 생겨 고혈압이 발생된다. 이런 변화가 나타나면 중풍, 심근경색증 같은 심뇌혈관질환의 발생 위험이 증가하고 사망률도 높아진다. 이외에도 역류성식도염, 치매까지 복부비만의 동반질환으로 꼽힌다.

무엇보다도 복부비만은 비만과 마찬가지로 신체적·정신적·심리적인 건강 모두에 걸쳐 영향을 미친다. 이 때문에 비만인 경우 복부의 살을 가장 먼저 빼고 싶어 하며, 미용적 측면에서도 개인의 심리적 위축과 사회적 부적응을 초래할 수 있어 복부비만 치료에 관심이 높아지고 있다. 박철영 교수(강북삼성병원 내분비내과)는 복부비만은 에너지 과잉상태로 저장상태가 불안정해 쉽게 주변 기관의 기능을 망가뜨린다며 인슐린을 분비하는 췌장기능에 영향을 줘 간에 지방이 쌓이게 만들고, 결국 혈당을 높이게 만든다고 한다. 또한 혈관에 지방이 쌓이면서 혈관내피 기능에 문제가 생기고, 동맥경화성 변화로 혈압도 높아지게 된다고 말했다.

1.3 비만관리

비만은 체지방의 과잉 축적 상태이므로 비만관리는 에너지 섭취를 줄이고, 에너지 소모를 늘려 체지방을 연소시키면 된다. 하지만 대부분의 비만인 들은 고혈압과 이상지질혈증, 관상동맥질환, 인슐린저항성, 제2형 당뇨, 담낭질환, 암 등의 다양한 대사성 질환과 골관절염, 요추디스크 등 체중부하에 의한 질환을 동반한다. 따라서 비만관리는 개인의 동반 질환이나 건강상태, 체력수준 등을 고려해서 안전하게 이루어질 수 있도록 전문가에 의해 관리가 이루어져야 한다.

비만관리는 3~6개월의 초기 체중감량기와 1년 정도의 체중유지기로 이루어진다. 단순히 일시적인 다이어트나 운동으로 급격하게 체중을 감량 하는 경우, 결국 요요가 와서 체중조절에 실패하고, 더욱 살을 빼기 어려운 체질로 만들고, 건강문제를 더욱 악화시킬 수 있다. 따라서 식생활·운동·행동교정 등 치료를 통해서 장기적으로 실천 가능한 생활습관을 만들어야 한다. 특히 심장질환이 있는 경우에 급격한 체중감소는 어지럼증이나 심장발작이 발생할 수 있으므로, 1개월에 2kg 정도의 체중감량을 목표로 하는 것이 적당하다. 이는 하루에 에너지 소비량이 에너지 섭취량보다 500kcal 정도 많도록 한다.

(1) 식이요법

비만관리를 위해 에너지 섭취를 제한하고, 영양소를 골고루, 규칙적으로 천천히 먹는 습관을 만든다. 에너지 제한은 1일 500kcal 정도를 줄이는 저에너지식을 실천한다. 지방과 당질은 주요한 에너지 공급원으로 저에너지식을 하는 경우 섭취 총 에너지 중 당질(탄수화물) 50~60%, 지방 15~25% 정도로 섭취한다. 단순당(설탕, 사탕, 꿀, 백미, 밀가루, 떡, 과자, 빵 등)을 피하고, 복합당(잡곡, 현미)을 섭취한다. 오메가-3 지방산 같은 불포화 지방산이 많은 견과류 등을 섭취하고, 포화지방산(동물성 지방), 트랜스지방(튀김류) 섭취는 피한다.

단백질은 몸의 구성성분으로, 총 열량의 15~20%를 섭취해야 에너지 제한으로 인한 근육 손실을 방지할 수 있다. 고기나 생선, 계란, 우유, 콩, 두부를 포함하여 지방함량에 따라 저/중 지방단백질을 매 끼니 섭취해야 하고, 지방이 많이 포함된 단백질(삼겹살, 한우, 참치 등)은 7~10일에 한 번 정도 섭취한다. 술은 7kcal/g의 고에너지식품이므로 비만관리의 최대 적이다. 안주를 통해 다른 음식 섭취를 증가시키기 때문에 에너지섭취가 많아서 복부비만을 더욱 조장한다. 적정량은 술 종류에 따른 술잔으로 남자는 표준 2잔, 여자는 표준 1잔이다.

(2) 운동요법

비만인 사람은 운동이 부족한 경우가 많고, 퇴행성관절염이 동반된 경우가 많아서 비만관리 초기에 무리하게 운동하는 경우, 운동 초기에 상해 발생 가능성이 높아 운동을 지속하기 어렵다. 특히 심장질환환자에게 운동은 양날의 칼로 무리한 운동 시에는 급성심장 사고가 발생할 수 있다. 심장질환이 있는 비만 인에서 운동은 준비운동과 정리운동을 철저히 하고, 장기적으로 실천하면서 생활의 일부로 즐길 수 있는 유산소운동과 근력운동을 낮은 강도에서 점진적으로 강도를 증가시켜야 한다. 또한 적절한 복장과 장비를 갖추고, 정확한 방법으로 운동한다.

[유산소 운동]

최대 심박수의 50～70%; 최대 산소소비량의 40～60%로 주당 5회 이상 하루 30～60분 한다. 1회 20～30분씩 2회로 나누어 하는 것도 가능하며 운동 종류로는 걷기, 조깅, 자전거, 수영, 등산, 테니스, 농구, 에어로빅, 스포츠댄스 등이 있다.

[근력운동]

한 번에 8～12회 반복할 수 있는 중량(상체는 30%, 하체는 50%)과 대퇴근육을 강화시킬 수 있는 운동으로 8～10 종목을 1～3세트로 하여 1주일에 2회 한다. 운동기구 및 종류로는 아령, 밴드, 웨이트트레이닝 등이 있다.

※ 유산소운동과 근력운동을 병행해서 해도 같은 운동효과를 얻을 수 있다.

[일상생활에서 활동량 증가(외출 및 출퇴근)]

- 계단을 이용한다(화장실 이용 시 2～3층 아래, 위층을 이용)
- 운동을 오락의 수단으로 이용한다.(만나서 식사를 하기 보다는 볼링, 수영하기, 친구를 만날 때도 음식점보다는 등산이나 산책, 헬스클럽에서 만나기)
- 출퇴근 시 사동차 대신 자전거를 이용하거나 걸어서 다니기
- 목적지 한두 정거장 먼저 내려서 걷기
- 자가용 이용 시 멀리 주차하기
- 전화를 받을 때 가만히 앉아 받지 말고 서서 받으며 움직이기
- 점심식사 후 앉아서 커피 마시기보다 산책하기

[한국 비만인을 위한 신체활동 지침(운동시간 · 운동빈도)]

- 3회 — 최소한의 1주 운동 횟수
- 5회 — 권장하는 1주 운동 횟수
- 30분 — 최소한의 운동 시간
- 60분 — 권장하는 1회 운동시간

• 150분 — 1주 권장하는 최소한의 운동시간
(출처 : 비만연구의사회)

(3) 생활습관

비만관리를 위해서 단순히 적게 먹고 운동을 한다는 것이 실제로 실천하는 것이 쉽지 않다. 좋은 생활습관을 만들어 몸에 익히는 것이 비만관리와 유지에 성공할 수 있다.

▸ **식사 후에 미리 메모를 하고 마트로 간다.**

배고플 때 장을 보게 되면 보이는 것마다 먹고 싶어서 사게 되고, 사다 놓으면 결국 먹게 되므로, 식후에 식품을 구입한다. 마트에 진열된 식품을 보면 모두 사고 싶은 유혹이 생기므로 미리 메모를 하고 필요한 것만 사야 한다.

▸ **음식은 눈에 보이지 않는 곳에 보관한다.**

오다가다 눈에 보이는 곳에 음식이 있으면 배가 고프지 않더라도 먹게 된다.

▸ **한 끼에 먹을 양만 만들고 먹을 만큼만 차린다.**

음식을 많이 차리면 배부를 때까지 먹고, 남은 음식도 아까워서 먹게 된다.

▸ **정해진 시간과 장소에서만 먹는다.**

식사시간과 간식시간을 정해 놓고 그 시간 이외에는 먹지 않아야 한다. 먹는 장소도 식탁에서만 먹는다. 책이나 TV를 보면서 먹는 경우 과하게 먹게 되는 경우가 많다.

▸ **천천히 먹는다.**

음식을 먹고 배부르다고 느낄 때까지 약 20분 정도가 걸린다. 너무 빨리 먹게 되면 미처 배부르다고 느끼기 전에 이미 과한 양을 먹게 된다.

▸ **스트레스 해소 문제**

스트레스를 먹어서 해소하려는 경향이 있다. 따라서 샤워, 운동, 음악, 영화 등의 방법으로 적당히 스트레스를 해소해야 한다.

▸ **활동량 늘리기**

매일 정해진 시간에 운동을 꾸준히 하는 것이 어렵더라도 생활 속에서 활동량을 늘리는 생활을 한다(출처 : 비만연구의사회)

비만은 단순히 보기에 좋지 않다는 것이 아니라 고혈압과 이상 지질혈증, 관상동맥질환, 당뇨, 퇴행성관절염, 디스크 등을 일으키므로 반드시 치료해야 할 질환이다.

비만 환자들은 동반하는 질환이 많아서 비만관리가 쉽지 않다. 비만관리를 위해서는 식생활・운동・행동교정 등 치료를 통해서 장기적으로 실천 가능한 생활습관을 만들어야 한다. 특히 심장병 환자에게 운동은 양날의 칼로, 운동 시 심장 사고의 발생 위험이 커지므로 더욱 안전한 비만관리를 위해서 전문가의 도움을 받아야 한다. 다이어트에 성공하려면 과욕을 부리지 않고 지속적으로 운동과 식사 조절을 하는 것이 중요하다.

[비만환자를 위한 10가지 지침]

① 총 소비 칼로리가 많은 운동을 해야 한다
② 식이요법과 운동을 병행한 체중조절은 주당 1kg을 초과해서는 안 된다
③ 규칙적인 식사를 하고 폭식하지 않는 다
④ 운동일지를 작성해 하루 신체 활동량이 얼마나 되는지 측정 한다
⑤ 만보기를 이용해서 보행횟수를 기록하면 운동을 정량화 할 수 있다
⑥ 체중감량은 장기간 지속적인 노력 후에 서서히 나타난다.
⑦ 달리기나 점프 같은 충격을 주는 운동은 무릎관절이나 근육에 손상을 일으키기 쉬우므로 충격이 적은 운동을 실시한다.
⑧ 과욕을 부리지 않는다.
⑨ 매일 지나친 무리한 운동은 운동으로 인한 부작용이 일어난다.
⑩ 금연, 절주 등 생활습관 개선을 함께 실시해야 한다.

1.4 좋은 체지방 대 나쁜 체지방

몸에 쌓인 지방이 모두 나쁜 것은 아니다. 때론 건강을 해치기도 하지만, 건강에 유익한 기능을 하는 지방도 있다. 식사를 포함한 생활습관에 따라 비만을 부르는 나쁜 지방을 당뇨병・심장병 예방 기능을 하는 좋은 지방으로 바꿀 수 있다. 안철우 교수(강남세브란스병원 내분비내과)는 백색 지방은 에너지를 축적해 비만을 유발하고, 갈색 지방은 에너지를 연소시켜 비만을 예방한다는 사실이 밝혀졌다며 캡사이신이 포함된 매운 음식 섭취, 운동 등을 통해 지방을 건강에 유익하도록 바꿀 수 있다고 말했다.

(1) 상반된 기능을 하는 3색(色) 지방

사람 몸의 지방은 색깔과 구성 성분의 비율에 따라 백색 지방, 갈색 지방, 베이지색 지방 3종류로 나뉜다. 우리가 흔히 지방으로 부르는 것은 백색 지방이다. 음식을

통해 섭취한 포도당이 몸속에서 에너지원으로 쓰이고 남으면 백색 지방으로 바뀌어 세포에 쌓인다. 백색 지방은 비상 상황에서 몸의 에너지원이 되고, 물리적 충격이 있을 때 몸을 보호하는 이로운 역할도 하지만 지나치게 많으면 비만, 당뇨병 등을 유발한다.

척추와 가슴 위 쇄골 부근에만 있는 갈색 지방은 백색 지방을 에너지로 연소시켜 비만을 막는 좋은 기능을 한다. 대구대학교 생명공학과 윤종원 교수는 에너지를 연소시키면 열을 내기 때문에 체온을 유지시켜 주기도 한다고 말했다.

베이지색 지방은 백색 지방과 함께 섞여 있는데, 평소에는 백색 지방과 같은 기능을 하지만 운동을 하거나 매운 음식을 먹으면 갈색 지방처럼 기능한다.

(2) 갈색 지방, 일부 성인에게만 존재

건강에 이로운 갈색 지방은 일부 성인만 갖고 있으며, 나머지는 없는 것으로 알려졌다. 미국 의학 저널인 당뇨병'에 실린 한 연구에 따르면 38~65세 성인 24명을 관찰한 결과 2명에게서만 갈색 지방이 발견됐다. 안철우 교수는 갈색 지방이 있는 사람은 남들과 똑같이 먹어도 살이 덜 찌거나 원래 마른 체형이고, 혈당이 낮은 특징이 있다고 말했다. 현재로선 몸속에 없는 갈색 지방을 만들긴 어렵다. 다만 베이지색 지방을 활성화시켜서 갈색 지방과 같은 기능을 하도록 만들 수는 있다. 베이지색 지방은 성인 대부분이 가지고 있다.

(3) 베이지색 지방을 활성화시키는 법

베이지색 지방을 활성화시켜 갈색 지방과 같은 효과를 내도록 하는 방법은 다음과 같다.

▸ **매운 음식**

고추의 매운 맛을 내는 캡사이신 성분은 베이지색 지방을 자극해 활성화시킨다. 매운 음식을 먹었을 때 땀이 나는 이유도 베이지색 지방이 에너지를 연소하면서 열을 내기 때문이다. 캡사이신은 갈색 지방을 활성화시키는 작용도 한다.

▸ **운 동**

베이지색 지방을 활성화시키는 호르몬 아이리신은 운동할 때 근육에서 나온다. 아이리신은 짧은 시간에 고강도로 운동을 하기보다는 장시간 낮은 강도로 운동할 때 많이 분비된다. 안철우 교수는 일주일에 4회, 40분 정도 빠르게 걸으면 아이리신 분비가 늘어난다고 말했다. 집에서 틈틈이 스쿼트나 윗몸 일으키기를 하는 것도 도움이 된다.

▶ **서늘하게 살기**

몸은 15℃ 이하의 서늘한 기온에 노출되면 체온을 올리기 위해 갈색 지방은 물론 베이지색 지방을 활성화시킨다. 건강에 문제가 없는 성인이라면 실내를 너무 덥지 않게 유지하는 게 좋다. 서늘한 곳에 오래 머물면 베이지색 지방을 활성화시켜 비만을 막을 수 있다.

2. 고지혈증

40대가 넘으면 그 동안 건강했다 하더라도 식생활, 운동부족 등 생활습관이 건전하지 않았다면 복부비만, 지방간, 고혈압, 고지혈증과 같은 만성질환에 걸릴 확률이 높다. 혈액내의 지방물질은 총 콜레스테롤, 중성지방, 저밀도 콜레스테롤(LDL-콜레스테롤) 및 고밀도 콜레스테롤(HDL-콜레스테롤) 등으로 나눈다. 이들 지방물질이 비정상적으로 높은(高) 병(症)적 상태를 고지혈증이라 한다.

고지혈증이 건강을 위협하는 이유는 **동맥경화**의 주원인이기 때문이다. 동맥경화는 콜레스테롤이 동맥벽에 침착 되어 혈관이 굳어지면서 좁아져 혈액이 잘 흐르지 않아 일어나는 질환으로 발생하는 부위에 따라 뇌졸중(중풍), 협심증, 심근경색의 원인이 된다. 따라서 혈액 내 지방물질을 반드시 적절한 수준으로 유지해야 한다. 콜레스테롤은 혈액 내에서 순환하고 있는 지방 유사 물질로 몸을 구성하는 조직 세포막의 구성 성분이고 호르몬을 만드는 데도 관여하며, 지질 대사에도 중요한 역할을 하지만 혈액 내에 과잉으로 존재하는 경우 혈관 벽에 침착 될 수 있다.

신체가 원활하게 돌아가기 위해서는 콜레스테롤이 필요하며, 체내에서는 필요로 하는 콜레스테롤을 간(70~80%)에서 생성할 수 있고, 섭취하는 여러 음식물(20~30%)을 통해서도 얻게 된다. 콜레스테롤은 우유(전유) 및 유제품(치즈, 버터), 계란, 육류(쇠고기, 돼지고기, 닭고기 등) 등 동물성 식품에만 함유되어 있다. 콜레스테롤은 지방 유사 성분으로 물에 녹지 않기 때문에 혈액 안에 녹아 운반될 수 없으며, 반드시 지단백이라고 하는 특수한 단백질에 둘러싸인 형태로 운반된다. 콜레스테롤을 둘러싸고 있는 지단백의 형태에 따라 저밀도지단백 콜레스테롤(LDL-콜레스테롤)과 고밀도지단백 콜레스테롤(HDL-콜레스테롤)로 나누고 역할도 다르다.

혈액 내 콜레스테롤(주로 간에서 생성)은 LDL-콜레스테롤에 의해 말초조직 쪽으로 운반되고 이용하고 남는 콜레스테롤은 HDL-콜레스테롤에 의해서 간으로 운반되어 처리된다. 간으로 운반되지 못하고 혈액에 남아 있는 콜레스테롤은 시간이 지나면서 혈관 벽에 침착하여 동맥혈관이 좁아지면서 경화로 진행된다. 동맥경화를 예방하려면 혈액 내 LDL-콜레스테롤, 중성지방 수준을 낮추고 HDL-콜레스테롤 수준을 높이는 것이 바람직하다.

콜레스테롤의 정상수치는 200 mg/dL 이하이며, 240 mg/dL 이상은 위험수준, 중간은 위험해질 수 있는 경계수준이다. 심장질환, 뇌질환 등은 콜레스테롤 수준증가에 따라서 위험성이 비례하기 때문에 동맥경화의 다른 원인들, 즉 고혈압이나 흡연 등의 유무에 따라서 같은 콜레스테롤 수준이라 해도 위험성은 개인에 따라 다룰 수 있기 때문에 개별적으로 판단하여 관리하는 것이 필요하다. 판단기준은 아래 표와 같다.

2.1 고지혈증 원인과 증상

원인은 유전적인 요인으로 인해 혈액 내에 특정 지질이 증가하여 고지혈증이 발생하는 경우가 많지만, 비만・술・당뇨병 등과 같은 원인에 의해서도 고지혈증이 생길 수 있다. 고지혈증의 증상은 없지만 일부에서 합병증이 발생하면 그와 연관된 증상이 생길 수 있다. 예를 들어 혈액 내에 중성지방이 크게 증가하면 췌장염이 발생할 수 있으며 췌장염의 증상은 복통으로 나타날 수 있다. 일부 환자의 경우 아킬

나쁜 콜레스테롤(LDL 콜레스테롤) (mg/dl)		
<100	▶	바람직
100-129	▶	비교적 낮음
130-159	▶	다소 높음(경계영역)
160-189	▶	높음
≥190	▶	매우 높음

좋은 콜레스테롤(HDL 콜레스테롤) (mg/dl)		
<40	▶	낮음
≥60	▶	높음

총 콜레스테롤(TOTAL 콜레스테롤) (mg/dl)		
<200	▶	바람직
200-239	▶	다소 높음(경계영역)
≥240	▶	높음

레스건에 황색종(xanthoma; 콜레스테롤이나 이와 함께 다른 지질(脂質)이 피부에 침착하여 생기는 황색의 종양)이 생길 수 있다. 눈꺼풀에 황색판종(xanthelasma : 눈꺼풀에 생기는 가장 흔한 황색종의 형태)이 나타나기도 한다.

고지혈증은 동맥혈관의 경화를 초래하고, 혈관이 좁아져 협심증, 심근경색과 같은 심혈관 질환 및 뇌졸중과 같은 뇌혈관 질환을 발생 시킬 수 있다. 중성지방이 증가하는 경우에는 췌장염이 발생할 수 있다.

[고지혈증의 발전기전]

혈중 콜레스테롤이 상승하는 요인에는 크게 3가지가 있다.

① 콜레스테롤과 포화지방이 많이 들어있는 식품과 음식을 섭취하는 경우
② 간에서 콜레스테롤을 많이 생성하면서 처리하지 못하는 경우
③ 콜레스테롤은 간에서 처리되는데 콜레스테롤이 간으로 이송되지 않고 혈액에 남아 있는 경우

기름진 음식 또는 육식을 전혀 섭취하지 않아도 고지혈증으로 진단을 받는 것은 혈중 콜레스테롤 대부분이 간(70~80%)에서 합성 되고, 음식(20~30%)으로 소량만이 섭취되기 때문이다. 따라서 혈중 콜레스테롤 수준은 간에서의 생성 또는 처리 능력에 따라서 미치는 영향이 크다. 체질적 요인으로 유전적 소인을 가지고 있는 경우, 신체 활동상태, 연령, 성별 등 여러 가지 원인들이 콜레스테롤 증가에 영향을 미치며, 고지혈증을 유발시킬 수 있다.

2.2 고지혈증 예방을 위한 생활

고지혈증일 경우 식사조절과 운동을 통한 생활습관 개선 및 적절한 체중을 유지하는 것과 함께 약물치료를 병행하여 할 수 있다.

(1) 고지혈증의 예방을 위한 식생활

고지혈증 예방은 식사조절과 함께 적절한 운동을 통해 비만이 되지 않도록 하는 것이 중요하다. 표준체중을 유지하도록 하고 적절한 식이요법이 필요하다. 과체중 상태라면 점진적으로 체중을 줄이는 것이 도움이 된다. 섭취하는 지방의 양을 총 섭취 칼로리의 25~35%로 제한한다. 특히 쇠고기기름, 돼지고기기름 등의 모든 동물성 기름과 버터, 쇼트닝, 코코넛기름, 팜유 등의 포화지방산은 전체 칼로리의 10% 미만으로 제한하고, 오메가-3계 지방산(주로 등푸른생선, 참치, 삼치, 꽁치, 고등어, 연어, 청어, 숭어, 정어리 등)과 오메가-6계 지방산(옥수수기름, 면실유, 해바라기

씨기름 등)으로 구성된 불포화지방산은 총 칼로리의 10% 이하로, 올리브기름, 땅콩기름, 카놀라유 등에 많은 불포화지방산은 총 칼로리의 20% 이하로 제한한다. 또한 탄수화물을 지나치게 많이 섭취할 경우 중성지방이 증가하고, HDL-콜레스테롤은 감소할 수 있으므로 주의해야 한다(출처 서울대학교병원).

[고지혈증 조정에 도움이 되는 음식]

- 섬유소가 풍부한 채소류, 적당양의 제철 과일
- 현미처럼 도정하지 않은 곡물
- 식이섬유가 풍부하고 달지 않은 시리얼
- 저지방 저가당유제품, 무가당두유
- 불포화 지방인 식물성 지방(들기름, 올리브유, 카놀라유 등)
- 오메가-3계 지방산이 많은 등푸른생선(고등어, 꽁치, 참치)

[고지혈증을 악화시키는 음식]

- 감미료, 설탕, 과당음료, 믹스커피(프림, 당 포함) 등
- 고지방 동물성 식품(햄, 소시지, 베이컨, 갈비, 삼겹살)
- 트랜스 지방이 높은 식품(마가린, 팝콘, 크로와상, 케이크 등)
- 콜레스테롤이 많은 식품(계란 노른자, 오징어 등)

[고지혈증에 좋은 식품]

(메디컬데일리가 소개한 고지혈증을 막아주는 5가지 식품)

고지혈증은 필요 이상으로 많은 지방성분이 혈관 벽에 쌓여 염증을 비롯한 심혈관계 질환을 일으키는 질환을 말한다. 기름진 음식을 많이 섭취하는 잘못된 식습관이 고지혈증을 유발하는 주요 원인이다. 따라서 고지혈증 예방을 위해서는 기름진 음식을 피하고 야채, 과일, 견과류, 생선 등을 먹는 게 효과적이다.

① **양 파 :** 양파는 혈액순환을 도와 고지혈증 예방에 좋다. 미국 A&M대학 연구팀은 매일 양파 반쪽 이상을 먹은 사람은 좋은 콜레스테롤(HDL)이 30% 증가한다는 것을 밝혀냈다. 연구팀은 또 양파가 혈액순환을 좋게 하고, 혈압을 낮추며, 혈전을 막는다는 사실도 밝혔다.

② **딸 기 :** 딸기도 고지혈증 예방에 효과적이다. 이탈리아 폴리테크닉대학 연구팀의 연구 결과에 따르면, 딸기의 항산화 성분은 나쁜 콜레스테롤(LDL)은 감소시키고, 좋은 콜레스테롤은 그대로 유지시킨다. 딸기를 비롯한 각종 베리류

는 비타민 C가 풍부해서 소화를 돕고 콜레스테롤 수치를 조절해준다.

③ **호 두 :** 호두, 아몬드 등 견과류도 고지혈증을 막아주는 식품으로 불포화지방이 많아 콜레스테롤을 줄이는 역할을 한다. 견과류를 먹으면 저지방 다이어트를 할 때보다 나쁜 콜레스테롤을 3～19% 더 낮추는 효과가 있으며, 지방과 혈당을 감소시키는 효과도 있다.

④ **카 레 :** 카레의 주원료인 강황 속 커큐민 성분은 콜레스테롤 수치를 낮추고, 콜레스테롤이 혈관에 쌓이는 것을 방지하며, 혈소판이 엉겨 붙는 것을 멈추게 하는 역할을 한다. 강황이 지방조직의 확산을 느리게 하고 혈당과 중성지방과 지방산을 낮춘다는 연구결과도 있다.

⑤ **등푸른생선 :** 등푸른생선에 많이 들어있는 오메가-3 지방산은 혈중 중성지방을 낮추고 혈전 형성을 막는다.

(2) 고지혈증의 예방을 위한 운동

유산소 운동은 저밀도 지단백 콜레스테롤을 3～6mg 가량 낮출 수 있다. 운동을 통해서 이러한 수치의 감소 효과를 보기 위해서는 중강도 이상의 유산소 운동을 하루 40분씩, 주 3-4회 이상 하도록 권장하고 있다. 운동요법은 안전하게 이를 수행하기 위해서 시행 전 환자 개인의 의학적 병력 및 운동능력에 대한 평가가 선행되어야 하는데, 특히 고혈압이나 당뇨병 등의 위험인자를 가지고 있는 경우에는 주치의의 운동능력 평가를 받은 후에 진행하는 것이 필요하다

(3) 약물요법

콜레스테롤을 포함한 지방질을 낮추는 약은 크게 4가지 종류가 있다. 스타틴 계열, 담즙산 결합레진, 니코틴산 계열, 피브린산 계열 등이다. 이들 가운데 스타틴 이라는 이름이 붙는 약들은 현재 가장 널리 쓰이는 지질 강하제이다. 콜레스테롤의 합성 자체를 직접 억제하여 효과를 나타낸다.

약물치료를 통해 실제 콜레스테롤 수치를 낮추면 일차적으로 심혈관 질환의 발생확률이 낮아진다. 이는 기존에 심혈관 질환을 앓고 있는 사람뿐만 아니라 병이 없는 사람에서도 예방효과가 증명되어 있다. 또한 이로 인해 사망률도 감소시킬 수 있다는 연구도 보고되었다. 그러므로 담당의사와 상의하여 적극적인 치료를 통해 건강한 삶을 유지하는 것이 중요하다(순환기내과 박택규 교수)

2.3 콜레스테롤의 이해

소리 없는 살인자로 알려졌던 콜레스테롤은 사실 심장병의 원인이 아니며 유해하지도 않다. 콜레스테롤 수치가 높더라도 특별한 경우가 아니면 약을 복용할 필요가 없다는 콜레스테롤 무해 론을 주장한 사람은 미국의 심장 전문의인 스티븐 시나트라 박사(前 미국 코네티컷 의대 교수)다. 그는 식품영양학 박사인 조니 보든과 함께 쓴 『콜레스테롤 수치에 속지 말라』란 책에서 의사들은 콜레스테롤 치료에 쓰이는 스타틴계 약들이 면역력을 떨어뜨리는 등 부작용이 많다는 사실을 어렴풋이 알고 있음에도 불구하고 제약사들의 마케팅에 속아 환자들에게 약을 투여하고 있다고 주장했다. 그의 책은 2012년 발간되자마자 미국 아마존 건강 의학 분야 베스트셀러 1위에 오르며 화제를 모았으며, 지금도 베스트셀러 10위권에 올라 있다. 시나트라 박사의 책 내용을 중심으로 콜레스테롤의 유해성 여부와 스타틴계 약물의 효과와 부작용 등을 국내 전문가들의 의견과 함께 정리했다.

▸ 콜레스테롤 유·무해 론은 정치인 산물

1. 콜레스테롤이 심혈관계 질환을 일으킨다는 것은 사실이 아닌 가설에 불과하다. 60년 전 안셀 키즈 박사가 음식으로 섭취하는 지방이 혈중 콜레스테롤 수치를 상승시키고, 그 결과 심혈관계 질환이 발생한다는 지질(脂質) 가설을 주장했다. 키즈의 가설은 미국, 일본, 핀란드, 네덜란드, 이탈리아 등을 대상으로 한 연구에서 사실로 입증됐다. 그러나 키즈는 22개국의 자료를 수집해 15개국 자료는 배제하고, 그의 가설과 일치하는 7개국 자료만 활용했다는 비판을 받았다.

영국 런던대 존 유드킨 교수 등은 지방 섭취와 심장병 발병은 연관성이 없다는 사례 연구를 잇따라 발표했다. 지질가설의 오류가 명백해졌지만 키즈는 오류를 인정하지 않고 그의 가설을 1961년 미국심장협회의 공식 식생활 지침에 포함시켰다. 그러자 미국 국립과학원이 심장협회와 정반대의 지침을 제정하면서 논란이 일었다. 그런데 이 문제는 엉뚱하게 정치 분야로 번졌다. 거대 농장주와 식품회사에서 생산한 스테이크와 베이컨의 과소비에 반대하는 여론이 심장협회 지침을 지지함으로써 콜레스테롤은 심장병의 주범이라는 억울한 누명을 쓰게 됐다.

2. 콜레스테롤은 세포와 세포막을 구성하는 주요 성분으로 인체 내 모든 물질의 뼈대 역할을 한다. 또 콜레스테롤은 에스트로겐, 테스토스테론 등 성호르몬과 비타민 D, 담즙산의 원료가 된다. 일반적으로 총 콜레스테롤 수치가 160㎎/dℓ 미만으로 낮으면 우울증, 뇌졸중, 공격적 성향, 성욕저하 등이 초래된다.

콜레스테롤은 좋은 콜레스테롤(HDL), 나쁜 콜레스테롤(LDL)로 구성되는데 의

사들이 집착하는 것은 LDL 수치(100mg/dℓ 미만)다. 그러나 LDL이 무조건 나쁜 것은 아니다. LDL을 더 자세히 관찰하면 입자가 크고 부풀려진 형태의 A형 LDL과 입자가 작고 밀도가 높은 B형 LDL이 관찰되는데 A형은 전혀 해롭지 않다. 해로운 것은 B형이다. B형 LDL이 산화되면 동맥 내벽에 달라붙고, 여기에서 염증반응이 일어나 결국 동맥경화와 심장병으로 이어진다. B형 LDL은 당 성분이, A형 LDL은 지방 성분이 원인이다. 결국 고기를 많이 먹으면 A형 LDL 수치가 높아지지만, 그 때문에 심장병이 생기지는 않는다. 당 성분에 의해 높아진 B형 LDL이 심장병의 원인이 된다.

3. LDL 수치가 아무리 높더라도 A형이 많으면 구태여 낮출 필요가 없다. A형이 높은지 B형이 높은지를 알려면 핵자기공명(NMR) 검사 같은 정밀검사가 필요하지만 이런 검사 없이도 HDL과 중성지방의 수치로 어느 정도 가늠할 수 있다. 중성지방이 120mg/dℓ 이상이고 HDL이 남성 40mg/dℓ, 여성 50mg/dℓ 미만이면 B형 LDL이 많다. LDL 수치가 아무리 높더라도 중성지방 수치가 HDL 수치의 2~2.5배 수준이면 A형 LDL이 많기 때문에 안심해도 된다.

1990년대 초반 프랑스 연구팀이 심장병 환자 605명을 두 그룹으로 나눠 한 그룹에는 올리브유, 통 곡물 등을 먹는 지중해식 식사를 하게하고, 다른 한 그룹에는 식단에 대한 별도의 권고를 하지 않았더니 지중해 식사 그룹의 심혈관계 질환 사망률이 무려 76%나 낮았다. 분석 결과, 놀랍게도 지중해 식사 그룹의 LDL 수치는 아주 미미하게 낮아졌다. A형 LDL이 높아 이런 결과가 초래된 것이다.

4. 고지질혈증 치료에 사용되는 스타틴계 약들은 인체 콜레스테롤 생성을 무조건 줄인다. 그러나 부작용이 너무 많다.

첫째, 콜레스테롤 수치를 너무 낮춰 인지 및 기억 장애를 초래한다. 체내 콜레스테롤의 25%가 뇌에 존재한다. 콜레스테롤은 뇌 세포막의 필수 성분이며, 신경전달물질의 전달 과정에서도 중추적인 역할을 한다. 따라서 콜레스테롤이 부족해지면 뇌세포 간 전달에 문제가 생기게 된다.

둘째, 스타틴계 약들은 인체 내 코엔자임Q10을 고갈시킨다. 인체의 거의 모든 세포에 존재하는 코엔자임Q10은 세포에서 에너지를 만드는 대사 작용에 관여하는데, 감소하면 심장이나 근육에서 생산되는 에너지도 줄어 심장병이나 근육 쇠약, 무기력증 등의 부작용을 초래하게 된다.

셋째, 면역력을 약화시킨다. 나쁜 콜레스테롤로 불리는 LDL은 세균이 만들어내는 유독물질의 90% 이상을 중화시킨다. LDL을 줄이면 면역력이 낮아져 각종 감염성 질환 사망률이 높아지는 것으로 나타났다.

넷째, 성기능을 약화시켜 남자는 발기부전, 여자는 성욕 감퇴를 초래한다. 테스토스테론, 에스트로겐 등의 성호르몬의 원료가 콜레스테롤인데 이것을 줄이면 자연히 성기능도 약화되는 것이다. 프랑스 리옹 식생활-심장연구를 진행한 미셸 드 로게릴 박사는 그의 저서 『거의 완벽한 성범죄 스타틴의 콜레스테롤 공격』에서 스타틴계 약들의 성기능 부작용 문제를 집중 거론한 바 있다.

다섯째, 비타민 D의 생성에 지장을 준다. 콜레스테롤을 원료로 해서 만들어지는 비타민 D는 최근 들어 가장 각광받는 영양소다. 이것이 부족하면 심장질환은 물론이고 골다공증, 운동능력 저하, 우울증, 암 등의 발생 가능성이 높아진다.

이런 부작용에도 불구하고 심장병 사망률만 낮출 수 있다면 좋겠지만 불행하게도 콜레스테롤 수치만 낮출 뿐 사망률을 낮추지는 못한다. 미국의학협회지 공동편집장을 지낸 에드워드 펑크니 박사는 콜레스테롤과 관련된 3000편의 문헌을 재검토한 뒤 약을 써서 콜레스테롤 수치가 낮아진 그룹과 그렇지 않은 그룹 간에 사망률은 차이가 거의 없었다고 밝혔다. 그러나 이미 심근경색이 발생한 적이 있거나, 기타 관상동맥 질환이 있는 사람에게는 스타틴계 약들이 유효하게 사용될 수 있다.

많은 사람들이 계란, 새우 등 콜레스테롤 식품이 심장병을 유발한다고 알고 있다. 하지만 워싱턴포스트 보도에 따르면, 미국 정부는 보건부 산하 다이어트 가이드라인 자문위원회(DGAC)의 권고를 받아들여 미국인 식생활 지침 중 콜레스테롤 하루 섭취량을 300mg 이하로 권장하는 조항을 삭제할 예정이다. 44년간 각종 성인병을 유발하는 것으로 알려졌던 콜레스테롤 함유 식품이 사실은 혈중 콜레스테롤 농도에 큰 영향을 끼치지 않는 것으로 밝혀졌기 때문이다.

미국심장협회는 1961년 콜레스테롤이 심장 질환을 비롯한 성인병을 일으킨다는 경고를 공식적으로 처음 제기했다. 미국 정부도 1980년 미국인 식생활 지침에 이 주장을 반영, 2010년 개정판에선 콜레스테롤을 하루 300mg 이하로 섭취하라는 기준을 제시한 바 있다. 그러나 DGAC는 지난해 12월 위원회를 열어 콜레스테롤을 음식으로 섭취해도 혈중 콜레스테롤 농도에 큰 영향을 안 끼친다는 최종 결론을 내렸으며, 건강한 성인은 계란 프라이, 새우, 랍스터 등을 먹어도 혈중 콜레스테롤 농도가 높아지거나 심장 질환 위험이 증가하지 않는다. 오히려 소고기, 우유, 버터 등 동물성 기름에 많은 트랜스지방이나 포화지방이 혈중 콜레스테롤 농도를 높일 수 있다는 입장을 발표했다. 다만, 당뇨병 등 특정 질환이 있는 환자는 콜레스테롤이 많이 든 식품 섭취를 자제해야 한다. 나쁜 콜레스테롤로 알려진 LDL이 많이 쌓이면 성인병을 유발한다는 것을 배제할 수 없다.

콜레스테롤 함량이 높은 음식은 혈액 속 콜레스테롤을 높인다는 게 정설이었지만, 올해 초 미국 식생활지침자문위원회(DGAC)는 음식을 통해 섭취하는 콜레스테롤과 혈중콜레스테롤 농도와는 관계가 없다고 밝혔다. 이에 따라 미국에서는 성인 기준으로 하루 300mg 이하로 먹어야 했던 콜레스테롤 섭취 기준이 철폐됐다. 일본 후생노동성에서도 콜레스테롤 섭취 기준을 없앴다. 전문가들은 식품에 들어있는 콜레스테롤보다 과도한 탄수화물 섭취가 혈액 속 콜레스테롤을 높인다고 지적한다. 콜레스테롤 수치를 낮추려면 조깅과 같은 유산소운동을 해야 한다.

3. 고혈압

고혈압은 심・뇌혈관질환의 대표적 위험 인자로 한국인 10명 중 2.5명이 앓고 있다. 고혈압은 **생활습관**을 잘 관리해야 하는 병인데, 어떻게 하면 혈압을 낮출 수 있는지 알아본다. 가장 중요한 것은 **나트륨(소금)** 섭취를 줄이는 것이다. 하루 소금 섭취량을 5.8g(약 1티스푼)으로 줄이면 노인 고혈압 환자는 수축기 혈압이 6.9 mmHg, 젊은 고혈압 환자는 수축기 혈압이 2.4 mmHg 떨어진다는 연구 결과가 있다.

칼륨을 충분히 섭취하면 나트륨 배출에 도움이 된다. 미국 텍사스사우스웨스턴대학 연구팀의 조사에 따르면 소변에 칼륨 성분이 적은 사람이 고혈압에 걸릴 위험이 더 높은 것으로 나타났다. 연구팀은 나트륨이 고혈압에 미치는 영향보다 칼륨 부족이 고혈압에 더 악영향을 끼친다고 했다. 칼륨을 하루에 4700mg 이상 섭취하면 혈압 강하에 도움이 된다. 칼륨이 많이 들어 있는 식품으로는 검은콩(100g당 1260 mg), 팥(100g당 1120mg), 고구마(100g당 460mg), 감자(100g당 420mg), 바나나(100g당 360mg), 토마토(100g당 210mg) 등이다.

생활습관 병에는 고혈압, 당뇨병, 위장병 등이 이에 해당한다. 이러한 질환은 성인병으로 불리다가 우리나라 의학계에서 2003년부터 생활습관 병으로 불리게 됐다. 생활습관이 주된 원인이 되거나 병의 진행과 밀접한 관계가 있는 질병이기 때문이다. 평소 생활습관만 잘해도 건강을 유지하는 데 큰 도움이 될 수 있다. 만성질환인 고혈압 역시 그렇다. 고혈압 약을 꼬박꼬박 먹는 것만큼이나 싱겁게 먹는 습관, 금연하는 것 역시 중요하다.

3.1 고혈압 반드시 지켜야 할 점

(1) 소금을 줄이자

하루 소금 6g 이하 섭취하면 수축기 혈압 평균 4~6mmHg 감소

소금은 고혈압과 연관이 깊다. 소금을 많이 섭취하면 세포 안으로 나트륨이 들어간다. 그러면 몸은 나트륨 농도를 낮추기 위해 수분을 많이 섭취하게 되고, 이로 인해 인체의 체액 량이 늘어나 혈압이 오른다. 고혈압 환자라면 소금 섭취량부터 줄여야 하는 이유다. 하루 소금을 10.5g 섭취하는 사람이 절반 정도로 섭취량을 줄이면 수축기 혈압이 평균 4~6mmHg 감소한다. 고혈압 환자에게 소금 권장 섭취량은 하루 1티스푼 정도인 6g 이하다. 평소 소금 섭취량을 줄이려면 김치, 찌개, 국, 젓갈 등 소금이 많은 음식을 피하는 것이 좋다

소금에 절인 식품, 훈제식품, 통조림, 대부분의 냉동식품, 즉석식품 등 나트륨이 많은 음식을 피하고 음식에 첨가하는 소금 량을 최대한 줄여야 한다. 또 소의 콩팥, 심장, 뇌 등의 내장과 조개, 새우, 게, 해삼 등의 해산물은 나트륨이 많이 들어 있으므로 주의해야 한다.

(2)체중을 줄이자

체질량 지수 25kg/㎡ 유지하는 게 좋아

과체중인 고혈압 환자는 체중을 줄이는 것만으로도 혈압을 낮출 수 있다. 체중이 1kg 줄면 혈압이 1~2mmHg가량 낮아진다. 체중을 낮추기 위해 유산소 운동을 겸한다면 더욱 효과적이다. 걷기, 뛰기, 줄넘기 등의 유산소 운동을 매일 20~30분 씩 꾸준히 하면 혈압을 낮출 수 있다. 유산소 운동은 교감 신경의 안정과 부교감 신경 활성화에 도움이 되며 말초 혈관을 확장시켜 혈압을 낮추는 효과가 있다. 복부비만은 고혈압과 밀접한 관련이 있다. 고혈압 환자가 표준 체중을 10% 이상 초과하는 경우에 5kg 정도만 감량해도 뚜렷하게 혈압이 낮아지는 효과가 있다.

고혈압 환자에게는 **체질량 지수**를 25kg/m^2 정도를 유지하도록 권장한다. 남자 허리둘레는 90cm, 여자 허리둘레는 80cm를 목표로 놓고 체중감량을 고려하면 이해하기 쉽다.

(3) 가벼운 운동을 하자

일주일에 5~7회 규칙적인 운동으로 4.9mmHg 감소

건강과 운동은 불과분의 관계지만 고혈압 환자들이 무리해서 운동을 하면 오히려 역효과가 날 수 있다. 몸이 피곤하다고 느낄 정도로 격렬한 운동은 삼가는 것이 좋다. 일시적으로 혈압을 상승시킬 수 있기 때문이다. 일주일에 5~7회 규칙적으로

걷기, 조깅 등 유산소운동을 하는 게 바람직하다. 꾸준하게 운동하면 수축기 혈압이 평균 4.9mmHg 감소하는 데 도움이 된다. 운동은 처음부터 무리하게 하지 말고 10~20분씩 하다가 시간을 천천히 늘려 나가는 것이 좋다.

(4) 술을 줄이자

술 권장량 이하로 마시면 수축기 혈압 3.9mmHg 감소

술을 너무 많이 마시면 혈압이 상승하고 고혈압약이 잘 듣지 않을 수 있다. 음주는 알코올 양 기준으로 하루 30g 미만 마시는 게 좋다. 알코올은 혈압을 높일 수 있다. 술을 마실 때에는 혈관이 확장되고 혈압이 낮아지지만, 오랫동안 술을 마시면 혈압이 높아진다. 고혈압 초기에는 금주가 권장되고 술을 마시더라도 하루에 맥주 한 병(720mL), 와인 한 잔(200~300mL), 정종 한 잔(200mL), 소주 2~3잔(⅓병) 이하로 마셔야 한다. 알코올을 권장량 이하로 마시면 수축기 혈압이 평균 3.9mmHg 정도 줄어드는 효과가 있다.

(5) 채소, 과일, 생선 위주의 식습관을 갖자

식습관 바꾸면 수축기 혈압 최대 11mmHg까지 감소

육식보다는 채식 위주로 식사하면 고혈압 수치가 낮아진다. 과일, 채소, 섬유질 섭취가 증가하고 상대적으로 포화지방산 섭취량이 줄어들기 때문이다. 고혈압 환자가 이런 식습관을 유지하면 수축기 혈압이 최대 11mmHg까지 감소할 수 있다. 혈압이 정상인 사람의 경우 약 10%에 해당하는 수치다. 특히 생선을 많이 먹으면 비만인 고혈압 환자의 혈압이 낮아지고 지질대사를 개선하는 효과를 볼 수 있다. 적절한 칼륨을 먹는 것도 도움이 된다. 채소와 과일에 많이 들어있는 칼륨은 나트륨을 몸 밖으로 내보내서 혈압을 낮춘다. 칼륨이 많은 대표적인 채소와 과일은 아욱, 부추, 시금치, 근대, 토마토, 키위, 참외 등이다.

[생활요법에 따른 혈압감소 효과]

- 생활요법 : 혈압 감소(수축기 / 확장기, Hg) — 권고사항
- 소금섭취 : -5.1 / -2.7 (1일 5g 이하)
- 체중감량 : -1.1 / -0.8 (1kg 감소마다)
- 절 주 : -3.3 / -2.4 (1일 2잔 이하)
- 운 동 : -4.3 / -3.7 (1일 30~50분)
- 식사조절 : -11.4 / -5.5 (과일, 채소 위주의 식사)

(6) 충분한 수면을 하자

수면은 하루에 7~8시간 정도로 충분히 자야 한다. 고려대안산병원 호흡기내과 신철 교수팀의 연구에 따르면 하루 5시간 미만으로 수면을 취하는 사람들은 하루 7~8시간 정도로 충분한 수면을 취하는 사람에 비해 고혈압 발병률이 약 1.5배 높은 것으로 나타났다. 잠을 자면 교감신경이나 자율신경계도 휴식하면서 10~20% 정도 혈압이 낮아지는데, 잠을 자지 않으면 심혈관이 계속해서 움직이면서 혈압이 높아진다.

3.2 지키면 좋은 생활습관

(1) 규칙적인 수면습관

잠자는 동안 혈압이 떨어지므로 잘 자는 것이 고혈압을 멀리하는 길이다. 정해진 시간에 자고 일어나는 규칙적인 수면습관은 혈압을 적정 수준으로 유지하는 데 도움이 된다.

(2) 목욕은 미지근한 물로 한다.

고혈압 환자는 40℃ 이하의 너무 뜨겁지 않은 물로 목욕하는 게 좋다. 미지근한 물에서는 혈압이 서서히 떨어지므로 혈압의 급격한 변화를 피할 수 있다.

(3) 금 연

담배 속 니코틴은 동맥을 수축시키기 때문에 혈압이 상승하기 쉽다. 담배를 피울수록 혈액순환에 장애가 생기고, 고혈압으로 인한 심혈관계 질환에 걸릴 확률이 높아진다.

(4) 혈압이 상승하는 오전 6~9시 주의 한다.

하루 중 혈압이 급격히 상승하기 쉬운 오전 6~9시를 주의 한다. 이 시간대에는 잠자리에서 천천히 일어나야 한다. 일어나기 전에 자리에 누운 상태에서 깊이 숨을 들이마셨다 내쉬는 것이 좋다.

(5) 식이요법

[먹으면 좋은 음식]

① **칼륨이 많은 채소 :** 몸속에 칼륨이 충분하면 세포막의 펌프 기능이 활성화되

어 나트륨을 몸 밖으로 배출하므로, 혈압 상승을 억제할 수 있다. 평소에 감자, 호박, 토란 등 칼륨이 풍부한 채소를 섭취하는 것이 좋다. 주의할 점은 조리한 채소를 많이 먹다 보면 그만큼 소금도 많이 섭취할 수 있다. 요리할 때 염분을 적절히 조절하는 게 중요하다.

② **현미밥** : 현미에는 여러 비타민과 미네랄이 들어 있을 뿐 아니라 필수 아미노산과 필수지방산이 들어 있다. 몸속 염분을 줄여 주는 식이섬유도 많다. 식이섬유는 위에서 장을 지나는 동안 장 속의 유해물질을 흡착해서 대변과 함께 내보내는데, 이때 나트륨도 함께 배출된다. 이러한 영양소는 쌀겨와 쌀눈에 많은데, 문제는 도정하는 과정에서 모두 깎여 나간다는 점이다. 영양소를 제대로 섭취하려면 도정을 거친 흰쌀밥보다는 도정하지 않은 현미밥을 선택하는 것이 좋다.

[멀리해야 할 음식]

① **외식 음식** : 고혈압에 외식은 피해야 할 식습관이다. 식당 음식은 조리하여 나오기 때문에 본인에 맞게 염분을 조절하는 게 어렵다. 나트륨 섭취를 줄여야 하는 고혈압 환자에게는 치명적인 셈이다. 기본적으로 외식 횟수를 줄이는 게 좋지만, 어쩔 수 없이 외식해야 한다면 채소와 과일을 많이 섭취하는 게 좋다. 짜게 조리된 음식을 밥이랑 먹는 경우 건더기 위주로 먹고, 염분이 많은 국물은 최대한 먹지 않아야 한다.

② **가공식품** : 짠 음식을 줄인다고 해서 염분을 덜 섭취한다고 생각하는 건 오산이다. 라면, 과자, 시리얼, 냉동식품 등 가공식품에는 다량의 감미료와 합성화학물질에 포함된 염분이 있기 때문이다. 가공식품 자체를 피하는 게 좋지만, 부득이하게 먹게 되는 경우 라벨을 살펴 염분이 얼마나 들어 있는지 확인해야 한다. 간식용 식품은 한 번 먹는 분량에 200mg 이하, 식사용 식품은 500mg 이하의 염분이 함유된 것을 고르는 게 좋다.

(6) 혈압을 낮추는 데 도움이 되는 음식

미국의 건강, 영양 전문 사이트 조이바우어닷컴(JoyBauer.com)이 혈압을 낮추는 데 도움이 되는 음식 7가지를 소개했다.

① **무・우유** : 칼슘과 비타민 D가 풍부하게 들어 있다. 이 두 성분은 한 팀을 이뤄 혈압을 3~10% 낮추는 데 도움이 된다. 혈압이 이 정도만 낮아져도 심혈관질환 위험이 15% 감소한다.

② **시금치 :** 짙은 녹색의 보석 같은 채소다. 칼로리는 낮고 식이섬유소가 풍부할 뿐만 아니라 칼륨, 엽산, 마그네슘과 같은 심장건강에 좋은 영양소가 가득 들어 있다. 이런 성분들은 혈압을 낮추며 혈압 수치를 안정적으로 유지시킨다.

③ **해바라기씨 :** 마그네슘이 풍부한 해바라기 씨는 간식용으로 좋다. 하루에 4분의 1컵 정도의 양만 먹으면 된다. 단 주의해야 할 것은 소금(나트륨)이 들어 있지 않아야 한다는 것이다. 소금으로 가공된 해바라기 씨는 나트륨 함량이 너무 높은 경우가 많다.

④ **강낭콩 :** 영양이 풍부할 뿐만 아니라 다용도로 쓰이는 강낭콩에는 수용성 섬유질과 마그네슘, 칼륨 등이 많이 들어 있다. 이런 성분들은 혈압을 낮출 뿐만 아니라 전반적인 심장건강을 증진시키는 효능이 있다.

⑤ **감 자 :** 심장건강에 중요한 성분인 마그네슘과 칼륨이 풍부하게 들어 있다. 몸속 칼륨양이 낮으면 신체는 너무 많은 양의 나트륨을 함유하게 된다. 반면 칼륨이 풍부한 음식을 먹게 되면 이런 나트륨을 효과적으로 제거하게 된다. 특히 칼륨과 마그네슘은 혈류를 개선시키는 데 중요한 성분으로 고혈압을 저지하는 데 도움이 된다.

⑥ **바나나 :** 들고 다니며 먹기에도 간편한 바나나에는 칼륨이 많이 들어 있다. 더운 계절에는 얼려서 먹으면 맛도 있고 건강에도 좋다.

⑦ **다크 초콜릿 :** 미국의학협회저널(JAMA)에 실린 연구에 따르면, 약 30칼로리에 해당하는 다크 초콜릿 작은 조각 한 개를 18주 동안 매일 먹은 사람은 체중 증가나 다른 역효과 없이 혈압이 낮아진 것으로 나타났다. 코코아 분말이 70% 이상 든 다크 초콜릿이 이런 효과를 발휘한다.

3.3 고혈압 약제 총정리

고혈압 약은 전 세계적으로 가장 많이 사용되고 있는 약물이다. 과거와는 달리 부작용이 거의 없고 효과적으로 작용하는 약물들이 개발되어 널리 사용되고 있다. 이 글에서는 현재 일차적으로 선택되고 있는 몇 가지 약제들에 대해 간략히 살펴보고자 한다. 고혈압 약제는 전문가와 상의 하에 각 환자의 기저 질환을 고려하여 가장 적절한 약제를 사용해야 한다.

(1) 이뇨제(Diuretics)

치아자이드(Thiazide)계 이뇨제는 가장 오래된 고혈압 약제 중 하나이다. 이뇨제의 명확한 혈압하강 기전은 밝혀지지 않았지만, 체내의 수분과 염류 배설을 촉진하여 우리 몸 안의 혈장량을 감소시키고 강압 효과도 나타내는 것으로 알려져 있다. 다이크로진(Dichlozid)가 고혈압 치료를 위한 일차적 약제로 사용되고 있다. 그 외에도 라식스(Lasix), 아밀로라이드(Amiloride), 알닥톤(Aldacton), 토렘(Torem), 자록소리(Zaroxolyn), 트리파몰(Tripamol), 후르덱스(Fludex), 나트릭스(Natrix) 등 다양한 종류의 이뇨제가 심장질환이 있는 환자들에서 사용될 수 있으며, 환자의 기저질환에 맞는 약물을 선택해야 한다.

※ 부작용 및 주의점

우리 몸에 있는 칼륨이라는 전해질이 감소되어 전해질 불균형으로 인한 무기력감, 다리경련, 피로감 등이 생길 수 있다. 이때에는 칼륨이 포함된 음식 섭취가 도움이 되기도 하지만 어떤 종류의 이뇨제는 칼륨이 축적되는 경우도 있으므로 무조건 칼륨이 많은 음식을 섭취해서는 안 된다. 장기간의 이뇨제 복용 시 통풍 발작이 오는 경우가 있으나 흔한 부작용은 아니며 치료로 호전된다. 당뇨환자에서 혈당이 증가할 수 있으며, 이때는 고혈압 약을 바꾸거나 식사조절, 인슐린이나 당뇨 약의 용량 조절로 대부분 교정된다.

소수의 환자들에서 발기부전을 호소하는 경우도 있다. 이러한 경우들은 의료진과 상담을 통해 해결할 수 있다. 그리고 앉거나 누운 자세에게 갑자기 일어나지 않도록 하는 것이 좋으며, 운전이나 기계 조작 시 졸음, 어지럼증이 있을 수도 있으므로 주의한다. 야뇨를 피하기 위해 약은 오전에 복용하며, 하루 2회 이상 복용 시에는 저녁 6시 이전에 복용하도록 한다. 또한 정규적으로 체중을 측정하여 급속한 체중 변화 시 상담을 할 수 있도록 한다.

(2) 베타 차단제(Beta Blocker)

베타 차단제는 교감신경의 작용을 차단하여 감압효과를 일으킨다. 심박동수와 심근 수축력을 감소시켜 심장의 부담을 줄여준다. 그래서 고혈압 환자뿐만 아니라 관상동맥질환이 있는 환자에서 효과적이며 심방세동, 심방빈맥 등의 부정맥 치료에도 효과적으로 사용된다. 특히 심부전이나 과거 심근경색이 있었던 환자에서는 가급적 반드시 사용할 것을 권장하고 있다. 그러나 상기 질환에 해당 되지 않는 환자군에서는 고혈압의 합병증에 대한 예방효과가 상대적으로 떨어지는 편으로, JNC-8차 진료 지침에서는 1차적 약제로 권고되지는 않고 있다.

딜라트렌드(Dilatrend), 테놀민(Tenolmin), 켈론(Kelon), 알말(Almarl), 프라놀

(Pranol), 렌티블록(Rentiblock), 미케란(Mikelan), 콩코르(Concor), 쎄렉톨(Selectol) 등의 약이 이에 포함된다.

※ 부작용 및 주의점

부작용으로 어지러움증, 졸음, 시야몽롱, 수족냉증, 피곤, 우울, 서맥, 중성지방 상승, 저혈당, 천식증상 악화 등이 나타날 수 있다. 남성에서는 발기부전의 부작용이 나타날 수 있으며, 발생 시 전문의의 상담을 하도록 한다. 매일 일정 시간에 복용하도록 하며 갑작스런 복용 중단은 증상을 악화시킬 수 있으므로 주의가 필요하다. 정기적으로 혈압, 맥박을 체크하고 전문의와 상담하도록 한다. 천식, 만성 기관지염, 폐기종 등의 폐질환이 있거나 심장질환, 간질환, 신질환, 당뇨, 갑상선 질환이 있는 경우에는 이 약의 복용 전에 의사에게 미리 알린다.

(3) 안지오텐신 전환효소저해제
(Angiotensin-converting enzyme(ACE) inhibitor) 및 안지오텐신 II 수용체 차단제(Angiotensin II Receptor Blockers, ARB)

혈관수축 작용을 가진 물질인 안지오텐신 II의 생성이나 작용과정을 막아 혈관이 이완되도록 한다. 특히 관상동맥질환이나 신부전을 가진 환자들의 고혈압 치료에 유용하며, 특히 당뇨 환자에서는 신질환 예방을 위해 1차적 약제로 선택할 것을 권고하고 있다. 또한, 이 약물은 혈압 강하 이외에도 약물 자체의 기전이 심장을 보호하는 효과가 있는 것으로 알려져 있어 기저 심질환이 있는 환자에서 널리 사용되고 있다.

타나트릴(Tanatril), 카프릴(Capril), 유니바스크(Univasc), 레니프릴(Lenipril), 아서틸(Acertil), 에나프린(Enaprin), 인히베이스(Inhibace), 트리테이스(Tritace), 제스트릴(Zestril), 디오반(Diovan), 코자(Cozzar), 아프로벨(Aprovel), 테베텐(Teveten), 프리토(Pritor), 올메텍(Olmetec) 등이 여기에 속하는 약물이다.

※ 부작용 및 주의점

안지오텐신 전환효소 저해제는 부작용으로 피부 발적, 마른기침이 나타나는 경우가 많으며, 혈관부종이 드물게 나타나기도 한다. 안지오텐신 II 수용체 차단제는 고혈압 치료 약물 중 가장 최근에 개발된 약물이며, 안지오텐신 전환효소 저해제의 부작용인 마른기침이 거의 없으며, 신장 보호효과가 있어 만성신장질환 환자에 효과가 좋다. 부작용으로 어지럼증이 유발되는 경우가 종종 있다.

(4) 칼슘채널 차단제(Calcium Channel Blocker)

이 약물은 혈관 벽의 평활근을 이완시켜 혈압을 낮추는 역할을 하며, 일부 약물은 심장에도 작용해 심장의 수축력을 억제하고 심박 수도 느리게 한다. 비교적 발현 시간이 빠르고 안전한 것으로 알려져 있어 현재 가장 많이 이용되는 강압제 중 하나이다. 체네 콜레스테롤, 전해질 등에 미치는 영향이 적으며, 노인 고혈압에서 많이 사용된다. 또한 고혈압 약제의 병용 요법이 필요할 경우 안지오텐신 전환효소 억제제와 칼슘채널 차단제의 병용요법이 널리 쓰이고 있다.

아달라트(Adalat), 헤르벤(Herben), 이솝틴(Isoptin), 니카디핀(Nicardipin), 바이프레스(Bipres), 노바스크(Norvasc), 애니디핀(Anydipin), 아모디핀(Amodipin), 박사르(Vaxar), 올데카(Oldecar), 자니딥(Zanidip) 등의 약들이 이에 속한다.

※ 부작용 및 주의점

두통, 어지럼증 등이 있을 수 있으며 심계항진, 안면 홍조, 잇몸비대 등의 부작용과 간혹 발목 등에 부종이 오기도 하므로 발생 시 전문의와 상담이 필요하다. 자몽주스를 일부 칼슘 채널 차단제와 섭취하면 약물의 혈중 농도를 높여 약의 부작용이 나타날 위험이 있으므로 자몽과 칼슘 채널 차단제는 같이 먹지 않는 것이 좋다.

(5) 알파차단제(Alpha Blocker)

알파 차단제는 말초 혈관에 작용하는 교감신경 자극을 감소시켜서 혈관 수축물질의 작용을 낮춘다. 따라서 말초동맥이 확장되고, 혈관 내 저항이 낮아져서 혈압이 떨어지게 된다. 혈압을 낮추는 작용 외에 전립선과 방광의 긴장도를 낮추는 효과가 있어 노인 등 전립선 비대가 있는 고혈압 환자에 특히 좋은 약이다.

미니프레스(Minipres), 하이트린(Hytrin), 카두라(Cadura), 카르딜(Cardil) 등이 이에 해당한다(서울아산병원 심장내과 임상강사 조민수).

4. 당뇨

당뇨병은 췌장에서 만들어지는 인슐린이라는 호르몬 분비에 문제가 발생한 상태를 말한다. 우리가 먹은 음식은 몸속에서 당으로 바뀌져 몸을 구성하고 있는 세포들이 일을 할 수 있는 에너지원이 된다. 이때 당이 우리 몸에서 제대로 일할 수 있도록 하는 것이 인슐린이다. 그런데 인슐린 분비가 적거나 혹은 지나치게 많으면 당이 몸 세포에서 제대로 이용되지 못한다. 그러면 당이 소변으로 배출되고 혈액에 쌓이게 된다. 이를 당뇨병이라고 한다.

당뇨병은 크게 제1형 당뇨병, 제2형 당뇨병, 임신성당뇨병으로 나뉜다, 대부분 제

2형 당뇨병이다. 제1형 당뇨병은 췌장에서 인슐린을 분비하는 베타-세포 파괴에 의해 인슐린 결핍으로 발생하며, 제2형 당뇨병은 인슐린 분비 및 작용의 결함에 의해 발생하게 된다. 임신성당뇨병은 임신 중에 인슐린의 결핍으로 혈중 당분을 흡수하지 못하는 질병이다.

[당뇨병 진단]

혈당도 정상과 당뇨병 사이의 중간지대가 존재한다. 당뇨병의 여러 진단 기준 가운데 하나로 8시간 이상 빈속일 때 정맥에서 채혈한 혈장 혈당이 126 mg/dL 이상이면 당뇨병이다. 정상 공복혈당은 100 mg/dL 아래인데 공복혈당이 100～125 mg/dL 사이면 공복혈당에 이상이 있다는 의미로 공복혈당장애라 한다. 간혹 검사용 포도당을 마신 뒤 2시간 후 혈당을 재기도 하는데 이 수치가 200 mg/dL 이상이면 당뇨병, 140～199 mg/dL 사이면 식후 오르는 혈당을 감내하는 능력에 이상이 있다는 의미로 내당능장애라 한다. 이렇게 공복혈당장애이거나 내당능장애에 속하면 당뇨병 전단계 또는 전당뇨병이라고 부른다.

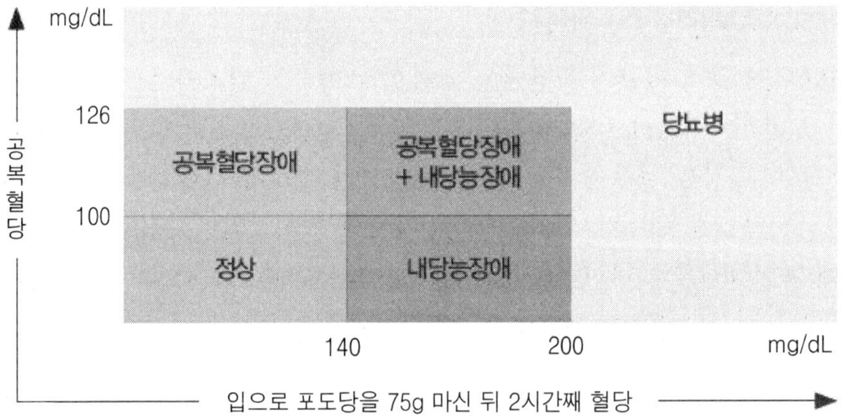

- 당뇨병 전단계 : 공복 혈당 100 mg/dL 이상, 125 mg/dL 이하
- 당뇨병 : 공복 혈당 126 mg/dL 이상
- 당뇨병 주요 증상 : 소변량 증가, 심한 갈증, 피로감, 가려움 등

그림 9. 당뇨병 진단

4.1 당뇨병 생활수칙

당뇨병 환자 대다수는 생활 관리를 소홀히 한다. 최근 당뇨병학회가 당뇨병 환자들을 대상으로 인지율과 치료율, 조절률을 조사한 결과, 인지율은 3년 전과 비교해

71%에서 70.2%로 낮아지고, 치료율은 89%에서 90.1%로 높아졌다. 그런데 조절률은 27.9%에서 23.3%로 크게 감소했다. 스스로 당뇨병인지를 아는 게 인지율이고, 병원에 가서 치료를 시도하는 게 치료율이다. 조절률은 당뇨병 수치가 얼마나 정상적으로 조절되는지를 보여준다. 전문가들은 조절률이 감소한 것은 환자들이 당뇨병 관리에 무심하다는 일례를 보여주는 것이라고 말한다.

[당뇨일기 쓰고 매일 혈당 체크]

당뇨병은 생활습관 개선과 함께 혈당 측정을 꼼꼼히 하는 게 핵심이다. 그래서 당뇨일기를 쓰면 도움이 된다. 당뇨일기는 병원에서 제공하는 당뇨수첩 등에 기록하면 편하다. 본인이 하루 동안 어떤 음식을 먹고 얼마만큼 혈당이 올랐는지, 어떤 운동을 했을 때 혈당 변화가 없었는지를 종합적으로 파악할 수 있다. 혈당은 시중에 나온 자가 혈당 측정기를 사용하면 어렵지 않게 측정할 수 있다.

당뇨병 환자는 매일, 적어도 1주일에 2～3번은 혈당을 체크해야 한다. 혈당 측정은 아침식사 전과 식후 2시간 지나서 하는 것이 가장 좋다. 3～4일 간격으로 아침식사 전, 저녁식사 전후에 측정해서 혈당치를 비교한다. 식전 혈당이 80～120 mg/dL, 식후 혈당이 160mg/dL 미만이면 혈당 조절이 잘 되고 있음을 뜻한다. 혈당 체크를 할 땐 고혈당과 저혈당에 유념해야 한다. 고혈당은 당뇨병을 처음 진단받았거나 혈당 관리를 소홀히 할 때 주로 발생한다.

그러나 감염 혹은 다른 질환의 발병, 수술, 스트레스, 약을 복용하지 않거나 부족하게 복용해도 발생할 수 있다. 저혈당은 당뇨병 치료약 때문에 발생하는 경우가 흔하다. 약물을 과다투여하거나 약물을 용량으로 투여해도 환자가 제때 식사하지 않았거나 식사량이 적은 경우, 심한 운동을 한 경우, 몸 상태가 좋지 않은 경우 발생한다. 저혈당 증상은 식은땀이 나거나 심한 공복감이 느껴지고, 불규칙하거나 빠른 심장박동(심계항진)이 나타나고, 어지럼증이 생길 수 있다. 이런 증상이 나타나면서 실제 측정한 혈당 수치가 낮으면 초콜릿, 사탕, 우유, 주스 등으로 혈당을 신속히 보충한다.

4.2 식생활

(1) 식사방법

쌀밥을 먹기 전에 생선이나 육류를 먼저 섭취하면 혈당이 급격히 올라가는 것을 막을 수 있다는 연구결과가 나왔다. 같은 음식을 먹더라도 먹는 순서를 조절하는 것이 당뇨병 예방에 도움이 될 수 있음을 의미한다.

간사이전력의학연구소의 야베 다이스케 부소장 등 연구팀은 제2형 당뇨병 환자 12명과 건강한 사람 10명을 대상으로 쌀밥을 먼저 먹은 경우와 생선(고등어 졸임)이나 육류(소고기 석쇠 구이)를 쌀밥을 먹기 15분 전에 먹은 경우로 나눠 각각 4시간 후 혈당치를 조사했다. 그 결과, 당뇨병 환자나 건강한 사람 모두 혈당치 상승폭이 쌀밥을 먼저 먹은 경우보다 생선을 먼저 먹은 쪽이 약 30%, 육류를 먼저 먹은 쪽은 약 40% 낮았다.

생선을 먼저 먹은 쪽과 육류를 먼저 먹은 쪽 모두 소화에 관여하는 호르몬인 인크레틴(incretin)이 식사 30분 후에 약 2배 더 많이 분비된 것으로 나타났다. 인크레틴은 음식을 먹으면 췌장을 자극해 혈당을 낮추는 인슐린 분비 양을 증가시키며, 인슐린과 반대 작용하는 글루카곤은 억제하는 역할을 한다. 이러한 영향으로 위의 움직임이 느려져 쌀이 소장에서 흡수될 때까지 걸리는 시간이 약 3배 길었다. 야베 부소장은 쌀밥을 먹기 전에 채소를 먼저 먹으면 식물성 섬유소의 작용으로 소장에서 당의 흡수가 느려져 혈당치가 급격히 높아지는 것을 억제할 수 있다.

「채소 → 생선 → 육류 → 쌀밥의 순으로 식사하면 더 좋은 효과를 얻을 수 있을 것이라고 말했다」

(2) 당뇨인 1일 과일 섭취량

당뇨병 환자들은 과일 섭취에 대해 고민이 많다. 과일에 들어있는 당(糖)이 혈당을 높여 당뇨병에 좋지 않다는 생각에서다. 그러나 적당한 양의 과일 섭취는 약(藥)이 된다. 최근 대한당뇨병학회지에 발표된 논문에 따르면 당뇨병 환자는 하루에 50~100 kcal(오렌지 1개 정도)의 과일을 섭취하는 게 좋다.

논문의 저자인 서울대병원 급식영양과 임정현 영양사는 과일은 항산화 성분과 식이섬유가 풍부해 콜레스테롤 등의 혈중 지질을 낮춰줘 당뇨병 개선에 효과가 있다. 지금까지 과일과 당뇨병의 상관관계에 대한 논문들을 종합해 보면 50~100 kcal의 과일을 섭취하는 것이 적당하다고 말했다. 이 정도의 양은 혈당에 나쁜 영향을 미치지 않으면서도 과일에 포함된 좋은 영양소를 섭취할 수 있다.

임 영양사는 이보다 많은 양을 먹으면 혈당이 상승할 우려가 있고, 이보다 적은 양을 먹으면 과일에 포함된 영양소를 제대로 섭취하기 힘들다고 말했다. 과일에 따라 50~100 kcal에 해당하는 양은 차이가 크다. 예를 들어 말린 과일인 곶감은 1개에 약 100 kcal로 비교적 열량이 높은 반면, 말린 대추는 10개가 100 kcal, 딸기는 14개가 100 kcal이다. 당뇨병 환자라면 평소 즐겨 먹는 과일의 50~100 kcal에 해당하는 양을 알아두는 것이 도움이 된다. 곶감 · 오렌지 · 자몽 · 바나나는 0.5~1개,

귤 2~4개, 딸기 7~14개, 대추(건조) 5~10개이다.

(3) 당뇨병 환자를 위한 식습관

1. 매일 일정한 시간에 알맞은 양의 음식을 규칙적으로 먹는다.
(적절한 열량 섭취 및 규칙적인 식사는 혈당 조절에 도움이 된다.)

2. 설탕이나 꿀 등 단순당의 섭취를 주의한다.
(단순당은 농축된 열량원이며, 소화 흡수가 빨라 혈당 상승을 촉진시킨다.)

3. 식이섬유소를 적절히 섭취한다.
(식이섬유소는 혈당과 혈중지방의 농도를 낮추므로 혈당 조절과 심장순환계 질환의 예방에 도움이 된다.)

4. 지방을 적정량 섭취하며 콜레스테롤의 섭취를 제한한다.
(동물성 지방 및 콜레스테롤은 심혈관계질환의 위험을 증가시킬 수 있다. 되도록 섭취를 줄이고 식물성 기름으로 적정량 섭취한다.)

5. 소금 섭취를 줄인다.
(과다한 소금 섭취는 혈압을 상승시킬 수 있기 때문에 싱겁게 먹는 습관을 갖는다.)

6. 술은 피하는 것이 좋다.
(술은 영양소가 포함되지 않으면서 열량을 많이 내므로 피하는 것이 좋다.)

4.3 당뇨병 운동방법

당뇨병 환자는 매일 규칙적으로 할 수 있는 가벼운 전신운동이 좋다. 운동은 최대 심박수의 60~80%가 효과적이며, 연령이 낮을수록 강도는 높게 유지하고 연령이 높으면 강도를 이보다 낮게 유지하는 것이 좋다. 유산소 운동은 적어도 20분 이상, 1시간 미만으로 하고, 근력강화 운동은 15분 정도면 충분하다. 운동 빈도는 주당 3~5일이 적당하다. 추워서 외출이 어려울 땐 실내에서 가볍게 할 수 있는 운동으로는 아령 들기, 스트레칭 밴드를 이용해 스트레칭 하기, 계단 오르내리기 등이 있다.

당뇨병 환자가 운동을 시작할 때는 혈당 체크를 하면 좋다. 공복 혈당이 300 mg/dL 이상인 경우에는 운동을 해도 제대로 포도당을 쓸 수 없는 상황이기 때문에 운동을 하지 말아야 한다.

포도당을 에너지로 쓰지 않고 지방을 에너지로 사용하면 몸에서 케톤이 발생해 오히려 몸을 힘들게 한다. 케톤이 몸 안에 심하게 쌓이면 혼수상태까지 올 수 있다. 같은 이유로 소변에 케톤이 양성으로 나타날 때도 운동은 금물이다. 공복 시나 식전에는 저혈당이 되기 쉽기 때문에 운동을 피하고, 식후 30분에서 1시간 뒤에 운동을 하는 것이 좋다. 김경진 교수(고대안암병원 내분비내과)는 2시간 이상 장시간 운동을 하거나, 뜀뛰기 같은 충격적인 운동을 하는 것은 피하고, 만약을 대비해 파트너와 함께 운동할 것을 권한다고 말했다.

운동 중 저혈당이나 탈수현상이 있을 때에는 즉시 운동을 중단하고, 이러한 상황을 담당의사와 상담해야 한다. 그리고 당뇨병 합병증이 있는 경우에는 몇 가지 주의가 필요하다. 당뇨발의 경우 발에 무리가 가지 않도록 신발을 착용하고 가벼운 운동을 하는 것이 좋다. 고정식 실내 자전거의 경우 발에 큰 압박이 가해지지 않으면서 날씨에 상관없이 지속적인 운동이 가능하고 넘어질 위험도 없기 때문에 당뇨발 환자에게 적합하다. 당뇨병성 망막병증이 있는 환자는 눈에 압력이 가는 운동을 피해야 한다. 따라서 무거운 것을 들거나 힘을 많이 쓰는 운동은 피하고, 가볍게 걷기 정도가 추천된다.

5. 면역력

히포크라테스가 "면역은 최고의 의사이며 치료법이다"고 했듯이 **면역력**은 질병 치료의 핵심이다. 한마디로 내 몸에 문제가 생겼을 때 스스로 치료하는 의사인 셈이다. 수지침이나 영양제는 피로 해소 또는 활력 증진에 어느 정도 도움은 되지만 근본적으로 면역체계를 잡는 데는 한계가 있다.

5.1 면역체계의 기능

면역체계는 우리 몸에서 중요한 네 가지 기능을 한다.

① 방어 작용으로 외부의 세균과 바이러스, 독성물질로부터 우리 몸을 보호하고 지켜준다.

② 정화작용으로 각종 오염물질과 중금속, 면역세포에 의해 죽은 부산물, 세균 등을 깨끗이 청소해 외부로 배출한다.

③ 재생 기능으로 훼손된 조직·기관을 재생해서 건강을 회복시켜 준다.

④ 기억작용으로 인체에 침입한 각종 항원을 기억하였다가 다시 침입했을 때 항체를 만들어 대항한다.

5.2 면역력 증강방법

우리 몸을 건강하게 유지하기 위해서는 면역력을 증강시켜야 하는데, 그 방법으로는 올바른 생활습관을 유지하고 나쁜 식습관을 고치면 질병 예방에 도움을 주는 면역력을 충분히 증강시키고 유지할 수 있다(정수진 교수, 분당차병원 소아청소년과)

(1) 규칙적인 운동

운동만큼 면역력을 유지하고 높이는 데 좋은 것이 없다. 규칙적인 운동은 면역력을 높이는 데 도움을 준다. 가벼운 운동은 깊은 호흡과 긴장과 이완을 통해 혈액 순환을 원활하게 한다. 이로써 자율신경계인 부교감 신경을 활성화시켜 면역계를 자극한다. 운동은 면역세포와 림프액의 흐름을 활발하게 한다. 혈액순환이 좋아지면 백혈구 숫자가 증가한다. 적혈구 수도 운동 직후에 5～10% 증가한다는 연구결과도 있다. 햇볕을 쬐면서 운동을 하면 비타민 D가 생성되어 면역력 유지에 큰 도움이 된다. 다만 갑작스럽게 너무 심한 운동을 하면 오히려 면역력 저하를 초래할 수 있고, 특히 감염성 질환에 이미 걸린 이후에는 운동이 오히려 도움이 되지 않는다. 이때에는 수분을 충분히 섭취하고 휴식을 취하는 것이 좋다(서희선 교수, 가천대 길병원 가정의학과).

이 외에도 운동을 하면 혈액순환이 빠르고 원활하게 전신으로 흐르기 때문에 영양소를 조직에 공급해주고 생리활동으로 생긴 노폐물을 체외로 배출시키기 때문에 조직의 생리적 기능이 활성화 된다. 운동의 효과를 보려면 하루에 30～60분씩 규칙적으로 매일 하는 것이 좋다.

덴마크 코펜하겐대의 페르닐 호지만 교수 연구진은 국제학술지(2016)인 셀 메타볼리즘에 발표한 논문에서 암에 걸린 생쥐에게 운동을 시키면 면역세포가 증가해서 **암세포 성장을 억제**하는 것으로 나타났다고 밝혔다. 연구진은 생쥐에게 피부암과 폐암, 간암 등을 유발시킨 다음에 쳇바퀴를 하루 4～7km를 달리게 했다. 그러자 암세포가 새로 생기지 않고, 기존 암세포도 성장속도가 60%까지 줄어드는 것으로 보였다고 했다. 운동을 한 생쥐는 근육에서 스트레스에 반응하는 아드레날린 호르몬을 분비해서 면역체계를 촉진하는 자연살해 세포를 암세포로 가도록 했다.

백혈구의 일종인 자연살해 세포는 암세포에 구멍을 내어 물과 염분을 집어넣어 세포를 팽창시켜서 죽이거나, DNA를 잘라내는 효소를 집어넣어서 세포를 수축시켜 죽였다. 운동을 하지 않은 생쥐에게도 아드레날린 호르몬을 주사하자 혈액에 자연 살해 세포가 늘어났다. 하지만 운동을 해도 아드레날린이나 자연살해 세포가 차단된 생쥐는 암세포의 성장속도에 변화가 없었다.

자연살해(NK) 세포는 일종의 최전방 방어라고 할 수 있다. 면역세포에는 B세포와 T세포도 있지만, 이들은 암세포가 들어왔는지 확인을 하고 난 다음 한참 후에 항체 등을 분비해서 암세포를 무력화한다. 이에 비해 자연살해 세포는 암세포를 바로 공격한다. 자연살해 세포는 최전방 부대이고, B세포와 T세포는 후방 부대인 셈이다. 자연살해 세포는 B세포와 T세포의 공격을 유도하는 신호도 보낸다. 연구진은 최전방 부대에 적군 위치를 알리는 정찰병도 찾아냈다. 아드레날린 호르몬이 증가하면 혈액에서 인터루킨-6 단백질도 늘어났다. 인터루킨-6은 염증을 유발하는 단백질로, 자연살해 세포를 암세포로 유도하는 것으로 나타났다(출처, 조선닷컴. 2016. 2. 17)

[면역력과 운동 강도]

질병 · 스트레스 · 연령 증가 · 영양결핍 · 비만 · 선천성 혹은 후천성 장애 등은 면역력에 영향을 주는 요인들이지만, 최근 운동도 면역력에 영향을 미치는 것으로 밝혀지고 있다. 규칙적인 운동은 우리 몸 전신에 자극을 주어 체력의 향상뿐만 아니라 관상동맥 위험인자 감소, 고혈압 및 당뇨병과 같은 만성질환의 예방, 심혈관계 기능 향상, 노화방지 등 건강에 큰 도움을 주고, 면역기능도 증진 · 강화시키는 데

표 1. 유산소 운동과 무산소 운동의 예

유산소 운동	무산소 운동	혼합운동※
보 행	단거리 전력질주	축 구
조 깅	역 기	럭 비
사이클링	점 프	미식축구
테니스	던지기	핸드볼
배 구	씨 름	농 구
골 프	근력 트레이닝	아이스하키
수 영	잠 수	인터벌 트레이닝
에어로빅 댄스		

※ 혼합운동은 유산소 운동과 무산소 운동이 섞여 있는 형태의 운동

영향을 준다. 적절한 운동은 면역력을 향상시키지만 격렬하거나 고강도의 운동을 하면 오히려 운동이 스트레스로 작용하여 인체에서 스트레스 호르몬을 방출하고, 체내 활성산소를 발생시키는 등 면역기능에 부정적인 영향을 미친다고 학계에서는 경고하므로 운동을 수행하는 데 있어 운동의 종류, 방법, 기간, 강도, 경험 및 훈련의 정도와 운동 후 회복 방법 등을 잘 조절해야 한다.

아래 그림과 같이 저·중강도의 적당한 활동은 우리 몸의 면역기능을 향상시키고 질병 발생률은 낮춰준다. 하지만 무리한 고강도의 활동이나 운동은 오히려 면역기능을 저하시키고 질병 발생률을 높이는 악영향을 미친다. 따라서 나에게 맞는 중간 정도의 강도로 운동을 하는 것이 좋다.

[운동강도 측정법]

① **심박수 이용 :** 운동 전, 중, 후의 운동 강도를 알아보기 위해서는 일반적으로 심박수, 혈압, 주관적 척도를 측정한다. 이 중 심박수는 별다른 도구 없이 비교적 간단하고 정확하게 운동 강도를 알아볼 수 있는 좋은 지표다.

② **심박수 측정하기 :** 운동 중 힘들다고 생각되는 시점에서 잠시 동작을 멈추고 안정을 취함과 동시에 심박 수를 측정한다.

③ **측정방법 :** ㉠ 손목의 동맥(요골동맥) - 엄지손가락 아랫부분 가까이에 있는 팔목 안쪽에 위치,

㉡ 목 옆 부위의 동맥(경동맥) - 목의 후두부분 양 측면에 위치

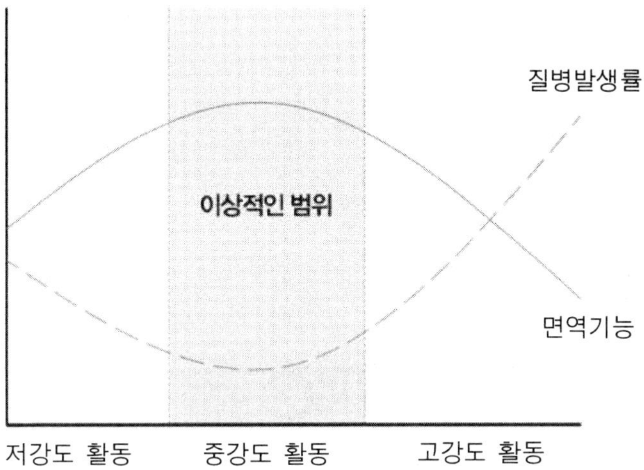

그림 10. 적당한 활동범위

• 검지와 중지를 측정 부위에 가볍게 대고 맥박을 확인한다.
• 10초 동안 맥박이 뛰는 횟수를 잰다.
• 10초간의 맥박수에 6을 곱해 1분간의 심박수를 추정한다.

예) 12회(10초 동안의 맥박수)×6 = 72회(1분 심박수 추정 값)

※ 주의사항

• 측정 중 말을 하거나 움직이면 안 된다.
• 맥을 짚는 부위를 너무 세게 누르지 않는다.

[그래프를 이용한 운동강도 알아보기]

미국스포츠의학회(American College of Sports Medicine)는 저·중 강도의 운동을 최대 심박수의 40~70% 범위로 제한하고 있다. 여기에 일반적으로 쓰이는 최대 심박수를 구하는 공식을 이용해 저·중 강도의 운동 범위를 계산하여 비교적 안전하게 운동할 수 있다. 그래프에서 저·중 강도 운동영역 표를 이용해 개인의 나이에 맞는 적정 강도의 범위를 유지하면서 운동하는 것이 좋다. 예를 들어 50세의 경우, 최대 심박수의 40% 정도에 해당하는 68회(분당)에서 70%의 118회(분당)로, 즉 68~118회(분당) 정도가 저·중 강도 운동 범위가 된다.

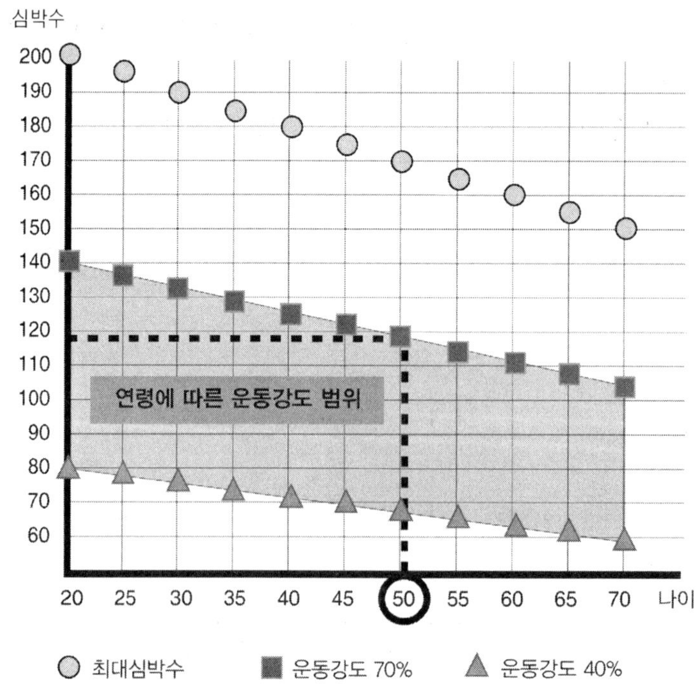

그림 11. 그래프에서 운동강도 알기

※ 최대 심박수란 개인이 1분 동안에 달성할 수 있는 최대의 심박수, 최대 심박수는 연령에 따라 달라지며, 연령이 증가할수록 최대 심박수는 감소한다.

※ 최대 심박수 구하는 공식은 220 - 나이 = 최대 심박수

예) 220 - 40(나이) = 180회(분)로 연령이 40세인 사람의 최대 심박수는 분당 180회로 추정한다.

[운동자각도(Ratings of Perceived Exertion)]

운동이 모든 사람에게 동일한 효과를 가져다주는 것은 아니다. 개인의 몸 상태에 따라서 운동이 제한되거나, 권장 운동방법이 다를 수 있다. 운동에 제한이 있는 질환이 동반된 경우 반드시 주치의로부터 운동 가능 여부 및 운동 강도와 운동시간, 운동종목 등을 권고 받아 안전하게 운동하는 것이 중요하다(가톨릭중앙의료원 건강칼럼, 가톨릭중앙의료원)

다음 운동자각도에 있는 7에서 17까지의 숫자나 한글 척도 중 자신이 얼마나 힘든 상태인지를 선택하면 된다. 운동 중 수시로 운동자각도 표를 이용해서 11～13 사이가 벗어나지 않도록 강도를 조절하며 운동을 한다.

표 2. 운동자각도(Ratings of Perceived Exertion)

범 주	수 준
7	매우 편하다
9	약간 편하다
11	편하다
13	약간 힘들다
15	힘들다
17	매우 힘들다

(2) 장(腸)과 뇌(腦)를 건강하게 하기

몸의 면역력을 강화하려면 장과 뇌를 건강하게 하는 것이 중요하다. 우리 몸의 면역은 **장이 70%, 뇌가 30%**를 담당하고 있다. 실제 면역세포의 약 70%가 장에 분포하고, 이는 뇌의 지배를 받는 경우가 많기 때문이다. 한국자연의학종합연구원 이시형 원장도 저서(면역이 암을 이긴다)에서 장내 환경에 따라 면역력이 크게 좌우

된다고 설명했다. 구체적으로 장내 점막은 미생물이나 미생물의 부산물, 독소 등이 혈류로 유입되는 것을 막는다. 차움 면역증강센터 김종석 센터장은 장에 염증이 생기면 치밀하게 결합되어 있던 점막세포 간격이 느슨해지면서 그 사이로 독소 등이 들어올 수 있으며, 그로 인해 다양한 전신질환이 생길 위험이 커진다고 했다.

장내에는 100조 개 이상의 균이 살고 있다. 이 균들은 장에 유익한 유익균과 유해한 유해균으로 때에 따라서는 유익균도 유해균도 될 수 있는 중간균으로 구성되어 있다. 그 중 대표적인 유익균인 유산균을 늘리는 게 도움이 된다. 유산균은 T림프구와 B림프구를 자극해 이들의 활동력을 강화한다. 변비를 오래 놔두면 대장 건강이 악화되면서 몸 전반의 면역력이 떨어질 수 있다. 변비가 있다면 이를 대수롭게 생각하지 말고 해결책을 찾아야 한다.

과도한 정신적 스트레스를 줄여 뇌 건강을 유지하는 것도 중요하다. 뇌에서 발생하는 정보는 자율신경을 통해 장관점막에 있는 신경세포에 모두 전달된다. 뇌가 불안, 초조, 압박감 등의 스트레스를 느끼면 곧 변비나 복통, 설사로 이어지는 것이 이와 관련 있다. 따라서 뇌가 스트레스를 받으면 장의 컨디션이 나빠지고, 이는 곧 면역력 저하로 이어진다. 실제 스트레스가 장점막의 투과성을 높이는 등 장점막의 방어벽 기능을 떨어뜨린다는 연구결과도 있다.

스트레스는 코르티솔을 분비시키는데, 코르티솔은 림프구나 NK세포, 대식세포 수를 줄인다고 알려졌다. 경희대병원 정신건강의학과 백종우 교수는 극심한 스트레스를 오래 겪은 사람들은 실제 감기 같은 감염성 질환에도 자주 걸리고 건강이 전반적으로 악화되는 경우가 많다고 했다. 스트레스로 인해 잠을 잘 못 자고, 식욕이 떨어져 음식을 많이 먹지 않는 등 생활리듬이 깨지는 것도 면역력 저하를 유발할 수 있다.

[유익균 늘리는 법]

•유익균이 많이 든 발효식품을 섭취한다. 김치, 된장, 청국장이 대표적이다.
•곡류, 채소류 등의 식이섬유가 풍부한 식품을 섭취한다.
•유산균 제품을 직접 섭취한다. 단, 장까지 도달하는 제품인지 확인한다.
•햄, 소시지 등의 가공육 섭취를 줄인다.

(3) 충분한 수면

충분한 수면시간과 숙면을 취하려면 자고 깨는 생체시계의 리듬을 깨뜨리지 않도록 하여야 하는데 특히 낮 시간대에 신체활동을 활발하게 하여야 한다. 농경시대

낮에는 밭에서 일하면서 시간을 보냈고 해가지면 집에 돌아와 저녁 밥상을 물리치기 바쁘게 잠에 곯아떨어지곤 했다. 낮과 밤 생체시계에 따라서 활동하는 것이다. 수면은 평소 6~8시간 정도로 충분히 취하고, 규칙적으로 자고 일어나면 면역력이 증강된다. 특히 저녁 11시부터 새벽 3시까지는 가장 깊은 잠을 자는 시기이므로 이 시간에는 반드시 잠자리에 드는 것이 좋다. 이 때 면역력을 강화시키는 호르몬인 멜라토닌이 분비가 최고조에 이른다.

수면 중에는 부교감신경이 작용하여 교감신경에 의해 낮 동안 쌓인 몸의 긴장이 풀어진다. 그로써 면역세포인 T세포나 NK세포의 기능이 활발해져 면역력이 높아진다. 불규칙한 생활습관이나 수면시간의 잦은 변화로 신체리듬이 깨지면 면역력이 떨어지기 때문에 규칙적인 생활 습관이 중요하다. 먹고 자는 시간이 들쭉날쭉하면 신체리듬이 깨지기 쉬워 면역력을 약화시킬 수 있으며, 반대로 매일 일정한 시간에 먹고 자는 것만 유지해도 면역력은 떨어지지 않는다고 한다.

(4) 스트레스 해소

지나친 스트레스는 면역력을 떨어뜨린다. 스트레스는 기분 나쁘게 하는 자극에 적응하기 위한 우리 몸의 종합 반응이다. 주로 시상하부 → 뇌하수체 → 부신으로 이어지는 축과, 교감신경계, 면역계가 관여한다. 이 과정에서 염증반응을 일으키는데 주요 스트레스 호르몬인 노르아드레날린, 아드레날린, 코티졸 등을 분비된다. 현대 사회의 심리사회적 갈등과 같은 만성적 스트레스는 스트레스 반응을 장기간 과도하게 활성화시켜 여러 가지 건강 문제를 유발시킬 수 있다.

이미 스트레스가 우울증, 불안장애와 같은 정신과 질환의 중요한 원인임이 잘 알려져 있다. 그 외에 심혈관계 질환, 감염성 질환, 암, 자가 면역 질환과의 광범위한 연관성이 있다는 것도 보고되고 있다. 자주 웃고, 긍정적으로 생각하고, 취미생활에 몰입하는 등 생활습관은 스트레스에서 벗어날 수 있다. 또한 삶을 긍정적으로 보고, 사회적으로 좋은 인간관계를 유지하는 한편, 숙면과 운동을 통해 좋은 기분을 유지하고, 숲속을 걸으며 자연을 음미하고 명상하며 긴장을 푸는 것도 면역력 강화에 도움이 된다.

미국 매사추세츠대 공과대(MIT) 신경회로유전학 센터와 일본 이화학연구소 뇌과학종합연구센터 소장을 겸임하고 있는 도네가와 스스무(利根川進)의 연구팀은 생쥐 실험을 통해서 과거 즐거운 기억을 떠올리면 스트레스로 인한 불안, 우울증이 개선될 수 있다는 연구결과를 발표했다. 이 같은 실험결과를 과학저널 네이처(Nature)에 게재했다(2015. 6)

연구팀은 광(光)유전학 기술을 이용해 생쥐의 뇌에 빛을 쪼이면 뇌세포가 활성화되도록 쥐의 유전자를 조작했다. 먼저 수컷 생쥐와 암컷 생쥐를 함께 생활하게 하면서「즐거운 기억」을 만들게 했다. 그런 다음 쥐를 암컷과 떼어 다른 우리에 가둔 뒤 10일 동안 꼼짝 못하게 하는 등 스트레스를 줬다. 스트레스를 받은 생쥐는 외부 자극에 대한 반응이 눈에 띄게 줄어들었다. 꼬리를 잡아들어 올리거나 설탕을 줘도 반응하지 않는 등 우울증 증세를 보였다. 사람이 불안과 우울증을 겪을 때 보이는 증세와 비슷했다. 그 후 연구팀이 행복한 기억을 저장한 뇌세포에 빛을 쪼이는 자극을 5일 연속 실시했다. 그러자 생쥐가 다시 싫어하는 자극에 저항하거나 설탕물 등을 반기는 등 스트레스로 인한 이상 증세가 없어졌다.

이번 연구를 진행한 도네가와 교수팀은 지난 2012년 네이처에 발표한 논문에서 공포기억을 지니고 있는 엔그램을 해마에서 찾았다는 연구결과를 발표해 주목을 받았다. 스트레스는 면역 기능을 떨어뜨리는 가장 위험한 요소이므로 스트레스에 억매이지 말고 웃고 긍정적인 마인드를 갖으며 즐겁게 생활하도록 노력하는 것이 중요하다. 마음의 여유를 갖고 생활하며 긍정적인 눈으로 세상을 바라보는 것도 스트레스를 지우고 면역력을 높이는 훌륭한 면역력 강화제다. 특히 웃음은 뺨 등 얼굴 근육을 움직이며 즐거운 생각을 촉발한다. 이 순간 스트레스는 줄어들고 면역력은 증강된다.

(5) 위생 상태

메르스와 같은 감염병은 예방백신과 치료약이 없기 때문에 감기, 독감 등이 유행할 때와 마찬가지로 감염자와 긴밀하게 접촉하는 것을 피하고 개인위생을 철저히 하는 것이 중요하다. 미국 질병예방관리센터(CDC)는 손 씻기를 가장 강력한 예방법으로 추천했다. 손만 제대로 씻어도 감염질환의 60%는 예방할 수 있다. 손에 물만 묻히는 수준이 안이라 비누를 사용해서 구석구석 씻어야 한다. 손가락을 깍지 끼듯이 문질러서 손가락 사이를 씻고, 손톱 끝을 다른 손의 손바닥에 대고 문질러 씻는다. 기침할 때는 입을 가리고 하는 개인의 위생 관리를 철저히 하는 습관을 들여야 한다. 면역력을 떨어뜨리는 상황에 노출되는 것을 막기 위해서다.

(6) 많이 웃어라

많이 웃으면 병원체를 죽이는 백혈구가 증가하고 면역기능을 떨어뜨리는 코르티솔호르몬 분비가 감소된다. 웃음이 암세포를 제거하는 데 효과적인 NK세포를 활성화시킨다는 연구결과도 있다. 미국 인디애나주 메모리얼병원 연구팀은 15초 동안 크게 웃기만 해도 엔돌핀과 면역세포를 활성화시켜 수명이 이틀 연장된다는 논문을 발표했다. 일본 오사카대학 대학원 신경기능학팀은 웃으면 바이러스에 대한 저항력이 향상되며, 세포조직 증식에도 도움이 된다는 연구결과를 내놨다. 웃는 것이 건강에 좋다는 것은 알아도 늘 웃으며 생활하기가 쉽지 않다. 따라서 웃는 것도 연습이 필요하다. 뇌는 거짓 웃음도 진짜 웃음과 비슷하게 인지한다. 억지웃음으로도 진짜 웃음으로 얻는 건강효과의 90%는 체험할 수 있다. 단순한 미소 짓기보다는 껄껄 소리 내며 웃는 것이 효과적이다.

(7) 체온 유지하기

체온이 1℃ 떨어지면 면역력이 30% 떨어진다는 보고가 있다. 하지만 체온이 36.5℃를 밑도는 저체온인 경우 혈관이 수축하면서 혈액순환이 원활하지 않고, 몸이 저산소 상태가 된다. 이는 암을 유발하기 좋은 환경을 만들기도 한다.

[체온 올리는 법]

- 운동량을 늘린다. 근육을 쓰면 열이 생산된다.
- 스트레스를 줄인다.
- 술과 담배를 끊는다.
- 족욕, 반신욕을 한다.
- 옷을 따뜻하게 입고 따뜻한 물이나 차를 자주 마신다.

5.3 면역력 증강을 위한 식생활

좋은 영양소가 함유된 음식은 감염이나 질병, 알레르기 등에 대항하는 힘을 높여준다. 좋은 밥상은 면역 기관이 제 기능을 발휘하도록 해주는 비타민 C, 비타민 A, 비타민 B군, 비타민 E, 미네랄, 단백질 등이 풍부한 식품으로 차려진 밥상이다. 면역 기관과 세포의 건강을 유지하고 균형을 맞추기 위해서는 필요한 영양성분이 풍부한 다양한 음식을 먹는 것이 중요하다.

대표적인 영양식품으로는 바이러스의 증식을 억제하는 인터페론의 생성을 촉진하는 비타민 C가 많은 **감귤류 과일, 토마토, 풋고추, 딸기, 레몬, 피망, 키위, 구아바, 유자, 파프리카, 양배추**와 면역세포를 활성화 시키는 베타글루칸이 많이 함유되어 있는 **버섯**, 몸의 저항력을 높여 암을 예방하는 **수수, 보리, 율무, 기장, 메밀** 등의 식품이다. 비타민 A는 점막을 구성하고 유지하는데 필수적인 요소로써 특히 호흡기 점막을 튼튼하게 해주는 역할을 하는데 **고구마, 당근, 시금치, 케일, 호박,**

말린 살구나 붉은 고추에 가장 많이 포함되어 있다. 비타민 E도 면역을 높여 주는데, 비타민 E가 많이 들어 있는 식품으로는 **아몬드, 해바라기씨, 아보카도, 호두** 등이 있다.

섬유질과 각종 비타민이 풍부하게 들어있는 녹황색 야채는 우리 몸의 신진대사를 원활하게 해준다. 또한 단백질 음식들에 다량 포함된 아연은 호흡기계 감염과 설사에 도움이 되며 노인에서 세포성 면역을 증진시킨다는 연구결과들이 다수 발표된바 있다.

철분 · 아연 · 셀레늄은 우리 몸의 면역체계에 관계하는 단백질 생성에 중요한 무기물이므로 충분히 보충해주면 좋다고 했다. 관련식품으로는 굴, 소고기, 돼지고기, 장어, 계란, 완두콩, 대두, 현미, 귀리, 호박씨, 마늘, 양파, 생강, 버섯, 달걀, 도미, 참치, 새우, 동물의 간, 견과류 등에 풍부하다.

엽록소도 면역기능 증진에 도움을 주는 영양소다. 이는 주로 녹색 식물의 잎 속에 들어 있는 화합물이다. 엽록소는 체내 면역 세포의 수치를 늘려주고, 면역 기능이 원활하게 작용하도록 돕는 역할을 한다. 엽록소가 많이 들어 있는 채소는 시금치가 대표적이다. 우리가 쉽게 접할 수 있는 대표적인 발효식품(프로바이오틱스)인 요구르트, 김치 및 된장과 청국장 등은 장내 유익균의 생성을 증강시키기 때문에 면역력 강화에 도움을 준다.

버섯은 전문가들이 추천하는 면역증강 식품이다. 버섯에 풍부한 식이섬유이자 다당류인 베타글루칸은 면역력을 강화시키는 성분이다. 베타글루칸은 외부에서 바이러스 등 병원체가 들어왔을 때 이를 잡아먹는 대식(大食)세포를 활성화 시킨다. 식품의약품안전처는 버섯에서 분리된 생리활성물질 AHCC를 면역력 증강 성분으로 공식 인정했다. AHCC는 표고버섯 등 다양한 버섯에 함유된 물질로 주성분은 베타글루칸이다. 베타글루칸을 쥐에게 먹였더니 장관(腸管) 주위에 면역세포인 림프세포의 수가 순식간에 늘어나는 것이 확인됐다. AHCC가 계절성 독감 감염에 의한 사망률을 낮추고 체내에 들어온 독감 바이러스를 더 신속하게 없앤다는 동물실험 결과도 있다(영양학 저널, 2006년 136권).

표고버섯은 감기 완화를 돕는다. 메르스도 일종의 독한 감기다. 민간요법에선 감기 증세가 본격적으로 나타나기 전에 오한이 나면서 몸에서 열이 나면 말린 표고 8개(15g)에 물 3컵을 붓고 반으로 줄 때까지 약한 불로 달여서 하루 3번 복용할 것을 권한다. 목에 통증이 있을 때는 소금과 함께 달여 마시라고 추천한다. 상황버섯도 몸의 면역력을 높여준다. 1993년 세계육상선수권대회에서 세계를 놀라게 한 중국 마(馬)군단이 애용한 동충하초에도 코디세핀이란 면역력 증강 성분이 들어있다.

그러나 감기 초기 환자나 몸에 열이 많은 사람은 함부로 먹으면 안 된다. 그 외 잡채, 탕수육에 주로 들어가는 목이버섯엔 면역력을 높여주는 비타민 D가 풍부하다.

인삼, 홍삼도 식약처가 면역력 강화 효과를 인정한 건강기능식품이다. 하지만 인삼, 홍삼이 메르스 감염 위험을 낮췄다는 연구 결과는 아직 없다. 따라서 홍삼이 메르스 예방·치료를 돕는다고 광고하면 허위, 과대광고에 해당한다. 인삼, 홍삼이 면역력 증강에 유효하다는 사실을 뒷받침하는 연구논문은 여럿 있다. 면역력이 약한 미국인 300여 명에게 4개월 동안 인삼 추출물을 400mg씩 매일 먹게 했더니 감기에 걸리는 횟수가 줄고 감염되더라도 증상이 상대적으로 가벼웠다고 한다(CMAJ 2005년 173권). 면역력 증강을 바란다면 인삼이나 홍삼을 하루 0.5～5g(분말 기준)은 섭취해야 한다.

식약처가 인정한 면역력 증강 식품 중엔 알로에 겔도 포함되어 있다. 알로에 겔은 알로에베라(알로에의 한 종류) 잎에서 얻은 성분이다. 국내에서 성인 102명(평균 30세)에게 알로에베라 겔 분말을 매일 1.2g, 2.4g씩 제공한 연구에서 긍정적인 결과가 나왔다. 8주 뒤 NK(자연살해)세포 등 면역 관련 세포의 활성이 눈에 띄게 높아졌다(2005년). 면역력 증진을 위해 알로에 겔을 섭취한다면 하루 적정 섭취량은 1,2～2.4g이다.

주의할 점도 있다. 알로에를 장기간 과다 섭취하면 위장관의 경련, 통증, 혈뇨, 장(腸)운동 둔화 등의 부작용이 생길 수 있다. 알로에 섭취 뒤 배변에 애로가 생긴다면 알로에 겔로 바꾸는 것이 방법이다. 임신부, 수유부, 어린이가 섭취할 때는 반드시 주치의에 사전에 알려야 한다.

녹황색 채소도 면역력을 높이는 데 효과적이다. 채소에 풍부한 비타민 A, C, E가 체내에 쌓인 유해(활성)산소를 없애고 면역력을 높여준다. 비타민 A가 결핍된 사람은 감염성 질환, 특히 바이러스성 질환에 잘 걸린다. 또한 바이러스에 감염된 사람의 혈액에선 비타민 A 농도가 크게 낮아지는 것으로 밝혀졌다. 비타민 A는 동물의 간, 당근, 쑥갓, 신선초, 호박, 고구마 등에 풍부하다. 비타민 E는 특히 노인의 면역력을 높이는 데 효과적이다. 호두, 아몬드 등 견과류, 해바라기씨 기름, 콩기름 등 식물성 식용유에 풍부하다.

면역력을 높이는 영양소로 비타민 D를 빼놓을 수 없다. 비타민 D는 햇볕을 쬐면 체내에서 생성되는 선샤인 비타민이다. 비타민 D의 약 90%를 제공한다. 햇볕만 충분히 쬐면 굳이 식품으로 비타민 D를 섭취할 필요가 없다. 하루 20분 씩 햇볕을 쬔다. 미국 메사추세츠병원 연구팀에서는 비타민 D의 혈중 농도가 낮을수록 신종플루 바이러스 등에 노출된 경우 실제 질병으로 이어질 가능성이 높다고 밝혀 비타민과 면역체계의 연관성을 입증해냈다. 비타민 D가 든 식품으로는. 정어리, 연어, 고등어와 같은 등푸른생선, 비타민 D가 강화된 우유, 주스, 시리얼 등이 좋다. 식물성 식품 중에선 목이버섯, 표고버섯 등에 풍부하다. 표고버섯에 든 에르고스테롤은 햇볕을 받으면 비타민 D로 변한다.

단백질 섭취도 소홀히 해선 안 된다. 외부의 병원체에 대항하는 항체(면역물질)의 주성분이 단백질이기 때문이다. 단백질 섭취가 부족한 어린이는 호흡기, 소화기 질병에 더 잘 걸린다. 쇠고기, 돼지고기, 생선 등 동물성 단백질과 콩 등 식물성 단백질의 섭취를 늘려야 한다. 한방에서는 황기, 포도, 산딸기(복분자), 마(산약), 산수유, 오미자 등을 면역 증강에 유익한 식품으로 꼽는다. 황기는 바이러스 감염 예방에 유효한 것으로 알려져 있으며, 면역 증강 물질은 뿌리에 든 다당류다. 음식을 골고루 먹는 것도 면역력을 높이는 데 효과적이고, 물을 하루 2ℓ 가량 마시는 것도 유효하다.

전문가들은 어떤 특정 음식이 면역력 강화에 좋다고 많이 섭취하기 보다는 골고루 충분히 영양분을 섭취하는 것이 기본적으로 중요하다고 한다. 식품을 골고루, 규칙적으로, 그리고 적정량을 섭취하는 것이 중요하고 부족한 영양소를 채워, 영양결핍을 막아야 면역력을 유지할 수 있다.

5.4 면역력 증강에 좋은 식품

① **홍 삼 :** 국내외 5천여 건의 임상시험과 논문 등을 통해 과학적으로 입증 되었다. 일본 가네코 심장병원 가네코 박사 연구팀은 병원에 근무하는 건강한 직원을 두 그룹으로 나눈 뒤, 한쪽에는 홍삼을, 다른 한쪽에는 가짜 약을 두 달간 복용시키는 실험을 했다. 그 결과, 가짜 약 복용 그룹의 독감 발병률은 73.3%에 달했으나, 홍삼 복용 그룹에선 28.6%였다고 했다.

② **요구르트 :** 요구르트의 유산균은 유익균으로, 다른 병균들이 장을 손상시키지 못하도록 보호하는 역할을 한다. 오스트리아 빈 대학의 연구팀은 하루에 200g의 요구르트를 먹는 것으로 알약을 복용하는 것과 맞먹는 면역력 강화에 효과를 얻을 수 있다고 발표한 바 있다. 또한 스웨덴의 공장 노동자 181명을 대상으로 80일간 연구한 결과, 매일 일정한 양의 유산균을 섭취한 노동자들은 그러지 않은 노동자들보다 병에 걸릴 확률이 33% 낮았다.

③ **귀리와 보리 :** 노르웨이에서 진행되었던 연구에 의하면 귀리와 보리는 흔히 면역력을 높여주는 꽃으로 알려진 에키네이셔보다 효과가 좋은 것으로 알려졌

다. 동물들도 귀리와 보리를 지속적으로 섭취할 경우 독감에 걸릴 확률이 낮아진다. 사람의 경우, 면역력이 높아지고, 상처의 회복이 빨라진다.

④ **마 늘 :** 마늘의 대표적인 성분은 알리신이다. 영국의 연구자들이 146명에게 12주간 실험한 결과, 마늘을 지속적으로 먹은 사람들이 감기에 걸릴 확률을 그렇지 않은 사람들보다 2/3 더 낮았다. 다른 연구들에 의하면, 마늘을 일주일에 6쪽 이상 먹은 사람들은 위암에 걸릴 확률이 50% 낮았으며, 직장암에 걸릴 확률은 30% 낮았다고 한다.

⑤ **차 :** 하버드 대학에서 진행한 한 연구에서 2주간 매일 5컵의 홍차를 마신 사람들은 그렇지 않은 사람들보다 바이러스에 대한 면역력이 10배 더 높았다. 이러한 면역력 강화효과를 내는 L-테아닌은 홍차와 녹차 모두 함유하고 있다.

⑥ **고구마 :** 피부는 면역체계의 일부가 아니라고 생각할지도 모르지만 피부는 박테리아 · 바이러스 등의 유해물질로부터 몸 전체를 보호해주는 매우 중요한 기관이다. 피부 건강을 유지하기 위해서는 비타민 A가 필요하다. 비타민 A를 얻는 가장 좋은 방법 중 하나는 베타-카로틴을 함유하고 있는 고구마와 같은 음식을 먹는 것이다.

⑦ **버 섯 :** 버섯(표고)은 백혈구 생산을 증진시키고 활발하게 작용하도록 돕는다. 이는 바이러스 감염에 강력하게 대응하는 힘을 주어 면역력을 높이는 좋은 방법이 된다. 동의보감에 기운을 돋우고 식욕을 증진시켜 위장을 튼튼하게 해준다고 기록되어 있는 버섯은 콜레스테롤을 낮춰주고 비만, 변비를 막아주며 암을 예방하는 웰빙 · 장수 식품으로 각광을 받고 있다. 이 같은 효능은 버섯에는 베타글루칸이 있는데, 우리 몸의 콜레스테롤을 낮추고 항암효과에 탁월하다. 또한 버섯은 90% 이상이 수분이고, 식이섬유가 풍부해 만병의 근원이라는 변비 예방 및 치료에도 탁월하다.

⑧ **단호박 :** 호박에 풍부한 베타카로틴은 체내로 들어오면 비타민 A로 바뀌 유해 산소를 없애는 항산화성분으로 노화를 억제하고 암 · 심장병 · 뇌졸중 등 성인병을 예방한다. 또한 체내 신경조직을 강화해주어 각종 업무로 쌓인 스트레스와 불면증을 해소하는 데 효과적이다.

⑨ **사 과 :** 사과는 칼륨 · 비타민 C · 유기산 · 펙틴 · 플라보노이드 등이 풍부하게 들어있다. 특히 사과에 포함된 칼륨은 소금 성분인 나트륨을 몸 밖으로 배출하기 때문에 고혈압 환자에게도 좋다. 또한 사과에 풍부한 유기산은 피로를

풀어주는 동시에 면역력을 증강시켜 주고, 식이섬유의 일종인 펙틴은 혈중 콜레스테롤과 혈당을 낮춰주며, 플라보노이드 성분은 동맥에 찌꺼기가 쌓이는 것을 막아주어 심장병 등과 같은 혈관질환과 암 예방에 이로운 것으로 알려져 있다.

⑩ **감** : 「잎이 무성한 감나무 밑에 서 있기만 해도 건강하다」라는 말이 있을 정도로 포도당과 과당이 많이 들어있어 먹으면 금세 힘이 나고, 피로가 풀리는 과일이다. 피부미용과 감기 예방에 좋은 비타민 C와 A, B까지 모두 갖고 있다. 감잎에도 비타민 C와 폴리페놀이 풍부해 항산화 효과를 내기 때문에 고혈압, 심장병, 동맥경화증을 예방할 수 있다고 한다. 단, 변비・빈혈・저혈압이 있는 사람이나 임신부는 감의 타닌 성분이 지닌 수렴효과로 인해 철분과 결합해 체외로 함께 빠져나갈 수 있기 때문에 주의해야 한다.

⑪ **고등어** : 등푸른생선 고등어는 단백질과 필수 지방산인 오메가-3이 풍부하다. 고등어구이 한 토막(100g)에는 4.7g으로 권장량(남자 2.7g, 여자 2.1g)의 2배 정도 되는 양이다(식품의약품안전처 자료). 혈액순환을 향상시켜 노화를 늦추고, 면역력을 향상시켜준다고 한다. 뿐만 아니라 DHA 성분이 풍부하게 함유되어 있어 뇌세포를 성장, 발달시켜 주어 두뇌회전을 원활하게 해주기 때문에 기억력과 학습능력 향상에 도움을 준다.

⑫ **당 근** : 당근에는 오렌지색 색소이자 카로틴의 일종인 베타-카로틴이 있다. 베타-카로틴은 몸 안에 들어가 비타민 A로 바뀌는데 비타민 C・E와 함께 3대 항산화 비타민이다. 이것은 체내에서 유해산소를 없애주는 것 외에도 노화 억제와 면역력 증강, 암 예방에 효과적이다.

⑬ **무** : 무에는 식이섬유, 비타민 C, 엽산, 칼슘과 칼륨 등이 풍부하다. 특히 잎에 많다. 무는 음식의 소화를 돕는 다양한 소화효소가 들어있어 위통증과 위궤양을 예방・개선하는 효과가 있으며, 풍부한 비타민 C가 아세트알데히드의 분해를 도와 숙취해소에도 탁월하다. 뿐만 아니라 아이소사이오사이아네이트라는 항암성분은 우리 몸의 면역력을 증강시켜 준다고 한다.

6. 운동과 건강

운동은 건강의 3대 핵심(식품, 운동, 스트레스) 중 하나다. 규칙적이고 지속적으로 하는 운동은 모든 질병의 예방뿐만 아니라 치료에도 도움이 된다. 따라서 운동을 하면 병 없이 건강하게 지낼 수 있다. 세계보건기구(WHO)에서 운동을 해야 하는 이유 10가지를 발표했다.

6.1 WHO 발표 운동을 해야 하는 이유

1. 조기 사망의 위험을 낮춘다.
2. 사망 원인 1/3 정도를 차지하는 심장질환이나 뇌졸중으로 인한 사망의 위험을 낮춘다.
3. 심장질환·대장암·당뇨병(2형)의 발생을 줄인다.
4. 고혈압을 예방하고 혈압을 감소시킨다.
5. 체중을 조절하는 데 도움을 주며, 비만을 예방한다.
6. 골다공증을 예방하고 감소시키며, 여성에게서 골반 골절의 위험을 줄인다.
7. 요통이 발생할 가능성을 낮추고 요통·무릎통증 등으로 인한 삶의 질 저하를 막아준다.
8. 건강한 뼈·근육·관절을 만들고 유지하는 데 도움을 준다.
9. 정신적인 안정감을 주고, 스트레스와 불안·우울증을 감소시킨다.
10. 위험한 행동을 예방하고 조절할 수 있게 한다. 담배·술과 그 외 다른 약물의 남용, 건강하지 못한 식습관이나 폭력 같은 행동을 예방하고 조절하는 데 도움을 준다.

미국스포츠의학회(ACSM)에서 정리한 규칙적인 운동의 이점에 따르면, 일단 심혈관기능과 호흡기능이 향상된다. 규칙적으로 운동하면 전반적인 체내 산소섭취량이 늘어나면서 분당 호흡 횟수가 줄어들고, 심근의 산소소비량도 줄어든다.

아주대병원 스포츠의학센터 이두형 교수는 꾸준히 운동하면 심장박출량이 늘어나면서 심박수에 영향을 받는 심근 산소소모량이 줄어든다며 평상시에는 물론 운동할 때도 심장의 부담을 줄여줄 수 있다고 했다. 운동은 혈관을 넓혀주는 기능을 하기 때문에 혈압이 높이 올라가지 않도록 하고, 골격근의 모세혈관 밀도가 증가한다. 그리고 혈액 내 젖산이 축적된다고 해도 운동으로 인해 역치(자극에 대한 세기)가 증가해 있는 상태라 크게 자극되거나 힘들지 않다. 그리고 콜레스테롤 중에서도 좋은 콜레스테롤인 HDL이 늘고, 중성지방이 감소한다.

전체적으로 체지방과 복부지방이 줄어든다. 또 운동은 체내 염증을 감소시키고, 당(糖) 성분에 대한 내성을 높인다. 이로 인해 각종 만성질환에 대한 1차 예방이 가능하고, 각종 암 발생을 주일 수 있다. 실제로 여러 메타 분석을 통해 운동을 하면 암이나 심혈관질환의 위험이 감소한다고 밝혀졌다.

미국국립노화연구소 신경학자인 헨리에테 반 프락 박사팀은 운동할 때 카텝신 B라는 단백질이 생성되는데, 이 단백질이 뇌의 뉴런 성장을 촉진하는 것으로 나타났다는 연구결과를 발표했다. 또한 중장년층에서 인지능력을 높이고, 치매를 예방하는 데 운동이 좋다는 연구도 있다.

호주 캔버라대학 연구팀의 학술지(영국스포츠의학) 발표에 따르면, 2016년까지 발표된 운동과 인지능력 간의 관계를 다룬 논문을 분석한 결과 운동은 실험 당시 참가자의 뇌 건강에 상관없이 50대 이상에서 인지능력을 증진하는 효과가 밝혀졌다. 연구팀은 총 39건의 출판 자료를 바탕으로 운동을 유산소운동, 근력운동, 유산소와 근력운동의 혼합, 요가, 태극권 등으로 나누었다. 그 결과 유산소운동은 전반적인 인지능력을, 근력 운동은 기억력, 작업 기억을 개선하는 데 도움을 줬다. 운동의 효과는 운동시간 1회당 45～60분, 운동 강도 중간～강한 강도로 운동할 때 가장 컸다.

6.2 운동과 에너지 소비량

운동 시 시간당 에너지 소비량이 가장 많은 것은 뛰지는 않되 가능한 한 가장 빨리 걷기였다. 시간당 5.8～9.1 kcal/kg(체중)이 소모되어 트레드밀에서 시속 5.6km 속도로 걸을 때보다 에너지가 더 많이 사용되는 것으로 나타났다. 에너지 소비량이 가장 적은 운동법은 친구와 대화하듯 천천히 걷기였다. 친구와 대화하듯이 천천히 걷기의 시간당 에너지 소비량은 2.8～4.4 kcal/kg이었고, 깜빡이는 신호등을 보고 건너듯 조금 빠르게 걷기의 시간당 에너지 소비량은 3.6～5.7 kcal/kg이었다.

- 빨리 걷기 : 시간당 5.8～9.1 kcal/kg(체중)
- 조금 빠르게 걷기 : 시간당 3.6～5.7 kcal/kg(체중)
- 천천히 걷기 : 시간당 2.8～4.4 kcal/kg(체중)
- 30분간 운동했을 때의 칼로리 소모량(소모량은 체중에 따라 ±10 정도 다를 수 있다) 스쿼시 360 kcal, 수영·달리기 240 kcal, 빨리 걷기 210 kcal, 등산 180 kcal, 줄넘기 142 kcal, 계단오르기 130kcal, 자전거 타기 120 kcal, 스트레칭 120 kcal,(체중 54kg)

6.3 몸, 피로의 원인과 해소방법

피로감이 심하면 일상생활에 어려움을 겪고, 피로가 해소되지 않고 계속 유지되면 정도가 심해지면서 병이 되기도 한다. 피로가 생기는 이유는 무엇이고, 이를 완화하려면 어떻게 해야 할까를 알아본다.

피로는 우리 몸의 에너지를 만들어내는 미토콘드리아의 대사에 문제가 생겼을 때 나타난다. 미토콘드리아는 우리 몸 세포내 소기관으로 포도당을 이용해서 에너지를 만든다. 세포 하나당 평균 200개가 있고, 몸 전체에 약 1경(1000조의 10배)개가 있다고 알려졌다. 미토콘드리아는 혈액 속 포도당을 에너지원(ATP)으로 만든다. 그런데 ATP를 충분히 만들려면 산소가 필요하다. 산소가 미토콘드리아에 충분히 전달되지 않으면 에너지 생성량이 20분의 1로 줄고, 부산물로 통증 유발 물질인 젖산도 생성된다. 결과적으로 에너지가 줄어 피로감이 심해질 뿐 아니라, 젖산 때문에 몸이 욱신대기도 한다.

[미토콘드리아의 에너지 대사에 영향을 미치는 원인]

① **스트레스 :** 스트레스를 받으면 몸을 흥분시키는 호르몬(코르티솔)이 분비되면서 혈압이 높아지고 호흡이 빨라지며, 에너지 소비량이 급증한다. 이때 에너지 소비량을 충족시키기 위해 미토콘드리아에서 빨리 많은 에너지를 만들려면 산소가 충분해야 하는데 산소가 부족한 상태로 에너지를 만들어야 하기 때문에 에너지 생성량이 줄어든다.

② **갑상선 기능저하 :** 갑상선 기능이 저하되어 갑상선호르몬이 적게 만들어지는 질환이다. 갑상선호르몬이 부족해지면 몸의 대사가 둔해지면서 미토콘드리아의 대사마저 느려진다. 따라서 몸에 필요한 에너지가 제때 충분히 생성되지 못하는 것이다.

③ **빈 혈 :** 빈혈이 있으면 몸 곳곳에 산소가 전달되지 못한다. 그러면 미토콘드리아는 산소가 없는 상태에서 에너지원을 만들어야 하기 때문에 에너지 생성량이 부족해진다.

④ **비 만 :** 지방세포는 염증을 일으키는 물질(아디포카인)을 분비한다. 몸에 염증이 생기면 우리 몸의 면역체계가 활발히 움직여 산소가 많이 소비된다. 그 때문에 미토콘드리아는 산소를 충분히 공급받지 못해서 에너지를 충분히 만들지 못한다.

피로를 없애려면 정확한 원인을 찾아서 없애는 게 가장 중요하지만, 꾸준히 운동하는 것도 도움이 된다. 운동하면 미토콘드리아에 산소공급이 잘 이루어지고, 근육에서 마이오카인이라는 물질이 나오는데, 이는 몸속 염증 물질을 없앤다. 염증이 덜 생기면 염증과 싸우기 위한 에너지를 절약할 수 있어 피로도가 준다.

[피로 해소방법]

① **운 동 :** 운동은 1주일에 3~4번, 오전이나 오후에 한 시간씩 한다.

② **섭취식품 :** 포도, 라스베리, 크렌베리 등의 베리류를 자주 먹는 것도 도움이 된다. 베리류 안에 많은 레스베라트롤은 미토콘드리아의 기능을 활성화시킨다.

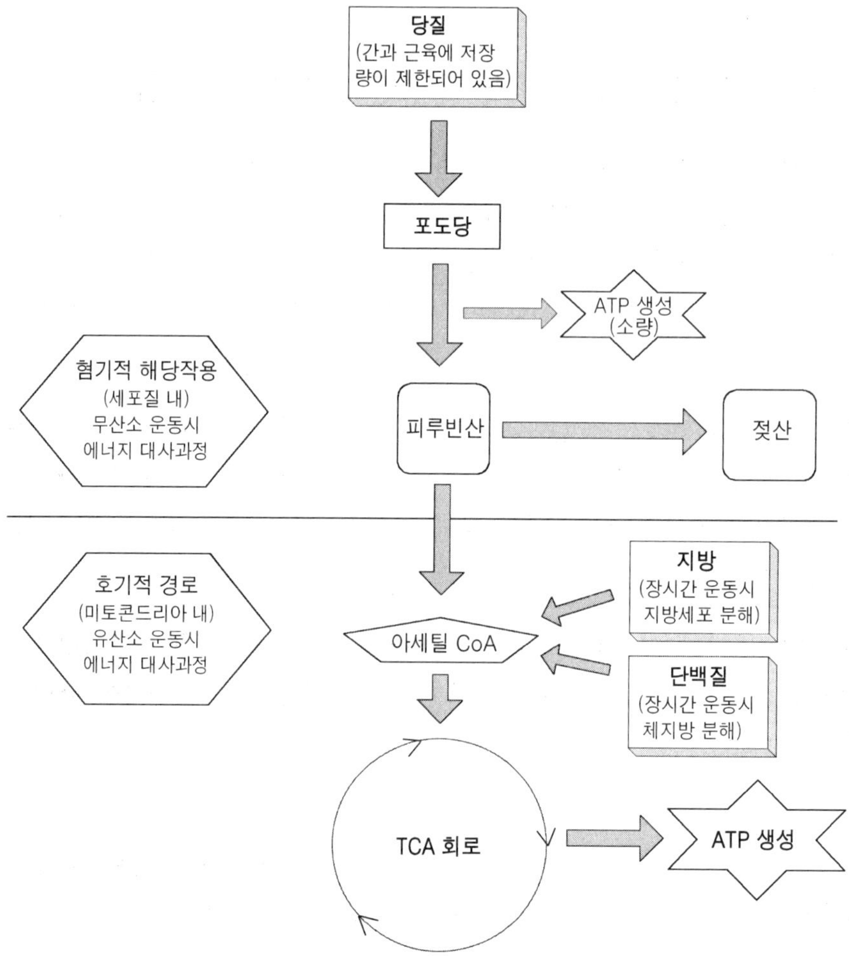

그림 12. 운동 시 소비되는 에너지 대사과정

6.4 운동과 암

운동이 몸에 좋다는 것은 논란의 여지가 없다. 암에 걸린 환자에게도 운동이 좋은가에 대해서 동물실험을 통해 운동이 암세포를 감소시키는 데 효과가 있다는 것을 입증했다. 덴마크 코펜하겐대의 페르닐 호지만 교수 연구진은 국제 학술지(2016) 셀 메타볼리즘에 발표한 논문에서 암에 걸린 생쥐에게 운동을 시키면 면역세포가 증가해서 암세포 성장을 억제하는 것으로 나타났다고 밝혔다. 연구진은 생쥐에게 피부암과 폐암, 간암 등을 유발시킨 다음에 쳇바퀴를 돌리게 했다. 생쥐를 하루 4～7km를 달리게 했더니 암세포가 새로 생기지 않고, 기존 암세포도 성장 속도가 60%까지 줄어드는 것으로 나타났다.

운동을 한 생쥐는 근육에서 스트레스에 반응하는 아드레날린 호르몬을 분비해서 면역 체계를 촉진하는 자연살해(NK) 세포를 암세포로 가도록 유도했다. 백혈구의 일종인 자연살해 세포는 암세포에 구멍을 내어 물과 염분을 집어넣어 세포를 팽창시켜서 죽이거나, DNA를 잘라내는 효소를 집어넣어서 세포를 수축시켜 죽였다. 운동을 하지 않은 생쥐에게도 아드레날린 호르몬을 주사하자 혈액에 자연살해 세포가 늘어났다. 하지만 운동을 해도 아드레날린이나 자연살해 세포가 차단된 생쥐는 암세포의 성장 속도에 변화가 없었다.

자연살해 세포는 일종의 최전방 방어라고 할 수 있다. 면역세포에는 B세포와 T세포도 있지만, 이들은 암세포가 들어왔는지 확인을 하고 난 다음 한참 후에 항체를 분비해서 암세포를 무력화한다. 이에 비해 자연살해 세포는 암세포를 바로 공격한다. 자연살해 세포는 최전방 부대이고, B세포와 T세포는 후방 부대인 셈이다. 자연살해 세포는 B세포와 T세포의 공격을 유도하는 신호도 보낸다. 연구진은 최전방 부대에 적군 위치를 알리는 정찰병도 찾아냈다. 아드레날린 호르몬이 증가하면 혈액에서 인터루킨-6 단백질도 늘어났다. 인터루킨-6은 염증을 유발하는 단백질로, 자연살해 세포를 암세포로 유도하는 것으로 나타났다(출처, 조선닷컴. 2016. 2. 17)

7. 스트레스(Stress)

우리나라 사람들이 자주 사용하는 외래어 중 1위가 스트레스(stress)라고 한다. 현대를 살아가는 대부분의 사람들은 스트레스라는 말을 입에 달고 산다. 스트레스를 관리하고 나아가 자신을 위해 적절히 이용하기 위해서는 먼저 스트레스를 이해하여야 한다.

7.1 스트레스 개념 · 생리적 변화 · 질병 유발

스트레스란 「팽팽하게 죄다」라는 뜻을 가진 라틴어의 스트링거(stringer)라는 말에서 유래된 물리학 용어다. 어떤 물체에 외부적인 힘을 가하면 스트레인이라는 변화가 생기는데, 그에 대하여 평형상태를 유지하기 위해서 내부 상호 간에 발생하는 힘을 스트레스라 한다. 스트레스라는 용어가 처음 학문적으로 사용되기 시작한 곳은 물리학·공학 분야로 라틴어인 stringer(팽팽히 죄다 : 긴장)로부터 시작되었다. 미국의 생리학자 캐논(Canon)이 스트레스를 받았을 때 생존 수단으로 투쟁-도피 반응과 생리적 균형을 발표함으로써 스트레스 개념을 개략적으로 의학계에 처음 소개하였다.

스트레스란 용어를 의학에 처음으로 적용시킨 사람은 캐나다의 내분비 학자 셀리(Selye)다. 그가 발표한 일반 적응증후군에서 어떠한 종류의 스트레스 요인이라도

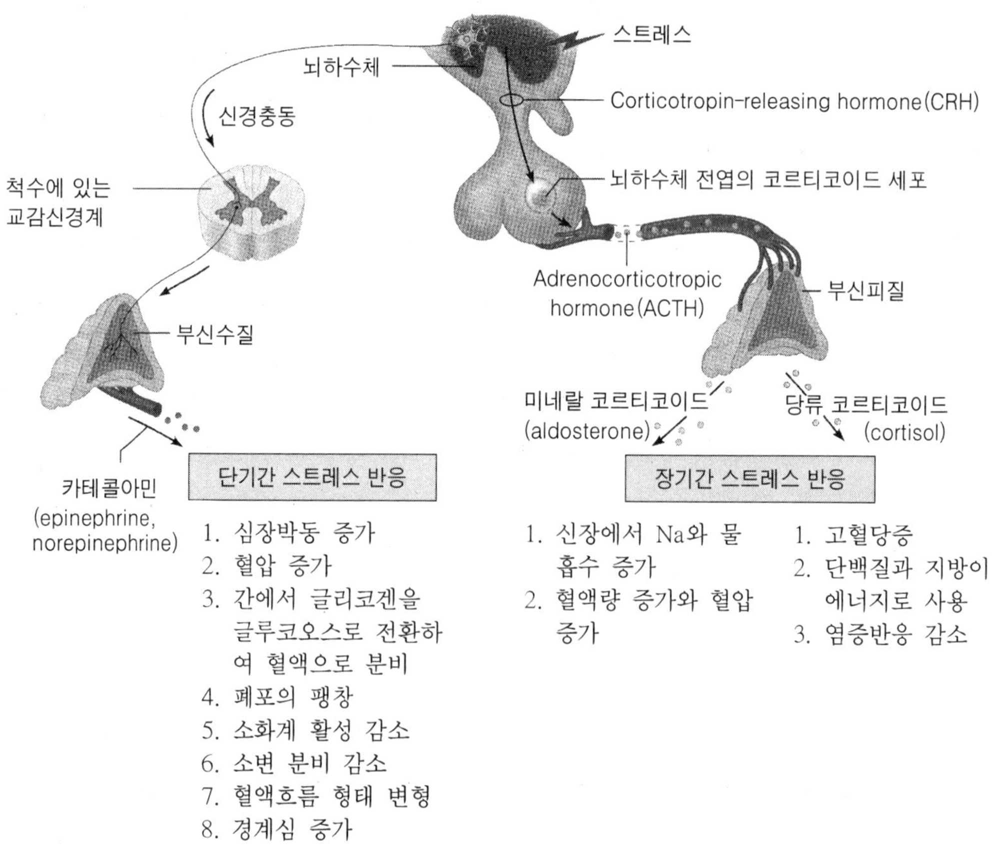

그림 13. 스트레스와 부신호르몬 분비 및 반응

그에 따른 신체 반응은 매우 유사하다는 점과, 이런 스트레스 요인이 오랫동안 지속되면 질병으로 발전할 수 있다는 점이다. 그는 스트레스를 좋은 스트레스(eustress)와 나쁜 스트레스(distress)로 나누었다. 당장에는 부담스럽더라도 적절히 대응하여 자신의 향후 삶이 더 나아질 수 있는 스트레스는 좋은 스트레스, 자신의 대처나 적응에도 불구하고 지속되는 스트레스는 불안이나 우울 등의 증상을 일으킬 수 있는 나쁜 스트레스라고 할 수 있다.

오늘날 보편적으로 스트레스라 함은 내・외계로부터의 갖가지 자극, 즉 스트레서(stresser)에 의해 일어나는 생체 내 기구의 변화를 스트레스라 한다. 즉 외력에 대해 대응력이 생기듯이 스트레서에 대해 체내에서 스트레잉이 생기는 상태를 스트레스라 하는데, 생체는 스트레스 상태가 될 경우 항상 일정한 비특이적인 양식으로 반응한다고 하며, 이 일련의 반응을 셀리(H. Selye)에는 범적응증후군(汎適應症候群, general adaptation syndrome, GAS)이라 이름 지었다.

이 스트레스 상태에 대한 GAS이 일어나는 원인에 관해서는 우선 교감신경이 긴장하여 부신수질 호르몬인 아드레날린 분비가 촉진되고 이것이 시상하부(視床下部) → 하수체전엽(下垂體前葉) → 부신피질계(副腎皮質系)를 자극해서 결과적으로 부신피질 호르몬의 분비를 촉진해 스트레스 상태를 완화시킨다고 생각되고 있다. 정식으로는 범적응증후군(汎適應症候群, general adaptation syndrome)이라고 한다. 이 학설에서 스트레스라는 말이 쓰여졌기 때문에 간단히 스트레스 학설이라고 한다. 그는 스트레스라 함은 생체에 가해지는 여러 상해・자극에 대하여 체내에서 일어나는 비특이적(非特異的)인 생물반응이며, 생체 내에 스트레스를 일으킬 수 있는 상해・자극을 스트레서(stressor)라고 정의하고 있다.

셀리에는 살아 있는 쥐를 대상으로 하여 스트레스에 대한 신체적・생리적 반응을 연구한 결과, 1946년에 스트레스가 질병을 일으키는 중요한 인자라고 발표했다. 동시에 스트레스가 당장에는 부담스럽더라도 적절히 대응하여 자신의 향후 삶에 긍정적으로 작용하는 스트레스 요인을 유스트레스, 부정적 영향을 미치는 반응을 디스트레스라고 정의하였다. 일반적으로 개체에 미치는 육체적, 정신적 자극을 전문용어로 스트레서라 하고, 이에 대하여 체내에서 일어나는 비특이적인 생물학적 반응을 스트레스라고 하지만, 개체에 가해지는 자극과 그에 대한 반응을 모두 스트레스라고 한다.

젤리에가 난소 및 태반의 추출액(抽出液)을 쥐에게 주사하여 일정기간 후에 해부했더니 부신(곁콩팥)이 비대해지고 흉선 ・림프계가 위축되었으며, 위・십이지장에 궤양(潰瘍)이 생겼다. 이 3가지 증세는 그 때까지 알려진 난소 호르몬으로는 일어나지 않았으므로 그는 새 호르몬의 발견이 아닌가 하고 희망을 가졌다. 그런데 연구를 계속한 결과 이 현상은 다른 장기의 추출액이나 화학물질인 포르말린을 주사해도 일어나고, 쥐를 추위나 더위에 내버려두거나, 회전바구니에 넣어 과로시켜도 같은 변화를 나타낸다는 것을 알게 되었다. 그는 이러한 여러 형의 상해・자극이 가해져도 생체 내에서는 같은 변화밖에 일어나지 않는 것은, 상해・자극의 차이에는 관계없이 같은 기전(機轉)에 의하여 병변(비특이적 생체반응)이 일어난다는 것을 상정(想定)하고, 이 기전으로 뇌하수체와 부신계의 호르몬이 관계하고 있음을 주장했다. 이것이 이 학설의 기본이 되는 것으로서, 종래의 질병의 병인론(病因論)에 대하여 한 새로운 문제를 제기했다.

그 때까지는 질병은 하나의 원인에 의하여 특정한 증세를 나타낸다고 생각하였다. 예컨대 티푸스균의 감염에 의하여 장티푸스가 발병된다고 하는 관계이다. 그러나 이 학설에 따르면, 어떤 종류의 질병은 원인이 달라도 같은 기전이 생체 내에 일어나 그것으로 어떤 병변이 발생하는 것을 명백히 했다.

그는 스트레서(상해・자극 등)가 가해졌을 때 생체 내에서 일어나는 반응을 3단계로 나누어 제1기를 경고기(警告期, alarm reaction), 제2기를 저항기(抵抗期, stage of resistance), 제3기를 피비기(疲憊期, stage of exhaustion)라고 했다. 경고기는 생체에 스트레서가 가해지면 처음은 스트레서에 의한 수동적인 상해・쇼크의 상태(체온저하, 호산구감소, 혈액농축, 애시도시스 등)을 볼 수 있다. 이 상해가 치명적이 아닌 이상 계속하여 뇌하수체와 수신계 호르몬이 분비되고, 생체는 스트레서에 대하여 적극적으로 저항(혈압상승, 체온상승, 고혈당 등)을 나타낸다. 여기까지가 경고기이며, 장기간 반복해서 스트레서를 받으면 저항기로 이행한다. 이 시기는 스트레서에 대한 생체의 저항성이 가장 증가하고 있는 시기이다.

그러나 한편으로는 다른 종류의 스트레서에 대한 저항력은 감퇴하는 것이 특징이다. 즉, 다른 스트레서에 대한 저항력을 희생시켜 하나의 스트레서에 대항하고 있는 시기이다. 이때는 경고기에서 볼 수 있었던 생화학적・조직학적 변화는 정상으로 복구되어 있다. 더욱더 장기간 스트레서가 가해지면 생체의 저항력도 피로해진다. 이것이 피비기이며, 뇌하수체와 부신계가 반응하지 못하게 된 상태로서, 생체 내에서는 흉선, 림프계의 위축, 부신피질의 지질(脂質) 상실, 위・십이지장 궤양을 볼 수 있고 결국 사망한다.

젤리에는 이와 같은 스트레서에 대한 생체의 적응반응은 본래 생체에 있어서는 유리한 것이지만, 이 적응반응이 혼란・일탈(逸脫)하여 뇌하수체와 부신계 호르몬의 분비이상이 일어난 경우에는 어떤 종류의 질병이 발생한다는 것을 지적했다. 이

것을 적응실조성 질환(適應失調性疾患, disease of adaptation)이라고 했다. 즉, 이 학설에서 가장 중요한 점은 스트레서에 대한 적응이상(適應異常, maladaptation)에 의하여 여러 질환의 유발(誘發)을 설명한 점이다.

직장인들의 복잡한 사회생활, 수험생들의 입시 시험 준비에 대한 압박감, 여성들의 가정생활에서 느끼는 스트레스 등은 정신과 신체에 상처를 남기거나 장기간 누적되면 신경계를 통해 신체 전체가 서서히 손상을 입을 수 있다. 고령화 사회에서 노년기에 생길 수 있는 각종 스트레스에 시달린다고도 한다. 이러한 정신적, 신체적 건강을 위협하는 스트레스의 원인을 정확히 파악하고, 이를 효과적으로 해결할 수 있도록 도와주는 의학적 활동을 스트레스의학(應力醫學, stress medicine)이라고 한다. 생활 속에서 스트레스가 생기면 우리 뇌의 여러 부분과 자율신경계는 혈액 내로 스트레스 호르몬을 분비하여 신체가 반응할 수 있도록 준비하게 한다.

스트레스 반응은 1차적으로 교감신경이 활성화되고 부교감신경의 기능은 저하되는 쪽으로 작동한다. 즉 감각기관 → 뇌 → 교감신경, 내분비기관 → 스트레스 호르몬 → 스트레스 반응의 순서다. 스트레스를 제대로 극복하지 못하면 자율신경계(교감신경, 부교감신경)가 교란되면서 두통, 불면증, 불안장애, 스트레스성 고혈압, 과민성 대장 증후군, 부정맥, 기관지천식, 만성 통증 등 정신·신체장애들이 새로 생기거나 기존에 있던 것이 악화될 수 있다. 또한 지속적인 스트레스는 면역기능을 약화시켜 감염에 대한 저항력을 저하시킨다.

미국의 심리학자 라자러스(Lazarus)의 경우 사람에 따라 좋은 스트레스로 작용하느냐, 나쁜 스트레스로 작용하느냐는 스트레스 요인에 대한 인지적 평가에 따라 달라질 수 있다고 하였다. 스트레스 요인이 발생하면 먼저 그것이 위협적이냐 그렇지

표 3. 스트레스 대처방법

• 직면적 대처	상황을 바꾸고자 하는 공격적인 노력
• 거리 두기	스스로 스트레스로부터 멀어지려는 노력, 긍정적인 전망
• 자기 통제	자신의 감정과 행동을 조절하려는 노력
• 사회적 지지 추구	정보 추구 및 실제적이고 정서적인 지지를 얻기 위한 노력
• 책임감 수용	스트레스 문제에서 자기 역할 인정
• 도피-회피	스트레스를 피하거나 이를 회피하려는 사고와 행동
• 계획적인 문제 해결	상황을 변화시키기 위한 신중한 문제 중심 노력과 문제 해결을 위한 분석적 접근

않으냐는 일차 평가가 일어나게 된다. 만약 위협적이라고 평가한 경우 그 위협과 위협에 따른 부정적인 감정을 처리하기 위한 다양한 대처를 고려하는 다음 단계(이차 평가)를 거치게 된다.

스트레스의 질병 모델로는 긍정심리학의 대부로 알려진 셀리그만의 학습된 무력감이 유명하다. 헤어날 수 없는 스트레스 상황이 지속되면 결국 우울증을 유발시킨다는 이론이다. 또한 그는 학습된 낙관주의라는 정반대의 이론을 1990년대 중반에 발표함으로써 긍정심리학의 모델이 만들어졌다. 즉 스트레스 상황을 부정적으로 받아들이면 질병으로 가게 되지만, 긍정적으로 받아들이면 행복질 수 있다는 점이다.

7.2 스트레스의 특징

① **항상 존재 :** 누구나 일생을 살아가는 동안 스트레스를 받지 않을 수 없다.

② **변화로부터 시작 :** 외・내부의 변화(요구・요인)에 의해 우발되어 정신/신체의 변화(반응)가 일어난다.

③ **부담으로 작용 :** 스트레스 요인(고통뿐만 아니라 쾌락도 포함)에 상관없이 뇌를 포함한 신체기관이 영향을 받아 비특이적인 반응이 일어나지만 이 자체가 질병은 아니다.

④ **재적응해야 한다 :** 신체/정신의 위협받는 상태로 새로운 상황에 맞추어 다시 새로운 균형을 잡는 것이 중요. 재적응에 성공하면 스트레스는 건강과 미래에 도움이 되는 좋은 스트레스(최적의 스트레스)가 된다.

7.3 스트레스 요인

① **외적요인**

•물리적 환경 : 소음, 빛, 더위, 닫힌 공간, 편리함의 감소 등

•사회적 환경 : 조직의 환경(규칙, 규정, 형식적 절차, 마감시간 등)

•사회적 관계 : 타인의 무례함, 명령, 공격적 태도, 괴롭힘 등

•개인적 사건 : 중요한 사건(생로병사, 경제적 변화, 실적/사업실패, 승진, 결혼/이혼/사별/별거 등), 일상적 사건(출퇴근, 기계고장, 열쇄 분실 등)

② **내적요인**

•생활의 습관 : 카페인 섭취, 수면부족, 과도한 스케줄 등

•왜곡된 인지부 : 정적 자기(비관적 생각, 자기 비난, 과도한 분석), 생각의 함정

(비현실적인 기대, 사회적 감정 개입, 극단적 사고, 과장, 경직된 사고 등), 개인적 특성(완벽주의, 일중독 등)

7.4 스트레스 결과

[나쁜 스트레스로 인한 결과]

① 스트레스를 받으면 초기에는 그로 인한 불안 증상(초조, 걱정, 근심 등)이 발생하고 점차 우울 증상이 나타나게 된다.

대부분의 경우 불안이나 우울 증상은 일시적이고, 스트레스가 지나가면 사라지게 된다. 그러나 스트레스 요인이 너무 과도하거나 오래 지속되는 경우나 개인이 스트레스 상황을 이겨낼 힘이 약화되어 있는 경우 각종 정신질환으로 발전할 수 있다. 스트레스로 인해 흔히 생길 수 있는 정신질환은 적응장애, 불안장애, 기분장애, 식이장애, 성기능장애, 수면장애, 신체형장애, 알코올 및 물질 사용장애 등이다. 우리나라 주부들에게 흔한 화병의 경우도 스트레스와 매우 밀접한 정신질환으로 볼 수 있다.

② 신체질환의 경우도 스트레스와 밀접한 연관이 있다.

내과입원 환자의 70% 정도가 스트레스와 연관되어 있다는 연구를 볼 때, 스트레스가 신체질환의 발생 원인이나 악화 요인으로 작용한다는 사실은 이미 잘 알려져 있다. 이런 경우 정신과적으로 정신신체장애라는 진단을 붙이게 된다. 정신/심리적인 요인에 의해 신체적인 질병이 발생하거나 악화될 경우에 붙이는 병명으로 정신/심리적 요인에 의해 치료 결과도 큰 차이를 보인다. 특히 스트레스에 취약한 우리 몸의 기관인 근골격계(긴장성 두통 등), 위장관계(과민성 대장증후군), 심혈관계(고혈압) 등이 영향을 더 많이 받는 것으로 알려져 있다.

③ 장기간 스트레스를 받으면 면역기능이 떨어져 질병에 걸리기 쉬운 상태가 된다.

다양한 정신 신체장애의 발병과 악화는 물론이고 암과 같은 심각한 질환도 영향을 많이 주는 것으로 알려지고 있다.

[좋은 스트레스로 인한 결과]

적절한 스트레스의 경우 생활의 윤활유로 작용하여 자신감을 심어 주고, 일의 생산성과 창의력을 높여 줄 수 있다는 점에서 긍정적 효과도 나타난다. 결국 앞서 설명한 좋은 스트레스로 받아들이는 것이 건강·행복·성공의 열쇠가 될 수 있다는 것이다.

7.5 스트레스 증상

① **심리적 증상 :** 불안, 걱정, 근심, 신경과민, 성급함, 참지 못함, 짜증, 분노, 불만족, 건망증, 주의집중 곤란, 우유부단, 좌절, 탈진, 우울 등

② **신체적 증상 :** 두통, 목이 뻣뻣해짐, 이갈이, 요통, 관절염 등이고, 사지와 피부의 경우 손발이 차가움, 발한, 가려움증, 피부발진 등. 위·장관에는 오심, 구토, 위산과다, 속쓰림, 변비, 설사, 복통, 장염이 생기며, 심혈관에서는 빠른 박동, 불규칙적인 맥박, 두근거림, 현기증, 흉통, 고혈압, 심근경색 등이 일어난다. 호흡기는 숨이 찬다, 과호흡, 천식 등 기타 떨림, 장시간 앉아 있지 못함, 백일몽, 수면장애(불면, 과다수면, 악몽), 피로, 성기능장애, 면역력 감소(잦은 감기, 암화), 뇌졸중 등

③ **활동증상**으로는 안절부절 못함, 손톱 깨물기, 발 떨기, 과식·과음, 흡연증가, 폭력적 언행, 자해·자살, 타해·타살 등

7.6 스트레스 해소법

(1) 집중력

스트레스를 관리하고 나아가 자신을 위해 적절히 이용하기 위해서는 스트레스를 해소하는 데 어떤 좋은 방법들이 있는지를 찾아서 스트레스를 초기단계에서 해소하는 것이 정신적·신체적적으로 발생할 수 있는 문제(질환)를 차단할 수 있다. 영국 일간 텔레그래프는 최근 현대인들에게 도움이 될 만한 스트레스 해소법에 대한 연구를 했다. 연구 결과 스트레스 해소법 1위는 독서로 나타났다. 영국 서섹스대학교 인지 심경심리학과 데이비드 루이스 박사팀은 독서가 스트레스 해소법으로 가장 효과가 좋았다는 연구 결과를 발표했다.

연구팀이 독서, 산책, 음악 감상, 비디오 게임 등 각종 스트레스 해소 방법들이 스트레스를 얼마나 줄여 주는지를 측정한 결과, 1위는 독서로 6분 정도 책을 읽으면 스트레스가 68% 감소됐고, 심박수가 낮아지며 근육 긴장이 풀어지는 것으로 나타났다. 2위는 음악 감상이었다. 음악 감상은 61%를 감소시켰다. 3위 커피 마시기는 54%, 4위 산책은 42% 스트레스를 줄여 주었다.

반면에 비디오 게임은 좋지 않았다. 스트레스는 21% 줄였지만, 심박수는 오히려 높아져 상반된 결과를 가져와 부정적이었다. 연구팀의 루이스 박사는 무슨 책을 읽는지는 중요하지 않으며, 작가가 만든 상상의 공간에 몰입하여 스트레스로부터 탈출할 수 있으면 된다고 설명했다.

(2) 대응력

1998년 미국의 한 연구소는 3만 명을 대상으로 지난 한 해 경험한 스트레스가 얼마나 큰지를 물었다. 또 스트레스가 건강에 해롭다고 믿는가라는 질문도 했다. 8년 뒤 연구원들은 설문 참가자의 사망 위험을 추적했다. 높은 스트레스 수치를 기록한 사람들의 사망 위험은 43% 증가했다. 그런데 눈길을 끄는 또 다른 결과가 있었다. 높은 스트레스 수치를 기록했어도 스트레스가 해롭다고 믿지 않는 사람들의 사망확률은 증가하지 않았으며, 이들의 사망 위험은 스트레스를 거의 받지 않는다고 기록된 사람들보다도 낮았다. 연구원들은 사람을 죽음으로 몰아가는 요인이 스트레스 그 자체와 스트레스는 해롭다는 '믿음 이 결합할 때 일어나는 현상이라고 결론지었다.

스트레스는 만병의 근원으로 알려져 있다. 그러나 스탠퍼드대 심리학자인 켈리 맥고니걸 박사는 저서 『스트레스의 힘』에서 스트레스는 독이 아닌 '약'이라고 주장한다. 또 스트레스에 대한 대응법만 익힌다면 삶에 긍정적인 작용을 할 것이라고 조언한다. 맥고니걸 박사에 따르면 스트레스가 우리 몸에 해로운 이유는 스트레스 그 자체에 있는 것이 아니라 스트레스가 몸에 해롭다고 생각하는 우리의 믿음 때문이다 고 한다.

실제 우리 몸은 스트레스를 받으면 이를 극복하기 위해 다양한 변화를 일으킨다. 간은 연료를 만들기 위해 지방과 당을 혈류로 보내고, 심장에 더 많은 산소가 공급될 수 있도록 호흡이 빨라지며, 심장 박동이 빨라지면서 산소와 지방과 당을 근육과 뇌로 전달한다. 이때 소화 기능을 비롯한 다른 일상적인 신체 기능은 느려지거나 정지한다. 소위 스트레스 호르몬이라고 알려진 코르티솔(Cortisol)과 아드레날린(Adrenaline)이 분비되는 이유도 뇌와 근육이 그 에너지를 흡수해 당면한 위험에 맞서기 위해서다.

결국 중요한 것은 스트레스에 대한 대처 능력이다. 자신이 스트레스 상황을 감당할 수 있다고 믿으면 상황은 도전이 되고 이는 삶에 긍정적 영향을 미친다는 것이다. 맥고니걸 박사는 스트레스 대처를 위해 특히 뇌화수체에서 분비되는 신경전달물질인 옥시토신을 주목했다. 옥시토신은 스트레스를 제대로 수용하게 해주고 공감

능력을 높여주며, 타인과의 바람직한 관계 형성을 도와주는 호르몬이다. 우리가 누군가에게 도움을 요청하거나 누군가를 돕고자 손을 내밀 때 활발하게 분비되는 호르몬이 옥시토신이다. 결국 스트레스를 올바르게 수용하기 위해서는 바람직한 인간관계 형성이 중요하다는 이야기다.

(3) 활동력

영국 런던대학 연구팀은 집안청소를 열심히 하면 다이어트뿐만 아니라 스트레스가 줄어드는 일석이조의 효과를 낼 수 있다는 연구결과를 발표했다. 연구팀은 청소효과를 내려면 적어도 일주일에 한 번, 20분 동안 꾸준히 해야 한다는 단서를 달았다. 연구팀은 남녀 2천여 명의 건강 데이터를 토대로 설문조사와 스트레스 강도, 일주일간의 신체활동량 등을 분석했다. 스트레스를 받거나 걱정거리가 있는 사람은 별도로 분리해 신체 활동량과의 관계에 대해서도 관찰했다. 연구 결과, 일주일에 적어도 한 번 이상, 20분 이상 청소 등 신체 활동량이 많은 집안일을 한 사람은 비만과 정신건강 문제로 고통을 겪을 위험이 33% 낮았다.

연구팀은 일주일에 한 번 이상, 20분 이상 지속적인 신체활동과 관련, 가사와 정원 가꾸기를 비롯한 집안일, 걷기, 운동 등 다른 형태의 신체활동도 모두 도움이 된다고 했다. 신체활동 강도에 대해서는 가볍게 숨을 헐떡이는 정도로 규정했다. 특히 집안청소는 고강도의 신체 움직임으로 쓸고 닦는 행동을 반복하다 보면 저절로 전신운동이 된다. 또한 집안을 내손으로 깨끗하게 했다는 만족감까지 더해져 스트레스 해소 효과까지 더해진다는 것이다. 연구팀을 이끈 마크 하머 교수는 이번 연구는 청소 등 집안일이 신체활동뿐만 아니라 정신건강에도 큰 도움이 된다는 사실을 밝힌데 의미가 있다면서 일상에서 운동과 스트레스 해소법을 찾는 것이 중요하다고 했다.

7.7 스트레스에 좋은 식품

① **견과류 :** 견과류에 함유된 마그네슘은 급성 스트레스에 반응해 분비되는 코티솔이라는 호르몬의 분비를 억제시킨다. 견과류는 칼로리가 높다.

② **브로콜리 :** 브로콜리에는 비타민 B의 하나인 엽산이 풍부하게 들어 있으며, 스트레스를 줄여주는 효과를 가지고 있다.

③ **아이스크림 :** 달콤한 음식은 분노를 유발하는 당질 코르티솔이라는 호르몬 분비를 억제시키기 때문에 스트레스 해소에 좋다.

④ **통밀빵 :** 탄수화물이 많이 포함된 음식은 세로토닌 분비를 촉진시킨다. 세로토닌은 기분을 좋게 하고 안정감이 들도록 하기 때문에 스트레스가 줄어든다.

⑤ **홍 차 :** 런던대학교의 연구에 따르면 홍차를 하루 네 잔씩 6주 동안 마셨을 때 스트레스 받는 일을 겪고 난 후의 코티솔 분비가 억제된다는 사실이 밝혀졌다. 홍차는 혈압을 감소시키는 효과가 있다.

⑥ **녹 차 :** 녹차에 있는 테아닌은 긴장을 완화시키는 알파파를 증가시키고, 긴장을 강화하는 베타파를 감소시킨다. 스트레스로 인해 생긴 긴장 완화에는 녹차를 마시는 것이 좋다.

⑦ **시금치 :** 초록 잎사귀 채소에는 도파민이 만들어지도록 하는 엽산이 포함되어 있다. 도파민은 기분 향상과 안정감에 도움이 되는 물질이다. 2012년, 중년 및 노년층 2천 800명을 대상으로 한 연구에서는 엽산이 많이 든 음식을 가장 많이 먹은 피실험자 그룹이 가장 덜 먹은 그룹보다 우울증 증상이 낮았다고 한다. 또 2013년에는 오타고대학교가 학생들이 과일과 채소를 많이 섭취한 경우 더 행복하고 더 에너지가 높으며 더 안정된 기분을 느꼈다는 연구 결과를 발표했다. 기분이 좋을 때 건강한 음식을 더 먹는 것인지 건강한 음식이 기분을 좋게 하는 것인지 순서는 명확하지 않으나, 당시 학생들은 건강한 음식을 먹은 다음 날까지도 좋은 상태가 유지됐다.

⑧ **요구르트 :** 장 속의 세균이 스트레스를 키울 수 있다. 36명의 건강한 여성을 대상으로 한 2013년 UCLA 연구에 의하면 요거트 활생균(probiotics)을 섭취한 사람의 스트레스 관련된 뇌 부분 활동이 활성균이나 요거트를 섭취하지 않은 사람보다 적었다. 물론 36명이라는 표본은 너무 적지만, 요거트가 활성균과 단백질, 칼슘을 함유하고 있다는 사실을 참고할 필요가 있다.

⑨ **연 어 :** 미국 식품영양학재단의 영양사인 리사 심퍼맨은 "연어에 포함된 오메가-3 지방산이 스트레스 호르몬의 나쁜 영향을 막을 수 있다"고 말한다. 약 85g의 자연산 연어에는 오메가-3이 2g 정도로, 이는 미국심장협회가 심장 질환을 앓는 사람에게 권장하는 일일 권장량의 두 배다.

⑩ **블루베리 :** 블루베리가 가진 항산화 성분(비타민 C, E)이 몸의 방어체계에 도움이 되고, 스트레스와 관련된 물질들과 싸운다. 블루베리를 먹으면 스트레스 대응에 중요한 역할을 하는 면역성 백혈구, 즉 킬러세포가 자연스럽게 생성된다.

⑪ **피스타치오 :** 심장에 좋다. 혈압이 낮아지고 심장 박동이 느려지면서 심각한 스트레스를 낮출 수 있다. 항산화 성분 생성에 도움이 되는 파이토뉴트리언트가 가득하다. 부정적인 생각이 머리를 떠나지 않을 때 무언가 단순한 행동을 반복하면서 부정적인 생각을 머리에서 밀어내려고 할 때가 있을 것이다. 땅콩과 피스타치오를 까먹으면서 그런 효과까지 누려보자.

⑫ **다크 초콜릿 :** 다크 초콜릿이 코티솔을 포함한 스트레스 호르몬을 낮출 수 있다는 연구 결과가 있다. 코코아에 포함된 항산화 성분이 혈관 벽을 풀어주며 혈압을 낮춰 혈액순환에 도움이 된다. 또, 사랑에 빠졌을 때와 비슷한 기분이 들게 하는 물질도 초콜릿에 들어 있다. 여기서 다크 초콜릿은 코코아가 70% 이상 포함된 것을 말한다.

⑬ **우 유** : 우유에는 행복감을 유발하는 비타민 D가 가득하다. 50년 동안 5천966명을 대상으로 한 런던 UCL어린이건강재단의 한 연구는 비타민 D 수치와 공포감 및 우울증의 상관관계를 추적했다. 비타민 D 수치가 가장 낮은 그룹의 피(被) 실험자들에 비해, 높은 그룹의 피실험자들은 공포 현상을 겪는 확률이 더 낮았던 것이다. 연어, 달걀, 강화시리얼도 비타민 D를 함유한 식품들이다.

⑭ **씨 앗 :** 아마씨, 호박씨, 해바라기씨 모두 마그네슘이 풍부하다. 마그네슘은 감정 조절에 유효하다. 마그네슘은 우울증, 피로, 짜증 개선에 효과가 있는 것으로 입증됐다. 그 외에도 월경전 증후군의 통증과 더부룩한 느낌을 줄이는 데도 도움이 된다.

⑮ **캐슈너트 :** 캐슈너트 약 100g에는 긴장감 해소를 돕는 아연이 일일 권장량의 35%가량 함유되어 있다. 아연 수치는 낮으면서 과민성 장애가 있는 환자들에게 아연보충제를 8주 연속 복용하게 한 결과 장애 증상이 낮아졌다는 연구가 영양 및 신진대사 관련 의학 저널에 실린 바 있다. 이는 아연이 감정을 조절하는 신경물질에 영향을 주기 때문으로 추측되는데, 이때 또 참고해야 할 점은 아연 수치가 이미 정상이라면 캐슈너트를 더 먹는다고 해서 더 도움이 되는 건 아니라는 것이다(시금치부터, 미국 식품영양학재단 ; 헤더 만지에리 추천).

[당 섭취와 스트레스 해소]

미국 데이비스 캘리포니아 대학 영양학교수 케빈 라우게로 박사는 설탕이 첨가된 음료는 스트레스 호르몬 코티솔의 분비와 뇌의 스트레스 반응을 억제한다는 내용의 연구결과를 발표했다. 단, 인공감미료 아스파탐이 함유된 음료는 이러한 효과가 나타나지 않았다. 연구팀에 따르면, 18～40세의 여성 19명을 대상으로 진행한 실험 결과 이 같은 사실이 확인됐다고 밝혔다. 연구팀은 실험대상자를 두 그룹으로 나누어 11명은 12일 동안 아침, 점심, 저녁식사 때 설탕 음료를, 나머지 8명은 아스파탐 함유 음료를 마시게 하고 실험기간에는 과일주스를 포함, 다른 음료를 마시지 않도록 했다.

실험 전후에는 수학시험을 치르게 한 뒤 이로 인한 뇌의 스트레스 반응을 측정하기 위해 자기공명영상(MRI)에 의한 뇌 조영과 함께 부신에서 분비되는 스트레스 호르몬 코티솔 수치를 측정하기 위해 타액검사를 시행했다. 그 결과 설탕 그룹이 아스파탐 그룹에 비해 코티솔 반응이 약한 것으로 나타났으며, MRI 분석결과는 스트레스에 민감한 뇌의 기억중추인 해마가 설탕 그룹에게서만 활성화된 것으로 밝혀졌다. 해마는 스트레스를 받으면 활동이 억제되는 것이 정상인데 설탕 그룹은 이러한 반응이 나타나지 않았다.

라우게로 박사는 이에 대해 사람이 스트레스를 받을 때 탄수화물이 많은 음식과 설탕과 같은 단 음식 등 위안음식(comfort food)에 끌리는 이유를 설명해 주는 것이라고 설명했다. 이어 사람에 따라 스트레스에 과잉반응을 보이거나 미온적인 반응을 보이는 이유가 식습관의 차이에서 오는 것일 수 있음을 시사하는 것이라고 덧붙였다. 이 연구결과는 미국내분비학회 학술지 임상내분비학・대사 저널(Journal of Clinical Endocrinology &Metabolism)에 게재했다.

8. 수 면

8.1 수면과 건강

하룻밤 숙면을 못해도 다음날 기억력, 집중력 등이 현저히 감소하고 문제를 해결할 수 있는 능력과 능률도 떨어진다. 숙면은 심장, 혈액순환, 면역기능 등에 중요한 역할을 하기 때문에 숙면을 못하면 여러 질환이 발생할 수 있고 숙면을 하면 이들 질환에 대한 치료효과가 있다. 미국 로체스터 의학대학 메이켄 박사(Dr. Meiken Nedergaard) 연구진에서 발표한 것을 보면 숙면이 뇌기능 자체에 매우 중요하다고 하였다.

인체는 림프계순환을 통해서 신진대사 후에 발생하는 찌꺼기 또는 부산물을 체외로 배출하고 있다. 그런데 뇌에는 림프계가 존재하지 않아 두뇌활동으로 생긴 찌꺼기를 어떻게 처리하는가에 대하여 메이켄 박사는 숙면을 취하게 되면 뇌세포 부피가 낮 시간대에 비해 약 60% 정도로 감소한다고 하였다. 이럴 경우 뇌척수액이 뇌

세포 사이에 좀 더 많이 생기게 되며, 이들이 뇌세포 내외로 이동하면서 세포 내의 부산물이나 찌끼를 세포외의 공간으로 훨씬 잘 걸러낼 수 있다.

이러한 배출시스템이 낮 시간대에 비하여 숙면 시에는 약 10배 정도 활발히 이루어진다는 것이다. 뇌척수액으로 이동한 찌꺼기는 다시 뇌정맥혈류와 뇌척수액의 연접부위를 통하여 혈액에 의해 간이나 신장 등에 이르러 체외로 배출된다. 메이켄 박사는 이와 같은 기능을 **Glymphatic 시스템**이라고 명명하였다.

메이켄 박사의 설명에 의하면 우리가 집에서 여러 명의 손님들을 초대해서 파티를 연다고 할 때 파티를 하는 동안에는 온 집안에 손님이 넘쳐나고 왁자지껄 대화도 나누고 한다. 손님이 떠나고 집안에 주인만 남제 되면 주인은 음식 쓰레기를 정리하고 테이블 탁자도 원래위치로 돌려놓고 청소도 해야 한다.

우리의 뇌도 마찬가지로 낮 시간 동안에는 뇌세포의 활동이 활발하게 이루어지지만, 밤에 잠자는 동안에는 낮 시간대의 활동으로 인한 부산물, 쓰레기 등을 처분하여야 한다. 뇌는 이 두 가지 작업을 동시에 이룰 수가 없다. 우리가 손님을 접대하면서 동시에 집안청소를 할 수 없듯이 뇌는 수면할 때 낮 시간 동안에 생긴 여러 가지 부산물을 청소하고 배출하는 것이다. 이와 같은 뇌 기능원리에 의거 더러워진 뇌로 인하여 발병하는 알츠하이머 치매에 매우 긍정적인 예방 및 치료단서를 제공할 수 있다. 알츠하이머 치매를 유발하는 아밀로이드베타(Amyloid-beta)도 뇌의 이와 같은 기능에 의해 체외로 배출시킬 수 있기 때문이다.

연구진은 쥐 실험을 통해서 세포 찌꺼기가 뇌의 혈관을 거쳐 인체 순환계로 보내진 후 간에서 최종 처리되는 과정을 확인했다. 세포 찌꺼기에는 알츠하이머를 유발하는 단백질 성분인 베타-아밀로이드가 다수 포함돼 있는 것으로 알려졌다. 수면 중에 뇌세포(뇌부피)는 60% 수준까지 줄어들어 노폐물 제거 과정이 깨어 있을 때보다 10배 가까이 빠르게 이뤄지기 때문에 수면이 중요하다고 하였다. Glymphatic 시스템이 정상적으로 잘 작동하려면 인체의 해독기능이 원활하게 이루어지도록 여러 가지 영양소와 무기질 등이 필요하다.

최근 서울의대 예방의학 교실 유근영 교수팀이 한국인의 적정 수면시간에 대한 연구 결과를 대한예방의학회지에 발표했다. 연구팀은 1993년부터 경남 함안, 충북 충주 등 4개 지역에 거주하는 건강인 13,164명을 15년 간 추적하여 2010년까지 확인된 사망자 1,580명의 수면시간을 조사한 결과(수면 5시간 이하, 10시간 이상) 하루 7~8시간 수면 시간대에서 사망률이 가장 낮았고, 수면시간이 이보다 짧거나 길어도 사망률은 증가하였으며, 특히 7시간 수면 군에 비해 5시간 이하 수면군은 21%, 10시간 이상 수면군은 36% 사망률이 높았다고 한다. 이번 연구를 통해 적정 수면을 취하지 않는 경우 사망 위험이 증가할 수 있었으며, 하루 7~8시간의 수면이 한국인의 적정 수면시간임을 규명하였다고 했다.

잠은 정신건강과 밀접한 관계가 있기 때문에 정신적 피로를 해소해주는 데는 잠만 한 것이 없다. 꿈을 꾸는 동안 낮 시간에 겪은 다양한 일들에 대한 심리적인 반응이 줄어들어 심리적 스트레스 반응이 감소한다. 수면시간이 부족하거나 깊은 잠을 충분히 자지 못자거나 꿈을 꾸지 못하면 정신적 피로가 쌓여 우울증이 생길 위험이 높다는 연구도 있다. 잠들기 어렵고, 잠을 자더라도 반복해서 깨게 되는 불면증 환자의 경우가 그렇다. 그들은 보통 자려고 애를 쓰면 쓸수록 잠이 달아나 좌절감과 고통만 커지는 경험을 하게 된다. 피로와 졸음은 항상 따라다니고, 깨어있는 동안에도 정신이 몽롱하다.

이러한 불면증의 원인은 **정신적 스트레스** 때문인 경우가 많다. 정신적 스트레스로 잠을 못 자게 되는 생물학적 원인은 스트레스를 받으면 스트레스 호르몬인 코르티졸이 분비되면서 우리 몸의 자율신경계 중 교감신경이 흥분한다. 그 결과 가슴도 두근거리고 온 몸에 힘이 들어가게 된다. 정신적 스트레스가 극대화된 우울증, 조울증 등의 정신질환이 있는 환자들이 잠을 잘 못 자는 것도 그 때문이다. 정신질환이 있으면 신경전달물질이 불균형을 이루어 기분이 안 좋거나 생각을 혼란스럽게 한다. 이 같은 정신적 스트레스는 잠들기 어렵게 하고 잠을 자도 깊게 자지 못하고 쉽게 깨게 한다.

우울증은 불면과 관계 깊은 불면증이다. 우울증에 빠지면 뇌의 정상적인 활동에도 영향을 주기 때문에 잠을 이루지 못하거나 자더라도 길고 깊은 잠을 자기 어렵다. 반대로 우울증이 평소보다 훨씬 많은 잠을 자게 하는 과잉수면을 유도하기도 한다. 불면증과 우울증은 동시에 오거나, 혹은 우울 증세로 인해 불면증이 더해지기도 한다. 불면증이 지속되면서 우울증이 오고 불면증으로 인한 피로감이 무기력으로 연결되면 일상의 스트레스를 이기지 못해 우울증으로 이어지는 것이다. 불면증이 있는 사람들 중 다수가 우울증에 시달린다는 연구결과가 있다. 따라서 불면은 앞으로 다가올 우울증을 알리는 경보로 해석할 수도 있다. 불면증 치료는 우울증을 예방할 수 있으므로 불면의 원인을 찾아 숙면을 하도록 하여야 한다.

잠이 정신적 피로를 해소하는 데 중요하다는 사실을 알면서도 바쁜 일정 때문에 잠을 충분히 잘 수 없는 사람들이 많다. 보통 이럴 경우 휴일 낮 시간을 이용해 낮잠을 자는 것으로라도 잠을 보충하는 것이 좋다. 미국시카고대학 의과대학 심장질환 실장 로히트 이로리 박사가 전국 건강영양연구에 참가하고 있는 45세 이상 남녀 319명의 표본조사 자료를 분석한 결과 하루 수면시간이 6시간 미만인 그룹은 6~8

시간 수면을 취하는 그룹에 비해 심근경색, 뇌졸중 위험이 2배 이상 높은 결과를 보였고 울혈성심부전위험은 1.6배 높은 것으로 나타났다, 반대로 하루에 8시간 이상 수면을 취하는 그룹은 6~8시간 수면을 취하는 그룹 보다 협심증위험이 2배, 관상동맥질환위험이 1.1배 높다고 한다.

수면부족은 교감신경계 항진, 포도당 불내성, 당뇨병과 연관이 있다. 충분하고 적당한 수면이 건강에 도움을 준다. 시카고 의대 페네브 박사는 수면시간이 부족하면 지방보다 근육량이 더 줄어 다이어트에 실패할 수 있는데 잠을 적게 자고 다이어트하면 근육, 골격, 내장 기관 등을 구성하는 저지방량이 더 줄면서 쉽게 원래 체중으로 돌아간다는 것이다. 잠을 적게 잤을 때 저지방량이 줄어드는 것은 깨어 있는 동안 신체기능과 중추신경계의 활동에 필요한 연료가 저지방이기 때문이다.

수면시간을 항상 일정하게 하는 것이 생체리듬이 일정하게 이루어지기 때문에 수면시간을 일정하게 유지하는 것이 건강에 좋으며, 수면시간은 저녁 10시부터 새벽 4시까지 자는 것이 몸에 가장 좋다고 한다. 잠을 대체할 수 있는 것은 오직 잠뿐이다. 평소 수면시간이 부족해 졸음과 피로를 느낀다면 시간을 내서라도 반드시 잠을 보충하야 한다. 잠은 졸음과 피로를 없애 줄 뿐 아니라 정신건강 및 몸 견강을 보증하는 최상의 보약이다.

[적정 수면시간]

국립암센터 국제암대학원대학교 암관리정책학과 명승권(가정의학과 전문의) 교수팀과 명지병원 가정의학과 김홍배 교수팀은 2009년부터 2016년까지 국제학술지에 발표된 수면시간과 인지기능 저하의 관련성을 알아본 10편의 연구를 메타분석했다. 그 결과, 하루 수면시간이 8~9시간 이상인 사람은 수면시간이 7~9시간이 사람보다 인지장애, 치매 위험이 각각 28%, 42% 높았다. 성(性)·지역·수면시간 정도(8시간 이상, 9시간 이상, 10시간 이상), 나이, 연구의 질적 수준별 세부 그룹으로 나눠 분석한 결과에서도 긴 수면시간이 치매·인지장애 등 인지기능 감소의 위험성을 유의하게 높이는 것으로 나타났다.

명승권 교수는 "그 동안 잠을 너무 적게 자거나 너무 많이 자면 치매와 같은 인지기능 감소의 위험성이 높다는 연구들이 발표됐는데, 이번 연구는 개별 관찰연구를 종합한 첫 연구로서 긴 수면시간이 경도 인지장애와 치매의 위험성을 높이는 것을 입증했다"고 말했다. 명승권 교수는 또한 긴 수면시간과 인지장애의 관련성에 대한 이유는 명확하게 밝혀지지 않았지만 잠을 오래 자면 염증 관련 생체지표가 증가한다는 보고가 있었다며 "즉, 뇌의 염증반응을 촉진해 알츠하이머병과 같은 치매가 발병할 수 있다는 가설 등이 제기됐다"고 말했다. 더불어 명 교수는 "잠을 오래 자는 것은 인지장애를 유발할 수 있는 수면무호흡증과 같은 질병 때문이거나 단순한 인지장애 초기 증상일 가능성도 있다"고 말했다.

한편, 지난해 2월 미국 국립수면재단은 나이에 따른 적정 수면시간을 발표했다. 어린이의 경우 적정 수면시간 범위 중 하한 값을 1시간 정도 낮추고(초등학생의 경우 10~11시간에서 9~11시간으로), 26~64세 성인의 경우 7~9시간, 65세 이상의 경우 7~8시간을 권고했다. 명 교수는 향후 추가적인 연구가 필요하겠지만 이번 연구 결과에 따르면 치매예방을 위해 적정 수면시간의 범위 중 상한 값을 1시간 정도 낮추는 것을 고려해볼 필요가 있다고 말했다. 이번 연구결과는 지난해 12월 SCI급 국제학술지인 신경역학(Neuroepidemiology) 온라인판에 게재됐다

8.2 수면시간과 인체 변화

미국 오하이오주 케이스웨스턴대학 연구팀은 15년 이상 7만 명 이상의 여성을 비교한 결과 매일 5시간 이하로 잠을 자는 여성은 7시간 이상 충분히 자는 여성에 비해 16년 동안 평균 15kg 정도 체중이 증가한 것으로 나타났다. 연구팀은 잠을 자지 않고 깨어있는 밤 시간에는 식욕 억제 호르몬인 렙틴이 감소하고 식욕 촉진 호르몬인 그렐린이 증가하는 것과 연관이 있을 것으로 추정했다. 또, 잠을 적게 자면 밤 시간 동안 코티솔 호르몬이 증가한다. 스트레스 호르몬인 코티솔이 지방을 축적해 체중을 증가시킨다. 따라서 하루에 6~8시간 정도 숙면을 취하는 것이 중요하다. 특히 성장호르몬이 많이 분비되는 **자정부터 새벽 2시 사이 전에는 자는 것**이 좋다. 숙면 후에는 아침에 가벼운 스트레칭만 해도 산소가 뇌와 말초조직에 골고루 전달되고, 근육과 내장기관의 움직임이 활성화돼 대사가 활발해져 칼로리 소모에 영향을 준다.

숙면을 취하기 위해서는 침실을 쾌적하게 유지하는 것이 중요하다. 빛이 강하면 잠을 유도하는 호르몬인 멜라토닌 분비가 억제되기 때문이다. 따라서 침실은 조용하고 어둡게 유지하는 것이 좋다. 커튼을 쳐서 빛을 가리고 귀마개를 사용하는 것이 도움이 된다. 수면에 방해되는 TV, 휴대전화, 라디오 등 전자 기기는 멀리하는 것이 좋다. 스웨덴 웁살라대 크리스천 베네딕트 박사팀은 14명의 남성을 대상으로 밤에 자는 잠이 신진대사에 어떤 영향을 미치는지 알아봤다. 연구진은 실험 참가자가 정상적으로 잠을 잘 때와 잠을 부족하게 잘 때로 나눠 비교했다. 다음 날 식사량과 혈당, 호르몬 수치를 측정해 신진대사를 분석하는 방식이었다. 그 결과, 정상적으로 잠을 잔 그룹에 비해 잠이 부족했던 그룹은 신진대사율이 떨어졌다. 특히 하

루만 잠을 못자도 호흡이나 소화 같은 에너지 소비가 5～20% 정도 감소했다.

정상적으로 잠을 잤을 때보다 혈당수치는 높아졌고, 식욕을 촉진하는 호르몬인 그렐린과 스트레스를 촉진하는 호르몬인 코티졸은 증가했다. 이전 연구에서도 잠이 부족하면 체중이 증가하고 스트레스가 높아진다는 결과가 발표됐다. 하루 5시간 이하의 잠은 살을 찌우고 성인 당뇨병의 위험을 높인다는 연구결과가 나온 적도 있다. 베네딕트 박사는 우리 몸은 낮 동안 신진대사에 따라 에너지를 소비하는데 잠이 부족하면 칼로리를 태우는 기능에 문제가 생긴다며 잠이 부족하다고 반드시 비만으로 연결되지는 않지만 에너지 소비를 제대로 못하게 되므로 비만이 되기 쉽다고 말했다. 이 연구결과는 미국임상영양학(Clinical Nutrition) 저널에 게재되었다.

8.3 수면 부족이 부르는 질환

미국의 수면 전문가인 캘리포니아 주립대학(버클리)의 신경과학 및 심리학 교수인 매튜 워커는 최근 비즈니스 인사이더 온라인을 통한 강연에서 수면 부족은 치매와 암을 유발시킨다고 경고하였다. 수면 연구서인『우리가 잠을 자는 이유』의 저자이기도 한 그는 수면부족은 기억력을 감퇴시킨다며 잠이 부족하면 새로운 사실들을 기억할 수 없게 된다고 경고하였다. 그는 수면이 부족하면 우리 뇌 안에 있는 기억을 받아들이는 기능에 장애가 일어나 새로운 경험을 기억하지 못하게 된다고 설명했다. 이로 인해 새로운 정보들이 다시 외부로 튕겨나가기 때문에 마치 기억상실증이나 건망증에 걸린 듯한 느낌을 갖게 된다. 워커 교수는 근본적으로 수면 부족은 새로운 기억을 가질 수 없게 한다고 강조하였다.

수면 부족은 또 우리 뇌 속에 있는 베타-아미노이드라는 독성 단백질을 증가시킨다. 베타-아미노이드는 알츠하이머 질환과 관계된 물질이다. 우리가 한밤에 깊은 수면을 취할 때 뇌의 독극물 배출 기능이 왕성해져서 베타-아미노이드라는 물질도 제거해낸다. 그러므로 매일 밤 충분한 수면을 취하지 못하면 알츠하이머 질병을 유발하는 독성 단백질이 뇌 속에 쌓이게 된다. 이 독성 단백질이 증가할수록 노년에 들어 치매에 걸릴 확률은 높아진다고 워커 교수는 경고했다. 하루에 5～6시간 밖에 잠을 자지 못하는 남성들은 테스토스테론 수치가 10년 이상 늙은 사람들과 같은 수준으로 나타난다. 즉 수면 부족은 남성들의 정력을 10년 이상 나이든 수준으로 감퇴시킨다.

단 하루만 4～5시간을 잔다 하더라도 암세포와 싸우는 면역세포인 자연살상세포(natural killer cell)의 기능은 70% 감소한다. 이 때문에 수면부족 기간이 길어질수록 갖가지 형태의 암에 걸릴 위험성은 늘어난다. 대장암, 전립선암, 유방암은 특히 수면 부족과 연관성이 깊다. 수면부족과 암 발생과의 연관성은 너무나도 분명하기 때문에 최근 세계보건기구(WHO)는 어떤 형태의 야간 교대근무도 발암물질로 분류하였다. 즉, 수면리듬을 교란시키는 직업들은 암을 발생시킬 수도 있다는 이야기이다.

수면부족은 또 심혈관계에도 악영향을 준다. 사람은 밤에 깊은 수면을 취하는 동안에 가장 훌륭한 형태의 혈압치료를 받을 수 있는데, 잠이 모자라면 이를 받을 수 없다. 밤에 깊은 잠을 자면 심박수가 줄어들고 혈압도 떨어진다. 반대로 충분한 수면을 취하지 못하면 심혈관계는 자연 치유과정을 누리지 못하게 된다. 사람이 6시간 이하의 잠을 자면, 치명적인 심장마비나 뇌졸중에 걸릴 가능성이 200% 증가한다고 워커 교수는 경고했다. 실제로 낮에 일하는 시간을 늘리기 위하여 서머타임제가 실시되는 경우, 사람들의 수면시간은 봄에 1시간가량 줄어들게 된다. 이때 심장마비가 발생할 확률은 24% 증가하는 것으로 나타났다.

인간은 도대체 잠을 자지 않고 몇 시간이나 버틸 수 있을까? 즉, 몇 시간이 지나면 뇌 기능이 저하되고, 신체에 장애가 발생하기 시작할까? 연구결과 16시간 동안 줄곧 깨어있으면 뇌와 신체에 기능저하가 나타나기 시작하는 것으로 드러났다. 16시간 동안 깨어 있으면 정신적으로나 육체적으로나 기능이 떨어지기 시작한다. 그리고 19～20시간 깨어 있으면 정신능력에는 심한 장애가 발생하여 술에 취해 차가 오는 것도 모를 정도로 심한 음주상태와 마찬가지일 정도가 된다. 결론적으로 16시간 동안 깨어 있는 다음에는 8시간 동안 깊은 잠을 자서 뇌 손상을 치유해야만 한다.

8.4 숙면과 생활습관

생체시계의 역할 중 가장 중요한 하나는 수면이다. 잠이 안 온다고 걱정하지 않는다. 하루 이틀 못 잤다고 큰 일 나지 않는다. 누웠을 때 잠이 안 오면 차라리 잠자리에서 일어나 책을 읽고, 잠이 부족하여 낮에 졸려도 계속 활동한다. 데일 카네기는 "잠이 오지 않으면 누워서 걱정하지 말고 일어나서 무언가를 하라. 당신을 괴롭히는 것은 잠을 못 자는 것이 아니라 걱정이다"라고 했다.

우선 어떻게 먹느냐가 수면에 영향을 미친다. 내가 섭취하는 음식과 기분, 수면은 서로 긴밀히 연결되어 있다. 가장 많이 알려진 것이 **카페인**이다. 오후에 습관적으로 마신 한 잔의 커피가 편안한 잠을 방해할 수 있다. 그리고 잠이 드는 데 도움이 된다고 생각해서 한 잔씩 마시다가 알코올 중독으로 진행되기도 하는 술의 경우, 술을 먹고 잠이 들더라도 중간에 잠이 깨기 때문에 전체적인 수면의 질은 떨어진다.

우리 몸의 혈당을 빠르게 높이는 음식들, 영양 성분은 적고 칼로리는 많은 가공식품, 당 음식을 섭취하는 식습관은 비타민 B군, 마그네슘과 같은 미네랄의 부족을 초래하는데, 비타민 B군과 마그네슘은 신경계의 발달과 기능에 긴밀히 연결되어 있다.

수면·기분 등과 연결된 신경전달물질인 세로토닌은 단백질의 트립토판 아미노산으로부터 합성된다. 따라서 식생활은 질 나쁜 탄수화물 위주의 영양 섭취가 아니라 현미이나 통곡류 등 가공이 덜된 식품과 싱싱한 야채·과일로 영양이 균형을 이루도록 하여야 한다. 유청 단백질(whey protein)에는 트립토판이 많이 함유되어 있어 자기 전에 따뜻한 우유를 마시는 것도 수면에 도움이 된다. 허브차 중 캐모마일 차는 진정 효과가 있어 불면증에 도움이 되며, 그 외도 수면 관련 여러 건강기능식품이 있다. 불면은 단지 잠을 못 자는 것이 아니라 우리 몸의 생체 리듬 시계의 균형이 깨졌음을 나타내는 신호다. 잠이 안온다고 섣불리 수면제를 찾아 먹는 습관을 키우기보다는 스스로의 리듬을 되찾을 수 있도록 노력하는 것이 근본적인 문제를 해결하여 스스로 면역력을 키우는 길이다.

큰 문제가 아니라 생각하고 임의로 복용하는 약이 수면제다. 수면제는 단기간 잠을 잘 수 있게 해줄지는 몰라도 장기적으로는 스스로 잠을 잘 수 있는 능력을 감소시켜 수면제 없이는 잘 수 없는 의존적인 상태를 낳는다. 수면제의 문제점은 내성과 의존성이다. 내성은 시간이 지남에 따라 같은 용량을 복용해도 예전과 같은 약효를 얻을 수 없어 약의 용량을 점점 증가시켜야 하는 것이다. 의존성은 수면제 없인 잠을 잘 수 없게 되는 것을 말한다. 벤조디아제핀과 같은 항불안제는 의존성이 굉장히 심하다. 최근에 졸피뎀과 같이 의존성을 낮춘 약들이 사용되고 있지만, 정도의 차이는 있을지라도 여전히 모든 수면제는 의존성의 문제가 있다. 그리고 무엇보다 심각한 문제는 환각이나 우울과 같은 수면제의 부작용이다.

건강한 수면을 위해서는 건강수면환경(sleep hygiene)을 만들어야 한다. 건강수면환경의 핵심은 몸이 생체 리듬을 찾을 수 있도록 생활 습관과 주변 환경을 살펴보고 바꾸는 것인데, **밝을 때(낮시간대) 활동을 하고, 어두우면(밤시간대) 자는** 것이다. 숙면을 하려면 깨진 생체시계를 회복시켜야 하는데 생체시계를 회복시키려면 다음과 같이 일상생활을 하는 것이다.

① **낮에는 활동하고 햇볕을 쬔다.**

② **저녁에는 과격한 운동이나 뇌를 흥분시키는 것들을 삼간다.**

(텔레비전 시청, 게임, 스마트폰, 인터넷을 하면서 쉰다고 생각하지만 우리의 뇌는 과도하게 흥분하면 쉬지 못한다. 우리의 뇌와 신경계가 쉬도록 한다.)

③ **밤에는 위장관도 쉬어야 한다.**
(저녁 식사를 너무 늦은 시간에 하거나 야식을 하고, 자는 경우 위장관은 밤새 쉬지 않고 일하게 된다.)

④ **저녁에는 몸의 긴장을 푸는 데 도움이 되는 일을 한다.**
(가벼운 샤워, 마사지나 스트레칭 등 몸을 이완시키는 동작이 도움이 된다. 흥분할 때 활성화되는 교감신경과 코티졸 등의 스트레스 호르몬을 잠재우는 것이다. 우리를 위협하는 대상과 싸우거나 도망칠 때 나타나는 이러한 반응들이 활성화된 상태에서는 잠을 못 이룬다.)

⑤ **5분만이라도 자기 전에 책을 읽거나 하루를 정리하는 글을 쓰거나 차분히 명상한다.**
(뇌파가 각성 상태의 베타파에서 수면파로 변화되는 데 도움을 준다.)

⑥ **잠을 잘 때에는 외부로부터 들어오는 빛을 차단해서 자연환경과 최대한 유사하게 해준다.**
(침실 창에 암막 커튼을 달아 외부의 빛을 차단하는 것도 생체리듬 시계를 맞추는 환경 세팅이라고 볼 수 있다.)

8.5 낮 잠

영국 일간지 텔레그래프는 지난해 그리스의 아스클레피온 불라종합병원 연구진이 낮잠이 혈압을 낮추고 심장병 예방에 도움이 된다는 연구 결과를 내놨다고 보도했다. 연구진은 고혈압이 있는 남녀 386명(평균 연령 61세)을 대상으로 실험한 결과, 낮잠을 잔 사람의 혈압 측정치가 그렇지 않은 사람보다 평균 5% 낮은 것으로 나타났다고 밝혔다. 규칙적으로 낮잠을 잔 사람의 심장 수축기 혈압은 잠에서 깨어났을 때와 밤에 자는 동안, 비수면자보다 각각 4%, 6% 낮았다. 심장 건강과 관련한 다른 측정치도 낮잠을 잔 사람 쪽이 우월하게 나타난 것으로 조사됐다. 특히 낮잠 그룹의 맥과 혈류속도(pulse wave velocity) 수준은 비수면 그룹보다 11% 낮았다. 마노리스 칼리스트라투스 박사는 이번 연구 결과에 대해 낮잠을 잔 사람이 동맥과 심장 질환에서 좀 더 안전하다는 것을 보여 준다며 낮잠이 혈압을 낮춘다는 사실 뿐만 아니라 잠을 오래 자는 게 더 이롭다는 것을 보여준 연구결과라고 덧붙였다.

8.6 수면에 좋은 식품

미국의 영양학자 웬디 바질리언 박사는 잠이 오지 않는 밤에 다음과 같은 음식으로 밤잠을 유도하는 방법을 소개했다.

① **체 리 :** 수면 사이클을 조정하는 데 도움이 되는 호르몬인 멜라토닌을 함유하고 있다. 또 체리는 불면증의 강도를 떨어뜨리는 역할을 해 만성적인 불면증에 시달리고 있는 사람들에게도 도움이 된다.

② **호 두 :** 체리와 마찬가지로 수면을 유도하는 멜라토닌을 함유하고 있어 잠을 자는데도 도움이 된다.

③ **바나나 :** 아침을 상쾌하게 여는데 도움이 되는 과일인 동시에 아이러니하게도 밤잠을 잘 자게 만드는데도 도움이 된다. 바나나에 든 비타민 B_6는 뇌의 활동을 촉진시켜 아침 시간 정신을 맑게 깨우는 작용을 한다. 또 마그네슘과 칼륨은 근육의 긴장을 이완시켜 몸을 편안하게 만들고 휴식을 취하는 데 도움을 준다. 바나나에는 수면 촉진 아미노산인 트립토판을 함유하고, 이것은 뇌에서 세로토닌과 멜라토닌으로 바꾼다. 섭취 후 트립토판이 뇌에 이르는데 1시간 정도 걸린다고 하니 잠자기 전에 간식으로 먹어두면 숙면에 도움이 된다.

④ **오트밀 :** 수면 촉진 영양분인 칼슘, 마그네슘, 인, 칼륨이 풍부하다. 단, 당분이 너무 많으면 잠을 오히려 쫓으므로 설탕은 적당히 넣어야 한다.

⑤ **우 유 :** 트립토판이 많아서 진정효과가 있다. 또한 멜라토닌의 분비를 돕는 칼슘도 많아 잠들지 못하거나 한밤중에 깬다면 따뜻한 우유 한 잔을 마시는 게 숙면에 도움이 된다.

⑥ **계 란 :** 고단백 음식으로 잠이 오게 하고 위산 역류도 억제 한다. 밤에 갑자기 속 쓰림에 잠을 자지 못할 때 삶은 계란에 신선한 과일을 곁들여 먹으면 좋다.

⑦ **양 파 :** 피로를 많이 느끼는 불면증 환자에게 특히 효과적이다. 양파에 풍부한 알리신은 뇌를 자극해 혈액 순환을 돕고 심신을 안정시킨다. 알리신은 양파의 매운맛을 내는 유기유황 성분이다.

⑧ **대 추 :** 초조하고 불안함을 느껴 불면증을 호소하는 환자들에게 좋다. 대추는 심장기능을 촉진할 뿐 아니라 혈액 순환을 원활하게 한다. 특히 대추는 그냥 먹어도 좋지만, 따뜻한 차로 만들어 먹어도 좋다.

⑨ **아몬드 :** 마그네슘이 풍부하다. 마그네슘은 근육을 적절히 이완시켜 편안한 상태의 수면을 돕는다. 다만 견과류인 아몬드는 자기 전에 많이 섭취하면 설사나 탈수의 원인이 될 수 있으므로 소량 섭취하는 것이 좋다.

⑩ **파 :** 비타민 A, B_1, B_2, C, D, E 등 다양한 비타민이 풍부한 채소다. 특히 파의 특유한 향기를 내는 유화알릴 성분은 진정작용을 한다. 그러므로 신경과민이나 흥분, 불안으로 불면증이 있는 경우 이 향기를 맡는 것만으로 진정에 도움이 된다고 알려졌다.

⑪ **키 위 :** 이노시톨과 엽산이 많이 함유되어 있다. 이노시톨과 엽산은 신경전달기능을 돕는 신경계에 중요한 성분으로 숙면을 돕는다.

⑫ **호 박 :** 예로부터 불면증에는 호박을 삶아 먹으면 좋다는 말이 전해진다. 호박은 잠들기 전인 수면 잠복기를 짧게 하고, 숙면을 취하게 도와준다. 또 아침에 상쾌함을 느끼는 데 도움을 준다. 삶아 먹는 방법 외에도 구워 먹거나 죽을 쒀 먹어도 좋다

8.7 불면을 예방하는 컬러

파란색과 보라색 계열의 색상은 근심, 불안을 완화하여 편안하게 숙면을 취할 수 있도록 도와준다. 우울하고 불안할 때 나타나는 대표적 신체 증상으로 불면증을 들 수 있다. 보통 아침에 깨어나서 햇빛을 받으며 활동하는 동안에는 세로토닌이 생성되고, 해가 진후에는 세로토닌 분비가 감소하고 수면을 돕는 멜라토닌이 생성된다. 두 호르몬은 각기 다른 시간대에 활동하지만 상관관계를 갖고 있어 세로토닌의 분비가 감소되면 멜라토닌 또한 감소하게 된다. 낮 시간 동안 세로토닌이 충분히 축적되지 않으면 밤에 멜라토닌 생성이 감소하여 불면증이 생기게 된다.

불면은 우울이나 불안한 감정에 의해 발현된 증상이다. 하지만 오랜 시간 동안 숙면을 취하지 못할 경우 정동증상(감정 기복이 심한 감정의 장애. 기분이 너무 좋거나 너무 우울한 것이 주 증상이며, 두 가지 상반된 기분이 일정한 기간 동안 번갈아 오기도 하고 단독으로 오기도 함)이 악화되어 우울 장애 등 정신장애로 발전되는 악순환이 발생할 수 있다. 따라서 불면증 역시 사소하게 여기지 말고 예방과 개선을 위해 노력해야 한다.

불면증을 예방하려면 무엇보다 규칙적인 수면 습관을 갖는 것이 중요하다. 밤에 잠이 오지 않을 때는 따뜻한 물로 목욕을 하거나 따뜻하게 데운 우유를 마셔본다. 그리고 컬러 테라피를 추가하면 효과적으로 불면증을 개선해 나갈 수 있다. 근심과 불안함을 완화시키고 편안한 마음을 가져야 숙면을 취할 수 있는데, 파란색과 보라색 계열의 색상을 휴식 공간이나 침실에 사용하면 효과적이다. 이때 색상은 무겁거나 차갑지 않도록 연하게 사용하는 것이 좋으며, 은은한 녹색을 함께 활용하면 안

정감과 편안함을 더해줄 수 있다.

불면증에는 특히 남색과 같은 짙은 파란색 계열이 좋고, 스트레스가 심해 잠을 이루지 못하는 사람에게는 보라색 계열이 더 유용하다. 여기에 불면증 개선과 긴장 완화에 효과적인 라벤더나 재스민 등의 향을 베개 안쪽에 뿌려주면 테라피 효과를 더할 수 있다. 이는 향에서 고유의 색상이 함께 연상되어 심신의 진정 효과가 있기 때문이다.

8.8 빛을 통한 정서 질환의 완화

빛을 이용한 라이트 테라피가 정서장애, 수면장애의 치료에 긍정적인 효과가 있음이 다양한 연구를 통해 밝혀져 왔고, 실제 치료에도 활발히 활용되고 있다. 다이어트에 좋은 컬러 테라피에서 빛을 이용한 섭식장애 치료를 거론했듯이, 빛은 다양한 심리적 문제를 치료하는 데 이용되고 있다. 특히 기분장애, 계절성 정서장애(SAD), 수면장애 치료를 위해 활발히 활용되고 있다.

1992년 독일의 프리드리히 의과대학의 정신과 의사 라오(Rao ML)는 뮐러, 스티글리츠 등과 함께 계절성 정서장애(SAD) 환자를 대상으로 빛 치료를 통해 세로토닌의 활성도가 증가됨을 확인하였다. 그 전에 1991년 오렌(Oren)은 SAD 외래 환자들에게 3주에 걸쳐 적색광, 녹색광을 차례대로 적용한 치료를 진행했다. 그 결과 녹색광이 SAD 치료에 효과적임이 밝혀졌고, 이후 백색광과 동일한 효과를 가지고 있음이 입증되었다.

이후 2001년 스코틀랜드 애버딘 대학의 정신과 의사 윌러만(Wileman)은 일차 진료에서 4주 동안 SAD 환자 50여 명에게 무작위로 백색광과 적색광을 사용한 후 해밀턴 우울증 척도(Hamilton Depression Scale)와 계절성 정서장애 검사(Seasonal Affective Disorder Version)를 평가하였다. 백색광과 적색광을 사용한 두 그룹 모두 인원의 40% 이상이 우울감 호소에서 감소된 점수를 보였다. 이 연구를 통해 SAD 치료에는 광(光) 치료(라이트 테라피)가 효과적이며 백색광 외에도 녹색광, 적색광 등도 치료의 기대 차이가 없음을 알 수 있다. 이외에도 우울 등의 정신장애나 수면장애로 고통 받는 사람들을 위한 치료에 빛을 이용한 사례가 꾸준히 연구되고 있으며, 치료에 긍정적인 효과가 있음이 속속들이 밝혀지고 있다.

[무슨 색깔의 꽃을 선물할까?]

기쁜 일이 있거나 위로할 일이 있을 때와 같이 갖가지 행사에서 꽃은 누구에게나 환영받는 선물이다. 선물을 받는 상대방에게 기쁨과 의미를 더하기 위해서는 꽃의 종류뿐만 아니라 꽃의 색 역시 중요하다. 꽃이 어떤 색이냐에 따라 다양한 심리적 효과를 전할 수 있으므로 상황에 적합한 색을 고려하여 선택해 보자.

아프거나 입원해 있는 사람에게는 강렬한 색보다는 심리적 부담감을 덜어주는 온화한 색이 좋다. 부드러운 분홍색이나 발랄한 주황 계열의 꽃이 권할 만하다. 분홍색은 상냥함을 표현하며, 기분이 온화하게 해주는 효과가 있고, 주황색은 기쁨과 해방감을 주는 색으로 따뜻함을 느끼게 해준다. 병원에 있으면 우울해지고 마음이 약해지기 쉬우므로 기분 전환을 해줄 수 있는 노란색 꽃을 선물하는 것도 좋다. 단, 이때 향이 강한 꽃은 피해야 한다.

선생님이나 상사, 선배에게는 청색 또는 보라색 꽃을 선물하는 것이 좋다. 청색은 지성과 냉정, 보라색은 세련미, 우아한 이미지를 주므로 상대의 인격과 재능에 대한 존경의 마음을 표현할 수 있다. 뜨거운 열정과 사랑을 전달할 때는 역시 빨간색 꽃이 가장 적합하다. 빨강을 보면 아드레날린의 분비가 활발해지고 정열과 에너지를 느끼게 되기 때문이다.

9. 활성산소/항산화

보통 공기 중의 산소분자는 삼중항 산소(triplet oxygen, $3O_2$)로, 2개의 홀 전자를 가지고 있으면서도 안정한 편이다. 그러나 산소가 변해서 불안정한 상태가 되면 다른 성질을 띠는데 과산화수소(hydrogen peroxide : H_2O_2), 초과산화 이온(superoxide ion : O_2^-), 수산화라디칼(hydroxyl radical : OH-)이다. 이들은 대표적인 활성산소다. 활성산소(reactive oxygen species)는 세포에 손상을 입히는 모든 종류의 변형된 산소다. 불안정하고 활동성이 크며, 스트레스・병원균・자외선 등에 특히 민감하다.

9.1 활성산소 생성

활성산소의 내적 생성요인으로는 섭취한 식품의 영양성분이 세포 속 미토콘드리아의 대사과정에서 생긴다. 우리가 호흡을 하는 한 항상 생기며, 호흡을 통해 우리 몸속에 들어온 산소의 3~5%는 활성산소가 된다. 사람은 1분에 약 20회 정도의 호흡을 하고, 1회 호흡 시 약 500 cc 정도의 공기를 들이마시는데, 1분 동안에는 약 10,000 cc 정도의 공기를 마신다. 이 중에서 2,000 cc 정도가 산소에 해당하고, 산소의 약 2% 정도인 40 cc가 활성산소가 된다. 그러므로 사람의 몸속에서는 하루에 57,600 cc의 활성산소가 만들어지게 된다.

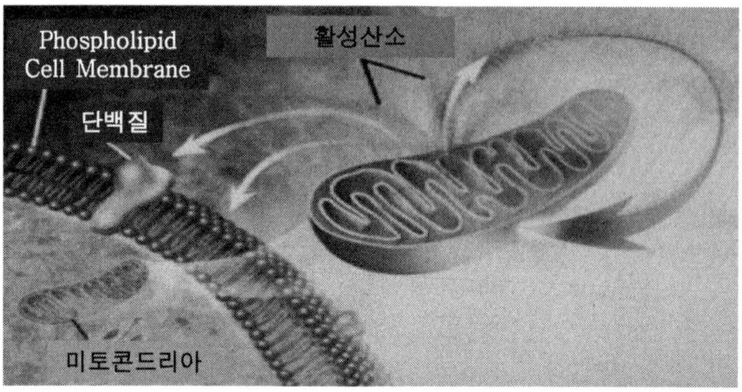

그림 14. 활성산소 생성

미토콘드리아에서 나오는 활성산소가 미토콘드리아를 공격하여 또 다른 활성산소를 생성하고 세포막을 공격하여 세포에 손상을 입힌다.

활성산소 생성 내・외인성 원인이 있는데, 내인성 원인은 호흡과정에서 몸속으로 들어온 산소가 이용되는 중에 여러 대사과정에서 생성되고, 불규칙적인 식습관, 화학조미료, 과식 등으로 인한 무리한 소화는 더 많은 활성산소를 발생시킨다. 외인성 원인은 변비에서 발생되는 췌장암 유발성분인 매칠클로란트랜, 가공식품 내 니트로스아민, 담배의 화학성분, 매연가스, 미세먼지, 스트레스호르몬 등이 활성산소를 발생시킨다.

스트레스로 활성산소가 증가하는 이유에 대해서는 일상 속에서의 화・불안 등의 스트레스로 자율교감신경의 긴장이 가속되어 간뇌 시상하부에서 부신수질에 명령이 전달된다. 거기에서 아드레날린 등 스트레스 호르몬이 분비되면 항상성 유지를 위해서 조절 기능을 작동시키고, 이 호르몬을 분해하기 위해서 산소가 작용한다. 이때, 활성산소인 과산화수소나 하이드로키시라디칼이 발생된다. 이것은 미국 네브라스카 대학 교수 D. 하만 박사, 오크리지 연구소의 도타 박사, 매사추세츠 종합병원의 와이츠먼 박사에 의하여 상세히 보고되었고 많은 연구자들에 의해 확인되었다. 스트레스 이외에도 과도한 육류 및 인스턴트 음식의 섭취와 과도한 운동은 활성산소의 생성을 증가시킨다.

활성산소는 혈액이 흐르지 않던 상태에 있다가 갑자기 혈액이 흘러 산소가 미토콘드리아로 들어갈 때 가장 많이 발생한다. 산소가 없으면 미토콘드리아는 에너지를 만들 수 없다. 산소가 조금씩 들어가면 문제가 없지만, 갑자기 대량으로 들어가면 여분의 산소는 활성산소가 된다.

9.2 활성산소 유해성

활성산소는 인체조직을 공격하고 세포를 손상시키는 산화력이 강한 유해산소로 체내에서 산화작용을 일으켜 세포막, DNA, 그 외의 모든 세포 구조를 손상시킨다. 세포의 손상 범위에 따라서 세포는 기능을 잃거나 변질된다. 몸속의 여러 아미노산을 산화시켜 단백질의 기능을 저하시키고, 핵산을 손상시켜 핵산 염기의 변형과 유리, 결합의 절단, 당의 산화분해 등을 일으켜 돌연변이나 암을 발생시키며, 생리적 기능의 저하를 가져와 각종 질병과 노화의 원인이 되기도 한다.

활성산소는 우리 몸의 어느 곳에서나 생성이 가능하고, 우리 몸을 구성하고 있는 정상 세포를 산화시키고 세포벽을 파괴시킨다. 세포가 산화되는 과정에서 과산화지질이 만들어진다. 이 물질은 맹독성을 가지고 있고, 혈관의 탄력성을 떨어뜨려서 동맥경화증을 유발시키는 원인이 된다. 동맥경화는 뇌졸중이나 심근경색 등을 유발한다. 활성산소가 관절에 염증을 유발하면 혈관을 산성화시키는 물질을 증가시켜 관절염의 원인이 된다.

우리 몸에서 생리기능을 수행하는 호르몬은 대부분이 단백질로 구성되어 있는데, 활성산소는 아미노산을 산화시켜서 단백질의 기능을 떨어뜨리면서 각종 호르몬 분비의 이상 현상으로 생리기능을 떨어뜨릴 뿐만 아니라 세포 DNA의 변형을 유도해 암의 원인으로 작용하기도 한다. 세포가 산화과정을 겪는다는 것은 노화가 촉진된다는 것을 의미하기 때문에 활성산소는 노화와 치매의 주된 원인으로 작용한다. 면역기능을 떨어뜨리기 때문에 인체에서 발생하는 질환의 90% 이상이 활성산소와 직·간접적으로 관련되어 있는 것으로 알려져 있다.

활성산소와 관련된 질병에는 여러 종류의 암, 동맥경화증, 당뇨병, 뇌졸중, 심근경색증, 간염, 신장염, 아토피, 파킨슨병, 자외선과 방사선에 의한 질병 등이다. 활성산소가 우리 몸에 무조건 해로운 것만도 아니다. 예를 들면 체내에서 과산화수소의 분해로 생성되는 수산화 라디칼은 병원체 등을 무차별적으로 공격하는 소독약 역할을 수행하고 있다. 문제는 이것이 우리 몸이 필요로 하는 분자까지도 무차별 공격한다는 것이다. 나쁜 콜레스테롤인 LDL-콜레스테롤을 산화시켜서 심장병을 유발하는 일에도 수산화 라디칼이 기여한다. 수산화 라디칼은 오존 혹은 과산화수소보다 더 큰 산화력을 지니고 있다. 다른 물질을 산화시킬 수 있는 산화력이 크다는 것은 다른 물질을 쉽게 변형시킬 수 있는 능력이 있다는 것이다. 라디칼은 쌍을 이루지 못한 전자를 포함하는 원자, 이온 분자를 말한다.

일반적으로 전자는 쌍으로 존재하려는 경향 때문에 홀로 있으면 다른 분자들과 반응하려는 경향이 크다. 따라서 대부분의 경우 라디칼은 불안정하고 수명이 짧다. 그러나 라디칼이 단백질 같은 커다란 분자 속에 파묻혀서 다른 물질과 접촉하기가 곤란하면 오랫동안 존재하는 것도 가능하다. 또한, 분자의 크기가 작더라도 라디칼을 안정시킬 수 있는 분자구조(비타민 E 혹은 멜라닌)의 한 부분으로 있을 때는 오랫동안 수명을 연장할 수 있다.

유해산소의 일종인 초과산화 이온 역시 라디칼이다. 불안정하여 주변의 물질로부터 전자를 강제로 빼앗는 경향이 있다. 초과산화 이온은 주변에 존재하는 DNA, 단백질로부터 전자를 빼앗으면 초과산화 이온은 안정된다. 이 과정에서 초과산화 이온은 환원(전자를 받아들이고)이 되며, 주변에 있는 물질들은 산화(전자를 내어 주고)가 된다. 만약에 초과산화 이온이 단백질, 탄수화물, 지방, 기타 필수물질과 반응하기 전에 제3의 물질과 반응을 하여 안정이 되면 초과산화 이온에 의한 피해를 줄일 수 있다. 이러한 역할을 하는 물질을 일반적으로 **항산화 물질(antioxidant)**이라고 한다.

9.3 활성산소 대응

사람이 질병에 걸리지 않으려면 몸속의 활성산소를 소거시키면 되는데 체내에서도 항산화물질이 만들어진다. 즉 항산화효소(antienzame)다. 인체에서 자연적으로 생성되는 항산화물질로는 SOD(과산화물제거 효소・각종 항산화 물질의 기능을 촉진시켜 활성산소를 없애는 데 도움이 되는 효소), 글루타치온, 페록시다제, 멜라토닌 등의 효소다. 그러나 이들 효소는 20대를 기점으로 서서히 감소한다. 인체 노화로 줄어드는 항산화 물질을 보충하기 위해서는 과일이나 채소, 건강기능식품 등으로 외부에서 항산화물질을 공급받는 것이 도움이 된다.

대사 혹은 호흡과정에서 생성된 과산화수소는 분해되면서 더 강력한 산화력을 지닌 수산화라디칼을 형성할 수 있다. 이 때 과산화수소가 과산화수소를 분해하는 효소 카탈라아제(catalase)를 먼저 만나면 수산화라디칼이 형성되지 않는다. 또 다른 효소 글루타티온과산화효소(glutathione peroxidase) 역시 글루타티온(glutathione) 분자를 매개체로 하여 과산화수소를 분해한다. 그 효소의 활성화 자리(active site)에는 셀레늄(Se)이 포함되어 있다. 따라서 셀레늄의 섭취로 몸속에서 과산화수소의 분해를 돕는 효소가 많이 생성되면 그만큼 활성산소의 농도를 줄일 수 있다. 또한, 초과산화 이온을 산소와 과산화수소로 변환해 주는 효소 SOD(Superoxide dismutase)가 세 종류 있다. 그들 효소에는 구리, 망간, 아연 등의 금속이온이 포함되어 있다.

수산화 라디칼은 다르다. 수산화 라디칼은 반응성이 매우 강하고, 반감기가 나노초(ns) 정도로 매우 짧다. 효소에 의해 제거되는 초과산화 이온과는 달리 수산화라디칼은 효소의 공격을 받지 않고 짧은 수명에도 불구하고 거의 모든 종류의 분자들을 공격한다. 이 활성산소는 음식이나 기능성 식품을 통해서 직·간접적으로 항산화제를 많이 섭취함으로써 수산화라디칼의 공격을 피하는 좋은 방법이 될 수 있다.

식품 중에는 항산화 기능을 가지고 있는 여러 가지 물질이 포함되어 있다. 수산기(水酸基)를 2개 이상 가지고 있는 폴리페놀(polyphenol)과 셀레늄, 아연, 플라보노이드, 요산, 빌리루빈, 글루타티온, 카테킨(녹차), 퀘르세틴(양파), 라이코펜(토마토), 안토시아닌(블루베리), 비타민 A, C, E, β-카로틴 등이다. 항산화 성분이 많이 포함되어 있는 음식을 섭취하는 것은 몸속에 있는 활성산소와 항산화물질이 반응하도록 도와준다. 즉 라디칼이 안전하고, 안정된 생성물로 변환되도록 항산화제가 돕고 있는 셈이다. 활성산소가 체내의 중요한 분자들을 공격하기 전에 항산화제와 반응이 일어날 수 있도록 몸속의 환경을 만들어 주면 건강을 유지할 수 있다.

항산화제는 산화(酸化)를 방지하는 물질의 총칭인데, 활성산소가 각종질환에 관여한다는 것이 알려져 주목을 받기 시작했다. 동맥경화, 뇌, 심장혈관계장애, 노화, 발암에 활성산소가 관여한다는 사실이 밝혀지면서 기존의 산화방지제 외에 식품으로 섭취하는 항산화물질이 효과가 최근 주목을 받고 있다.

인체에는 활성산소를 제거하도록 된 복잡한 구조가 갖추어져 있는데, 이런 인체구조와 관련하여 식품으로 섭취하는 항산화물질의 유효성에 대해서는 앞으로 많은 연구가 필요하다. 항산화물질을 과다섭취 시 그 종류에 따라서는 인체에 유해·무익한 것이 될 수도 있으므로 이의 섭취에는 신중한 검토가 필요하다. 항산화효소는 세포질이나 세포의 바깥쪽, 또는 세포의 미토콘드리아 등에 존재한다. 그런데 항산화효소의 기능은 연령이 증가할수록 감소하는데 30~40대의 경우 체내 활성산소가 약 250~280로 정상수치(약 280 이하) 범위를 유지하지만, 50대가 넘어가면서 296 정도로 기준치 이상 증가하는 것을 볼 수 있다. 따라서 사람은 연령이 증가할수록 여러 가지 질환에 자주 노출된다.

9.4 활성산소와 식생활

체내 활성산소는 신진대사 과정에서 만들어지며, 과식과 술, 커피를 비롯하여 미세먼지, 대기오염, 자외선, 화학물질(향수, 스프레이) 사용, 수면부족, 스트레스 등 여러 요인에 의해 유발되는데 나이가 들수록 활성산소 제거능력은 감소(50%)하기 때문에 생활 속에서 활성산소를 줄이기 위한 노력을 해야 한다. 항산화력을 높이기 위한 가장 좋은 방법은 **건강한 식생활과 규칙적인 운동**이라고 한다.

체내서 생성되는 항산화 효소들은 장기적으로 항산화 작용을 수행하지만 음식으로 섭취하는 항산화 성분은 일회성 혹은 단기간에 활성산소를 제거하는 기능만 있으므로 항산화 성분이 들어 있는 다양한 음식을 꾸준히 지속적으로 섭취하는 것이 활성산소를 제거하는 방법이며 항산화제보다는 음식으로 섭취하고, 한 종류보다는 여러 종류의 음식을 통해서 다양한 항산화 성분을 섭취하는 것이 활성산소를 제거할 수 있는 항산화 효율성을 높일 수 있는 방법이다.

잘 알려진 식품 속 항산화 성분에는 비타민 C, E, 베타-카로틴, 셀레늄, 아연, 폴리페놀, 플라보노이드, 카테킨 등, 주로 잡곡과 채소, 과일 식품에 포함되어 있다. 나이가 들어가면서는 항산화력은 떨어지고 활성산소 생성량은 많아지므로 채식 위주의 식생활을 하면서 활성산소 생성의 원인이 되는 요인을 줄여나가는 것이 중요하다. 식품의 항산화 비타민은 열에 약하기 때문에 가능하면 채소류는 지나치게 익히지 않거나 생으로 섭취하는 것이 좋다. 식품의 경우 잡곡, 채소, 과일, 견과류 등을 고르게 섭취하는 것이 항산화 효능을 증가시키며, 특히 산삼 배양근이나 발아생식과 같이 체내 흡수가 잘되며 SOD를 포함하면서 비타민 활성도가 높은 발아곡물의 생식은 활성산소 제거 및 항산화 효율성을 높일 수 있다.

활성산소로부터 건강을 지키기 위해서는 평소에도 항산화제를 지속적으로 섭취하는 것이 필요하지만 항산화제를 만병 통치약처럼 생각하고 비타민 보충제처럼 복용하는 것은 고려해 볼 문제이다. 암을 예방하려고 베타-케로틴(비타민 A의 전구물질로 항산화 성분) 보충제를 규칙적으로 먹은 사람들의 폐암 발병률이 일반인들 보다 높다는 연구 결과는 항산화제의 역할에 대해서 해결할 문제가 있다는 것을 암시하는 바다. 활성산소가 너무 많아도 문제지만 없으면 나쁜 균을 물리치는데 몸이 너무 힘들어지므로 의사들은 항산화 성분이 많이 포함된 음식을 자주 먹고 규칙적으로 운동하는 것을 권장한다.

결론적으로 활성산소의 양을 조절하면서 건강하게 생활하려면 영양소가 균형을 이룬 식생활과 적당한 운동을 하는 것이 중요하다. 산소는 사람이 살아가는 데에 반드시 필요한 것이기도 하지만, 몸(체내)에 너무 많이 쌓이게 되면 철이 녹이 스는 것처럼 우리 몸에서도 산화가 진행되어 세포막이나 DNA를 손상시켜 노화를 촉진시키거나 각종 질병이 발병하게 된다. 항산화 성분과 관련된 과일, 채소, 곡물 등의 공통된 특징은 모두 독특한 색을 갖고 있다는 점이다. 보편적으로 특정한 색을 가지고 있는 채소와 과일은 특정항산화물질을 포함하고 있는 경우가 많다. 따라서 다양한 색의 신선한 식품을 골고루 먹는 것이 건강·장수하는 데 최상의 방법이다.

체내 활성산소를 줄이기 위한 방법에는 금연, 금주, 스트레스 피하기 등이 있는데, 음식에 든 폴리페놀 성분을 섭취하는 것도 도움이 된다. 폴리페놀은 몸속 활성산소를 제거하는 대표적인 항(抗)산화물질이다. 활성산소에 노출되어 쉽게 손상되는 DNA를 보호하고, 세포를 구성하는 단백질·효소를 보호해서 질병의 위험을 낮춘다. 이로 인해 항암작용은 물론 심장질환 예방 효과가 있다고 알려졌다. 폴리페놀의 종류는 수천가지이지만, 이 중 비교적 널리 알려진 것이 녹차에 든 카테킨, 포도주의 레스베라트롤, 사과·양파의 쿼세틴, 과일에 많은 플라보노이드, 콩에 많은 이소플라본드 등이 폴리페놀의 일종이다. 특히 코코아에서 유래한 폴리페놀은 두뇌발달에 도움을 주고, 과일에서 유래한 폴리페놀은 미백을 포함한 피부건강에 유익하다.

하버드 의대 부속 브리검 여성병원의 나오미 D.L. 피셔 박사의 연구결과(2006년)에 따르면, 76세의 남성에게 폴리페놀이 풍부한 카카오를 1주일 섭취하게 했을 때 뇌 특정 단면의 활성도가 9% 가량 증가했다. 카카오 폴리페놀은 당뇨병·고혈압·동맥경화를 완화하고, 말초 혈관과 뇌혈관을 확장시켜 치매예방에도 도움을 준다. 스트레스 완화와 집중력 향상에도 효과가 있다고 알려졌다.

9.5 인체 활성산소 농도 자가진단

건강에 도움이 되는 활성산소의 적정량은 아직 밝혀지지 않았다. 일부 병원에서 혈액·소변검사를 시행해서 혈액 속 활성산소 농도가 25.68 mg/dL 이상이면 많은 것으로 해석하지만, 한두 번의 검사만으로 평소의 활성산소 양을 판단할 수는 없다. 검사 시 활성산소 농도만을 반영하기 때문이다. 수 개월간에 걸쳐서 평균 활성산소 농도를 알 수 있는 검사법은 아직 개발되지 않았다고 한다. 몸의 컨디션을 통해서 자신의 활성산소량의 과다를 추정할 수 있다고 한다.

- 만성피로감이 심할 경우
- 피로가 빨리 없어지지 않는 경우
- 머리카락 빠지는 개수가 눈에 띄게 늘거나
- 피부가 푸석푸석해지거나
- 눈이 자주 충혈 되거나
- 고지혈증 증세가 있는 경우
- 당뇨·고혈압의 전조증상이 나타날 경우

이러한 증상은 활성산소가 많다고 볼 수 있다고 전문의인은 말하며. 이때는 흡연·스트레스·과식·자외선·과도한 운동 등 활성산소 생성을 촉진하는 요인을 피하고, 항산화 성분을 함유하고 있는 식품을 충분히 섭취해야 한다고 한다.

9.6 활성산소 제어를 위한 생활실천

활성산소가 건강을 약화시키지 않도록 하기 위해서는 활성산소를 소거시키는 생활 실천방법을 실천하여야 한다.

(1) 스트레스 줄이기

스트레스가 활성산소 생성에 관여하고 있다. 스트레스를 받으면 신경과 호르몬계는 즉시 민감하게 반응하는데, 이때 많은 에너지가 필요하다. 그 과정에서 활성산소도 많이 발생하게 되는 것이다. 따라서 활성산소를 줄이는 첫 번째 생활 실천방법은 스트레스를 줄이는 것이다. 스트레스를 받으면 스트레스를 해소시키는 것이 중요한데, 중요한 방법 중 하나는 매일 규칙적으로 운동을 하는 것이 가장 확실한 대책이라고 한다. 운동을 하면 몸에서 엔돌핀이 많이 나온다. 실제로 30분 조깅하면 엔돌핀이 5배나 많이 나오고, 8시간 지속되는 것으로 밝혀졌다. 그러나 심한 운동은 절대 금물이다. 체지방이나 내장지방이 쌓이지 않을 정도로 운동을 하여야 한다. 주로 걷기나 조깅, 줄넘기, 수영 등을 일주일에 3～4번, 한 번 할 때 30～60분 규칙적으로 하는 것이 좋다. 이외에도 독서, 명상, 요가, 태극권 등도 스트레스를 해소하는 데 효과적이다.

(2) 자기를 사랑하기

사람들은 항상 뭔가를 성취 못한다고 자기를 학대한다. 그래선 안 된다. 있는 그대로의 자기를 사랑하자. 자기를 칭찬하고 관심을 가지면 활성산소를 적게 발생시키게 된다. 태핑요법이 바로 그것이다. 쉽게 말해 전신을 두드려 주는 요법이다. 울화가 나면 간 부위를 주먹으로 톡톡 두드리면서 “많이 힘들지, 애썼다!” 말하면서 위로해 주면 거짓말처럼 울화가 쑥 내려간다.

(3) 자기를 변화시키기

뜻대로, 마음대로 일이 되지 않는다고 불평불만을 쏟아낼 때가 있다. 자신의 가치를 알아주지 않는다고 세상을 원망한다. 만약 그런 생각을 가지고 있다면 이제부턴 생각을 고쳐보자. 세상을 바꿔려고 하지 말고 내가 먼저 바꿔어보자. 실패, 위기, 어려움을 피할 수 없다면 즐기자. 긍정적으로 생각하면 활성산소를 줄일 뿐만 아니라 행복지수까지 증가한다.

(4) 해로운 일 안 하기

활성산소를 줄이려면 술, 담배 등 내 몸에 해로운 일들을 하지 않아야 한다. 활성산소를 생성시키기 때문이다. 해로운 물질이 들어오면 일차적으로 우리 몸의 화학공정을 교란시키게 된다. 게다가 우리 몸의 세포는 이런 이물질들을 처리하기 위해 장시간 동안 가동을 하게 된다. 그 결과 활성산소도 필요 이상으로 생성된다.

(5) 즐거운 일 하기

음악 감상, 그림 그리기, 취미생활 등 어떤 것이든 즐거운 마음으로 하면 엔돌핀이 많이 나오고, 뇌에서는 알파파가 증가하여 활성산소 처리가 잘 된다.

(6) 과식 피하기

과식을 하면 많은 양의 음식물을 소화시키는 대사과정에서 활성산소가 많이 발생한다. 특히 당분이나 지방의 과식은 안 된다. 칼로리가 높은 식품은 산화 노폐물도 많이 발생시켜서 활성산소의 수치를 높이기 때문이다.

(7) 인스턴트식품 안 먹기

대부분의 가공식품에는 식품첨가물이 들어있다. 식품첨가물이 흡수되면 간에서 해독되는데, 이 과정에서 활성산소가 발생해서 간을 공격하는 것으로 알려져 있다.

(8) 즐겁게 먹기

식사를 할 때는 식사에 전념하여 맛있게 즐겁게 먹어야 한다. 때로 손에 일을 들고 식사를 하는 경우가 있는데 이런 습관은 좋지 않다. 일을 하면서 식사를 하면 소화액이나 소화관이 준비를 하지 못하여 소화가 덜된 상태로 대장에 들어가면 이상발효를 일으켜 가스가 생기고 독이 생기게 된다. 이 독이 장벽으로 흡수되면 혈액속의 노폐물이 증가하면서 활성산소의 발생을 증가시키게 된다. 따라서 식사를 할 때는 즐거운 마음으로 하는 것이 중요하다.

(9) 요리방법도 중요

가능하면 기름에 튀기거나 불에 굽는 등의 조리방법은 좋지 않다. 우리 몸에 산화물질을 많이 발생시키기 때문이다. 요리를 할 때는 가급적이면 찌거나 데쳐서 먹는 것이 활성산소를 줄이는 비결이다.

(10) 신선한 과일과 채소 많이 먹기

현재 활성산소를 없애는 항산화 물질로 학계에서 공인된 것은 비타민 C, 비타민 E, 베타-카로틴이다. 신선한 채소와 과일에 풍부하게 함유되어 있다. 비타민 C는 양배추, 풋고추, 케일, 브로콜리, 고구마, 귤, 토마토, 포도, 오렌지, 딸기 등 야채류에 많이 들어있다. 비타민 E는 아몬드, 땅콩, 샐러드, 콩기름, 고등어, 연어, 새우 등에 풍부하다. 베타-카로틴은 상추, 고춧잎, 시금치, 무잎, 당근, 호박, 고구마에 많다.

(11) 적당한 운동하기

운동은 항산화 효소가 활성화 되도록 돕는다. 2012년에 운동과학회지에 실린 연구를 보면, 12주간 걷기 운동을 꾸준히 한 60세 이상 노인 20명의 항산화 효소 중 SOD 활성도를 분석했더니 평균 7.78U/mℓ이던 것이 8.50U/mℓ로 증가했다. 연구팀은 규칙적이고 지속적인 유산소 운동은 활성산소의 생성을 억제하고, 제거하는 데 효과적이라고 했다. 다만, 항산화 효소를 활성화시키는 운동은 걷기 같은 유산소운동이며, 근육을 과도하게 사용하거나, 장시간 고강도의 운동은 오히려 활성산소를 증가시킨다고 한다.

9.7 항산화 효능이 큰 식품

활성산소를 제거하는 항산화 능력을 수치화한 것이 바로 ORAC(Oxygen Radical Absorbance Capacity)다. 미국 농무부(USDA)에 따르면 하루 3000 ORAC 이상이 필요하다고 한다. 식품, 인체 노화분야 최고 권위자인 스티븐 플렛 박사(미국)가 극찬한 슈퍼 푸드 음식 중 항산화 대표식품은 블루베리(2,400)다. 채소별 항산화 효력은 100g을 기준으로 해서 비트 2,774, 시금치 2,640, 수수 1720. 브로콜리 1,590, 양배추 1,359, 당근 1,215, 적피망 901, 토마토 337, 콩 280, 키위와 자몽 등 과일 100g에는 400~600 ORAC 정도다(자료 : 미농무성).

비타민 A와 C는 대표적인 항산화 성분으로, 흡연이나 음주로 체내에 쌓인 독성 화학물질을 해독하는 데 도움이 된다. 비타민 A는 육류나 물고기의 간 등에 풍부하며, 비타민 C는 풋고추, 포도, 딸기 등의 채소와 과일에 많다. 파프리카에는 레몬의 2배, 토마토의 5배, 사과의 41배에 달하는 비타민이 들어 있다. 녹차의 떫은맛을 내는 카테킨과 콩에 많이 들어 있는 이소플라본은 폴리페놀류에 속한다. 카테킨은 비타민 E의 20배 정도의 강력한 항산화 작용을 하는 것으로 알려졌다. 이소플라본은 천연식물 성분으로 두부, 된장 등 콩류와 해바라기씨, 녹황색 채소에 많이 들어있다.

셀레늄은 체내에 들어온 독성 물질의 해 작용과 면역력 증진에 효과가 있다. 셀레늄은 흡수가 잘 되는 영양소로 음식물로 섭취할 경우 흡수율이 90% 정도다. 육류의 내장과 해산물, 버섯, 양배추 등에 풍부하게 들어있다. 과일이나 채소 특유의 붉은색, 주황색, 노란색 색소인 카로티노이드는 항산화 성분이다. 우리 몸에 흡수된 뒤 비타민 A로 전환되는 베타-카로틴, 토마토나 수박 등에 많이 들어있는 라이코펜, 붉은 고추의 매운 맛을 내는 캡사이신, 녹색채소에 풍부한 푸코잔틴 등이 포함된다. 최근에는 카로티노이드류를 다량 섭취하면 근위축성 측삭경화증(루게릭병)을 예방하는 데 도움이 되는 것으로 밝혀졌다.

10. 인체 염증

염증(炎症)은 몸이 질병과 싸울 때 나타나는 자연스러운 현상이나, 만성염증은 다르다. 혈관을 비롯하여 근육, 심장 등 전신에서 일어나 질환을 유발한다. 일반염증과 만성염증의 다른 점과 만성염증이 인체에 미치는 영향에 대하여 알아보자.

10.1 염증은 왜 생기나?

염증은 일종의 신체 반응이다. 김영상 교수(분당차병원 가정의학과)는 「세포 손상을 방지하고, 조직에서 죽은 세포를 제거하는 등 우리 몸을 고치는 과정을 매개(媒介)하는 면역반응」이라고 했다. 칼에 베이거나 못에 찔리는 등 몸에 상처가 나면 붉게 부어오르고 열이 난다. 외부침입 물질로부터 우리 몸을 지키려는 염증반응이 일어난 것이다. 외상뿐만 아니다. 폐렴이 있으면 폐에 있는 세균과 그로 인해 죽은 세포를 제거하기 위해서 면역세포들이 모여든다. 이처럼 염증은 몸속에 일어난 찌꺼기를 처리하기 위한 과정과 같다. 외부 요인과 싸우는 과정에서 발생하는 일종의 반응이다.

인체의 염증에는 급성염증과 만성염증이 있다. 급성염증은 앞서 설명한 것처럼 염증 반응으로, 신체 이상을 해결하는 과정에서 생기는 반응이다. 분·시간 단위로 일어난다. 반면 만성염증은 스트레스, 나쁜 식습관, 고혈당, 고혈압 등 다양한 원인으로 몸이 혹사당할 때 장기간에 걸쳐서 염증성 단백질이 조금씩 만들어져 신체 곳곳에 쌓아 염증반응을 일으킨다.

염증성 단백질이 온몸에 많이 퍼지면 각종 질환을 유발한다. 만성염증은 질환이 생길 때까지 아무런 증상이 없다. 급성염증이 요란하게 여기가 아프다고 알리는 것과 비교하면 소리 소문 없이 몸을 상해시키는 셈이다.

10.2 만성염증의 질환 유발 원인

몸에 나쁜 만성염증이 생기는 원인은 다양하다. 그 중 대표적인 것은 다음과 같다.

① 미세먼지, 미세먼지는 염증을 유발한다. 미세먼지는 코에서 여과되지 않고 폐로 바로 흡수되어 전신으로 퍼지면 몸에서는 이물질을 제거하기 위해 염증반응이 생긴다.

② 흡연도 염증을 유발한다. 담배의 주성분인 니코틴이 외부에서 침입한 미생물을 공격하는 백혈구를 과도하게 자극할 수 있다, 이때 백혈구 기능이 잘 통제되지 않아 염증이 생길 수 있다.

③ 유화제(乳化劑)와 같은 인공 식품첨가물도 좋지 않다. 인공 식품첨가물의 일부는 잘 소화, 분해되지 않아 몸에서 이물질로 인식할 수 있다. 유화제가 들어간 물을 먹인 쥐는 일반 물을 먹인 쥐에 비해 염증성 초기당뇨 증상이 더 많이 발생한다는 미국의 한 연구결과도 있다.

④ 비만·내장비만도 염증을 유발한다. 내장비만은 우리 몸 장기 내부나 장기와 장기 사이 빈 공간에 과도하게 지방이 축적된 상태다. 지방세포는 아디포카인(adipokine)이란 염증성 물질을 분비한다. 따라서 비만·내장비만은 각종 염증성질환이 생길 위험이 높아진다.

⑤ 혈액 속에 당·지질이 많아도 염증성질환이 생긴다. 몸에서는 과도한 당·지질을 없애려고 하는데, 이 과정에서 염증성 물질이 나온다. 또한 당·지질은 혈관을 손상시키는데, 이때 염증반응이 생긴다.

⑥ 스트레스를 많이 받아도 위험하다. 스트레스호르몬이 교감신경을 자극해 염증반응을 초래하기 때문이다. 스트레스를 지속적으로 받을 때 체내 염증 수치가 20% 더 높아진다는 미국 오하이오대학교의 연구 결과도 있다.

⑦ 평소 몸을 너무 안 움직이거나, 음식을 지나치게 적게 먹어도 염증반응이 생길 수 있다. 체내 신진대사 기능이 떨어지면서 체내 염증물질이 제대로 배출되지 않기 때문이다.

⑧ 잠잘 때 코를 자주 곤다면 몸에 만성염증이 있을 수 있다. 이스라엘 벤구리온대학교 연구팀이 생후 12~26개월 아이 70명을 조사한 결과, 수면무호흡증이 있는 아이는 그렇지 않은 아이에 비해 CRP 수치가 더 높았다. 코를 골며 잠자면 각성 상태가 되어 스트레스호르몬이 분비된다. 이때 스트레스호르몬이

교감신경을 자극해서 염증반응을 초래한다.

10.3 만성염증 검사

체내 염증 수치를 확인하기 위한 검사는 혈액을 통한 고감도 CRP(고감도 C 반응단백질) 검사가 있다. 혈액 내에 염증반응 단백질이 얼마나 있는지 알아보는 검사다. 급성염증이라면 혈액 내 CRP 수치가 10 mg/L 이상으로 급격히 증가해 있고, 만성염증이라면 1～10 mg/L 사이다. 1 mg/L 미만은 만성염증이 없는 상태, 1～3 mg/L 사이는 약간 위험한 상태, 3 mg/L 이상은 만성염증이 심한 상태다. 건강한 사람은 염증검사 할 필요가 없지만 40세 이상, 고지혈증, 동맥경화증, 고혈압, 당뇨병, 심근경색, 뇌졸중 같은 만성질환이 있다면 1～2년에 한 번씩 검사해 볼 필요는 있다.

10.4 만성염증 질환

염증성 단백질이 온몸에 계속 쌓이면 각종 질환을 직·간접적으로 유발한다. 타임지(誌)에서는 염증을 **침묵의 살인자**라고 표현한 적이 있으며, 염증은 만병의 근원이라고 말했다.

(1) 심 · 뇌혈관질환

혈액 내 미세먼지, 과도한 당·지방을 없애는 과정에서 염증물질이 나온다. 염증물질은 혈관을 위축시키고, 혈관확장과 관련된 혈관벽의 기능이 망가져 동맥경화증이나 고혈압 같은 질환이 잘 생기고, 심·뇌혈관질환으로 발전할 수 있다. 최근에는 동맥경화를 만성염증과 관련 있다고 본다. 미국 브리검영여성병원이 협심증 환자 3771명을 대상으로 만성염증 수치와 심혈관질환 사망 위험, 심근경색·뇌졸중 발병 위험을 비교했다. 그 결과 CRP 수치가 1 mg/L 미만일 때 비해 1～3 mg/L이면 위험이 39% 높아졌다. 4 mg/L 이상이면 52%로 높아졌다.

(2) 암

염증반응 자체가 암을 유발하기도 한다. 감염이 발생하면 외부 침입자와 싸우기 위해 화학물질 사이토카인이 다량 분비된다. 사이토카인이 다량 분비되면 정상 세포의 DNA 구조에 손상을 가져와 암이 잘 생기게 한다. 실제로 서울대병원 건강증진센터 연구에 따르면, 만성염증 수치가 높은 사람은 모든 암의 발병 확률·사망 위험도 높았다.(CRP 수치 기준 1 mg/L 이하와 3 mg/L 이상 비교) 남성의 암 발병 확률은 38%, 여성의 암 발병 확률은 29% 올라갔다. 사망 위험은 남성이 61%, 여성은 24% 올라갔다. 김병곤 교수(아주대병원 신경과)는 만성염증은 암의 전이(轉移)나 합병증에도 관여한다고 했다. 암은 전이와 합병증이 많이 생길수록 사망 위험도 올라가게 된다.

(3) 자가면역질환

만성염증이 우리 몸의 면역계를 혼란시키면 자가면역질환이 생기기도 한다. 체내 면역반응이 과하게 일어나 정상세포를 병원균으로 오해해서 공격하는 질환이다. 류마티스관절염, 천식 등이 여기에 해당된다.

(4) 비만 · 당뇨병 · 대사증후군

만성염증은 세포의 기능을 떨어뜨려 대사기능장애를 초래한다. 그러다 보니 비만 · 당뇨병 · 대사증후군 위험이 올라간다. 미국 존스홉킨스대학교 연구팀이 수술 · 다이어트 등으로 체중 감량한 사람들을 비교한 연구에 따르면, 체중이 줄면 CRP수치도 줄었다. 또한 만성염증은 인슐린 저항성을 만들어 당뇨병을 유발하기도 한다. 인슐린은 혈액 속의 혈당을 에너지로 이용하도록 하는데 인슐린이 잘 반응하지 않으면(인슐린 저항성) 당뇨병이 생길 수 있다.

(5) 치 매

만성염증은 뇌에도 생기는데, 알츠하이머 같은 치매의 원인이 될 수 있다. 김병곤 교수는 알츠하이머병 사망자의 뇌에는 만성염증이 있었다고 말했다. 비염을 치료하지 않고 방치하면 나이가 들어 치매에 걸릴 확률이 높다는 연구결과도 있다. 스웨덴에서 이뤄진 한 연구결과에 따르면, 호흡기 알레르기 유발물질을 코에 주입받은 쥐는 기도(氣道)는 물론 뇌에도 염증이 생겼다.

(6) 우울증

만성염증은 우울증과 관련 있다. 일리노이대학교 연구팀이 면역학저널에 밝힌 연구결과에 따르면, 염증이 자극하는 DO(Indoleamine 2, 3-dioxygenase란 효소가 우울증 증상을 유발할 수 있다. 아주대병원 정신건강의학과 연구팀이 우울증 환자와 정상인 사람의 혈액 속 염증물질의 차이를 살펴본 적이 있다. 그 결과, 우울증 환자 집단은 염증물질인 인터루킨-1 알파의 수치가 2.2 pg/mL이었으며, 정상인 그룹은 0.8 pg/mL이었다.

(7) 근육감소증

몸에서 염증물질을 만들 때는 단백질을 사용한다. 그런데 염증물질이 많아지면 그만큼 근육에 가야 하는 단백질의 양이 적어진다. 일본 슈쿠도쿠대학 연구팀에 따르면, 만성염증이 있는 사람은 그렇지 않은 사람보다 근육감소증이 생길 위험이 1.5배 높았다고 했다.

(8) 만성통증

만성염증이 있으면 만성통증까지 생긴다. 염증이 통증을 유발하는 화학물질을 만들어내기 때문이다. 통증이 잘 조절되지 않는 사람은 염증수치가 높다는 연구 결과도 있다.

10.5 만성염증 예방 · 관리

병원에서는 만성염증으로 생긴 질병을 치료한다고 보면 된다. 심·뇌혈관질환이나 암, 우울증 등의 질환을 치료하는 것이다. 만성염증 자체를 없애는 치료법은 없다. 필요에 따라 항염증 약물이나 스테로이드, 특정 면역을 억제하는 치료를 하는 정도다. 만성염증은 오랫동안 지속적으로 이어지기 때문에 스스로 건강한 생활습관과 식습관을 유지하는 것이 필수적이다.

[생활습관]

① **체지방 감소** : 체중 보다는 체성분 분석을 해서 근육이 많은지, 지방이 많은지 확인하여 지방이 많으면 염증도 잘 생기고, 염증이 생기면 신진대사가 활발하지 못해 지방이 다시 많아지는 악순환인 반복된다. 남성은 체중의 10~20%, 여성은 18~28%가 적절한 체지방량이다. 정상보다 체지방량이 많다면 체중관리가 필요하다.

② **운 동** : 30~40분간 등에서 땀이 좀 날 정도의 유산소운동을 규칙적으로 하면 염증반응이 줄어든다. 빠르게 걷기, 수영, 자전거타기 등이 유산소운동이다. 단, 과도한 운동은 금물이다. 김영상 교수는 무리한 운동은 산화 스트레스를 증가시켜 세포 손상을 발생시키고, 염증을 유도한다며 통증이 생길 정도의 운동은 피해야 한다고 했다. 근력운동도 함께 해야 한다. 근육은 세포 괴사를 막아 염증 발생을 억제한다. 근력운동은 하루 20분 정도 하면 된다.

③ **포식/과식** : 포식하는 식습관은 체지방을 늘리는 것 외에도 대사(代謝)량이

증가하여 염증유발에 좋은 환경을 만든다. 대사 후에 나오는 노폐물이 많으면 염증이 늘어날 수 있다. 평소 자신이 먹는 칼로리의 20~30%만 줄여도 활성산소가 줄어든다.

④ **비타민 D 공급 :** 비타민 D는 염증을 줄여준다. 비타민 D가 충분하면 몸속 염증 억제 체계가 강화된다는 연구결과도 있다. 일주일에 세 번 오전 10시에서 오후 2시 사이에 30분 정도 산책하면 좋다.

⑤ **미세먼지와 금연 :** 만성염증의 원인이 되는 미세먼지는 최대한 피하고. 공사장 근처나 대로변은 되도록 걷지 않는다. 필요하다면 미세먼지 마스크를 착용한다. 불 앞에서 요리할 때는 꼭 환기를 시켜야 한다. 담배도 끊는 게 좋다.

[식습관]

염증을 줄이는 음식은 물론, 염증을 일으키는 음식이 있다. 김영상 교수는 "과일·채소·통곡류 등은 좋고, 육류나 지방류는 대체로 나쁘며, 강황·양파 등은 염증을 줄이는 식품이다"고 했다.

(1) 염증을 일으키는 음식

콩이나 옥수수로 만드는 정제된 조리용 식용유는 오메가-6 지방산을 다량 함유한다. 어느 정도의 오메가-6 지방산은 몸에 필요하지만, 과도하면 염증에 독이 된다. 오메가-6 지방산으로부터 만들어지는 호르몬이 염증을 유발하기 때문이다. 포화지방이 많은 붉은색 육류는 체내 염증수치를 높이는 경향이 있다. 몸에 염증이 있는 상태라면 붉은색 육류 섭취량을 줄이고, 콩·전복·조개 등으로 단백질을 섭취하는 게 좋다. 액상과당, 설탕은 체세포 내 염증을 활성화시키는 사이토카인 분비를 촉진시킨다. 대부분의 음료에는 액상과당이나 설탕이 들어 있으므로 물이나 녹차를 마시는 게 혈당에 좋다.

(2) 염증에 좋은 음식

체내 만성염증이 각종 질병의 원인이다. 만성염증은 류마티스관절염, 크론병 같은 염증질환은 물론이고, 심뇌혈관질환부터 암에 이르기까지 생명을 위협하는 인체 내 물질로 질환의 발생위험을 높인다. 서울대병원 연구에 따르면 만성염증 수치(CRP 등)가 높은 사람이 낮은 사람보다 모든 암의 발생과 사망 위험이 각각 남성은 38%, 61%, 여성은 29%, 24% 더 높았고 한다. 건강을 지키기 위해서는 만성염증을 관리하는 것이 무엇보다 중요하다. 전문가들은 만성염증을 관리하는 핵심은 식습관이라고 한다. 특히 항염증 효과가 큰 식품을 먹으며 육류, 단 음식, 튀기고 기름진 음식 등과 같은 염증을 유발시키는 식품을 줄려야 한다고 했다.

미국 사우스캐롤라이나대학 연구팀은 지금까지 나온 식품과 염증 반응에 대한 총 1,943개의 연구를 분석했다. 그리고 연구들에서 항염증 효과가 있거나, 염증을 유발한다고 많이 언급된 45개 식품과 영양성분을 선정한 후 「식품의 염증 유발 지수」 공식을 만들어 염증 수치가 높으면 +1, 낮으면 -1, 효과가 없다면 0점으로 점수화 했다. 그 결과 염증유발 지수가 가장 낮으면서 항염증 효과가 가장 큰 식품은 강황(-0.785)으로 나타났다.

연구팀은 강황의 커큐민 성분이 강력한 항염증 효과가 있다고 했다. 커큐민은 지난 20년 동안 7,000여 편에 달하는 논문과 연구를 통해 항염증, 항산화, 항균효과가 있는 것으로 밝혀졌다. 커큐민의 PPAR 성분은 염증을 일으키는 매개인자를 차단한다며 강황 속 커큐민 성분은 염증 억제 약을 만드는 데 주성분으로도 쓰인다고 했다. 커큐민은 염증 억제 약물로 쓰이는 코티졸이나 페닐부타존과 효과가 비슷하면서도 부작용은 없다. 체내 만성염증에 의한 각종 질환을 예방하기 위해선 항염증 효과가 큰 강황, 식이섬유, 녹차·홍차 등을 먹는 것이 좋다. 해당 식품에는 염증을 억제하고 활성산소를 제거해 염증성 반응을 줄이는 데 효과적인 항염증 성분이 많이 함유되어 있다.

항염증 식품을 먹으면 대장암 발병 위험이 낮다. 국립암센터 암역학예방연구부가 지난달 영양학지(Nutrients)에 발표한 연구를 보면 항염증 식품(채소, 과일, 해조류, 콩류 등)을 가장 많이 먹은 그룹이 가장 적게 먹은 그룹보다 대장암에 걸릴 위험이 2.2배 낮았다. 김정선 박사는 평소에 항염증 효과가 큰 강황과 마늘 같은 채소를 잘 챙겨 먹으면 육식을 즐겨 먹더라도 염증반응이 감소하기 때문에 대장암을 예방에 도움이 된다고 했다. 반면, 사우스캐롤라이나대학 연구에서 염증반응을 일으키는 식품의 영양성분으로는 포화지방과 트랜스지방 등이 지목했다. 이들 성분은 튀김이나 도너츠, 가공육에 많다. 오정환 교수(성바오로병원 소화기내과)는 포화지방, 트랜스지방은 장에 부담을 줘서 염증이 생기기 쉽다고 했다.

항염증 효과가 큰 식품을 순서로 보면, 강황(-0.785), 식이섬유(-0.663), 녹차·홍차(0.536), 생강(-0.453), 비타민 C(-0.424), 마늘(-0.412), 양파(-0.301) 등으로 나타났다(마이너스 숫자가 클수록 염증효과가 크다).

① **강 황 :** 미국 사우스캐롤라이나대학교 연구팀에 따르면, 「항염증 효과가 가장 큰 식품은 강황이다.」고 했다. 강황에 들어있는 커큐민 성분은 염증을 일으키는 매개 인자를 차단하는 효과가 있다. 커큐민 성분으로 염증억제 약을 만들

기도 한다.

② **식이섬유 :** 호주 가번 의학연구소에 따르면, 불용성 식이섬유는 대장에서 장(腸)내 일반세균을 유익균으로 전환시켜 염증을 억제한다.

③ **녹차·홍차 :** 카테킨 성분은 활성산소를 제거하는 효과가 뛰어나다. 활성산소가 많으면 염증물질인 사이토카인이 많이 분비된다.

④ **생 강 :** 주성분인 진저롤은 염증을 일으키는 체내 COX-2 효소를 억제해 염증을 완화시킨다. 진저롤은 염증 완화 약 성분 중 하나인 이부프로펜과 효과가 유사한 것으로 알려졌다.

⑤ **비타민 C :** 염증으로부터 세포를 보호하는 역할을 한다. 성인 42명에게 매일 비타민 C를 8주간 섭취토록 한 결과, 항염증 능력이 향상된 것으로 나타났다.

⑥ **마 늘 :** 강력한 항생제로 불리는 페니실린보다 살균력이 강한 알리신·알리인 같은 황(黃)함유 물질이 많다. 염증을 유발하는 대장균, 곰팡이균, 이질균 등을 없앤다.

⑦ **양 파 :** 영국 식품연구소는 양파의 케르세틴 물질이 동맥경화증을 유발하는 만성염증을 예방한다고 밝혔다. 케르세틴이 혈관에 지방과 콜레스테롤이 쌓이지 않도록 작용한다.

⑧ **오가피 열매 :** 농촌진흥청에서는 2009년부터 2012년까지 3년간 약용자원 추출물 중 항염증에 유망한 오가피열매(오가피)와 관련하여 실험한 결과 오가피열매 속 아칸토세실리제닌 I(Acanthosessiligenin I) 성분이 항염증성 질환에 효과가 탁월하다고 했다.

[염증 퇴치 식품 10가지]

최근 미국 허핑턴포스트(블로그)는 우리 몸의 염증이 만성화되면 뇌졸중, 암, 심장병 등 다양한 질환의 원인이 될 수 있는 만큼 염증을 잘 관리하는 것이 중요하다며, 염증 퇴치 식품 10가지를 소개했다.

① **두 부 :** 콩으로 만든 음식에는 이소플라본이라는 성분이 들어있다. 이 성분은 항암, 심장병 예방효과가 있으며, 혈중 콜레스테롤을 낮추는 역할을 한다. 이소플라본은 두부로 만들었을 때 함량이 가장 높다.

② **연 어 :** 연어에는 동맥경화를 예방하고, 노화를 막는 등 건강에 좋다고 알려진 오메가-3의 일종인 DHA와 EPA가 풍부하게 들어있다. 이 성분들은 염증을 줄이고 암, 심장병, 천식, 자가면역 질환의 위험을 줄인다.

③ **토마토 :** 토마토에는 항산화제로 널리 알려진 라이코펜 성분이 풍부하다. 토마토는 열을 가하면 라이코펜이 더 많이 나와 염증 퇴치 효과가 커진다.

④ **블루베리 :** 블루베리에는 식물에서 붉은색, 푸른색, 보라색을 내는 안토시아닌이 풍부하다. 안토시아닌은 활성산소를 억제하는 기능을 하며, 염증 제거에도 효과적이다.

⑤ **아몬드 :** 아몬드에는 연어와 같이 오메가-3이 풍부하다. 또 비타민 E가 풍부해 세포 노화를 막고, 세포막을 유지해 노화예방에도 효과적이다.

⑥ **타트체리 :** 체리는 단맛이 강한 스윗 체리(Sweet cherries)와 타트 체리(Tart cherries)로 나눌 수 있다. 이 중 타트 체리는 관절염 등 만성염증에 효과적이며, 항산화 기능이 뛰어나 노화방지, 항암효과가 크다.

⑦ **마 늘 :** 마늘의 다양한 효능 중 하나는 항염증 효과이다. 마늘은 염증을 일으키는 물질 중 하나인 사이토카인을 줄여주는 역할을 한다. 마늘에 열을 가하면 효능이 더 커진다.

⑧ **올리브오일 :** 올리브 오일에는 염증을 줄이고, 진통을 줄이는 효과가 있는 올레오칸탈이라는 성분이 들어있다. 또 노화예방에 효과적인 비타민 E도 풍부하다.

⑨ **케 일 :** 케일은 칼슘, 섬유소가 풍부하고 비타민 A, C가 풍부해 항산화 효과가 크다. 케일의 영양소는 열을 가하면 쉽게 파괴되므로 갈아 마시거나 쌈 채소로 먹는 등 생으로 먹는 것이 좋다.

⑩ **비 트 :** 비트는 잎, 뿌리 모두 활용하는 채소로, 베타인이라는 성분이 풍부해 항염효과가 있다. 또 혈압을 낮추고, 활성산소를 억제하는 효과도 있다.

11. 노 화

노화의 3대 원인에서 다시 젊어지는 길을 찾다.

사람이 늙어가는 것은 의심할 필요도 없는 자연의 법칙이다. 그러나 사과나무에서 사과가 아래로 떨어지는 것을 이상하게 여긴 뉴튼이 만유인력을 발견한 것처럼, 과학은 항상 너무나 당연해 보이는 것을 의심하는 데서부터 비롯된다. 그런 과학자의 마음으로 인간 노화와 관련된 여러 가지 문제를 한번 생각해 보자.

도대체 사람은 왜 늙을까? 황당한 물음이라면 자연계의 모든 생명체가 늙기에 인간이 늙는 것도 당연하다면 나무는 왜 수천 년씩 사는데, 인간 수명은 기껏해야

100세 전후일까? 성경 속 므두셀라 등 노아 대홍수 이전 인물은 800~900세까지 살았다는데, 지금의 인간 수명이 다시 그때만큼 획기적으로 늘어날 가능성은 과연 있는 것일까? 그렇게 되려면 어떤 문제가 해결되어야 할까?

먼저 늙는다(노화)는 것은 무엇일까? 20대 청년과 90대 노인을 비교하면 노화의 의미가 극명하게 드러나지만, 학문적으로는 세포분열의 능력이 없어지고 장기나 조직의 고유 기능이 점점 떨어지고, 결과적으로 죽을 가능성이 높아지는 현상이라고 정의할 수 있다. 젊을 때는 어떤 조직이나 세포에 만성 스트레스가 가해지면 그 세포의 분열이 증가해 손상을 치유하게 되지만, 더 이상 세포가 분열할 여력이 없어지면 그 부위의 기능이 감퇴되어 결국 죽을 가능성이 높아지기 때문이다. 그러나 이런 현상은 노화가 아닌 '질병'에도 비슷하게 적용할 수 있다. 그렇다면 질병과 노화는 또 어떻게 다를까? 사람에게 나타나는 특정 현상을 노화로 규정하려면,

- 첫째, 그 현상이 모든 개체에 예외 없이 일반적으로 발생해야 한다. 즉, 특정인에게만 생기는 현상은 노화현상이 아니고 질병이라고 해야 한다.
- 둘째, 인체 내부에서 일어나는 현상이어야 한다. 균에 감염되거나 교통사고, 독극물 오염 등과 같이 외부적 요인에 의해 일어나는 것은 노화현상이 아니다.
- 셋째, 점진적으로 발생하고 진행하는 현상이지 어느 순간 갑자기 일어나는 현상은 노화현상이 아니다.
- 넷째, 궁극적으로 육체적·인지적 기능이 떨어지는 현상이 동반되어야 한다.

그렇다면 노화가 일어나는 원인은 무엇일까? 자연계의 모든 생명체가 노화를 거쳐 사멸에 이르게 된다. 범위를 넓혀 보면 노화와 사멸의 과정을 걷는 것은 생명체뿐이 아니다. 자동차도 오래 사용하면 곳곳에 흠집이 나고 엔진 등의 성능이 떨어져 폐차의 운명을 맞게 되며, 책상도 오래되면 까이고 삐걱거리다 어느 순간 사용할 수 없게 된다. 이것이 노화의 마모이론(Wear and TearTheory)이다.

오래 사용하는 과정에서 물건이 마모되어 더 이상 쓸 수 없게 되듯이 우리 몸도 살아가면서 받는 각종 손상에 의해 마모되어 더 이상 쓸 수 없게 된다는 것이다. 그러나 마모 이론만으로는 복잡하고 변화무쌍한 인간의 노화양상을 설명하기 어렵다. 자동차나 책상은 100의 충격을 주면 동일하게 100의 손상을 받지만 사람은 그렇지 않기 때문이다. 과학자들은 사람의 노화를 초래하는 좀 더 복잡하고 정교한 내적 원인과 메카니즘이 무엇인지에 관한 연구에 집중해 왔으며, 다양한 가설과 이론을 제시하고 있다. 노화 관련 이론 가운데 가장 흔하게 거론되는 것은 다음의 세 가지다.

11.1 프로그램 이론

사람의 형질을 결정짓는 유전자 속에 특정인의 노화와 수명에 관한 모든 정보가 미리 입력되어 있다는 이론이다. 예를 들어 어떤 가계(家系)는 태생적으로 비만하기 쉽고, 혈압과 콜레스테롤이 높아 아버지와 아들, 손자가 모두 40대에 심근 경색이 발생해서 사망한다는 운명이 미리 유전자 속에 설계되어 있다는 이론이다. 물론 식사나 운동 등 생활습관 개선이나 의학적 치료로 얼마든지 운명을 회피할 수 있지만, 그런 후천적 요인을 배제한다면 한 사람의 노화와 수명에 관한 운명은 미리 유전자에 프로그래밍 된 대로 진행된다는 이론이다.

과학자들은 다분히 결정론적인 프로그램 이론에 머물지 않고 한발 더 깊숙하게 연구를 진행했다. 인간의 운명이 미리 유전자에 입력되어 있다면 그토록 수많은 유전자 중에 구체적으로 어떤 유전자에 그런 운명이 입력돼 있는지 알고 싶었던 것이다. 그 결과 과학자들은 질병이나 노화, 수명과 관련된 많은 유전자를 찾아냈고, 그 유전자의 돌연변이나 발현 정도에 따라 노화와 장수에 직접 영향을 미친다는 사실을 알게 되었다. 실제로 특정 유전자에 돌연변이가 생기면 노화가 급속도로 진행되는 조로증(Progeria)이 생긴다는 사실을 발견했다. 또 항산화효소 유전자의 발현이 증가하면 수명이 늘어나고, 반대로 인슐린이나 성장호르몬 관련 유전자는 발현을 억제하면 수명이 연장된다는 사실을 발견했다. 결국 노화와 장수에 관계되는 유전자의 발현 정도를 조정하면 미리 프로그램된 운명은 어느 정도 조절할 수 있다는 사실을 알게 된 것이다.

네덜란드 연구진은 최근 술, 담배를 해도 므두셀라 유전자(그림)만 있으면 100세 이상 장수할 수 있다고 밝혔다. 므두셀라는 969세까지 산 문헌 기록상 가장 오래 산 사람으로 전해진다.

발현(發顯)이란 개념을 이해할 필요가 있다. 발현의 사전적 의미는 '속에 있거나 숨어 있는 것이 밖으로 나타나거나 나타나게 함'이다. 유전자의 발현은 전구의 스위

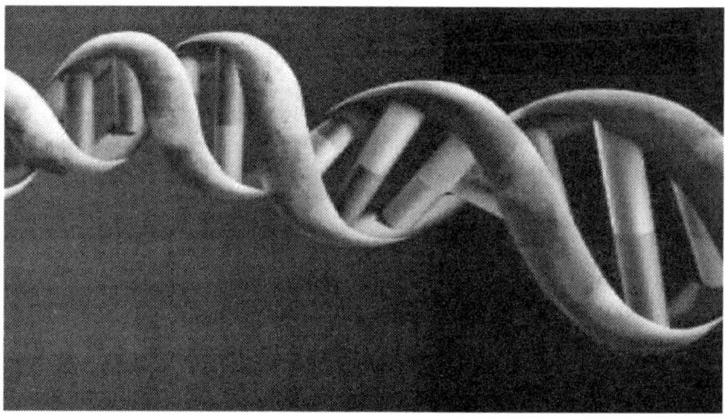

치를 생각하면 이해가 쉽다. 스위치가 꺼져 있으면(발현이 되지 않으면) 유전자의 고유 기능이 발휘되지 않지만, 어느 순간 스위치가 켜지면 마치 불이 켜지는 것처럼 그 유전자의 고유 기능이 발휘되는 것이다.

DNA 형태의 유전자가 발현하여 기능을 발휘하기 위해서는 RNA를 통해 단백질을 만들어야 한다. 그런데 유전자 구조(염기서열)에 돌연변이가 생기거나 그 유전자의 발현이 인위적으로 억제 또는 증폭되면 RNA를 통한 정상적인 단백질 생산에 차질을 빚게 되며, 그 단백질의 기능이 변해 여러 병이 생기거나, 노화가 일어나거나, 반대로 노화가 억제되는 등의 현상이 일어난다. 이처럼 유전자 발현을 인위적으로 조절하는 것을 **후성유전학(Epigenetics)**이라 한다.

유전자 발현을 조절하는 방법 중 하나는 DNA에 붙어 있는 메칠기의 양을 조절하는 것이다. 같은 유전자라도 메칠기가 얼마나 붙어 있느냐에 따라 유전자 발현 정도가 차이 나게 된다. 또 DNA를 둘러싸고 있는 히스톤이란 단백질에 붙어 있는 아세틸기의 양을 조절하는 방법도 있다. 아세틸기가 많아지면 히스톤 사이에 틈새가 생겨 유전자를 발현시키는 데 필요한 인자의 DNA 접근이 가능해져 유전자의 발현이 증가하게 된다.

유전자 발현은 우리가 먹는 음식, 약물, 주위 환경 물질 등에 의해 영향을 받는다. 메칠기의 주된 재료는 우리가 먹는 음식 속 엽산이다. 수용성 비타민 B군에 속하는 엽산은 초록식물에 널리 분포하며, 술을 마시면 파괴된다. 이렇게 노화된 세포에 메칠기나 아세틸기를 붙이거나 떼어냄으로써 유전자 발현을 조절하면 젊고 건강한 세포로 다시 되돌릴 수 있다. 실제로 사람을 대상으로 10년 단위로 연구를 진행한 결과 어떤 환경에서 어떤 음식을 먹고 사는지에 따라 유전자 발현이 10년에 5% 정도 차이가 났다는 연구 결과도 있다.

11.2 텔로미어 단축 이론

'텔로미어'란 막대 모양의 염색체 양쪽 끝에 있는 DNA인데, 세포가 분열할 때마다 텔로미어 길이는 조금씩 짧아진다. 이 같은 사실은 동물은 물론이고, 사람을 대상으로 하는 실험에서도 증명됐다. 이 말은 텔로미어의 남은 길이는 개체의 수명을 예측하는 중요한 지표로 활용할 수 있다는 의미다. 텔로미어 길이가 길면 세포가 아직 젊어 앞으로도 여러 번 세포 분열할 수 있으며, 텔로미어 길이가 짧으면 이미 세포가 많이 분열해서 더 분열할 수 있는 여유가 거의 없다는 의미이기 때문이다.

텔로미어의 비밀이 밝혀지면서 과학자들은 이제 사람의 남은 수명을 비교적 정확하게 예측할 수 있게 됐다. 흔히 사람의 나이가 노화 정도나 사망 위험도를 예측하는 지표, 즉 바이오마커(Biomarker)라고 생각하지만, 나이는 매우 불완전한 바이오마커다. 개인의 감각기능, 운동기능, 인지기능 등 건강상태는 나이와 관계없는 경우가 많다. 그러나 텔로미어의 길이는 거짓말하지 않는다. 90세인 사람도 텔로미어 길이가 길면 앞으로 건강하게 장수하리라 예측할 수 있다. 또 아무리 건강해 보이는 30대라도 텔로미어 길이가 얼마 남지 않으면 오래 살지 못할 것이라 예측하게 되었다. 결국 텔로미어 길이를 측정함으로써 한 사람이 자기 수명의 몇 퍼센트쯤에 와 있는지 말할 수 있게 된 것이다.

과학자들은 또다시 호기심이 발동했다. 텔로미어의 남은 길이가 수명과 연관 있다면 인위적으로 텔로미어 길이를 연장시키면 수명이 연장된다는 것이다. 이 같은 호기심은 동물실험 결과 사실로 드러났다. 생쥐를 대상으로 하는 실험에서 텔로미어를 길게 해주는 효소(텔로머레이즈, Telomerase)의 발현을 증가시키자 실제로 생쥐 수명이 늘어났다.

그렇다면 사람도 텔로머레이즈를 발현시켜 인위적으로 텔로미어 길이를 늘이면 무병장수할 수 있는가? 이론상 가능하지만 여기에는 현실적인 문제가 있다. 텔로머레이즈는 정상세포에서는 발현되지 않고 줄기세포, 생식세포, 암세포에서만 발현되어 텔로미어 길이를 일정하게 유지하는 것으로 알려져 있다. 따라서 과학자들은 줄기세포나 암세포가 아닌 정상 세포에서 텔로머레이즈의 활성을 증가시키는 물질이나 약물을 개발함으로써 노화과정을 늦추고, 수명도 연장시키는 방안에 대해 연구하고 있다. 만약 이 연구가 결실을 거둔다면 인간은 그야말로 불로장생의 꿈을 달성할 수 있을지 모른다.

한편, 암세포는 텔로머레이즈 효소가 계속적으로 텔로미어 길이를 복원시키기 때문에 계속 분열해 암이 점점 커지게 된다. 따라서 세계 각국의 제약사들은 암세포와 연결된 텔로머레이즈 효소를 억제하는 약을 개발해 항암제로 사용하기 위해 연구하고 있다.

사람도 텔로머레이즈를 발현시켜 인위적으로 텔로미어 길이를 늘이면 무병장수하게 되는 것일까?

사람의 체세포는 부모에게서 각각 23개씩 받아 총 46개 염색체(상염색체 44개 + 성염색체 2개)로 되어 있다. 염색체는 유전정보 DNA를 담고 있고, DNA는 다시 아데닌(A), 구아닌(G), 시토신(C), 티민(T)이라는 네 염기로 구성된다. 그런데, 복제효소 없이 염기만으로는 염색체가 온전하게 복제되지 않고, 염기에서 염기로 효소가 흘러가야 염색체가 복제될 수 있다.

예를 들어 'ATGCGGTAG'라는 DNA가 염색체에 담겨 있다고 가정해 보자. DNA 복제효소가 각 염기를 지나며 A → G 방향으로 복제를 시작한다. 하지만 복제는 끝에 있는 G염기 앞에 있는 A염기까지만 진행된다. 왜냐하면 더 이상 염기가 없어 효소가 G염기를 지나갈 수 없기 때문이다. 이처럼 염색체의 가장 마지막에 있으면서 온전한 복제를 도와주는 부분이 텔로미어(Telomere)다. 텔로미어는 '끝'을 뜻하는 그리스어 'Telos'와 '부위'를 가리키는 'Meros'의 합성어로 DNA 양 끝에 붙어 있는 반복 염기서열(TTAGGG)을 말한다. 세포분열(DNA 복제)이 한 번, 두 번 반복될수록 텔로미어 길이가 짧아진다

11.3 활성산소 이론

건강과 관련하여 생활에 보편화된 의학용어가 바로 「유해산소 또는 활성산소」다. 활성산소는 짝 없는 전자를 소유한 산소의 중간 산물인데, 세포의 대사과정이나 외부의 자극에 의해 생성된다. 호흡으로 들이마신 산소가 대사에 이용되고, 대사과정에서 나오는 불완전한 상태의 산소가 활성산소이다. 우리 몸은 활성산소의 공격으로부터 세포를 보호하는 방어기전이 있어, 어느 정도까지는 활성산소를 무력화하는 항산화 물질이 인체 내부에서 분비된다. 그러나 이 방어능력을 초과할 정도로 활성산소의 생성량이 많아지면 인체는 손상을 받고 노화가 일어나게 된다.

활성산소는 현대인 건강의 주적(主敵)처럼 인식되고 있지만, 활성산소가 백해무익한 것은 아니다. 활성산소는 염증과 싸우고, 박테리아를 죽이고, 평활근육(인체 내부기관과 혈관의 작용을 조절하는 근육)의 활동을 조절하는 등 적당한 활성산소는 세포의 정상 기능에 필요하다. 그러나 활성산소가 과다하게 생성되면 활성산소가 세포 속 깊숙이 침투해 DNA를 운반하는 핵에 손상을 입히고, 그 결과 돌연변이가 일어나 암이 생기게 된다. 또 활성산소는 세포의 구성 성분인 단백질, 지질 등에 산화 손상을 유발하게 되며, 이런 손상이 축적되면 노화현상이 발생하게 된다.

세포가 사용하는 산소의 1~2%는 활성산소가 되므로 이론상 마라토너처럼 산소를 많이 쓰는 사람은 활성산소에 의한 노화도 더 빨리 진행된다. 또 우리 몸의 정상 대사과정에서 활성산소가 생기며, 자외선이나 열, 세균감염 등 외부 요인에 의해서도 활성산소가 증가된다. 인체를 활성산소의 공격으로부터 보호하려면 활성산소의 생성을 억제하거나, 이미 생성된 활성산소를 신속하게 제거해야 한다.

활성산소의 발생을 억제하거나 이미 생긴 활성산소를 제거하는 방법은 무엇일까?

• **첫째, 소식(小食)해야 한다.** 활성산소는 음식물의 소화와 대사과정에서 생성

되므로 음식을 적게 먹으면 노화가 억제되고 수명도 연장된다. 한쪽 생쥐에겐 정상적으로 먹이를 주고 다른 생쥐에겐 30~50%의 칼로리를 줄인 먹이를 준 생쥐 실험을 한 결과, 먹이를 줄인 생쥐는 마음껏 먹은 생쥐에 비해 평균 수명과 최대 수명이 증가했다. 그리고 각종 노화 관련 질환의 발생 빈도가 감소했고, 질병이 생기는 나이가 늦춰졌으며, 스트레스에 더 잘 견뎠고, 생쥐의 정상적인 몸 기능이 더 늦게까지 유지되었다.

식품섭취 제한으로 인한 노화방지 효과는 원숭이 같은 영장류에게서 동일하게 증명되었다. 따라서 소식이야말로 무병장수를 위한 가장 검증된 방법이다. 한편, 음식양을 30~50% 줄이기 쉽지 않은 만큼 과학자들은 음식을 제대로 먹고도 소식했을 때 나타나는 것과 동일한 효과를 낼 수 있는 방법을 찾고 있다. 예를 들어 특정물질, 2-deoxy-D-glucose을 먹이면 포도당 분해를 억제해 소식과 비슷한 효과를 발휘한다는 사실을 발견했다. 또 인슐린/성장호르몬-1을 억제하면 산화 손상에 대한 저항성이 증가된다는 사실을 발견했다.

• **둘째, 적절한 운동이다.** 활성산소는 호흡과 비례해 증가하므로 운동을 하면 오히려 노화도 촉진되는 것처럼 여길 수 있다. 그러나 적절한 운동은 활성산소에 대항하는 SOD, GSH, 카탈라제 같은 자연적 황산화물질의 분비도 늘어나서 산화 손상을 받지 않는다. 오히려 규칙적으로 운동을 하지 않으면 이런 자연적 항산화물질의 생성이 억제되어 산화손상을 일으키는 것으로 나타났다. 한편, 과도한 운동은 활성산소가 세포의 방어 능력을 초과해서 과도하게 생성되게 하므로 세포를 공격하고 뼈대와 근육의 손상을 초래해 노화를 촉진시키게 된다.

• **셋째, 식품 또는 약품의 형태로 항산화 물질을 외부에서 공급해 활성산소에 의한 산화 손상을 억제하는 방법이다.** 비타민 C나 E 같은 황산화물질이 풍부한 채소나 과일을 많이 먹으면 그렇지 않은 경우보다 노화가 억제된다는 것은 이론의 여지가 없는 진실이다. 꼭 천연식품이 아니더라도 천연비타민이나 합성비타민 같은 항산화제도 어느 정도 산화 손상을 억제해 노화를 예방하는 것으로 과학자들은 보고 있다. 비타민 C를 하루 3000~6000mg씩 복용하는 '메가도스(Megadose, 과다복용) 요법'은 어떨까? 이 요법을 주장하는 사람들은 식사 도중에 다량의 비타민 C를 복용하면 소화와 대사과정에 발생하는 활성산소를 억제해 심장병이나 암 등을 예방할 수 있다고 한다. 이런 원리에 따라 많은 사람이 비타민 C 메가도스 요법을 시행하고 있다. 그러나 산화 손상을 억제하는 효과가 크지 않고, 오히려 신장결석 등의 부작용이 생길 수 있다는 등의 이유로 메가도스 요법에 반대하는 학자들도 있다.

11.4 노화지연 관련 식품

(1) 피부 항 노화식품

① **콩 :** 콩은 주름살을 예방하는 데 도움이 될 수 있다. 콩이 피부노화를 억제하는 역할을 하기 때문이다. 중앙대병원 피부과 김범준 교수팀은 콩이 피부노화에 어떤 작용을 하는지 실험을 통해 확인했다. 쥐에게 콩 추출물을 6개월간 먹인 후 관찰했는데, 쥐의 피부세포에 콜라겐과 피부탄력을 유지하도록 하는 탄력섬유가 늘어났다. 이 실험을 통해서 콩이 피부노화를 방지해 주는 역할을 한다는 것을 밝혀낸 것이다. 서울대학교 식품생명공학과 연구팀도 임상실험을 통해 콩과 발효복합물이 피부 보습에 도움을 줄 수 있다는 것을 입증했다.

② **녹 차 :** 피부가 노화되면서 주름살이 늘어가는 것을 예방하려면 녹차를 빼놓을 수 없다. 녹차의 주요 성분인 EGCG(Epigallocatechin Gallate)는 피부 세포가 노화하는 걸 방지하는 효과가 있다. 녹차에 풍부한 EGCG 성분이 피부의 적인 자외선이 피부를 나이 들게 만드는 것을 막아 주기 때문이라는 것. 게다가 EGCG는 콜라겐 합성을 증가시키고, 콜라겐 분해 요소를 억제하는 효과가 있다.

③ **카카오 :** 초콜릿 속에 든 카카오는 노화방지 효과가 있다. 카카오에는 항산화 성분 중 하나인 폴리페놀이 들어있기 때문이다. 카카오에 든 폴리페놀은 포도주에 든 폴리페놀보다 함량이 높고 기능도 활발하다. 또한 카카오가 자외선에 의한 피부 주름이 생기는 것을 막아 준다. 카카오에 들어 있는 폴리페놀 성분은 콜라겐을 분해하는 효소의 발현을 차단해서 피부 주름이 생기는 것을 억제한다.

(2) 노화를 늦추는 항산화 물질 및 식품

① **아스타잔틴(Astaxanthin) :** 항산화 효과가 비타민 C의 65배, 비타민 E의 550배에 달한다. 혈관 내 피세포를 강화시키고 LDL-콜레스테롤의 산화를 막아 고혈압·심장병·뇌졸중 등 순환기질환의 예방에 도움이 된다. 면역기능도 강화한다. 피부의 탄력을 유지하는 콜라겐과 엘라스틴이 산화되는 것을 막아 기미·주름살의 예방과 개선에 효과 있다. 갑각류(새우)와 해조류(미역, 다시마)에 풍부하다.

② **알파 리포익산 :** 모든 세포에 존재하는 지방산으로서 포도당을 에너지로 전환시키는 대사 과정에 중요한 역할을 한다. 비타민 C, E 등 다른 항산화물질의

재활용에 도움을 주며, 신경세포 내 산화 손상을 막는다. 시금치 · 브로콜리 · 감자 등에 풍부하다.

③ **레스베라트롤** : 포도껍질에서 발견되는 항산화물질로 혈소판이 혈관 내벽에 침착되는 것을 줄이고, 혈관 수축을 막아주며, 콜레스테롤을 낮춘다. 암의 발생과 진행을 막는 효과가 있으며, 혈관 및 세포 노화의 원인으로 지목되고 있는 만성염증을 줄이는 효과도 있다.

④ **라이코펜** : 전립선암의 예방과 치료에 효과 있으며, 심장병 예방과 면역기능 향상에 효과도 있다. 토마토 · 수박 · 자몽 · 구아바 등 붉은색 과일에 많이 들어 있다.

⑤ **코엔자임Q-10** : 비타민 Q라고 하는 강력한 항산화제로, 심혈관질환의 치료와 예방에 보조적으로 쓰이며, 피부 노화를 막는 효과도 있다. 등푸른생선 · 현미 · 달걀 · 땅콩 등에 많다.

⑥ **폴리페놀** : 녹차 · 흑차(black tea), 과일 같은 식물에서 추출하는 화합물로 심장병을 예방하는 효과가 있다. 철분 · 납 · 구리 등의 중금속을 몸 밖으로 배출시키는 효과도 있다. 적정용량은 150～300 mg인데, 이 정도 섭취하려면 과일과 채소를 5인분 먹어야 하므로 정제 형태로 섭취한다.

⑦ **항산화 미네랄** : 셀레늄과 아연이 대표적 항산화 미네랄이다. 셀레늄은 HDL-콜레스테롤을 높이고 LDL-콜레스테롤은 낮추며, 혈액 응고를 막아 심혈관질환을 예방한다. 아연은 항산화효소인 SOD의 생성에 필요하며, 암 세포 제거에 도움을 준다. 굴 · 장어 · 호박씨 · 깨 등에 많다.

⑧ **베타-카로틴** : 베타-카로틴은 비타민 A의 전구물질로서 자외선 손상에 대한 보호 효과와 면역증진 기능이 있다. 당근 · 클로렐라 · 고추 · 시금치 · 쑥갓 · 케일 · 곶감 · 살구 · 망고 · 김 · 미역 · 파래 · 다시마 등에 풍부하다.

12. 물과 건강

12.1 인체의 물 필요성

물은 생명체의 근원이며, 사람의 **몸은** 60～70%가 물이다. 뿐만 아니라 체내 모든 액체(혈액, 세포 내외의 체액, 림프액, 소화액 등)도 주성분은 물이다. 땀을 많이 흘리든가 음식을 짜게 먹든가 하면 체내 수분이 부족하여 갈증을 느끼고, 소변색이 짙으면 체내 수분이 부족한 현상이다.

사람이 정상적으로 생활해 가려면 필요한 만큼의 물을 물 또는 식품, 차 등 어떤 형태로든지 섭취하여야 인체 리듬이 깨지지 않고 정상적인 기능을 수행한다. 특히 밤에는 소변을 자주 보는데, 심장병전문 의사는 중력이 서있을 때는 물이 몸 아래로 끌어 당겨 있게 해놓으나 누우면 하반신(다리), 콩팥(신장)과 수평이 되어 콩팥이 물을 제거하기 쉽기 때문이라고 한다. 신장은 체내 불순물을 배출하는 기관으로 몸에서 독소를 세척한다(씻어내는데). 따라서 최소한의 물이 꼭 필요하다.

매일 마시면서도 소중함을 알지 못하고 지나치지만 건강과 물은 서로 떼려야 뗄 수 없는 관계를 갖고 있다. 건강과 관련하여 물에 대한 관심이 더욱 높아지고 있으며, 물 마시는 시간을 제대로 알면 물이 몸에 주는 효능을 최대한 살릴 수가 있다.

- 일어나자마자 한 컵의 물은 몸 체내의 기관들이 깨어나게 하는 데 도움을 준다.
- 식사하기 30분 전에 한 컵의 물은 소화를 촉진시켜 준다.
- 목욕하기 전에 한 컵의 물은 혈압을 내려 준다.
- 잠자리에 들기 전에 한 컵의 물은 뇌졸중이나 심장마비를 방지한다.

몸이 70% 가까이가 물로 구성되어 있다는 것은 누구나 알고 있는 사실이며, 체내의 지방과 단백질 절반을 잃고도 생명을 유지하는 데에는 지장이 없지만 수분을 10%만 잃어도 위험한 상태에 놓이게 되고, 20~22%를 잃으면 생명도 잃게 된다. 물이 우리에게 얼마나 중요한가를 시사하고 있다. 우리 몸의 대부분을 차지하고 있는 혈액과 체액은 무더운 여름철의 뜨거운 햇볕에도 체온을 유지할 수 있게 해주고 한겨울의 매서운 추위에도 몸이 얼지 않도록 해준다.

물은 우리 몸의 근원이기 때문에 물을 충분히 마셔야 건강한 신체를 유지할 수 있고, 몸의 신진대사를 원활하게 해주며, 체내의 노폐물을 제거해 준다. 또한 물은 공복감을 없애주며 충분히 마셔주는 것만으로도 탄력 있고 깨끗한 피부를 만들어준다. 아침에 냉수 한잔이면 변비가 없다는 말이 있다. 아침에 냉수를 마시면 장의 운동을 활발하게 해서 배변이 용이하다. 즉 물을 잘 마시기만 해도 변비를 예방할 수 있다. 물은 충치예방과 구취제거에도 효과적이다. 입속에 음식물 찌꺼기가 남아있으면 입 안이 산성화되고 세균의 번식 원인이 된다. 이럴 때 물로 입 안을 헹구어주면 충치예방 및 구취제거에 효과가 있다. 생리통도 완화해준다. 생리통이 심할 때 미지근한 물을 마시면 통증이 완화된다. 물이 혈액순환을 도와주기 때문이다. 따라서 생리통이 심한 경우 평소에도 물을 자주 마셔주는 것이 좋다.

세포 내의 수분함량이 줄어들면 체내의 순환이 원활하지 못해서 노화가 촉진될 수 있다. 때문에 평소에 물을 자주 마셔주는 것이 좋으며, 노년층의 경우 신경세포에 함유된 수분함량이 줄어들기 때문에 충분한 수분섭취를 해주는 것이 좋다. 일반적으로 아침에 마시는 찬물은 위와 장의 움직임을 활발하게 해 변비에 도움이 된다는 연구보고가 있다. 하지만 손발이 차고 소화기관이나 폐가 약한 경우에는 찬물이 혈액순환에 방해가 되기도 하므로 여름철 몸은 뜨겁고 몸속은 차가워지기 쉽기 때문에 찬물을 마실 때 더욱 주의가 필요하다.

물은 체액을 조절할 뿐만 안이라 세포의 대사활동을 원활하게 하기 때문에 하루 필요한 량을 충분히 마시는 것이 건강에도 좋고 신체활동에도 지장이 없다. 만약 몸속에 물이 부족하면 세포 밖의 체액의 농도가 증가하여 세포 안에서 수분이 빠져나와 세포는 마치 시든 체소와 같이 될 것이며, 세포는 기능을 제대로 수행하지 못할 것이다. 건강을 유지하고 지키기 위해서 식품 속 수분형태로나 차 형태, 또는 생수로 건강을 위해서는 일일 필요한 물을 마시는 습관을 갖도록 하여야 한다.

12.2 좋은 물의 조건

좋은 물이란 1차적으로 중금속 등 유해성분이나 각종 세균으로부터 오염되지 않아야 한다. 먹는 물이 오염되면 인체도 오염되고, 특히 조직의 세포환경이 오염되어 질병과 암에 취약해지기 때문이다. 그리고 다음과 같은 물이 좋은 물이다.

좋은 물이란 냄새가 나지 않고 물을 마실 때 청량감을 느낄 수 있어야 하는데. 물맛을 좌우하는 중요한 요소 중의 하나는 수온이며, 수온이 섭씨 약 4～15℃ 사이에서 가장 청량감을 느끼게 한다. 그리고 산소를 함유하고 있는 마시는 물은 체내 흡수가 빠르고 노폐물 또한 쉽게 배출시켜 주므로 용존산소가 1리터당 5밀리그램(5mg/ℓ)이상 충분히 녹아 있어야 몸에 좋은 물이다.

미네랄 성분이 골고루 포함되어 있는 물이 좋은 물이다. 물은 체내에서 모든 대사과정의 매개가 되어 촉매작용을 할뿐만 아니라 삼투압 및 산, 염기의 평형을 유지해주기 때문에 칼슘, 칼륨, 마그네슘 같은 미네랄 성분을 포함하고 있는 물을 마셔 주는 것이 좋다.

인체는 약산성으로 이루어져 있다. 중화하기 위해서는 알칼리성 물을 마시는 것이 좋다. 알칼리성 물은 음식물 분해와 소화 흡수 능력을 향상시켜 주는 것은 물론 체지방이 감소하고 복부지방이 줄어든다는 연구결과도 있다. 또한 알칼리성 물은 산성의 물과는 달리 암을 억제하는 항산화물질과 체내 효소의 활동을 도와주는 것으로 알려져 있다.

12.3 1일 물 섭취량

성인이라면 하루에 약 **8컵의 물**(2~2.5ℓ)을 마시는 것이 좋다고 알려져 있다. 이 수치는 세계보건기구(WHO)의 물 권장 섭취량이다. 하루 동안 섭취해야 하는 물의 양은 우리 몸에서 공기 중으로 증발하는 수분의 양에 비례한다. 키와 몸무게, 활동량에 따라 증발하는 수분의 양이 달라지기 때문에 하루에 섭취해야 하는 물의 양은 키와 몸무게를 더하고 100으로 나눈 값(1일 물 섭취 권장량(ℓ) = 체중 × 2.2 ÷ 2 × 30 또는 체중 × 0.03)과 같으며, 표준 체형의 여성인 경우 2리터는 충분하다. 지나치게 과하게 마실 경우에는 물 중독으로 인한 사망이라는 극단적인 사태가 발생할 가능성도 있으므로 적정량을 마시는 것이 중요하다.

섭취한 음식이 몸에 흡수되기까지 모든 소화과정에서 물이 꼭 필요하다. 그렇기 때문에 물이 부족하면 소화기능이 약해질 수 있다. 자주 체하고 소화제를 달고 산다면, 평소 하루에 마시는 물의 양이 어느 정도인지 확인해보 볼 필요가 있다. 변비는 변이 대장을 통과할 때 대장에서 수분을 지나치게 많이 흡수하면서 발생한다. 그렇기 때문에 몸에 수분과 미네랄이 부족하면 변이 소장과 대장을 거치면서 단단해지게 되는데, 하루에 마시는 물의 양이 횟수를 늘리고 부드러운 섬유질을 함유한 음식과 물을 함께 섭취하면 변비의 고통에서 벗어날 수 있다. 특히 매일 아침 공복 상태에서 마시는 차가운 물 한잔은 변비에 특효약이다.

체내에 수분이 부족해지면 세포에 노폐물이 쌓이고 에너지 대사도 느려져 온 몸이 무기력해지고 피로감이 몰려온다. 특히 땀을 많이 흘리는 여름철에는 야외활동을 조금만 해도 쉽게 지치고 피로해지기 쉬운데, 수분 부족이 장기화될 경우 편두통으로 발전하거나 어지럼증이 발생할 수 있으니 물 마시는 것을 습관화하는 것이 가장 좋은 해결책이다. 잠자기 전에 물을 많이 마시면 수면에 방해가 되고 얼굴이 부을까 걱정하지만, 잠자기 30분 전 반 컵에서 한 컵 정도의 물을 마시면 숙면에 도움이 된다고 한다. 그렇지만 너무 많이 마시면 중간 중간 잠에서 깨게 되므로 한 컵 이상 마시지 않는 것이 좋다.

꼭 유념해 두어야 할 것은 물이라고 다 같은 물이 아니라는 점, 우리 생활 속의 일부가 되어버린 커피와 녹차 등 카페인이 들어 있는 물은 카페인이 우리 몸의 이뇨작용을 촉진하기 때문에 마신 물의 양보다 훨씬 많은 양의 물을 몸 밖으로 배출시킨다. 아메리카노와 믹스커피 없이는 하루도 못 산다면 물을 더 많이 마시면서 수분 보충을 해줘야 한다.

하루에 물 2리터를 마시면 가벼운 요통이나 관절염 증상 개선과 해독작용을 기대할 수 있다. 또한 간과 신장, 림프계, 폐와 장 등 우리 몸 구석구석을 해독하고 노폐물 제거를 도와준다. 이에 따라 면역력이 증가되고, 피로와 체중 감소, 사고력이 강화된다. 하루 5컵의 물을 마시는 것만으로도 대장암 위험률 45% 감소, 유방암과 방광암 위험률 50% 감소 등의 효과를 기대할 수 있다. 그러나 물을 너무 많이 마시면 오히려 신장의 손상을 유발할 수 있다는 지적도 있으므로 1일 약 6컵의 물을 섭취하면 충분하다. 특히 신장병, 당뇨병, 심장병, 간경화증 등은 물을 많이 마시면 안 된다.

▣ 물 마시는 것을 습관화 하여야 할 방법이 있다.

- 첫째 아침 공복에 마신다. 아침에 마시는 물은 수면 중 부족해진 수분을 보충해주고 기초대사량 또한 높여준다.
- 둘째 식사 전후에 바로 마시는 물은 소화액을 희석시켜 오히려 소화에 방해가 되고, 당분의 흡수를 촉진해 살이 찌는 원인이 된다. 식사 전후 30분~1시간 사이에 마신다.
- 셋째 물은 한꺼번에 많이 마시는 것보다도 조금씩 자주 마시는 것이 좋다. 특히 땀을 흘린 후에는 물을 천천히 마시는 것이 좋다.

일반적으로는 11～15℃ 사이의 약간 시원한 정도의 물이 체내 흡수가 가장 빠르다고 한다(출처 : 삼성서울병원 건강상식).

12.4 기능성 물

(1) 탄산수

90%의 물과 최대 10%의 탄산가스로 만들어진 물이다. 탄산수는 신체 미네랄 균형을 잡아줘 변비와 다이어트에 효과적인 것으로 알려져 있다. 한국탄산수협회에 따르면 국내에 소개된 탄산수의 종류는 수입 22종을 포함해 30종이다. 그 중 소비자가 시중에서 쉽게 접할 수 있는 제품은 트레비, 페리에, 산펠레그리노, 초정탄산수 등 20여 종이다. 유럽은 탄산수 시장이 전체 물 시장에서 차지하는 비율이 40%가 넘는다.

우리나라에서 탄산수는 엄밀하게 물이 아니다. 국내에서 유통되는 대부분의 탄산수가 정제수에 탄산가스를 첨가해서 만들었기 때문이다. 국내법상 첨가물이 들어가면 음료로 분류된다. 일반 생수의 경우 환경부에서 관리하고 있지만 음료로 분류된 탄산수의 경우는 식약처에서 관리한다. 관리하는 부서가 다르다 보니 제품을 생산할 때 표시하는 표기법도 차이가 난다. 생수는 먹는물 관리법에 따라 무기질 함량 등이 의무적으로 표시된다. 반면 탄산수는 단백질, 탄수화물, 지방 등 영양성분만 표기하게 되어 있다. 그렇다 보니 성분 표시만 봐서는 좋은 탄산수를 고르기가 쉽지 않다.

유럽은 탄산수도 물로 분류가 되어 있어 미네랄 함량을 포함해 탄산 함량 수치까지 자세하게 나와 있다. 반면 국내 제품의 경우 탄산수를 선택할 때 가장 중요한 미네랄과 탄산 함량 표시가 전혀 돼 있지 않을 뿐만 아니라 천연인지 인공인지도 알 수가 없다. 유럽 탄산수는 대부분 천연인 반면 국내에서 유통되는 대부분의 탄산수는 수돗물이나 담수를 정제한 물에 탄산가스를 인공적으로 주입한 인공 탄산수다. 천연 탄산수는 장기간 화산암반 퇴적층을 통과하며 풍부한 미네랄을 흡수하게 되는데, 탄산수의 효능으로 알려진 연구결과는 천연 탄산수에만 해당한다. 인공 탄산수에 사용되는 정제수는 말 그대로 정수과정을 거치면서 미네랄까지 함께 걸러진다고 보면 된다.

국내 브랜드는 대부분 인공 탄산수이지만 초정탄산수는 세계광천학회가 선정한 세계 3대 광천수로 꼽힐 정도로 미네랄 함량이 높은 편이다. 탄산 함량이 많다고 해서 무조건 몸에 좋은 것은 아니다. 탄산 3% 미만은 위장질환을 가진 사람, 6% 이상은 탄산음료를 대체하고 싶은 사람에게 추천한다고 했다. 유럽에서 탄산수가 인기가 많은 것은 기름진 식단 때문이다. 채소 위주의 한식에는 탄산 함량이 높은 것보다는 낮은 것이 더 어울릴 수 있다.

(2) 해양심층수

태양광이 거의 미치지 못하는 해저 200m 이상의 깊은 바다 속에서 생산하는 청정수를 말한다. 인이나 질소 등의 영양분이 풍부한 반면 지상에서 들어오는 유해물질이 적은 게 특징이다. 해양심층수는 높은 미네랄 함량과 청정성 때문에 화장품의 원료로도 각광받고 있다. 지난해 해양심층수 매출은 127억 원으로 개발면허를 받은 업체는 7곳 정도다. 현재 국내에서는 강원도 동해지역이 뛰어난 수질을 자랑하고 있다. 동해에서 해양심층수를 본격적으로 생산하고 있는 대표업체는 강원심층수, 글로벌심층수 등 4곳이다.

바다 속 200m 이상의 수심에서 끌어낸 해양심층수는 바로 먹을 수가 없기 때문에 반드시 탈염과정을 거쳐야 한다. 이 공정 때문에 일부에서는 해양심층수에 함유된 미네랄이 인위적 화학제품이라는 주장을 제기하기도 한다. 하지만 이는 잘못된 주장이다. 해양심층수센터(강원도) 측에 따르면 해양심층수는 물리적 과정을 거쳐 탈염수와 소금, 미네랄로 분리가 된다. 이때 탈염된 물과 미네랄을 적절한 비율로 제조하면 먹는 해양심층수로 재탄생되는 것이다. 탈염과정 때문에 분리된 미네랄을 다시 물에 적절하게 넣을 뿐이지 그 어떤 인위적인 재료도 들어가지 않는다.

먹는 물 관리법을 통해 해양심층수에서 나오는 물질 이외에 그 어떠한 물질도 추가로 넣을 수 없다고 규정하고 있으므로 해양심층수는 첨가물이 들어있는 음료가 아니다. 해양심층수는 일반 생수보다 미네랄 함량이 높은 것이 특징이다. 국내 일반 생수의 경우 500 mL를 기준으로 평균적인 미네랄 함량은 L당 마그네슘 1.7~5.4mg, 칼슘 2.5~20 mg, 칼륨 1.4~5.3 mg이다. 시중에 판매되는 해양심층수의 경우 미네랄 함량은 대체로 비슷한 편이다. 글로벌심층수 딥스의 경우 500 mL를 기준으로 마그네슘 24~36 mg, 칼슘 8~12 mg, 칼륨 7~13 mg이다. 해양심층수의 미네랄은 마그네슘과 칼슘의 함량을 나타내는 경도로 따질 수 있다. 현재 국내법상 세부규정에 따르면 경도 300 이하로 맞추게 되어 있다. 실제 해양심층수 원수(源水)의 경우는 경도가 훨씬 높다.

글로벌심층수의 경우 원수 경도가 6000에 이른다. 법 기준에 맞추기 위해 오히려 미네랄 함량을 낮추고 있다. 일본의 경우는 우리보다 고경도가 가능하다. 성분 비율도 중요한데, 우리 제품의 경우 마그네슘, 칼슘, 칼륨의 비율을 태아의 양수와 같은 3 : 1 : 1로 맞추고 있다고 말했다.

(3) 수소수

수소수는 이미 일본을 비롯한 중국에서는 건강한 물로 각광받고 있다. 2014년 기준 일본 수소수 시장 규모는 일본 전체 생수시장의 10%를 차지했다. 현재 국내에서 시판되는 수소수는 애니닥터수소수, 퓨수소수 등 2곳에 불과하다. 식약처에서 지난해 2월부터 수소를 식품첨가물로 허용하는 바람에 수소수의 시장 진입이 늦어졌다. 수소수는 수소의 항산화작용으로 인해 노화를 방지하고 매끄러운 피부를 만들어준다고 알려져 있다.

수소관련 400편 이상의 논문이 말해주는 것처럼 대표적인 항산화제다. 지구상의 원소 중에서 제일 적은 게 바로 수소인데, 이를 마시게 되면 수소가 몸에 있는 활성산소를 잡아주는 역할을 해 노화방지에 좋다. H(수소)가 몸에 들어가면 불필요한 O(활성산소)와 결합해 물이 되면서 이뇨작용을 통해 활성산소를 몸 바깥으로 배출시키는 원리라고 덧붙였다고(한국물학회 회장, 연세대 원주의대 이규재 교수) 한다. 수소수 역시 인위적으로 수소를 주입시키는 제조방식을 사용하기 때문에 기능성 음료로 분류된다. 수소수의 적정 수소량에 대해서 일본을 기준으로 0.5~1.2ppm을 적정수준으로 보고 있다고 한다.

수소수의 제조방식은 물을 전기분해해서 수소만 추출해 모으거나, 마그네슘과 같은 알칼리 금속을 물에 담가 수소를 발생시키는 방법 등이 있다고 한다. 이런 제조방식은 안전해서 의학적으로 문제는 없다. 다만 수소가 활성산소를 잡아주는 역할을 하다 보니 과다 섭취할 경우 오히려 우리 몸에 필요한 산소까지 제거하지는 않을까 하는 우려는 있는 상황이다. 과다 섭취하기보다는 하루 1L 이내의 수소수를 먹는 것을 권장한다.

기능성 물이 넘쳐나고 효능에 대한 논란도 많은 만큼 소비자들의 현명한 소비방법이 중요하고, 기능성 물이 좋은 것은 사실이지만, 이보다 더 중요한 것은 소비자의 물 관리법이다. 물은 최적의 온도가 약 10℃ 내외일 때 육각수 형태를 띠게 되는데, 이때가 최상의 물이다. 되도록 페트병보다는 유리병에 보관하는 게 좋다. 비싼 돈을 들여 산 프리미엄 물을 보다 효율적으로 섭취하는 습관을 들이면 그 효과가 배가 될 것이다.

12.5 운동 중 물 섭취 필요성

운동할 때 꼭 지켜야 할 것 중 하나가 물을 충분히 마시는 것인데, 물을 잘 안 마시면 운동 효과가 떨어지고 몸에 무리가 간다. 운동할 때 물을 안마시면 어떤 문제가 생기는지, 얼마나 마셔야 하는지 등에 대해 그래픽을 통해 알아본다.

몸속 수분이 부족하면 생기는 문제

혈액순환 저하 :
근육·피부의 기능 떨어짐

전해질 부족 :
심혈관계·신경계에 무리가 감

↓

구역감, 맥박 저하, 현기증, 무력감 등이 생김

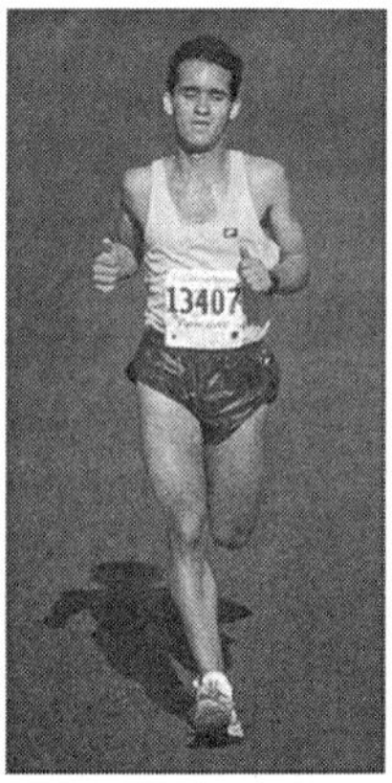

운동 시 수분 섭취법

운동 전
2시간 전 체중 1kg당 5~7mL의 물 마시기
(70kg 기준 두 잔 정도)
섭씨 15~21도가 적당

운동 중
나트륨·칼륨 등이 든 스포츠 음료 마시기
15분에 두세 모금씩

운동 후
빠진 체중 1kg당 1.5L의 수분 보충하기
(500g 감소 시 750mL)

그림 15. 운동 시 수분 섭취법

▣ 운동 능력 떨어지고, 심혈관계에 무리가 간다.

운동을 하면 심장이 빨리 뛰고 체온이 올라가서 땀이 난다. 중강도 이상의 운동을 해서 땀을 갑자기 많이 흘리면 구역감·맥박 저하·현기증·무력감 같은 탈수 증상이 나타난다. 서울대 체육교육과 김연수 교수는 땀을 흘려서 수분이 부족해지면 혈액이 근육이나 피부로 잘 전달되지 않아 운동 능력이 떨어지고, 전해질이 부족할 경우 심혈관계·신경계 등에 무리가 가기 때문이라고 말했다. 특히, 물을 마시지 않아서 올라간 체온이 떨어지지 않으면 땀 배출량이 더 많아지는 악순환이 생기기도 한다.

▣ 갈증 안 느껴도 물을 마셔야 한다.

운동 중에는 목이 마르지 않아도 이미 탈수상태일 수 있다. 자신도 모르는 사이에 몸속 수분이 땀으로 배출되는데, 이때 갈증이 느껴지지 않는 경우가 있다. 따라서 갈증 여부와 관계없이 물을 규칙적으로 마시는 게 좋다. 운동 전, 운동 중, 운동 후 각각 적정 물 섭취량은 다음과 같다.

- 운동 전 : 운동할 때 땀이 흐를 것을 대비해 물을 마셔야 한다. 운동하기 두 시간 전쯤에 체중 1kg당 5~7mℓ의 물을 마셔야 한다. 체중이 70kg이라면 350~490mℓ를 마시면 된다는 뜻이다. 찬물이 따뜻한 물보다 흡수가 빨리 되므로 섭씨 15~21℃ 정도의 시원한 물을 마시는 게 좋다.
- 운동 중 : 땀으로 전해질이 빠져나가므로 물 대신 나트륨·칼륨 등이 들어있는 스포츠음료를 마시면 좋다. 한 번에 너무 많은 양을 마시면 위에 부담이 갈 수 있고, 흡수도 빨리 되지 않는다. 사람마다 땀을 흘리는 양이 다른데, 일반적으로 15분에 한 번씩 두세 모금 정도 마시면 된다.
- 운동 후 : 운동 전의 체중과 운동 후의 체중을 비교한 뒤, 빠진 체중에 따라 물 마시는 양을 달리하면 좋다. 빠진 체중 100g당 150mℓ가 추천 섭취량으로, 체중이 500g 줄었다면 750mℓ 정도 마시면 된다고 한다. 적당량의 나트륨을 섭취하면 갈증이나 몸의 상태를 더 빨리 회복시킬 수 있으므로 이때도 스포츠음료를 마시는 게 도움이 된다.

13. 체온과 건강

체온 36.5~37.5℃를 유지한다. 지금 나의 체온이 36.5℃라고 철석같이 믿고 있을 것이다. 하지만 실제로 재보면 의외의 결과에 잠시 멍해진다. 현대인들 대부분의 체온이 이보다 1℃ 정도 낮은 것으로 체크되고 있다. 체온이 1℃ 낮아지면 몸의 면역력은 30%나 떨어지고, 반대로 체온이 1℃ 올라가면 우리 몸의 면역력은 5배나 높아진다고 이시하라 유미 의학박사는 병을 이기는 새로운 건강요법으로 체온 면역요법을 저서에서 밝히고 있다.

체온이 떨어지면 감기를 비롯한 각종 질병을 유발하는 도화선이 되기 때문에 몸의 적정온도 36.5~37.1℃를 유지하도록 생활하여야 한다. 면역력이 높아지면 각종 세균이나 바이러스에 노출되어도 질병에 걸릴 위험성은 현저히 낮아지지만, 떨어지면 그 반대로 감기에 자주 걸리고 만성피로에 시달리는 등 각종 질병에 걸리기 쉽다. 저자는 오늘날 우리가 누리고 있는 편리하고 쾌적한 생활이 우리 몸의 체온을 1℃ 정도 떨어뜨리는 주범이라고 말한다. 우리가 매일 먹는 음식, 사는 환경, 심지어 생활패턴까지도 몸의 체온을 1℃ 떨어뜨리는 데 일조를 담당하고 있다는 것이다. 다음은 체온을 떨어지게 하는 주요인들이다.

- 냉장고는 사시사철 식품을 차갑게 보관해 준다.
- 겨울에도 청량음료, 맥주 등을 자주 마신다.
- 목욕은 샤워로 간단하게 끝낸다.
- 운동할 기회가 없다.
- 만성적인 스트레스에 노출되어 있다.
- 과식하거나 편식하는 습관이 있다.
- 흰쌀, 빵, 국수, 스파게티 등을 자주 먹는다.
- 여름에 에어컨 가동을 한다.
- 수면 부족이 심하다.

13.1 저체온 문제

체온 1℃ 낮아지면 낮은 체온은 가벼운 감기부터 난치병인 암까지 다양한 질병 발생에 깊숙이 관여되어 있다. 저체온증은 우리 몸의 전반적인 신진대사를 나쁘게 하고 세포의 활성을 저하시킨다. 실제로 체온이 떨어지고 면역력이 약해지면 감기나 대상포진 등 감염성질환에 걸리기 쉽고, 아토피 천식 등 알레르기질환에 노출되기 쉬우며, 심근경색이나 뇌경색 등의 혈전증, 류머티스, 궤양성 대장염 등에도 걸리기 쉽다.

저체온은 암이나 고혈압, 비만 같은 치명적인 질환의 발생률도 높아지며, 체온이 떨어지면 당분이나 지방과 같은 혈중 에너지원과 노폐물이 제대로 연소되고 배설되지 못해 당뇨병이 발생하고, 고지혈증에 걸릴 확률이 높아진다. 또한 자살이나 우울증 등 정신질환 발생에도 관련되어 있다.

저체온으로 일어날 수 있는 질환으로는 만성소화불량, 배탈, 변비, 위하수, 비만, 당뇨, 비염, 알레르기, 천식, 관절염, 협심증, 저혈압, 뇌졸중, 여드름, 아토피, 몸살 감기, 시력 저하, 생리통, 요실금, 우울증, 치매, 노화 촉진 등이 있다. 체크 개수가 많을수록 저체온증이라고 보면 된다.

13.2 저체온증에서 벗어나는 방법 9가지

(1) 소화기관 관리하기

찬 음식을 되도록 피하고 소화가 잘 되는 음식을 먹도록 한다. 특히 여성은 배를 따뜻하게 하고 따뜻한 물을 마시는 게 좋다. 배가 너무 치면 소금을 볶아서 헝겊 주머니에 넣어 찜질을 하는 것도 도움이 된다. 찬 음식을 먹어 위장을 차게 하면 체온을 떨어뜨리므로 평소 따뜻한 음식, 차 등을 많이 마시는 것이 좋다. 소화가 잘 안 되고 설사가 나면 우리 몸의 신진대사가 원활히 작동될 수 없다. 그 영향으로 저체온증이 나타나기 쉽다. 만약 만성위염으로 고통스럽다면 파뿌리 달인 물을 따뜻하게 데워서 마시면 좋다.

(2) 충분한 운동과 수분 섭취

적절한 운동은 우리 몸의 신진대사를 활발히 해준다. 신진대사 기능이 떨어지면 비만으로 이어지기 쉽고 혈액순환이 활발하게 되지 않아서 저체온이 된다. 하루 20~30분 적절한 운동을 꼭 하자. 그렇게 하면 심장기능도 강해진다. 가만히 있으면 우리 몸은 차가워진다. 운동을 통해 심장의 기능을 활발히 해주는 것, 이것이 저체온증을 개선하는 방법 중 제일이다. 꾸준한 운동은 근육량을 늘리고, 근육량의 증가는 기초대사량을 높혀 몸의 체온이 올라가게 된다.

충분한 수분 섭취는 신진대사와 순환에 필수적이다. 특히 스트레스를 받을 경우, 과음을 하거나 감기에 걸리면 우리 몸은 심한 탈수에 시달리게 된다. 그렇게 되면 세포활동도 떨어지게 되면서 신진대사도 둔해진다. 적절한 수분 섭취가 반드시 필요하다. 하지만 지나친 찬 물은 몸을 차게 만들 수 있으므로 물을 마실 때는 조금 따뜻하게 해서 마시는 것이 좋다.

규칙적인 수면과 숙면은 우리 몸의 재생과 세포활동을 활성화시키는 바로미터다. 숙면을 하는 동안 우리 몸은 하루 종일 활동을 하면서 자극받은 세포들의 재생과 노폐물의 배설이 이루어지기 때문이다. 이것이 제대로 이루어져야 신진대사가 순조롭고 혈액순환도 좋아지면서 체온도 올라간다.

(3) 추위 대비

겨울철 추운 날씨에 대한 허술한 대비도 저체온증을 유발하는 원인이 될 수 있기 때문에 겨울철 옷을 입을 때는 두꺼운 옷을 한 벌 입기보다는 가벼운 옷을 여러 벌 껴입는 것이 보온 효과가 크다. 충분한 열량 섭취가 중요하고 체온에 영향을 미치는 약물 복용은 되도록 피하는 것이 좋다. 특히 추위를 이기려고 술을 마시면 안 된다. 알코올은 우리 몸에서 열을 더 빨리 잃게 만든다는 사실을 잊지 말아야 한다.

(4) 평소 따뜻한 한방차 마시기

소화기 기능을 좋게 하는 생강차, 신경을 안정시키고 따뜻한 성질이 있는 대추차, 심장의 기능을 좋게 하는 계피차를 자주 마셔주면 좋다. 대추는 맛이 달고 독이 없으며 속을 편안하게 하고 오장을 보호하는 작용을 한다. 특히 오래 먹으면 안색이 좋아지고, 몸이 가벼워지면서 늙지 않게 하는 약효가 있다고 기록되어 있다. 계피 또한 따뜻한 성질이 있어 어혈을 풀어주고 형액순환에 좋은 약제다. 특히 계피는 겨울철 추위를 많이 타는 사람에게 좋다. 꾸준히 먹으면 체온을 높이고 장 점막을 자극해 소화를 도와주는 작용을 한다. 계피는 열이 많이 날 때는 복용하지 않는 것이 좋다. 말초혈관을 확장시켜 더운 피를 공급하는 성질이 강하기 때문이다.

(5) 바른 자세 유지

자세와 저체온이 무슨 상관이 있을까 생각하겠지만 평소 구부정하거나 나쁜 자세로 걷는다면 기와 혈의 순환이 어렵게 된다. 그 결과 목, 허리의 통증까지 불러올 수 있다. 이렇게 되면 혈액순환이 제대로 되지 않아 몸이 차가워진다. 몸이 차다면 되도록 올바른 자세를 취하려고 노력해야 한다. 한 시간에 한 번은 팔 다리를 쭉 펴주는 스트레칭을 해주는 것이 좋다.

(6) 좋은 생활습관 실천하기

어떤 원인에 의해 상체로 열이 올라오면 상기된 열을 식히기 위해서 차가운 음료나 음식을 먹게 되기 때문에 소화기를 관리해야 한다. 찬 음식을 되도록 피하고 소화가 잘 되는 음식을 먹도록 한다. 찬 음식을 먹어 위장을 차게 하면 체온을 떨어뜨리므로 평소 따뜻한 음식, 차 등을 많이 마시는 것이 좋다. 소화가 잘 안 되고 설사가 나면 우리 몸의 신진대사가 원활히 작동될 수 없다. 그 영향으로 저체온증이 나타나기 쉽다. 만약 만성위염으로 고통스럽다면 파뿌리 달인 물을 따뜻하게 데워서 마시면 좋다.

스트레스는 열이 아래로 내려가는 것이 아닌 위로 올라오는 체온 역전현상이다 위로 올라오는 열을 내리기 위해서는 마음을 편안히 하는 것이 중요하다. 평소 긍정적인 생활과 스트레스에 대한 적절한 대처가 필요하다. 즐겁고 긍정적인 생활은 자율신경의 균형을 지키고 우리 몸의 신진대사를 원활하게 한다. 술 먹는 횟수나 양을 줄이고, 담배는 피우지 말아야 한다. 혈관을 수축시켜 말초혈관으로 가는 혈액의 공급을 저해해 저체온증을 유발시킨다. 잠자기 전에는 따뜻한 물로 족욕이나 반신욕을 하는 것이 체온을 유지하는 데 좋다.

(7) 양질의 식품으로 식사하기

체온을 1℃ 올리기 위해서는 평소 혈액순환을 개선하고 신진대사를 증진시키는 식품을 먹는 것이 좋다. 인스턴트식품이나 염분, 당분, 식품첨가물, 기름기 많은 식품, 패스트푸드는 피하는 것이 좋다. 그 대신 비타민과 미네랄 등 항산화 성분이 많이 들어있는 당근, 토마토, 시금치, 브로콜리, 양배추. 고추, 파프리카 등의 채소를

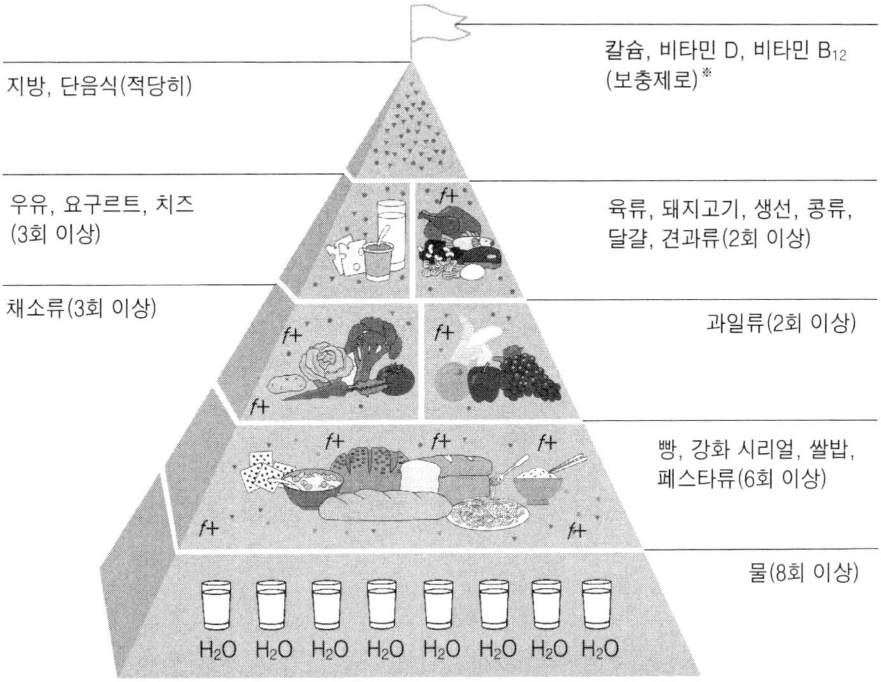

그림 16. 70세 이상 노인을 위한 식품 피라미드(미국 터프스대학교, 1999)

● : 지방, ▼ : 설탕 첨가, f+ : 식이섬유소가 존재해야 함

※모든 사람이 식이 보충제가 필요하지는 않음

많이 먹으며, 오렌지, 키위, 블루베리, 바나나, 사과 등의 과일도 많이 먹는 것이 좋다. 해조류, 현미 등의 통곡, 잡곡밥을 먹고 김치, 청국장, 버섯, 마늘, 양파, 견과류 등 면역력을 높이는 식품도 적극적으로 먹는다.

(8) 과식을 피하고 소식 하기

평소 규칙적인 식사와 함께 소식을 하는 것이 좋다. 과식을 하고 활동량이 적으면 몸에 지방을 축적시킨다. 이는 혈액순환을 방해하고 신진대사와 세포 기능을 떨어뜨려 저체온증을 유발시키는 원인이 된다.

(9) 하루 20~30분 햇볕 쬐기

자외선은 피부 노화를 일으키기도 하지만 비타민 D의 합성을 촉진해 면역력을 높이고 혈액순환과 신진대사에 도움이 된다. 한낮을 피해 아침이나 오후 시간에 산책을 하면 체온을 1도 높이는 데 도움이 된다.

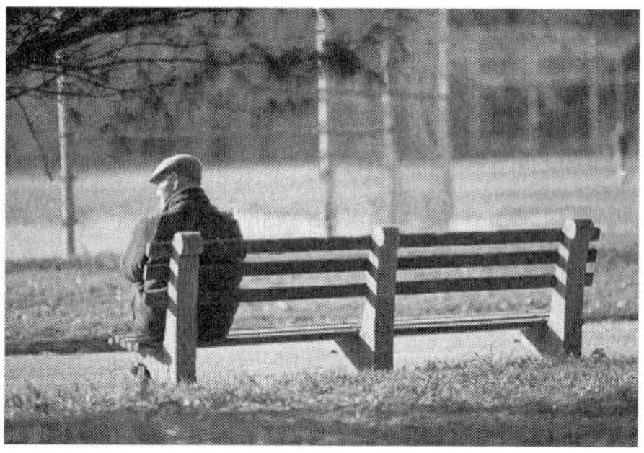

13.3 체온 1℃가 건강을 좌우한다(36.5℃~37.5℃).

전문 의학박사 히포크라테스도 약으로 고칠 수 없는 병은 수술로 치료하고, 수술로 안 되는 병은 열로 치료하며, 열로도 안 되는 병은 영원히 고칠 수 없다고 했다. 몸을 따뜻하게 유지하는 것은 건강의 중요한 요소다. 그래서 우리가 매일 측정해야 할 것은 체중이 아니라 체온이 되어야 한다고 강조한다. 60조 이상의 세포로 이뤄진 우리 몸에서는 신진대사, 혈액 순환, 면역 체계 작동 등 다양한 생명유지 활동이 이뤄진다. 그 과정에 효소가 간여하는데, 연구에 따르면 체온이 36~37.5℃일 때 그 반응이 가장 활발하다. 즉, 36~37.5℃일 때 가장 건강하다는 의미다.

체온은 나이, 성별, 활동량, 스트레스 강도 등에 따라 다소 차이가 있다. 어린이는 성인보다 체온이 0.5℃ 가량 높고, 노인은 성인보다 체온이 0.5℃ 가량 낮다. 어린이는 성장 속도가 빨라서 에너지 대사가 활발한 반면, 노인은 에너지 대사에 관여하는 근육이 줄기 때문이다. 똑같은 사람도 활동량이 적은 밤의 체온이 낮에 비해 0.5℃ 가량 떨어진다. 여성은 호르몬 변화에 따라 0.5도 가량 변한다. 화가 심하게 나면 열이 나는 경우가 있는데, 스트레스 호르몬이 체온을 높이기 때문이다. 하지만 건강에 문제가 없다면 남녀노소 할 것 없이 36~37.5℃ 범위를 벗어나지 않는다. 이 범위를 벗어나면 우리 몸은 즉시 체온조절시스템을 가동한다.

뇌 시상하부, 대뇌피질(대뇌 가장 겉의 신경세포 집합), 갑상선, 혈관, 교감신경, 근육, 땀샘 등이 총체적으로 움직이는 것이다. 뇌 시상하부는 체온이 정상 범위를 벗어나면 갑상선, 교감신경, 대뇌피질, 근육에 체온을 끌어올리도록 명령한다. 갑상선은 신진대사 속도를 조절하는 호르몬을 분비한다. 교감신경은 체온이 높으면 땀샘을 열고 혈관을 넓혀서 열을 방출하고, 체온이 낮으면 그 반대로 해서 열을 보호한다. 체온이 낮으면 시상하부는 근육을 떨게 만들어 열을 생산한다. 대뇌피질도 비슷한 기능을 한다. 이 같은 체온조절 시스템이 제대로 작동하지 않아 체온이 정상 범위 밖에 머무르면 건강에 이상이 생기거나 질병이 찾아온다. 일상 속에서 체온에 관심을 가져야 하는 것은 그 때문이다.

III. 주요 전통식품

전통식품은 국가-민족, 지역-거주인들이 오랫동안 함께하면서 먹어온 식품이기 때문에 인체 또한 이들 식품에 적응하여 왔기 때문에 전통식품이 건강에 부정적인 반응을 일으키지는 않는다. 다만 식품에 들어 있는 성분이 건강에 미치는 영향에는 식품 간 차이가 있다. 특히 의·과학의 발달로 식품의 성분이 인체 생리기능에 미치는 원인이 규명되면서 전통식품에 들어 있는 특정 성분과 양이 식품섭취에 많은 영향을 미치고, 전통식품 중에는 슈퍼 식품이 많이 있다.

1. 곡 물

인류가 농경사회를 이루면서 곡물은 인간의 한 생명수단으로 이용했다. 처음 식품으로의 이용은 주로 자연에 있는 야생의 식물 씨앗이었을 것이다. 개량을 거듭하면서 오늘날과 같은 형태의 작물씨앗으로 되었다고 본다. 세계적으로 생산되는 곡류는 나라 또는 지역마다 차이가 있겠지만 전 세계적으로 가장 많이 생산되고 이용되는 곡류로는 밀, 옥수수, 콩, 쌀, 귀리가 대표적이다. 우리나라에서 생산되고 있는 곡물로는 쌀, 보리, 밀, 옥수수, 콩, 메밀, 수수, 팥 등이 있지만 쌀을 제외하고는 대부분의 곡물은 그 맥을 유지할 정도다.

1.1 전통 곡물(쌀)의 소비 변화

현재 우리 국민의 주식인 쌀은 1천여 년 전 남북국시대부터 벼의 생산량이 많아지면서 우리 민족 식생활의 커다란 부분을 차지하였다. 쌀의 생산량이 많아지기 전 잡곡(피, 기장, 조, 보리, 밀 등) 위주의 주식(主食)이 생산량이 증가하면서 쌀밥 중심의 식생활로 바뀌지게 되었다. 이처럼 쌀은 매우 뿌리 깊은 핵심 주식이지만 쌀의 소비는 점점 감소되고 있다. 2005년 국민 1인당 년 쌀 소비량은 80.7kg(1일

221.g)이였던 것이 2014년에는 65.1kg(1일 178.2g)으로 감소하였고, 반면 잡곡의 소비는 0.5kg에서 1kg으로, 콩은 2.6kg에서 2.5kg, 서류(고구마, 감자)은 2.5kg에서 2.8kg으로 증가했다.

쌀을 비롯하여 식품소비의 변화는 식품산업의 발달로 다양한 형태의 패스트푸드가 생산되고, 식품과 건강과의 관련이 규명됨으로서 여러 종류의 건강관련 식품이 생산・가공되고 있기 때문이다. 지금은 쌀이 주식이란 개념도 희박해지고 하루 3끼 쌀밥 중심의 밥상도 점점 사라지고 있다. 인간이 먹는 것은 삶과 건강이기 때문에 「서양 속담에 무엇을 먹는가가 당신의 건강을 결정한다(You are what you eat)」는 말도 있고, 산야 히로마교수(병 안 걸리고 사는 법 저자, 미국 알베르트 아인슈타인 의과대학)는 수십 년에 걸쳐서 조사한 결과 「어떤 식품을 어느 정도 섭취하고 어떤 생활습관을 가지느냐가 그 사람의 건강을 좌우한다」고 했다.

식품은 삶뿐만 아니라 인체의 질환과도 관련되기 때문에 식품은 곧 인간의 삶을 즐겁고 행복하게 하는 원동력이 된다. 섭취 식품이 건강을 지켜주고 질환을 예방한다지만 아무리 좋은 식품이라고 해도 한두 종류의 식품섭취만으로는 건강을 지킬 수 없고 불가능하며 또 그러한 식품도 없다. 건강을 지켜주고 행복한 생활을 누리기 위해서는 건강에 유익한 여러 종류의 식품을 섭취하여야 한다. 따라서 전통 식품을 비롯하여 여러 공인기관에서 추천하는 식품위주로 식생활을 하는 것이 바람직할 것이다.

최근 하버드대학교 의과대학 연구진이 약 1만여 명의 간호사 건강연구 데이터를 분석한 결과 중년인 50대의 식습관이 약 15년 후인 70대의 건강상태에 영향을 미치는 것으로 나타나났다고 했다. 현재 소비되고 있는 식품 중에서 소비량이 증가하고 있는 건강식품으로는 현미, 서리태/쥐눈이콩, 수수, 메밀, 붉은팥, 콩나물, 무염청국장, 들깨/들기름, 미역/김, 산채나물/취나물, 표고버섯 등이 있으며, 건강에 유익한 성분들을 많이 함유하고 있다. 어떤 식품이든 건강에 유익한 식품의 생산과 소비는 증가할 것이고, 전통식품이라 해도 건강에 별로 도움이 되지 않으면 생산과 소비량이 감소하거나 생산 자체가 사라지게 될 것이다.

오늘날 사람들이 식품섭취에 대한 관심이 커지고 있은 것은 의학의 발달로 인체 각 기관의 기능 및 질환이 식품의 성분과 연관성이 밝혀지고 있기 때문이다. 인체 조직의 생리활성기능에는 식품의 여러 성분이 필요하고, 이들 성분을 충분히 섭취하려면 여러 종류의 식품을 골고루 먹어야 한다는 것이 과학·의학적으로 입증되고 있다. 추천하는 식품 중에서 주식으로 할 때 가장 중요한 것은 섭취식품의 에너지와 영양성분이다.

인체활동에는 1일 필요한 에너지양이 있다. 기초대사량을 포함하여 활동 에너지양이다. 그리고 건강을 위한 식생활을 하려면 필요한 여러 종류의 비타민과 무기물도 부족하지 않도록 충분히 섭취하여야 한다. 뿐만 아니라 인체 질병 유발의 90%가 되는 체내 활성산소 생성과 활성을 막거나 소거하는 데 필요한 항산화 성분도 식품으로 충분히 섭취하여야 하며, 암을 비롯하여 대사증후군의 예방에 유익한 항암성분도 식품으로 섭취하여야 건강을 유지하며 행복한 삶을 누릴 수 있다.

도쿠가와 이에야스는 「내 몸은 내가 치료 한다」는 생활원칙을 항상 고수하며 평소 제철 음식을 스스로 찾아 즐겨서 섭취하였다고 한다. 오늘날 식품환경을 보면 그대로 먹을 수 있는 자연식품도 있고, 원료식품을 가지고 가공하여 생산한 가공식품도 많고, 건강에 좋다는 다양한 종류의 건강보조 식품도 많다. 헤아릴 수 없이 다양한 종류의 식품이 있지만, 이들 식품들을 영양성분에 따라 다음과 같이 분류할 수 있다.

① 탄수화물이 주성분인 식품으로는 곡류 및 그 가공품, 서류(감자·고구마·토란 등), 설탕과 천연감미료 등이다.

② 지방이 주성분인 식품으로는 기름 류, 견과류(깨·호두·잣 등) 등이다.

③ 단백질이 주성분인 식품으로는 콩과 콩 관련 식품, 육류, 생선과 패류, 계란, 우유와 유제품 등이 있다.

④ 비타민과 무기질의 급원이 되는 식품으로는 채소류, 과일류, 해조류 및 이들의 가공식품 등 수많은 종류가 있다.

이들 식품군에 해당되는 전통식품을 비롯하여 추천 베스트 푸드를 활용하여 에너지와 필요한 영양성분을 충분히 얻을 수 있도록 식단을 구성하면 건강을 지킬 수 있으며, 질병의 유발도 예방할 수 있다. 미국심장협회는 하루에 섭취할 식이섬유의 3분의 1을 검은콩이나 강낭콩 등 콩류로 대체하면 콜레스테롤 감소에 큰 효과를 볼 수 있다고 했다. 귀리는 수용성 섬유질이 풍부한 식품으로 콜레스테롤을 감소시키고, 또한 오메가-3지방산이 풍부한 연어, 고등어, 정어리 등의 생선을 주 2회 이상 섭취하는 것도 콜레스테롤 감소에 도움이 된다고 했다.

전통식품 중 쌀, 보리쌀, 밀가루 및 이들 가공식품은 탄수화물을 많이 함유하여 섭취에너지의 주 식품이지만, 이들 식품으로만 식생활이 이루어지면 영양성분이 불균형을 이루어 몸은 비만으로 되고 생활습관 질환을 비롯하여 만성적 질환을 유발시키는 원인이 되기도 한다. 탄수화물로의 식품섭취 에너지양은 1일 필요한 총 에너지양의 50~60% 범위 내에서 섭취하고 당지수가 70이상 높은 탄수화물 보다는 당지수가 낮고 섬유질 함양이 많은 현미나 통 곡류 식품으로 섭취하는 것이 좋다.

단백질식품 섭취가 적어 섭취단백질 양이 부족하면 조직의 생리활성기능에 많은 문제를 일으키기 때문에 1일 단백질 섭취함량은 체중 1kg당 0.9～1g 비율로 섭취하고, 1일 필요한 총 에너지의 25～30% 수준이 되도록 섭취한다. 단백질 식품의 경우 식품의 단백질 질과 함량을 고려하여야 하고, 동물성 단백질 식품은 포화지방과 콜레스테롤을 함유하고 있기 때문에 지방을 적게 섭취하도록 요리를 하든가 질이 좋고 단백질 함량이 많은 식품을 선택하면 적은 양으로도 충분한 양의 단백질을 섭취할 수 있다.

지방 식품의 경우, 식물성 기름이나 그 원료식품으로 섭취하고 오메가-3 계열의 불포화지방산이 많은 들깨나 들기름, 등 푸른 생선으로 섭취하되 섭취하는 총 지방은 1일 총 에너지의 20～25% 수준으로 하며, 섭취식품의 지방함량을 고려하여 섭취한다. 과일과 야채류 식품섭취는 비타민과 무기물, 항산화성분·항암성분을 고려하여 제철 과일과 채소를 싱싱한 상태로 골고루 섭취하도록 한다. 건강과 질병 예방을 위한 효율적인 식생활은 1일 섭취해야 할 에너지양 내에서 단백질 25%, 탄수화물 55%, 지방 20% 전후의 비율로 비타민과 무기물 및 항산화·항암성분 등 기능성 물질들을 충분히 섭취되도록 여러 종류의 식품으로 식단을 꾸미는 것이 건강 비결이다.

1.2 쌀 소비와 개발 추이

우리나라에 쌀이 보급되기 이전에는 잡곡(피, 기장, 조, 보리, 밀)을 주식(主食)으로 하였으나 통일신라시대부터 벼의 생산량이 많아지면서 쌀이 우리 식생활에 커다란 부분을 차지하고, 뿌리를 내리기 시작하였다. 쌀 생산이 증가하면서 잡곡 및 분식(粉食) 중심의 주식에서 쌀밥 중심의 주식으로 대중화 되었다. 특히 1970년대 통일벼 품종을 개발해 보릿고개가 사라졌고 밥상은 쌀밥 중심으로 바뀌졌다.

쌀 품질의 개발과 재배기술의 보급으로 쌀의 품질이 좋아지고 생산량도 증가하여 부의 상징이었던 쌀 소비는 주식으로 일반화되었지만 국민소득의 증가에 따라서 밥 중심의 단순 쌀 소비는 육류, 과일, 가공식품 등 식품 소비로 확대되면서 국민 1인당 쌀 소비량이 1970년 136.4kg를 정점으로 하여 2000년에는 93.6kg, 2014년 65.1kg으로 급격히 감소하였다. 이에 농식품부는 가공용 쌀 소비 촉진에 나서 2015년까지 기능성 및 가공적성 품종 12종을 개발하고, 밥쌀용 쌀 재배면적을 70만ha까지 줄여 가공용 쌀 소비를 전체 쌀 소비량의 15%까지 증가시키는 것을 골자로 한 쌀 산업 발전 5개년 종합계획을 2011년 발표했다. 그 결과 가공용 쌀 소비는 2009

~2013년 연평균 15.1% 증가할 정도로 꾸준히 늘어났다. 가공용 쌀을 위한 품종개발과 더불어 쌀 이용 개발로 쌀 이용 가공식품도 점점 확산되어 가공식품 이용 쌀 소비량이 증가하는 추세다.

쌀 소비의 새로운 전환의 계기가 된 것은 건강과 관련하여 식품섭취에 대한 소비자들의 관심이 높아지면서 2000년대 후반부터는 벼 품종이 기능미 생산으로 개발되면서 흑미를 비롯하여 유색미, 필수아미노산 고함유미, 거대 배아미, 저알레르기 품종, 아연·철분 등 미량원소 함량이 증대된 건강 기능성 품종들을 개발하기에 이르렀고, 쌀과 관련하여 건강증진에 대한 연구도 활발히 전개되어 건강에 대한 쌀의 효능도 입증되고 있다.

쌀에는 콜레스테롤을 저하시키거나 항산화, 혈압조절, 당뇨 조절, 암 예방, 과산화지질 생성·억제 등 효과가 있는 성분들이 함유되어 있다. 쌀의 미강(쌀겨)에도 다양한 종류의 기능성 물질이 함유되어 있다. 감마오리자놀은 미강과 쌀 배아에 함유된 성장촉진 물질인 지용성 성분으로 산화방지 효과와 항암효과가 있는 것으로 밝혀지고 배아와 미강유에 많은 토코트리에놀(비타민E)은 항산화 물질이다. 검은쌀 품종인 흑진주는 동물실험 결과, 흑진주가 간의 지방 축적을 억제하고 혈중 중성지방 농도를 낮춘다는 결과를 얻었다. 고지방 먹이만 먹인 쥐의 경우 간에서 지방분해 관련 유전자가 정상지방 먹이를 먹인 쥐에 비해 적게 나타난 반면, 흑진주 추출물을 넣은 고지방 먹이를 먹인 쥐의 경우 이들 지방분해 유전자들이 많이 나타났다.

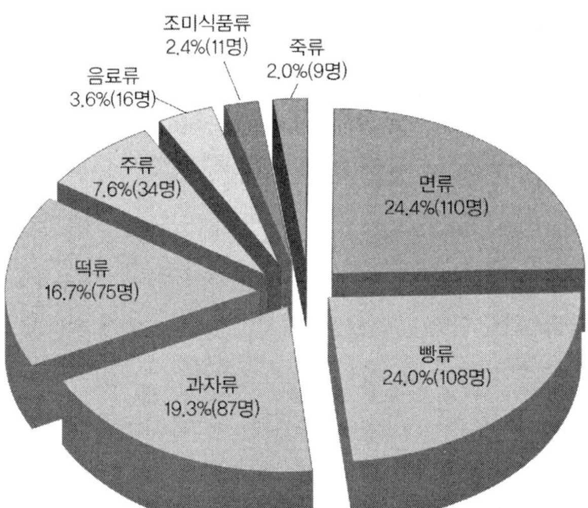

자료: 한국농촌경제연구원, 자체조사

그림 17. 향후 선호하는 쌀가공식품

키 크는 쌀로 알려진 하이아미는 미네랄과 단백질이 풍부하게 들어 있다. 청소년 시기 근육발달에 도움이 되는 8종의 필수 아미노산을 일반 쌀에 비해 30% 넘게 함유되어 있다. 씨눈에 연골과 인대 등 조직 형성에 작용하는 아미노산이 많이 들어 있고 소화 능력도 뛰어나 환자나 노약자들에게 효과가 있다.

두뇌 활동을 활발하게 해주는 쌀도 있다. 눈큰흑찰 현미에는 집중력과 기억력을 높여 주는 감마아미노산(GABA)이 100g당 34mg 함유되어 일반 쌀보다 8배 이상 많다. 흑미에는 항산화물질 안토시아닌이 100g당 129.4mg 함유되어 있고, 칼슘과 철분 등 각종 무기성분이 풍부하다. 다이어트 쌀 품종 고아미 2호·3호는 혈당저하, 비만억제, 혈중콜레스테롤 억제 및 혈압상승억제 효능이 입증됐다. 이밖에도 유리당 함량이 보통 쌀 보다 6.4배 높아 단맛이 나는 단미벼, 철·아연 등 무기영양소가 강화된 고아미 4호를 개발했다.

최근 유색미의 다양한 기능성이 알려지면서 녹색, 적색, 검정 쌀 등 컬러 쌀을 찾는 소비자가 늘어나면서 고품질의 유색미가 생산되고 있다. 유색미는 자체가 가지고 있는 색에 의한 노화억제, 콜레스테롤 저하 등 기능성과 현미상태의 풍부한 영양 성분을 포함하고 있어 지속적으로 섭취할 경우 건강에 효과를 기대할 수 있다고 한다.

흑미, 녹미, 적미, 현미, 찹쌀 등 다섯 가지 색인 오색미의 효능 중 흑미는 안토시아닌 함량이 높은데 안토시안 함량은 유해산소와 결합하여 세포산화를 방지하는 항산화작용이 있어 노화 방지를 한다. 녹미는 등숙기에도 과피 안에 녹색이 없어지지 않고 남아있어 당뇨, 동맥경화를 예방하는 클로로필, 카로티노이드 색소가 있으며, 적미는 과피나 종피 부분에 탄닌성분과 플라보노이드가 풍부하여 항산화작용과 비타민의 신진대사를 돕는 기능이 있다. 찰 현미는 백미보다 비타민, 무기질, 식이섬유함량 등이 높고 식이함량이 높아 숙변에 효과적이다. 하얀색을 나타내는 찹쌀은 한의학적으로 볼 때 그 성질이 따뜻하고 달며 소화가 잘 되기 때문에 위나 장이 나쁜 사람의 주식으로 좋다.

전라북도농업기술원에서는 2009년부터 녹미, 흑미, 적미의 원료곡 생산을 위한 재배기술 및 품질향상 연구를 계속적으로 추진하여 왔으며, 앞으로 농가에서 요구하는 발아현미 기술개발 연구를 새롭게 추진할 계획이라 고 한다.

1.3 토종 슈퍼곡물

헬스조선에서는 국내 대학병원의 영양 전문가 10명으로부터 토종 곡물 중 건강에 가장 좋은 것 3가지 씩 추천 받아서 순위별로 10개의 곡물을 슈퍼곡물로 선정했다. 수수 1위, 보리와 현미 2위, 기장과 차조가 3위다. 그 외는 흑미, 대두, 강낭콩, 들깨, 메밀 등 순이고 각 곡물의 기능적 특성은 다음과 같다.

① **수 수 :** 수수는 세계적으로 많이 생산되는 5대 주요 곡물 중 하나다. 프로안토시아닌이 풍부하여 항산화 효능이 커서 심·뇌혈관 질환의 예방에 도움이 될 수 있다. 수수의 타닌 성분은 당뇨병 환자가 당 흡수를 조절할 때 도움이 된다. 그리고 수수는 영양분은 풍부하지만 열량은 낮다.

② **보 리 :** 열량은 쌀과 비슷하지만 포만감이 훨씬 커서 다이어트에 도움이 된다. 다른 식품에 비해 당지수가 낮아서 혈당 상승으로 인한 당뇨병 환자, 비만 환자의 건강에 효과가 있다. 식이섬유(베타-글루칸)은 간에서 콜레스테롤 합성과 장에서 콜레스테롤 흡수를 억제해서 고지혈증 예방에 도움이 된다.

③ **현 미 :** 현미는 식이섬유와 배아를 포함하고 단백질, 무기질, 비타민, 지방질이 풍부하다. 현미는 백미에 비해 비타민 B_2가 2배, 비타민 B_1은 4배, 비타민 E 4배 더 많다. 비타민 B 그룹을 많이 함유하고 있어서 각종 만성피로 예방에 도움이 된다. 영양소는 풍부하지만 당 지수는 낮기 때문에 체중 조절을 하는 사람이나 당뇨병이 있는 사람에게도 도움이 된다. 단 백미에 비해 소화율은 떨어진다.

④ **기 장 :** 기장은 약선 곡물로 항암 효과가 뛰어나다. 기장의 추출물은 암세포 사멸 효과가 77%나 되는데, 암세포에만 반응을 보이고 정상 세포를 공격하는 독성은 거의 없는 것으로 알려져 있다.

⑤ **차 조 :** 식이섬유가 풍부해서 변비를 완화시키고 장 건강을 좋게 하는 효능이 있다. 엽산과 철분이 많아서 산모의 빈혈이나 어지럼증을 완화시키고 태아가 건강하게 성장할 수 있도록 돕는다. 비타민 A 등 무기질 성분이 풍부해서 성장기 아이의 두뇌 발달을 돕는다.

⑥ **흑 미 :** 유색미의 대표적 기능성 미로 검은색 식품엔 안토시아닌이 풍부하다. 안토시아닌은 항산화 물질로 인체 활성산소 방어와 노화 예방 등에 도움이 된다. 특히 비타민 E와 섬유소가 많다. 비타민 E는 항산화·비타민이기도 하며, 영양소로도 만성 질환을 앓고 있는 사람이 먹으면 도움이 된다. 섬유소는 변비를 예방하는 데 효과적인 영양소다.

⑦ **대 두 :** 단백질 함량이 풍부하고 칼슘, 인, 칼륨, 마그네슘 같은 필수 영양소가 풍부한 것도 특징이다. 칼슘은 뼈와 주변 조직을 만들고 유지하는 데 꼭 필요한 영양소다. 칼륨은 혈압을 정상 유지시키고, 몸속 노폐물을 처리하며, 에

너지 대사 및 뇌 기능을 활성화하는 데 쓰인다.

⑧ **강낭콩 :** 자주색을 띠는 강낭콩은 사람들이 즐겨 먹는 콩 중 하나다. 레시틴 성분은 혈중 콜레스테롤 감소에 효능이 있어서 고지혈증 개선과 고혈압을 예방하는 데 효과가 있다. 이소플라본이 들어 있어 폐경기 여성의 갱년기 완화에 도움이 된다. 식이섬유가 100g당 24.3g 정도 들어 있다.

⑨ **들 깨 :** 들깨에는 오메가-3의 일종인 알파 리놀렌산이 많다. 항염증 효과가 있어서 관절염 등을 앓는 사람에게도 도움이 된다. 비타민 E도 풍부하여 노화 방지와 피부 미용에 좋다. 들깨 100g에서 740mg의 칼슘이 함유되어 있으며, 뼈 건강에 효과적이다.

⑩ **메 밀 :** 메밀에는 클로로겐산이 들어 있어서 당 흡수를 억제해서 혈당 수치를 완화하는 효과가 있다. 당뇨병 관리는 물론 체중 감량을 하는 데 도움이 된다. 탄수화물이 적으면서 단백질이 풍부해서 지방간 위험을 낮출 수 있다.

2. 건강에 좋은 밥

발굴된 유적에 의하면 1만3000년 전, 세계에서 가장 오래된 볍씨가 충북 소로리 구석기 유적지에서 발견되었다. 한반도에서는 1만년 이상 쌀을 먹어온 셈이다. 밥의 종류는 쌀을 메인으로 하여 혼합하는 곡물, 첨가하는 재료에 따라서 다양하다. 새시 풍속으로 먹었던 오곡밥이 한 예다. 오늘날 식당 밥은 흰쌀밥이 보편적이지만 가정의 홈 밥은 수수, 콩, 율무, 팥 등 여러 종류의 곡물을 혼합하여 잡곡밥, 통곡물밥 등 밥을 주식으로 하고, 때론 별미로 여러 식재료를 첨가하여 밥을 짓는데 첨가하는 재료에 따라서 콩나물밥, 김치밥, 곤두레밥, 취나물밥, 무밥, 시래기 밥, 약밥 등 다양하다.

쌀이 귀한 옛날에는 주로 잡곡밥, 보리밥 등이 보편적이었으나 쌀 생산량이 증가하면서 백미 중심의 흰 쌀밥이 대중화를 이루고 최근에 이르러서는 건강에 대한 식품섭취가 중요시 되면서 가정에서는 현미를 비롯하여 콩, 수수, 팥, 율무 등 영양과 기능성 성분이 풍부한 곡류를 혼합하여 지어 먹는 혼합곡물 밥이 홈 주식을 이루고 있다.

2.1 전통 오곡밥(잡곡밥)

오곡은 다섯 가지 곡물 **쌀, 조, 수수, 팥, 콩** 등을 섞어 지은 밥으로 지역에 따라

섞는 곡식의 종류에는 차이가 있다. 정월 대보름의 오곡밥은 풍농을 기원하는 뜻이 담겨 있어 '농사 밥'이라고도 하며, 대보름 즈음에 먹는다 하여 '보름 밥'이라고도 한다. 동국세시기(東國歲時記)에는 오곡잡반(五穀雜飯)이라 나온다. 또한 정월 대보름에 만들어 먹는 상원절식으로 약밥을 들고 있는데, 약밥에 들어가는 잣, 대추, 밤 등은 당시 서민들이 구하기 어려운 재료였기 때문에 대신 오곡밥을 지어 먹게 된 데서 유래한 것으로 보인다.

오곡밥에 들어가는 곡물의 혼합 비율에 대하여 정조지(鼎俎志)에는 좁쌀·기장·멥쌀 각각 2되, 수수쌀 5홉, 붉은팥 7홉, 검정콩 2홉을 섞는다고 기록되어 있으며, 규합총서(閨閤叢書)에는 찹쌀·찰수수·흰팥 각 2되, 차조 1되, 좋은 물콩 5홉, 대추 1되의 비율로 섞는다고 기록되어 있다.

오곡밥의 조리법은 먼저 콩을 물에 담가 불리고 팥은 삶아 건지며, 찰수수와 차조, 찹쌀을 씻어 놓는다. 찹쌀, 팥, 콩, 찰수수를 고루 섞고 받아 놓은 팥물에 물을 보태어 보통 밥을 지을 때보다 물을 적게 잡아 소금을 물에 섞어 밥을 짓는다. 밥이 끓어오르면 좁쌀을 얹고 불을 줄여서 뜸을 천천히 들인다. 뜸이 다 들었을 때 주걱으로 골고루 섞어서 그릇에 푼다.

오곡밥을 먹는 시기는 지역에 따라 차이가 있지만 일반적으로 보름날 먹으며, 일부 지역에서는 열 나흗날 먹고, 대보름날 아침에는 일찍 흰쌀밥(백반)을 먹는다. 밥을 아침 일찍 먹어야 농번기에 부지런하게 일할 수 있다고 믿었다. 한편, 동국세시기에는 오곡으로 잡곡밥을 지어먹는다. 그리고 또 이것을 나누어 준다. 영남지방의 풍속 또한 그러한데 종일 이 밥을 먹는다. 이것은 제삿밥을 나누어 먹는 옛 풍습을 답습한 것이라고 기록하고 있다. 동국세시기에는 봄을 타서 살빛이 검어지고 야위는 아이는 대보름날 백 집의 밥을 빌어다가 절구를 타고 개와 마주 앉아서 개에게 한 숟갈 먹이고, 자기도 한 숟갈 먹으면 다시는 그런 병을 앓지 않는다고 여긴다고 기록되어 있다.

특히 대보름날(또는 열 나흗날) 다른 성(姓)을 가진 세 집 이상의 밥을 먹어야 그해의 운이 좋아진다고 하여 여러 집의 오곡밥을 서로 나누어 먹었다. 열 나흗날 저녁에 아이들이 몰래 빈 집에 들어가서 오곡밥을 훔쳐다 먹기도 했다. 오곡밥을 얻으러 사람들이 많이 와야 일꾼이 많이 생겨 풍년이 든다고 믿기 때문에 주인은 이 모습을 봐도 모른 척한다. 보름날 아침에 아이들은 조리나 소쿠리를 들고 이웃집을 돌아다니며 오곡밥을 한 숟갈씩 얻는다. 전남에서는 이것을 조리밥 또는 세성받이 밥이라 하는데, 열 나흗날 저녁 또는 보름날 아침에 아이들이 체 바퀴나 조리로 보름 밥을 얻으러 돌아다녔다. 이렇게 얻어온 밥을 먹어야 더위를 안 먹는다고 믿었다.

오곡밥은 하루에 아홉 번 밥을 먹어야 좋다고 하여 여러 차례 나누어 먹기도 하였다. 대개 일곱 번에서 열두 번 정도에 걸쳐 자주 여러 번 먹어야 좋다고 하는데, 아홉 번 먹는 풍속이 가장 보편적이다. 여러 번 먹는 풍속은 한 해 동안 부지런하게 일하라는 뜻이 담겨 있다. 여러 가지 곡식을 넣어 지어 먹는다는 뜻에서 곡식의 총칭인 오곡이라는 말을 쓰고 있는 것으로 보이며, 오곡의 풍요를 기원하는 데서 비롯된 것이다. 혼합비율은 찹쌀 1컵, 멥쌀 1컵, 차조 1/4컵, 검은콩 1/4컵, 수수 1/4컵, 팥 1/4컵 밥물 : 팥 삶은 물 1컵, 물 2컵, 소금 한티 숟갈로 했다.

오곡밥에 들어가는 곡물의 색을 보면 흰색(쌀), 노란색(조), 붉은색(수수, 팥), 검정색(콩)이므로 밥 또한 컬러 푸드다. 그리고 각 곡물의 영양성분이나 기능성이 풍부하고 잘 조화를 이루고 있다. 오곡밥에 들어가는 곡물의 성분과 생리적 활성기능은 다음과 같다.

① **쌀 :** 오곡밥의 주재료로 주성분은 탄수화물이며, 다른 곡물의 탄수화물보다 소화가 잘 된다. 쌀의 당지수(70～79%)는 현미(60～69%)보다 높다.

② **수 수 :** 식이섬유가 많고, 기능성 성분으로는 프로안토시아닌이 풍부하며, 항산화 효력이 매우 우수하여 심혈관 질환 예방에 효능이 있고, 타닌 성분은 당뇨병 환자가 당 흡수를 조절할 때 도움이 된다. 수수는 영양성분은 풍부하지만 열량은 낮다.

③ **조 :** 식이섬유가 풍부해서 변비를 완화하고, 장 건강을 좋게 하는 효능이 있다. 엽산과 철분이 많아서 산모의 빈혈이나 어지럼증을 완화하고, 태아가 건강하게 성장할 수 있도록 돕는다. 비타민 A 등 무기질 성분이 풍부해서 성장기 아이의 두뇌 발달을 돕는다.

④ **검정콩(서리태, 쥐눈이콩) :** 껍질에는 대두의 껍질에 없는 글리시테인 항암물질이 500μg/g 이상 함유하고 있다. 아이소플라본 성분이 일반 콩보다 5～6배 더 많다. 아르기닌 성분은 정자수를 증가시키고, 정력을 향상시켜 주는 기능이 있다. 약콩의 가용성 식이섬유는 위·장관에서 포도당을 천천히 흡수하게 함으로써 당뇨병 예방에 효능이 있다. 리놀산은 콜레스테롤을 배출시키고, 혈관을 유연하게 하기 때문에 고혈압, 심장병, 동맥경화, 뇌졸중과 같은 성인병예방에 효능이 있다.

⑤ **팥(붉은팥) :** 우유보다 단백질이 6배, 철분이 117배, 니아신(비타민 B_3)은 23배가 많으며 심장, 간, 혈관 등에 지방 축적을 억제시키는 기능이 있다. 프로

안토시아닌을 250mg/100g 함유하고, 항산화 활성은 비타민 C의 50배, 비타민 E의 20배 정도의 효능이 있다. 티아민(비타민 B_1)은 곡류 중 가장 많이 함유(0.54mg/100g)하고, 비타민 B_1 부족 시 보충하는 데 특히 유익하다.

오곡밥의 영양적 가치는 어떤 곡물을 더 넣고 덜 넣느냐에 따라서 다르다. 오곡밥의 영양적 가치 및 효능을 증가시키려면 백미 대신 현미로 하고, 단백질 함량을 높이려면 콩과 팥을 더 넣으면 된다. 당뇨와 관련하여 밥을 지으려면 쌀 첨가량을 줄이고 수수를 더 넣는 것이 좋다. 오곡밥은 홈 식생활에서 주식으로 하면 가족의 건강을 지키는 데 도움이 될 것이다.

2.2 전통 약밥

동국세시기(東國歲時記)에 의하면 약밥은 보름날(上元)의 좋은 음식이며 신라의 옛 풍속이라고 한다.

삼국유사에 나오는 고사를 보면, 신라 21대 소지왕(炤知王) 10년 정월 보름날, 왕이 경주 남산의 천천정(天泉亭)에 친히 거동했을 때 갑자기 까마귀 떼가 날아들고 그중 한 마리가 봉투 한 장을 떨어뜨리고 날아갔다. 신하들이 주워서 봤더니 이걸 뜯어보면 두 사람이 죽고, 뜯지 않으면 한 사람이 죽는다고 적혀 있었다. 한 사람은 왕이라 생각하고 서찰을 열어보니 당장 환궁하여 내전 별실에 있는 금갑을 쏘라고 적혀 있었다. 이에 왕과 신하들은 급히 환궁하여 금갑에 활을 쏘았는데, 그 안에서 왕비와 내원(內院)의 분수승이 있었으며 왕을 죽일 모략을 하고 있었다. 왕은 두 사람을 주살하고 역모를 평정하게 되었다. 이후 왕은 까마귀 덕에 화를 면했다고 정월 대보름을 오기일(烏忌日)로 정하고, 까마귀를 닮은 검은색을 띤 약밥을 지어 제(祭)도 지내고 까마귀에게 먹이로 주었다는 일화가 전해 내려오고 있다.

약밥을 지을 때 곡류와 혼합 량은 찹쌀 1되, 간장 1/2컵, 설탕 1.5컵, 물엿 1/2컵, 캐러멜 소스 1/2컵, 계핏가루 약간, 밤 20톨, 대추 40톨, 잣 100g, 참기름 큰 숟갈로 다섯 숟갈 넣는다.

약밥의 조리 방법으로 규합총서에는 찹쌀 한 말에 잘 여문대추 한 말, 밤 한 말 한 되로 하되 대추는 씨를 발라 서너 조각씩, 밤은 세 쪽씩 낸다. 쌀알이 익으면 즉시 꺼내어 대추와 밤을 섞고, 꿀 한 주발과 참기름 한 되, 진한 간장 한 종지를 쳐서 고루 섞어 시루에 안친다고 기록되어 있다. 시의전서(是議全書)에서도 대추씨 삶은 물을 지에밥(찐밥)을 버무릴 때 넣으며, 시루에 안치고 위에 메밀이나 깨를 물에 버무려 덮고 처음에는 센 불로 찌다가 김이 오르면 뭉근한 불로 하룻밤을 새도록 오래 쪄야 색이 좋다고 하였다. 경도잡지(京都雜志)에는 약밥에 시병(柿餠, 감편)을, 조선요리제법(朝鮮料理製法)에는 꿀 대신 설탕을, 밤 대신 곶감이나 고구마를 이용해도 좋다고 기록하고 있다.

약밥의 맛과 건강상 효능은 찹쌀이나 찰현미를 메인재료로 해서 첨가하는 곡류나 견과류 종류에 따라서 다르다. 이용할 수 있는 곡류는 찹쌀, 수수, 기장, 율무, 팥, 검정콩 등이 있고, 호두, 밤, 땅콩, 잣 등 견과류와 은행, 대추, 곶감 등이 있다. 이들 재료들은 오늘날 사람들이 건강식으로 선호하는 식품들이고 영양성분과 생리활성물질이 풍부하여 건강증진에 매우 효과적이다. 단, 당 첨가는 총 곡물양의 2% 이내로 하여 너무 달지 않도록 하며 영양보충이나 간식으로 이용하면 좋다.

2.3 혼합 통곡물밥/통곡물의 기능성

우리나라 전통 곡물인 현미, 수수, 팥, 약콩(쥐눈이콩)과 땅콩을 혼합한 통곡물밥을 주식으로 하면 건강 증강에 매우 효과적일 것이다. 통곡물밥은 **장수**에 도움이 되어 통곡을 많이 먹는 노인들은 그렇지 않은 노인들에 비해 더 오래 산다는 연구 결과가 있다.

미국 하버드대 의과대학 연구팀이 1990년대 중반부터 2009년까지 미국인 37만 명을 추적 조사한 결과 정제된 탄수화물 대신 통곡을 많이 먹은 사람들은 수명이 늘어났고 했다. 영국 에버든대학 프랭크티에스 교수팀의 연구에서도 통곡물의 비타민 B와 비타민 D가 혈압을 낮추고 혈관을 튼튼하게 하며, 통곡물의 식이섬유는 콜레스테롤과 지방의 체내 흡수를 막아 콜레스테롤 수치를 낮추기 때문에 **고혈압** 약을 복용하는 것과 같은 효과가 있고, 심근경색과 뇌졸중 발생률도 각각 15%, 25% 줄었다고 했다.

통곡물밥의 주 통곡으로는 벼와 수수의 겉껍질을 제거한 현미와 수수쌀, 약콩, 붉은팥과 땅콩 등이다. 혼합은 현미 2, 수수 1, 약콩 1, 팥1/2, 땅콩1/2로 한다. 통곡물 밥은 각 통곡의 주요 성분 및 기능성 성분을 모두 함유하므로 생활습관병의 예방 및 관리에 매우 효과적인 밥 중의 밥이다.

① **현 미 :** 백미에 비해 지방, 단백질, 비타민 B_1(0.34mg), B_2(0.07mg), 비타민 E(1.70mg)가 풍부하다. 동맥경화증을 예방해주는 비타민 E는 1.90mg으로 백미보다 평균 0.8mg 더 많다. LDL-콜레스테롤을 감소시키는 베타-시토스테롤이 백미보다 현미(50mg)가 5배가량 더 많다. 암세포 분화를 억제하는 피트산도 현미에 평균 0.8g으로 백미(0.3g)보다 많다. 피트산은 과잉 섭취된 칼슘의 흡수를 막아서 결석을 예방하는 기능이 있다. 식이섬유(3.30g)는 인체에는 흡수되지 않고 과다한 각종 영양소의 장내 흡수를 늦춰줌으로써 칼로리 섭취를

억제하고, 장벽을 자극해 변비를 예방한다. 그리고 체내 콜레스테롤을 정상화 시켜 성인병의 예방과 치료에 효능이 있다. 현미의 당 지수는 60～69%로 백미 70～79%에 비해 더 낮다.

② **수 수 :** 폴리페놀 239.8 ㎍GAE /100㎖, 탄닌 218.7 ㎍TAE, 항산화 활성도 1720.2 ㎍TAE로 혈당과 콜레스테롤을 낮추고 항산화 활성 기능이 우수하다. LDL-콜레스테롤을 현저히 감소시키면서도, HDL-콜레스테롤은 크게 변화시키지 않는다. 글루코스가 인슐린에 관여하여 고혈당증 예방과 함께 혈전생성을 억제하는 효능이 있다. 또한 동맥경화나 고혈압 등을 일으키는 콜레스테롤의 흡수를 억제하는 효과가 있다.

③ **붉은팥 :** 당질(56%), 단백질(21%)이 주성분이고 비타민 A, 비타민 B_1·B_2, 엽산, 칼륨, 인, 철, 섬유질 등을 함유하고 있다. 우유보다 단백질이 6배, 철분이 117배, 니아신(비타민 B_3)은 23배가 많으며 심장, 간, 혈관 등에 지방 축적을 억제시키는 기능이 있다. 프로안토시아닌을 250mg/100g 함유하고, 항산화 활성은 비타민 C의 50배, 비타민 E의 20배 정도 효능이 있다. 티아민(B_1)은 곡류 중 가장 많이 함유(0.54mg/100g)하고, 비타민 B_1 부족 시 보충하는 데 특히 유익하다. 티아민은 탄수화물 대사에 관여하여 신체에 활력을 주고, 피로를 풀어준다. 팥에는 인삼의 사포닌 성분이 많이 있다. 사포닌은 당뇨, 심장질환 등 성인병을 예방하고, 콜레스테롤 수치를 낮추는 역할을 한다.

④ **약콩(쥐눈이콩) :** 껍질에는 대두의 껍질에 없는 글리시테인 항암물질이 500㎍/g 이상 함유하고 있다. 아이소플라본 성분이 일반 콩보다 5～6배 더 많다. 아르기닌 성분은 정자수를 증가시키고 정력을 향상시켜 주는 기능이 있다. 약콩의 가용성 식이섬유는 위·장관에서 포도당을 천천히 흡수하게 함으로써 당뇨병 예방에 효능이 있다. 리놀산은 콜레스테롤을 배출시키고 혈관을 유연하게 하기 때문에 고혈압, 심장병, 동맥경화, 뇌졸중과 같은 성인병 예방에 효능이 있다. 약콩에 함유되어 있는 폴리포스페이트(polyphosphate)는 자외선에 의한 피부 노화를 억제하는 기능이 있다. 코린과 사포닌 성분은 지방간에 효능이 있다.

⑤ **땅 콩 :** 리놀렌산과 같은 불포화지방산은 동맥경화증을 예방한다. 비타민 E가 풍부하여 노화억제 및 항암효과를 갖는데 일주일에 2～4회 이상 먹어야 효과가 있으며, 땅콩 알로는 25알 정도의 양이다. 최근 하버드 베스와 이스라엘 디콘니스 병원(BIDMC)은 견과류는 고지방, 고칼로리를 함유하고 있지만 지방

이 없는 탄수화물 식품과는 달리 포만감을 주기 때문에 체중감량을 도와준다는 것이다.

하버드 보건대학원 연구에 의하면, 주 5회 이상 견과류를 먹을 경우 심장마비 발생률이 35%가량 적게 나타났다고 했다. 땅콩은 속껍질(붉은색 껍질)째 먹는 것이 속껍질을 벗기고 먹는 것보다 항산화 물질이 4배 이상 많다고 한다. 땅콩 같은 견과류를 섭취하면 그렇지 않은 사람들에 비해 심장관련 질병이나 당뇨병의 발생 확률이 더 낮다고 한다.

2010년 5월 10일 내과학회지에 실린 한 연구의 실험결과 분석에 의하면 하루에 70g의 견과류를 섭취하면 혈액 0.1리터당 약 10mg 정도의 해로운 저밀도지단백질(LDL)콜레스테롤이 감소한다고 한다. 단백질 함유량은 25.4g으로 최고다. 지질의 지방산 조성 비율은 동맥경화 예방에 효과를 발휘하는 올레인산이 40～50%, 리놀레인산이 30～40%로 혈중 콜레스테롤 억제작용을 기대할 수 있다.

2.4 통곡물밥 곡류 혼합비율

밥은 우리 식생활에서 메인 식품이다. 하루 3끼 박을 먹는다면 1일 필요한 에너지의 대부분을 밥에서 얻게 된다. 100세 시대 건강과 관련하여 식품의 중요성이 인식되면서 밥의 종류가 흰쌀밥에서 현미밥, 쌀(백미, 현미)에 여러 잡곡을 혼합한 잡곡밥에 이르기까지 다양해졌으며, 혼합하는 잡곡의 수도 5곡, 8곡, 16곡, 17곡, 20곡, 25곡 등 다양하다. 문제는 여러 곡류를 혼합한다고 해서 밥으로부터 섭취하는 에너지와 영양적 가치가 상승하지 않는다는 것이 우석대 식품생명공학과 연구팀이 입증했다. 관련 실험은 다음과 같다.

우석대 식품생명공학과 조문구 교수팀은 다양한 혼합 잡곡의 영양 성분을 분석한 논문을 한국식품영양학회지에 발표했다. 교수팀은 시중에서 판매하는 백미와 5곡, 8곡, 16곡, 17곡, 20곡, 25곡의 혼합곡을 구매해서 영양 성분을 분석했다. 5곡에는 찹쌀・흑미・수수・기장・적두(붉은팥)를 배합했고, 8곡이나 16곡에는 여기에 보리, 현미, 콩 등 다양한 곡물이 더해졌다. 분석 결과 5곡은 폴리페놀이나 플라보노이드 등의 함량이 다른 혼합곡이나 백미에 비해 높았다.

혈액순환 개선 효과가 있는 폴리페놀 함량은 5곡이 452.0㎍/㎖이었는데, 25곡에서는 265.2㎍/㎖에 불과했다. 혼합하지 않은 백미의 경우에는 200㎍/㎖ 이하였다. 항암효과와 유해물질을 배출하는 플라보노이드도 5곡이 0.340㎍/㎖로 가장 높았다. 플라보노이드 함량도 25곡에서는 0.156㎍/㎖로 낮게 나타났다. 폴리페놀이나 플라보노이드 모두 혼합하는 곡물 종류가 증가할수록 오히려 그 함량은 감소하였다.

조문구 교수팀은 「잡곡 종류가 많을수록 잡곡 각각의 배합 양은 줄어들기 때문에 지나치게 많은 잡곡을 섞으면 각 잡곡의 영양 성분을 충분히 얻지 못하는 것으로 보인다」고 했다. 따라서 건강상 잡곡밥을 먹을 때는 지나치게 많은 잡곡을 혼합하기 보다는 필요한 영양소가 들어 있는 잡곡을 5가지 정도만 선택해서 밥을 짓는 것이 좋다고 했다.

실험의 핵심은 여러 종류의 곡류를 섞는다고 항산화·항암성분이 상승하지 않는다는 것이다. 즉 여러 종류의 곡류를 섞으면 건강에 더 좋을 것 같지만 건강에 영향을 주는 성분은 반대로 감소한다는 것이다. 이는 혼합 곡류의 숫자는 단지 감각적·시각적 효과에 불과함을 나타낼 뿐임을 시사하는 것이다. 이 같은 실험결과를 고려할 때 통곡물밥의 통곡물 배합비율은 건강적 효능이 뛰어난 2～3개의 통곡류를 혼합하여 밥을 짓는 것이 바람직할 것이다.

전통곡류 중에서 건강과 관련하여 가장 좋은 통곡류는 **현미, 수수, 서리태/쥐눈이콩, 붉은팥(적두), 녹두, 메밀쌀** 등이다. 혼합비율은 **현미(백미)가 1이라면 다른 곡류는 1/2～1의 비율**로 하면 좋을 것으로 본다.

2.5 혼합 통곡물밥 짓는 요령

혼합 통곡물로 밥을 지을 때에는 통곡류를 밥 짓기 전 **5시간** 이상 불려야 한다. 밥 짓는데 걸리는 시간은 불의 세기(온도)에 달려 있다. 통곡물은 곡류의 외피만을 제거했기 때문에 온도와 시간이 충분하지 않으면 밥의 식감이 나쁠 뿐만 아니라 소화도 잘 안 되며, 곡류의 당류(탄수화물) 성분은 충분한 가열시간에 의해 호화, 당화 등 이화학적 변화가 일어나 밥맛이 더 좋아진다. 쌀의 호화는 섭씨 98도에서 20분간 처리했을 때 거의 다 호화가 된다고 한다. 콩류는 중간세기의 불에서 20분 이상 삶았을 때 단맛이 난다.

조리방법은 첫째 혼합 통곡물을 불려서 밥을 짓는 것으로 먼저 혼합 통곡물을 5시간 이상 불린다. 가스렌즈에서 압력밥솥으로 밥을 지을 때 불의 세기를 중등(불꽃 끝이 솥의 바닥에 닿을 정도) 정도로 한다. 약 25분 지나면 밸브가 돌아가는데 이 시점으로부터 약 10분이 지나 꺼지지 않을 정도로 불꽃의 세기를 최대한 줄여서 약 10분간 둔 다음 다시 처음의 불꽃세기로 5분 내외 2차 가열한다.

조리순서는 혼합 통곡 3컵(600g) → 씻기 → 불리기(3～5시간) → 1차 가열(불꽃의 세기 중간 정도로 약 20여분 지나면 압력솥의 밸브가 돌아가는데, 이때부터 10분 정도 더 가열) → 뜸 들이기(불꽃의 세기를 최대로 줄여서 10분간 유지) → 2차 가열(1차 가열과 동일한 불꽃세기로 5분 정도) → 가스 잠그기(소요시간 약 45

분) 단계로 한다. 잘 지어진 밥은 통곡물이 잘 익어서 씹는 식감이 좋고, 전반적으로 밥은 구수한 풍미와 단맛이 난다. 혼합 통곡물밥의 색감은 수수와 약콩의 색에 의해 전반적으로 검붉은 색을 띈다.

농진청 국립식량과학원이 쌀 100g을 기준으로 현미를 30% 비율로 첨가한 뒤 한 그룹은 물만 120㎖, 다른 그룹은 물 100㎖에 알코올 20㎖를 넣어 밥을 지었다. 그 결과, 알코올을 넣은 현미밥의 총 폴리페놀 함량은 262.63㎍/g으로 물만 넣은 밥(223.69㎍/g)보다 폴리페놀 함량이 17% 높았다. 알코올 성분이 새로운 폴리페놀 생성을 촉진시켜 잡곡밥의 항산화 성분을 증가시킨 것이라고 한다.

통곡물밥은 현재 식품으로 이용하고 있는 곡물로 짓는 밥으로는 최고의 건강에 좋은 밥이다. 영양과 기능면에서도 생리활성 효능은 단언 최고의 슈퍼밥이다.

※ 쌀에 물을 넣고 가열하게 되면 쌀의 전분이 화학적으로 변하는 호화(糊化), 즉 사람이 소화하기 좋도록 불규칙한 배열의 알파 전분으로 변하는 과정을 거치게 된다. 쌀의 전분이 완전 알파화 되려면 섭씨 98도에서 20분 정도 걸린다고 한다.

3. 김치의 특성 및 기능성

김치는 우리나라 밥상문화에서 빼놓을 수 없는 메인 반찬이다. 김치 없이는 밥을 못 먹을 만큼 밥상엔 밥과 함께 김치가 항상 놓아지는 대표적인 전통 발효식품이다.

3.1 김치 맥의 변화

김치의 어원은 채소를 소금물에 담근다는 의미의 침채(沈菜)다. 상고시대에는 김치를 저(菹)로 표기하였다. 우리나라 전통식품의 된장, 청국장과 함께 대표적인 발효식품이다. 김치에 대한 최초의 기록은 지금으로부터 약 3천 년 전에 씌어진 중국의 옛 문헌 시경(詩經)에 오이를 깎아 저(菹)를 만들었다고 기록되어 있다. 이후 여씨춘추(呂氏春秋)와 설문해자(說文解字), 석명(釋名) 등의 문헌에 채소를 보관하기 위해서 초절임을 하거나 숙성시켜 신맛을 내는 식품으로 저가 김치의 원형으로 추정된다.

우리나라에서는 언제부터 김치를 먹었는지에 대해서 일본 도다이사(東大寺) 정창원(正倉院)에 소장되어 있는 신라촌락문서(新羅村落文書)나 연희식(延喜食)의 기록으로 보아 삼국 시대 이전인 상고 시대부터 김치를 먹었을 것으로 추정된다. 농경문화인 삼국시대에는 곡류가 주식이 됨에 따라 염분이 있는 채소류를 함께 먹기 시작하였다. 특히 겨울에 부족한 채소를 저장하기 위한 수단으로 김치가 만들어지기 시작하여 여러 가지 채소를 소금이나, 장, 술지게미, 식초 등에 절이는 방법으로 발달하였다.

고려 시대에는 불교의 영향으로 채소를 이용한 음식이 다양하게 발달하였다. 오이・미나리・부추・갓・죽순 등과 같이 김치에 들어가는 채소가 다양해졌으며, 물김치 형태의 김치가 등장하였다. 그리고 단지 소금 절임 형태의 장아찌에서 벗어나 여귀・천초・귤피와 파・마늘・생강 등 다양한 향신료를 사용한 양념형 김치가 등장하였으며, 이때부터 김장의 풍습이 시작되었다. 조선 시대 초기에는 김치에 들어가는 부재료가 다양해지면서 여러 종류의 김치 담그는 방법이 개발되어 오늘날과 비슷한 형태의 김치가 만들어졌다. 임진왜란 이후 일본을 통해 고추가 유입되면서 고추를 넣는 김치가 만들어지게 되었다.

1700년대 중엽에 이르러 통이 크고 속이 꽉 찬 결구형 배추가 중국을 통해 전래되면서 오이, 가지, 순무 대신에 배추가 김치의 주재료로 이용되기 시작하였으며, 배추 속에 여러 가지 채소와 양념을 넣어 담그는 오늘날과 같은 형태의 통배추 김치를 만들어 먹기 시작하였다. 오늘날 김치 종류는 지역과 김치 재료, 담그는 방법에 따라서 그 종류만 해도 200여 가지 이상이나 된다. 그러나 일반적으로 김치하면 배추와 무를 재료로 해서 고춧가루, 마늘, 생강, 파, 양파 등 여러 종류의 향신료를 넣어서 담그는 통배추김치가 보편적이다.

김치전용 냉장고가 나오기 전에는 입동절기를 즈음하여 초겨울에 담아 채소를 재배할 수 없는 한 겨울 메인 반찬으로 먹었다. 현재에도 밥상에는 김치가 빠지지 않는 것이 우리의 식문화다. 모든 발효식품과 마찬가지로 김치도 젖산균에 의해 자연발효과정을 거치면서 김치의 독특한 향과 맛, 효능이 생성되지만 첨가하는 향신료의 종류와 양에 따라서 많은 차이가 난다.

2001년 국제식품규격위원회(CODEX)는 우리나라 김치를 국제식품으로 공인하였으며, 2008년 미국 건강 전문지 Health는 세계 5대 건강식품(한국의 김치, 스페인의 올리브유, 그리스의 요구르트, 일본의 낫토, 인도의 렌틸콩스프)으로 선정했다. 그리고 최근에는 김치와 김장 문화가 유네스코 인류 문화유산으로 지정되었다.

2008년 2월 한국식품연구원과 한국원자력연구원이 국내 기업들과 함께 개발한 김치・볶은 김치・고추장・된장국・녹차・홍삼차・수정과 분말・즉석 밥・라면・생식바 등 한국형 우주식품 10종류를 러시아 의생물학연구소(IBMP)로부터 국제우주정거장에서 먹을 수 있는 우주식품으로 인증 받았다. 동의보감에는 숭채가 음식을 소화시키고 기를 내려 위장을 통하게 하며 소갈을 멎게 한다고 기록되어 있다.

3.2 김치 주재료의 특성

김치는 배추와 무를 재료로 하여 고춧가루, 마늘, 양파, 파, 생강 등 여러 종류의 향신을 넣어 소금물에 절인 배추와 버무려서 담근다. 배추는 김치의 주재료로 카로틴(비타민 A의 전구물질)과 칼륨, 칼슘, 철분 등 무기물과 식이섬유가 풍부하다. 무기물은 체액을 평형상태로 유지하는데 필요하고 고혈압을 예방하며, 섬유질은 장기능을 활성화시켜 변비 예방에 효과가 있다. 특히 비타민 A와 C가 풍부한데 배추의 녹색 잎 부위에 많이 들어있다. 배추 100g만 섭취해도 하루 권장량의 비타민 C를 거의 채울 수 있을 만큼 들어 있다.

미국 질병통제예방센터(CDCP)에서는 만성 질병에 대한 위험을 줄일 수 있는 과일과 채소를 선정하기 위해 47개 품목의 칼로리 대비 영양 비율을 조사했는데 배추가 2위다. **배추**에는 항암물질인 글루코시놀레이트를 다량 함유하고 있다. 항암기능뿐만 아니라 항균과 살충 작용을 하는 기능성 물질이기도 하다. 배추를 비롯하여 양배추, 무, 브로콜리 등 배추과 식물에 많이 함유되어 있다. 국내에서 재배되는 배추 23개 품종 모두에 포함되어 있으며, 그리고 암 억제 효능이 있는 글루코브라신도 확인되었다.

배추 다음으로 많이 사용하는 **무**에는 비타민 C의 함량이 20～25mg이나 되어 예로부터 겨울철 비타민 공급원으로 섭취하였다. 무에는 수분 약 94%, 단백질 1.1%, 지방 0.1%, 탄수화물 4.2%, 섬유질 0.7% 들어 있다. 무의 톡 쏘는 맛 성분인 티오글루코사이드는 무가 잘려 조직이 파괴될 때 글루코사이다아제 효소에 의하여 티오시아네이트와 이소티오시아네이트로 분리되어 독특한 향과 맛을 나타낸다. 무즙에는 디아스타아제라는 효소가 있어 소화를 촉진시키기도 한다.

동의보감에 무는 늘 먹는 채소로 기를 내리는 데 가장 빠르다. 음식을 소화시키고 담벽(痰癖)을 헤치며, 소갈을 멎게 하고 뼈마디를 잘 놀리게 한다. 오장에 있는 사기를 씻어내고 폐위(肺痿)로 피를 토하는 증상, 허로로 여윈 증상, 기침 나는 증상을 치료한다. 하지만 오랫동안 먹으면 영위(營衛)가 잘 돌지 못하게 되고, 머리털이 빨리 센다고 기록되어 있다. 무에는 다른 배추과 채소들과 마찬가지로 암 예방 성분인 이소티오시아네이트가 풍부하다. 이소티오시아네이트는 동물실험을 통해서 식도암, 간암, 폐암, 대장암 등의 예방효과가 있다는 것이 입증되었다. 이소티오시아네이트는 노화원인인 활성산소를 없애는 항산화 성분이며 살균작용도 한다. 한방에서는 무를 폐와 인후를 건강하게 하는 식품으로 여겨 인후 통 진해거담의 치료약으로도 사용한다.

오늘날 김치가 세계 사람들로부터 건강식품·기능성식품·웰빙식품 등으로 호평받고 있는 이유는 김치의 발효와 김치에 들어 있는 다양한 종류의 향신료 때문이다. 최근 한 설문조사에서도 한국인에게 잘 맞는 슈퍼 푸드로 60%가 김치라고 답했다고 한다. 김치가 슈퍼 푸드로 불릴 수 있는 것은 김치에 들어 있는 고춧가루, 생강, 마늘, 양파, 파 등 향신료 때문이다.

고추의 주성분은 매운 맛인 캡사이신(capsycine)이고, 구강과 위를 자극해서 체액의 분비를 촉진시키고, 식욕을 증진시킬 뿐만 안이라 혈액의 순환을 촉진시켜서 신경통치료에도 좋다. 그리고 체지방을 분해시키기 때문에 다이어트에 좋은 식품이다. 그러나 매운 고추는 위장을 자극해서 위 점막을 손상시키고 간장 기능을 해치기도 하기 때문에 한 번에 많이 먹지 않도록 한다. 캡사이신의 생리적 작용은 식욕증진, substance P에 의한 신미성, 타액분비, 장관 연동운동, 식염섭취량 저하, 칼슘에 의한 혈관 확장·수축, 위산분비, 콜레스테롤 저하, catecholamines에 의한 에너지대사, 생리활성 펩티드 방출, 칼슘 흡수율 증가, 자율신경, 순환기 호흡대사 및 소화흡수 그리고 체온조절, 혈압강하 등이다

고추에는 비타민 A 및 전구물질인 베타카로틴의 함량이 많고, 비타민 B_1, 비타민 C의 함량도 보편적으로 많은 편이다. 베타카로틴은 암과 심장질환의 예방과 효과가 있는 항산화 성분이다. 피부건강 유지에도 도움이 되고 비타민 A의 공급원으로도 이용된다. 비타민 A는 시력보호, 피부건강유지, 성장증진, 생식기능 유지, 면역반응 등에 관여한다. 비타민 A의 결핍은 비타민 C의 손실을 가져온다. 고추의 비타민 C는 사과의 20배, 귤의 2~3배 함유되어 있으며, 캡사이신 때문에 쉽게 파괴되지 않아 조리과정 중 그 손실 양이 다른 채소류 보다 적은 것이 특징이다. 캡사이신을 많이 섭취하면 위암을 비롯한 암 발생을 촉진할 수 있다는 연구 결과가 있다.

울산의대 서울아산병원 김헌식 교수팀은 캡사이신 자체가 발암물질은 아니지만 캡사이신을 과다 섭취하면 자연살해세포의 세포질 과립방출 기능에 장애를 일으켜 암 발생을 촉진한다는 사실을 세계 최초로 규명했다고 밝혔다(2014. 9. 13). 자연살해세포는 혈액 속에 떠다니다 암세포를 만나면 암 세포막에 구멍을 낸 후 세포질 과립을 분비해 암세포를 괴사시키는 항암면역세포이다. 캡사이신에는 항암, 통증완화 등 유용한 생리활성도 있는 만큼 적당하게 먹으면 좋지만 지나치게 매운 고추를 많이 먹지 않는 것이 좋다고 말했다.

생강은 동의보감에 몸의 냉증을 없애고 소화를 도우며 구토를 없앤다고 기록되어 있다. 공자는 몸을 따뜻하게 하기 위해서 식사 때 마다 생강을 먹었다고 한다. 생강은 위벽을 자극하여 소화를 촉진시키며 몸에서 열을 발생시키기 때문이다. 생강은

향신료로서 칠리고추와 같은 매운맛을 내며 보통은 톡 쏘는 노란색 오일로 발견되나 잘 녹지 않는 결정형 고체의 형태인 경우도 있다. 생강의 주성분인 진저롤(gingerol)은 진저론(zingerone)으로 변하게 되며, 이때 달콤한 향으로 변하여 매운 맛이 감소된다. 진저롤은 체내 지질 저하 효과, 항균효과 종양억제 및 DNA 손상억제 효과 등의 약리효능이 보고되어 있다. 편두통을 경감시키고, 멀미로 인한 구토를 줄이며, 자율신경계 활동을 억제한다는 보고가 있다.

매운맛을 내는 성분인 쇼가올(Shogaols) 또한 항암·항산화 기능이 있어 신경계 종양세포의 성장을 억제한다고 보고되고, 진저롤 보다 좀 더 강력한 항염증과 진통 및 관절염에 효과가 있다. 생강은 활성산소를 제거하는 항산화 효과가 우수하고 활성산소에 의한 유전자 손상을 차단함으로서 항암효과를 나타내며, 해열과 진통 및 강력한 항염증효과가 있다. 중추신경계를 진정시키고 위 점막을 자극하여 위액 분비를 증가시켜 소화작용을 촉진시킨다. 교토대학(일본) 야마하라 죠지 박사는 생강의 진저롤이 담즙을 촉진시켜 혈액 내 콜레스테롤 없앤다고 했다.

덴마크 오덴스대학 스리바스타바 박사는 생강이 혈소판의 응집을 억제시켜 혈전 생성을 막고 뇌경색, 심근경색, 고혈압 예방 및 개선시킨다는 것을 밝혔다. 매운 맛을 내는 마늘이나 양파보다 생강이 혈액응고를 막고 혈액순환을 돕는 효과가 있다고 했다. 생강은 화학적 합성 소염제 및 진통제와 같은 효과를 내는데 화학 약제를 복용하면 위염이나 위궤양이 발생할 수 있지만 생강은 위벽을 보호하고 항산화 효과가 있어 노화 및 각종 질병예방에도 효과가 있다.

마늘에 들어있는 알리인·스코르진·알리신 등의 성분은 항 세균 화합물로 페니실린보다 강력한 항생물질로 밝혀졌다. 마늘은 지질의 산화를 막는 항산화 기능도 하며 혈액 중 콜레스테롤을 낮춰주고 혈액 순환을 원활하게 해서 심혈관계 질환에 도움이 되는 식품이다. 마늘은 강한 냄새를 제외하고는 100가지 이로움이 있다고 하여 일해백리(一害百利)라고 한다. 2002년 미국 타임(Time)지는 마늘을 세계 10대 건강식품으로 선정하였으며, 마늘은 그 자체로 먹어도 좋고 음식의 향신료로 사용해도 좋은 기능성 식품이다.

미국암연구소(NCI)가 1992년에 발표한 건강한 몸을 유지하는 Designer food(좋은 식품을 적극적으로 섭취함으로써 70세에 질병을 반으로 줄일 수 있다는 프로그램) 피라미드의 최상위에 마늘이 위치하고 있다. 마늘은 세계암연구재단(World Cancer Research Foundation)의 패널연구자들이 저술한 보고서를 보면, 마늘·파·양파 등의 파속식물(Allium vegetable)을 섭취하면 위암을 예방할 수 있으며, 특히 마늘은 대장암 예방에 효과가 있다고 했다.

아이오와 여성건강연구(Iowa Women's Health Study, 미국)에서 4만 1000명의 중년 여성을 대상으로 추적 조사한 자료에서도 규칙적으로 마늘과 과일, 채소를 먹은 여성이 그렇지 않은 여성에 비해 대장암에 걸릴 확률이 35%나 더 낮게 나타났다고 했다. 동의보감에 마늘은 성질이 따뜻하고 맛이 매우며 독이 있으며, 종기를 제거하고 풍습과 나쁜 기운을 없앤다. 냉과 풍증을 제거하고 비장을 튼튼하게 하며 위를 따뜻하게 한다. 토하고 설사하면서 근육이 뒤틀리는 것을 치료한다. 전염병을 예방하고 해충을 죽인다고 기록하고 있다.

마늘의 주성분은 탄수화물 20%, 단백질 3.3%, 지방 0.4%, 섬유질 0.92%, 회분 13.4%, 비타민 B_1, 비타민 B_2, 비타민 C, 글루탐산, 칼슘, 철, 인, 아연, 셀레늄, 알리신 등 다양한 영양소가 함유되어 있다. 마늘의 대표적인 성분은 알린이라는 유황화합물이다. 알린은 아무런 향이 없지만 마늘 조직이 파괴되는 순간 알리나제 효소에 의해 알리신이 된다. 알리신은 매운맛과 동시에 강한 냄새 때문에 먹으면 입을 비롯하여 몸 전체에서 냄새가 난다. 알리신은 강력한 살균과 항균작용을 하여 식중독균을 죽이고 위궤양을 유발하는 헬리코박터 파이로리균까지 죽이는 효과가 있다. 알리신은 소화를 돕고 면역력을 높이며, 콜레스테롤 수치를 낮춘다. 알리신이 비타민 B_1과 결합하면 알리티아민으로 변하여 피로회복, 정력증강에 도움을 준다.

아리티아민은 비타민 B_1 분해효소의 작용을 받지 않는데다가 지용성이기 때문에 체내에서 흡수되기 쉬워 비타민 B_1 이상의 피로회복에 효과가 있는 강장제 식품이다. 비타민 B_1은 과잉 섭취하면 체외로 배출되지만, 알리신 때문에 남김없이 본래의 효능 이상으로 피로회복 효과를 발휘할 수 있다. 마늘에는 혈중 HDL-콜레스테롤을 증가시키고, LDL-콜레스테롤을 억제하는 작용이 있어 콜레스테롤 강하제보다 훨씬 뛰어난 효과를 발휘한다. 심혈관계 질환 예방을 위해 매일 4g의 마늘을 섭취할 것을 권고하고 있다. 이는 큰 마늘 한 알 크기 의 양이다.

이화여자대학교와 서울대학교 연구팀이 마늘가루 섭취와 심혈관계 질환과의 상관관계를 조사한 22개의 연구를 종합적으로 분석한 결과, 마늘 1/2 알에서 한 알 해당하는 마늘가루를 섭취하면 총 콜레스테롤과 LDL-콜레스테롤 수치를 낮추는데 도움이 되는 것으로 확인되었다. 마늘의 스코르나신 성분은 혈압을 낮추는 작용과 에너지 대사를 촉진시키는 작용이 있어 고지혈증 개선이나 비만 예방에도 효과가 있다. 단, 강력한 살균작용이 있으므로 위가 약한 사람이나 위궤양을 앓고 있는 사람이 과잉 섭취하면 증상을 악화시킬 수 있으므로 주의해야 한다. 타임지는 알리신이 페니실린보다 더 강한 항생제라고 소개했다.

마늘의 메틸시스테인은 간암과 대장암을 억제한다고 알려져 있는 유황화합물질이다. 유황화합물은 활성산소를 제거하는 항산화 작용도 한다. 마늘은 토양에 있는 셀레늄을 흡수, 저장하며 셀레늄 또한 암을 예방하는 것으로 알려져 있다. 현재까지 알려진 40여 종의 항암(抗癌) 식품 중 최정상인 것이 마늘이다. 이처럼 항암식품인 마늘을 하루에 생마늘 또는 익힌 마늘 한 톨 정도를 꾸준히 섭취하면 암을 예방하는 데 도움이 되며, 열처리 하면 마늘 특유의 매운맛이 사라져 먹기에 훨씬 좋고 소화 및 흡수율도 높아진다. 마늘에 열을 가하면 효소(알리나제)의 활성도와 수용성 비타민 C와 B는 감소한다. 그러나 폴리페놀 활성도와 플라보노이드 함량은 증가한다. 생마늘에 비해 항산화 활성도는 약 50배 높고 폴리페놀(140℃, 2시간), 프라보노이드(150℃, 1시간) 함량은 각각 7배, 16배로 증가하며, 과당(140℃, 1시간)은 7배로 증가한다.

화학분야 최고의 학술지로 꼽히는 앙게반테 케미(Angewandte Chemie)지에 따르면(2009년 1월 28일자) 캐나다 퀸즈 대학교 화학과 프랫(Pratt) 교수팀은 마늘에 함유된 알리신이 신체 내의 유해 물질인 활성산소 제거에 매우 효과적이어서 마늘이 건강에 이롭다는 것을 밝혔다. 마늘의 항산화물질은 녹차나 포도에 들어 있는 플라보노이드와 달리 알리신이 생성하는 2차 물질인 설펜산(sulfenic acid)인 것으로 밝혀졌다. 현재까지 알려진 항산화 물질 중에서 마늘에서 생성된 설펜산이 활성산소 소거 속도가 가장 빠른 것으로 입증되었다. 랫(Pratt) 교수는 설펜산의 강력한 반응성이 건강과 관련이 있을 것이라고 하였다.

마늘에 들어 있는 스코르디닌 성분이 내장을 따뜻하게 하고 혈액순환과 신진대사를 원활하게 한다. 마늘을 껍질째 끓는 물에 15분 정도 삶아 하루에 한 번, 식사 전에 2 톨씩 먹으면 저혈압 증세를 개선시킬 수 있다. 가열마늘에 들어 있는 아호엔은 항암성분, 생마늘의 알리신은 콜레스테롤, 혈압을 낮추고 동맥의 혈전을 제거하는 기능이 있다. 알리나아제 효소는 열에 약해 바로 열을 가하면 그 기능을 잃게 되므로 마늘을 다지고 나서 15~20분 정도 두고 난 후에 열을 가해 조리하면 마늘 속에 들어 있는 유용한 물질들이 파괴되지 않으므로 요리할 때에는 미리 다져뒀다가 사용하는 것이 좋다.

양파는 서양에서 수천 년 동안 식재료로 다양하게 사용하고 있는 채소다. 우리나라에는 조선 말기에 도입되어 재배되어 오고 있다. 양파는 특유의 향과 강한 단맛 때문에 식품조리 시 널리 사용되고 있는 채소 중 하나다. 한국보건산업진흥원에서 2012년 국민건강영양조사 자료에 의하면 양파는 백미, 마늘, 파, 소금, 고추, 간장, 김치 다음으로 국민이 즐겨먹는 식품 8위다. 토마토와 수박 다음으로 생산량이 많은 세계의 3대 채소 중 하나다. 양파에 들어있는 플라보노이드와 황화합물이 콜레스테롤 수치를 낮추고 비만을 예방하는 등 건강 증진에 효과적인 것으로 밝혀지고 있다.

식품의약품안전처에서는 양파즙(양파추출액)은 혈중 콜레스테롤 개선에 효과가 있어 생리활성기능 2등급의 기능성식품으로 분류하였다. 미국 터프츠대학 연구진의 연구에서도 HDL-콜레스테롤 수치가 낮은 사람들에게 매일 생 양파 한 개씩을 먹도록 한 뒤 2~3개월 후 HDL-콜레스테롤 수치를 확인해보니 약 30% 상승한 것이 확인되었다. 황화합물은 인슐린 분비를 촉진하기 때문에 혈당을 떨어뜨리는데 도움을 준다. 미국 샌디에이고에서 열린 미국내분비학회에서 발표한 연구에 의하면, 당뇨병에 걸린 쥐에서 양파 추출물을 많이 먹은 쥐들의 혈당 수치가 크게 개선되었다고 했다.

양파의 100g 중 주요 성분은 수분이 90%, 단백질이 1.1g, 탄수화물이 약 7.2g 함유되어 있다. 비타민도 풍부하여 비타민 C는 102mg/100g이나 함유되어 있으며, 무기물로는 칼륨 144mg, 칼슘 16mg, 인 30mg, 철분 0.4mg 함유되어 있다. 양파의 매운맛 성분은 propylallyl disulfide 및 allyl sulfide이다. 열을 가하면 분해되어 설탕의 50배의 단맛을 내는 propyl mercaptan을 형성한다. 조리 후 식품의 단맛은 이 때문이다. 양파의 탄수화물은 6.8~10.0%로서 그 조성은 과당(fructose)이 많고, 포도당(glucose)과 설탕(sucrose)은 거의 같은 양으로 포함되어 있다.

양파 특유의 냄새와 매운 맛은 황화아릴에 의한 것이다. 황화아릴에는 비타민 B_1의 체내 이용률을 향상시키는 작용 외에 혈액응고를 억제하여 혈전을 방지하는 작용이 있다. 단, 황화아릴이 활성은 양파를 생으로 먹었을 때뿐이다. 가열하면 황화아릴은 양파 특유의 단맛으로 변해버리며, 물에 너무 오래 담가 두면 전부 빠져나온다. 황화아릴은 양파를 얇게 썰어 몇 분간 놓아두었을 때 가장 활성화 된다.

양파의 자극적인 향기 성분인 황화아릴은 강한 항균작용이 있으며 양파를 찧으면 알리나제 효소의 작용으로 가수분해 되어 알리신으로 바뀌지고, 비타민 B_1과 결합해서 알리티아민으로 변하게 된다. 알리티아민은 장내 세균에 의해서 파괴되지 않고 흡수가 잘 되므로 지속성 비타민 B_1이라고도 한다. 양파를 먹으면 소화가 잘 되는 것은 음식물에 들어있는 비타민 B의 흡수가 잘 되기 때문이다. 양파의 붉은색 겉껍질에 들어 있는 퀘르세틴 성분은 지질의 산패를 막아주며, 고혈압 예방효과도 인정되고 있다. 스페인 마드리드 대학 바네사 베니테즈 박사의 연구결과 양파 껍질에 많은 퀘르세틴은 항산화물질로 고혈압과 당뇨병 치료에 효과적이고 항암작용도 하는 것으로 알려져 있다. 영국 식품연구소 연구팀은 퀘르세틴에 관한 연구결과 동맥을 두껍게 만들 수 있는 만성염증을 예방하는데 효과가 있는 것을 확인했다.

3.3 김치의 기능성

김치의 기능성은 재료의 혼합 비율 및 김치의 숙성에 의해 결정된다. 김치 숙성은 15℃에서 숙성시키는 것이 가장 이상적이다. 발효과정을 거치면서 김치 10g에는 1억~10억 마리의 미생물이 증가한다. 김치 속에는 약 13종류의 유산균이 생성되는데 DNA 분석 결과 15℃에서 생성되는 유산균에서 영양학적 가치가 가장 높았다고 한다. 숙성시킨 김치를 가장 맛있게 오랫동안 보관하려면 평균 -1~4℃에서 보관하는 것이 좋다.

김치 맛이 가장 좋을 때는 5~7℃에서 담근 지 30일 이내로 pH 4.3~4.5 정도일 때다. 발효과정에서 이산화탄소(CO_2)가 발생하고 국물에 녹아 탄산(HCO_3)으로 전환되면서 청량음료를 마시는 것처럼 톡 쏘는 시원한 맛이 난다. 특히 잘 익은 김치는 맛과 영양소가 매우 풍부하여 발효식품 특유의 감칠맛이 난다.

김치가 몸에 좋지만 소금 때문에 꺼리는 사람도 있다. 그러나 유산균이 있으면 큰 걱정을 하지 않아도 되는데, 소금을 조금만 섭취해도 고혈압 증세를 보이는 생쥐들에게 한쪽은 염도(鹽度) 2.57%의 소금물을 사료에 섞어 먹이고, 다른 쪽은 같은 염도의 잘 익은 김치를 먹인 결과 8주 후 김치를 먹은 쥐는 사료에 소금물을 섞어 섭취한 쥐보다 혈압 상승률이 12%가량 낮았다. 김치에 들어 있는 유산균과 항산화 성분, 식이섬유 등이 고혈압 증상을 낮춘 것으로 보이는 것을 확인했다. 그렇지만 김치 과량 섭취의 단점은 소금이 많이 들어 있는 점이다. 김치를 담글 때 소금과 젓갈을 동시에 넣으면 김치는 더 짜게 된다. 과염 섭취로 인한 고혈압, 위암 등을 예방하기 위해서는 김치를 싱겁게 담그는 것이 대안이다. 그리고 유기산 함량과 김치 맛은 저염(低鹽) 김치가 과염(過鹽) 김치보다 더 좋다. 김치의 소금 농도가 1~1.5% 이내가 되도록 한다.

김치의 맛과 기능성은 **배추 절이기(염지), 재료의 배합 특히 첨가하는 향신료의 종류와 첨가량 그리고 발효**에 달려 있다. 김치용 배추와 무는 병충해를 입지 않은 것으로 하는데 배추는 녹색 잎이 두 겹 이상은 싸고 있는 싱싱한 것으로 한다. 무 또한 몸체가 매끄럽고 단단하며 무청에 병충해의 발생흔적이 없는 것이 좋다. 양념으로 쓸 향신료인 고춧가루 이외 마늘, 양파, 파, 생강 등은 싱싱한 것 그 자체로 사용하기 때문에 유해 세균이나 오염물이 유입되지 않도록 마늘의 뿌리부분은 도려내며, 생강은 껍질을 완전히 벗긴다.

배추를 절일 때는 소금물로 한다. 소금물의 소금농도에 따라서 절이는 시간이 결정되기 때문에 절임정도를 잘 확인하여야 한다. 절임정도를 확인하는 방법으로는 배추 몸통줄기를 만져 볼 때 부드러운 정도로 판단한다. 싱싱한 배추의 촉감이 딱딱함과 비교하여 판단할 수 있다. 너무 절이면 배추에서 수분이 많이 빠져나와 김치가 질겨지고 소금 때문에 쓴맛이 난다. 절임이 지나친 배추는 발효도 잘 되지 않고 김치의 유기산 함량도 줄어든다. 배추를 절일 소금물의 양(배추 양의 2배)은 배추가 충분히 잠길 정도로 하고, 소금물의 소금농도(3～5%)를 4.5%(물 1kg에 소금 약 45g)로 했을 때 10～15시간 절이면 된다. 배추를 씻으면 수분을 재 흡수하여 잎이 살아나지만 양념으로 버무리면 양념에 의해 절임상태로 되며 김치는 아삭한 식감을 낸다.

무는 향신료 재료와 혼합해서 배추 버무릴 양념을 만드는데 채칼로 썰어서 고춧가루, 마늘, 양파, 파, 생강과 함께 혼합한다. 김치의 효능을 증가시키려면 마늘과 양파를 더 많이 넣는다. 마늘의 기능성 성분을 더 섭취하려면 마늘톨로 더 넣어도 된다. 양파를 많이 첨가하면 발효가 촉진되어 김치의 신맛이 더 강해진다. 양파의 효능을 위한 김치를 담그려면 양파를 다소 많이 넣어야 한다. 양파는 배추 양의 5～10%, 고춧가루, 마늘, 생강, 파 등은 1～5%로 넣고, 무는 20～30% 정도로 한다. 무나 향신료의 첨가량은 김치의 효능을 고려하여 결정한다.

양념에 넣을 소금의 양을 어느 수준으로 하느냐에 따라서 김치의 짠맛과 김치의 피클(김치 국물) 생성량이 결정된다. 소금의 농도가 증가할수록 김치는 짜지고 피클 생성양도 많아진다. 첨가하는 소금의 농도는 배추 양의 2%(총 양념 양의 1～1.5%) 수준으로 한다. 김치 효능을 위해서 하루에 100g～300g를 섭취하려면 김치의 소금함량이 1～1.5% 되도록 하는 것이 바람직하다. 짠 김치는 김치의 효능보다도 염의 과다섭취로 인해 건강에 더 나쁜 영향을 미칠 수 있기 때문이다.

소금을 넣고 새우젓이나 젓갈을 넣는 것은 김치의 청량감을 감소시키고 김치가 짜게 된다. 그리고 김치에서 발암물질(*Nitrosamin*)이 검출되기도 하는데 이는 첨가하는 새우젓이나 젓갈, 소금, 채소류의 질산염과의 복합적 반응이 숙성 중에 일어나기 때문이다. 배추를 절일 때나 양념을 배합할 때 사용하는 소금은 간수를 뺀 것이어야 김치에서 쓴맛이 나지 않는다. 김치는 발효 중에 여러 종류의 젖산균이 자라지만 초기와 중기에는 *Leu. mesenteroides*, 후기에는 *Lac. plantarum*이 번식하는 것으로 알려져 있다. 전자에 의해서 김치의 맛이 결정되고, 후자의 균에 의해 항균력이 증가하여 유해균이 사멸되고 많은 산을 생성하므로 신맛이 더 증가된다.

김치를 담가 숙성시키는 동안 가장 큰 이화학적 변화는 젖산균의 증식에 의한 신맛이 증가되는 현상이다. 젖산 이외에도 이산화탄소와 아세트산 등 각종 유기산이 생성되어 김치가 더욱 산뜻한 맛을 내며 효능도 증가된다. 숙성 중 생성되는 산에 의해서 유해균이 사멸되거나 증식하지 않아 김치를 오래 저장할 수 있다. 김치 중 비타민 C의 함량은 초기에는 다소 증가하지만 저장할수록 감소되며, 저염 김치에서 물러지는 경향이 있는데, 김치가 시어지면서 배추 줄기의 펙틴질이 분해되기 때문이다.

3.4 기능성 김치 제조 및 레시피

(1) 배추 절리기

배추 무게 10kg 기준

① 배추절임용 소금물 농도 4.5%(4~5%)

② 소금물 양은 배추무게의 2배로 한다.

③ 절임시간 12시간(10~15시간)

※ 절임시간은 절임수의 염도에 따라서 결정된다.

(2) 양념류 배합비율(배추무게)

① 무 20%(15~25%)

② 양파 10%(10~20%))

③ 마늘 5%(3~5%))

※ 통마늘을 배추와 양념을 혼합할 때 첨가할 수 있다.

④ 파 5%(3~5%)

⑤ 생강 1%(1~3%)

⑥ 고춧가루 5%(3~5%)

※ 김치 매운 맛, 색깔을 고려하여 첨가량을 결정하고, 총 양념류는 배추 양의 1/2 내외로 한다.

(3) 양념에 첨가할 소금의 양

원료배추 양의 2%(김치 할 배추가 10kg이면 양념에 첨가할 소금은 200g)

① 소금의 양에 따라서 김치의 짠맛 수준과 김치피클(김치 국물) 양이 좌우된다.

② 본 레스피로 김치를 담글 때 김치의 염 수준은 약 1.7% 내외가 되며, 김치 섭취로 인한 과염 섭취는 걱정되지 않을 것이다.

(4) 김치의 효능

김치의 효능은 김치를 만든 후 발효조건(온도, 시간)에 따라서 유기산 함양과 유산균 수준, 첨가하는 향신료의 종류와 첨가량에 따라서 좌우된다. 특히 **마늘, 양파, 파, 고춧가루, 생강** 등 첨가하는 향신료에 의해 김치의 건강적 효능이 좌우된다.

4. 된장/청국장

된장, 청국장은 콩을 원료로 하여 발효과정을 거쳐서 만든다. 콩을 삶아서 된장용은 메주를 만들고, 청국장용은 발효시킨다. 발효과정을 거치는 동안 몸에 유익한 여러 기능적 생리활성물질이 생성된다.

4.1 장의 역사

장에는 콩을 발효시킨 두장(豆醬), 육류로 만든 육장(肉醬) 그리고 생선으로 만든 어장(魚醬)이 있다. 중국의 장은 원래 육장이나 어장으로 새고기, 짐승고기, 물고기 등을 말려 가루로 낸 다음 발효시킨 것이었다. 그러다가 우리 조상이 만들어 낸 두장이 중국에 알려지면서 널리 퍼졌다. 콩으로 담근 장은 한나라 때의 문헌 논형(論衡)에 처음 나오는데 콩으로만 담근 것을 시(豉)라 하였고, 콩에 다른 곡물을 섞어서 담근 것을 장(醬)이라 하였다.

간장과 된장은 콩으로 담근 전통 발효 식품으로 음식 맛을 내는 데 첨가하는 발효 조미료이다. 위지, 동이전을 보면 선장양(善醬釀)이라는 말이 있는데, 이는 발효식품을 잘 만든다는 뜻이다. 삼국사기에 신문왕 폐백 품목으로 나오는 시(豉)는 발효시킨 낟알 메주를 말한다. 물에 담가서 우려내어 조미료로 쓴다. 고려 시대에는 장이라 하면 간장을 가리켰다. 시(豉)로 담갔으리라고 생각된다. 또 콩을 삶아 짚으로 싸서 따뜻한 방에 두면 납두(納頭)균이 번식하는데, 시(豉)를 만들지 않고 말려서 그대로 먹거나 찌개를 끓였다. 명물기략에 나오는 두시(豆豉)는 청국장을 가리킨다.

4.2 장의 제조

된장을 만드는 과정을 보면 콩을 수확한 새콩을 푹 삶아서 메주를 만들어 말려서 발효를 시켰다가 이듬해 날씨가 따뜻해지면(음력 정월 이후) 소금물에 넣어 담근다. 소금물에 메주가 충분히 우러나면 소금물은 간장으로 쓰고, 건지는 항아리에 담아 숙성기간을 거쳐서 된장으로 쓴다. 된장은 숙성하는 동안 짠맛 외에 콩의 단백질, 당질, 지방 등이 분해하여 생긴 아미노산, 유기산, 유리 당 등이 합해져 독특한 맛과 향을 내게 된다. 메주의 발효 정도와 소금물의 소금농도, 메주와 소금물의 비율, 숙성기간 및 관리 등 여러 요소가 복합적으로 작용하여 된장의 맛과 품질이 결정된다.

된장 만드는 순서는 콩 선별 → 콩 불리기 → 콩 삶기 → 메주 만들기 → 메주발효 → 소금물에 담그기 → 소금물 분리 → 숙성기간 순서로 숙성기간을 거치면서 된장이 완성된다. 된장이 만들어지는 동안 발효균 증식에 의한 이화학적 변화가 일어나서 장의 맛과 품질이 결정 된다 각 처리단계별로 된장의 맛과 품질에 영향을 미치는 포인트(핵심)은 다음과 같다.

(1) 콩 불리기

콩을 불리기 전에 깨끗이 씻고, 하루 동안 불린다. 불리는 물은 청결한 물로 하고, 불린 다음에 다시 씻지 않도록 한다. 콩을 충분히 불리지 않으면 잘 삶아지지 않는다.

(2) 콩 삶기

콩을 삶을 때 주의하여야 할 것은 절대로 센 불로 삶지 않는다. 그리고 삶는 중에 콩물이 넘쳐흐르지 않도록 하고 손가락으로 콩이 뭉개질 정도로 푹 삶는다. 잘 삶아진 콩의 색깔은 황갈색을 띄며 단맛이 난다. 압력솥에서 삶을 경우 불린 콩을 건져서 솥에 넣고 물을 큰 컵으로 한 컵 정도 붇는다. 중간 불세기로 해서 약 80분 정도 삶으면 된다. 삶는 중에 콩물이 끌어 나오면 불꽃을 약하게 하여 콩물이 넘치지 않도록 한다.

(3) 메주 성형

원형이나 직사각형으로 만드는데 두 깨가 15cm 정도로 한다. 메주 덩이 중간쯤에 짚을 몇 가닥 넣으면 메주 속 발효가 촉진된다.

(4) 메주 발효

된장을 비롯하여 청국장, 김치, 요구르트, 치즈 등 모든 발효식품의 맛과 품질은 발효과정에 달려 있다. 균의 증식에 가장 중요한 3대 요소는 영양물질, 적절한 온도와 습도 유지다. 보편적으로 발효균은 40℃ 전후의 온도와 90% 내외의 습도에서 잘 증식한다. 그러나 메주 같이 큰 덩어리 식품을 발효시킬 때 문제가 되는 것은 메주 표면에서는 균이 잘 증식하겠지만, 내부까지 균이 증식하기에는 오랜 시간이 걸려야 하므로 메주 속까지 증식하기도 전에 표면은 오염 균에 의해 부패할 수도 있고 유해물질이 생성될 수도 있다.

콩 발효식품은 바실러스 섭틸러스와 같은 유익균에 의해 발효가 되지만, 발효·보관 시에는 유해균의 증식 우려가 있다. 또한 콩 발효식품은 단백질 함량이 높은 식품으로 위생상태가 좋지 않을 경우 **바이오제닉 아민**(Biogenic amines) 생성의 위험성이 높다. 바이오제닉 아민은 단백질 발효과정 중에 생성될 수 있는 유해물질로 히스타민, 티라민 등이 있으며, 지속적인 섭취 시 신경계 이상, 암 발생에 영향을 미칠 수 있는 것으로 알려져 있다. 식품의약품안전처 발표에 따르면 콩 발효식품을 직접 만들어 먹는 경우 메주를 18~20℃ 정도에서 띄우는 것을 권장하고 마늘 첨가 시 히스타민 생성률을 감소시킬 수 있다고 한다.

장용 메주를 발효시키려면 메주를 만들어서 우선 먼저 메주 표면을 건조시켜서 발효를 시켜야 한다. 가정에서는 메주를 만들어 볏짚으로 묶어서 옷걸이 같은데 메달아 실온에서 발효시키는 것이 보편적이다. 실온에서는 메주 표면이 먼저 마르기 때문에 오염에 의한 문제가 일어나지 않는다. 단 결점은 2~3개월 장시간 발효시켜야 하기 때문에 발효기간 중 2차 오염이 되지 않도록 잘 관리하여야 한다. 콩을 불려서 된장/간장이 만들어지기 전 과정은 오염되지 않도록 하여야 하지만, 오염이 가장 잘 되기 쉬운 단계가 메주 발효 단계임을 감안해서 위생적으로 발효시키도록 한다.

(5) 소금물에 메주 담그기

장의 짠맛은 소금물 농도에 좌우되기 때문에 장의 맛과 보관을 고려해서 소금물의 소금농도를 적절히 하여야 한다. 소금물의 농도를 짙게 하면 장의 보관에는 안전적이나 짠맛에 장맛이 묻혀 지고, 염 섭취가 많아지는 반면에 너무 낮으면 장 고유의 맛은 살지만 숙성 과정이나 보관 중에 장이 변질될 수 있기 때문에 소금 농도를 적절하게 맞추는 것이 중요하다. 간장의 질과 맛을 고려해서 소금물의 양은 메주 무게(양)의 1~2배로 하고, 소금물의 소금농도는 3~5%에서 하되 약 4% 전후가 적당하다.

소금물의 소금농도를 관행적으로 알아보는 방법으로는 소금물을 만들어서 계란을 띄었을 때 100원 동전 크기 정도 떠오르면 적당하다. 소금물에 메주를 넣었을 때 메주가 떠올라야 한다. 장을 담그는 소금은 간수를 완전히 뺀 것으로 하고, 소금물에 담근 메주는 약 50일 전후에 메주와 소금물을 분리하는데, 메주덩이는 된장으로 하고 분리한 액은 간장으로 한다. 항아리에 담아 보관할 때 오염물질이 들어가지 않도록 하고, 미세먼지가 없는 맑은 날 가끔씩 항아리 뚜껑을 열어서 햇빛에 쪼인다. 된장과 간장은 보관할수록 짜진다.

4.3 청국장

청국장은 삶은 콩을 대바구니이나 공기가 통하는 플라스틱 바구니에 담아서 발효시킨다. 청국장 제조는 콩 선별 → 콩 불리기 → 콩 삶기 → 균 접종 및 발효 → 포장 순서로 처리한다.

① 콩을 선별한다(1회 용량, 4～5kg).

② 콩을 잘 세척한다.

③ 콩 양의 2～3배 정도 생수를 붓고 하루 정도 충분히 불린다.

④ 콩을 압력밥솥에 넣고 물을 1컵 정도 넣는다.

⑤ 콩 삶는 가스불의 세기는 중간 이하로 한다(불세기는 가스 나오는 소리가 나지 않는 상태에서 조금 더 줄인다).

⑥ 삶는 시간은 솥의 압력 밸브에서 소리가 나는 시점에서 10분(5분은 처음 불의 세기, 5분은 불의 세기를 더 약하게) 정도 삶는다(삶는 콩은 황갈색 빛이 나며 달다).

⑦ 삶은 콩이 40℃ 이하 될 때 발효시킬 용기에 담는다. 이 때 짚을 넣는다. 발효 용기는 공기가 잘 통하는 대바구니가 좋다.

⑧ 발효온도는 38℃로 한다(온도가 높으면 수분이 증발되어 발효가 잘 안 된다).

⑨ 발효시간은 60～70시간(약 3일 정도)이면 발효가 완료된다.

⑩ 소금은 2% 정도 넣을 수 있으나 무염청국장으로 먹을 때는 넣지 않는다(마늘, 고추 등 향신료를 넣는다). 용기에 담아서 냉장고에 보관하고, 장기간 보관할 것은 냉동실에 저장한다.

※ 홈 청국장 만들 때 가장 주의하여야 할 점

미생물이 잘 증식하려면 온도, 습도, 필요한 영양물질이다. 배양실이 없을 때 가장 주의하여야 할 것은 온도와 습도다. 미생물은 40℃ 전・후의 온도에서 증식을 잘 한다. 특히 삶은 콩을 식히지 않고 뜨거운 상태에서 짚을 넣으면 짚에 있는 균이 사멸되어 발효가 잘 안될 수 있다. 그리고 홈 제조 시 특히 주의할 점은 위생 상태로 유해균이 유입되지 않도록 전 과정에 걸쳐 위생관리를 철저히 하도록 한다.

가정에서 청국장을 잘 만들려면 다음과 같은 점에 주의를 한다.

① 콩을 충분히 불릴 것(1일 정도)

② 약한 불에서 삶은 시간을 가급적 길게 하면 콩이 뭉개질 정도로 충분히 삶아지고 콩 색깔이 황갈색을 띄고 단맛이 난다(삶는 시간 약 80분).

③ 청국장 균은 호기성이므로 공기가 잘 통하는 대바구니나 짚으로 만든 바구니를 사용할 것.

④ 삶은 콩의 온도가 45℃ 이하일 때 짚을 넣을 것.

⑤ 발효 온도는 38℃로 맞출 것(전기장판, 돌침대 활용).

⑥ 균이 잘 번식할 수 있도록 수분이 충분히 유지되도록 할 것. 온도가 높으면 수분이 증발되어 발효가 잘 안 되며, 발효 중 콩이 마른다.

⑦ 전 과정 위생관리를 철저히 한다.

보온과 수분 유지를 하기 위해서 비닐로 덮으면 콩에 수막현상이 생겨서 균 부착이 안 되기 때문에 발효가 안 되고, 온도를 40℃ 이상 올리면 콩에서 수분 증발이 심해서 균 증식이 잘 안 되며, 균사가 빈약한 저 품질의 청국장이 된다.

※ 콩 발효식품의 이해

콩은 밭에서 나는 쇠고기라 불릴 만큼 단백질이 풍부한 식품이다. 콩에는 곡류에 부족한 필수아미노산인 리신이 많이 함유되어 있어 밥을 주식으로 하는 우리나라 사람들에게 부족하기 쉬운 아미노산을 보충해주는 좋은 단백질 급원이다. 그런데 콩은 조직이 단단할 뿐만 아니라 콩 안에는 소화를 방해하는 물질이 있어서 날콩으로는 소화흡수가 어렵다. 콩을 익혀 먹으면 소화흡수율은 60%, 발효과정을 거치면 간장 98%, 된장·청국장·낫또 85% 정도 소화흡수율이 높아진다.

바실러스 섭틸러스에 의해 단백질이 아미노산으로 분해되어 소화흡수에 유리해지기 때문이다. 또한 발효하는 과정을 통해 기존의 성분이 강화되거나 새로운 생리활성물질이 생성된다. 특히 리보플라빈(비타민 B_2)과 혈액응고에 관여하는 비타민 K가 현저히 증가한다. 섭틸린(subtilin)이라는 항생물질 또한 바실러스 섭틸러스에 의해 콩이 발효하는 과정 중에 생성된다. 이 성분은 병원성 세균, 황색포도상구균의 증식을 억제하는 효과가 있고 이질병, 장티푸스의 예방 및 치료에 효과가 있다고 밝혀졌다. 섭틸리신 나트(subtilisin NAT, 낫또 카이네이즈라고도 함)는 발효과정 중에 생성된 단백질 분해효소로 고혈압 억제효과와 혈전 용해효과가 있다고 밝혀졌다.

청국장과 낫또의 특징인 끈적한 점성물질은 콩이 발효하는 과정 중에 생성되는 점성물질로, 폴리글루탐산(polyglutamic acid)과 프락탄(fructan)의 혼합물이다. 이 점성물질은 항균작용, 혈전 용해효과, 고혈압 억제효과 및 면역활성 등에 효과가 있다고 보고되면서 주목받기도 했다. 이러한 건강상의 이점이 있으나, 다음과 같은 경우에는 주의가 필요하다.

① 청국장을 5분 정도 끓이면 청국장 안의 미생물과 효소 등이 파괴되며, 비타민 B군도 50% 정도 파괴되므로 청국장찌개를 끓일 때에는 청국장은 마지막에 넣어 끓여서 섭취하는 것이 좋다.

② 장류는 보관 때문에 소금을 과다 넣는 경우가 많다. 국이나 찌개를 끓일 때 간장・된장을 사용하는데, 이 경우 염분 섭취량이 많아질 수 있다. 염분 섭취량을 줄이려면 된장찌개, 청국장찌개를 끓일 때 채소를 넣어 함께 섭취하면 채소의 칼륨이 나트륨을 몸 밖으로 배출할 수 있도록 한다.

③ 낫또는 소금을 넣지 않기 때문에 보관에 주의를 하고, 낫또나 생청국장을 그대로 섭취하는 경우 독특한 냄새와 끈적임 때문에 먹기가 거북하면 상추나 케일 등의 야채나 김 등에 싸 먹는 것도 좋은 섭취방법이다.

④ 기저질환이 있는 경우 주의가 필요하다. 이식수술 후 또는 항암치료 등으로 인해 면역기능이 떨어진 상태에서는 감염 예방 상 생청국장이나 청국장환, 청국장가루, 낫또 등을 섭취하지 않도록 한다. 와파린과 같은 항응고제를 복용하는 경우 약과의 상호작용으로 인해 비타민 K 함량이 높은 청국장환이나 가루는 피해야 한다. 만성 콩팥병이나 간성혼수의 위험이 있는 경우 단백질 제한이 필요하므로 고단백식품인 생청국장과 낫또는 과량 섭취하지 않도록 한다.

Ⅳ. 추천 베스트 푸드

추천 베스트 푸드 대부분은 관련 연구논문들을 빅데이터로 처리하여 선정했기 때문에 신뢰할 수 있다. 식생활에 잘 활용하면 건강에 많은 도움이 될 것이다. 그러나 슈퍼 식품이라 해도 식품의 조리방법, 섭취량 및 섭취기간에 따라서 섭취 식품으로부터 얻은 효과에는 많은 차이가 있을 수 있다. 조리방법이 적절하지 않든지, 적정량을 섭취하지 않든가 일정기간 꾸준히 섭취하지 않을 경우 기대만큼 효과를 얻지 못할 것이다. 그러나 슈퍼 푸드를 적절히 잘 활용하는 식생활일 경우 건강에 많은 도움이 될 것이라 확신한다.

1. 관련 식품 및 기능성

1.1 행복감을 주는 식품

미국 타임지에서 부정적인 생각을 감소시키고 우울증을 억제하는 효과가 있는 음식을 소개했다.

① **프로바이오틱스가 풍부한 식품 :** 네덜란드 라이덴대학 연구팀의 최근 연구 결과에 따르면 행복감 주는 식품은 프로바이오틱스가 풍부한 발표식품이다. 유산균의 일종인 프로바이오틱스는 요구르트나 김치에 풍부한 것으로 알려져 있다. 장에서 유익균을 증식시키고, 유해균을 없애는 기능이 있다. 유익균은 소화기 기능을 촉진시키고 부정적인 생각, 공격적 사고가 크게 감소한다는 사실이 확인됐다. 프로바이오틱스가 풍부한 발효식품으로는 그리스식 요거트, 자우어크라우트(독일식 김치로 소금에 절인 양배추), 케피어(우유를 발효시킨 음료), 한국의 김치 등이 포함됐다.

② **감 귤 :** 비타민의 보고로 알려진 감귤류는 건강을 책임지는 천연 건강식품이다. 감귤에는 비타민 C가 풍부해 감귤 두 개면 성인의 하루 비타민 C 요구량

인 50 mg을 만족한다. 비타민 C가 부족하면 괴혈병이 발생하는데 채소를 오래 섭치하지 못하던 선원들에게 괴혈병은 공포의 대상이었다. 때문에 영국 해군은 배에 레몬을 준비하는 규칙을 제정했을 정도다. 감귤에는 과일 중 유일하게 비타민 P(헤스페리딘)가 함유되어 있다. 비타민 P는 모세혈관을 튼튼하게 해주고 혈액순환을 촉진해 뇌졸중, 고혈압, 동맥경화에 효과적이다. 감귤색소의 베타-카로틴은 항암 및 성인병 억제 등의 효과가 있으며, 체내로 흡수되면 비타민 A로 이용된다. 감귤껍질 안쪽의 흰 부분과 알맹이를 싸고 있는 속껍질에는 식이섬유인 펙틴 성분이 다량 함유되어 있어 변비를 해소하고 설사를 억제하고, 포만감을 느끼게 해 음식물 섭취량 조절에도 효과적이다. 시금치, 브로콜리와 같은 다양한 과채류에는 비타민과 무기물이 풍부하다. 특히 엽산이 풍부한 과채류가 좋다.

③ **버 섯 :** 버섯의 에르고스테롤 성분은 자외선에 의해 비타민 D로 바뀐다. 햇볕에 건조시키면 비타민 D가 많아지고, 비타민 D는 우울증 해소에 도움이 된다. 마른 표고버섯에 비타민 D가 풍부하다.

※ 비타민 D는 체내에 흡수된 칼슘을 뼈와 치아에 축적하며, 면역세포가 생산되도록 도와주는 역할을 한다. 또 신장에서 칼슘과 인산염이 재 흡수되는 것을 도와 혈액 내에 칼슘과 인산염의 농도가 적절히 유지되도록 한다. 비타민 D는 뼈 성장에 필수적인 영양소로 충분히 공급받지 못하면 구루병, 골다공증, 다발성 경화증 등의 위험이 증가한다. 주로 어린이에게 비타민 D가 결핍되면 골격이 약화되고, 압력을 이기지 못해 휘게 되는 구루병이 나타난다. 성인은 뼈에서 칼슘과 인이 점차 소실되어 뼈가 약해지고 부러지기 쉬운 골연화증이 생기며, 골절 위험이 증가한다. 또 비타민 D가 부족하면 비만, 당뇨병, 심장병, 퇴행성관절염, 대장암 같은 질병발생 위험이 증가한다.

햇빛이 나는 낮에 15~20분 이상만 산책을 하면 비타민 D 결핍증을 우려할 필요가 없다. 피부가 햇빛을 충분히 받으면 콜레스테롤로 비타민 D를 합성할 수 있다. 이때 지나치게 두꺼운 옷, 모자, 마스크 등으로 피부를 가리면 비타민 D 합성 효과가 떨어질 수 있으니 주의해야 한다.

비타민 D는 식품으로도 섭취할 수 있는데 소나 돼지의 간, 정어리, 다랑어, 고등어, 달걀노른자 등에 많이 들어 있다. 비타민 D를 가장 많이 함유하고 있는 식품은 간유(대구과에 속하는 식용 어류의 신선한 간에서 얻은 지방유)이다. 또 달걀노른자에도 풍부하며, 버터나 우유에도 함유되어 있어 유아의 비타민 D 공급원으로 좋은 식품이다. 비타민 D는 지용성 비타민이므로 지방이나 기름과 함께 섭취하면 체내 흡수가 잘된다.

④ **다크 초콜릿 :** 다크 초콜릿도 행복감을 주는 대표적인 식품 중 하나다. 다크 초콜릿의 당분은 피로 해소와 뇌 활성화에 도움을 주며, 중추신경을 자극하기 때문에 우울할 때 초콜릿을 먹으면 행복한 기분을 든다. 초콜릿을 섭취하면 스트레스 호르몬인 코르티솔 수치를 낮춰준다. 칼로리가 높으니 너무 많이 먹지 않도록 한다.

⑤ **커 피 :** 커피는 신진대사를 촉진시키는 식품이다. 연구에 따르면 커피 한잔은 신진대사를 5~8% 증진시키는 것으로 나타났다. 커피에 들어있는 카페인 성분은 중추신경계를 자극한다. 카페인은 뇌를 깨우고 행복 호르몬 도파민의 발생을 증가시켜 기분을 좋게 한다.

⑥ **녹 차 :** 녹차에는 카페인이 들어있어 집중력을 높여 주는 데 효과가 있으며, 하루 5잔 이상 마시면 스트레스 지수가 낮아진다는 연구 결과가 있다. 녹차의 아미노산 성분인 테아닌이 두뇌 알파파를 활성화시켜서 불안이나 흥분을 가라앉혀 평온함을 유지하는 데 도움을 준다.

⑦ **단호박 :** 단호박은 베타-카로틴이 풍부한데, 베타-카로틴은 유해 산소를 없애는 항산화 성분으로 노화를 억제하고 암·심장병·뇌졸중 등 성인병을 예방한다. 또 체내 신경조직을 강화해줘 각종 업무로 쌓인 스트레스와 불면증을 해소해 행복감을 느끼게 한다.

⑧ **우유·유제품 :** 우유와 유제품에는 트립토판이 많이 함유된 식품이다. 트립토판은 세로토닌 분비를 촉진해 정서를 안정시키고, 수면을 유도하며, 식욕을 조절해 만족과 행복감을 느끼게 하는 데 도움을 준다. 또한, 분노를 유발하는 코르티코이드라 불리는 호르몬 분비를 억제한다. 트립토판은 육·어류에도 많이 함유되어 있다.

1.2 나쁜 지방과 싸우는 음식

웹 엠디는 몸속에 지방이 과도하게 쌓이면 비만뿐만 아니라 고지혈증, 고혈압, 당뇨병, 뇌졸중 등 각종 성인병을 유발시킨다며 몸속 나쁜 지방과 싸우는 음식 8가지를 소개했다.

※ Web MD, 미국 건강·의료 정보 사이트

① **고구마 :** 고구마의 당류(탄수화물)은 포만감을 느끼게 하는 저항성 녹말이다. 영국 영양학 저널에 실린 연구에 의하면, 저항성 녹말은 최고 24시간까지 포

만감을 갖게 하기 때문에 하루에 대략 320 kcal를 덜 먹을 수 있다고 한다. 또한 고구마에는 낙관적인 생각을 증진시키는 영양소인 카로티노이드와 섬유질이 풍부하게 들어있어 행복감을 느낄 수 있다. 고구마 칼로리는 100g당 128kcal이다. 고구마는 혈당을 조절하고 심장병, 성인병 등 예방에 좋으며, 시력을 좋게 하고, 노화방지 효과가 있는 식품이다.

② **녹 차 :** 녹차는 복부지방을 태워 살을 빠지게 하는 효과가 있는 것으로 나타났다. 하루에 녹차를 4잔 마시면 2.7 kg 이상 줄일 수 있다고 미국 임상영양학회 저널이 보도했다. 녹차에는 신진대사를 활발하게 하는 화합물인 EGCG(에피갈로카테킨갈레이트는 폴리페놀의 일종으로 강력한 항산화 작용을 함)가 있기 때문이다.

③ **베리류 :** 블루베리와 같은 베리류에는 수분과 식이섬유가 풍부하게 들어 있다. 오랫동안 포만감을 느끼게 해서 다이어트에 좋다. 몸이 노화되고 손상되는 것을 막아주는 항산화 성분도 많이 들어 있다. 특히 베리류는 단맛을 내기 때문에 쿠키 등 과자 대신 먹으면 나쁜 지방이 쌓이는 것을 막을 수 있다.

④ **고 추 :** 고추의 캡사이신은 몸을 덥게 만들고 칼로리를 태워준다. 날로 먹거나 요리한 것, 말린 것, 가루 등을 먹으면 된다. 스프나 달걀, 고기요리 등에 붉은 고추나 청양고추를 넣어서 먹으면 된다.

⑤ **식 초 :** 오일과 식초로 버무린 샐러드는 지방을 태우는 데 큰 효능을 발휘한다. 식초는 우리 몸이 스스로 지방을 태우도록 돕는 것으로 나타났다. 식초는 음식의 맛을 더해 주지만 칼로리는 없다.

⑥ **견과류 :** 견과류는 간식용으로 최고다. 단백질과 식이섬유, 심장 건강에 좋은 지방이 들어 있다. 호두, 잣, 아몬드 등 견과류는 적당히 섭취하면 체중을 줄이고, 콜레스테롤 수치를 낮추는 데도 도움을 준다.

⑦ **커 피 :** 커피는 신진대사를 촉진시키기 때문에 다이어트에 효과가 있다. 단 크림과 설탕 등이 많이 들어간 커피는 피해야 한다. 칼로리가 증가되기 때문이다.

⑧ **자몽, 수박, 배, 사과 :** 자몽은 지방을 많이 태우는 효능은 없지만 수용성 식이섬유가 많아 조금만 먹어도 포만감을 느끼게 해준다. 수박은 수분이 많고 항산화 성분인 리코펜과 비타민 A와 C를 포함하고 포만감을 느끼게 해서 과식을 억제한다. 배와 사과 역시 수분과 식이섬유를 많이 포함하고 있다.

1.3 혈액 속 나쁜 콜레스테롤 감소시키는 식품

미국심장협회(AHA)에서는 혈액 속 나쁜 콜레스테롤을 감소시키는 식품 10가지를 소개했다.

① **콩 :** 콩에 풍부하게 들어 있는 불포화지방산이 LDL-콜레스테롤 수치를 낮추는 작용을 한다. 동맥경화를 예방하는 오메가-3 지방산도 많이 들어 있어 콩 섭취는 심혈관질환에 효과가 있다. 규칙적으로 콩을 섭취하면 동맥경화를 유발하는 것으로 알려진 저밀도지단백질(LDL) 콜레스테롤과 중성지방을 낮추며, 동맥경화를 예방하는 고밀도지단백질(HDL) 콜레스테롤을 높이는 것으로 확인되었다.

② **초콜릿 :** 미국심장학회 연구팀은 2005년 7월호에 초콜릿이 고혈압환자의 혈압을 떨어뜨리고 인슐린 기능도 향상시킨다고 연구 결과를 보고했다. 그리고 미국심장협회는 LDL-콜레스테롤을 감소시키는 식품으로 선정하였다. 항산화물질도 초콜릿이 다른 음료에 비해 많이 함유하고 있다. 다크 초콜릿 100g에는 카테킨이 53.5mg 들어있는 반면 홍차에는 13.9mg 밖에 들어있지 않다. 2003년 미국화학협회도 항산화물질인 폴리페놀이 코코아 한잔에는 600mg, 적포도주 한 잔에는 340mg, 녹차 한 잔에는 165mg가 들어 있다고 밝혔다.

③ **올리브유 :** 올리브유에는 불포화지방산인 올레산(oleicacid) 함량이 65～85%로 가장 많으며, 포화지방산으로는 팔미트산이 많다. 올리브유에 함유된 비타민 E와 프로비타민이 세포막의 형성을 원활하게 하고, LDL-콜레스테롤 산화를 방지하는 항산화 효과가 있다.

④ **적포도주 :** 적포도주에 들어 있는 프라보노이드, 카테킨, 안토시아닌, 탄닌을 비롯한 폴리페놀 성분은 심혈관계 질환을 예방한다. 레드와인의 생리활성물질은 타닌의 구성요소인 프로시아니딘으로 천연 항산화 작용, 심혈관질환 예방을 한다. 레스베라트롤은 세포 사멸을 억제하는 SIRT1 유전자를 활성화시켜 생명을 연장시키고, 안토시아닌은 항 혈전작용, 비만억제, 대사증후군 예방, 시력보호 작용을 하는 것으로 알려져 있다. FDA 권장량은 여성의 경우 하루 한 잔, 남성의 경우 하루 두 잔 정도다.

⑤ **귀 리 :** 베타-글루칸이라는 수용성 식이섬유소가 해로운 콜레스테롤을 제거한다. 귀리에 풍부한 무기질인 칼륨은 고혈압, 심장병에 효과가 있다.

⑥ **연 어 :** 연어에는 단백질 21%, 지방 8.4%이며, 단백질 흡수를 돕는 비타민

B_2, B_6도 많이 들어 있다. 연어의 지방에는 동맥경화나 혈전을 예방하는 EPA와 뇌의 활동을 좋게 하는 DHA가 함유되어 있다. EPA와 DHA는 오메가-3계 지방산으로 고혈압, 동맥경화, 심장병, 뇌졸중 등 혈관질환을 예방한다. 미국심장학회는 매주 2회 정도 연어 등 기름진 생선의 섭취를 권장하고 있다. 연어에는 염분과 콜레스테롤(60mg /100g)이 상당량 들어 있다.

⑦ **견과류 :** 네덜란드 마스트리흐트 대학 연구팀의 연구결과에 의하면 견과류를 하루 최소 10g 매일 섭취하는 사람들은 암, 당뇨, 호흡기질환 등으로 인해 조기 사망 위험이 23%나 낮았다고 했다. 또한 견과류 섭취가 심혈관질환 위험을 낮춰준다고 했다. 견과류의 대표적인 호두 100g에는 단백질 15.4g, 탄수화물 10g, 조섬유 5.8g이 들어 있으며 비타민, 칼륨, 인, 철분, 아연, 마그네슘도 함유되어 있다. 특히 호두에 들어 있는 오메가-3 지방산은 신경, 뇌세포와 망막의 중요한 구성성분으로 뇌 발달과 눈 건강에도 관여한다. 또 강력한 항산화 물질인 비타민 E가 들어 있어 우울증이나 치매를 예방하고, 노화를 방지하는 데도 효과가 있다.

⑧ **차 :** 녹차를 마시고 30분쯤 지나면 혈관기능이 개선된다는 연구 결과가 있다(유럽 심혈관예방 및 사회복귀 저널 2008년 7월). 그리스 아테네대 의대 연구팀이 14명에게 녹차를 마시게 했는데, 이들의 혈관이 확장됐다. 혈관 내피세포의 기능도 좋아졌다. 녹차는 혈압 조절에도 유용하다. 이뇨 효과가 있는 데다 녹차의 카테킨이 안지오텐신 변환효소의 활동을 억제시키는 효과가 있다. 안지오텐신 Ⅱ(혈압을 올리는 물질)가 덜 만들어지기 때문이다. 동물실험을 통해 녹차의 폴리페놀(항산화 성분)이 뇌에 쌓이는 유해산소를 없애는 것이 확인되었다(미국 호흡기 및 응급의학저널 2008년 5월).

⑨ **시금치 :** 비타민 A(100g 당 2900 IU)가 채소 중에서 가장 많고 비타민 C와 칼슘, 철분이 풍분한 알카리성 식품이다. 철분의 함유량은 100g 중 3.70mg으로 녹색 채소 중 최고다. 조혈 효과가 있는 엽산(145.80μg)이나 피를 맑게 하는 엽록소도 풍부하여 빈혈 예방에 빼놓을 수 없는 야채이다. 단점은 떫은맛의 원인이 되는 수산이 많으나 매일 3kg 이상 먹지 않는 한 결석 등과 같은 영향은 없다. 또한 데친 후 물에 헹구면 수용성인 수산은 절반으로 줄어든다.

⑩ **아보카도 :** 멕시코가 원산지인 아보카도는 비타민과 미네랄이 많은 건강 과일이다. 아보카도에는 불포화지방산인 올레산이 풍부하게 들어 있다. 올레산은 세포에서 콜레스테롤과 지방의 합성을 막아준다

1.4 숙취 해소에 좋은 식품

식품의약품안전처에서 선정한 숙취해소에 좋은 식품 6가지는 다음과 같다.

① **콩나물국** : 아스파라긴산, 바티민 C가 풍부해서 알콜대사효소(ADH), 아세트알데히드 분해효소(ALDH) 생성을 촉진한다.

② **북어국** : 음주로 인해 생긴 유해산소를 없애는 메티오닌이 풍부하다.

③ **조개국** : 간세포의 재생을 촉진하는 타우린이 풍부하다.

④ **꿀 물** : 알코올 분해과정을 돕는 과당을 함유하고 있다.

⑤ **유자차** : 알코올 분해과정에서 대량으로 비타민 C가 소모되는데, 비타민 C가 풍부한 유자차를 섭취함으로써 숙취해소에 도움이 된다.

⑥ **녹 차** : 카테킨 성분이 아세트알데히드 분해를 촉진한다.

1.5 빈혈의 원인 및 예방을 위한 식생활

(1) 빈혈의 원인

빈혈은 다이어트로 영양섭취 부족, 영양이 불균형한 식생활, 흡연이나 음주가 원인 경우가 많다. 빈혈은 혈중의 혈색소나 적혈구의 양이 정상 보다 적어 생기는 것으로 얼굴이 창백해지거나 쉽게 피곤한 증세가 나타난다. 가장 흔한 것이 철 결핍성 빈혈로 철분의 부적절한 섭취나 흡수불량, 철분 요구량이 증가되는 임산부, 수유부, 다이어트를 하는 젊은 여성에게 발생빈도가 높다.

(2) 철분이 많이 들어 있는 식품과 식생활

철분은 간, 콩팥, 살코기, 해산물, 난황, 굴, 멸치, 뱅어포, 대두, 팥, 완두콩, 깨, 해조류, 녹황색 채소 등에 많이 들어 있다. 혈색소 생성을 하여 빈혈이 있을 때 충분히 섭취해야 한다. 보통 동물성 단백질에 함유되어 있는 철분은 10~30%까지 체내에 흡수되나 채소류에 들어 있는 철분은 2~10% 정도만 흡수되므로 동물성 단백질을 통한 철분 보충이 좋다. 철분은 흡수율이 낮으므로 흡수를 도와주는 영양소와 함께 섭취하여야 더욱 효과적이다. 철분의 흡수를 도와주는 영양소에는 단백질, 비타민 B_{12}, 비타민 C, 엽산 등이 있다. 빈혈에 좋은 식품으로는 육류, 생선, 콩, 우유, 멸치, 뱅어포, 팥, 완두콩, 깨, 녹황색 채소가 있고 철분 흡수를 도와주는 비타민 B_{12}은 계란의 난황, 우유, 유제품, 어육류, 정어리에 많고, 엽산은 살코기, 연어, 땅콩, 견과류, 시금치, 녹색채소에 많으며, 비타민 C는 채소와 과일에 많이 들어 있다.

(3) 빈혈에 도움이 되는 식사요령

① 세끼 균형 잡힌 영양섭취로 영양상태를 개선시킨다.
② 철분이 함유된 식품을 충분히 섭취한다.
③ 단백질을 충분히 섭취한다.
④ 엽산, 비타민 B_{12}가 들어있는 식품을 충분히 섭취한다.
⑤ 신선한 과일을 충분히 섭취한다.
⑥ 식사 도중이나 직후에는 커피, 차, 청량음료는 마시지 않도록 한다. 차, 커피에 들어 있는 탄닌, 인 성분이 철의 흡수를 방해한다.

(출처 : 가톨릭중앙의료원)

1.6 식품 속 종합 영양제 파이토케미칼

(1) 파이토케미컬의 이해 · 관련식품

파이토케미컬(phytochemical)이란 식물이라는 파이토(phyto)와 화학물질을 뜻하는 케미컬(chemical)의 합성어로 식물성 화학물질인데, 건강에 도움을 주는 **생리활성물질**이다. 파이토케미컬의 인체에서의 주요 작용은 항산화작용이지만 생리활성에도 기여하여 면역력을 증가시키고 호르몬 조절을 도우며, 암세포의 성장 속도를 감소시키고, 만성질환을 예방하거나 치료하는 데도 효과적이라는 것이 많은 연구 결과에 의해 입증되었다.

파이토케미컬은 생명유지를 위해 반드시 섭취해야 하는 필수영양소는 아니지만 파이토케미컬의 섭취가 지속적으로 부족할 경우 건강에 좋지 않은 영향을 미칠 수 있다. 최근에 이에 대한 연구가 활발히 이루어지면서 건강유지에 필요한 성분으로 더욱 주목받고 있다. 또한 파이토케미컬은 건강에만 중요한 역할을 하는 것이 아니라 식물의 독특한 맛, 향, 색깔을 나타내서 음식 고유의 특성을 나타내 주기도 한다.

식물에는 물로 추출할 수 없는 불용성, 지용성 성분들이 너무나도 많다. 레몬을 먹는다고 비타민 C만 몸에서 작용하는 것이 아니다. 레몬의 여러 성분(파이토케미컬)이 우리 몸에서 긍정적인 역할을 하게 되는 것이다. 파이토케미컬의 주 기능은 둘로 요약된다.

① 황산화 작용 증가와 면역기능 증가, 해독작용 증가, 호르몬 조절에 도움을 준다.
② 세포의 산화 손상 감소, 암세포 성장속도 감소, 노화지연, 고혈압, 백내장, 골다공증 발병을 감소시킨다.

(2) 파이토케미컬의 성분 및 관련 식품

① 터핀류(베타-카로틴, 리코펜, 루테인, 리모넨)는 토마토, 당근, 고구마, 호박, 수박, 시금치, 감, 감귤류 등에 있다. 카로티노이드, 황금비타민이라고도 하며 빨간색, 노란색, 오렌지색 계통의 과일과 채소에 많이 함유되어 있는 색소다. 시각기능 유지와 황반 퇴화 지연, 산화방지를 통한 노화지연 및 항암 등에 효과가 있다.

② 플라보노이드(카테킨, 퀘르세틴, 안토시안, 프로안토시아니딘, 나린진)는 매우 강력한 항산화 성분으로써, 인체의 중요한 분자를 공격해서 산화시키는 활성산소를 안정화시키는 작용을 한다. 감귤, 사과, 양파, 딸기와 자두, 블루베리, 라즈베리, 포도, 체리, 마늘, 녹차 등에 풍부하다.

③ 이소플라보(제니스틴, 다이드제인, 글리시테인)는 식물성 에스트로겐으로 불리기도 하는 물질로 항산화물질이다. 대두에 많이 함유되어 있는 제니스테인, 다이드제인 성분도 이소플라본에 속하며, 콩류, 두부, 된장, 간장, 청국장에 풍부하다.

④ 페놀산(갈산, 엘라그신, 카페산, 이소크마린)은 딸기, 블루베리, 포도, 사과, 프룬, 오렌지, 자몽, 감자, 차, 커피에 함유되어 있다. 황화합물(황화아릴), 마늘, 양파, 쪽파의 주성분이다.

⑤ 글루코사놀레이트(설프라판, 글루코사놀레이토, 이소티오시안산, 인돌)는 자연에서 온 항산화물질로 DNA를 공격하는 활성산소를 줄이는 작용을 함으로써 우리 몸의 천연 산화 방지제 역할을 한다. 브로콜리, 양배추, 케일, 콜라드그린, 콜리플라워 등 적채에 다량 함유되어 있다. 폴리페놀(라스베라트롤), 포도껍질, 와인 등에 풍부하다.

(3) 식품의 쓴맛과 파이토케미컬(phytochemical)

식품의 쓴맛은 본래 동물이 식물을 먹을 때 독이 있는지를 판단하는 지표였다고 한다. 사람도 예상하지 못한 상태에서 쓴맛을 느끼면 뱉어내 독이 체내로 흡수되는 것을 막을 수 있다. 쓴맛(떫은맛, 아린맛)은 대부분 식물의 고유 맛이다. 이들 맛의 성분은 해충이나 주변의 동물 또는 자외선으로부터 스스로 보호하기 위해 특별한 물질을 만들어낸다. 채소의 쓰거나 아린 맛 성분은 플라보노이드(flavonoid), 이소플라본(isoflavone), 터르페노이드(terpenoid), 글루코시놀레이트(glucosinolate) 등 파이토케미컬이 쓴맛을 내기 때문입니다.

대표적인 항암식품인 브로콜리를 포함하여 양배추, 케일, 콜리플라워, 배추 등은 십자화과 식물로 유기황 계열의 화합물인 글루코시놀레이트가 풍부하다. 십자화과 식물의 항암효과는 바로 글루코시놀레이트로부터 얻어지는데, 이는 십자화과 식물의 쌉싸름하고 매콤한, 톡 쏘는 맛의 원인이기도 하다.

폴리페놀 화합물 역시 쓴맛을 내는 성분으로 녹차에 풍부한 카테킨(catechin), 양파의 퀘르세틴(quercetin), 포도의 라스베라트롤(resveratrol), 와인에 있는 탄닌(tannin), 콩의 이소플라본 등 그 종류가 다양하다. 이들은 강력한 항산화제로서 활성산소를 중화시켜 세포 손상 및 노화를 막아 암, 관상동맥질환의 위험을 줄인다.

파이토케미칼은 일반적으로 유익한 물질이지만, 농도나 섭취량이 과한 경우, 그리고 약물 복용과 같은 특별한 상황에서는 독으로 작용할 수 있다. 예로 글루코시놀레이트는 높은 농도에서 갑상선에 의한 요오드 흡수를 방해하고 갑상선 호르몬의 분비를 방해하여 대사 장애와 갑상선 비대를 유발하기도 한다. 탄닌 섭취가 과도한 경우에는 단백질과 철의 흡수를 방해한다. 자몽의 쓴맛을 내는 나린진(naringin)과 푸라노쿠머린(furanocoumarin)이라는 성분은 콜레스테롤을 저하시키는 약물이나 항고혈압제, 면역억제제 등과 함께 복용하는 경우 약의 작용에 영향을 미칠 수 있어 주의가 필요하다.

식품 첨가물의 경우 섭취 허용량 등에 대한 가이드라인이 제시되고 있지만, 파이토케미컬의 경우는 어느 정도 섭취하는 것이 적절한지를 평가하기 어렵다. 음식으로 섭취하는 경우 파이토케미컬이 독성을 일으키는 경우는 거의 드물지만 농축된 형태의 즙이나 추출물 형태의 보충제로 복용하는 경우에는 특정 파이토케미컬을 높은 농도로 꾸준히 섭취할 가능성이 크다. 실제로 보충제의 신장 독성, 간 손상, 발암 가능성에 대한 경고는 논문과 사례로 보고되기도 하였다. 그 중 하나는 베타-카로틴(β-carotene)을 보충제로 섭취하였을 때 흡연자들에게서는 오히려 심혈관계 질환으로 인한 사망과 폐암의 가능성을 높인다는 연구 결과가 있다. 또한 최근에는 한 남성이 녹차추출물이 포함된 체중 감량제를 복용한 이후 간부전을 일으킨 사례가 보고되기도 하였다.

보충제가 식품 속 파이토케미컬을 섭취할 수 있는 해결책이 될 수 없다. 파이토케미컬을 가장 완전하게 섭취할 수 있는 방법은 제철 식품을 싱싱한 상태로 먹는 것이며, 다양한 식품에서 여러 항산화물질을 균형 있게 섭취하였을 때 이들이 복합적으로 작용하여 가장 유익한 역할을 한다는 것을 기억하여야 한다.

(출처 : 서울대학교병원)

(4) 식품의 칼라와 파이토케미컬(phytochemical)

세계보건기구(WHO)는 빨강, 노랑, 초록, 검정, 흰색, 이렇게 다섯 가지 색깔의 식물영양소를 매일 바꿔가며 챙겨 먹자는 5Day 운동을 진행했을 만큼 파이토케미컬은 꾸준한 섭취가 필요한 영양소다.

① **빨 강 :** 사과, 토마토, 파프리카, 딸기, 수박, 붉은 고추 등 빨간색 채소나 과일에 들어 있는 대표적인 성분은 **리코펜**이다. 리코펜은 현존하는 생화학 물질 중 활성산소 제거 효과가 가장 강력한 것으로 알려진 성분으로서 노화방지, 심혈관계 질환 개선, 혈당저하 등에 효능이 있다. 특히 리코펜은 암세포의 성장을 돕는 인슐린 유사 성장인자를 강력하게 억제해 폐암, 전립선암, 위암 등을 예방하는 데 도움이 된다. 붉은색을 띠는 채소나 과일에는 대부분 리코펜이 함유되어 있지만 그 양이 적은 편이나, **토마토**에는 리코펜이 풍부해서 주요 공급원으로 꼽힌다.

② **주황 · 노랑 :** 대표적인 주황 · 노란색 식품에는 호박, 당근, 고구마, 바나나, 귤 등이 있다. 이들이 주황 · 노란빛을 띠는 이유는 항산화 영양소인 **베타-카로틴** 성분이 들어 있기 때문이다. 베타-카로틴은 몸속에서 비타민 A로 전환돼 눈을 건강하게 하고, 면역력 향상에 도움을 준다. 백혈구 중 하나인 NK세포의 공격력을 높여 종양세포를 공격하도록 돕는 것도 베타-카로틴의 효능 중 하나이다. 주황 · 노란색을 띠는 식품에는 **제아잔틴, 루테인** 등이 풍부한데, 이런 성분은 특히 눈과 관련된 질병과 피로를 예방하는 데 도움이 된다.

③ **초 록 :** 채소나 과일이 초록색을 띠는 이유는 **클로로필**이라는 성분 때문이다. 클로로필은 빨강, 노랑, 보라 빛을 흡수해서 광합성을 하는데, 이때 녹색 빛은 반사하기 때문에 우리 눈에 녹색으로 보이는 것이다. 대표적 식품으로는 시금치, 브로콜리, 케일, 깻잎 등이 있으며, 초록 채소 · 과일은 간 건강에도 도움을 준다. 클로로필이 간세포 재생에 도움을 주며, 또한 녹색 채소 잎에는 루테인이라는 성분이 들어 있어 백내장 예방 등 눈 건강에 도움을 준다. 브로콜리나 케일 등 십자화과 채소에 풍부한 인돌은 DNA 손상을 억제해 특정 암을 예방하는 기능을 한다.

④ **보 라 :** 보라색이나 자주색을 띠는 채소 · 과일에 풍부한 **안토시아닌**은 보라색뿐 아니라 빨강, 파랑 등 다양한 색으로 자연계에 널리 분포되어 환경 변화나 특성에 따라 색을 띠게 된다. 안토시아닌의 대표적인 건강 효과는 노화방지다. 강력한 항산화 작용을 하는 안토시아닌이 체내에서 활성산소에 의한 세

포손상을 막기 때문이다. 또 혈전이 생기는 것을 막아 혈액순환을 원활하게 하고, 심장질환을 예방하고, 인지능력 향상, 뇌 손상 방지 등 뇌 건강에도 영향을 미친다. 대표적인 보라색 식품에는 포도, 블루베리, 가지 등이 있다.

⑤ **흰 색 :** 양파, 무, 마늘, 생강, 도라지의 공통점은 땅속에 묻혀 있기 때문에 광합성을 하지 못해 흰색을 띠는 것이다. 흰색 계열 채소·과일에는 **알리신**이라는 성분이 들어 있어 콜레스테롤과 혈압을 낮추고, 위암과 심장질환의 발생 위험을 줄이는 데 도움이 된다. 또 세균이나 바이러스에 대한 저항력을 높여 우리 몸을 외부에서 들어온 유해물질로부터 안전하게 지켜준다.

⑥ **검 정 :** 검은색을 띠는 채소·과일에 들어 있는 **클로로겐산**이 당의 흡수를 억제하고 혈당 수치를 안정화해 다이어트 효과를 볼 수 있을 뿐 아니라 당뇨 관리에도 도움이 된다. 폴리페놀의 일종인 클로로겐산이 항산화 작용을 해서 활성산소를 제거하고 암을 유발하는 유해한 물질이 만들어지는 것을 막아 주는 역할을 한다. 검은색 식품에는 메밀, 미역, 김, 다시마와 산소와 만나면 색이 검게 변하는 우엉이나 감자 등 식품도 포함된다.

2. 건강에 좋은 최고의 홈식(食)

건강과 관련하여 어떤 식품을 어떻게 요리해서 먹어야 좋을지를 생각하지 않을 수 없다. 산야 히로마 교수는 좋은 식품이란 자연 그대로이거나 신선한 것이라고 했다. 그런데 오늘날 사람들의 식생활을 보면 신선한 것 그대로 먹기 보다는 공장에서 가공했거나 음식점에서 요리한 식품을 먹는 경우가 훨씬 더 많고, 그러한 식품에 입맛이 더 익숙해져 있다.

식재료 대부분은 건강을 위한 요리를 하면 입맛에 맞지 않을 수 있고, 입맛에 맞춰서 요리를 하면 입은 즐겁지만 건강에는 부정적일 수 있다. 그리고 식품은 처리하는 온도와 시간이 맛과 성분에 많은 영향을 미친다. 추천하는 홈식(食) 조리방법은 건강적인 면을 최대한 고려했다.

2.1 혼합 통곡물 밥의 효능 및 밥 짓기

우리나라 전통 곡물인 현미, 수수, 팥, 약콩(쥐눈이콩)과 땅콩을 혼합한 통곡물밥을 주식으로 하면 건강 증진에 매우 도움이 될 것이다. 통곡물은 장수에 도움이 되기 때문에 통곡물을 많이 먹는 노인들은 그렇지 않은 노인들에 비해 더 오래 산다는 연구결과가 있다. 미국 하버드대 의과대학 연구팀이 1990년대 중반부터 2009년까지 미국인 37만 명을 추적 조사한 결과 정제된 탄수화물 대신 통곡을 많이 먹은 사람들은 수명이 늘어났다고 했다. 영국 에버든대학 프랭크티에스 교수팀의 연구에서도 통곡물의 비타민 B와 비타민 D가 혈압을 낮추고 혈관을 튼튼하게 하며, 통곡물의 식이섬유는 콜레스테롤과 지방의 체내 흡수를 막아 콜레스테롤 수치를 낮추기 때문에 고혈압약을 복용하는 것과 같은 효과가 있고, 심근경색과 뇌졸중 발생률도 각각 15%, 25% 줄었다고 했다.

통곡물 밥의 주 통곡물으로는 벼와 수수, 땅콩의 겉껍질을 제거한 현미, 수수쌀, 땅콩과 약콩, 붉은팥이다. 혼합은 현미 2, 수수 1, 약콩 1, 팥 1/2, 땅콩 1/2로 했다. 통곡물 밥은 각 통곡의 주요 성분 및 기능성 성분을 모두 함유하므로 대사증후군의 예방 및 관리에 매우 효과적인 밥 중의 밥이다. 통곡물의 현미, 수수, 쥐눈이콩, 붉은팥, 땅콩 등 각 통곡물의 영양적 특성은 다음과 같다.

① **현 미 :** 백미에 비해 지방, 단백질, 비타민 B_1(0.34mg), B_2(0.07mg), 비타민 E(1.70mg)가 풍부하다. 동맥경화증을 예방해주는 비타민 E는 1.90mg으로 백미보다 평균 0.8mg 더 많다. LDL-콜레스테롤을 감소시키는 베타-시토스테롤이 백미보다 현미(50mg)가 5배가량 더 많다. 암세포 분화를 억제하는 피트산도 현미에 평균 0.8g으로 백미(0.3g)보다 많다. 피트산은 과잉 섭취된 칼슘의 흡수를 막아서 결석을 예방하는 기능이 있다. 식이섬유(330g)는 인체에는 흡수되지 않고 과다한 각종 영양소의 장내 흡수를 늦춰줌으로써 칼로리 섭취를 억제하고, 장벽을 자극해 변비를 예방한다. 그리고 체내 콜레스테롤을 정상화시켜 성인병의 예방과 치료에 효능이 있다. 현미의 당 지수는 60～69%로 백미 70～79%에 비해 더 낮다.

② **수 수 :** 수수에는 폴리페놀 239.8㎍ GAE /100㎖, 탄닌 218.7㎍ TAE, 항산화활성도 1720.2㎍ TAE로 혈당과 콜레스테롤을 낮추고 항산화 활성 효능이 크다. LDL-콜레스테롤 함량을 현저히 감소시키면서도 HDL-콜레스테롤은 크게 변화시키지는 않는다. 글루코스와 인슐린에 관여하여 고혈당증 예방과 함께 혈전생성을 억제하는 효능이 있다. 또한 동맥경화나 고혈압 등을 일으키는 콜레스테롤의 흡수를 억제하는 효과가 있다.

③ **붉은팥 :** 팥은 당질(56%), 단백질(21%)이 주성분이고 비타민 A, 비타민 B_1 · B_2, 엽산, 칼륨, 인, 철, 섬유질 등을 함유하고 있다. 우유보다 단백질이 6배, 철분이 117배, 니아신(비타민 B_3)은 23배가 많으며 심장, 간, 혈관 등에 지방 축적을 억제시키는 기능이 있다. 프로안토시아닌을 250mg/100g 함유하고, 항

산화 활성은 비타민 C의 50배, 비타민 E의 20배 정도 효능이 있다. 티아민(B_1)은 곡류 중 가장 많이 함유(0.54mg /100g)하고, 비타민 B_1 부족 시 보충하는 데 특히 유익하다. 티아민은 탄수화물 대사에 관여하여 신체에 활력을 주고, 피로를 풀어준다. 팥에는 인삼의 사포닌 성분이 많이 있다. 사포닌은 당뇨, 심장질환 등 성인병을 예방하고 콜레스테롤 수치를 낮추는 역할을 한다.

④ **약콩(쥐눈이콩) :** 검은 콩의 껍질에는 대두의 껍질에 없는 항암물질인 글리시테인이 500㎍ /g 이상 함유하고 있다. 아이소플라본 성분이 일반 콩보다 5～6배 더 많다. 아르기닌 성분은 정자수를 증가시키고 정력을 향상시켜 주는 기능이 있다. 약콩의 가용성 식이섬유는 위·장관에서 포도당을 천천히 흡수하게 함으로써 당뇨병 예방에 효능이 있다. 리놀산은 콜레스테롤을 배출시키고, 혈관을 유연하게 하기 때문에 고혈압, 심장병, 동맥경화, 뇌졸중과 같은 성인병 예방에 효능이 있다. 약콩에 함유되어 있는 폴리포스페이트(polyphosphate)는 자외선에 의한 피부 노화를 억제하는 기능이 있다. 코린과 사포닌 성분은 지방간에 효능이 있다.

⑤ **땅 콩 :** 땅콩과 같은 견과류에 많이 들어 있는 리놀렌산과 같은 불포화지방산은 동맥경화증을 예방한다. 비타민 E가 풍부하여 노화억제 및 항암효과를 갖는데 일주일에 2～4회 이상 먹어야 효과가 있으며, 땅콩 알로는 25알 정도의 양이다. 최근 하버드 베스와 이스라엘 디콘니스 병원(BIDMC)은 견과류는 고지방, 고칼로리를 함유하고 있지만, 지방이 없는 탄수화물 식품과는 달리 포만감을 주기 때문에 체중감량을 도와준다는 것이다.

하버드 보건대학원 연구에 의하면, 주 5회 이상 견과류를 먹을 경우 심장마비 발생률이 35%가량 적게 나타났다고 했다. 땅콩은 속껍질(붉은색 껍질)째 먹는 것이 속껍질을 벗기고 먹는 것보다 항산화 물질이 4배 이상 많다고 한다. 땅콩 같은 견과류를 섭취하면 그렇지 않은 사람들에 비해 심장관련 질병이나 당뇨병의 발생 확률이 더 낮다고 한다. 2010년 5월 10일 내과학회지에 실린 한 연구의 실험결과에 의하면 하루에 70g의 견과류를 섭취하면 혈액 0.1리터당 약 10mg 정도의 해로운 저밀도지단백질(LDL) 콜레스테롤이 감소한다고 한다. 단백질 함유량은 25.4g으로 최고다.

지질의 지방산 조성 비율은 동맥경화 예방에 효과를 발휘하는 올레인산이 40～50%, 리놀레인산이 30～40%로 혈중 콜레스테롤 억제작용을 기대할 수 있다. 혼합 통곡물로 밥을 지을 때에는 밥물을 혼합 통곡물량의 약 1.5배로 한다. 밥 짓는 조리방법은 혼합 통곡물을 씻은 다음에 불려서 짓는 방법과 불리지 않고 곧 바로 밥을 짓는 방법이 있다. 불리지 않고 밥을 지을 때에는 뜸 들이는 시간을 좀 더 길게 한다.

2.2 무가당 요구르트 만들기

일반 가정에서 요구르트를 손쉽게 만들어 먹는 방법으로 먼저 시중에서 판매하는 우유를 사서 끓인다(완전 멸균상태). 시판용 우유에는 세균과 대장균이 법적으로 허용되는 기준치가 있기 때문에 멸균처리 하여 무균상태로 해야 한다. 멸균처리 하지 않고 발효시키면 유산균 증식과 함께 유해세균도 증식하여 요구르트의 저장기간이 짧아질 수 있고 오염 균으로 인해 유해물질이 생성될 수 있다.

우유가 끓어오르면 불을 끄고 40℃까지 식혀서 유산균을 넣는다. 발효온도는 38~40℃로 한다. 처음 요구르트를 만들 때는 판매용 일반요구르트를 한두 개 넣고 그 이후에는 만든 요구르트를 소량(50mℓ) 냉동보관 하였다가 이용하면 된다. 유산균을 넣고 잘 섞은 다음에 따뜻한 방바닥에 놓고 이불을 덮어 약 2시간이 지나면 발효가 끝난다. 발효시간은 발효온도에 따라서 다른데 38℃에서는 2시간이면 발효가 끝난다.

발효가 끝나면 냉장고에 넣어두고 먹는다. 당 첨가는 먹는 사람의 기호에 따라서 먹을 때 첨가하면 된다. 한번 만든 요구르트는 냉장고에서 10일 정도 보관해도 안전하다. 최적의 발효상태를 알아보는 방법으로는 요구르트의 유동성으로 판단하는데 유동성이 없을 때가 최적의 발효상태가 된다. 이 상태에서 더 지나면 요구르트에서 훼이(Whey, 유청)가 생기게 된다.

홈 요구르트를 만들 때 가장 중요한 포인트는 멸균처리와 발효온도다. 시중 유통 우유로 만들 때 우유는 반드시 멸균처리를 한다. 방법은 우유가 끓어오를 때까지 끓인다. 그리고 유산균을 넣을 때는 우유의 온도가 약 40℃되었을 때 넣고 발효 용기 크기는 1ℓ(1000mℓ) 정도 되는 것으로 덮개가 있는 스테인리스 통으로 한다. 2ℓ정도의 우유를 통 하나에 담아 발효시키면 용기가 너무 커서 온도가 올라가고 떨어지는데 시간이 지연되어 요구르트 커드가 잘 형성되지 않거나 요구르트에서 훼이가 생겨 나오게 된다.

영양 강화 홈 요구르트 우유의 단백질 함량은 약 4% 정도다. 단백질을 보강하기 위해서는 우유를 살균처리 하기 전에 계란을 넣어 만들면 요구르트의 단백질 함량이 증가된다. 또한 발효 전에 당을 첨가시키면 유산발효가 더욱 활발하게 진행되기 때문에 더 상큼한 맛의 요구르트를 만들 수 있다.

2.3 무염청국장 만들기

청국장 제조는 콩 선별 → 콩 불리기 → 콩 삶기 → 균 접종 및 발효 → 포장 순서로 한다.

① 콩을 선별한다(1회 용량, 4～5kg).
② 콩을 잘 세척한다.
③ 콩 양의 2～3배 정도 생수를 붓고 하루 정도 충분히 불린다.
④ 콩을 압력밥솥에 넣고 물을 1컵 정도 넣는다.
⑤ 콩 삶는 가스불의 세기는 중간 이하로 한다(불세기는 가스 나오는 소리가 나지 않는 상태에서 조금 더 줄인다)
⑥ 삶는 시간은 솥의 압력 밸브에서 소리가 나는 시점에서 10분(5분은 처음 불의 세기, 5분은 불의세기를 더 약하게) 정도 삶는다(삶는 콩의 색이 황갈색 빛이 된다).
⑦ 삶은 콩이 40℃ 이하 될 때 발효시킬 용기에 담는다. 이 때 짚을 넣는다. 용기는 공기가 잘 통하는 대바구니가 좋다.
⑧ 발효온도는 38℃로 한다(온도가 높으면 수분이 증발되어 발효가 잘 안 된다).
⑨ 발효시간은 60～70시간(약 3일 정도)이면 발효가 완료된다.
⑩ 소금은 2% 정도 넣을 수 있으나 무염청국장으로 먹을 때는 넣지 않는다(마늘, 고추 등 향신료를 넣는다). 용기에 담아서 냉장고에 보관하고 장기간 보관할 것은 냉동실에 저장한다.

※ 홈 청국장 만들 때 가장 주의하여야 할 점

미생물이 잘 증식하려면 온도, 습도, 필요한 영양물질이다. 배양실이 없을 때 가장 주의하여야 할 것은 온도와 습도다. 미생물은 40℃ 전・후의 온도에서 증식을 잘 한다. 특히 삶은 콩을 식히지 않고 뜨거운 상태에서 짚을 넣으면 짚에 있는 균이 사멸되어 발효가 잘 안될 수 있다. 그리고 홈 제조 시 특히 주의할 점은 위생 상태로 유해균이 유입되지 않도록 전 과정에 걸쳐 위생관리를 철저히 하도록 한다.

가정에서 청국장을 잘 만들려면 다음과 같은 점에 주의를 한다.

① 콩을 충분히 불릴 것(1일 정도)
② 약한 불에서 삶은 시간을 가급적 길게 하면 콩이 뭉개질 정도로 충분히 삶아지고 콩 색깔이 황갈색을 띄고 단맛이 난다(삶는 시간 약 80분).
③ 청국장 균은 호기성이므로 공기가 잘 통하는 대바구니나 짚으로 만든 바구니

를 사용할 것.

④ 삶은 콩의 온도가 45℃ 이하일 때 짚을 넣을 것.

⑤ 발효 온도는 38℃로 맞출 것(전기장판, 돌침대 활용).

⑥ 균이 잘 번식할 수 있도록 수분이 충분히 유지되도록 할 것. 온도가 높으면 수분이 증발되어 발효가 잘 안 되며, 발효 중 콩이 마른다.

⑦ 전 과정 위생관리를 철저히 한다.

※ 발아 청국장 만들기

콩을 발아시켜서 청국장을 만들 수 있다. 발아 청국장은 일반 청국장에 비교 소화흡수가 더 잘될 수 있다. 모든 씨앗은 발아 시에 저장 유기체가 효소에 의해 분해 작용이 일어나기 때문이다. 발아시키는 방법은 콩을 1일 불린 다음 콩을 건져서 물이 빠지는 용기에 담아 1일 수회 물을 분무해 준다(원예용 조로 이용). 약 3일 정도 지나면 발아되어 뿌리가 1～2cm 크기로 자란다. 이 상태에서 콩 삶기를 한다. 단 발아 콩은 콩에서 껍질이 벗겨지는 경우가 있다.

2.4 현미 콩죽 만들기

콩과 현미가 건강식품이라는 것은 기 알려진 사실이라 이용방법도 다양하게 시도되고 있으며, 그 한 방법으로 콩과 현미를 활용 하여 죽을 만들면 건강 홈 식품으로 매우 좋다. 위에 부담도 적고 소화에도 긍정적이며 가볍게 한 끼 먹는 노인의 식사로는 최고다. 콩죽으로서 현미의 미각저하를 보완하여 당근, 시금치 양파, 늙은 호박 등 채소를 부재료로 활용하면 맛도 좋고, 죽이 더 부드러워진다. 무엇보다도 콩과 현미가 건강에 매우 유익함을 고려하면 노약자 식사로도 활용할 만하다.

현미 콩죽을 만들려면 먼저 콩을 충분히 불려서 압력 밥솥에서 삶는다. 삶은 콩은 믹서기로 곱게 갈고 물에 불린 현미를 분쇄하여 콩물과 같이 끓인다. 이 때 양파를 갈아서 넣으면 양파가 죽의 단맛을 가미시켜서 더 맛이 나는 죽이 된다. 야채는 마지막 단계에 넣어 10분 정도 더 끓인다. 죽을 끓이는 불의 세기는 중간 이하로 하여 처리하는 시간을 길게 하는 것이 탄수화물의 호화・당화가 일어나 죽은 구수하고 단맛이 나며, 연한 황색을 띠게 된다.

2.5 호박죽 만들기

늙은 호박의 황색 과육에는 풍부한 β-카로틴과 비타민 B_1, B_{12}, C 등을 함유하고 있어 폐암, 위암, 식도암, 후두암 등에 효과가 있는 건강 영양식품이다. 호박죽으로 한 끼 식사를 하려면 호박에는 단백질 함량이 부족하기 때문에 단백질 식재료를 넣어야 한다. 단백질 식재료로는 생 강낭콩 또는 건조 강낭콩이 좋다. 마른 강낭콩을 넣을 때에는 미리 물에 불려놓고 준비한 호박은 껍질을 벗기고 씨를 제거한 후 필요한 양만큼 압력솥에서 삶는다. 강낭콩과 현미를 호박 양의 각각 1/4씩 넣고 같이 삶는다.

압력솥의 밸브 돌아가는 소리가 나면 1~2분 후에 불을 끄고, 만약 현미 대신 현미 누룽지로 호박죽을 만들려면 호박을 삶은 후 끓일 때 넣는다. 적당량의 양파를 잘게 썰어서 넣고 물을 부는 다음 30분 정도 약한 불로 끓인다. 죽이 솥의 바닥에 눌어붙지 않도록 서서히 저어준다. 죽의 맛은 가열온도와 시간이 결정하기 때문에 중간 세기의 불(70~80℃)에서 약 1시간 정도로 끓어야 죽이 구수한 맛이 나며 단맛도 증가된다.

2.6 팥죽 만들기

팥의 껍질에는 강력한 항산화 성분인 안토시아닌이 250mg(100g)으로 블루벨리보다도 더 많이 들어 있다. 안토시안은 시신경의 피로를 회복시켜 주고 뇌, 혈관, 간에 지방이 쌓이는 것을 막아 혈액순환을 좋게 한다. 팥은 탄수화물(56%)과 단백질(21%)이 주성분이고 비타민 A, 비타민 B_1, B_2, 엽산, 칼륨, 인, 철, 섬유질 등을 함유하고 있다. 팥에는 탄수화물 대사에 관여하여 신체에 활력을 주고, 피로를 풀어주는 티아민(비타민 B_1)이 곡류 중에 가장 많이 함유(0.54mg/100g)하고 있으며, 비타민 B_1을 보충할 수 있는 좋은 식품이다.

팥은 우유보다 단백질이 6배, 철분이 117배, 니아신(비타민 B_3)은 23배가 많으며, 심장, 간, 혈관 등 지방 축적을 막아주는 효능이 있다. 팥에서 주목할 만한 영양소는 **엽산**인데, 동맥경화의 원인이 되는 호모시스테인이라는 아미노산을 낮추는 역할을 하기 때문에 팥을 많이 먹으면 관상동맥 질환이나 뇌혈관 질환 등의 위험을 줄일 수 있다. 탄수화물 중 34%를 차지하는 전분은 삶아도 점성이 없어 가공하기 좋고, 식후 포만감을 주기 때문에 다이어트 식품으로도 적합하다. 팥은 훌륭한 건강기능성 식품으로 팥죽을 한 끼 주식으로 하기에도 영양상 부족함이 없는 식품이다.

팥죽을 끓이려면 먼저 팥을 물에 담가 충분히 불린다. 불린 팥을 압력밥솥에서 삶아 분쇄기로 간다. 껍질 때문에 팥죽의 부드러운 식감이 떨어질 수 있지만 껍질에는 항산화 성분이 많으므로 그대로 하는 것이 팥죽의 건강 효능 면에서는 더 좋다. 팥물을 적당히 잡아 현미 누룽지(현미)를 팥 양의 1/2정도 넣고 약 30분간 중간 정도의 가스불로 끓인다. 팥죽의 농축정도를 확인해서 요리를 마무리 한다.

2.7 계란 삶기 및 반숙 만들기

계란은 완전식품이고 영양 덩어리다. 소화흡수도 거의 100%에 이른다. 다만 난황(노른자)에는 콜로스테롤이 많아서 다소 문제가 되지만 그 외는 소화흡수 면에서도 계란만큼 좋은 식품은 지구상에 없다. 특히 성장 중인 어린아이의 경우 1일 1개씩 먹도록 하면 두뇌 발달에 아주 좋다. 난황에 콜레스테롤이 많아 계란 섭취를 꺼리지만 콜레스테롤 문제는 혈중 콜레스테롤이 높은 사람에게서만 고려될 뿐이다.

계란을 익혀서 먹어야 하는 이유는 생란으로 먹을 때 난각의 오염물도 문제가 되고 또한 흰자에 함유된 Abidin이 biotin과 결합하여 biotin을 불활성으로 만들고 있기 때문이다. 계란을 열처리하면 Abidin의 활성이 억제된다.

집에서 계란을 삶아 먹을 때 껍질 벗겨짐, 난백, 난황의 단단함을 고려하여 맛있게 삶으려면 먼저 삶을 계란을 용기에 넣고 찬물을 계란이 잠길 정도로 충분히 붓는다. 가스불 세기를 중간 정도로 하여 삶는다. 용기의 물이 보글보글 끓기 시작하면 불을 즉시 끈다. 불을 끈 후 15분 후에 찬물로 계란을 빨리 식혀서 껍질을 벗기면 된다.

계란 반숙은 프라이팬에 기름을 충분히 바르고 칼로 계란 타원형 중간을 살살 두드리면 절반으로 쪼개진다. 노른자가 깨지지 않도록 프라이팬에 붓고 흰자가 굳어지고 노른자가 굳기 시작하면 뒤집는다. 노른자가 약 1/3 정도 굳으면 꺼낸다. 반숙의 목적은 계란의 흰자는 열처리하고, 노른자는 날 것으로 먹는데 있다.

2.8 수육(돼지고기, 소고기) 만들기

닭고기 가슴살 또는 돼지고기 햄 부위 살(뒷다리 살)은 최고의 단백질 식품이다. 특히 육의 철분은 소화흡수가 잘된다. 이들 부위 육을 건강식으로 이용하고자 할 때에는 육을 한입 크기로 잘라서 향신료(양파, 파, 생강, 마늘 등)와 함께 70~80℃에서 10~20분 정도 익혀서 먹는다. 만약 소금을 넣어 맛을 내려면 소금은 재료의 1.8%를 첨가한다. 육이 200g일 때 첨가 소금 양은 3.6g가 된다. 이 부위의 살은 지방함량이 5% 내외고, 단백질 함량은 20% 이상이며, 콜레스테롤은 일반 고기보다도 훨씬 적다.

육류를 조리할 때에는 고기의 숙성도가 육의 맛을 좌우하기 때문이 숙성 정도가 80% 진행된 상태에서 하는 것이 고기의 맛을 즐길 수 있다. 숙성도를 관능적으로 알아보는 방법은 고기를 손가락으로 눌렀을 때 들어간 자국이 그대로 남아 있으면 숙성이 된 상태다. 이때 조리하면 고기의 맛이 가장 좋다.

2.9 콩나물 닭고기탕

콩나물 닭고기탕 조리 식재료는 콩나물, 닭 가슴살, 버섯(표고버섯 또는 느타리버섯), 두부, 양파, 대파, 청양고추, 마늘 등이다. 닭 가슴살은 미리 삶아서 잘게 찢어서 멸치, 다시마, 무 등으로 만든 피클(육수)에 느타리버섯, 양파, 대파와 함께 넣어 양파의 형태가 뭉개질 정도로 충분히 삶는다. 국물이 양파에 의해 단맛이 나기 때문에 간을 하지 않아도 먹을 수 있다. 두부를 김밥소시지 모양으로 썰어 콩나물과 함께 넣어 약 10분간 더 가열한다. 이때 가열온도(약 80℃)는 콩나물이 익을 정도로 한다.

콩나물에는 비타민 C(12mg), 비타민 A와 식이섬유소(2.5g/100g)가 풍부하다. 콩나물의 단백질은 콩 단백질보다 더 소화흡수가 잘 된다. 콩 발아 시 효소에 의해 분해가 되었기 때문이다. 콩나물의 식이섬유는 장을 건강하게 하는 효과가 있다. 특히 콩나물에 들어 있는 아스파라긴산이 독성이 강한 알코올의 대사산화물(알데하이드)을 제거함으로써 숙취에 좋다는 연구보고가 있다. 또한 콩나물에는 뇌세포에 산소공급을 활발히 하는 성분이 들어있어 뇌의 활성과 영양공급을 증대시켜 뇌의 기능을 향상시킨다고 한다.

버섯은 식이섬유소가 풍부하여 혈액의 콜레스테롤을 낮추고, 당뇨병에도 효능이 있다. 버섯에 들어있는 베타글루칸 성분은 인터페론을 생성하여 면역증강과 항암작용에 기여하는 것으로 알려져 있다. 닭 가슴살은 고단백질 육이고, 상대적으로 지방양은 적다. 단백질은 아미노산이 균형을 이루고 있어 우수한 단백질이다.

콩나물 닭고기탕으로 한 끼 식사를 할 때는 현미나 현미누룽지를 콩나물과 함께 넣어 끓인다. 이러한 콩나물 닭고기탕은 영양성분이 균형을 이룬 웰빙 건강식품이다. 1인분을 기준으로 콩나물 100g, 닭가슴살, 버섯, 두부를 각각 50g, 양파 적은 것으로 1/2 비율로 하면 된다.

V. 건강관련 3대 식품첨가제 및 베드식품

1. 3대 식품 첨가제

설탕과 소금, 조미료는 약방에 감초처럼 식품요리에 두루 사용하는 식품 첨가제이다. 적절이 사용하면 음식은 맛도 있고 건강을 위협하지 않으나 지나치게 많이 사용하면 많이 섭취하게 되어 건강에 부정적인 영향을 미친다. 특히 화학조미료는 식품의 감칠맛을 내는 데는 더할 나위 없이 좋지만 이 또한 화학적 합성반응으로 만들어졌기 때문에 건강에는 유익하다고 할 수 없다.

1.1 설 탕

단맛을 선호하는 것은 인간의 본능이다. 인류학자들은 자연에서 식량을 찾았던 원시인들에게 단맛이 있는 음식은 대부분 먹어도 좋다는 사인으로 해석됐을 것이라고 설명하기도 한다. 그러나 지나친 단맛 사랑은 건강을 해친다. 특히 감미료의 대명사인 설탕은 소금, 밀가루와 함께 피해야 할 3백(白) 식품으로 꼽히는 건강의 적으로 인식되고 있다.

세계보건기구(WHO)는 설탕을 비만의 주범으로 지목하며, 하루 50g이던 권장 섭취량을 25g으로 낮추도록 권고했다. 우리나라 사람들의 당류 섭취량은 평균 50~70g이다. 콜라 한 캔만 마셔도 25g은 훌쩍 넘는다. 커피믹스 한 개에도 약 6g의 설탕이 들어 있다. 미국 식품의약국(FDA)은 가공식품의 설탕 함량 표기를 의무화하도록 했다. 세계 최대의 설탕 소비국 중 하나이자 비만문제로 골머리를 앓는 멕시코는 작년 9월 설탕세(稅)를 도입하기도 했다. 건강 음료로 알고 있는 두유 대부분은 제조·가공 과정에서 식품첨가물, 설탕 등을 넣어 맛을 낸 가공 음료이다.

설탕 자체가 나쁜 음식은 아니다. 설탕은 과당과 포도당이 한 분자씩 결합된 형태로 들어 있는 탄수화물의 일종인데, 섭취 후 빠르게 에너지원으로 전환될 수 있기 때문에 운동 후 피로회복에 좋다. 단맛은 스트레스 해소에도 도움이 된다. 그러나 설탕의 과잉섭취로 나타날 수 있는 문제는 비만, 고지혈증, 당뇨, 충치 등 다양하다. 비만, 고지혈증은 모두 설탕 섭취 후 급격히 증가하는 인슐린 기능 때문에 발생한다. 인슐린은 포도당을 체지방으로 바꿔주는 역할을 하기 때문에 설탕을 많이 먹으면 살이 쪄서 비만이 되거나 혈액 중에 지질농도가 높아지게 된다.

당뇨의 경우 달게 먹는 것이 직접적으로 발병의 원인이 되지는 않지만, 일단 당뇨가 발생하면 설탕 섭취는 당뇨를 급격하게 악화시킬 수 있으므로 더욱 주의가 필요하다. 설탕이 충치를 유발하는 이유는 충치 유발 세균의 먹이가 되기 때문이다. 설탕의 지나친 섭취가 건강상에 큰 문제를 일으키는 이유는 중독성 때문이다. 평소 설탕을 많이 섭취하는 사람은 시간이 흐를수록 점점 더 달게 먹게 되는 경향을 보이곤 한다. 단것을 계속 먹으면 맛의 역치(閾値)가 증가한다. 맛의 역치란 쓴맛을 쓰다 느끼고, 짠맛을 짜다 느끼고, 단맛을 달다고 느낄 수 있는 최저농도를 말한다. 단맛에 중독된 사람은 어지간히 달지 않으면 달다고 느끼지 못하게 된다.

시중에서 판매되는 황설탕이나 흑설탕은 모두 정제당으로, 맛이나 향에 차이가 있을 뿐 영양이나 건강상 이점은 하나도 없다. 최근 우리 음식은 지나치게 단맛이 강해지고 있다. 불고기 양념도 달착지근하고, 생선조림도 달콤하다. 원래는 달지 않았던 전통 떡들도 이제는 달콤함이 대세다. 대표적인 감미료인 설탕이 그만큼 흔해졌기 때문이기도 하지만 가정 내에서의 식사보다 외식이 더 많아지면서 생겨난 현상이라고 볼 수 있다. 판매를 목적으로 만드는 음식들을 소비자들의 선택을 받기 위해 보다 더 자극적인 맛을 추구한다. 특히 단맛은 대부분의 사람이 선호하는 맛이기 때문에 음식은 점점 더 경쟁적으로 달게 된다. 수정과나 식혜 등의 전통음료 역시 지나치게 설탕을 많이 넣어 단맛이 매우 강하고, 각종 과실주 역시 다량의 설탕을 넣어 만들기 때문에 술마저도 달콤하다.

건강을 생각해서 설탕 대신 각종 효소액을 만들어 요리한다는 사람들이 많은데, 실제로 효소 발효는 하나도 일어나지 않고 고농도의 설탕물에 약초나 과일의 성분이 일부 녹아서 나올 뿐이다. 효소액이 아니라 당 침출액이라 부르는 것이 더 적절하다. 효소액에 들어간 설탕은 분해돼 독성이 없어진다는 것 또한 전혀 근거가 없는 것이다. 실제로 설탕 분자는 그대로 남아 있다. 백설탕 대신 황설탕이나 흑설탕을 쓰는 것 역시 아무런 의미가 없다. 우리나라에서 판매되는 황설탕이나 흑설탕은 모두 정제당이다. 단지 오랜 가열로 갈변(갈색으로 변함)된 것으로 맛이나 향에 차이가 있을 뿐 영양이나 건강상 이점이 하나도 없다. 점점 더 달아 지는 우리의 입맛에 이제 브레이크를 걸어야 한다. 농축되고, 추출되고, 정제된 강렬한 단맛이 우리의 건강을 해치기 전에 자연 고유의 단맛을 찾아 되돌아가야 한다.

▣ 건강과 당(설탕) 섭취

18세기에 설탕은 부자들만 먹을 수 있는 사치품이었다. 매우 비싼 물품이었기 때문에 자물쇠가 달린 설탕 보관함이 등장했다고도 한다. 그러나 지금 설탕은 가장 저렴한 감미료 중 하나이고, 우리는 설탕의 단맛에 익숙해져 있다. 단맛을 맛보면 우리의 뇌에서는 행복감과 긴장완화 등을 느끼게 해주는 세로토닌과 순간적인 쾌감과 행복감을 느끼게 해주는 도파민이 분비된다. 이러한 기분을 느끼고 싶다는 충동이 반복되면서 단 음식을 찾는 습관이 생기고, 심한 경우에는 설탕중독에 빠지게 되고 만다.

일반적으로 식사 후 혈당이 올라가면 식욕중추에서 신호를 받아 식욕을 억제하는 호르몬의 분비가 늘어나면서 그만 먹으라는 신호를 보내게 된다. 하지만 당은 대사 과정이 다르기 때문에 식욕억제가 잘 되지 않아 과도하게 섭취하게 된다. 또한 체내에서 지방합성을 촉진하여 내장 지방양이 증가하게 된다. 이는 또 다시 우리 몸의 식욕조절 호르몬의 역할을 방해하여 결국 악순환이 반복되는 셈이다. 한편으로는 당 함량이 높은 식품을 섭취하면 혈당을 낮추기 위해 인슐린 과다분비가 일어난다. 하지만 급격한 혈당저하로 우리 몸은 다시 혈당을 올리기 위해 단 음식을 찾게 되고 이로 인해 고혈당과 저혈당을 반복하는 사이클이 계속 되기도 한다.

당류의 과잉 섭취로 인해 암, 비만, 대사증후군, 당뇨병, 비알콜성 지방간 등의 위험도가 증가된다는 연구들이 연이어 발표되고 있다. 특히 음료 및 가공식품 등에 포함된 과당을 매일 25g 섭취했을 때 췌장암 발생 위험도는 22%가 높아진다고 보고되었다. 2014년 세계보건기구(WHO)에서는 당 섭취 권장량을 1일 섭취 열량(2000kcal 기준)의 5%로 25g 미만을 권장량으로 하고 있다. 미국 캘리포니아 주에서는「당류 첨가 음료에 당이 첨가된 음료는 비만, 당뇨병, 충치를 유발할 수 있다」라는 경고 문구를 표시하고 있다. 멕시코, 프랑스 및 여러 유럽 국가에서는 '설탕세'라는 세금을 부과하고 있으며, 영국에서도 2018년부터 도입 예정이다. 우리나라에서도 2020년까지 당류 섭취 줄이기 정책을 추진할 계획이라고 한다.

2016년 식품의약안전처 발표 자료에 의하면 전체 국민 총 당류 섭취량과 가공식품을 통한 당류 섭취량은 식품의약안전처에서 권고한 총 섭취 열량 대비 10% 이내지만 지속적으로 증가하는 추세이며, 특히 어린이・청소년・청년층(3～29세)의 경우 가공식품을 통한 당류 섭취량은 식품의약안전처 권고량을 초과한 것으로 나타나고 있다. 세계보건기구(WHO) 권고량인 총 섭취 열량 대비 5% 미만인 1일 25g 미만(2000 kcal) 기준을 훨씬 넘는 양이다. 우리가 1일 3끼 반찬이 골고루 곁들여진 식사를 했을 때 반찬으로 섭취하는 당류의 양은 1일 약 20g 내외이다. 만약 식사 외에 당류가 포함된 음료나 가공식품을 1일 1회라도 섭취하면 권고량을 넘게 된다. 따라서 당류 섭취를 줄이기 위해서는 당 섭취의 주원인인 음료를 가능한 한 적게 마시는 것이 좋다.

〈식생활에서 당 섭취 줄이기 방법〉

① 당분이 포함된 음료는 가능한 한 적게 먹는다.
② 덜 달게 먹는 식습관, 조리 시 당 사용량을 줄인다.
③ 외식 시 채소반찬이 곁들여진 식사를 한다.
④ 당 간식 식품(빵, 과자류, 아이스크림, 사탕 등) 섭취 횟수를 주 1～2회 미만으로 줄인다.
⑤ 식품 구매 시 당 함량을 확인한다.
⑥ 식품(양파, 사과, 무, 파인애플, 고구마, 단호박)의 당 성분을 활용한다.

1.2 소 금

소금은 일상생활 및 식생활에 없어서는 안 되는 매우 중요한 광물질이지만, 나트륨의 과대 섭취는 성인병을 비롯하여 위암을 일으키는 요인이기도 하다. 세계보건기구(WHO)의 하루 나트륨 섭취 권장량은 2000mg(소금 5g)이지만, 한국인의 하루 나트륨 섭취량은 4900mg으로 소금 12.5g에 달한다. 식약청에 따르면 음식의 나트륨 함유량은 칼국수 2900mg, 가락국수(우동)와 라면 2100mg, 물냉면 1800mg, 된장찌개 950mg, 참치김치찌개 900mg, 배추된장국 750mg, 배추김치 10조각(100g) 1000mg, 김밥 한 줄 650mg, 멸치볶음(15g) 650mg, 피자 한 조각(200g) 1300mg, 햄 3조각(60g) 800mg, 롤케이크 2조각 500mg 포함하고 있다고 한다.

전문의(醫)들은 나트륨의 과다섭취는 혈액순환을 방해하고, 염분이 과다 섭취됨으로써 비만을 유발시킬 수 있기 때문에 단순히 비만을 예방하는 차원이 아니라 몸의 건강과 성인병을 예방하기 위해서는 음식의 영양성분표, 특히 나트륨 함량을 확인하고 섭취하는 습관이 필요하다. 나트륨의 과잉섭취는 건강을 해치는 요인일 뿐만 아니라 암을 비롯하여 각종 질환 유발에 원인이 되므로 암 및 질환을 예방하거나 건강한 생활을 하려면 적정량을 섭취하는 식습관이어야 한다고 한다. 그러나 오늘날 일반 가정의 식탁에 차려진 식품메뉴를 보면 밥을 제외하고는 대부분의 식품에 염분을 포함하고 있다. 그 중 나트륨 함량이 많은 식품으로는 김치, 국, 탕, 찌개, 장아찌 등이고, 그 외 반찬 대부분도 염분을 첨가하여 조리되어 있다. 이러한 식사메뉴로는 한 끼 식사만으로도 나트륨을 과다 섭취하게 된다.

염분 섭취를 줄이려면 식품을 조리할 때부터 소금을 적게 사용하여야 하지만, 이에 앞서 식사하는 사람 혀의 짠맛 수준을 대폭 낮추어야 식품에 염분첨가를 줄일 수 있고, 나트륨 섭취량도 줄이게 된다. 인간이 소금을 이용하게 된 계기는 식품의 저장수단으로서 이용하게된 것으로부터이다. 저장 수단으로서의 소금 사용은 자연히 염장식품을 많이 먹게 되고, 혀가 짠 식품에 익숙하게 된 식습관이 식품의 저장수단이 소금에서 냉장으로 바꾸어진 오늘날에도 소금섭취를 쉽게 줄이지 못하는 습관으로 되었다.

인간의 기본 미각은 단맛, 신맛, 짠맛, 쓴맛, 감칠맛으로 혀의 각 부분에 있는 미뢰는 구조적으로 비슷하나 기본 미각에 대한 감수성이 서로 다르며, 혀의 끝부분은 단맛, 앞부분은 짠맛, 옆 부분은 신맛, 뒷부분은 쓴맛에 민감하지만 이러한 구분은 다소 불명확하고, 대부분의 미뢰는 한 가지 이상의 기본 미각에 반응한다. 그러나 맛을 느끼는 데에는 이러한 기본 미각 외에 후각, 촉각, 온도 감각이 복합적으로 작용하고, 매운맛은 미각이 아니라 통각의 일부이다.

본래 동물의 미각은 입에 닿은 물체가 먹을 수 있는 것인지 먹을 수 없는 것인지 등을 판단하는 감각이라고 한다. 사람의 혀도 자신의 건강과 관련하여 먹어도 좋은지 먹어서는 안 되는 것이지를 판단하는 수단으로 활용하면 싱겁게 먹을 수 있을 것이다. 건강과 질환의 유발은 먹는 식품에 의해 좌우됨으로 혀의 맛에 따라 먹지 말고 자신의 건강상태에 따라서 먹어야 한다. 콩의 섭취가 위암의 위험을 막고 위를 보호하지만, 콩 조리방식에 따라 염분을 많이 함유한 콩 식품은 염분의 발암 원인 때문에 오히려 위암의 위험요인이 될 수도 있다고 한다.

노인들의 소금 과다 섭취는 관절 자체에 부담을 주기도 하고, 다른 만성질환까지 악화시킬 우려가 있어 각별한 주의를 기울여야 한다. 소금을 지나치게 섭취하면 몸을 붓게 하고 체내에서 혈관과 체액, 세포에 녹아 물을 계속 끌어당긴다. 소금의 짠 성분을 희석시키기 위한 이 같은 삼투압현상은 많은 수분을 끌어들여 물이 세포 사이에 계속 고여 있게 하며, 결국 부종으로 이어지게 된다. 소금을 한 번에 많이 섭취했을 경우 신장에 의해 몸 밖으로 완전히 배설될 때까지 적어도 3일 동안은 부종이 계속된다고 알려져 있다. 체내 나트륨이 혈액을 따라 온 몸의 기관을 돌기 때문에 이미 부어 있는 관절도 더 붓게 하며, 관절뿐만 아니라 몸 곳곳의 다른 기관에도 부종을 일으키게 된다.

염분의 과다 섭취는 나트륨혈증이나 칼슘 유실, 혈관수축으로 인한 고혈압 심장질환 및 신장대사 이상 등, 굉장히 위험하다는 것을 알고 소금을 이용할 때는 세계보건기구의 1일 권장량을 참고하는 것이 바람직할 것이다. 식사생활에서 소금을 과다 섭취하게 되는 원인 중 제일 큰 것은 찌개, 국, 탕, 장아찌 종류의 음식이 많기 때문이다. 따라서 이들 음식을 먹을 때에는 가급적 국물을 적게 먹거나 소량 먹는 것도 소금 섭취량을 줄일 수 있는 한 방법이 될 수 있다.

▣ 건강과 소금 섭취

세계보건기구(WHO)에서는 일일 나트륨 섭취량을 2000mg(소금 5g)으로 권장하고 있다. 나트륨은 몸속 노폐물의 배출을 돕고, 혈액의 양을 조절하는 등 중요한 역할을 한다. 개인의 몸 상태에 따라 소금의 섭취량을 다르게 해야 건강에 문제가 없다. 저염식을 해야 하는 사람과 하면 안 되는 사람을 알아본다.

〈저염식 해야 하는 사람〉

고혈압, 비만, 신장질환을 가지고 있는 사람은 소금을 적게 먹어야 한다. 소금 속 나트륨은 체내 농도를 높여 체액량(혈액·림프액 등 몸속 액체)을 늘린다. 이로 인해 혈압이 높아져 고혈압 증상이 악화할 수 있기 때문이다. 혈압이 높아지면 혈관벽이 손상되어 협심증·뇌졸중 등 심·뇌혈관질환에 걸릴 위험도 커진다. 비만인도 나트륨 섭취량을 줄여야 한다. 짠맛은 과식을 유발해 더 많은 칼로리를 섭취하게 해서 체중을 늘린다. 비만은 각종 만성질환의 주원인일 만큼 건강에 치명적이다.

만성 콩팥병 환자도 주의해야 한다. 콩팥 기능이 떨어져 나트륨과 체액량 조절이 잘 안 되기 때문이다. 체액량이 증가하면 고혈압·부종 등 다양한 합병증이 올 수 있다. 노인, 골다공증 환자도 좋지 않다. 섭취한 나트륨은 혈액이 칼슘과 결합해서 소변으로 나가는데, 과도한 나트륨은 뼛속 칼슘까지 빼내 몸 밖으로 내보낸다. 이로 인해 뼈가 약해지고 쉽게 부러질 수 있다. 실제 2013년 일본의 한 대학 연구팀의 연구에 의하면, 나트륨을 많이 섭취한 사람들의 골절 위험이 그렇지 않은 사람들보다 4.1배로 높았다.

평소 음식을 싱겁게 먹으려고 노력해야 한다. 요리 시 넣는 소금의 양을 잘 조절해야 한다. 허브나 후추 등 감칠맛을 내는 재료를 사용하면 소금을 적게 넣을 수 있다. 국은 염분이 많으므로 국을 적게 먹거나 아예 먹지 않아야 한다. 해산물을 먹을 때는 최대한 간을 하지 않는 것이 좋다. 해산물 자체에도 나트륨이 들어 있다. 저염

간장이나 저염 소금을 사용할 수도 있다. 그러나 이것에는 칼륨 함량이 높으므로 나트륨·칼륨 조절이 잘 안 되는 만성 콩팥병 환자는 주의해야 한다.

〈저염식 하면 안 되는 사람〉

심장병 환자나 빈혈환자는 소금을 너무 적게 먹으면 오히려 건강이 나빠진다. 혈액량을 조절하는 나트륨을 너무 적게 섭취하면 혈액이 줄어서 심장에 무리가 가기 때문이다. 심장으로 들어가는 혈액이 부족하면 심장의 수축·이완 기능이 떨어진다. 심장기능이 약해지면 전신으로 혈액이 잘 가지 않는다. 캐나다 맥마스터대학 연구팀이 심장병 환자를 분석한 결과, 소변으로 나트륨을 8g 이상 배출한 환자들의 사망률이 가장 높았다. 몸속 나트륨이 부족한 탓이다. 빈혈 환자는 혈액량이 부족한 경우가 많아 체내 나트륨 농도가 줄면 혈액량도 줄어들어 증상이 악화될 수 있다.

체내 나트륨 농도가 너무 낮으면 **식욕감퇴·무기력·피로감** 등이 생긴다. 심한 경우 탈진하거나 혼수상태에 빠지기도 한다. 심한 운동을 해서 땀으로 나트륨이 많이 빠져나갈 때도 저염식을 해선 안 된다. 세계보건기구 권장량에 맞게 하루 2000mg(소금 5g) 정도의 나트륨을 먹는 게 적당하다. 우리가 흔히 먹는 식품의 소금 1g에 해당하는 양은 간장 6.7g, 된장 9g, 고추장 12.1g, 청국장 18g 등이다.

소금의 주성분은 나트륨이다. 나트륨은 우리 몸의 노폐물 배출을 돕고, 체액(體液, 혈액·림프액 등 몸속 액체)의 양을 조절한다. 체중 60kg인 사람의 경우, 몸 안에 70~80g의 나트륨이 있다. 소금을 일부러 과도하게 섭취할 필요는 없다. 한국건강증진개발원의 2015년 자료에 따르면 한국인의 1인당 평균 나트륨 섭취량은 3871mg으로, WHO 권고 섭취량의 2배 정도라 한다.

나트륨은 고혈압·신장(콩팥)질환·골다공증 등을 일으키는 주범(主犯)으로 꼽힌다. 나트륨이 주성분인 소금의 과다 섭취를 줄여야 하는 것은 그 때문이다. 그러나 나트륨은 우리 인체에 꼭 필요하다. 우리 몸에서 **심박수조절·체내 수분량 조절·근육수축과 이완** 등 생존에 필요한 생리기능에 관여하기 때문이다. 나트륨 섭취를 줄여야 한다는 것이 일반적인 건강상식이지만, 나트륨을 지나치게 줄이면 오히려 안 좋은 질환도 있다.

고혈압과 상관없는 심부전·부정맥 같은 심장병이 대표적이다. 심장병 환자는 나트륨이 부족하면 사망률이나 심근경색·뇌졸중 발생률이 높아진다는 연구가 미국의학협회지(JAMA)에 실렸다. 캐나다 맥마스터대학 연구팀이 심장병이 있는 2만 8880명의 7년간(2001~2008년) 기록을 분석했다. 연구팀은 하루 동안 소변으로 배출하는 나트륨 양에 따라 7개 그룹으로 대상자를 나눴다. 연구 결과, 나트륨 배출량이 과다할 때뿐만 아니라 너무 적을 때도 사망률, 심근경색, 뇌졸중 등의 위험이 높아지는 것으로 나타났다. 나트륨 배출량은 섭취량과 비례하는 경향을 보였다. 배출한 나트륨 양을 기준으로 사망률이 가장 높았던 그룹은 8g 이상(소금 20g) 배출한 그룹으로 16.6%였다. 그 다음으로 사망률이 높았던 그룹은 하루에 2g(소금 5g) 미만 배출한 그룹(15%)이었다. 사망률이 가장 낮은 그룹(10.9%)은 나트륨 배출량이 4g(소금 10g) 이상 6g(소금 15g) 미만 그룹이었다. 나트륨을 적게 섭취할수록 건강할 것이라는 기존 상식과는 큰 차이를 보인다. 2g 이상 3g 미만 그룹의 사망률은 13.5%, 3g 이상 4g 미만은 12%, 6g 이상 7g 미만은 12%, 7g 이상 8g 미만은 13.8%였다. 심근경색과 뇌졸중 발생률도 같은 경향을 보였다. 8g 이상 그룹이 각각 6.8%, 6.6%로 가장 높았고, 2g 미만 그룹이 5.1%와 4.9%로 2위였다. 가장 낮은 그룹은 4g 이상 6g 미만(4.6%, 4.2%)이었다.

심장병 환자가 나트륨을 너무 적게 먹는 게 건강에 좋지 않은 이유는 나트륨이 체액의 양을 조절하기 때문이다. 나트륨 섭취가 적으면 몸에서 체액 양을 잘 조절하지 못해 혈액 양이 줄어든다. 서울아산병원 심장내과 한기훈 교수는 심장병으로 심장의 수축 기능이 떨어져 있는 환자는 나트륨 섭취량이 적어 혈액 양이 줄어들면 혈액을 전신으로 보내지 못해 문제가 생긴다고 했다. 또한 나트륨이 부족하면 심장이 제대로 수축하지 않을 수 있어 심장병 환자에게 치명적이라고 한다.

생리조절 기능과도 관련이 있다. 경희대병원 순환기내과 김우식 교수는 나트륨은 심박수를 조절하는데, 나트륨 부족으로 심장이 제대로 수축하지 않으면 심장병 환자에게는 치명적이라고 말했다. 서울대병원내과(심장) 김효수 교수는 일반적으로 나트륨을 4~6g(소금 10~15g) 먹으면 과다 섭취로 생각하는데, 이 연구 결과는 이 정도의 나트륨이 건강에 큰 해를 끼치지 않는 수준이라는 것을 보여 주었다며 사람마다 적정 섭취량이 다르겠지만, 기본적으로 나트륨 4g(소금 10g) 정도는 큰 문제가 없을 것이라고 했다.

고혈압 환자에게 하루 나트륨 권장섭취량은 2g(소금 5g)이다. 나트륨은 혈액 속에 있는 지방이 필요한 곳으로 옮겨가도록 돕는데, 섭취를 적게 하면 지방이 제대로 옮겨가지 못해 고지혈증 위험이 높아지는 것이다. 결국 지나치게 짜게 먹는 건 조심해야 하지만, 극단적으로 나트륨을 줄인 저염식을 하는 것도 건강에 좋지 않다.

나트륨이 꼭 필요하다는 것을 보여주는 또 다른 연구가 있다. 고혈압 환자가 아무런 치료를 받지 않으면서 나트륨 섭취를 하루 1.38g으로 엄격하게 제한했더니, 고지혈증 위험이 높아졌다는 브라질 상파울로대학의 연구이다. 연구팀은 고혈압 치료를 받지 않는 고혈압 환자 41명을 두 그룹으로 나누어 한 그룹은 나트륨을 하루에 3.68g 먹게 했고, 다른 한 그룹은 1.38g만 먹게 했다. 일반적으로 고혈압 환자는 하루에 나트륨을 2g 정도 먹을 것을 권한다. 그 결과, 나트륨을 3.68g 먹은 그룹뿐 아니라 1.38g만 먹은 그룹도 혈중 지방단백질과 염증지표 수치가 올라갔다. 이는 고지혈증과 관련이 있다. 이 연구는 나트륨을 많이 먹는 것도 안 좋지만 지나치게 적게 먹어도 위험하다는 것을 보여 주었다. 이와 관련, 목포대학교 식품공학과 함경식 교수는 나트륨이 혈액 속에 있는 지방이 필요한 곳으로 옮겨가도록 돕는 역할을 하기 때문이라며, 아무런 치료를 받지 않은 고혈압 환자를 대상으로 하는 등 한계점이 있지만, 나트륨의 중요성을 보여주는 연구라고 말했다.

〈소금 /나트륨(Na)〉

나트륨을 소디움(sodium)이라고도 하며, 나트륨의 대표적인 화합물이 염화나트륨(NaCl)이고, 소금의 주요 성분이다. 염화나트륨이 99.8%를 차지하는 정제염의 경우 나트륨과 염소의 비율이 4 : 6이다. 정제염 1,000mg(1g)에는 나트륨이 약 400mg 들어 있다. 천일염은 염화나트륨 80%, 미네랄 · 수분 20%의 비율을 이룬다.

나트륨은 인체에서 체액 양을 조절하고, 세포끼리 신호를 주고받는 데 관여하며, 영양소 · 산소가 온몸으로 운반되고 근육이 잘 수축 · 이완시키는 기능이 있다. 과다 섭취 시 고혈압, 만성콩팥병 등을 유발하기도 한다.

〈소금 1g 분량의 나트륨을 함유한 음식량〉

소금(정제염) 1g에는 나트륨이 약 400mg 들어 있다. 하루 먹는 소금 양에 400을 곱하면 나트륨 섭취량(mg)이 된다. 각종 식품의 소금 1g에 해당하는 양은 다음과 같다. 보통 소금이나 간장, 된장, 고추장은 비슷하게 짜다고 생각하지만 소금보다는 간장이, 간장보다는 된장이나 고추장에 나트륨이 적게 들어 있다. 소금 1g에 해당되는 양은 간장 6.7g, 된장 9g, 고추장 12.1g, 청국장 18g, 쌈장 12.2g, 토마토케첩 30.3g, 버터 54.2g, 마요네즈 87.9g이다(자료 : 식품의약품안전처).

▣ 과다섭취 부르는 10가지 나쁜 식습관

① 간도 안 보고 소금부터 치는 습관

통상 설렁탕 한 그릇에 든 나트륨 양은 700～800mg이다. 작은 티스푼에 담긴 소금의 나트륨양은 500～600mg이다. 이렇게 추가로 설렁탕에 소금을 치면 한 끼 식사로 세계보건기구가 권장하는 하루 나트륨 섭취량 2,000mg에 근접한다. 죽을 먹을 때도 맛도 보기 전에 죽 위에 간장부터 뿌리는 사람이 많다. 이미 소금 간이 되어 있는데도 하는 습관적인 행동이다. 설렁탕이나 곰탕을 먹을 때 음식이 나오자마자 국물 간도 안 보고 소금을 넣는 사람들이 적지 않다. 습관적으로 소금이나 간장을 넣는 행동은 나트륨 과다 섭취의 주요 요인이다.

② 음식이 뜨거울 때 간 보는 행동

음식이 뜨거울 때 간을 보면 짠맛을 적게 느껴 소금이나 간장을 더 치게 된다. 고온의 음식이 맛을 감지하는 혀의 감각을 순간적으로 마비시켜 덜 짜게 느끼게 하기 때문이다. 음식의 간은 음식을 데우기 전에 봐야 정확하다. 미역, 다시마, 멸치 등 음식에 넣는 재료의 양에 따라 전체적인 나트륨 함량이 달라지므로 음식량만 보고 관행적으로 소금을 뿌리면 짜게 먹기 십상이다.

③ 케첩·소스·드레싱 듬뿍

계란말이나 햄버거를 먹을 때 겉면이 다 빨개질 정도로 케첩을 듬뿍 쳐서 먹는 사람도 있다. 핫도그를 먹을 때도 케첩 반, 겨자 반으로 먹는 경우도 많다. 돈가스 소스도 마찬가지다. 샐러드를 먹을 때 드레싱이 샐러드를 다 덮을 정도로 뿌려 먹기도 한다. 케첩과 소스, 드레싱은 음식 재료보다 나트륨 함량이 높다. 맛을 돋우는 정도로, 개인 취향에 따라 별도로 찍어 먹는 것이 좋다.

④ 간이 된 음식에 또 소금·간장

구이용 쇠고기나 삼겹살에는 대개 소금을 미리 뿌려 놓는다. 고기가 수분을 흡수해 육즙이 많아 보이고, 육질이 쫀득쫀득해지기 때문이다. 이런 고기를 구워서 또 소금장에 찍어 먹으면 나트륨 함량이 크게 높아진다. 생선전이나 고기전은 재료를 다질 때 소금 간을 해야 모양과 형태가 잘 유지된다. 그렇게 만든 전을 간장에 다시 찍어 먹으면 나트륨을 과다 섭취하게 된다.

⑤ 소금에 절인 밑반찬

한국인의 밥상에는 고추 장아찌, 깻잎 장아찌, 젓갈, 명란젓, 장조림 등 소금이나 간장에 절인 식품이 흔히 올라온다. 이 식품들은 단위 그램당 나트륨 함량이 높고, 삭히는 과정에서 질산염도 많아진다. 이를 주요 반찬으로 먹으면 나트륨 섭취도 늘고, 위벽이 자극되어 위암발생 위험도 높아진다.

⑥ 국물 없이 밥 못 먹는 식습관

식이 패턴 조사로는 우리나라 사람의 40%가 하루 한두 끼를 주식으로 국물 음식을 먹는다. 국물이 많은 탕·찌개에는 물의 양이 많아 소금이 꽤 들어가도 짠맛을 느끼지 못한다. 라면을 먹고 나서 남은 국물에 밥 말아 먹는 식습관은 국물에 녹아든 나트륨을 모두 섭취하게 만든다.

⑦ 전류(빈대떡)를 먹을 때 간장을 듬뿍 찍어 먹는 습관

⑧ 장아찌, 소금을 뿌려서 구운 김을 항상 식탁에 올려놓는다.

⑨ 라면 먹고 나서 남은 국물를 마시거나 밥을 말아서 먹는다.

⑩ 국이나 찌개 없이는 밥을 못 먹는다.

1.3 화학조미료(MSG)

화학적으로 합성하거나 자연식품에서 추출한 조미료이다. 광의의 정의에서는 사카린 같은 인공감미료도 포함시킬 수 있으나, 일반적인 화학조미료란 단맛·짠맛·신맛·쓴맛 4개의 기본 맛에 속하지 않는 지미성분(旨味成分), 즉 감칠맛 성분을 말한다. 1908년에 일본의 이케다[池田]라는 학자가 다시마의 달고 구수한 맛이 아미노산의 일종인 글루탐산의 나트륨염이라는 것을 발견하고, 밀의 글루텐으로부터 인공적으로 제조한 것이 화학조미료의 시초이다. 1913년 역시 일본의 고다마[小玉]라는 학자가 국물의 맛을 내기 위하여 일본에서 흔히 사용하는 가쓰오부시(가다랭이포)의 맛 성분으로 노신산나트륨을 발견하고, 1960년에 구니나카[國中]에 의하여 핵산 관련 물질이 연구되었다.

구수한 단맛을 가진 물질을 크게 아미노산계와 핵산계로 나눈다. 아미노산계는글루탐산의 나트륨염·아스파트산·석신산나트륨 등이 있고, 핵산계는 이노신산나트륨과 구아닐산나트륨이 있다. 조개류의 감칠맛은 석신산나트륨 때문이고, 표고버섯

표 4. 식품군의 분류

식품군	주요 영양소	식품의 역할 및 기능	비 고
곡류군	당질, 단백질, 비타민 B_1, 식이섬유소	열량 제공	밥, 주식
어육류군	단백질, 지방, Ca,	신체 구성	고기반찬
채소군	당질, 단백질, 비타민, 무기질, 식물화합물, 식이섬유소	신체조절, 성인병 예방, 노화 방지	채소반찬
지방군	지방, 지용성 비타민	열량 제공	조리시 사용
과일군	당질, 비타민, 무기질, 식이섬유소, 식물화합물	신체조절, 성인병 예방	후식
우유군	당질, 단백질, 지방, Ca	신체 구성	주식 또는 후식

의 구수한 맛은 구아닐산나트륨 때문이다. 아미노산과 핵산은 상승작용을 하므로 함께 사용하면 각각의 맛의 강도를 합친 것보다 더 강한 맛을 낸다. 그러므로 근래는 글루탐산의 나트륨염과 핵산의 이노신산나트륨을 섞어 복합조미료를 제조한다.

10월 16일은 세계 소비자연맹에서 정한 세계 화학조미료 안 먹는 날이다. 화학조미료의 유해성은 호흡마비와 신경쇠약, 심한 두통 등을 동반하는 중국음식 증후군을 통해 세상에 알려졌으며, 선진국에서는 그 사용과 섭취량이 꾸준히 줄고 있는 반면 우리나라는 다중적인 통로를 통해 꾸준히 늘고 있다. 화학조미료에 들어있는 L-글루타민산 나트륨은 화학적 추출과정을 거쳐 만든 결정체로 해물과 야채 등을 푹 우린 것과 비슷한 효과를 내기 때문에 주부들에게 많이 애용되었다. 그러나 화학조미료의 유해성이 전문가와 시민단체에 의해 제기되면서 사용량이 주춤하다가 최근 들어 다시 그 생산과 이용량이 증가하고 있다.

지금까지 화학조미료(L-글루타민산 나트륨)의 건강 위해를 연구한 결과는 무력감, 두통, 발열을 동반하고, 뒷목이 뻐근하며 가슴이 조이는 느낌이 들고, 구역질이 나기도 하는 등의 1차적 증상뿐만 아니라 뇌손상, 천식 같은 질환과 암과의 연관성 등도 유력하다고 보고되고 있다. 화학조미료의 대사과정을 살펴보면 주성분인 글루타민산 나트륨이 몸속에서 대사되기 위해서는 많은 양의 비타민 B_6(피리독신)이 필요하다. 그렇기 때문에 글루타민산 나트륨의 과다 섭취는 비타민 B_6의 결핍을 가져오게 된다.

피리독신은 단백질합성, 항체, 호르몬, 신경전달물질 같은 생리작용에 절대적으로 필요한 비타민으로 결핍되면 단백질 대사와 생리기능상의 문제를 가져올 수 있다. 게다가, 뇌신경 전달물질 생성, 인슐린 합성에도 관여하기 때문에 청소년들에게 특히 중요하다. 비타민 B_6의 결핍은 우울증, 자폐증, 저혈당증, 과잉행동증, 면역력 저하를 동반하기도 한다. 그러나 더욱 문제가 되는 것은 간접적으로 섭취하는 화학조미료이다. 식문화의 변화로 인스턴트와 레토르트 식품의 이용이 급증하였고, 잦은 외식을 통해 일상의 먹거리에서 화학조미료를 과다 섭취하게 되었다. 단적으로, 라면 1봉지에 평균 1.65g의 화학조미료가 들어 있다. 패스트푸드, 라면, 과자, 각종 소스, 육가공품, 외식음식 등을 통해 섭취하는 보이지 않는 화학조미료가 더 무서운 것이다.

세계보건기구(WHO)에서는 화학조미료의 하루 허용량을 어른은 최대 6g, 어린이는 3g 정도로 규제하고 있다. 한국은 화학조미료 섭취량에 있어 그 수치를 넘은 지 이미 오래다. 1972년, 세계보건기구에서는 화학조미료에 대해 12주 이내의 유아에게는 사용할 수 없으며, 50kg의 성인도 6g 이상 초과 섭취하지 않도록 하는 규제치를 정했다. 영국과 오스트리아, 싱가포르에서는 유아식품의 화학조미료 사용을 법으로 금지하고 있다. 또한 미국, 오스트레일리아, 캐나다는 유아식품 제조업자들이 자발적으로 화학조미료의 사용을 안겠다고 선언했다.

미국의 뉴욕시는 모든 식품점에서 화학조미료 사용량을 줄일 것을 명했고, 1970년에는 모든 종류의 유아식품에서 화학조미료가 들어가는 것을 금지했다. 1985년 8월 국제소비자기구(ICU)는 화학조미료의 1일 최대 허용량을 0.35g～3g으로 낮추어야 된다고 주장했고, 식품의약국(FDA)에서 규정한 안전한 식품 첨가물의 분류에서 화학조미료는 재고되어야 한다고 주장하고 있다. 작은 실천이라도 가정에서도 화학조미료를 덜 먹을 수 있는 방법을 모색해야 한다. 되도록 직접 화학조미료를 사용하지 말고, 간접적으로 섭취할 수 있는 방법으로 줄일 수 있다.

- 채소나 야채를 먹을 때, 가능하면 소스류를 곁들이는 것을 자제한다.
- 치킨이나 삽겹살도 맛소금을 적게 찍어 재료 그대로의 맛을 살려 먹는다.
- 어묵, 야채가공품, 햄, 소시지 등은 조리 전에 살짝 데쳐 방부제와 첨가물을 제거한다.
- 통조림 제품은 함께 들어 있던 기름이나 국물을 버리고 조리한다.
- 라면은 면을 끓는 물에 데쳐 기름과 산화방지제 성분을 제거하여 조리한다.

천연 조미료는 자연에서 스스로 발생한 물질이라고 할 수 있다. 즉 어떤 식물이나 동물의 몸에서 빼낸 물질이다(인간이 실험을 통해 새롭게 만든 물질과 구별). 이런 물질을 화학실험을 통해서 완전히 같은 분자구조로 합성해서 만들 수 있다. 이렇게 실험적으로 합성해서 만든 조미료(천연 조미료와 분자구조가 완전히 일치)가 화학조미료다.

그런데 왜 화학조미료가 분자구조가 완전히 일치하는데 왜 안 좋으냐? 이유는 합성을 할 때 촉매제를 넣어서 더 빠르고 쉽게 결과물을 얻기도 하고, 이렇게 다양한 화학물질이 들어가고 부산물로 예상치 못한 물질이 나온다. 하나의 반응 용기 안에 이런 것들이 다 들어 있다는 것이다. 적어도 반응이 100% 진행되지 않았을 것이므로, A + C + D + E + 촉매 + 용매(반응을 진행시키려면 보통 액체에서 시키는데, 그 액체를 용매라 한다) 이것 이상으로 여러 물질이 한 통에 전부 있다. 내가 필요한 것만 분리한다는 것이 쉽지가 않다. 즉 정제가 완벽히 되지 않기 때문이다. 0.00001%라도 안 좋은 게 섞여 있을 것이다. 화학물질은 매우 적은 양이라도 우리 몸에 굉장히 해로울 수도 있다.

2. 베드식품

의료과학은 날로 발전하고 있는데 암 환자를 비롯하여 병 환자들은 왜 그리 많은지 우리는 가끔 회의에 빠질 때가 있다. 신야 히로마교수(미국 알베르트 아인슈타인 의과대학)는 그의 저서 『병 안 걸리고 사는 법』에서 수십 년에 걸친 조사에서 어떤 식품을 어느 정도 섭취하고 어떤 생활 습관을 가지고 있느냐가 그 사람의 건강 상태를 좌우한다고 말 했다. 그는 특히 공장에서 생산되는 가공식품은 먹어서는 안 된다고 했다. 그리고 좋은 식품의 조건은 자연 그대로거나 신선한 것이라고 했다.

필자가 식품관련 정보를 정리하면서 느낀 바로는 국민들이 많이 먹는 식품 중 다음과 같은 식품을 베드식품으로 선정해 보았다. 이들 식품은 지방함량이 40～50%로서 고에너지 식품이고, 염장식품이나 장아찌 종류는 소량 먹어도 나트륨을 과다 섭취하게 되며, 유기농 및 자연산 식품이나 재래시장에서 용기에 담아 파는 바가지 식품 등은 유해물질 및 안전성에서 신뢰할 수 없기 때문이다.

① 고지방 함유식품으로는 돼지고기 삼겹살, 기름에 튀긴 식품, 소의 사골 및 돼지의 족(고에너지) 등
② 염장식품으로는 간 고등어, 멸치, 염장 조기, 젓갈류, 장아찌 종류
③ 불신 식품으로는 유기농 및 자연산 식품, 검증되지 않은 건강보조식품, 노점에서 파는 바거지 식품 등

이들 식품을 먹고 싶거나 먹을 경우라면 가급적 적게 먹든지 물에 담가서 염분을 제거하고 먹으면 지방이나 염을 덜 섭취할 수 있으며, 위생적으로 잘 처리해서 먹는 것이 좋다. 미국공립과학센터(CSPI) 선정 최고의 음식 10가지는 미국인들의 건강에 도움이 되는 식품, 최악의 음식은 칼로리와 지방 함유량 그리고 염분 함유량을 고려해서 선정했고 한다.

2.1 최고의 식품

고구마(Sweet potato), 망고(Mango), 무가당 요구르트(Sugar-free yogurt), 브로콜리(Broccoli), 자연산 연어(Wild Salmon), 크리스프빵(Crisp bread), 가반조콩(GarbanzoBeans), 수박(Watermelon), 버터호두・호박(Butternut Squash), 아파리채소(Vegetable)

2.2 최악의 식품

치킨 포트파이(마리캘린더), 투어 오브 이태리 라자냐(올리브 가드), 농축스프(캠벨), 치킨 브리또(치폴레), 초콜릿 타워 트리플 케이크(치즈 케이크팩토리), 시나몬롤(필즈베리그랜즈), 마가린(랜드오레이트), 화이트 초콜릿모카(스타벅스), 아이스크림(하겐다즈), 오퍼지(콜드스톤크리머리)

미국 매체 「Little Things」는 의사들이 절대 먹지 않는 몸에 해로운 음식을 소개했다.

① **가공된 육류 :** 의사들의 블랙리스트 첫 번째는 가공된 고기다. 베이컨과 소시지 등 가공된 육류는 몸에 좋지 않은 지방과 콜레스테롤, 방부제 등을 다량 함유하고 있다. 조리가 수월하고 중독성 강한 맛을 자랑하지만, 건강을 생각한다면 가급적 피해야 한다. 심장 전문의 데이비드 거너는 가공육은 가장 영양이 적은 동물의 부산물이라고 말했다.

② **다이어트 탄산음료 :** 다이어트 탄산음료는 일반 음료에 비해 칼로리가 낮지만, 달콤한 맛을 내기 위해 더 많은 인공감미료가 들어간다. 설탕 대신 들어가는 인공감미료는 뇌에 치명적인 물질로 의사들은 다이어트 탄산음료 섭취를 줄이라고 권한다.

③ **전자레인지 팝콘 :** 팝콘에는 100g당 최대 11g에 해당하는 많은 트랜스 지방이 함유되어 있다. 게다가 맛을 내기 위한 조미료가 잔뜩 들어가 있다. 팝콘 봉지에는 환경오염 물질인 PFOA(퍼플루오로옥타노익 엑시드, Perfluorooctanoic acid)로 코팅되어 있는 경우가 많은데, 이는 뇌, 신경, 간의 질병을 야기할 수 있다.

④ **화이트 초콜릿 :** 다크 초콜릿과 화이트 초콜릿은 구분해야 한다. 다크 초콜릿이 순간적인 집중력 향상에 도움을 주지만, 화이트 초콜릿은 당분이 높고 카카오 함량이 낮기 때문에 설탕 덩어리와 다름없다고 의사들이 꼬집는다.

⑤ **무지방 우유 :** 과연 무지방 우유는 건강에 도움이 될까. 의사들의 대답은 NO다. 영양을 그대로 유지하면서 지방을 줄이고자 했으나, 완전 우유(whole milk)에는 무지방 우유에서 얻을 수 없는 영양분이 많이 함유되어 있다. 완전 우유에 함유된 지방이 비만에 영향을 끼칠 정도는 아니다.

⑥ **마가린 :** 마가린이 아닌 버터를 찾아라. 마가린은 트랜스지방을 만드는 주범이다. 버터보다 기름 함량이 월등히 높고 건강에 좋지 않다.

⑦ **밀가루 :** 밀보단 쌀이다. 밀가루의 주성분인 글루텐은 우리 몸에서 여러 건강상의 문제를 유발한다. 흰 밀가루를 과다 섭취할 경우 만성 변비, 비만, 골밀도 저하, 피부습진 등 질환을 일으킬 수 있다.

⑧ **통조림 :** 긴 보관 기간과 어디서든 간편하게 먹을 수 있는 통조림은 최근 다양한 형태로 발전해 왔다. 하지만 통조림을 먹지 말 것을 권한다.

⑨ **아이스크림 :** 아이스크림은 최악의 음식이다. 미국 영양학 박사 마이클 허트는 합성착색료는 인공조미료, 설탕, 색소 등이 혼합된 첨가물 덩어리의 최고봉이라고 했다. 특히 아이스크림에 첨가되는 합성착색료는 건강에 치명적일 수 있는데, 타르계 색소의 경우 아토피성 피부염, 비염, 결막염, 천식에 영향을 주고, 과다 섭취하면 발암물질로 작용한다.

VI. 식재료 구입 및 홈 이용

오늘날 식료품 시장에는 3가지 형태의 식품으로 유통되고 있다.

첫째는 완전 가공식품으로 홈에서 별도의 조리를 하지 않고 먹을 수 있는 포장된 식품이다. 과자류, 각종 스낵류, 빵 종류, 통조림 종류가 해당된다.

둘째는 반 가공형태의 식품이다. 구입하여 홈에서 간단한 조리로 먹을 수 있다. 라면 종류가 대표적이고, 최근 대형 매장에는 포장된 해물탕, 삼계탕 등도 구입해서 손질할 필요 없이 간단히 조리해서 먹을 수 있는 형태의 반 가공식품이다.

셋째는 농·축·수산식품의 원료 식품들이다. 이들 식품은 구입해서 내 건강에 맞게 조리를 해서 먹을 수 있는 식품이다.

아직은 식재료를 구입하여 홈에서 조리하여 먹는 경우가 많지만, 앞으로는 완전 형태의 가공식품이나 반 가공형태의 식품 유통이 늘어날 것이다. 1인 가구 직장인과 노인 가구가 증가하고 있기 때문이다. 홈의 식생활에서 반드시 고려하여야 할 것은 **식재료 구입 요령, 식품섭취 기준, 구입 식재료 홈에서의 이용, 채소 건강하게 먹는 방법 및 장기 저장** 등으로 저자가 실증한 노하우를 소개하고자 한다.

1. 식품 구입 요령

건강에 좋은 식재료를 구입할 때 가장 중요한 점은 식품의 신선도와 유해물질의 함유, 그리고 식품에 대한 신뢰성이다. 이들 문제 때문에 구입이 망설여지는가 하며, 혹시나 하는 불안감을 떨쳐버리지를 못하기도 한다. 아무리 좋은 식품이라도 신선하지 못하고 유해물질이 들어 있고 믿음이 가지 않는다면 건강에 결코 도움이 되지 않을 것이다. 식품에 대한 이런 문제는 어제 오늘 일만은 아니고 항상 언제나 따르기 마련이며, 또 이들 문제에 대한 뚜렷한 대책도 없는 상황이므로 식품을 구입할 때는 항상 세심한 주의가 요구된다.

역사학자 로버트 프록터(스탠포드대학교)는 암은 우리가 호흡하는 공기에 있는 여러 유해물질, 우리가 먹고 마시는 음식에 들어 있는 여러 화학물질과 첨가물 때문에 발생한다는 것이다. 질병과 암을 치료하려는 노력만큼이나 이를 예방하려는 노력 또한 필요하다고 했다.

1.1 구입 식품의 신선도

원 재료 식품의 신선도는 식품의 생산날짜와 관련되기 때문에 생산한 지 오랜 된 것이나 수입한 식품은 아무래도 신선도가 떨어지기 마련이다. 식품은 건조된 것이든 건조하지 않은 생물이든 간에 생산한 지 오랜 된 것은 질이 떨어지고, 생물일 때는 영양의 손실은 물론 세균에 의해 심하게 오염되었거나 부패할 수 있다. 특히 야채류에서 이런 문제가 많다. 소비자들이 식품을 구입할 때 신선도를 확인할 수 있는 방법은 관능검사 외 다른 방법은 없기 때문에 구입할 때는 세심히 살펴보는 것이 좋다. 우선 보았을 때 살아 숨 쉬는 듯한 신선한 느낌이 가야 한다.

야채류에서는 색에서 살아있는 싱싱함을 느낄 수 있다. 야채류에서 식품의 색감은 신선도와 품질과 관련되어 있다. 생선, 육류는 빛깔과 냄새로 신선도를 판단할 수 있다. 쌀이나 곡물 등도 오래된 것은 색이 변하기 때문에 포장에 표기한 유통기한을 확인하는 것이 좋다. 계란이나 건조 나물류 등은 유통기간이 길기 때문에 계란은 껍질이 반들반들하게 광택이 나는 것은 산란한 지 오래된 것이다. 건조나물인 경우 곰팡이가 생길 수 있다. 유통기간이 없는 식품들이나 특히 재래시장에서 구입할 때는 색이나 냄새 등 관능적인 식별 노하우가 더욱 요구된다.

1.2 식품의 유해물질

건강과 관련하여 식품의 중요성이 소비자들에 인식되면서 잔류농약 문제, 가공식품의 유해성분 문제, 오염문제 등 식품의 유해성 문제가 끊이지 않고 빈번하게 발생하고 있다. 식품 안전에 대한 정부의 강력한 정책이 뒷받침 되어야 함은 물론 식품관련 전 산업에 종사하는 사람들, 특히 농·축·수산물을 생산하는 생산자들은 소비자들의 불안 심리를 간과해서는 안 될 도덕성도 중요하다.

오늘날 식품생산이 자가소비가 아니고 판매하기 위한 상품생산이므로 생산, 유통하는 자의 이윤에 치중하고 있어서 종종 식품을 구입하는 소비자들의 불신을 야기시키고 있다. 그리고 식품의 효능과는 아무런 관련이 없는 유기농, 친환경생산, 무공해, 무농약 등 수식어를 붙여 식품 값을 올리거나 소비자들의 구매를 호도하기도 한다. 이러한 수식어가 붙은 식품이 그 값만큼 가치를 보장할 수 있는지는 다시 한 번 생각해볼 문제다.

오늘날 식품 생산 환경은 병·해충이 만연되어 있기 때문에 농약을 사용하지 않고 생산할 수 없다. 또한 농가에서는 일손도 딸리고 노동력도 노인들에 의존함으로 과거와 같이 호미로 잡초를 제거하는 작물관리는 기대할 수 없고 제초제를 쓰지 않을 수 없으므로 농약에 의한 토양의 오염이 없을 수 없는 실정이기도 하다. 2010년 영국 런던 보건대학원(London School of Hygiene and Tropical Medicine) 연구진이 유기농 식품과 관련해 지난 50여 년 동안 발표된 논문 12개를 종합한 결과, 유기농 식품 섭취가 건강을 증진시킨다는 증거는 미미하며, 유기농이든 아니든 식품의 안전도에는 큰 차이가 없다는 것이다.

2012년 미국 스탠퍼드대학교 연구진은 지난 50여 년 간 발표된 논문 240개를 분석한 뒤 유기농 식품은 영양적인 측면에서 비유기농 식품과 큰 차이가 없고, 안전성 면에서도 더 좋은 점이 별로 없다는 결론을 내렸다. 스탠퍼드대학교의 분석에 따르면 식품의 영양소 함량은 유기농 여부와는 큰 상관이 없었다. 유기농 식품이 비유기농 식품과 비교해서 항생제에 노출되어도 살아남는 박테리아 양이 약 30% 적었고, 비유기농 식품에서 약간의 살충제 등 화학비료가 검출됐지만, 이 역시 식품 안전상에는 차이가 없을 만한 수치였다. 유기농 식품 섭취와 질병과의 관계에서도 유기농 식품을 먹는 것이 반드시 더 건강에 이롭고, 질병 예방에 도움이 된다고 보기 어려운 것으로 나타났다.

영국 옥스퍼드대학교 연구팀은 영국의 가장 큰 여성건강 연구 프로젝트인 백만 여성 연구(Million Women Study)의 빅 데이터를 분석한 결과 유기농 식품 섭취가 중년여성의 암 예방에 전혀 도움이 되지 않는다고 밝혔다. 우리나라의 친환경 인증마크는 유기농, 무농약, 무항생제, 저농약 농산물의 4가지로 구분하여 국립농산물품질관리원에서 담당하고 있다.

유기농이란 농약과 화학비료를 일절 사용하지 않은 오염되지 않은 토양에서 재배한 작물, 유전자를 조합한 원재료를 사용하지 않은 작물, 방사선에 노출되지 않은 식품, 유기사료를 먹이고 항생제와 항균제를 사용하지 않은 식품 등 화학적 합성제를 일절 사용하지 않고 생산하는 것을 의미한다. 무농약은 유기합성 농약은 사용하지 않으나 화학비료를 권장량의 1/3 이하로 사용한 경우다. 무 항생제 축산물은 항생제나 화학적 합성제을 사용하지는 않으나 반드시 유기사료를 먹이지 않아도 인증이 가능하다.

저농약 농산물의 경우 농약살포 횟수를 절반 이하로 줄이고 화학비료를 권장량의 절반 이내로 사용해 재배한 작물로, 잔류농약이 허용기준의 절반 이하로 인증 받은 농산물을 뜻한다. 유기농 원료를 사용해서 식품을 제조 또는 가공한 가공식품은 우수식품으로 분류되어 유기가공식품으로 인증을 받을 수 있으므로 가공식품 구매 시에도 유기농 식품의 구별이 가능하다.

잔류농약이나 화학비료가 걱정되어서 반드시 유기농 제품을 사야 하는 소비자라면 딸기나 사과 같이 껍질째 먹어야 할 경우, 구입해서 잘 세척하여 먹는 것이 좋다. 상대적으로 두꺼운 껍질에 쌓여 있어 껍질을 벗겨 먹는 식품은 유기농으로 구매하지 않아도 안전하다고 한다. 식품의약품안전처는 식품에 있는 잔류농약이 안전한 수준인지를 지속적으로 모니터링하고 있다고 한다. 소비자 입장에서는 잘 씻어 먹으면 크게 걱정할 필요가 없다는 것이다. 나아가 두꺼운 껍질에 싸여 있고, 껍질을 벗겨서 먹는 식품은 유기농으로 구매하지 않아도 된다고 한다.

잔류농약이나 화학비료 등이 걱정되어 꼭 유기농 제품을 사야 한다면 껍질째 먹는 과일류나 그대로 먹게 되는 싱싱한 야채를 우선 선택, 구매하여 잘 세척하여 먹는 것이 좋다고 한다. 또 일반 가공식품의 경우 가공과정에서 식품첨가제를 사용할 수도 있는데, 유기가공식품으로 햅삽(HACCP) 인증을 받은 식품이라면 첨가제 사용을 덜 사용한 제품일 수 있다고 한다. 건강과 안전성을 위해서는 신뢰성이 없는 수식어를 붙인 값비싼 식품을 구매하기보다 신선한 식품을 구입하여 위생상태가 안전한 수준으로까지 세척하고 가능한 한 가공식품보다는 원재료 식품을 구입하여 홈 조리하여 섭취하는 식생활을 하는 것이 좋다.

1.3 신뢰성

시장에서 구입하든 온라인으로 구입하든 구입 식품에 대한 신뢰성이 매우 중요하다. 신뢰가 가지 않으면 구입을 후회한다. 최근에는 온라인 유통시스템이 발달되어 식품(주로 건강보조식품)을 외국에서 구입하기도 하고, 생산지로부터 구입하기도 한다. 이러한 구입의 목적은 품질이 좋고 신선하며 싸게 구입할 수 있고, 신뢰할 수 있다는 심리 때문이지만 이 또한 100% 신뢰를 보장할 수도 없다.

소비자가 유해물질을 검사할 수 없는 한 유해물질 제로(zero)를 보장할 수 없으며, 그리고 일반 소비자들로서는 검사를 하고 싶어도 할 수 없다. 따라서 원하는 식품을 구입할 때 품질문제는 전적으로 구입하는 사람 개인의 정보력에 의존할 수밖에 없다.

2. 식품섭취의 기준

시장에는 토종 슈퍼식품을 비롯하여 추천하는 슈퍼 푸드와 베스트 식품 등 수많은 종류의 식품들이 유통되고 있다. 건강에 좋은 여러 종류의 식품을 구입해서 주식으로 할 때 섭취기준은 **1일 섭취 총 에너지양과 영양성분의 균형**이다. 인체 활동에는 1일 필요한 섭취에너지 양이 있는데, 기초대사량을 포함하여 활동 총에너지양이다. 그리고 인체 조직이 생명기능을 원활히 하려면 필요한 비타민과 무기물도 부족하지 않도록 식품으로 충분히 섭취하여야 한다. 뿐만 아니라 식품 속에는 항산화 물질을 비롯하여 암과 대사증후군(생활습관병)의 예방에 관여하는 기능성 물질이 풍부하므로 여러 종류의 식품을 골고루 섭취하도록 한다.

도쿠가와 이에야스는 『내 몸은 내가 치료 한다』는 생활의 원칙을 항상 고수하며, 평소 제철 음식을 스스로 찾아 즐겨 섭취하였다고 한다. 우리가 먹는 식품을 영양소 별로 분류하면 단백질, 지방, 탄수화물, 무기질, 비타민 등 5대 필수영양소다. 이것이 밝혀진 것은 18세기경이다. 한 영양소가 인간의 건강을 전적으로 좌우할 수는 없기 때문에 음식을 영양소의 단면만 보지 말고 전체적인 시스템으로 볼 필요가 있다. 식물에는 파이토케미컬(phytochemical)이 있기 때문이다.

최근 연구는 저지방식이 암을 예방한다는 근거를 찾지 못했으며, 또한 식이섬유가 직장암 예방에 도움이 되지 않는다고 밝히고도 있다. 이는 암의 치료나 예방에 한두 가지의 영양소가 결코 마법이 될 수 없기 때문에 전체적으로 균형을 이루어 섭취하여야 인체 조직의 생리활성 기능이 원활하게 이루어진다는 것을 뜻한다. 오늘날 인간이 먹을 수 있는 식품의 종류는 그대로 먹을 수 있는 자연식품을 비롯하여 가공한 상품성 식품, 건강에 좋다는 다양한 종류의 건강보조 식품 등 다양한 형태의 식품이 헤아릴 수 없이 많이 있지만, 이들 식품을 영양성분에 따라 분류하면 5대 여영양소 군으로 묶을 수 있다.

2.1 탄수화물 식품군

탄수화물 식품은 당류(탄수화물)가 주성분이 되는 식품으로 곡류 및 그 가공품, 서류(감자·고구마·토란 등), 설탕과 천연감미료(꿀) 등이다. 토종 슈퍼 곡류로는 쌀 및 현미, 수수, 보리, 율무, 차조, 기장, 메밀 등이 탄수화물 식품이다. 고구마 또한 건강에 매우 좋은 전형적인 탄수화물 식품이다. 하루 섭취하는 식품을 에너지로 환산하여 탄수화물로의 식품섭취는 1일 필요한 **총 에너지 양의 50~60%** 범위 내에서 섭취하고 당지수가 70이상 높은 것보다는 당지수가 낮고 섬유질 함량이 많은 현미나 통 곡류 식품으로 섭취하는 것이 건강에 좋다.

2.2 지방 식품군

지질(지방)이 주성분인 식품으로는 기름 종류와 깨 및 견과류(호두·잣 등) 등이 있다. 깨(들깨, 참깨)는 대표적인 베스트 지방 식품이다. 지방 식품의 경우에는 식물성 기름이나 그 원료식품으로 섭취하고 오메가-3계열의 불포화지방산이 많은 들깨나 들기름, 등푸른생선으로 섭취하되 섭취하는 총 지방은 1일 **총 에너지의 20~25%**로 한다.

2.3 단백질 식품군

단백질이 주성분인 식품으로는 콩과 콩 관련 제품, 육류, 생선과 조개류, 계란, 우유와 유제품 등이 있다. 토종 슈퍼 곡물 중 검정콩(서리태, 쥐눈이콩)은 여러 종류의 기능성 물질을 함유하고 있는 베스트 건강식품이다. 섭취 단백질 양이 부족하면 조직의 생리활성 및 면역력이 저하되기 때문에 1일 단백질 섭취함량은 체중 1kg당 0.9~1g 비율로 섭취하고, 1일 필요한 **총 에너지의 25~30%** 수준이 되도록 한다.

단백질 식품의 경우 식품의 단백질과 함량을 고려하여야 하고, 동물성 단백질 식품은 포화지방과 콜레스테롤을 함유하고 있기 때문에 지방을 적게 섭취하도록 요리를 하든가 질이 좋고, 단백질 함량이 많은 식품을 선택하면 적은 양으로도 충분한 양의 단백질을 섭취할 수 있다. 이들 식품으로는 닭고기 가슴살, 돼지고기의 햄, 소고기의 우둔, 고등어와 꽁치 등의 등푸른생선, 우유와 유제품, 계란, 콩 및 콩 관련 제품 등이다.

2.4 비타민과 무기질 식품군

비타민과 무기질의 급원이 되는 식품으로는 채소류, 과일류, 해조류 및 이들의 가공식품 등이다. 철따라 생산되는 싱싱한 야채와 과일을 골고루 섭취하는 것이 대안이다. 과일과 야채의 식품을 섭취할 때에는 비타민과 무기물, 항산화성분 및 항암성분을 많이 함유한 식품으로 제철 과일과 채소를 싱싱한 상태로 골고루 섭취하고 채소의 경우 샐러드 형태로 1일 100~200g, 과일은 2~3종류를 1회 먹는 것이 좋다. 이들 식품군에 해당되는 전통식품을 비롯하여 베스트 식품 및 슈퍼 푸드로 추천한 식품 중에서 영양성분이 균형을 이루도록 주식(主食)으로 하면 건강을 지킬 수 있으며, 질병도 예방할 수 있을 것이다.

미국심장협회는 하루에 섭취할 식이섬유의 3분의 1을 검은콩이나 강낭콩 등 콩류로 대체하면 콜레스테롤 감소에 큰 효과를 볼 수 있다고 했다. 귀리는 수용성 섬유질이 풍부한 식품으로 콜레스테롤을 감소시키고, 오메가-3지방산이 풍부한 연어나 정어리 등의 생선을 주 2회 이상 섭취하는 것도 콜레스테롤 감소에 도움이 된다고 했다.

전통식품 중 쌀(백미), 밀가루 및 이들 가공식품은 탄수화물이 주성분이므로 에너지를 많이 섭취하게 되고, 영양성분의 불균형으로 몸은 비만으로 되어 대사증후군을 비롯하여 만성질환을 유발할 수 있다. 건강과 질병 예방을 위한 효율적인 식생활은 1일 섭취해야 할 에너지양 내에서 단백질 25%, 탄수화물 55%, 지방 20% 내외의 비율로 비타민과 무기물 및 항산화 성분을 충분히 섭취되도록 여러 종류의 식품을 골고루 섭취하여야 한다.

▣ 균형식단

건강에 좋은 슈퍼 푸드란 「균형식단」이라고 전문가들은 말한다. 권오란 교수(이화여대 식품영양학과)는 특정 식품이 좋다고 그 식품만 먹으면 인체의 영양 균형이 깨지기 때문에 5대 영양소를 적절한 비율로 섭취하는 균형식단이 최고의 건강 식단이라고 한다. 그러나 영양이 균형을 이룬 식단을 구성해서 먹기란 쉽지 않다. 헬스조선과 한국영양학회에서 만들어서 누구나 쉽게 기억하고 실천할 수 있는 **균형식단 공식 3・3・3・2・1 공식**을 소개했다.

탄수화물・단백질・지방・비타민・미네랄 등 5대 영양소가 들어있는 5개 식품군은 곡류, 고기류(생선・달걀・콩 포함), 채소류, 과일류, 유제품류다. 곡류에는 탄수화물이 풍부하고, 고기류에는 단백질과 지방이 많으며, 채소류와 과일류에는 비타민과 미네랄, 유제품에는 단백질과 비타민이 많다. 성인 여성(19～64세)을 기준으로 균형 식단을 짜보면, 성인 여성이 하루 필요한 열량을 1900kcal로 기준으로 할 때;

- 밥・국수 등 곡류(탄수화물)는 **3공기** 분량
- 고기・생선・달걀・콩 등(단백질)은 **달걀 3개** 크기의 분량
- 채소류(버섯, 해조류 포함)는 익힌 것을 기준으로 **종이컵 3컵** 분량
- 과일류는 **종이컵 2컵** 분량
- 우유・요구르트 등 유제품은 **종이컵 1컵** 분량

이를 바탕으로 해서 각 식품군에서 하루 필요한 분량에 따라 3・3・3・2・1이라는 공식이 나온다. 김혜영 교수(용인대 식품영양학과)는 채소는 최소 3컵은 먹고

그 이상 먹어도 건강에 더 좋다고 했다. 성인 남성의 경우는 하루 필요 열량이 평균 2400kcal이므로 성인 여성보다 25% 더 많은 양을 먹으면 된다. 3~5세 유아는 하루 필요 열량이 1400kcal이므로 성인 여성보다 25%적게 먹으면 되고, 75세 이상 노인은 하루 필요 열량이 1600kcal이므로 성인 여성보다 15% 적게 섭취하면 된다.

3. 구입 식재료 홈에서의 이용

식품의 이화학적 원리를 이해하면 보다 더 맛있게 먹을 수 있도록 조리할 수 있다. 그 원리는 첫째 동식물의 세포는 삼투성막으로 물질의 농도가 높은 쪽에서 농도가 낮은 쪽으로 들어가고, 수분은 반대로 빠져 나온다. 둘째 식품 중 가장 많은 당류(탄수화물) 식품은 열처리하면 가수분해 되어 단맛이 나는 단순 당(포도당)으로 바뀌지며, 또한 전분은 호화작용에 의해 부드럽고 구수한 맛을 낸다. 셋째 지방과 단백질은 40℃ 이상 올라가면 녹아 나오고 단백질 분자는 형태가 변하여 부드러워진다. 넷째로는 식물의 잎에 주로 많은 비타민 C는 수용성이므로 물에 잘 녹아 나오고 높은 온도에서 처리하면 빠져 나오고(70℃), 파괴(150℃ 이상)되어 기능성을 잃는다. 식품은 조리되는 동안에 이화학적인 변화가 많이 일어나기 때문에 조리 온도와 시간에 따라서 식감이나 맛, 색이 변하는 것이 보편적이다.

3.1 식품의 홈 조리 시 원칙

섭취하는 식품이 중요한 이유는 내가 먹는 음식이 내 건강을 지켜주고 내 몸의 질병 유발을 예방할 수 있기 때문이다. 식품의 조리 또한 식품의 선택만큼이나 중요하다. 식품은 조리방법에 따라서 영양성분의 소실과 효능, 맛, 소화흡수가 다르기 때문이다. 따라서 동・식물의 식재료를 요리할 때에는 위생문제와 식품성분의 소실・효능을 고려하여야 한다. 자연 그대로 먹는 것이 건강에는 더 효과적이겠지만, 자연 그대로 먹을 수 없는 것은 특히 식재료의 위생문제 때문이다.

식품은 조리하는 온도(불의 세기)와 시간에 따라서 성분의 소실과 변성이 있기 때문에 개별 식품에 알맞은 처리온도와 시간에 따라서 조리하여야 한다. 대부분의 육류의 식재료는 온도가 올라가면 육에서 지방이 빠져 나오고 단백질 구조에 변성이 일어난다. 육의 유해세균은 살균온도(식품의 내부온도가 65℃에서 30분)에서 사멸되어 먹는 데에는 아무런 문제가 없다.

야채류의 껍질이나 잎에는 비타민이나 파이토케미칼 성분이 많고, 이들 성분들은 물에 삶거나 벗겨(깎아) 버리면 유효성분 손실이 많아진다. 그렇지만 가정에서 요리할 때 시간과 온도를 체크하면서 조리하기는 쉽지가 않다. 일반적으로는 관능적 판단에 의해 식품의 상태(색·식감·풍미)를 판단하여 조리를 끝내야 한다. 가스렌즈를 사용할 때는 불꽃의 세기(온도)에 따라서 조리시간과 맛이 결정되기 때문에 불꽃의 세기는 중간 정도에서 시작하여 조리되어 가는 상태에 따라서 조절하는 것이 좋다. 너무 센 불로 하면 조리가 다 되기도 전에 용기 내벽에 닿은 음식물이 타기 쉽다. 마찬가지로 기름으로 튀기거나 직화 열에 굽거나 또는 오븐으로 굽는 조리는 하지 않는 것이 좋다. 이들 조리로는 식품의 표면은 타고 내부는 익지 않는 상태에서 조리를 끝내게 되고, 탄 음식을 먹는 것은 흡연만큼이나 유해하기 때문이다.

고기를 숯불에 구울 때 타기 쉬운데, 검게 탄 부위에는 발암성분인 벤조피렌이 생성된다. 이 물질은 세계보건기구(WHO)에서 발암물질로 지정했다. 식품의 조리 정도는 조리한 식품의 식감·색감·풍미 등 판단에 의해 결정한다. 이러한 관능적 판단은 체험으로 알 수 있기 때문에 동일 식품조리를 여러 번 반복하여 조리의 노하우를 쌓아야 맛있는 건강식을 조리할 수 있다. 홈 식품 조리는 건강과 위생에 포인트를 두고 해야 하기 때문에 다음 7가지를 원칙으로 하면 좋을 것이다.

① 위생문제를 고려하여 식품의 조리온도와 시간을 정한다.

② 식품의 유효성분 소실을 최소화 한다.

③ 입맛에 맞추지 말고 건강을 위해서 조리한다.

④ 가능한 한 기름에 튀기는 조리를 하지 않는다.

⑤ 직화(直火)·오븐으로 조리하지 않는다.

⑥ 조리할 때 불의 세기는 중간 정도에서 한다.

⑦ 소금·설탕·화학조미료를 적게 사용하거나 천연재료를 이용한다.

3.2 홈 식품 조리방법

구입한 식품을 어떤 조리방법으로 하여야 건강에 좀 더 효율적인가를 고려하여야 한다. 대부분의 식품은 조리 온도와 시간에 따라서 맛이 다르고, 영양성분의 손실 정도가 다르기 때문이다. 홈에서 주로 조리하는 방법 6가지 조리법을 소개하고자 한다.

(1) 담금물 세척법

과일과 야채의 유효성분 소실을 최소화하기 위해서는 물로 씻어서 통째 생으로 먹는 것이 가장 좋다. 그런데 통째 생으로 먹는 것이 선뜻 내키지 않는 것은 잔유

농약성분과 위생적인 문제 때문이다. 오늘날 과일이나 채소를 생산할 때 살충·살균제를 사용하지 않고 재배하기는 힘들다. 농약의 사용은 작물에 뿐만 아니라 토양에도 잡초를 제거하고 토양을 소독하기 위해서 1년에 한두 차래는 제초제와 토양소독제를 사용해야 한다. 이러한 농산물 재배환경은 필할 수 없는 현실적인 상황이다.

국내 유통 농산물의 99.4%는 농약 잔류허용 기준에 적합하다고 한다. 농약에 대하여 불안하다면 식품의약안전처에서 제시한 담금물 세척법을 활용한다. 잔류농약 제거가 아니라도 식품의 위생문제를 위해서도 반드시 물에 몇 분 동안 담근 후에 물을 흘러 보내면서 두서너 번은 씻는 것이 안전하다. 구입한 식재료는 우선 먼저 깨끗이 세척한 후 물기를 제거하여 활용한다.

국내 유통 농산물 99.4%가 농약 잔류허용기준에 적합하다고 한다.
잔류 농약은 자연적으로 분해되거나, 세척/가열조리를 통해 제거할 수 있다.

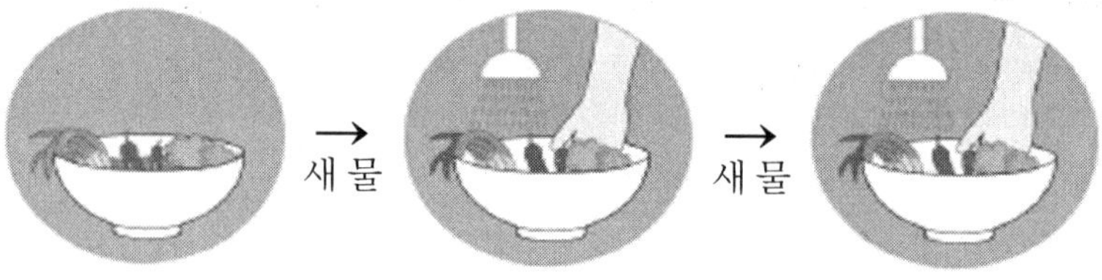

상추, 깻잎, 고추, 파 등 채소와 딸기, 포도 등의 과일을 물에 **1분 동안 담근 후** 물을 버리고, 세척용기에 새로운 물을 넣은 뒤 **손으로 저어주면서 30초 동안 세척**을 함. 다시 새 물로 같은 방법으로 약 30초간 저어주면서 세척하고, 마지막에는 **흐르는 물로 헹구면** 잔류 농약과 이물이 제거됨.

- 담금물 세척 방법은 물고 접촉하는 횟수 및 시간이 길어져 제거효과가 높음.
- 식초나 소금, 숯, 베이킹파우더 등은 농약 제거에 도움이 되지 않음.

그림 18. 담금물 세척법 자료 : 식약처

[50℃ 세척법]

「50℃ 세척법」을 처음 제안한 사람은 일본인 과학자 히라야마 잇세이(平山一政)씨다. 그의 저서『기적의 50℃ 세척법(산소리)』에 따르면, 증기 기술자로 고기완자 공장에서 일하던 히라야마씨는 에너지 사용을 최소화하기 위해 증기 온도를 낮추는 실험을 계속하던 중 섭씨 50도 증기에서 찐 채소에 생기가 돈다는 사실을 알게 됐다. 그는 50℃로 찐 음식이 맛있다면 50℃ 물로 씻어도 같은 효과가 나지 않을까란 생각에서 「50℃ 세척법」을 고안했다.

히라야마씨의 주장에 따르면 「50℃ 세척법」은 기적에 가깝다. 찬물로 씻을 때보다 오염물질이 잘 제거되어 더 깨끗해지고 더 아삭아삭하며 맛있다고 한다. 식감이 살아나는 이유는 무엇일까. 히라야마씨는 뿌리가 뽑힌 채소는 수분을 잃고 건조되는 걸 최대한 늦추려고 잎 표면의 기공을 스스로 막는데, 이를 50℃ 물에 넣으면 열 충격으로 기공이 열리며 잃었던 수분을 한순간에 흡수한다고 설명한다. 과일은 따뜻한 열기로 효소작용이 활성화되고, 숙성이 촉진되어 당도가 높아진다.

고기나 생선도 50℃의 물로 씻으면 더 깨끗하고 맛이 좋다는 게 히라야마씨의 주장이다. 그는 생선 비린내는 생선살에 포함된 지방산이 공기에 닿아 생기는 산화물이 원인이라며, 그 산화물을 50℃세척으로 없애주면 생선 본래의 맛이 살아난다고 주장한다. 소고기나 돼지고기도 50℃ 물에서 2분 정도 씻으면 더 부드럽고 맛이 좋아진다고 한다. 50℃로 물 온도를 맞추려면 볼에 끓는 물을 붓고 찬물을 더하면서 온도계로 확인하는 방법이 제일 정확하다. 뜨거운 물과 찬물을 1대1로 맞추면 대충 맞다.

히라야마씨는 대부분의 부패균도 50℃의 뜨거운 물로 씻으면 죽는다. 단 식중독을 일으키는 O-157 같은 대장균을 살균하려면 75℃ 이상으로 가열해야 한다고 했다. 43℃ 이하로 물 온도가 내려가지 않도록 주의하는데 식품을 부패시키는 세균이 35~40℃에서 가장 활발하게 활동하기 때문이다. 반대로 60℃ 이상으로 뜨거우면 채소가 익는다.

「50℃ 세척법」에 모두 동의하는 건 아니다. 한국채소소믈리에협회 김은경 회장은 50℃로 정확히 맞춘다면 괜찮지만, 이보다 낮은 애매하게 따뜻한 물일 경우 미생물 활동을 오히려 촉진시켜 덜 위생적일 수 있으며 「50℃ 세척법」이 순간적으로 과일을 숙성시키거나 수분을 높이는 데는 효과적이나, 맛을 좋게 하거나 오래 보관하기에는 부적합하다고 말했다.

약간 시든 채소도 50℃ 물에 담그면 빠르게 살아난 것처럼 보이지만, 시원한 물에 담가도 채소는 수분을 흡수해 싱싱해진다. 20분 정도 더 시간이 걸릴 뿐 맛은 천천히 찬물에 담가둔 편이 50℃ 물로 급하게 싱싱하게 만든 채소보다 좋다. 속성재배 채소가 맛이 없는 것과 같다. 김 회장은 세척과 보관은 각 채소나 과일의 생육조건과 최대한 비슷하게 맞추며, 여름 채소는 너무 차가운 물에 담그면 오히려 상할 수 있다고 했다.

(2) 스팀 조리법

마늘, 당근, 브로콜리 등 생으로 먹기에 식감이나 강한 자극 성분의 식품은 스팀으로 찐다. 마늘과 같이 너무 자극적인 것을 생으로 먹으면 위에 손상을 줄 수 있고, 당근은 생으로 먹을 때 식감도 좋지 않고 씹는 데도 치아에 무리한 힘이 가해지기 때문에 쪄서 먹으면 좋다. 당근은 찌면 유효성분도 더 증가하고 소화율도 증가된다. 브로콜리는 5분간 쪄서 먹을 때 영양가치가 증가하고 위생적으로도 안전하다.

스팀 조리방법은 용기에 적당양의 물을 붓고 끓인다. 물이 끓기 시작하면 받침쟁반에 식재료를 놓고 찐다. 브로콜리는 5분간, 마늘과 당근은 약 10분 이내 찐 후에 불을 끄고 1분 정도 있다가 뚜껑을 열어 식힌다. 이들 식품을 쪄서 먹어야 하는 다른 하나의 이유로는 오염된 세균 문제를 해결하는 데도 있다. 날것으로 먹어야 하는 야채나 특정 성분의 손실 때문에 생으로 먹는 식품 이외 모든 식재료는 살균 또는 멸균처리 하는 것이 유해세균으로부터 위생문제를 해결할 수 있다.

(3) 익히는 조리법

토마토나 가지는 날 것으로 먹어도 좋지만 익히면 부드러워 식감이 좋다. 익혀서 병에 담아 냉장고에 보관하면 저장기간도 길어진다. 익히는 조리방법은 압력밥솥을 이용하거나 냄비에 넣어 가스불을 중간 정도로 해서 신속히 익힌다. 압력밥솥에서 처리할 때에는 밥솥 밸브 돌아가는 소리가 나자마자 즉시 가스불을 끄면 된다. 70~80℃에서 살균처리 하는 것과 같은 효과가 있다. 불이 세면 용기에 닿은 식재료가 타기 쉽다. 이들 식품을 장기 보관하려면 식기 전에 병에 담아 밀봉한다. 뜨거울 때 병에 담아야 공기 유입이 적다. 냉장 보관하면 생으로 보관하는 것보다 저장기간이 몇 배 더 연장된다.

(4) 삶는 조리법

시금치, 콩나물, 취나물, 고사리, 도라지, 더덕 등 가정에서 반찬으로 많이 먹는 이들 식재료들은 끓는 물에서 데치거나 삶는다. 시금치는 물이 끓으면 뿌리부분 부터 넣고 0.5분 정도 지나면 전체를 넣어 뒤집으면서 삶아 0.5분 이내 건져서 자연탈수 시킨다. 건져서 찬물로 다시 씻지 말아야 한다. 끓는 물로 데친 시금치를 다시 찬물로 행구면 시금치의 비타민 성분들이 많이 빠져나와 소실되기 때문이다. 한 실험에 의하면 비타민 C는 25℃의 물에서 33%가 빠져 나온다고 한다.

콩나물은 물이 끓으면 넣은 후 약 5분 정도 데친 다음 건져서 물기를 제거한 후 조리에 이용한다. 끓은 물에 데치면 콩나물의 냄새가 제거된다. 취나물, 도라지, 고사리와 같이 자극적인 성분이 강한 나물 식재료는 10분 내외 삶아서 물에 담가 강한 성분을 완화시킨다. 더덕을 껍질째 먹으려면 잘 씻은 다음 끓는 물로 약 5분간 살균처리 하면 세균이나 기생충 문제가 해결되어 껍질까지 먹을 수 있다.

이밖에도 다른 식재료들도 끓는 물에서 데치거나 삶아 살균처리 하여야 하고, 특정 성분 때문에 자극적인 맛을 완화하기 위해서는 삶은 후 물에 담갔다가 조리에 이용한다. 끓는 물 처리 포인트는 식품의 위생문제지만, 반면에 끓는 물 조리는 유효성분 소실이 많기 때문에 가능한 한 신속히 처리하며 처리시간은 식재료에 따라서 결정한다.

(5) 조림 조리법

생선류는 조림해서 먹는 것이 좋다. 오븐에 굽는 요리는 생선에서 지방이 빠져나오고 표면이 타기도 하고, 생선에서 빠져 나온 지방이 탈 때 생기는 유해성분이 유입될 수도 있다. 구운 생선이 더 맛은 있겠지만 생선의 영양성분 손실과 유해성분은 더 증가한다. 가스불의 세기를 세게 하면 생선 내부가 익기도 전에 용기에 닿은 재료가 탈 수 있다.

(6) 볶음 조리

식재료를 기름으로 볶을 때 가스불의 세기는 반드시 약하게 해야 한다(온도로는 80~90℃). 센 불로 하면 용기에 닿은 식재료와 기름이 타기 쉽고 유해물질이 생성될 수 있다. 기름에 볶음 조리를 할 때는 식재료를 익혀서 식감이 좋도록 조리하는데 고열로 볶으면 영양소가 파괴될 수 있고, 식재료와 기름이 타며 유해성분이 생성될 수 있다.

3.3 채소 및 식품류 조리법

식품은 조리방법에 따라 식품 고유의 특성과 영양성분이 달라질 수 있다. 대표적인 식품이 마늘, 콩, 시금치다. 이들 식품엔 건강에 도움이 되는 다양한 성분이 함유되어 있는데 어떻게 조리해 먹느냐에 따라 영양 성분이 극대화되거나, 반대로 감소한다.

시금치에는 인체 노화를 막고, 뇌신경세포의 퇴화를 예방하는 베타-카로틴이 풍부하다. 항산화 성분인 베타-카로틴을 체내에 더 많이 흡수되기 위해선 끓는 물에 30~60초 동안 데쳐서 먹는 것이 좋다. 엽채류인 시금치는 잎에 대부분의 영양소가 단단하고 촘촘하게 응집되어 있는데, 열을 가하면 조직이 부드러워지면서 베타-카로틴 같은 영양성분이 쉽게 빠져 나오기 때문이다. 같은 엽채류인 양배추, 아욱도 데쳤을 때 베타-카로틴 함유량이 증가하는 것으로 나타났다. 따라서 항산화 효과가 큰 베타-카로틴을 많이 섭취하려면 데쳐서 먹는 것이 좋다.

최근 한국식품영양과학회지에 실린 데치기에 따른 22종의 채소 속 베타-카로틴 보존율을 비교했을 때 22종의 채소 중 시금치가 데친 후 베타-카로틴 함유량이 가장 많이 증가했다. 노지재배 시금치의 경우 생시금치일 때 베타-카로틴이 7050.73㎍이던 것이 데친 후 7669.80㎍로 증가했다. 고사리, 양배추, 아욱도 생일 땐 각각 299.01㎍, 12.81㎍, 3900.12㎍에서 데친 후에는 484.58㎍, 23.13㎍, 4252.02㎍로 베타-카로틴 함량이 증가했다.

연구를 수행한 충남대 식품공학과 연구팀(이기택 교수)은 데치는 과정에서 시금치의 잎 조직이 약해지면서 그 속에 든 영양소가 빠져 나오기 쉬운 형태로 변화된 것이 주요 원인일 것이라고 말했다.

마늘은 대표적인 항암·항균·항염증식품이다. 핵심 성분은 마늘 속 S-알리시스테인(S-allyl-cysteine)인데, 이 성분은 삶을 때 더욱 많이 생성되는 것으로 나타났다. 국립농업과학원 농식품자원부 황인국 연구원은 생마늘의 조리방법에 따라 S-알리시스테인의 함량 변화에 대하여 실험했다. 실험 결과, 삶은 시간에 따라서 S-알리시스테인 함량이 높아지는 것으로 나타났다.

S-알리시스테인 함량이 가장 많을 때는 끓는 물에 **60분간** 삶았을 때로, 9.16mg/g이었다. 이는 생마늘(2.77mg/g)의 4배에 해당되는 수치다. 그 다음으로는 30분 삶았을 때 4.92mg/g, 15분 삶았을 때 3.50mg/g이었다. 데치거나 전자레인지로 처리하였을 때는 줄거나 변화가 거의 없었으며, 2분간 데쳤을 때는 1.85mg/g으로 감소했다. 그리고 마늘을 찧거나 다진 후 바로 조리하지 말고 몇 분간 둔 후에 요리에 사용하는 것이 좋다. 찧거나 다진 채로 상온에 두면 활성성분과 항암성분이 더 증가한다는 연구가 있다.

콩에는 폐경기 여성의 안면홍조·골다공증 증상 완화에 효과적인 이소플라본이 많다. 이소플라본은 콩을 볶았을 때 더 증가했다. 숙명여대 식품영양학과 주나미 교수, 신지훈 박사팀은 쥐눈이콩을 볶고, 삶고, 찌고, 압력 가열 등 4가지 방법으로 조리했을 경우 200℃ 팬에서 5분간 볶았을 때 이소플라본 함량은 759.49㎍/g, 압력조리 시에는 725.12㎍/g, 삶았을 때에는 591.5㎍/g, 찐 콩에는 511.61㎍/g 이었다. 이소플라본의 항암효과 실험에서는 유방암세포 증식 억제 효과가 가장 높게 나타났다. 콩의 항산화 성분인 폴리페놀은 압력조리 시 가장 많이 증가했다. 따라서 콩의 효능을 얻기 위해서는 콩가루를 만들어 요리에 활용하거나, 밥을 지을 때 넣어 먹는 것이 좋다.

고구마와 감자는 경희대 동서의학대학원 의학영양학과 임현정 교수팀이 20～35

세 건강한 남성 60명을 대상으로 조사한 결과 튀겨 먹었을 때 혈당이 낮았다. 연구팀은 2011년 국민건강영양조사 자료를 이용해 만 1세 이상 남녀가 간식용으로 자주 섭취하는 탄수화물 식품인 옥수수, 감자, 고구마, 밤, 팥 등 5가지 식재료를 선정하여 각 재료를 찌기, 튀기기, 굽기, 끓이기 등 4가지 방법으로 조리하여 섭취하였을 때 5가지 간식은 조리법에 따라 당지수(GI)에서 차이를 보였다. 찐 감자의 GI는 93.6으로 감자전(28)보다 3.3배나 높았고, 감자튀김과 구운 감자의 GI는 각각 41.5, 78.2였다. 고구마는 군고구마가 90.9로 가장 높았고, 찐 고구마(70.8), 고구마튀김(57.7)이 뒤를 이었다. 죽으로 만들거나 굽거나 찌면 당지수는 증가했다. 당지수가 높을수록 섭취 후 혈당이 급격히 상승한다.

당근의 카로티노이드 성분은 노화를 예방하는 데 탁월하다는 것이 밝혀졌다. 카로티노이드는 비타민 A의 전구물질로 인체에서 항산화제로서 성장, 생식기능, 면역성을 발달시키고 피부와 눈, 모발의 건강에 효능이 있다. 당근의 카로티노이드 성분을 증가시키려면 익혀서 먹는 것이 좋다. 이탈리아 과학자들이 당근을 생것, 찌기, 삶기 등의 조리법을 통해 영양성분을 비교한 결과, **삶은 것**이 카로티노이드가 가장 많다고 했다. 생으로 먹을 땐 7300㎍/100g의 카로티노이드를 섭취할 수 있지만 익히면 8300㎍로 증가한다고 했다. 체내에서 비타민 A로 전환은 생으로 먹을 때는 4100IU, 익혀 먹을 때 4600IU로 증가했다. 소화흡수율은 생으로 먹을 때는 약 10%이지만 익히거나 식용유 등 기름에 조리해서 먹으면 50~70%로 증가했다.

브로콜리는 끓은 물로 쪄 먹는 것이 좋다. 미국 일리노이대학 연구팀에서 브로콜리의 항암 성분인 설포라판에 작용하는 효소 미로시나아제의 보존력을 유지할 수 있는 조리법을 연구했다. 그 결과, 브로콜리를 5분간 쪄서 먹는 것이 미로시나아제를 가장 잘 보존할 수 있는 조리법이라고 밝힌 바 있다. 브로콜리의 항암성분인 글루코시놀레리트(Glucosinolates)도 증가하는 것으로 나타났다.

토마토는 영양가·생리활성 효과가 크다. 토마토는 가열하면 항산화 성분인 라이코펜이 증가한다. 특히 올리브오일과 같이 조리하는 것이 지용성인 라이코펜의 흡수가 증가한다. 토마토는 뇌졸중 위험을 낮춰주며, 전립선암, 두뇌 노화방지에도 효과가 있는 것으로 알려졌다. 미국 일리노이주 국립식품안전센터 연구팀에 의하면 토마토는 요리하면 할수록 라이코펜 성분이 더욱 활성화된다고 했다. 토마토를 삶거나 볶는 등 가열·조리하면 라이코펜의 체내 흡수율이 생으로 먹을 때보다 4배가량 증가된다.

가지는 수분이 95%로 몸의 열을 내려주며 노화방지 효과가 탁월하다. 일본 농림

수산성 연구에 따르면, 가지는 **발암물질 제거, 암세포 증식**을 억제하는 데 효과적인 것으로 알려진다. 가지는 기름을 잘 흡수하고, 100℃에서 20분 정도 가열해도 발암물질 억제 성분은 82%나 남아 있을 정도로 영양 손실이 많지 않다. 가지의 안토시아닌은 항산화 물질로 가열해도 잘 파괴되지 않기 때문에 다양한 방법으로 조리해 먹어도 좋다. 기름에 요리하면 소화흡수율은 더 증가한다.

두릅, 다래순, 고사리 등 다소 독성이 있는 산나물 섭취 시에는 반드시 끓는 물에 데쳐 독성분을 제거한 후 먹도록 한다. 특히 자연 독의 식중독 중 가장 많은 환자수를 발생시키는 **원추리**는 제대로 익히지 않은 잎을 과량 섭취할 경우 콜히친(colchicine) 성분에 중독되어 발열, 구토, 설사, 복통, 두통, 신부전을 일으킬 수 있다. 성장할수록 독성이 강해지기 때문에 어린순만 섭취해야 하며, 끓는 물에 충분히 데친 후 차가운 물에 2시간 이상 담근 후 조리하도록 한다.

생채로 먹는 봄나물에는 달래, 돌나물, 씀바귀, 참나물, 취나물, 더덕 등이 있으며, 데쳐 먹어야 하는 것으로는 두릅, 냉이, 고사리, 다래순, 원추리순 등이 있다. 특히 쑥은 반드시 삶아서 조리해야 식중독 위험을 낮출 수 있다. 생채로 먹는 봄나물의 경우 식중독균이나 잔류농약을 제거하기 위해 물에 담갔다가 흐르는 수돗물에 3회 이상 깨끗이 씻는 것이 좋다.

식품의약품안전처에 따르면 도심 하천과 도로변 등 오염우려 지역에서 자라는 야생나물 377건 중 37건(9.5*)에서 농산물 중금속 허용기준보다 납, 카드뮴이 높게 검출됐다. 농산물의 경우 쑥, 냉이, 민들레 등 엽채류는 납 0.3ppm 이하, 카드뮴 0.2ppm 이하가 중금속 허용 기준이며, 달래나 돌나물 등 엽경채류는 납 0.1ppm 이하, 카드뮴 0.05ppm 이하가 기준이다. 하지만 일부 부적합 봄나물에서 납은 최고 1.4ppm까지 검출됐고, 카드뮴은 최고 0.4ppm까지 검출된 것으로 나타났다

어떠한 조리방법이든지 간에 식재료들을 이용할 때 조리의 주 포인트는 **위생문제와 영양성분 손실의 최소화**에 있다. 살균이 충분치 않으면 식중독 등 식품의 위생적 문제가 발생한다. 그리고 처리시간과 온도가 부적절하면 영양성분이 감소할 수 있고 식감도 떨어진다.

탄 음식은 흡연만큼이나 유해한다고 하므로 조리 중 식재료가 타지 않도록 특히 주의한다.

건강과 식품의 맛과는 상관관계가 없다. 흔히 맛이 좋은 음식이 건강에 좋고 맛이 없는 것이 건강에 나쁘다고 생각할 수 있지만, 실은 그 반대다. 맛있게 조리한 것이 오히려 건강에는 더 나쁠 수 있다.

인간이 하루 3끼를 먹어야 하고, 인생에 있어서 건강이 중요하다면 식품의 조리

를 입맛에 따라 하지 말고 내 몸의 건강상태에 맞춰서 조리하고, 홈 조리식품에서는 가족의 건강을 최우선으로 해야 한다.

3.4 육류 조리법

미국 하버드대학 연구팀은 10만 3881명의 음식 조리법과 고혈압 발생의 연관에 대해 분석했다. 대상자들 모두 고혈압이나 당뇨, 심장병, 암이 발생하지 않은 건강한 상태였으나, 12~16년간 추적 분석한 결과 총 3만 7123명에게서 고혈압이 나타났다. 연구팀은 대상자 가운데 일주일에 2회 이상 육류(적색육, 생선, 닭)를 먹는 사람들 중에 15회 이상 구워 먹은 사람은 그 횟수가 4회 미만인 사람에 비해 고혈압 위험이 17% 더 높은 것을 발견했다. 또한 바짝(well-done) 익힌 육류를 좋아하는 경우 그것보다 덜 익힌(rare) 육류를 섭취한 사람보다 고혈압 발생이 15% 높았다.

연구팀은 대상자들의 식생활을 바탕으로 헤테로고리방향족아민(HAA)의 섭취율도 조사했다. HAA는 고기를 구울 때 발생하는 물질로 우리 몸에 **염증**이나 **암 발생**에 영향을 준다고 알려졌다. 그 결과, HAA의 섭취가 가장 많았던 상위 20%는 하위 20%보다 고혈압 위험이 17% 더 높았다. 연구팀은 이번 연구 결과에 대해 육류를 불에 조리할 때 발생하는 화학적 물질이 체내 산화적 스트레스를 가져온 것으로 해석했다. 화학물질의 산화 스트레스가 염증과 인슐린 저항성을 높인다는 이전 연구들을 토대로 고혈압을 발생시키는 하나의 원인이 될 수 있다는 것이다. 또한 이번 연구 결과가 조리온도나 방법, 정도가 고혈압에 미치는 영향에 있어 음식의 양이나 종류와는 독립적으로 작용했다고 강조했다.

연구팀은 섭취하는 육류의 양을 줄이고 바짝 굽는 대신 중간 불에서 시간을 조금 늘리면서 조리하는 것을 추천했다. 다만 연구팀은 이번 연구의 정확한 인과관계를 찾아내기 위해서는 연구에서 제외된 돼지고기나 양고기, 제한된 조리방법인 스튜와 볶음 등의 방법도 추가해서 연구해야 한다고 밝혔다. 이번 연구는 2018년도 미국심장협회 연례 모임에서 발표됐다.

4. 채소류 건강하게 먹는 방법 및 장기 보관

채소에는 파이토케미칼이 풍부하다. 하지만 아무리 영양소가 많아도 조리 방법에 따라서 얻는 효과는 다르다. 요리법에 따라서 영양소가 파괴되기도 하고, 유해성분이 생겨날 수도 있다. 가장 효과적으로 영양소를 섭취할 수 있는 경희대학교 의학

영양학과 임현정 교수, 세브란스병원 영양팀 김형미 팀장의 조리법을 소개한다.

4.1 생(生)으로 먹으면 좋은 양파 · 부추

양파와 부추에는 면역력을 높이고 혈관 건강에 좋은 황화알릴이 풍부하다. 이 성분은 체내에 흡수되면 알리신으로 변한다. 알리신은 혈관을 확장시켜 혈액 순환을 좋게 하고, 혈중 콜레스테롤을 낮추는 효과가 있어 동맥경화, 심장병을 예방한다. 몸속의 나쁜 세균을 죽여 감염 질환의 위험을 낮추기도 한다. 12주간 알리신 성분을 섭취한 사람은 그렇지 않은 사람에 비해 감기 발생률이 64% 낮았다는 연구 결과가 있다. 그런데 황화알릴은 섭씨 70℃ 이상 가열할 때 단 맛으로 변한다. 비타민 C가 풍부한 파프리카, 시금치도 마찬가지다. 비타민 C는 섭씨 70℃에서 50% 이상 파괴된다고 한다.

4.2 올리브유에 볶으면 좋은 당근 · 토마토

당근과 호박에는 베타-카로틴 성분이 풍부하다. 백혈구 세포를 도와 면역력을 높이는 베타-카로틴은 지용성으로, 기름에 볶으면 체내 흡수율이 증가한다. 당근의 경우, 생으로 먹으면 베타-카로틴이 8% 정도 흡수되지만, 기름에 익혀 먹으면 70%까지 흡수되며, 항암성분이 뛰어나는 라이코펜도 풍부하다. 라이코펜은 활성산소를 제거하고, 혈중 콜레스테롤을 감소시키는 효과가 있다. 전립선암 세포의 증식을 억제하는 효과도 있다.

토마토 100g에는 라이코펜이 5mg 들었다. 라이코펜 역시 지용성 성분이므로 기름에 볶거나 익히면 흡수가 잘 된다. 기름과 함께 익힌 토마토를 먹으면 생 토마토를 먹을 때 보다 라이코펜을 약 30% 이상 더 섭취할 수 있다. 기름은 불포화지방산이 많은 올리브유를 쓰는 게 좋다.

4.3 구워 먹으면 좋은 마늘 · 가지

마늘을 구우면 아조엔이라는 성분이 나온다. 이 성분은 몸속 노폐물 배출을 촉진해서 신진대사를 원활하게 해주기 때문에 비만 등 대사증후군을 예방한다. 가지도 구워 먹는 게 좋다.

구우면 수분이 빠져 나가면서 영양밀도가 높아지기 때문에 항산화 성분인 안토시아닌을 더욱 효과적으로 섭취할 수 있다. 안토시아닌은 구워도 파괴되지 않는다. 단, 구울 때는 타지 않도록 해야 한다.

4.4 장기 보관방법(토마토, 딸기, 가지 등)

토마토엔 항암성분인 라이코펜(Lycopen)과 β-카로틴, 비타민 C와 간 기능 개선에 효과적인 셀렌 등 건강을 위한 1등 공신이라고 할 만큼 영양소가 풍부하다. 구연산이 많아 식욕부진 개선에도 효과를 기대할 수 있다. 토마토의 비타민 C는 열에 의한 손실이 많지 않다는 것이 특징이므로 날것만 먹을 것이 아니라 익히든지 올리브유에 볶아서 먹을 수도 있고, 익히면 오래 보관할 수도 있다.

딸기는 보통 먹는 과일 중에서는 비타민 C를 가장 많이 함유하고 있어 알이 큰 것이라면 4～5알(약80g)로 1일 필요량을 충족시킨다. 100g당 비타민 C는 80mg으로 키위와 같다. 유자 등의 과일에는 못 미치지만, 일상적으로 먹는 과일 중에서는 가장 많은 비타민 C의 공급원이다. 가지는 수분이 많기 때문에 여름철 수분 소실로 인한 갈증해소에 좋다. 특히 가지껍질의 안토시아닌 색소 성분인 나스닌은 강력한 항산화 성분으로 체내 활성산소를 소거하는 기능이 있다고 보고되었으며, 가지의 주요 성분인 glycoalkaloid, solasonine, solamargine은 간암세포에 항암작용을 한다고 보고되었다.

토마토, 딸기, 가지 등 노지 생산이 출하될 때 저렴한 값으로 구입할 수 있고, 자가 생산 시에도 다 소비하지 못하고 남아돈다. 남는 것을 장기 보관하려면 통조림으로 만들면 좋다. 일반 가정에서 상품성 통조림을 만들기엔 여의치 않을 것이다. 이들 야채를 장기 보관하려면 살균처리 해서 병에 담아 밀봉하여 냉장 보관하면 수개월은 보관할 수 있다. 즉 간이 통조림 만드는 방법이다.

처리방법으로는 먼저 담을 용기를 준비하는데 입구가 큰 꿀병 같은 것이 좋다. 꿀병을 세척, 건조시키고 준비한 재료는 잘 세척한 다음 압력밥솥에서 열처리 하는데 압력밸브가 돌아가는 소리가 나자마자 즉시 가스불을 끈다. 스팀 새는 소리가 끝이면 뚜껑을 열고 식기 전에 즉시 병에 담는다. 가능한 한 가득 담아 뚜껑을 닫고 비닐테이프로 밀봉한다. 식기 전에 담아야 공기 유입을 최대한 줄일 수 있고, 병에 공기가 차지 않거나 밀봉 후에도 공기가 유입되지 않아 보관 중 산화 및 변질을 막을 수 있어 장기간 보관할 수 있다.

Ⅶ. 건강관련 베스트식품 150

수십 년에 걸쳐서 조사한 결과 식생활과 생활습관에 따라서 건강이 좌우된다고 산야 히로마교수(병 안 걸리고 사는 법 저자, 미국 알베르트 아인슈타인 의과대학)는 말했다. 서양 속담에 무엇을 먹는지가 당신의 건강을 결정한다(You are what you eat)는 말이 있다. 「슈퍼푸드」란 말은 인체 노화 분야의 세계적 권위자인 스티븐 프랫 박사가 2004년에 쓴 『난 슈퍼푸드를 먹는다』라는 책의 제목에서 유래된 말이다. 슈퍼푸드의 종류와 범위는 명확하게 정해져 있지는 않으나, 열량과 지방함량이 낮고 비타민, 무기질, 항산화물질, 식이섬유소를 포함한 생리활성물질인 파이토케미컬을 다량 함유하고 있는 식품을 뜻한다.

2002년 미국의 타임지에서 선정한 **세계 10대 슈퍼푸드** 역시 심혈관질환, 고혈압, 당뇨 등 대사성 만성질환과 암 발생을 예방하는데 도움을 주고, 면역력을 강화시키는 등 건강한 몸을 유지하는 데 도움이 되는 약과 같은 좋은 식품이다(삼성서울병원 건강상식). 인생에 있어서 건강만큼 중요한 것이 없으며, 하루 3끼 먹는 식품에 의해 건강이 좌우되기 때문에 어떤 식품을 먹느냐는 중요하지 않을 수 없다. 따라서 다음과 같이 건강관련 베스트 식품을 선정했다.

1. 타임지는 2002년 1월 토마토, 시금치, 적색포도주, 견과류(아보카드/호두/땅콩), 브로콜리, 귀리, 연어(고등어), 마늘, 녹차, 블루베리 등 10개를 슈퍼푸드로 선정했다.
2. 뉴욕타임즈(온라인판)에서는 푸대접 받는 식품의 진가를 알아야 할 식품으로 호박씨, 정어리, 계피, 강황, 비트, 양배추, 석류 주스, 스위스 차드, 말린 자두, 블루베리를 선정했다.
3. 미국공립과학센터(CSPI)에서는 미국인들의 건강에 도움이 되는 최고의 음식으로 고구마, 무가당요구르트, 수박, 망고, 크리스프빵, 가반조콩, 버터호두·호박, 아파리채소, 브로콜리, 자연산 연어를 선정했다.

4. 식품과 인체 노화 분야의 권위자인 스티븐 플랫 박사(미)는 강낭콩, 호박/늙은 호박, 오렌지, 칠면조, 호두, 요구르트, 토마토, 시금치, 브로콜리, 귀리, 연어/고등어, 마늘, 녹차, 블루베리 등 14개의 식품을 슈퍼푸드로 선정했다.
5. MBN(한국) 천기누설 프로그램에서는 방영한 식품 중 식품관련 전문가 100인(한의사, 의사, 식품영양학 박사, 농촌진흥청 연구원/1인 5가지 추천)으로부터 추천받아 발효식품(된장, 청국장, 고추장), 양파, 현미, 토마토, 블루베리, 마늘, 녹차, 견과류(아몬드, 호도, 잣, 땅콩 등), 물, 소식 등 순위별 10개의 식품을 선정했다(2014.05.08).
6. 헬스조선에서는 수수, 보리, 현미, 기장, 차조, 흑미, 대두, 강낭콩, 들깨, 메밀 등을 건강에 가장 좋은 슈퍼곡물로 선정했다.
7. 한국식품커뮤니케이션포럼(KOFRUM)에 따르면, 우리나라 국민들이 가장 많이 구입하는 10대 과일은 사과, 배, 감귤, 포도, 복숭아, 단감, 수박, 참외, 딸기, 토마토[농촌진흥청 조영빈 연구관이 수도권 732가구(소비자 패널)가 2009년 12월부터 2013년 11월까지 구입한 10대 과일 자료]라 했다.
8. 월간 헬스조선이 식품관련 전문가 30인에 의해 선정한 New 슈퍼푸드 10가지는 토마토, 브로콜리, 콩, 마늘, 미역, 양파, 고등어, 버섯, 잡곡, 요구르트(2011. 04. 11) 등이었다.
9. 우리나라 전통식품 중에서는 현미, 서리태/쥐눈이콩, 수수, 메밀, 붉은팥, 콩나물, 무염청국장, 들깨/들기름, 미역/김, 산채나물/취나물 등을 건강에 유익한 스마트식품으로 선정했다.
10. 기타 식품은 식품의 기능성 성분과 소비자들의 선호도 및 소비빈도를 고려하여 선정하였다.

1. 토마토

토마토가 우리나라에 도입된 연대는 확실하지 않으나, 1614년 발간된 서적인 『지봉유설』에 처음 기록이 나와 있는 것으로 볼 때 그 이전에 중국을 통해서 수입된 것으로 추측된다. 토마토의 100g당 영양성분은 에너지 18 kcal, 수분 94.3g, 단백질 0.8g, 회분 0.4g, 탄수화물 4.5g, 총 식이섬유 1g(수용성 0.4, 불수용성 0.6), 비타민 A 69 μg, 비타민 B_1 0.04 mg, 비타민 B_2 001 mg, 나이아신 0.5 mg, 비타민 C 1.2mg, 칼슘 6 mg, 인 1.2 mg, 철 0.5 mg, 나트륨 1.6 mg, 칼륨 19.6 mg(출처 : 농촌진흥청, 한국식품연구원)을 함유하고 있다.

토마토에는 다량의 **리코펜**이 함유되어 있다. 리코펜은 체내에서 항산화 작용을 해서 심근경색, 전립선암 등 각종 암의 발생률을 낮춰주는 효과가 있다. 지구상에 5000여 종류가 있는데, 종자에 따라 리코펜 함유량이 모두 다르다. 형태별로는 붉은 방울토마토가 g당 리코펜 함유량이 많으며, 완숙시킨 토마토일수록 다량 함유하고 있다. 파랄 때 따서 상자 속에서 붉어진 토마토와 가지에서 완숙된 토마토 간에는 리코펜 함유량이 수백 배까지 차이가 난다고 한다.

리코펜은 다양한 형태의 이성질체가 있다. 분자식(C40H56)은 동일한데 천연 상태에서는 트랜스-리코펜(Trans-Lycopene)으로 존재하고 혈중에는 50%, 조직 내에서는 75% 이상 시스-리코펜(Cis-Lycopene) 형태로 존재한다. 트랜스-리코펜이 시스-리코펜으로 변환되는 데는 조건이 있다. 위산과 효소에 의해 25%, 가열하면 20%, 식물성 오일에 의해 15% 정도가 트랜스 타입에서 시스 타입으로 바뀐다. 그래서 이탈리아 사람들은 토마토를 올리브와 함께 가열해 자연스럽게 리코펜의 생체이용률(체내 흡수율)을 높인다. 암 예방 효과를 기대하려면 리코펜 기준으로 하루 30mg 정도를 섭취해야 한다. 대략 완숙 토마토 1kg(주먹만 한 토마토 4개)를 먹어야 한다는 것이다. 그리고 리코펜의 유효 혈중 농도를 지속적으로 유지하려면 가능한 한 매일 섭취하도록 한다.

토마토의 붉은 색을 나타내는 리코펜(lycopene)은 암 발생의 위험을 현저히 줄이는 것으로 보고되어 있다. DNA를 파괴하고 노화의 원인인 활성산소를 억제한다. 특히 혈관을 젊게 유지시켜 주는 효능도 있으므로 토마토는 하루 한 개씩 상시적으로 먹도록 한다. 감기와 스트레스에 대한 저항력도 높여준다. 토마토에는 β-카로틴, 비타민 C와 간 기능 개선에 효과적인 셀렌 등 건강유지를 위해서 숨은 공신이라고 할 만한 영양소들이 풍부하게 들어 있다. 구연산이 많아 식욕부진 개선 효과에도 기대할 수 있다.

토마토에는 리코펜 이외에 파이토엔, 파이토플루엔 등 다양한 항산화물질이 들어 있어 상호 상승작용을 하는 것으로 알려져 있다. 또한 토마토는 섬유소, 각종 비타민, 미네랄 등이 고루 들어 있어 「비타민의 왕」이라고 부른다. 중간 크기 1개(약 100g)에 들어 있는 비타민 A 220 IU와 비타민 C 20 mg는 그다지 많은 편은 아니나 과일을 먹는 기분으로 날 것으로 먹을 수 있다. 과일에 많은 구연산도 풍부하고, 새콤달콤한 맛이 식욕을 증진시키는 효과도 있다. 토마토에 들어 있는 성분으로 특이할 만한 것은 셀레늄이다. 비타민 E와 마찬가지로 과산화지질을 분해하여 간암이나 B형간염의 위험을 감소시키는 미네랄이다.

토마토는 다량의 β-카로틴을 섭취할 수 있을 뿐만 아니라 구연산의 작용으로 육류의 소화가 촉진된다. 토마토의 비타민 C는 열에 의한 손실이 많지 않다는 것이 특징이므로 날것만 먹을 것이 아니라 익히든지 올리브유에 볶아서 먹을 수도 있고 오래 보관해서 먹을 수도 있다. 토마토는 성인질병이나 백내장, 당뇨병 등을 예방하는데 좋고, 노화방지에도 효능이 있다.

토마토는 자연강장제라고 불리기도 하는데, 이는 유기산이 풍부하게 들어 있기 때문이다. 유기산은 우리 몸의 신진대사를 촉진해 체내의 피로물질들이 생성되는 것을 억제하고 소화기능을 활발하게 한다. 윤기가 나고 속이 비어 있지 않은 무거운 것을 골라야 한다. 윗부분을 봤을 때 평평하고 갈라짐이 없어야 하며, 둥근 모양인 것이 상품이다. 꼭지는 초록색을 띠며 마르지 않은 것이 신선한 토마토다. 붉은색이 짙고 선명하면 당도가 높은 토마토일 확률이 높다.

리코펜을 많이 섭취하려면 토마토의 색이 붉고 온실이 아닌 노지에서 재배한 것을 고른다. 먹을 때 올리브유나 식용유를 넣어 조리하면 껍질에서 리코펜이 더 많이 나온다. 케첩주스 등 가공 토마토 식품엔 생 토마토보다 리코펜이 2～8배 더 많으며, 중간크기 한 개의 토마토엔 4 mg의 리코펜이 들어 있다. 리코펜의 효능을 보려면 **1일 100g**의 섭취를 하여야 한다.

2. 시금치

시금치 100g 중 영양성분 함량은 니아신 0.50 mg, 나트륨 54.00 mg, 단백질 3.10g, 당질 5.20g, 베타-카로틴 3,640.00 ㎍, 비타민 A 607.00 ㎍RE, 비타민 B_1 0.12 mg, 비타민 B_2 0.34 mg, 비타민 B_6 0.214 mg, 비타민 C 60.00 mg, 비타민 E 3.10 mg, 아연 0.50 mg, 엽산 145.80 ㎍, 인 29.00 mg, 지방 0.50g, 철분 3.70 mg, 칼륨 502.00 mg, 칼슘 40.00 mg, 회분 1.00g이다.

비타민 A는 채소 중에서 가장 많고 비타민 C와 칼슘, 철분이 풍분한 알칼리성 식품이다. 비타민 A는 한 포기(30g)만 먹어도 성인 1일 필요량을 충족시키며, 비타민 C의 1일 필요량에는 약간 못 미치지만 충분한 양의 비타민 C를 섭취할 수 있다. 비타민 A가 풍부해서 상피세포의 건강을 유지시켜 주며, 야맹증을 예방할 수 있다. 비타민 A 효력은 100g당 2,900 IU에 달하며, 삶아도 비타민 A의 잔존량은 레몬즙에 못지 않다.

시금치의 철분 함유량은 100g 중 3.70mg으로 녹색 채소 중에서 최고로 많다. 조혈 효과가 있는 엽산이나 피를 맑게 하는 엽록소도 풍부하여 빈혈 예방에 빼놓을 수 없는 야채다. 철분 함유량이 많아서 데쳐도 100g 중 2.0mg이나 된다. 생 파슬리의 9.3mg에는 못 미치지만, 간편하게 먹을 수 있다는 점에서 본다면 훨씬 좋다. 철

결핍성 빈혈 증세가 있는 여성은 다양한 요리에 폭넓게 응용하면 좋다. 시금치의 단점은 떫은맛을 내는 수산이 많다는 점이다. 매일 3kg 이상 상식하지 않는 한 결석 등과 같은 영향은 없다. 또한 데친 후 물에 헹구면 수용성인 수산은 절반으로 줄어든다.

시금치에는 칼슘이 풍부하다. 칼슘과 마그네슘은 뼈 건강에 도움이 되기 때문에 골다공증을 예방한다. 철분은 혈액에 산소를 공급하고, 빈혈을 예방하는 효과가 있다. 시금치를 육류의 간, 등 푸른 생선, 조개 등 비타민 B_{12}가 함유된 식품과 먹으면 동맥경화증과 암을 예방하는 효과가 있다. 시금치에는 엽산이 많다. 엽산은 신경안정과 심장병 예방, 항암 효과에도 도움이 된다. 시금치 속 루테인은 강력한 항산화제로 눈 건강을 좋게 한다. 루테인을 제대로 섭취하려면 익히지 말고 생으로 먹는 것이 좋다. 시금치 뿌리부분의 붉은색에는 뼈 형성에 도움이 되는 망간이 많이 들어 있어 버리지 말고 이용한다.

시금치에는 베타-카로틴이라는 항산화 물질이 풍부한데, 베타-카로틴은 노화와 암 발생을 막고, 뇌신경세포의 퇴화를 예방하는 데 도움을 준다. 시금치 같은 엽채소류는 잎에 영양소가 단단하고 촘촘하게 모여 있는데, 열을 가해 조직이 부드러워지면 영양소 흡수가 더 잘 된다. 한국식품영양과학회지에 따르면, 22종의 채소를 데친 전후의 베타-카로틴 함량을 비교했더니 시금치의 베타-카로틴 함유량이 7669.80㎍으로 가장 높았다.

3. 적포도주

포도 껍질과 씨에는 강력한 항암작용을 하는 안토시아닌 색소를 다량 함유하고 있는 것으로 밝혀졌다. 프라보노이드, 카테킨, 안토시아닌, 탄닌을 비롯한 폴리페놀 성분은 심혈관계 질환을 예방한다. 그러나 일주일에 몇 잔일 경우에 해당되며 너무 많이 마시면 간질환을 비롯한 알코올성 질환 및 유방암을 일으킬 수 있다. FDA 권장량은 여성의 경우 하루 한 잔, 남성의 경우 하루 두 잔 가량 적색 와인을 마신다면 알즈하이머성 치매의 위험성을 상대적으로 줄일 수 있다고 한다. 현재 알즈하이머 질환에 대한 효과적인 치료법 및 예방법은 없는 상태이다.

프랑스인들이 고지방식을 하면서도 레드와인의 섭취로 심장병 사망률이 낮다는 보고 이후에 레드와인의 생리활성물질이 연구되었으며, 타닌(Tannin)의 구성요소인 프로시아니딘(Procyanidin)은 천연 항산화 작용, 심혈관질환 예방을 하며, 레스베라트롤(Resveratrol)은 세포 사멸을 억제하는 SIRT1 유전자를 활성화시켰고, 안토시아닌(Anthocyanin)은 항 혈전작용, 비만억제, 대사증후군 예방, 시력보호 작용을 하는 것으로 알려져 있다. 레드와인은 포도주보다 폴리페놀 함량이 5배 이상 많으며, 이는 포도를 통째로 이용하기 때문이다. 폴리페놀은 포도의 껍질과 씨에 많이 들어 있다. 포도 껍질 부분에 다량 함유되어 있는 레스베라트롤이 암세포 성장을 억제하고 자살을 유도한다고 알려져 있다.

미국 위스콘신대학 유전학교수 토마스 프롤라 박사는 심장기능의 노화와 관련된 변화가 억제된 것을 발견할 수 있었으며 심장, 뇌, 근육 등 여러 조직 중 심장에서 레스베라트롤의 효과가 가장 강력하였다고 했다. 영국의 마운트싸이나이 의과대학(Mount Sinai School of Medicine) 연구팀의 연구에 의하면 적색 와인을 7개월간 적당히 마시는 것이 알즈하이머 질환 같은 아미로이스성 신경병변 발생을 줄인다는 것을 보인 최초의 연구였다.

4. 견과류(땅콩/아몬드)

아몬드를 포함한 호두, 땅콩 같은 견과류를 섭취하면 그렇지 않은 사람들에 비해 심장관련 질병이나 당뇨병의 발생 확률이 더 낮다고 한다. 2010년 5월 10일 내과학회지에 실린 한 연구의 실험에 의하면 하루에 70g의 견과류를 섭취하면 혈액 0.1리터당 약 10mg 정도의 저밀도지단백질(LDL)콜레스테롤이 감소한다고 한다. 견과류는 특히 비만이 아닌 사람들과 콜레스테롤이 높은 사람들이 섭취하면 더 큰 효과를 발휘한다고 한다.

여러 연구결과에 따르면 하루 1온스(약 28.4g)의 견과류를 먹을 경우 심장질환이 20~60% 정도 줄어드는 것으로 나타났다. 미국심장학회 발표에 따르면 1주일에 5회 이상 견과류를 섭취한 사람은 협심증 발병률이 절반으로 줄어들었다고 했다. 네덜란드 마스트리흐트대학 연구팀이 55~69세의 네덜란드인 남녀 12만 명 이상을 대상으로 1986년부터 식단과 생활방식에 관한 정보를 수집하여 10년 후 사망률을 조사했다. 그 결과, 견과류를 하루 최소 10g 매일 섭취하는 사람들은 암, 당뇨, 호흡기 질환 등으로 인해 조기 사망 위험이 23%나 낮았다.

연구팀은 견과류 섭취가 심혈관질환 위험을 낮춰준다는 조사는 앞서 밝혀졌으며, 이번 연구에서는 암과 당뇨, 호흡기 및 신경 퇴행성 질환으로 인한 사망위험도 낮추는 효과가 있다는 사실이 새롭게 밝혀진 것이라고 말했다. 연구는 국제역학회지에 게재되었다.

견과류에 있는 리놀렌산과 같은 불포화지방산은 동맥경화증을 예방하고, 엘라직산은 암의 진행과 촉진을 방해한다. 항산화 효과가 있는 비타민 E가 풍부하여 우울증이나 치매를 예방하고 노화억제 및 항암효과가 있다. 일주일에 2~4회 이상 먹어야 효과가 있으며, 땅콩 알로는 25알 정도의 양이다. 견과류는 혈관에 축적된 지방으로 인한 동맥경화증을 막는 식물성 스테롤을 함유하고 있다. 견과류에 함유된 몇몇 비타민과 미네랄은 심장병, 고혈압, 뇌졸중을 예방해 준다.

하버드 보건대학원 연구에 의하면, 주 5회 이상 견과류를 먹은 여성들의 경우 거의 먹지 않는 여성들보다 심장병 발생률이 35%가량 적게 나타났다. 견과류의 대표적인 호두는 뇌 건강에 좋은 식품으로 잘 알려져 있다. 호두 100g에는 단백질 15.4g, 탄수화물 10g, 조섬유 5.8g 들어 있으며 비타민, 칼륨, 인, 철분, 아연, 마그네슘을 함유하고 있다. 특히 호두에 들어 있는 오메가-3 지방산은 신경, 뇌세포와 망막의 중요한 구성성분으로 뇌와 눈 건강에도 관여한다.

영국 임페리얼칼리지런던 다그핀 오운(Dagfinn Aune) 박사의 연구에 따르면, 매일 약 30g의 견과류를 먹으면 관상동맥질환이 발생할 위험이 30% 줄어든다. 오운 박사는 견과류 가운데 특히 항산화 물질과 항염물질이 풍부한 호두와 피칸은 암 발생 위험을 줄이는 데 효과적이라고 말했다. 오운 박사의 연구 결과 암 위험은 15%, 당뇨병 위험은 40%, 조기 사망 위험은 22% 줄어드는 것으로 나타났다.

아몬드에는 노화방지 성분이 가장 많이 함유한 견과류다. 항산화 물질인 비타민 E가 풍부하다. 아몬드 100g에 들어있는 비타민 E 함유량은 31.10mg인데, 이는 땅콩(11.10mg)에 비해 3배 정도 더 함유되어 있다. 특히 아몬드 속 비타민 E는 인체가 흡수하기 좋은 알파-토코페롤 형태로 들어 있고, 갈색 껍질 속에는 항산화 물질인 플라보노이드가 있어 꾸준히 섭취하면 노화 속도를 늦추는 효과를 볼 수 있다. 아몬드에는 오메가-3 지방산이 거의 없으며 비타민 E는 100g당 26mg(호두는 0.7mg)이 들어 있다. 비타민 E는 강력한 항산화 물질이며, 성인병을 억제하고 노화를 지연시키고, 활력과 성기능을 높여 회춘(回春) 비타민이라 부르기도 한다. 껍질에는 항산화 물질인 플라보노이드(flavonoid)가 함유되어 있으므로 껍질째 먹는 것이 좋다.

2006년 4월 미국 실험생물학회에서는 아몬드 섭취가 LDL-콜레스테롤은 감소시키고 HDL-콜레스테롤은 증가시킨다고 보고했다. 아몬드의 콜레스테롤 감소 효과와 관련하여 2003년 7월 미식품의약국(FDA)은 아몬드제품에 아몬드를 비롯하여 견과류를 매일 1.5온스(약 34개)씩 섭취하면 심장질환 발생위험을 줄일 수 있다는 표시를 허용했다. 아몬드의 지방은 대부분 혈관 건강에 유익한 불포화지방이지만 기름을 사용하여 아몬드를 볶으면 상당량의 불포화 지방이 포화지방으로 바뀌고, 불포화 지방은 공기 중에 노출되면 포화지방보다 빨리 산화되기 때문에 보관에 주의하여야 한다. 향신료(마늘, 고춧가루 등)등 자극적인 냄새를 내는 식품과 함께 보관하면 냄새를 흡수할 뿐 아니라 산패도 빠르게 진행되기 때문에 피한다.

아몬드는 열량이 598kcal/100g이나 되므로 전문가들은 하루에 두 줌 이상 먹지 말 것을 권고한다. 그러나 아몬드는 식이섬유가 한 줌에 3.1g 함유되어 있어 포만감을 빨리 느끼게 하여 식품의 섭취량을 줄여 주기도 한다. 견과류 일종인 땅콩은 효과적인 건강식품이다. 다이어트를 하는 사람들은 높은 지방 때문에 땅콩을 기피하지만 최근 하버드 베스와 이스라엘 디콘니스 병원(BIDMC)은 견과류 섭취와 체중 증가간의 상관관계를 발표하였는데, 아침에 먹는 견과류는 포만감을 느끼게 하여 음식을 덜 섭취하도록 해 주었다. 견과류는 고지방, 고칼로리를 함유하고 있지만 지방이 없는 탄수화물 식품과는 달리 포만감을 주기 때문에 체중 감량을 도와준다는 것이다.

땅콩에는 아미노산이 많아 두뇌 건강에 좋으며, 속 껍질째 먹는 땅콩이 속껍질을 깐 땅콩보다 항산화 물질이 4배 이상 많다고 한다. 땅콩의 주요 영양 성분(100g당)으로는 에너지 563 kcal, 단백질 26.1g, 지방 49.1g, 당질 17.1g, 섬유소 2g, 칼슘 76 mg, 인 359 mg, 철분 2.1 mg, 나트륨 16 mg, 칼륨 90.1 mg, 티아민 0.6 mg, 리보플라민 0.13 mg, 나아신 18 mg, 비타민 E 11.10 ㎎ 함유되어 있다. 땅콩은 견과류 중에서도 단백질 함유량이 25.4g으로 최고다.

지질의 지방산 조성 비율은 동맥경화 예방에 효과를 발휘하는 올레인산이 40～50%, 리놀레인산이 30～40%로 혈중 콜레스테롤 억제작용을 기대할 수 있다. 나이아신이 부족하면 피부가 거칠어지거나 위장장해를 일으키고, 정신적 부조화를 유발하는데, 땅콩100g당 함유량은 17.0 mg으로 성인 남성의 1일 필요량을 공급한다. 나이아신에는 숙취를 방지하고 혈액순환을 원활하게 하는 기능도 있다. 비타민 B_2 0.10 mg을 함유하고 있어 피로회복에 효과가 있다. 단, 열량이 높아 40g 정도면 밥 한 공기분에 해당하므로 과식을 하지 않도록 한다.

땅콩은 불포화지방이 많고 트랜스지방이 없으며, 비타민 E・엽산・무기물 등의 영양소와 식이섬유가 많이 들어 있다. 특히, 속껍질에는 항암 성분인 레스베라트롤이 속 알맹이보다 3～4배 더 많고, 겉껍질에는 기침과 눈 건강에 좋은 루테올린이 많이 함유되어 있어 겉껍질과 함께 삶거나 쪄서 먹는 것이 좋다. 풋땅콩은 정상적인 땅콩 수확시기보다 일찍 수확해서 삶아 먹는 것으로 겉껍질을 벗기지 않고 함께 삶거나 쪄 먹으면 더욱 많은 영양성분을 섭취할 수 있다. 땅콩을 삶으면 겉껍질에 있는 항산화 물질이 종자에 흡수되어 날것이나 말린 것, 기름에 튀긴 것보다 암, 당뇨, 심장병 등에 효과가 있는 파이토케미컬 성분이 현저히 많아진다. 삶거나 찌면 고온에서 볶는 볶음 땅콩과 달리 필수아미노산 감소가 없어 영양상으로 우수하며,

알러지를 유발하는 단백질 변성도 거의 없어 안전한 식품이라 할 수 있다.

5. 브로콜리

브로콜리의 설포라페인, 인돌 등의 성분이 폐암, 위암, 대장암, 유방암, 자궁암, 전립선암 등에 걸릴 위험을 감소시켜 준다는 것이 여러 역학조사를 통해 발표되었다. 브로콜리 100g에는 베타-카로틴 766.00 μg, 식이섬유 2.90g, 비타민 C 98 mg 함유하고 있을 정도로 풍부하다. 비타민 C 함량은 레몬의 2배, 감자의 7배나 더 많고, 고혈압의 위험성을 낮추는 칼륨도 100g당 370 mg이 들어 있다. 또한 임신부의 기형아 출산 위험을 낮추고 빈혈을 예방하는 엽산과 당뇨병 환자에게 유익한 크롬도 함유하고 있다.

Indol-3-carbinol은 에스트로겐 농도를 저하시켜 유방암 발생억제 효과가 있으며, 설포라페인은 항암효과가 뛰어나 위궤양을 일으키는 헬리코박터 파이로자균을 없애는 효과가 있다. 브로콜리를 대파와 함께 달여 먹으면 초기 감기 증세인 두통과 오한을 줄일 수 있다. 서양인들은 감기 증세가 있으면 브로콜리 샐러드를 먹는다. 또한 브로콜리는 평소 스트레스를 심하게 받거나 아름다운 피부를 원하는 사람에게 추천된다. 서양인들이 브로콜리를 즐겨 먹는 가장 큰 이유는 암에 강한 채소로 인식되어 암 예방에 효과적일 것으로 기대하기 때문이다. 브로콜리에는 베타-카로틴, 비타민 C, 비타민 E(5.10 mg), 루테인, 셀레늄, 식이섬유 등 항암물질들이 다량 함유되어 있다.

일본 농수산성이 우리가 흔히 먹는 16종의 채소와 과일이 음식의 탄 부분에 든 발암물질에 대해 어느 정도 발암 억제력을 갖고 있는지 검사한 결과, 브로콜리는 가지에 이어 두 번째로 발암 억제력이 큰 것으로 나타났다. 뉴질랜드 농업연구소 렉스 먼데이 박사팀은 브로콜리, 콜리플라워, 양배추 등 채소에 들어 있는 화학물질이 방광암에 걸릴 위험을 50% 이상 줄여 줄 수 있다고 2008년 9월에 발표했다. 먼데이 박사팀이 쥐에게 브로콜리 싹의 추출물을 먹인 결과 방광암의 암세포를 파괴하는 효소가 크게 증가한 것을 발견하였기 때문이다. 또한 ITC라고 불리는 항암 합성물질은 양배추과 채소에 많이 함유되어 있어 양배추과 채소를 많이 먹는 사람들은 적게 먹는 사람들보다 방광암에 걸릴 가능성이 현저히 낮은 것으로 알려져 있다.

미국 코네티컷 대학 연구팀은 브로콜리가 심장병을 예방하는 데 효과가 있다고 농업식품화학지(Journal of Agricultural and Food Chemistry)에 게재하였다. 동물실험에서 한 달 동안 브로콜리 추출물을 먹은 쥐의 심장 기능이 크게 향상되었으며, 산소가 없는 환경 하에서 심장 손상이 적은 것으로 나타났다. 특히 브로콜리는 5분간 쪄서 먹을 때 가장 효과가 크고, 삶으면 효과가 줄어든다. 미국 국립암연구소는 브로콜리와 콜리플라워가 특히 전립선암에 효과가 있다고 발표하였다. 2만 9,000명의 남성을 대상으로 식습관을 추적 조사한 결과 일주일에 2회 먹으면 브로콜리는 전립선암 발병 가능성이 45%, 콜리플라워는 52% 정도 낮추는 것으로 나타났다.

캘리포니아 대학 연구팀은 쥐를 대상으로 실험한 연구 결과 씹고, 소화되는 과정에서 나오는 DIM(diindolyimmethane)이 인체 감염이나 암 예방에 중요한 역할을 하는 인체 면역기능을 크게 향상시킨다고 했다. 특히 인터루킨-6, 인터루킨 12, 인터페론 감마, 대식세포 등 4가지 사이토킨스의 수치가 크게 향상되었다고 했다. 이번 연구결과로 DIM이 종양세포의 성장을 차단하는 기능에 대한 확실한 입증을 할 수 있었다고 했다.

브로콜리와 잘 어울리는 식품에는 아몬드, 오렌지 등이 있다. 즉 브로콜리(비타민 C)와 아몬드(비타민 E)를 함께 먹으면 머리가 좋아지고, 브로콜리에 오렌지를 곁들이면 비타민 C가 강화되어 질병에 대한 저항력이 높아진다. 브로콜리를 많이 섭취한 사람은 자궁경부암에 걸릴 가능성이 낮고, 결장암을 억제하는 효과도 양배추보다도 뛰어나다고 한다. 브로콜리·멜론주스는 컴퓨터를 많이 사용하는 현대인에게 좋은 건강 주스다. 눈이 피로할 때는 비타민 A가 풍부한 브로콜리를 섭취하면 눈의 피로를 감소시킬 수 있다. 또한 브로콜리와 함께 칼륨이 풍부한 멜론을 같이 먹으면 멜론의 칼륨이 혈압을 낮춰 주는 기능이 있어서 눈의 피로가 한결 덜하다.

6. 귀 리

베타-글루칸이라는 수용성 식이섬유소가 해로운 콜레스테롤을 제거한다. 귀리에 풍부한 무기질인 칼륨은 고혈압, 심장병에 효과가 있다. 세계 10대 슈퍼푸드로 선정된 귀리는 우리가 흔히 오트밀이라고 했을 때 그 oat를 말한다. 동양에서는 거의 먹지 않고 주로 유럽 쪽에서 많이 먹는 영양식이다. 우리나라의 조, 보리, 수수와 같은 잡곡과 같은 개념이지만 귀리의 효능에는 보통의 잡곡보다 대단히 많은 효능을 지니고 있어 "슈퍼푸드"라고 불린다.

귀리에는 현미와 같이 아미노산이 풍부해 우유나 콩을 섞어서 먹게 되면 완벽한 단백질 식품으로 만들어 먹을 수 있고, 비타민 B군이 많이 들어있는 데다가 다른 잡곡에 비해 영양소가 배 이상 들어있어 우리나라에서도 요즘 주목받고 있다. 보통 육류 위주의 식사와 인스턴트를 즐겨먹는 사람들은 장의 활동이 원활하지 않고 식이섬유의 부족으로 숙변이 되는 경우가 많은데, 이런 숙변을 제거함으로써 건강은 물론 다량의 식이섬유로 포만감을 빨리 느껴 음식량도 조절할 수 있다.

최근 아토피성 피부염의 심각성에 관한 보도가 대중매체를 통해서 부쩍 늘어난 것을 느낀다. 보건복지부가 보도한 자료에 의하면 2008년 현재 우리나라 5세 이하 아동의 19.2%가 아토피성 피부염을 앓고 있는 것으로 나타났다. 아토피성 피부염은 아직까지 정확한 원인이 밝혀져 있지 않으며, 완치가 어렵고 재발할 확률이 높은 것으로 알려져 있다. 더욱이 천식과 같은 알러지성 질환에 추가로 노출될 위험이 높아질 수 있다고 한다. 이러한 아토피성 피부염의 치료방법은 약물치료 이외에도 주거환경과 식생활의 개선 등 다양한 방법이 소개되고 있다. 이들 중 근래에 다시 주목을 받고 있는 것이 귀리에서 유래된 천연 생리활성물질이 함유된 외용제나 입욕제를 이용하는 방법이다. 이 방법은 예전부터 우리 인류가 사용해 오던 전통적인 치료방법이라는 점에서 더욱 흥미를 끈다.

역사적으로 기원전 2000년경의 고대 이집트에서는 피부의 염증이나 가려움을 완화시키기 위하여 민간요법으로 야생귀리의 종실을 목욕물에 넣어서 사용했다고 한다. 그러나 효능 면에서는 만족스럽지 못해 널리 이용되는 데는 한계가 있었다. 후에 알려진 사실이지만 가공되지 않은 귀리는 물에 잘 녹거나 퍼지지 않기 때문이다. 그러다가 1945년에 쌀귀리를 물에 잘 퍼지는 분말형태, 즉 콜로이달 오트밀로 만들 수 있는 가공기술이 개발되었고, 같은 시기에 이를 원료로 하는 약용크림 등의 제품이 개발되었다. 즉 아토피성 피부염으로 손상된 피부는 산성화를 방지하고 피부의 보습을 유지시켜야 하는데, 콜로이달 오트밀에 함유된 전분이나 지질 및 단백질이 이런 역할을 하는 것으로 알려졌다.

2004년에 미국 식품의약청(FDA)에서 피부보호용 약품에 첨가할 수 있는 천연활성성분으로 이 콜로이달 오트밀을 인정한 것은 이런 효능 때문이다. 최근에는 귀리만이 갖고 있는 생리활성물질인 아베난쓰라마이드(Avenanthramide)가 강력한 항산화 활성이 있음을 몇몇 학자들이 규명함으로써 아토피성 피부염 치료 효능에 관한 귀리의 가치가 새롭게 부각되고 있다.

2008년에는 귀리에만 독특하게 존재하는 이 아베난쓰라마이드가 아토피성 피부염의 원인 물질인 알러지의 생성을 억제함으로써 항염작용을 한다는 것을 확인하게 되었다. 이것으로 오랜 세월동안 경험으로만 알아오던 귀리의 피부염 치료효과를 과학적으로 입증하게 된 것이다.

아베난쓰라마이드와 같은 귀리의 기능성 성분은 아토피성 피부염 치료효과 이외에도 항암·항노화에 매우 효과적인 것으로 보고되고 있다. 최근 미국에서는 귀리의 탁월한 기능성에 관한 그간의 연구결과를 바탕으로 신품종 개발 및 활용연구에 착수하였다(농촌진흥청 전작과 황종진).

(1) 항암효과

귀리에는 단백질 분해효소인 프로테아제라고 하는 성분이 다량 함유되어 있다. 이 성분은 체내의 바이러스와 발암물질 생성을 억제하고 인체의 정상 세포가 암세포로 변하는 과정을 막아 주는 효과가 있다. 귀리, 쌀, 콩 등과 같은 잡곡류에 주로 함유되어 있다. 그리고 귀리에는 불포화지방산이 많이 함유되어 있는데 불포화지방산은 지방을 분해하며, 흡수되지 않는 성질을 가지고 있어 암세포를 억제시켜 항암효과에 기여한다.

(2) 혈당조절 및 심혈관계 질환 예방

수용성 섬유소는 음식물이 위에서 머무는 시간을 길게 해준다. 위에 머무르는 시간이 길어지게 되므로 영양분의 소화와 흡수를 억제하는 효과가 있기 때문에 혈당량의 급속한 상승을 막아준다. 또한 식이섬유가 체내에 부족할 경우 콜레스테롤 배출이 용이하지 못하여 동맥경화 혈관계질환 등을 유발하게 되는데, 귀리는 식이섬유가 풍부하여 유해한 콜레스테롤 배출을 도와주기 때문에 콜레스테롤 수치를 낮추는데 효과적이다.

(3) 소화개선

귀리의 경우 소화가 잘 되는 곡물로서, 위장질환이 있는 사람에게 매우 효과적이다. 식이섬유가 풍부하여 위에 무리를 주지 않으며 장운동을 촉진시켜 변비예방에 도움을 준다. 설사가 있을 때 오트밀을 섭취하면 설사를 멈추게 하며, 소화불량이 있을 때 섭취할 경우 위에 무리를 주지 않아 식사대용으로 좋다.

(4) 다이어트

귀리는 칼로리가 낮고, 포만감이 큰 곡물에 속하여 다이어트에 도움을 준다. 쌀밥에 귀리를 섞어 짓게 되면 포만감이 커서 식사량 조절에 도움을 줄 수 있다. 식이섬유가 많아 변비에도 효과가 있으며, 다이어트 할 때 먹으면 효과를 볼 수 있다.

(5) 피부미용 및 노화방지

귀리는 항산화 작용을 통해 피부미용과 노화방지에 도움을 준다. 귀리에 다량 함유된 비타민 C는 피부미용에 좋으며, 비타민 E는 세포의 노화를 막아주어 항산화 작용에 도움을 준다. 피부 트러블을 억제시키고 피부를 탄력 있게 유지해 주어 주름 개선에 효과가 있으며, 아토피나 건선 등의 피부질환 개선에도 도움을 주어 최근 귀리를 이용한 화장품이 출시되어 각광을 받고 있다.

① 1997년 미국 FDA에서는 귀리의 높은 영양뿐만 아니라 기능성 식품으로서도 가치를 인정하여 통귀리 첨가식품에는 콜레스테롤 저하 및 심장병 위험 감소 효과를 명기할 수 있도록 하였다. 2004년 영국에서는 귀리 제품의 기능성을 인정하여 콜레스테롤 저하 식품표기를 허용했다. 미국 농업연구청(Agricultural Research Service, ARS) 연구원들과 노스다코타 주립대학(North Dakota State University, NDSU) 연구원들의 공동 연구에 의해 베타-글루칸(beta-glucan) 함량이 높은 새로운 귀리 품종이 개발된 "HiFi"라 불리는 신품종 귀리의 경우 현재 시판되고 있는 도정하지 않은 귀리 제품보다 베타-글루칸의 함량이 50% 더 높다고 밝혔다.

② 미국 농무부 Jean Mayer 노화영양연구센터(USDA Human Nutrition Research Center on Aging)에서 진행된 연구 결과 귀리(oats)에 함유된 일부 성분들이 혈액 세포가 동맥벽에 부착되는 것을 억제해 준다는 사실을 밝혔으며, 이 같은 기능을 발휘하는 귀리의 성분은 아베난스라미드(avenanthramides)로서 귀리 성분에 의해 동맥벽에 혈액 세포가 붙을 때 관여하는 점착성 물질들의 생성이 상당 수준 억제되는 것을 관찰했고, 혈액 세포들이 동맥벽에 부착하면 플라크(plaque)가 형성되고 플라크가 혈관에 축적됨(죽상동맥경화, atherosclerosis)으로써 결국 혈관이 막히게 된다. 귀리에 함유된 아베난스라미드로 인해 혈액의 통로인 혈관이 좁아지는 것을 방지할 수 있다.

③ 미국 농업연구청(Agricultural Research Service, ARS)에서는 귀리와 보리로 만들어진 비만 방지에 좋고, 심장 건강에 좋은 C-Trim이라는 새로운 식품 원료를 개발 C-Trim은 쿠키 이외에도 휴대용 식량(trail mix), 초콜릿, 스무디 및 땅콩버터 등 광범위한 식품 영역에 활용이 가능하다.

④ 2008년 캐나다 곡류 연구센터의 연구진은 귀리에서 잎녹병(crown rust) 저항성 유전자에 관여하는 SNP(Single nucleotide polymorphism) 마커를 개발 Quaker Oats사가 귀리와 비타민 E를 섭취하면 기름진 음식 섭취로 인한 동맥혈관에 생기는 질환을 예방할 수 있다는 연구결과를 발표하였다.

⑤ 비타민 E 800(IU)에 들어 있는 귀리 시리얼 한 그릇을 섭취하면 고지방 식이를 하는 사람들의 동맥 내 혈류 흐름을 정상적으로 유지할 수 있다.

⑥ David Katz 박사는 연구 논문에서 지방이 동맥을 수축시켜 혈류 흐름을 방해하고 심장질환을 일으킬 위험이 높아진다는데, 귀리 시리얼을 섭취하면 지방

섭취로 인한 혈관 수축을 막을 수 있으며, 심장질환의 발병률을 낮추는데 귀리가 영향을 미치는 것을 확인하였다.

⑦ 모스크바 대학교 화학연구소에서는 귀리 수프(오트밀)를 먹으면 인체 내 중금속이 해독된다는 연구 결과를 발표하였다. 이 실험의 모티브는 납 중독 시에 귀리 수프를 사용하여 치료했던 오랜 민방요법 귀리 수프 속에는 중금속과의 결합으로 중금속을 인체 내에서 배출하게 하는 물질이 있을 것이라는 추측으로 연구진들은 화학적인 성분을 알아보기 위해서 이온 크로마토그래피법을 근거로 한 독특한 방법을 사용하였다. 실험 결과에 따르면 많은 곡물들이 중금속 이온을 흡착하는 성질을 보여 주었다. 그들은 다양한 형태의 유기산(식초산, 호박산, 사과산, 수산, 유산, 낙산)의 도움으로 이 역할을 수행하였다. 이 산들은 중금속 이온과 강하게 또는 약하게 결합하여서 인체 내 중금속을 해독하는 역할을 한다. 화학자들은 여러 수프 중에서 귀리 수프가 중금속 해독에 가장 탁월한 효과를 보였고, 다음이 옥수수 수프, 메밀 수프, 쌀, 수수 수프 순이었다고 발표하였다.

7. 연어(salmon) / 캔참치

연어에 다량 함유된 오메가-3 지방산이 혈중 콜레스테롤을 낮추고 동맥경화증 등의 심혈관계 병을 예방한다. 이 외에도 오메가-3 지방산은 루푸스나 류머티스성 관절염과 같은 자가 면역질환의 염증성 물질의 생성을 막아준다. 미식(美食) 효용성 최고의 미식연어(salmon)는 연어과에 속하며, 몸길이가 70cm 정도로 등 쪽은 담청색이고, 몸의 아래쪽은 은백색이다. 연어는 동양인보다 서양인이 더 좋아하며, 특히 독일, 네덜란드 등 라인강 주변국 사람들은 연어를 최고의 미식(美食)으로 꼽는다. 최근에는 우리나라에도 연어 애호가가 급증하고 있다. 연어는 소화흡수가 잘되므로 어린이, 노약자, 환자에게도 좋다.

연어는 강에서 산란하며 치어(穉魚)는 거의 1년 동안 강에서 살다가 바다로 내려간다. 연어는 자기가 태어난 하천으로 다시 돌아와 알을 낳는 모천회귀(母川回歸) 본능을 갖고 있다. 성장 속도가 빠른 연어는 방류 2년 만에 돌아오기도 하지만, 통상 3년 이상 걸린다. 연어가 살던 곳으로 무사히 돌아오는 확률(회귀율)은 얼마 되지 않는다. 연어가 성장하는 과정에서 대형 어류나 새 같은 천적(天敵)에게 잡아먹히기 때문에 대부분 돌아오지 못하는 것이다.

연어에 함유되어 있는 주요 영양소는 단백질 21%, 지방 8.4%이며, 단백질 흡수를 돕는 비타민 B_2, B_6도 많이 들어 있다. 연어의 지방에는 동맥경화나 혈전을 예방하는 EPA와 뇌의 활동을 좋게 하는 DHA가 함유되어 있다. 연어 알은 근자(筋子)라고 하여 알젓, 알김치 등을 담는다. 연어의 단백질 중에 아미노산인 라이신(lysine), 아르기닌(arginine)과 감칠맛을 주는 글루타민산(glutamic acid)이 많이 들어 있어 산뜻하고 시원한 느낌을 준다.

연어를 살 때는 선홍색을 띠고 지방에 흰 힘줄이 섞여 있는 것을 골라야 한다. 맛은 산란기 직전에 바다에서 잡은 것이 최고이며, 강에서 잡힌 연어의 맛은 떨어진다. 연어는 구입 즉시 조리해 먹는 것이 좋다. 조리할 때 너무 많이 익히면 푸석푸석해진다. 뼈는 적당한 크기로 썰어 부드러워질 때까지 끓여 먹으면 아삭한 맛이 난다. 한편 연어에는 염분과 콜레스테롤(60mg /100g)이 상당량 들어 있다.

연어에 함유되어 있는 성분 중 가장 주목받는 것은 EPA, DHA 등 오메가-3 지방산(불포화지방산)으로 고혈압, 동맥경화, 심장병, 뇌졸중 등 혈관질환을 예방해 준다. 자연산 연어가 양식 연어에 비해 오메가-3 지방산이 훨씬 많이 들어 있다. 이에 미국심장학회는 매주 2회 정도 연어 등 기름진 생선의 섭취를 권장하고 있다. 민간요법으로 류머티스성 관절염 환자에게 연어 기름을 권장하는 것은 오메가-3 지방산이 염증을 감소시킨다고 알려져 있기 때문이다. 오메가-3 지방산은 고등어, 참치, 정어리, 꽁치, 전갱이 등 다른 등 푸른 생선에도 많이 들어 있다. 미국의 영양 전문가 스티븐 프랫이 연어를 슈퍼푸드 14가지 중 유일한 생선으로 선정한 이유는 맛이 좋고 요리하기 쉬우며, 단백질이 풍부하고 통조림으로도 구할 수 있다는 점을 높이 산 것이다.

연어는 비타민 A(56.00 μgRE), 비타민 B군, 비타민 D, 비타민 E(1.00mg) 등 비타민도 풍부하다. 햇볕을 쬐면 몸속에서 생성되는 선샤인 비타민으로 통하는 비타민 D의 주 기능은 칼슘 흡수를 돕는 것이다. 따라서 중년 이후 골다공증이 심해 골절이 걱정되면 연어를 자주 먹는 것이 좋다. 회춘 비타민으로 알려진 비타민 E는 연어 알에 많이 들어 있다.

■ 참치의 스펙/참치캔

미국의 유력 시사주간지 타임지는 지난해 참치캔을 간단한 힐링 푸드 16가지(16 Simple Healing Food : 바나나, 건포도, 살구, 요구르트, 감자, 생강차, 바질, 배, 꿀, 양배추, 칠면조, 무화과, 오렌지, 마늘, 카밀레차, 캔참치) 중 하나로 선정했다. 타임지는 미국 정신의학회가 참치캔을 우울할 때 먹으면 기분전환이 되는 음식으로 추천했다고 언급했다. 이처럼 참치는 혈압을 안정시키는 오메가-3 지방산을 비롯해 뇌세포 형성에 기여하는 DHA와 EPA, 심혈관을 튼튼히 하는 타우린, 간 건강에 도움을 주는 메티오닌 등의 영양소가 들어있는 종합 영양식품이다. 또한 돼지고기(17.8%), 쇠고기(19.3%)보다도 단백질 함량이 뛰어난 고단백 식품(22.0%)이기도 하다. 반면 지방질은 육류에 비해 월등히 낮은 1%에 불과해 몸매 관리용 다이어트식으로 각광받는다.

참치에는 셀레늄, 철분, 인, 마그네슘과 같은 미네랄도 풍부하다. 특히 셀레늄은 유명한 항산화 물질인 토코페롤(비타민 E)보다 무려 100배나 높은 항산화 효과를 가지고 있어 노화방지와 아토피성 피부염 등 피부질환에도 효과가 있다. 또한 셀레늄 성분은 발암물질의 생성을 억제하여 암을 예방하는 성분으로 미국국립보건원(NIH)도 그 탁월한 효과를 입증한 바 있다.

참치캔은 먼 우주에서 장기간 생활하는 우주인에게도 유용한 영양식으로 손꼽힌다. 미국 항공우주국(NASA)는 인류 최초의 달 착륙 계획인 아폴로 계획 당시부터 참치캔을 우주식품에 포함시켰다. 영양과 보관의 안전성을 모두 만족시키는 참치캔은 김, 콩자반, 장조림 등과 더불어 우리나라의 우주식으로 포함되기도 했다. 참치캔이 가진 풍부한 영양은 2010년 당시 칠레 산호세에서 벌어진 광산 붕괴사고 사례에서도 찾을 수 있다. 당시 지하 622m에 매몰됐던 33명의 광부는 지하 피신처에서 48시간마다 두 숟가락의 참치와 과자 반 조각, 우유 반 컵을 나누어 먹으며 구조를 기다렸고, 마침내 69일 만에 무사히 구조되었다.

일본 정부는 일본인이 장수할 수 있는 가장 큰 이유가 참치와 같은 등푸른생선의 DHA라고 발표한 바 있으며, 서양에서는 참치를 굴 다음 가는 스테미나 음식으로 꼽는다. 이처럼 참치는 영양을 온전히 담은 채, 세계인의 건강을 책임지는 식품으로서 오랫동안 사랑받고 있다. 참치는 많은 나라에서는 국민건강을 위해 섭취를 권장하고 있는 추세다. 하지만 수산물에 함유된 수은 섭취에 대한 우려도 동시에 존재해 왔다.

이러한 우려와 관련해 최근 미국 식품의약국(FDA)에서는 새로운 내용의 건강권고안을 발표했다. 미 FDA의 새로운 권고안에 따르면, 고른 영양섭취를 필요로 하는 임신부나 수유여성, 성장기 어린이들은 수은 함유량이 낮은 새우나 연어, 메기, 대구, 참치 통조림 등 생선 230～340g을 매주 2～3번에 나눠 먹는 것이 좋으며, 옥돔류나 삼치, 상어 등은 수은 함유량이 많기 때문에 피해야 한다. 이 건강 권고안은 그동안 임신부들이 우려해온 수산물 섭취의 수은문제에 대해 미국 정부가 처음으로 최소한 만큼은 먹어도 된다는 권고안이었기에 더욱 관심이 집중됐다.

이에 대해 한국 식약처 역시 임신부, 가임기 여성, 수유모는 황새치나 참치 등을 섭취해 얻을 수 있는 영양성을 고려해 주 1회 100g 정도로 섭취하는 것이 좋다는

표 5. 참치와 육류의 영양성분 비교(g/100g)

	단백질	조지방	에너지(kcal)
돼지고기	17.8	17.5	240
쇠고기	19.3	11.3	190
닭고기	24.0	1.4	115
참 치	22.0	1.0	103

출처 : USDA National Nutrient Database for Standad Reference Release 27. 농촌진흥청 식품성분표 DB2011

발표를 하기도 했다. 사실상 국내 참치통조림에 함유되어 있는 수은량은 걱정할 수준은 아니다. 국내산 참치캔은 99% 이상 가다랑어(Skipjack)로 만든다. 가다랑어는 참치(다랑어) 중에서도 덩치가 작은 종류로서 수은 함량 역시 가장 적다. 식약처는 지난해 8월 발표를 통해 다랑어류, 새치류 등 심해성 어류의 국내 수은 기준은 국제식품규격위원회(Codex)와 같은 수준인 1.0ppm이며, 2004~2008년 다랑어류 134건, 새치류 103건, 상어류 36건, 참치통조림 33건에 대해 메틸수은 함량을 조사한 결과, 각각 평균 0.21, 0.20, 0.28, 0.03ppm으로 기준을 넘지 않았다고 설명한 바 있다.

8. 마 늘

마늘에 들어있는 알리인·스코르진·알리신 등의 성분은 항 세균 화합물로 페니실린보다 강력한 항생물질로 밝혀졌다. 마늘은 지질의 산화를 막는 항산화 기능도 하며 혈액 중 콜레스테롤을 낮춰주고 혈액 순환을 원활하게 해서 심혈관계 질환에 이로운 식품이다. 마늘은 강한 냄새를 제외하고는 100가지 이로움이 있다고 하여 일해백리(一害百利)라고 부른다. 오늘날에는 마늘의 효능이 과학적으로 밝혀져 웰빙식품으로 인정받고 있다. 2002년 미국 타임(Time)지는 마늘을 세계 10대 건강식품으로 선정하였으며, 마늘은 그 자체로 먹어도 좋고 음식의 향신료로 사용해도 좋은 기능성 식품이다.

미국암연구소(NCI)가 1992년에 발표한 건강한 몸을 유지하는 Designer food(좋은 식품을 적극적으로 섭취함으로써 70세에 질병을 반으로 줄일 수 있다는 프로그램) 피라미드의 최상위에 마늘이 위치하고 있다.

마늘은 세계암연구재단(World Cancer Research Foundation)의 보고서에 의하면 **마늘 · 파 · 양파** 등의 파속식물(Allium vegetable)을 섭취하면 위암을 예방할 수 있으며, 이 중 특히 마늘은 대장암 예방에 효과가 있다고 했다. 미국에서 4만 1000명의 중년 여성을 대상으로 진행한 아이오와 여성건강연구(Iowa Women's Health Study)에서도 규칙적으로 마늘과 과일, 채소를 먹은 여성이 그렇지 않은 여성에 비해 대장암에 걸릴 확률이 35%나 더 낮게 나타났다고 했다.

허준의 동의보감에서는 마늘을 성질이 따뜻하고 맛이 매우며 독이 있으며, 종기를 제거하고 풍습과 나쁜 기운을 없앤다. 냉과 풍증을 제거하고 비장을 튼튼하게 하며 위를 따뜻하게 한다. 토하고 설사하면서 근육이 뒤틀리는 것을 치료한다. 전염병을 예방하고 해충을 죽인다고 기록하고 있다. 사상의학(四象醫學)에 의하면 마늘은 차가운 몸을 따뜻하게 하여 말초혈관을 확장시키는 작용을 하므로 손발이 차고 아랫배가 냉한 소음인(少陰人)이 먹으면 소화기능과 순환기능이 좋아진다고 한다. 그러나 열이 많은 소양인(少陽人)은 마늘을 과다 섭취하면 병이 악화될 수 있으므로 주의해야 한다고 한다.

마늘의 주성분은 탄수화물 20%, 단백질 3.3%, 지방 0.4%, 섬유질 0.92%, 회분 13.4%, 비타민 B_1, 비타민 B_2, 비타민 C, 글루탐산, 칼슘, 철, 인, 아연, 셀레늄, 알리신 등 다양한 영양소가 함유되어 있다. 마늘의 대표적인 성분은 알린이라는 유황화합물이다. 알린은 아무런 향이 없지만 마늘 조직이 파괴되는 순간 알리나제 효소에 의해 알리신이 된다. 알리신은 매운맛과 동시에 강한 냄새 때문에 먹으면 입을 비롯하여 몸 전체에서 냄새가 나온다.

알리신은 강력한 살균과 항균 작용을 하여 식중독균을 죽이고, 위궤양을 유발하는 헬리코박터 파이로리균까지 죽이는 효과가 있다. 알리신은 소화를 돕고 면역력도 높이며, 콜레스테롤 수치를 낮춘다. 알리신이 비타민 B_1과 결합하면 알리티아민으로 변하여 피로 회복, 정력 증강에 도움을 준다. 알리티아민은 비타민 B_1 분해효소의 작용을 받지 않는데다가 지용성이기 때문에 체내에서 흡수되기 쉬워 비타민 B_1 이상의 피로회복에 효과가 있는 강장제 식품이다. 비타민 B_1은 과잉 섭취하면 체외로 배출되지만, 알리신 때문에 남김없이 본래의 힘 이상으로 피로회복 효과를 발휘할 수 있다. 마늘 자체의 비타민 B_1 함유량은 100g당 0.21mg으로 어류, 육류 요리에 소량의 마늘을 이용하면 영양효과도 한층 높아진다.

마늘에는 혈중 HDL-콜레스테롤을 증가시키고, LDL-콜레스테롤을 억제하는 작용이 있어 콜레스테롤 강하제보다 훨씬 뛰어난 효과를 발휘한다. 심혈관계 질환 예방을 위해 매일 4g의 마늘을 섭취할 것을 권고하고 있다. 이는 큰 마늘 한 알 크기 정도의 양이다. 이화여자대학교와 서울대학교 연구팀이 마늘가루 섭취와 심혈관계 질환과의 상관관계를 살펴본 22개의 연구들을 종합적으로 분석한 결과, 마늘 반 알에서 한 알 해당하는 마늘가루를 섭취하면 총 콜레스테롤과 LDL-콜레스테롤 수치를 낮추는 데 도움이 되는 것으로 나타났다.

마늘의 스코르나신 성분은 혈압을 낮추는 작용과 에너지 대사를 촉진시키는 작용이 있어 고지혈증 개선이나 비만 예방에도 효과가 있다. 단, 강력한 살균작용이 있으므로 위가 약한 사람이나 위궤양을 앓고 있는 사람이 과잉 섭취하면 증상을 악화시킬 수 있으니 주의해야 한다. 타임지는 알리신이 페니실린보다 더 강한 항생제라고 소개했다. 마늘에는 알리신 외에 다양한 유황화합물질이 들어 있다. 메틸시스테인은 간암과 대장암을 억제한다고 알려져 있다. 유황화합물질은 활성산소를 제거하는 항산화 작용도 한다. 아울러 마늘은 토양에 있는 셀레늄을 흡수, 저장하며 셀레늄 역시 암을 예방하는 것으로 알려있다.

현재까지 알려진 40여 종의 항암(抗癌) 식품 중 최정상인 것이 마늘이다. 이처럼 효과적인 항암식품으로 꼽히는 마늘을 하루에 생마늘 또는 익힌 마늘 한 쪽(또는 반쪽) 정도를 꾸준히 섭취하면 암을 예방하는 데 도움이 된다. 생마늘 먹기가 힘들면 열처리하여 먹으면 된다. 열처리 하면 마늘 특유의 매운맛이 사라져 먹기에 훨씬 좋고 소화 및 흡수율도 높아진다. 열을 가하면 효소(알리나제)의 활성도와 수용성 비타민 C와 B는 감소한다. 그러나 폴리페놀 활성도와 플라보노이드 함량은 증가한다. 생마늘에 비해 항산화 활성도는 약 50배 높고, 폴리페놀(140℃, 2시간), 플라보노이드(150℃, 1시간) 함량은 각각 7배, 16배로 증가하며, 과당은(140℃, 1시간) 7배로 증가한다.

화학분야 최고의 학술지로 꼽히는 앙게반테 케미(Angewandte Chemie)지에 따르면(2009년 1월 28일자) 캐나다 퀸즈 대학교 화학과 프랫(Pratt) 교수팀은 마늘에 함유된 알리신이 신체 내의 유해물질인 활성산소 제거에 매우 효과적이어서 마늘이 건강에 이롭다는 것을 밝혔다. 마늘의 항산화물질은 녹차나 포도에 들어 있는 플라보노이드와 달리 알리신이 생성하는 2차 물질인 설펜산(sulfenic acid)인 것으로 밝혀졌다. 현재까지 알려진 항산화 물질 중에서 마늘에서 생성된 설펜산의 활성산소 소거 속도가 가장 빠른 것으로 입증되었다. 랫(Pratt) 교수는 설펜산의 강력한 반응성이 건강과 관련이 있을 것이라고 하였다.

마늘은 양파, 부추 등과 같이 부추과에 속하고, 이들 식물은 모두 알리신과 비슷한 물질을 가지고 있지만 항산화 효과와 작용은 다르다. 양파, 부추에 들어 있는 알리신 유사 물질은 마늘의 알리신보다 느리게 분해되고, 설펜산 양이 적기 때문에 활성산소 제거 속도가 마늘보다 떨어지는 것으로 추정하고 있다. 마늘에 들어 있는 생리활성 물질인 스코르디닌 성분이 내장을 따뜻하게 하고 혈액순환과 신진대사를 원활하게 한다. 마늘을 껍질째 끓는 물에 15분 정도 삶아 하루에 한 번, 식사 전에 2쪽씩 먹으면 저혈압 증세를 개선시킬 수 있다. 또는 껍질을 깐 생마늘을 곱게 찧은 다음 볶은 검은깨와 2:1의 비율로 섞어 꿀에 재웠다가 하루에 두 번, 작은 술잔 하나씩 물로 희석하여 복용하면 효과를 얻을 수 있다.

맛이나 향(香)이 독한 식품은 대개 피부나 위장에 자극적이다. 마늘도 독한 식품이므로 주의하여야 한다. 특히 공복(空腹) 상태에서 마늘을 복용하는 것은 절대 금물이다. 가열마늘에 들어 있는 아호엔은 항암성분, 생마늘의 알리신은 콜레스테롤, 혈압을 낮추고 동맥의 프라그를 제거하는 기능이 있다. 가열마늘의 MATS은 혈전 생성을 지연시키는 효과가 있다.

마늘을 자르고 빻는 과정에서 마늘에 들어 있는 황화합물인 알린(Alliin)이 알리나아제(Alliinase) 효소에 의해 알리신으로 바뀌게 된다. 알리나아제 효소는 열에 약해 바로 열을 가하면 그 기능을 잃게 되므로 마늘을 다지고 나서 15~20분 정도 두고 난 후에 열을 가해 조리해도 마늘 속에 들어 있는 유용한 물질들이 파괴되지 않으므로 요리할 때에는 미리 다져뒀다가 사용하는 것이 좋다.

▣ 생마늘 이용방법

이화여자대학교와 서울대학교 연구팀이 마늘가루 섭취와 심혈관계 질환과의 상관관계를 살펴본 22개의 연구들을 종합적으로 분석한 결과, 마늘 반 알에서 한 알 해당하는 마늘가루를 섭취하면 총 콜레스테롤과 LDL-콜레스테롤 수치를 낮추는 데 도움이 되는 것으로 나타났다. 미국 타임지는 세계 10대 슈퍼푸드에 마늘을 포함하기도 했다. 독일과 미국 정부에서는 심혈관계 질환 예방을 위해 **매일 4g**의 마늘을 섭취할 것을 권고하고 있다. 이는 큰 마늘 한 알 크기 정도의 양이다.

국립농업과학원 농식품자원부에 따르면, 마늘의 효능을 내는 핵심성분인 S-알리시스테인(S-allyl cysteine)이 삶을 때 더 많이 생성되는 것으로 나타났다. 실험 결과, 마늘을 끓는 물에 60분간 삶았을 때 S-알리시스테인 함량이 9.16mg /g로 생마늘(2.77mg/g)의 4배에 달하는 양으로 가장 많았다.

마늘은 자르고 빻는 과정에서 마늘에 들어 있는 황화합물인 알린(Alliin)이 알리나아제(Alliinase) 효소에 의해 알리신으로 바뀌져 마늘의 효과를 최대화할 수 있다. 알리나아제는 열에 약해 바로 열을 가하면 그 기능을 잃게 되므로 미리 열을 가하지 말고 마늘을 부수거나 다지고 나서 15분~20분 정도 지난 후 조리에 이용해도 마늘 속에 들어 있는 유용한 물질들이 파괴되지 않는다. 따라서 요리할 때 마늘을 첨가하려면 미리 다져뒀다가 사용하면 마늘의 효능을 살릴 수 있다.

9. 녹 차

녹차의 주성분인 폴리페놀 성분은 항암효과가 있다. 차의 쓴맛과 떫은 맛 성분은 위장점막을 보호하고 위장운동을 활발하게 해준다. 녹차에 들어 있는 퀘르세틴(quercetin) 성분은 협심증을 줄여 준다. 녹차는 미국 시사주간지 타임(Time)이 선정한 **세계 10대 건강식품**이다. 일본의 대표적인 장수 마을인 시즈오카에서는 건강의 비결을 지역 특산물인 녹차의 요인으로 보고 있다. 이들은 일본 평균 녹차 소비량의 3～4배 많은 1인당 연평균 3.7kg의 녹차를 소비하고 있다.

혈관외과 의사이면서 미국 예일대 교수인 섬피오 교수는 아시아인들이 다른 나라 사람들보다 훨씬 자주 담배를 피우는데도 불구하고 심장혈관질환·암 발생률이 현저히 적은 이유로 녹차를 지목했다. 녹차에 함유되어 있는 데아닌은 알파(α)파를 증가시켜 마음을 안정시키고 스트레스를 없애주며 숙면을 취하는 데에 도움을 준다. 또한 집중력과 암기력을 향상시키는 데에도 도움을 주기도 한다.

가톨릭의대 김경수 박사팀이 한국영양학회지에 발표한 논문에 따르면, 녹차의 성분 중 데아닌은 별다른 부작용 없이 알파(α)파를 증가시킨다는 사실을 확인했다. 일본 태양화학의 주네자 박사 연구팀도 데아닌을 섭취하면 이완상태일 때 나타나는 뇌파인 알파파가 증가하고 마음이 편안해지는 것을 확인했다고 한다. 연구 결과 녹차의 데아닌 성분은 섭취 후 약 30분 이내에 뇌에 도달하며, 40분 정도면 뇌에서 알파파를 생성한다. 알파파는 암기력과 집중력 향상, 스트레스 회복 촉진 등에 영향을 미치는 것으로 알려져 있다. 이러한 효과를 내는 데아닌은 녹차에만 함유되어 있는 고유한 성분으로 현미 등의 성분을 첨가한 혼합 녹차보다는 100% 순수 녹차를 마실 때 더욱 효과를 기대할 수 있다.

다이어트 시 지속적인 운동과 병행해 녹차를 마시면 신체구성과 혈중지질이 개선될 뿐만 아니라 항산화 시스템의 활성화에도 도움을 준다는 연구로 밝혀졌다. 2006년 서울대학교 전태원 교수 연구팀은 비만 여성 37명을 대상으로 녹차를 하루 4잔(카테킨 함량 450mg)을 섭취하게 하면서 최대 심박수의 60～80%의 운동 강도로 1일 30～60분간 유산소 운동을 주 3회 실시하도록 했다. 실험 결과 실험에 참여한 사람들의 체중, 체질량지수(BMI)와 허리둘레가 유의하게 감소했음을 확인했다. 또한 혈액의 중성지질과 LDL-콜레스테롤이 감소했으며, 좋은 콜레스테롤로 알려진 HDL-콜레스테롤은 증가했다.

더욱 중요한 사실은 고강도의 운동을 하면 체내에 활성산소가 축적되면서 세포는 산화적 스트레스 상태에 놓이게 되는데, 녹차 섭취로 인해 체내의 항산화 시스템이 활성화되었다는 것이다. 이러한 연구 결과를 통해 녹차 섭취와 운동은 신체 구성과 혈중지질의 개선뿐만 아니라 항산화 시스템에 긍정적인 효과가 있으며, 녹차 섭취는 산화적 스트레스와 비만을 억제하기 위한 운동에 보완적인 역할을 수행한다는 것을 알 수 있다.

땀을 많이 흘리는 운동 중에 녹차를 마시면 이뇨작용이 활성화되어 탈수증상을 불러올 수 있다고 하지만 녹차에 함유되어 있는 카페인 성분이 이뇨작용을 한다고는 하나, 이뇨작용으로 인한 탈수현상에 대해서는 연구자들 간에 논란이 있다. 2003년 영국에서 발표된 리뷰 논문에 따르면, 1966년에서 2002년까지 발표된 카페인 섭취와 체내 수분 평형과 관련된 논문들을 정리한 결과, 하루에 녹차 10～20잔에 해당하는 250～300mg의 카페인을 섭취하였을 때 개인차가 있지만 단기간(1～7일)의 이뇨작용이 있었다고 보고했다. 단기간 이뇨작용에도 불구하고 결과적으로 체내의 수분 평형에는 영향을 끼치지 않는 것으로 나타났으며, 녹차를 꾸준히 섭취하게 되면 이러한 단기적인 이뇨작용도 감소된다고 언급했다.

2004년에는 해발 5,350m에 위치한 히말라야 에베레스트 베이스캠프에서 에베레스트봉과 로체봉의 등정을 지원하고 있는 산악인 13명(남 9명, 여 4명)을 대상으로 10일간 실시한 연구 결과를 영국에서 발표했다. 결론적으로 논문에서는 차의 섭취가 이뇨에 의한 탈수현상을 유발하지 않았다고 발표했다.

해당 연구에서 차 음용군의 1일 음료 섭취량은 3,193mℓ이었으며, 이 중 56.5%인 1,735mℓ를 차로 섭취했다. 차를 음용하지 않은 군은 1일 3,108mℓ 음료를 섭취했는데, 두 그룹간의 1일 음료 섭취량은 유의성 있는 차이를 보이지 않았다. 더불어 차를 음용한 군의 1일 소변양은 2,686mℓ이었으며, 음용하지 않은 군은 2,625mℓ였다. 즉, 음료의 섭취와 소변에 따른 체내 수분의 보유율은 차를 음용한 경우 15.9%, 차를 음용하지 않은 경우 15.5%로 유의할 만큼 차이를 보이지 않았다. 결국 차 섭취는 많은 운동량을 필요로 하는 등산 중에도 이뇨작용에 의한 탈수현상을 일으키지 않았으며, 체내 수분의 균형을 이루는데 좋은 역할을 할 수 있다는 것이 밝혀졌다.

녹차를 마실 때에 감귤이나 레몬 등으로 비타민 C를 보충하면 녹차 안의 유용한 성분인 카테킨이 체내에 흡수율을 높일 수 있다. 세종대 식품공학과 심순미 교수 연구팀은 녹차에 자일리톨과 비타민 C를 첨가하여 마시면 녹차 내 유용한 성분인 카테킨(Catechin)의 체내 흡수율을 향상시킬 수 있다고 발표했다. 녹차에 포함되어 있는 카테킨 성분은 심혈관계 질환의 위험도를 줄이고, 활성산소의 손상을 억제해

주는 등 다양한 생리활성 기능을 가지고 있는 것으로 잘 알려져 있다. 하지만 섭취된 카테킨은 소화과정 중 분해되는 비율이 높아 체내 흡수율이 떨어지는 편이었다. 이에 카테킨을 기능성으로 내세운 음료에서는 카테킨의 체내 흡수 증진을 위해 설탕과 구연산 등을 첨가하여 제조하는 사례가 있다. 이는 설탕의 섭취량이 증가함에 따라 오히려 인체에 해로운 작용을 할 수 있다는 문제점이 지적되어 왔다.

이런 상황에서 연구팀은 체내에서 느리게 대사되어 혈당을 지연시키는 데 효과적인 대체당인 자일리톨과 비타민 C를 사용했고, 해당 물질이 소화과정 중에 생리활성이 높은 주요 카테킨 4종(EC, ECG, EGC, EGCG) 등의 안정성을 도모하고 체내 흡수율을 높일 수 있다는 사실을 발견한 것이다. 자일리톨과 비타민 C가 일정 비율로 조성된 녹차를 마실 경우, 녹차만 마시거나 설탕과 구연산이 들어간 녹차를 마시는 것에 비해 카테킨의 체내 흡수율이 최대 각각 6배와 3배 증가한다. 녹차를 마실 때 자일리톨과 비타민 C를 함께 섭취하는 것도 바람직하다.

(1) 감기 · 독감 예방 효과

매년 전 세계 인구의 10～20%가 독감에 감염되며, 그 중 25～50만 명이 독감으로 사망한다고 한다. 독감은 바이러스 종류가 다양하기 때문에 매년 유행하는 바이러스에 따른 예방 접종을 해야 하는 번거로움이 있다. 독감과 관련된 예방접종은 매년 진행하는 것이 좋으며, 이와 함께 면역력 증진을 위해 녹차를 마시면 도움이 된다.

하버드 의대 뷰코브스키 박사(Dr. Bukowski)는 연구를 통해 녹차의 주요 성분인 데아닌과 카테킨을 3개월간 섭취한 사람들에게서 감기와 독감 증상이 30% 이상 감소했다는 결과를 발표했다. 데아닌 성분이 몸 안에서 대사과정을 거치면 에틸아민(Ethylamine)이라는 물질이 생성된다. 그런데 이 에틸아민을 우리 몸의 면역세포가 항원으로 인식하고, 이에 대응하는 면역반응을 학습했기 때문에 학습된 면역세포가 암 세포, 박테리아 등에 노출되었을 때보다 빨리 방어체제를 수행하여 침입자(암세포, 박테리아, 기생충 등)를 제거할 수 있게 한다는 것이다.

녹차에 함유된 카테킨의 항바이러스, 항염증 효과가 감염 초기에 작용하여 바이러스 감염으로 인한 체내 확산을 막고, 여러 증상들을 완화시켜 주기 때문에 바이러스 감염에 의해 감기나 독감에 걸렸다고 해도 정상 세포의 피해를 최소화하여 감염으로 인한 피해를 줄여줄 수 있다고 한다.

일본 국립의약품식품위생연구소에서도 녹차 카테킨의 항독감 바이러스 효과를 연구한 결과를 발표한 바 있다. 외부로부터 유입된 바이러스가 우리 몸의 정상 세포에 흡착된 후 세포 내부로 침입하여 증식하면 독감 증상이 나타나게 되는데, 녹차 카테킨의 주요 성분인 EGCG가 독감 바이러스가 정상 세포에 흡착하는 것을 막아 바이러스 감염을 억제한다는 것이다.

또한, 이 연구 결과에 따르면 일반적으로 마시는 녹차 농도의 1/4 수준에서도 항바이러스 효과가 나타난다고 하니 주목할 만하다. 이외에 연세대 생명공학과 성백린 교수도 녹차의 항독감 바이러스에 대한 연구 결과를 발표하였는데, 녹차의 카테킨이 바이러스가 정상 세포를 공격하여 감염되는 것을 막는 동시에 바이러스의 세포막을 변형시킨다고 한다. 이는 이미 독감 바이러스에 감염되었다고 하더라도 카테킨을 통해 증상을 완화시킬 수 있다는 것을 의미한다.

(2) 식중독 예방 효과

일본 쇼와대학교 약학대학의 시마무라 박사 연구팀은 녹차를 통한 식중독균 억제 효과를 입증하였다. 일본 사람들이 초밥을 먹을 때에 녹차를 곁들이는 것은 녹차의 살균 효과 때문이기도 하다. 일본의 횟집이나 초밥집에서는 진한 녹차를 제공하는 경우가 많다. 녹차의 살균 효과 때문이다. 녹차는 강력한 살균 효과를 가지고 있어 농도가 진하지 않더라도 대표적인 식중독 유발균인 포도상구균, 장염 비브리오균, 살모넬라균, 콜레라균, 병원성 대장균을 없애주는 역할을 할 수 있다. 또한 장내 암모니아, 아민류 등을 생성하는 유해 세균류를 감소시키고 건강에 유익한 락토바실러스와 비피도박테리아 같은 유산균을 증가시키는 효과를 가져온다.

일본 쇼와대학교 약학대학 시마무라 박사에 의하면 일반적으로 사람들이 마시는 녹차의 농도(2.5% 녹차 용액으로 100㎖의 물에 녹차 2.5g을 추출한 농도)에서 각종 식중독균을 배양한 결과 병원성 대장균인 O-157은 5시간 만에 사멸됐고, 다른 식중독균들도 24시간 안에 완전 사멸됐다고 한다. 또한 일본 위생성연구소의 하라쿠도 박사의 연구에서도 녹차의 카테킨이 항균작용을 해 대장균, 보툴리누스균 등의 식중독 균의 생존을 완전히 억제하고, 균뿐만 아니라 식중독균의 독소 분비, 포자의 성장도 억제되었음이 확인되었다.

(3) 중금속 · 환경호르몬 제거 효과

중금속과 환경호르몬은 한번 몸속으로 유입되면 배출되지 않고 오랜 시간에 걸쳐 중추신경을 마비시키는 등의 치명적인 결과를 가져올 수 있다. 녹차는 중금속과 환경호르몬이 체내에 흡수되는 것을 낮추고, 배설을 돕는다고 알려져 있다. 몸속으로 유입된 중금속은 몸 밖으로 배출되지 않고 뼈나 간, 장기 등에 축적돼 중추신경을 마비시키거나 기형 혹은 미숙아를 낳게 하는 등의 영향을 끼친다. 녹차는 중금속을 제거하는 데 탁월한 효능을 발휘한다는 연구 결과들이 있다.

이화여대 식품영양학과 이서래 교수 연구팀은 녹차가 납과 카드뮴을 얼마나 효과적으로 제거하는지 실험을 통해 확인해 보았다. 중금속에 대해 음용수 수질 기준의 10배 또는 100배로 오염된 음료수에서 납은 녹차와 홍차에서 50~60%, 보리차에서 30~40%의 제거를 보였으며, 카드뮴의 경우 녹차와 홍차에서 30~40%, 보리차에서 10~20% 제거를 나타냈다고 한다. 또한 중금속으로 오염된 물에 녹차를 넣은 후 동물에게 섭취시켰을 때 녹차가 중금속의 체내 흡수율을 낮추고 배설시킨다는 사실을 밝혔다. 간, 신장, 뼈에 축적되는 중금속 양도 뚜렷하게 감소하는 것도 확인했다. 보통 중금속은 배설되지 않고 장기에 축적되기 때문에 문제를 일으키는데 녹차는 중금속의 체내 흡수율을 낮추고 배설도 돕기 때문에 매우 유용하다고 할 수 있다.

중금속뿐만 아니라 환경호르몬도 인체에서 분해되지 않고 축적되며, 질병과 장애를 유발시켜 문제가 되고 있다. 환경호르몬의 정확한 명칭은 내분비 교란성 화학물질로 체내 생식과 성장, 행동을 조절하는 호르몬의 작용을 방해하는 외부인자이다. 현재 환경호르몬으로 추정하는 물질로는 식품이나 음료수 캔의 코팅 물질 등에 사용되는 비스페놀 A와 소각장에서 주로 발생되는 다이옥신류, 합성세제의 원료인 알킬페놀, 플라스틱 가소제로 이용되는 프탈레이트 에스테르 및 스티로폴의 성분인 스티렌다량체 등이 있다. 이러한 환경호르몬의 흡수 억제와 배설 촉진에 대해 중금속과 마찬가지로 녹차가 도움이 된다는 다양한 연구가 있다.

일본 후쿠오카현 보건환경연구소 모리타 쿠니마사 박사팀은 녹차가 환경호르몬의 일종인 다이옥신의 흡수를 억제하고, 배설을 촉진하는 효과를 가지고 있다는 연구결과를 발표했다. 연구진들은 실험용 쥐에게 다이옥신을 첨가한 사료를 먹인 후, 한 집단에는 표준사료를 주고, 또 다른 집단에는 표준사료와 녹차를 섞은 사료를 5일간 먹였다. 그리고 배변 중에 함유되어 있는 다이옥신 양을 조사해 본 결과, 녹차를 먹인 집단이 표준사료만 먹인 집단보다 최대 9.1배나 많은 다이옥신을 배설했으며, 최대 83%나 다이옥신 흡수를 억제한 것을 관찰했다. 이러한 녹차의 다이옥신 배출과 흡수 억제 효과는 두 가지 원인에 의한 것으로 추정된다. 하나는 녹차의 식이섬유가 다이옥신을 흡착하여 소화관 내에서 흡수되는 것을 막고 변으로 배설시키기 때문이고, 다른 하나는 다이옥신과 결합하기 쉬운 형태로 이루어져 있는 카테킨이 다이옥신과 결합하여 복합체를 형성하고 소화관에서의 다이옥신 흡수를 막았기 때문인 것으로 보인다.

서울대 수의학과 이영순, 강경선 교수팀이 실험동물을 이용하여 환경호르몬에 대한 녹차의 소거 효과를 실험한 결과, 녹차의 카테킨이 환경호르몬을 소거하는 데 매우 효과적이라는 사실을 발견했다. 특히 다이옥신은 정자수를 감소시키는데, 이 경우에도 녹차를 섭취하면 정자수가 증가하거나 다이옥신을 투여하지 않은 실험군과 같은 수준으로 높아졌음을 관찰하였다고 한다. 환경호르몬의 노출이 많을 수밖에 없는 현대인, 특히 남성이라면 해당 연구의 결과를 주목할 필요가 있다. 녹차에 들어있는 카테킨 성분에 항암효과가 있을 뿐만 아니라 최근 사회적으로 이슈가 되고 있는 인플루엔자 바이러스를 억제하는 데에도 효과가 있는 것으로 밝혀졌다. 녹차의 데아닌은 긴장을 완화시키고, 스트레스를 해소시킨다는 연구결과가 발표됐다.

국내에서 유통 중인 녹차에서 살충제(파라치온, EPN 등) 성분이 검출됐다는 보도로 국내 녹차산업이 큰 피해를 입은 일이 있다. 그러나 국립농산물품질관리원이 2002년부터 2006년까지 124점의 시료를 수거해 잔류농약을 분석한 결과 2점의 시료에서 농약 성분이 검출됐으나 잔류 허용기준 이내로 안전했다. 녹차관련 보도 이후 실시한 잔류농약 분석에서도 526점 가운데 비인증 녹차 2점에서만 살충제 성분이 잔류 허용기준을 초과하는 등 부적합 비율이 0.38%로 안전한 것으로 확인됐다.

이 같은 배경을 살펴보면 녹차의 경우는 친환경인증품이 전체의 34.5%로 일반농산물의 9.8%보다 매우 높은 수준을 유지하고 있으며, 우수농산물인증제 도입에 따라 제다시설에서도 위생적으로 차를 제조하는 한편 녹차 생산농가도 안전한 녹차를 생산하기 위해 농약 사용량을 줄여 친환경적으로 생산한 결과라고 생각된다.

국립농산물품질관리원에서는 안전한 녹차의 생산을 위해 주산단지인 전남 보성, 경남 하동·산청군과 업무협약을 체결, 녹차 생산단계에서의 안전성을 조사하고, 그 결과 부적합 품에 대해서는 전량 수거해 폐기하고 있다. 녹차 원산지 위반 신고센터를 설치·운영해 수입녹차가 국산으로 둔갑되어 판매되는 것을 방지하는 등 우리 녹차의 안전성을 확보하는 데 노력하고 있다.

(4) 암 예방 및 항암에 대한 녹차의 효능

차의 주요 기능성 성분은 폴리페놀 화합물인 카테킨류(catechins)로 녹차에는 약 10~18% 들어 있다. 찻잎을 발효하여 만드는 우롱차나 홍차에 비해 함량이 더 높다. 따라서 암 예방효과는 녹차가 우롱차나 홍차에 비해 우수하다고 볼 수 있다. 녹차의 항암효과가 주목받기 시작한 것은 1978년부터이다. 일본 시즈오카현의 위암 발생률이 일본 전체 위암 발생률에 비해 현저히 적은 것이 알려지면서 녹차의 항암효과에 대한 관심이 높아지기 시작했다. 특히 녹차 생산지로 유명한 나카가와네는 위암 사망률이 23.9%로 전국 평균의 5분의 1에 불과했다. 이 지역의 녹차 소비량은 1인당 월 250~410g(매일 5~10잔)으로, 이는 전국 평균 소비량의 5배에 해당하는 양으로 보고된 바 있다.

이와 같은 결과를 토대로 녹차의 항암작용에 대해 많은 연구가 진행됐다. 카테킨류의 주요 성분인 EGCG는 동물실험을 통해 대장암 및 직장암, 유방암, 피부 종양, 전립선암, 폐암, 위암 등 각종 암에 대한 세포 증식의 억제효과가 보고됐다. 또한 암세포가 사멸(세포자살)하여 암의 발생과 진행과정(신생혈관 생성)이 녹차에 의해 억제된다는 보고가 있었다. 1997년 미국 오하이오 의대 잰쿤(Jerzy Jankun) 박사는 암세포가 정상세포에 전이되기 위하여 필요한 단백질분해 효소인 유로카니제(urokinase)의 작용을 녹차의 EGCG가 억제해 종양의 확산을 막고 크기를 감소시킴으로써 항암효과를 낸다는 사실을 밝혀냈다.

최근에는 일본 연구진에 의해 카테킨 성분이 악성 암세포의 표면에 많이 붙어 암세포 증식에 관여하는 67LR단백질에 쉽게 결합한다는 것을 밝혀냈다. 연구진이 폐암 세포를 사용해 실험한 결과 녹차 2~3잔 정도로 67LR단백질 증식이 절반 정도 억제된다는 사실이 확인되었다. 또한 영국 연구진에 의해서 EGCG가 암세포가 증식하는데 절대적으로 필요한 효소인 디하이드로폴레이트리덕타제(DHFR)와 결합하여 이 효소의 활동을 억제한다는 사실이 밝혀졌다. 이 연구는 EGCG가 항암제인 메토트렉세이트와 구조가 비슷하다는데서 착안됐다고 한다. EGCG는 메토트렉세이트처럼 DHFR에 결합하지만, 그 결합이 메토트렉세이트처럼 강력하지 못하기 때문에 정상세포에 미치는 부작용도 그만큼 덜 할 것으로 생각 된다고 발표했다.

최근 일본 연구진은 녹차의 카테킨 성분이 발암물질과 직접 반응하여 발암물질을 제거시킨다는 논문을 발표했다. 일본 사가대학 화학과의 오카지마 교수는 녹차 카테킨이 발암물질인 벤조피렌과 아플라톡신과 반응하여 이러한 발암물질의 작용기와 결합함으로써 발암물질이 유전자와 결합하지 못하도록 할 수 있다고 발표했다.

(5) 스트레스 완화 효과(Dr. Lekh R. Juneja, 일본 태양화학연구소장)

예로부터 녹차는 심신의 긴장을 풀어주는 것으로 알려져 왔는데, 이와 같은 효능이 녹차의 감칠맛을 주는 아미노산 성분인 데아닌(L-theanine)에 의한 것으로 밝혀졌다. 일본의 Juneja 박사 연구팀은 녹차에만 함유된 것으로 알려진 천연 아미노산인 데아닌을 섭취하면 이완상태일 때 나타나는 뇌파인 알파(α)파가 증가하고, 마음이 편안해지는 것을 확인했다.

녹차의 데아닌 성분은 섭취 후 약 30분 이내에 뇌에 도달하며, 40분 정도면 뇌에서 알파파가 생긴다. 또한 데아닌은 현대인의 스트레스를 완화하여 숙면을 취할 수 있게 하고, 카페인에 의한 흥분 작용을 억제하였다.

(6) 녹차 카테킨의 조류 및 인간 인플루엔자 바이러스 제어 효능
(송재민 미국 에모리대학 연구원)

녹차는 항산화, 항암, 항균 등 다양한 생리활성을 갖고 있으며, 여기에 중요한 역할을 하는 것이 폴리페놀 화합물의 일종인 카테킨(EGCG, EGC, ECG) 성분으로 알려져 있다. 이들 카테킨 성분의 또 다른 효능이 밝혀져 주목을 받고 있는데, 바로 인플루엔자 바이러스에 대한 억제 효과이다. 녹차 카테킨 중 EGCG와 ECG 두 종류가 독감바이러스 특이적인 플라크 형성을 억제하였으며, 숙주세포에서 바이러스의 증식도 현저하게 저해하는 것으로 나타났다.

항바이러스 효능을 나타내는 메커니즘은 녹차의 카테킨 성분이 바이러스와 직접 반응하여 바이러스가 숙주세포의 수용체와 결합하는 초기단계를 저해하는 것으로 밝혀졌으며, 이는 기존의 독감 치료제들이 바이러스가 감염된 이후 증식단계를 억제하거나 배양된 바이러스가 세포로부터 퍼져 나가는 것을 억제하는 것과 다른 기작임을 알 수 있다. 따라서 기존 치료제와 병행, 복합 활용의 가능성을 갖고 있으며, 바이러스에 따라 다른 효과를 내는 기존의 치료제와는 달리 녹차 카테킨은 최근 유행하는 H1, H3형 및 B형 인간인플루엔자 바이러스에 모두 높은 활성을 나타냈다. 또 녹차 카테킨의 활성위치로 밝혀진 3-galloyl 그룹에 다양한 치환기가 도입된 유도체를 활용한 결과, H9형 조류인플루엔자의 수정란 증식성을 현저하게 감소시키는 것으로 나타났다.

녹차의 항암효과를 입증한 암 연구 분야의 세계적인 석학 히로타 후지키 박사는 녹차의 주성분이 에피갈로 카테긴 갈레트(EGCG)라는 물질임을 밝히고, 녹차의 이 성분이 암 발생을 억제하는 효과가 있음을 밝혀냈다. 암은 예방이 최선책이며, 암에 대한 정확한 지식으로 접근하여 치료보다는 예방에 더 치중하는 것이 바람직하다. 녹차에 들어 있는 강력한 항산화물질(EGCG)이 제1형 당뇨병의 발생을 억제하거나 지연시킬 수 있다는 연구결과가 있다.

미국 조지아의대 치의대 스티븐 수 박사팀은 과학저널 생명과학(Life Science)에 발표한 연구보고서에서 제1형 당뇨병과 또 다른 자가면역질환인 쇼그렌증후군(Sjogren's syndrome)에 걸리도록 유전자가 조작된 생쥐에 EGCG를 투여한 결과 두 질병 모두 발생이 억제 또는 지연되는 것으로 나타났다고 밝혔다. 제1형 당뇨병과 쇼그렌증후군은 모두 자신의 면역체계가 정상세포를 공격해 발생하는 자가면역

질환이다. 1형 당뇨병은 인슐린을 생산하는 췌장 베타세포가 손상되어 인슐린을 만들지 못하고 쇼그렌증후군은 체내 수분을 생성하는 침샘 등이 손상되어 구강이나 안구 건조증 등이 나타난다.

연구진이 이들 질병에 걸리도록 유전자가 조작된 생쥐에 녹차에 많이 들어 있는 강력한 항산화물질인 EGCG를 물에 녹여 먹인 결과 16주 후 당뇨병이 발생하지 않은 경우가 물만 먹인 생쥐보다 6.1배 많았고, 22주에는 4.2배 많은 것으로 나타났다. 수 박사는 우리 연구는 원래 EGCG가 쇼그렌증후군에 미치는 영향에 초점이 맞춰져 있었기 때문에 EGCG가 쇼그렌증후군의 발병을 억제하는 것은 물론 제1형 당뇨병 발생을 지연시킨다는 결과는 연구자들에게도 놀라운 것이라고 했다. 또한 EGCG가 몇 가지 중요한 유전자들을 조절해 자가면역질환이 발생하는 것을 억제하거나 지연시키는 것으로 보인다며, 이 연구결과는 화학약품을 사용하지 않고 사람과 비슷한 증상을 일으키는 유전적 결함을 가진 쥐를 이용한 것이라는 점에서 큰 의미가 있다고 했다.

그는 이어 녹차는 천연물질이고 인체에 대한 알려진 해가 없어 사람의 자가면역질환을 예방하거나 지연시키는 데에도 활용될 수 있을 것으로 기대한다며 앞으로 생쥐에서 나타난 이런 효과가 사람에게도 적용되는지 연구할 예정이라고 덧붙였다. 녹차를 동양권의 음료로 알고 있지만 서양에서도 연구가 활발하다. 미국에선 녹차에서 EGCG(카테킨의 일종)라는 성분을 추출해 유방암・위암・피부암 등의 치료・예방에 이용하고, 체중 감량, 심장병 예방, 자외선에 의한 피부 손상 예방에도 활용되고 있다.

녹차가 암 예방에 효과가 있다는 것은 여러 동물실험과 역학조사를 통해 확인됐다. 대표적인 항암 성분은 카테킨이다. 녹차에 10～18%나 든 카테킨은 유해산소를 없애는 항산화 물질이다. 또 암의 성장을 늦추고 암세포의 자살을 유도한다. 미국에선 마늘의 SAMC와 함께 녹차의 EGCG를 천연물 항암제로 개발 중이다. 사람의 암 예방에 녹차가 유용하다는 역학조사 결과도 다수 나와 있다. 유명한 녹차 산지인 일본 나카가와네 지역의 위암 사망률이 일본 전체 평균의 20% 수준에 불과하다는 것이 좋은 예다. 이 지역 주민의 녹차 하루 소비량은 5～10잔으로 전국 평균의 5배다. 서울대병원 소화기내과 이동호 교수는 암을 예방하려면 녹차를 하루 5잔 이상 마시라고 했다.

(7) 혈행 개선

녹차를 마시고 30분쯤 지나면 혈관기능이 개선된다는 연구 결과가 있다(유럽 심혈관예방 및 사회복귀 저널 2008년 7월). 그리스 아테네대 의대 연구팀이 14명에게 녹차를 마시게 했는데 이들의 혈관이 확장됐다. 혈관 내피세포의 기능도 좋아졌다. 그러나 커피나 온수를 마신 후엔 이런 효과가 나타나지 않았다.

녹차는 혈압 조절에도 유용하다. 이뇨효과가 있는 데다 녹차의 카테킨이 안지오텐신 변환효소의 활동을 억제, 안지오텐신 Ⅱ(혈압을 올리는 물질)가 덜 만들어지기 때문이다. 미국에선 수면 무호흡증과 관련된 학습·기억장애에도 녹차를 적극 권장한다. 동물실험을 통해 녹차의 폴리페놀(항산화 성분)이 뇌에 쌓이는 유해산소를 없애는 것이 확인되었다(미국 호흡기 및 응급의학저널 2008년 5월). 녹차는 담(가래)을 없애주고 머리·눈을 맑게 하며 소화를 돕고 소변을 잘 보게 하며, 해독작용을 하는 식품이라고 설명했다(경희대 동서신의학병원 한방소화기보양클리닉 박재우 교수).

(8) 다이어트에 유용

녹차는 열량이 거의 없는 음료이다. 배고플 때 자주 마시면 포만감을 주고, 카테킨이 중성지방·콜레스테롤을 체외로 배출시켜 몸의 부기도 빠진다. 녹차의 카테킨은 지방 축적을 억제한다. 운동하기 전에 녹차를 마시면 에너지원으로 지방이 먼저 사용되므로 다이어트에 그만이라고 말했다. 녹차로 다이어트 할 때는 하루 세 잔 이상 식후에 마시는 것이 효과적이다. 6개월 이상 꾸준히 마셔야 효과를 얻는다(을지대병원 가정의학과 최희정 교수).

(9) 치아 건강

녹차의 카테킨은 세균을 죽이는 항균효과를 지닌다. 식중독 사고가 잦은 여름이나 상하기 쉬운 음식을 먹은 후 녹차를 마시는 것은 이 때문이다. 녹차의 항균효과는 치아건강에도 유익하다. 카테킨이 충치균의 성장을 억제하고 입 안의 유해세균을 죽이기 때문이라고 한다(영동세브란스병원 치과 박정원 교수).

(10) 녹차 이용방법

녹차엔 카페인이 들어 있다. 커피에 든 카페인의 60% 가량이다. 그러나 녹차에 든 카테킨과 데아닌이 카페인의 부작용(불면·경련 등)을 억제하기 때문에 커피의 카페인보다는 인체에 영향은 적다. 카페인에 예민한 사람은 잠들기 서너 시간 전엔 녹차를 마시지 않는 것이 좋다(한양대병원 영양과 강경화 영양사). 또 과다 섭취하면 위벽이 손상될 수 있다. 특히 녹차의 떫은 맛 성분인 타닌이 위장을 자극하므로 위궤양 등 위장질환이 있는 사람이 자주 마시는 것은 곤란하다. 임신한 여성도 절제가 필요하다. 녹차 성분이 철분·칼슘의 흡수를 방해할 수 있기 때문이다. 치아 미백 중인 사람도 녹차가 치아에 착색을 일으킬 수 있으므로 피하는 게 좋다.

녹차의 카테킨을 효과적으로 섭취하려면 차로 마실 때 70℃ 물에서 티백은 20~30초, 잎차는 2~3분 우려내고 너무 뜨거운 물에서 우리거나 녹차를 넣고 끓이면 차의 여러 성분이 파괴되고 카페인도 많이 나온다. 그리고 여러 번 추출하지 않아야 한다. 카테킨은 처음 한두 번 녹차 잎을 추출할 때만 나온다. 녹차 1회분으로 적당한 잎의 양은 1~2g이다. 진할수록 좋은 것으로 잘못 인식해서 잎을 많이 넣어 떫게 마시는 사람이 있다. 이 경우 타닌의 과다 섭취로 변비에 걸릴 수 있다.

녹차는 다양한 방법으로 섭취 가능하다. 녹차 잎을 온수에 우려내는 법, 녹차 티백을 온수에 담가 마시는 법, 녹차 음료를 사서 마시는 법 등이 있다. 최근엔 녹차가 소량 함유된 혼합차도 나왔다. 혼합차엔 녹차에 비해 차 잎의 비율이 적다. 혼합차 3~4병을 마셔야 녹차 음료 1병을 마시는 것과 같다. 녹차 음료를 구입할 때는 인공 향을 넣지 않았는지, 차 잎이 국내산인지 잘 따져봐야 한다. 녹차의 항산화력을 지속시키기 위해서는 녹차를 적어도 하루에 **3번 이상 4~5시간 간격**으로 마시는 것이 좋으며, 성인은 하루에 3잔 이상 15잔 이하 마시고 20잔 이상은 넘지 않도록 한다. 녹차 한잔의 카페인 함량은 30~50mg으로 커피 한 잔에 들어 있는 양의 절반에도 못 미치며, 녹차에 들어 있는 여러 성분이 카페인의 흡수나 작용을 방해하기 때문에 실지로 카페인이 몸에 미치는 영향은 미미하다.

10. 블루베리

블루베리의 보라색인 안토시아닌 색소가 동맥에 침전물이 생기는 것을 억제함으로써 심장병과 뇌졸중을 막아준다. 또한, 블루베리에는 바이러스와 세균을 죽이는 화합물이 다량 들어 있다. 블루베리 100g 중에는 니아신 0.40 mg, 나트륨 6.00 mg, 단백질 0.70g, 당질 14.10g, 비타민 A 10.00 μg, 비타민 B_1 0.05 mg, 비타민 B_2 0.05 mg, 비타민 B_6 0.04 mg, 비타민 C 13.10 mg, 비타민 E 1.00 mg, 아연 0.11mg, 엽산 6.40μg, 인 10.00 mg, 지방 0.40g, 철분 0.20 mg, 칼륨 89.00mg, 칼슘 6.00mg, 회분 0.20g, 식이섬유 2.40g이 함유되어 있다.

(1) 블루베리의 안토시안 함유량

영국 리버플대학은 블루베리의 안토시아닌 함량(200 mg /100g)은 적포도(120 mg/100g) 딸기(45 mg /100g)에 비해 다량 함유하고, 인체 내에서는 항산화 기능이 있으며, 그 외 여러 생리활성에 효능이 있는 것으로 알려지고 있다.

(2) 블루베리의 효능 및 연구결과

블루베리의 효과에 대하여 과학자들은 암, 심장질환, 요로감염증 예방에서부터 기억력 감퇴와 운동능력 감소와 같은 노화지연에 이르기까지 블루베리가 건강에 미치는 효능은 매우 많다고 한다. 미국 하이부시 블루베리위원회(US Highbush blue-bbery Council)의 협조로 임상시험 등을 통해 밝혀진 블루베리의 효과에 대하여 알아본다.

블루베리의 짙은 빛깔과 달콤한 맛 때문에 미국인들이 가장 좋아하는 파란색 과일로 부상하였다. 블루베리는 페놀 안토시아닌 및 플라보노이드 같은 피토케미컬 성분이 풍부해 질병 예방 효능을 지닌 항산화 식품 중의 하나로 꼽히고 있다. 따라서 블루베리 섭취는 산화로 인한 세포손상을 막고 심장병, 암과 같은 특정한 만성질환을 예방하는 데 도움이 된다고 한다. 동물을 대상으로 한 실험에서 블루베리를 섭취 할 경우 특정한 뇌 단백질의 변화와 기억력 감퇴, 운동능력 장애 같은 노화 징후가 예방되는 것으로 나타났다. 그리고 블루베리를 첨가한 식품을 섭취하면 알츠하이머병 소인을 극복할 수 있다는 연구 결과도 발표된 바 있다.

블루베리에는 레드와인에 들어 있는 것과 같은 심혈관계에 좋은 피토케미컬을 비롯해 레스베라트롤, 그 외 스틸벤 화합물이 포함되어 있다. 블루베리가 파란 색인 것은 그 안에 들어 있는 안토시아닌이란 색소 때문이다. 연구결과 안토시아닌은 심혈관계 질환에 걸릴 위험성이 줄어들고 특정 암 질환을 예방할 수 있다고 한다. 블루베리에는 섬유질과 비타민, 미네랄이 많이 들어 있고, 요로감염증을 예방하는 데 도움이 되는 프로안토시아닌이라고 불리는 플라보노이드가 함유되어 있다.

(3) 블루베리와 노화

늙은 쥐 실험동물에 블루베리를 첨가한 먹이를 먹인 결과 기억력과 조정 능력, 균형 능력이 현저히 향상되었음이 밝혀졌다. USDA 인간영양연구센터(Human Nutrition Research Center)에서 실시한 연구에 따르면 뇌에 침전물이 생성된 형질전환 쥐에게 블루베리를 첨가한 먹이를 투여한 결과 늙은 동물들의 신경섬유가 재생되었다고 보고하였다. 미국 영양신경과학(Nutritional Neuroscience)지 2003년 6월호에서 연구소 측은 블루베리를 투여하면 신호전달 기능이 향상되고, 알츠하이머병 모델의 행동 능력 결핍이 예방된다며 식품을 통해 알츠하이머병을 일으키는 유전적 소인을 극복할 수 있을지도 모른다는 가능성을 제시하였다.

멕시코 국립 자치대학교, 휴스턴 클리어레이크대학교, 텍사스 대학교, 터프츠대학교 연구진들은 블루베리가 많이 들어 있는 식품을 섭취하면 노화와 관련된 단백질 NF-B의 증가가 억제된다는 연구결과를 발표하였다. 쥐를 두 집단으로 나눠 블루베리 식이와 대조 표준 먹이를 각각 투여하고 4개월간 관찰한 결과 대조군의 늙은 쥐들은 어린 쥐 및 블루베리 식이군에 비해 뇌의 5개 부분 중 4개 부분에서 평균 NF-B 수치가 훨씬 높았다고 한다. 특히 블루베리 식이군 늙은 쥐의 경우 대조군 젊은 쥐들과 비교한 NF-B 수치가 뇌의 5개 부분 중 단 1곳에서만 큰 차이를 나타냈다고 밝혔다.

2003년 미국 신경과학회(Society for Neuroscience)는 뇌의 배측 해마 부분을 손상시킨 다음 블루베리가 많이 든 먹이를 먹인 쥐들은 카이네이트로 인한 학습 능력 손상의 피해를 거의 입지 않았다고 보고하였고, 영양신경과학 2003년 3월호에는 8주간 블루베리 추출물이 섞은 먹이를 섭취한 동물들의 경우 균형, 조정, 작동기억, 참조기억 같은 행동도 매개 변수 면에서 일반적으로 나타나는 노인성 기능 저하가 개선되었다는 연구 결과를 발표하였다.

(4) 블루베리와 암 억제

블루베리에 들어 있는 몇몇 피토케미컬 성분이 암 예방에 효과적일 수 있다는 연구 결과가 있다. 2001년 4월 미국 의약식품 저널(Journal of Medicinal Food)에 실린 연구 결과에 따르면, 블루베리 추출물은 발암물질로 알려진 메틸메탄술포네이트와 벤조에이피렌의 활동을 억제하는 것으로 밝혀졌다.

건조된 블루베리 1kg당 비교적 높은 수치인 8.35mg의 리그난세코이솔라리시네시놀(SECO)이 검출되었다. 리그난은 에스트로겐과 구조가 흡사한 식물성 화학물질로 에스트로겐 성분이 많이 함유된 식품을 섭취한 사람들에게는 유방암, 전립선암, 자궁내막암 발병 확률이 낮은 것으로 보고된 바 있다.

(5) 블루베리와 발작

2005년 미국 익스페리멘털 뉴롤러지(Experimental Neurology)에 실린 실험 내용 중 쥐에게 허혈성 발작을 유도한 후 4주간 블루베리가 다량 함유된 먹이를 먹인 결과 뇌경색이 현저하게 감소되었다고 한다.

(6) 블루베리와 요로

블루베리 주스에는 분자량 구성 요소가 많은데, 이것이 박테리아 표면에 들러붙어 소변에서 분리된 대장균에 의해 생성되는 만노오스 내성 어드헤신을 부분적으로 억제하는 기능을 한다는 보고가 있다.

(7) 블루베리와 항산화 성분

식품의 항산화 기능 양을 측정하는 산소 유리기 흡수력(ORAC) 분석에 의하면 블루베리는 다른 40종류의 과일 및 야채와 비교할 때 상당히 높은 위치를 차지한다. 100g당 2400 ORAC 단위를 나타내고, 신선한 블루베리 100g은 다른 과일 및 야채의 5배에 해당하는 항산화 능력을 가진다.

블루베리의 효능을 제대로 보고 싶다면 눈 건강에 좋은 안토시아닌 성분이 껍질에 많이 들어 있으므로 껍질째 먹도록 한다. 블루베리는 두뇌 자극에도 효과적이므로 아침에 챙겨 먹는 것이 좋다. 하루에 20～30알 정도를 3개월 이상 꾸준히 먹었을 때 효과를 기대할 수 있다.

11. 호박씨

호박씨 100g에 들어 있는 영양소 함량은 에너지 574 kcal, 수분 2.03g, 단백질 29.84g, 포화지방산 8.5g, 불포화지방산 36.6g, 지방 49.05g, 식이섬유 0.5g, 칼슘 52 mg, 칼륨 730.00 mg, 철분 8.07 mg, 마그네슘 550 mg, **인 1,174 mg**, 아연 7.64mg, 비타민 C 11.8 mg, 나이신 4.90 mg, 리보플라빈 0.15 mg, 비타민 E 0.56mg, 비타민 K 4.5 mg, 비타민 B_6 0.10 mg(USDA농업연구소) 함유하고 있다.

호박씨에는 미네랄이 풍부하게 들어 있다. 대표적인 것이 인인데, 인은 전립선 질환 예방 효과가 있다. 또 칼슘·마그네슘도 들어 있어서 뼈·신경·근육 강화에 도움이 된다. 호박씨를 깨끗이 씻어서 말리면 아이들 간식으로 먹기에 좋다. 호박씨의 효능은 콜레스테롤과 고지혈증에 관련 있는 불포화지방산과 레시틴 성분이 함유하고 있어서 먹으면 혈관 내 콜레스테롤의 침착을 막아줘 각종 성인병 예방에 도움이 된다.

호박씨에는 필수아미노산이 풍부한 단백질과 풍부한 무기물과 비타민은 간 및 뇌의 기능을 비롯하여 인체 각 기관의 기능 활성화에 효능이 있다. 그리고 아연과 비타민 E 등 성분은 활성산소를 소거하는 항산화 효능이 있으며, 풍부한 인 성분은 요도에 생성하는 신장결석을 예방하는 데 도움이 된다고 한다.

12. 정어리

청어과에 속하는 바닷물고기로 멸치와 비슷하게 생겼으나 더 크고 둥글며 지방이 많다. 우리나라, 일본, 중국, 연해주 등지에서 산다. 정어리 100g 중 영양성분 함량은 니아신 8.10 mg, 나트륨 95.00 mg, 단백질 20.00g, 당질 0.20g, 레티놀 21.00 ㎍, 비타민 A 21.00 ㎍RE, 비타민 B 10.03 mg, 비타민 B_2 0.35 mg, 비타민 B_6 0.67 mg, 비타민 C 1.00 mg, 비타민 E 1.80 mg, 아연 1.30 mg, 엽산 2.00 ㎍, 인 224.00mg, 지방 9.10g, 철분 1.90 mg, 칼륨 440.00 mg, 칼슘 94.00 mg, 콜레스테롤 72.00mg, 회분 1.50g, 에너지 171 kcal 함유되어 있다.

정어리의 EPA 함량은 등푸른 생선 중에서 최고 수준(100g당 1.4g)이며, EPA는 혈소판의 정상적인 활동을 돕고, 혈전이 생기는 것을 막아 혈액이 잘 돌게 하여 성인병예방에 효과적이다. 또한 DHA는 뇌를 건강하게 하고, 시력을 개선하는 효과가 있다. 정어리는 머리부터 꼬리까지 모두 먹을 수 있기 때문에 칼슘, 인 등을 섭취하는 데 가장 좋은 식품이다. 특히 칼슘(94.00mg /100g) 함유량이 생선 중에서 가장 많다. 비타민 D도 많기 때문에 칼슘의 흡수가 한층 잘 되고 뼈와 치아의 건강에도 효과적이다.

정어리의 펩티드 단백질은 가열하면 이용률이 증가하고, 혈압을 낮추는 작용을 하기 때문에 혈관계 질환에 효과가 있다. 정어리는 상하기 쉬우므로 구입 즉시 요리하며 요리 시에 생강, 식초, 매실액을 넣으면 비린내가 없어진다.

13. 계 피

계피는 녹나무과에 속하는 상록교목인 생달나무(天竹桂)의 나무껍질로 만든 약재로 건조된 나무껍질은 만곡상 혹은 반쯤 말려 있는 상태이며, 불규칙한 조각을 이룬다. 두께는 대개 3mm이며, 바깥 부위의 색은 흑갈색 또는 흑적색으로 되었고 회백색의 꽃과 같은 반점이 있다. 안쪽은 암홍적색에서 흑적색을 띤다. 절단면의 바깥층은 회갈색이다. 산지는 주로 중국의 남부, 일본 남부, 월남, 캄보디아, 태국 등지에서 자생하고 있다.

약효 성분은 휘발성 정유 성분이 약 1%이고, 이 중에 펠란드렌(Phellandrene), 유게놀(Eugenal), 메틸유게놀(Methyleugual) 등이 함유되어 있다. 특이한 냄새가 있으며 약간 점액성이고 수렴성이며 맛은 맵고 달며 성질은 뜨겁다(辛甘熱). 계피 100g당 성분함량은 단백질 3.60g, 당질 55.40g, 지질 3.50g, 회분 3.90g, 니아신 1.30 mg, 나트륨 23.00 mg, 베타-카로틴 6.00 ㎍, 비타민 A 1.00 ㎍RE, 비타민 C 28.00 mg, 비타민 B_1 0.08 mg, 비타민 B_2 0.14 mg, 비타민 B_6 0.27 mg, 엽산 135.30 ㎍, 비타민 E 1.07 mg, 식이섬유 54.30g, 아연 1.97 mg, 인 50.00 mg, 철분 7.10 mg, 칼륨 550.00 mg, 칼슘 1200.00 mg 함유되어 있다.

계피는 혈액순환을 촉진시켜 흉복부의 냉증을 제거하며 식욕을 증진시키고, 소화를 촉진하며 사지마비 등에 이용한다. 위장의 경련성 통증을 억제하고 위장관의 운동을 촉진해 가스를 배출하고 흡수를 좋게 하기도 한다. 장내의 이상발효를 억제하는 방부효과도 있다. 그리고 풍습성(風濕性)으로 인한 사지마비와 동통을 그치게 하고, 허리나 무릎이 차고 시리면서 아픈 신경통과 관절 질환에도 널리 응용된다. 산후에 출혈이 계속되거나 오래된 이질과 대변 시에 출혈되는 증상을 개선시키기도 한다. 이외에도 콩팥기능 저하증상에도 효력이 높고, 하복부가 차면서 방광염이 자주 발생하는 질환에도 활용되고 있다. 동물실험 결과에서는 실험관 내에서 피부진균을 억제시키고 있는데 이것은 끓여서 사용할 때보다 냉침한 것이 더 효력이 있다.

약리작용으로 개선균 억제작용, 백색염주균병 억제작용, 건위작용, 타액 및 위액 분비촉진작용 등이 보고되었다. 계피는 후추, 정향과 함께 세계 3대 향신료로 그 맛이 맵고 차서 더운 여름철 수정과를 끓여 차게 마시면 더위가 가신다. 계피나무 껍질은 뜨거운 음료, 피클, 과일절임 등에 사용된다. 또한 계피가루는 빵, 푸딩, 케이크 등에 주로 사용한다. 1회 용량은 4～8g이며, 1일 3회 복용할 수 있다. 약으로도 사용되지만 식품으로도 널리 쓰이는 식용식물이다. 혈압이 높거나 염증 초기 증상에는 피하는 것이 좋다. 습기가 없는 건조한 곳에 보관해야 계피 막대에 곰팡이가 생기지 않는다. 가루로도 보관한다. 18～22℃에서 3개월 보관할 수 있다.

14. 강황(울금)

생강과의 한해살이 풀로 울금이라고도 하며, 원산지는 열대아시아다. 카레가루로 많이 쓰이고 간 해독기능과 항암작용, 상처치료 등의 효과가 있다고 알려져 있다. 변비 그리고 생리불순, 생리통 해소와 노화방지에 도움을 준다. 활성산소의 생성을 억제하기도 해서 스트레스 관리에도 좋으며, 콜레스테롤 수치 또한 낮춰준다. 뇌졸중, 치매, 골다공증, 관절염, 당뇨, 아토피, 간장 질환 등에도 좋다.

카레가루의 커큐민 성분은 기억력 강화에 좋아 청소년의 두뇌 발달에 도움을 준다. 강왕 100g 중에는 니아신 1.20 mg, 나트륨 4,075.00 mg, 단백질 1040g, 당질 56.80g, 베타-카로틴 187.00 μg, 비타민 A 31.00 μgRE, 비타민 B_1 0.12 mg, 비타민 B_2 0.10 mg, 비타민 B_6 0.68 mg, 비타민 E 0.30 mg, 아연 4.05 mg, 엽산 154.00 μg, 인 132.00 mg, 지방 14.60g, 철분 5.10 mg, 칼륨 531.00 mg, 칼슘 65.00 mg, 회분 13.20g, 식이섬유 33.20g가 함유되어 있다.

강황의 주성분은 **커큐민**으로 항암효과가 있다. 영국 BBC 인터넷판은 독일 신경과학・의학연구소의 아델레 뤼거 박사가 카레 원료인 강황에 들어있는 방향성 정유가 내인성 신경줄기세포의 증식과 분화를 촉진한다는 연구결과를 발표했다. 연구팀에 따르면 쥐 태아의 뇌에서 채취한 신경줄기세포를 시험관에서 배양해 방향성 정유에 노출시킨 결과 신경줄기세포가 증식했다. 실험 결과, 강황에 함유된 방향성 정유 노출량이 많을수록 신경줄기세포 증식효과는 더욱 크게 나타났다.

커큐민 성분이 두려운 기억을 지우는 데 효과가 있다는 연구결과가 나왔다. 뉴욕시립대학의 글렌 샤피 심리학교수가 커큐민이 과거의 공포스러운 기억을 지우고 두려운 기억이 새로이 저장되는 것을 막아주는 효과가 있음을 보여주는 쥐 실험 결과를 발표했다고 영국의 데일리 메일 인터넷판이 보도했다.

샤피 교수 연구팀은 쥐를 두 그룹으로 나누어 한 그룹에는 보통 먹이를, 다른 그룹엔 커큐민이 많이 함유된 알약 모양의 먹이를 주었다. 이어 특정한 소리를 들려주면서 동시에 발에 충격을 가해 그 소리에 대한 공포의 기억이 형성되게 한 다음 몇 시간 후 공포의 소리를 다시 들려주었다. 보통 먹이를 먹은 쥐들은 그 소리를 듣고 몸이 얼어붙었다. 그러나 커큐민을 먹은 쥐들은 전혀 두려운 행동을 보이지 않았다. 이는 커큐민을 먹은 쥐들에게서 공포의 기억이 지워졌음을 보여주는 것이라고 샤피 박사는 말했다. 커큐민의 이러한 효과는 장기간 지속됐다. 이러한 현상은 기억이 흐트러졌다가 다시 자리 잡는 이른바 재 응고화(reconsolidation)가 차단됐음을 시사하는 것이라고 샤피 교수는 설명했다.

카레의 두려운 기억을 지우는 효과는 새로운 기억은 신경세포들을 연결하는 시냅스들이 새로 만들어지면서 형성된다는 것과 연관이 있는 것으로 보인다. 이러한 기억은 처음엔 불안정 상태를 보이다가 점차 안정되면서 장기기억으로 저장된다. 이를 **기억의 응고**(consolidation)라고 한다. 이렇게 저장된 기억을 다시 꺼내면 마치 새로운 기억처럼 일시적으로 불안정 상태를 보이다가 아무 일도 없으면 다시 장기기억으로 저장되며, 이를 기억의 재 응고라고 한다. 말하자면 커큐민이 기억의 재 응고 과정을 차단했다는 것이다. 커큐민의 이러한 효과는 충격적인 일을 겪고 나타나는 외상 후 스트레스장애(PTSD)를 치료하는 데도 도움이 될 것으로 보인다.

샤피 박사는 커큐민의 이러한 효과는 염증을 억제하는 작용에서 오는 것으로 보인다고 밝혔다. 또한 샤피 박사는 이번 카레 두려운 기억 지우는 효과와 관련한 발표에서 염증은 우울증, 불안, 치매, PTSD에 이르기까지 폭넓은 질병들에 관여하며, 이러한 염증 경로의 일부는 기억형성 과정에도 작용한다고 했다. 이 연구결과는 신경정신약리학(Neuropsycholpharmacology) 최신호에 발표됐다. 카레는 항산화 작용, 식욕증진, 암 예방, 면역력 증가, 비만예방 등 다양한 효능을 지니고 있는 것으로 알려졌다. 또 카레의 노란빛을 띠게 하는 커큐민이라는 성분이 알츠하이머 예방에 도움을 준다고 한다.

커큐민은 오래 전부터 인도, 중동에서 염증이나 피부질환 치료에 썼다. 미국 오하이오 주립대에서 진행한 연구에 따르면 실험 참가자들에게 커큐민을 하루 80mg씩 4주 동안 먹게 했더니 간 손상을 나타내는 효소(ALT)의 수치가 떨어졌다. 우리나라에서도 강황은 오래 전부터 간질환 치료나 숙취 해소에 썼던 약재다. 강황은 본초강목에 혈액순환을 좋게 하고 담즙분비를 늘려 간에 쌓인 독소를 배출하는 효과가 있다고 전한다고 말했다. 동의보감에는 술기운을 먼 곳으로 보내는 효과가 있다고 나와 있다.

일본에서 진행한 연구에 따르면 강황은 음주 후 두통을 없애거나 평형감각을 빠르게 되돌리는 효과가 있었다. 또 다른 임상시험에서는 술을 마신 후 고용량의 커큐민을 먹은 집단이 단순히 물을 마신 집단에 비해 알코올 분해과정에서 생기는 숙취 유발물질(아세트알데히드)의 혈중 농도가 약 40% 더 낮았다. 커큐민은 이 외에도 소화를 촉진하고, 전염병을 막아주며, 심장마비도 예방하는 효과를 지닌 것으로 알려졌다. 최근에는 통증, 혈전증, 암 등에도 효과가 있다는 사실도 밝혀져 주목을 받고 있다. 카레 자체의 칼로리는 낮지만 감자나 닭고기, 돼지고기 등 열량이 높은 재료를 넣으면 칼로리가 높아진다. 따라서 칼로리를 낮춰 먹으려면 야채나 과일을 많이 넣고 육류 대신 콩을 넣으면 좋다.

15. 비트(beet)

비트는 근공채(根恭菜)·홍채두(紅菜頭)·화염채(火焰菜)라고도 한다. 원줄기는 1m 내외로 자라며, 뿌리는 표피(겉껍질)가 갈색, 검붉은색 등이고, 속은 백색, 적색 등이다. 잎은 뿌리에서 모여나기 하며, 밑의 잎은 달걀꼴, 보통 잎은 긴둥근꼴이고, 잎 가장자리는 물결모양을 한다. 잎의 길이는 25~35cm, 엽수는 15~20개이다. 심은 지 2년 후에 덩이뿌리에서부터 줄기가 나온 후 6~7월에 담녹색(엷은 녹색)의 꽃이 핀다.

재배가 가능한 지역은 북위 35~65도의 광범위한 지역인데, 미국에서도 재배되며 일본에서는 홋가이도에서 재배되고 있다. 약간 차가운 기후에 알맞지만, 건조기후 지역에서는 고온에서도 재배할 수 있다. 기온과 습도가 높으면 지상부의 생육이 너무 왕성해서 뿌리에 당분이 잘 축적되지 않는다. 생육온도는 어린모종일 때 10.7℃, 생장기 18.8℃, 성숙기에 16.5℃가 알맞다. 비트의 지상 부는 어릴 땐 샐러드로 이용하고, 자라면 조리해서 먹는다. 녹색 부위가 뿌리보다 더 영양분이 많다. 이 속(屬)에는 잎을 식용으로 하는 근대(var. cicla)와 잎과 뿌리를 식용으로 하는 사탕

무(*var. saccharifera*) 등이 있다.

비트 100g에 들어 있는 영양성분 함량은 단백질 1.40g, 당질 7.00g, 지질 1.10g, 회분 0.06g, 니아신 0.80 mg, 나트륨 46.00 mg, 비타민 B_1 0.06 mg, 비타민 B_2 0.09mg, 비타민 B_6 0.40 mg, 엽산 8.00 μg, 비타민 E 0.40 mg, 식이섬유 1.50g, 아연 0.13 mg, 인3 9.00 mg, 철분 1.40 mg, 칼륨 350.00 mg, 칼슘 50.00 mg 등이다.

비트는 원래 유럽과 미국에서 많이 재배가 되는 농산물 중에 하나로 유럽에서는 아주 유명하여 식탁에서도 빠지지 않을 만큼 좋은 슈퍼푸드로 자리를 잡고 있다. 비트에는 안토시아닌, 칼슘, 철분, 섬유질, 인, 질산염 등 성분들이 풍부하게 함유되어 있어서 다이어트와 건강증진에 효과적이다. 비트에 가장 많이 알려진 효능 중 하나는 **고혈압** 개선에 효과적이다. 비트에는 체내 나트륨을 배출시키는 **칼륨**이 다량 함유되어 있기 때문이다. 비트를 1주일 동안 섭취했을 때 혈압이 떨어지는 것을 보여주었다. 비트는 채소 중 항산화 효과가 가장 뛰어나 체내 활성산소를 소거함으로써 암 예방과 노화를 지연시키는 효과가 있다.

비트의 붉은 빛을 내는 **베타인 색소**는 항암작용이 있어서 암 치료 및 예방에 효과적인 것으로 알려져 있다. 베타인 성분은 비트에서 처음 발견되었다. 비트는 간 피로에 효능으로 뛰어나 간 기능을 개선할 수 있으며, 혈중 나쁜 콜레스테롤을 제거해주는 역할을 한다. 비트에 있는 철분은 효능이 커서 적혈구 생성 및 혈액조성에 효과적이어서 빈혈 예방에도 좋다. 붉은색이 특징인 비트는 에너지를 증진시키는 데 효과적이다. 이는 비트 속 베타인 성분 때문인데, 이 성분은 근력과 지구력을 향상시킨다. 특히 크레아틴과 함께 섭취할 경우 근력 향상에 시너지 효과를 준다.

영국 의학저널에 발표된 남자 사이클 선수들을 대상으로 한 연구에 따르면, 한 그룹은 비트주스를 먹게 하고, 다른 그룹은 가짜 약을 먹게 했다. 그 결과, 비트주스를 먹은 그룹은 다른 그룹에 비해 16% 더 멀리 탄 것으로 나타났다. 비트는 경기력을 향상시키고 혈압을 낮추며 혈류량을 증가시키는 등의 효능이 큰 것으로 알려진다.

※ 채소별 항산화 효력(100g)은 비트 2774, 시금치 2640, 블루베리 2400, 브로콜리 1590, 양배추 1359, 당근 1215, 적피망 901, 토마토 337, 콩 280이다. (자료 : 미농무성)

16. 양배추

비타민 U의 학명인 캐비진은 양배추(cabbage)의 이름을 근거로 한 것이다. 양배추는 위 점막을 보호하는 **비타민 U**도 들어 있어 위의 더부룩함을 완화시키는 작용이 있다. 비타민 U에는 해독작용도 있어 간 기능 개선 효과도 기대할 수 있다. 술을 자주 마시는 사람에게는 더없이 좋은 야채다. 비타민 U는 열에 의해 파괴되기 때문에 생으로 섭취하는 것이 좋다. 그러나 위궤양이 있는 사람에게는 생 양배추의 섬유질이 소화에 부담을 줄 수 있다. 삶으면 섬유질로 인한 소화의 부담을 줄이면서 섭취량을 늘릴 수 있다.

비타민 C 함유량도 많아 100g 중에 44 mg으로 토마토(100g 중 20 mg)의 두 배 이상이다. 따라서 양배추 잎 한 장이면 1일 필요량인 50 mg을 거의 충족시킬 수 있다. 부위에 따라 비타민 C 함유량은 조금씩 차이를 보이는데, 겉의 녹색을 띤 잎에는 β-카로틴이 다량 함유되어 있고, 심부분에는 잎 부분 이상으로 다량의 비타민 C가 들어 있다. 통째로 1개를 다 먹으면 각종 비타민을 남김없이 섭취할 수 있다.

양배추는 체내 해독을 돕는 것으로 알려진 **설포라판** 성분이 풍부하다. 이는 위염을 유발하는 고질적 세균인 헬리코박터균을 퇴치한다. 스탠포드 의대 가넷 체니 박사는 위궤양 환자 65명에게 매일 3주 동안 양배추 즙을 섭취시킨 결과 63명이 완치됐다는 연구결과를 발표하기도 했다. 양배추에는 활성산소의 작용을 억제하는 비타민 A와 C가 풍부해서 해독의 주요 역할을 한다. 양배추의 카로티노이드 성분은 몸속에서 항산화 성분인 비타민 A로 재합성되어 피부 세포의 노화를 예방한다.

양배추 100g당 식이섬유 함량은 8.1g이다. 생양배추는 채 썬 뒤 참깨나 땅콩으로 만든 소스를 곁들여 샐러드로 즐길 수 있다. 양배추의 식이섬유를 좀 더 잘 섭취하려면 살짝 데쳐 먹길 권장한다. 익혔을 때 소화흡수율이 2배 이상 높아진다.

양배추 100g의 영양소 함량은 니아신 0.30 mg, 나트륨 5.00 mg, 단백질 1.40g, 당질 7.30g, 베타-카로틴 20.00 ㎍, 비타민 A 3.00 ㎍RE, 비타민 B_1 0.04 mg, 비타민 B_2 0.04 mg, 비타민 B_6 0.10 mg, 비타민 C 29.00 mg, 비타민 E 0.10 mg, 식이섬유 2.20g, 아연 0.16 mg, 엽산 57.30 ㎍, 인 26.00 mg, 지질 0.20g, 철분 0.40 mg, 칼륨 222.00 mg, 칼슘 38.00 mg, 회분 0.60g 함유되어 있다.

17. 석 류

동의보감에는 「성질은 따뜻하며, 맛은 달고 시며 독이 없다. 목 안이 마르는 것과 갈증을 치료한다. 폐를 상하기 때문에 많이 먹지 말아야 한다.」라고 하였다. 성질은 따뜻하며 맛은 시고 떫다. 삽장, 지혈, 구충하는 효능이 있다. 만성설사, 이질, 변혈, 탈항, 붕루, 백대하, 회충 등에 쓴다. 석류 씨앗에는 섬유질, 비타민 C, 비타민 K, 칼륨, 철분 등이 있다. 또, 항산화제가 가득 있어 암을 물리치는 기능이 있다.

석류 100g 중 영양성분 함량은 니아신 0.30 mg, 나트륨 5.00 mg, 단백질 0.60g,

당질 16.80g, 비타민 B_1 0.03 mg, 비타민 B_2 0.03 mg, 비타민 B_6 0.10 mg, 비타민 C 10.00 mg, 비타민 E 0.55 mg, 아연 0.40 mg, 엽산 6.00 ㎍, 인 815.00 mg, 지방 0.20g, 철분 0.10 mg, 칼륨 260.00 mg, 칼슘 8.00 mg, 회분 0.50g, 식이섬유 4.80g 등이 함유되어 있다.

피부노화를 방지하며, 항산화 물질이 풍부하다. 석류에는 여성호르몬과 유사한 성분의 천연 에스트로겐이 들어 있어 갱년기증상 완화에도 도움을 준다. 또 석류의 과육에는 암세포 성장의 원인이 되는 신생 혈관의 생성을 억제하고 비정상적인 세포를 죽이는 활동을 활발하게 하는 효능이 있다. 실제로 석류는 유방암과 폐암을 예방하는 효과가 있고, 동맥경화 등 심혈관계 질환이나 관절염 등을 예방하는 데 도움을 준다. 석류는 껍질까지 먹어야 효능을 제대로 볼 수 있다. 특히 석류는 여성뿐만 아니라 남성들의 건강, 강장효과에도 좋다고 한다. 석류 씨에는 천연 에스트로겐 물질이 풍부하기 때문에 깨끗하게 씻어서 따뜻한 물에 우려먹으면 좋다.

갱년기가 되면 여성은 여성호르몬 분비가 급격히 줄어들면서 뼈에서 칼슘이 빠져나가 골다공증이 오기 쉽다. 또한 남성의 갱년기도 남성호르몬 테스토스테론이 서서히 감소하고 여성호르몬이 증가하면서 성욕감소와 발기부전, 피로감, 우울증, 분노를 동반한 감정변화와 불안정성이 나타나며, 골밀도 감소로 인한 골다공증과 복부비만이 온다. 이를 방지하기 위해서는 꾸준한 운동과 체중관리, 그리고 우유와 유제품, 등푸른생선류와 콩제품, 제철 푸른 잎채소와 과일 등을 고루 섭취하면 도움이 된다. 석류는 씨앗을 싸고 있는 막에 천연 에스트로겐 성분이 함유돼 여성의 과일로 불려지고 있다. 실제로 중국의 양귀비와 이집트의 클레오파트라도 즐겨 먹은 것으로 전해져 온다. 석류에는 비타민이 풍부해 감기 예방에 효과가 있으며, 과육에는 암세포 성장의 원인이 되는 신생 혈관 생성을 억제하고 비정상적인 세포를 죽이는 효능까지 들어 있다.

석류는 열량이 100g 당 67 kcal 정도로 낮은 편이고, 지방 함유량이 낮아 다이어트에도 도움이 된다. 여성호르몬 성분 덕분에 생리 불순에도 좋은 효과를 보인다. 의학지 국제발기부전에 게재된 논문에 따르면 6개월간 매일 석류 원액을 마신 남성은 그렇지 않은 사람들에 비해 발기부전 증세가 50% 좋아졌다. 전문가들은 석류 속 항산화 성분이 혈액순환을 원활하게 해 발기부전을 호전시키는 데 도움을 주는 것으로 분석했다.

석류는 탈모 예방에도 도움이 된다. 석류에는 식물성 에스트로겐과 미네랄이 많다. 이는 두피 혈액 공급과 모근 영양공급을 원활하게 한다. 에스트로겐은 탈모예방은 물론 모발을 검고 탄력 있게 만드는 콜라겐과 모발이 잘 결합될 수 있게 도와주는 역할도 한다. 이밖에도 석류는 면역력 증진과 고혈압 치료, 스트레스 해소, 피로회복, 노화방지, 혈액순환, 시력 회복 등의 다양한 효능을 갖고 있다.

18. 고구마

고구마는 여러 기관에서 건강에 가장 좋은 슈퍼푸드로 선정 또는 추천했다. 미국 공익과학센터(CSPI)는 **최고의 음식 Top 10**으로 고구마를 첫 순위로 했다. 제인박사는 건강을 생각한다면 주저 없이 감자보다 고구마를 선택하라고 권고하였다. 미국 항공우주국(NASA)에서는 우주 시대 식량자원으로 선택할 정도로 고구마는 지구상 가장 위대한 슈퍼푸드라고 한다. KBS 생로병사의 비밀에서는 중년의 건강을 지켜주는 5가지 슈퍼푸드 중 하나로 고구마를 선정했다. 의학과 약학, 식품영양학계의 전문가들이 추천한 최고의 건강식품 중 하나인 고구마는 암과 심혈관질환, 대사증후군 등에 탁월한 효능을 발휘한다는 것이다.

허핑턴 포스트(미국)는 건강을 지켜주는 자연 슈퍼푸드로 고구마(석류, 귤, 방울양배추, 자몽)를 추천했다. 도쿄대 의과학 연구소는 고구마가 건강에 좋은 이유로 고구마의 발암억제물질은 최대 98.7%로 가지, 당근, 샐러리 등 항암효과가 있는 82종 중 1위라 했다. 고구마에는 베타-카로틴과 비타민 A가 많으며, 자연 각질제거 음식으로 유명하다. 항산화 성분도 들어 있어 유해산소로부터 몸을 보호해 주는 역할을 한다. 고구마의 식이섬유(2.32g/100g)는 다른 식품의 식이섬유보다 흡착력이 강하여 각종 발암물질과 대장암의 원인이 되는 담즙 노폐물, 콜레스테롤, 지방물을 흡착하여 체외로 배출시키고 장 청소 역할을 하기 때문에 변비에 특효가 있다. 하루 고구마 1~2개를 꾸준히 먹는 사람들의 장에는 좋은 유산균들이 자리 잡고 있어서 굳이 유산균제를 먹지 않아도 될 것이다.

고구마에는 항암성분인 배타-카로틴 113㎍/100g 함유되어 있다. 미국 국립암연구소에 따르면 베타-카로틴은 암에 탁월한 영향을 미치는 항암성분으로 특히 폐암과 위암 예방에 좋다고 한다. 또한 항암성분인 배타-카로틴은 세포를 노화시키는 활성산소를 잡는 영양소로 비타민 C와 함께 있을 때 효과가 크다. 1일 1개만 먹어도 권장량의 배타-카로틴을 섭취한다. 껍질색이 진하고 속이 노란 것이 좋다. 고구마의 비타민 C(25mg/100g)는 구근류 중에서 가장 많고, 아보카도의 두 배에 해당한다. 그리고 전분에 열을 가해도 쉽게 손상되지 않고 70~80%가 남아 효과가 좋다. 고구마는 콩, 토마토보다도 칼륨이 많다(460mg/100g) 칼륨은 나트륨의 배설을 촉진시키기 때문에 혈압을 낮춘다.

고구마의 아마이드(흰색인 진액)는 장에서 이상발효를 일으켜 설사를 일으킬 수 있는데 사과의 팩틴은 이러한 부작용을 억제시킨다. 고구마의 주성분인 당 함량은 28.70g /100g이나 당 지수는 감자(90)의 1/2(55)이다. 당 지수가 낮은 음식을 먹었을 때에는 혈당수치가 서서히 올라가고 남는 당이 지방세포로 전환되는 시간이 지연되기 때문에 다이어트에도 좋다. 고구마에는 탄수화물 대사를 촉진하는 비타민 B1도 100g 중 0.10mg 들어 있어 에너지 연소를 쉽게 한다. 또한 열에 의한 비타민 B_1의 손실도 적기 때문에 삶아도 85%, 구워도 81%가 남아 있다. 지질대사를 돕는 비타민 B_2도 100g당 0.05mg 들어 있다.

고구마에는 항산화작용을 하는 폴리페놀 화합물인 클로로겐산과 배변에 도움을 주는 하얀 진인 수지 배당체가 들어있다. 수지 배당체는 배변활동에 좋아 변비 치료제로도 쓰인다. 예로부터 민간에서는 이질과 음주 후 설사를 멈추게 하는데도 유용하게 쓰여 왔다. 고구마의 주성분은 당분이라서 당이 염려가 된다면 하루 2개 이상 먹는 것은 고려되어야 한다. 고구마는 베타-카로틴 성분 때문에 때로 많이 먹었을 경우에 피부색이 황색, 황갈색으로 보일 수도 있다. 그러나 섭취를 중지하면 이내 사라지고 독성이 있는 것은 아니다. 고구마는 품종과 관계없이 가열 조리해도 비타민·미네랄 등의 영양성분이 거의 감소하지 않는다는 연구결과가 나왔다.

한국식품연구원 식품분석센터 황진봉 박사팀이 호박고구마·밤고구마 각각 생것, 삶은 것, 찐 것의 영양성분을 분석했더니 고구마를 찌거나 구우면 단백질·미네랄·비타민 함량이 약간 줄었으나 눈에 띄는 감소는 없으며, 식이섬유 함량은 오히려 생것보다 찐것, 구운 것이 더 높았다. 예외적으로 비타민 B군의 일종인 나이아신(비타민 B_3)은 찌거나 굽는 등 가열과정에서 많이 소실됐다. 칼슘·칼륨·마그네슘·요오드·셀레늄 등 미네랄은 호박고구마, 식이섬유는 밤고구마에 더 많았다. 수분·단백질·지방함량은 밤고구마보다 호박고구마가, 탄수화물 함량은 호박고구마보다 밤고구마가, 식이섬유는 호박고구마(100g당 5.5g)보다 밤고구마(100g당 6.9g)에 더 많이 함유되어 있었다.

황 박사팀은 논문에서 호박고구마와 밤고구마 모두 찌거나 구운 후에도 칼륨, 마그네슘, 칼슘 등 미네랄이 풍부하고, 식이섬유와 비타민을 다량 함유하여 기능성 식품소재로서 활용가치가 높다고 했다.

고구마 100g당 칼로리는 123 kcal로, 같은 양인 우엉의 90% 정도이다. 영양성분은 니아신 0.70 mg, 나트륨 15.00 mg, 단백질 1.40g, 당질 30.30g, 베타-카로틴 113.00 μg, 비타민 A 19.00 μg, 비타민 B_1 0.06 mg, 비타민 B_2 0.05 mg, 비타민 B_6 0.27 mg, 비타민 C 25.00 mg, 비타민 E 1.10 mg, 아연 0.27 mg, 엽산 52.00 μg, 인 54.00 mg, 지방 0.20g, 철분 0.50 mg, 칼륨 429.00 mg, 칼슘 24.00 mg, 회분 0.90g,

식이섬유 2.32g 등이 함유되어 있다.

고구마의 당류는 60℃에서 가수분해 되어 단맛이 증가한다. 고구마를 쪄서 먹을 때는 약한 불에서 20~30분 가열처리하는 것이 좋다. 조리 포인트로는 중 정도의 약한 불에서 20분, 불꽃을 최대로 줄여서 10분, 10여분 지나서 뚜껑을 연다.

19. 요구르트

요구르트, 청국장(된장), 김치 등 발효식품 대부분은 건강·장수식품으로 이용되고 있다. 특히 요구르트는 발효식품 중 **대표적인 장수식품**으로 전 세계 모든 사람들이 애용한다. 불가리아 사람들은 아침식사로 요구르트와 곡물 빵, 치즈, 샐러드를 가볍게 먹고, 점심과 저녁은 요구르트, 치즈, 채소 요리, 콩과 고기로 만든 요리 및 디저트 등으로 한다. 불가리아 사람들은 저녁을 가볍게 먹는 것이 건강에 좋다고 생각하기 때문에 저녁 식사는 간소하게 먹는 것이 특징이다. 요구르트를 많이 먹기 때문인지 불가리아에는 세계적으로 손꼽히는 장수마을이 있다.

요구르트는 우유의 단백질과 비타민 A, B_2, 칼슘, 망간 등 무기질이 풍부하다. 유당은 유산균에 의해 분해되어 소화흡수가 잘 된다. 유산균은 요구르트의 주성분으로 식물성 섬유소와 비슷한 정장작용을 하기 때문에 변비나 설사에 효능을 볼 수 있다. 또한, 이 유산균이 혈액 속에 있는 콜레스테롤의 수치를 낮춰주기 때문에 몸의 면역력을 향상시키고 질병치료·예방하는 효과가 있다. 요구르트에 함유된 단백질은 소화가 잘 되기 때문에 어린이나 노인, 몸이 안 좋은 환자분들에게 좋다. 또한, 노화방지에 효과가 있는 비타민 B_2는 유산균과 단백질의 작용으로 인해 더욱 흡수가 잘 되기 때문에 요구르트의 효능을 더 높일 수 있다.

▣ 요구르트의 효능

메치니코프(E. Metchinikoff, 1845~1916) 박사는 1900년대 초에 두 권의 대중적인 저서 『인간의 본성(The Nature of Man)』과 『생명의 연장(The Prolongation of Life)』을 통하여 대부분의 질병은 장(腸) 안에 있는 미생물에 의한 부패 때문에 생긴다는 이론을 발표했다. 그는 부패 과정은 동맥벽을 파괴하고 노화를 가져오며 죽음을 재촉하는 독소를 방출함으로써 신체를 망각시킨다고 주장했다.

그러나 그는 장 속에 있는 미생물의 파괴 작용은 다른 발효 미생물이나 우리에게 요구르트로 더 잘 알려진 산패(酸敗)한 우유로 막을 수 있다고 믿었다. 그는 생명의 연장에서 아득한 옛날부터 인류는 발효를 거친 산패우유, 케피어, 사우어크라우트, 오이피클 등 가열조리하지 않은 상태의 우유를 먹음으로써 다량의 유산균을 섭취해 왔다고 주장하였으며, 요구르트의 세균활동이 식품의 건강 효과를 규명하는 열쇠라고 최초로 주장하였다.

요구르트는 장 내의 면역세포에 작용하여 인터페론을 증가시켜 각종 암 발생을 억제한다는 사실도 알려져 있다. 즉 세포가 생성하는 당 단백질로 바이러스의 감염과 증식을 저지한다. 이외에도 혈중 콜레스테롤과 혈압을 낮추는 작용도 한다. 요구르트에 풍부하게 함유된 망간이 칼슘 흡수를 도와 치아와 뼈를 튼튼하게 하고, 골다공증의 예방과 개선에 도움을 준다. 칼슘은 사람에게 가장 결핍되기 쉬운 영양소다. 요구르트에 함유된 칼슘은 체내 흡수가 잘 됨으로 골다공증 예방 등 뼈 건강에 좋다. 유산균을 함유한 발효유, 건강기능식품, 일반 의약품 등 다양한 종류가 판매되고 있는데 유산균이 간질환, 아토피성 피부염, 대장암 예방 등에 도움이 되기 때문이다.

유산균의 효능을 보려면 일반적으로 유산균을 50억~100억 마리 정도 섭취해야 한다. 유산균 발효유에는 1㎖당 보통 1억 마리가 들어 있으므로 150㎖(약 한 컵)을 마시면 150억 마리의 유산균을 섭취하게 된다. 마시는 것보다 떠먹는 형태의 발효유에 유산균 수가 조금 더 많다. 발효유를 먹으면 유산균의 효능뿐 아니라 칼슘, 단백질 섭취 등 우유의 효과까지 함께 얻을 수 있다. 발효유 1병에는 100~150kcal 정도의 열량을 함유하고 있다. 최근에는 알코올성 간(肝) 손상을 예방하는 헛개나무(호깨나무) 성분 등을 첨가한 기능성 발효유가 출시되고 있다.

요구르트 속 유익균인 프로바이오틱스는 아토피는 물론 면역질환 치료 및 암 예방 등 다양한 효과를 가지고 있어 프로바이오틱스를 효과적으로 섭취할 수 있는 다양한 형태의 요구르트를 만드는 것이 앞으로의 과제다. 요구르트를 꾸준히 먹으면 고혈압을 예방할 수 있다는 연구결과가 있다. 최근 미국 보스턴 의과대학 연구팀은 일주일에 5번 이상 요구르트를 먹는 여성은 한 달에 한 번 요구르트를 먹는 여성에 비해 고혈압 발병 위험이 최대 31%까지 낮아지는 것으로 나타났다고 밝혔다.

이러한 요구르트의 효능은 남성보다 여성에게 더 뚜렷하게 나타났으며, 특히 과일이나 채소, 견과류, 콩류를 꾸준히 먹는 것보다 그 효과가 더 높은 것으로 밝혀졌다. 이 연구는 25~55세 사이 여성 24만 명과 40~75세 사이 남성 5만 천명을 대상으로 진행됐다. 연구를 이끈 저스킨 부엔디아(박사과정 지원자) 건강을 위해서는 무엇보다 골고루 먹는 것이 중요하다며 음식을 먹을 때 요구르트를 곁들이게 되면 건강증진 효과가 매우 커지게 된다고 설명했다. 이 연구는 요구르트와 같은 유제품을 매일 꾸준히 먹으면 고혈압 위험을 낮출 수 있다는 것을 직접적으로 보여주는 것이라고 덧붙였다.

연구팀은 요구르트가 골다공증과 심혈관계 질환을 예방하는 데도 도움이 되는 것으로 밝혀졌다고 전했다. 그러나 요구르트가 어떻게 혈압을 낮추는지에 대해서는 정확히 밝혀지지 않았다. 다만 요구르트 속 건강한 박테리아가 각종 병을 유발하는 세균을 막기 때문인 것으로 보인다고 했다. 이 연구결과는 미국심장학회(American Heart Association) 연례회의에서 발표했다(2016. 3. 4).

20. 수 박

수박은 미국공립과학센터(CSPI) 선정 최고의 음식 10가지 중에 하나다. 주성분은 수분으로 함량은 93%이지만, 수박은 이뇨작용 효과가 있어서 몸이 자주 붓는 부종 환자에 좋고, 열량도 31 kcal로 다이어트 중인 사람에게 효과적인 과일이다. 수박의 붉은색에는 라이코펜 함량이 토마토, 적색포도 보다도 3~6배 더 많으며, 라이코펜은 항산화, 항암작용을 하는 물질이다.

수박 100g 중 주요 영양성분은 수분 93%, 당질 7.50g, 베타-카로틴 156.00 ㎍, 비타민 C 6.00 mg, 엽산 15.80 ㎍, 니아신 0.20 mg, 인 14.00 mg, 칼륨 102.00 mg, 칼슘 4.00 mg, 회분 0.30g, 식이섬유 0.20g 등이다. 수분이 많이 들어 있어서 여름철 땀을 많이 흘리고 나서 갈증을 해소하는데 효과적이며, 더위를 씻어 준다.

21. 콩(대두)

노란콩(대두)은 흰콩(백태)이라고도 하며, 대두는 오장을 보호하고 경락의 순환을 도우며, 장과 위를 따뜻하게 해주는 효능이 있다. 동의보감에는 대두를 두시라 하여 울화증을 가라앉히는 데 효과적이라고 했다. 즉 신경이 예민하거나 스트레스를 많이 받았을 때 콩으로 만든 음식을 섭취하면 마음을 진정시키는 효과가 있다.

콩은 밭의 쇠고기라고 불릴 만큼 단백질이 풍부한 건강식품이다. 콩에 들어있는 지질은 대부분이 불포화지방산으로 트랜스 지방산이나 육류의 동물성 지방이 혈관 내에 쌓이는 것을 막아 혈액이 잘 흐르게 한다. 본초강목에 콩은 피를 돌게 하고 독을 풀어준다고 기록되어 있다.

대두 100g 중 영양성분 함량은 니아신 2.20 mg, 나트륨 5.00 mg, 단백질 34.40g, 당질 28.40g, 비타민 B_1 0.45 mg, 비타민 B_2 0.24 mg, 비타민 B_6 0.53 mg, 비타민 E 3.60 mg, 아연 3.90 mg, 엽산 230.00 ㎍, 인 653.00 mg, 지방 18.60g, 철분 6.40mg, 칼륨 1,334.00 mg, 칼슘 246.00 mg, 회분 5.70g, 식이섬유 17.10g 등이다.

농촌진흥청 국립농업과학원 농식품자원부 김행란 부장팀이 국산 콩 백태・서리태・흑태・서목태의 단백질・아미노산 함량을 분석했다. 네 가지 콩 중 단백질이 가장 많이 든 것은 서리태로 100g당 43.1g이다. 다음은 서목태 42.7g, 흑태 40.9g, 백태 40.8g 순이나 큰 차이는 없었다. 김 부장팀은 콩에서 트립토판이 일체 검출되지 않았던 기존 연구 결과와는 달리 이번에 분석한 4종의 콩에선 모두 미량(콩 100g당 0.4g)의 트립토판이 검출됐다. 필수아미노산의 하나인 트립토판은 체내에서 나이아신(niacin, 비타민 B군)으로 전환돼 나이아신 결핍증상인 펠라그라(pellagra) 예방을 돕는다고 밝혔다. 트립토판은 행복 호르몬으로 불리는 세로토닌의 원재료다.

조리법에 따라서도 단백질 함량이 달라진다는 것도 밝혀졌다. 삶은 콩, 볶은 콩, 생 콩 순서로 단백질이 많이 들어 있었는데, 콩을 삶으면 6~7%, 콩을 볶으면 2~3% 생콩에 비해 단백질 함량이 증가했다. 콩의 지방 성분과 레시틴은 뇌의 활성을 도와 정서 안정에 효과적이다. 콩에는 칼슘 함량이 높으며 철, 아연, 비타민 등도 포함되어 있다. 콩을 생으로 먹으면 소화가 안 되지만 익혀 먹으면 65%가량 소화흡수 된다. 그러나 콩 제품인 두부는 95% 정도, 된장은 80% 정도 소화흡수 된다.

우리나라에는 콩 제품으로 콩나물, 두부, 두유, 된장, 청국장 등이 있다. 생콩은 비린 맛이 나지만 삶으면 메주 맛과 동시에 단맛도 난다. 콩에 함유되어 있는 파이토에스트로겐(식물성 에스트로겐)인 이소플라빈의 맛은 쓴 편이다. 콩에는 풍부한 식이섬유가 있어서 섭취 시 급격한 혈당 상승을 억제하여 당뇨병 예방에 도움이 된다. 특히 펙틴은 장 기능을 개선할 뿐 아니라 발암물질인 중금속을 흡착, 배출한다. 콩에는 발암물질의 세포분열을 억제하는 제니스틴이 함유되어 있으며, 식물성 이소플라본이 들어 있어 골다공증, 신장 질환, 담석, 혈중 콜레스테롤 저하, 폐경기증상의 완화 등에 효능이 있다,

세계 장수촌 중 하나인 남미 에콰도르의 작은 마을 빌카밤바(Vilcabamba)는 질병이 없는 면역의 섬으로 알려져 있다. 이 지역 장수(長壽) 노인들의 건강 묘약은 콩이다. 모든 주민이 유기농으로 재배한 콩을 주식으로 먹는다. 원광대학교 보건대학원 연구팀은 우리나라 장수마을을 조사한 결과 콩과 마늘의 생산량이 많은 지역에 사는 주민들이 오래 산다는 연구결과를 발표하였다.

콩 섭취는 심혈관질환에 효과가 있다. 규칙적으로 콩을 섭취하면 동맥경화를 유발하는 것으로 알려진 저밀도지단백질(LDL) 콜레스테롤과 중성지방을 낮추며, 동맥경화를 예방하는 고밀도지단백질(HDL) 콜레스테롤을 높이는 것으로 확인되었다. 이러한 효과는 콩 단백질의 효과와 더불어 콩 안에 풍부하게 들어 있는 불포화지방산이 LDL-콜레스테롤 수치를 낮추는 작용을 하기 때문이다. 또한 콩에는 동맥경화를 예방하는 오메가-3 지방산도 많이 들어 있다. 콩 속에 있는 사포닌 성분은 비만체질을 개선하는 효능이 있다. 콩을 많이 먹으면 치매를 예방하고, 머리가 좋아지는

것은 콩의 레시틴이 뇌세포의 활동에 관여하는 아세틸콜린이라는 신경전달 물질의 공급원이 되기 때문이다. 콩은 항암효과로도 알려져 있다. 장의 기능을 개선하여 배변을 원활하게 하는 데도 기여한다.

동물실험에서 콩 단백질(대두분리 단백)을 10일간 먹은 쥐는 우유단백질(카제인)을 섭취한 쥐에 비해 체지방이 평균 20%, 체중은 1% 줄어든 것으로 나타났다. 따라서 콩은 다이어트에도 효과가 있다. 콩은 골밀도를 높여주는 효능이 있어서 골다공증의 예방과 치료에도 효과가 있다. 콩에 있는 이소플라본이 뼈의 파괴를 막고 골밀도를 높이는 작용을 한다. 또한 콩에 함유되어 있는 칼슘은 흡수가 잘 되기 때문에 골다공증 예방에 좋다. 이소플라본의 하루 권장량은 설정되지 않았지만 매일 50~100mg을 섭취하는 것이 좋다고 한다. 두부 한모(200㎖)에는 30mg, 된장(15g)에는 5.5mg 가량의 이소플라본이 들어 있다.

이소플라본은 체내에서 여성호르몬인 에스트로겐과 비슷한 작용을 하고, 에스트로겐이 수면의 질 향상에 영향을 미치기 때문에 이소플라본 역시 동일한 수면 개선효과가 있다는 연구결과 있다. 일본 도호쿠대학 유페이 쿠이 교수팀은 콩이 수면에 미치는 영향을 조사하기 위해 20~78세 일본 성인 1076명을 대상으로 콩에 들어있는 성분인 이소플라본 섭취량과 수면의 관계를 분석했다. 실험집단은 낫토나 두부 등을 통한 이소플라본 섭취량에 따라 4개의 그룹으로 분류됐다. 각 그룹의 수면의 질을 비교한 결과 이소플라본 섭취량이 가장 많은 그룹의 수면의 질이 이소플라본 섭취량이 가장 적은 그룹보다 78% 좋아진 것으로 나타났다. 두 번째로 이소플라본을 많이 섭취한 그룹은 가장 적게 섭취하는 그룹보다 수면의 질이 48% 좋았다고 했다.

이소플라본은 항암·심장병 예방 등의 효과가 있으며, 혈중 콜레스테롤을 낮추는 데 도움이 되는 것으로 알려져 있다. 콩으로 만든 음식 중에는 두부가 이소플라본 함유량이 가장 높다. 또한 폐경기 여성의 경우 이소플라본을 섭취하면 갱년기 증상 완화와 유방암·자궁암 등의 여성 질환 예방에 도움이 된다. 2006년 독일의 한 의학저널에서는 사춘기 시절에 콩 위주의 식단을 섭취한 사람은 그렇지 않은 사람보다 유방암 발병 위험이 상대적으로 낮았다는 연구 결과를 발표한 바 있다.

▣ 콩 섭취와 위암예방

콩/두부 섭취를 일주일에 1~4번 먹는 사람 또는 매일 먹는 사람의 경우 거의 안 먹는 사람에 비해 위암의 발생 위험이 32%~43% 감소하는 것으로 나타났다. 하지만 같은 콩 음식이라도 소금이 함유되어 있는 된장찌개의 경우 콩의 위암 예방

효과는 보이지 않았으며, 오히려 거의 먹지 않는 사람에 비해 매일 먹는 사람의 경우 위암 발생 위험이 더 증가할 가능성도 있는 것으로 나타났다.

유영근 교수는 이러한 연구 결과를 통해 발표한 콩 섭취에 따른 이소플라본 혈중 농도가 높은 사람에서 위암의 발생 위험이 현저히 낮아진다는 연구결과와 일관된 결과를 확인할 수 있었으며, 콩의 섭취가 위암의 위험을 막고 위를 보호한다는 사실을 규명했다. 하지만 콩의 조리 방식에 따라 염분을 많이 함유하고 있는 콩 식품은 오히려 염분의 발암 원인 때문에 위암의 위험요인이 될 수도 있다고 했다.

위암의 위험인자로는 짠 음식과 더불어 헬리코박터 균에 감염된 경우 위암이 잘 걸린다는 사실은 이미 밝혀진 바 있으며, 박테리아 요인 이외에도 콩을 적게 섭취하는 경우 위암의 위험이 2배 정도 증가시킨다는 새로운 사실이 확인되었다. 이러한 연구 결과를 통해 콩을 함유한 다양한 식품의 섭취가 위암에 대해 인체에서 직접 항암효과를 가질 수 있다는 근거가 제시되었다.

고광필 교수는 콩 음식에 함유된 Genistein은 암 세포의 증식 및 혈관 신생을 억제하고 세포의 자가 사멸을 증가시킴으로써 위암의 발현을 억제할 수 있는 것으로 알려져 있는데, miso(일본식 된장)를 포함하고 있는 음식이 위암을 억제하던지 혹은 genistein이 위암의 중요한 위험요인 헬리코박터 파일로리균의 성장을 직접 억제하여 위암 발생을 예방하는 것으로 추정된다고 했다(서울의대 유영근교수).

이 연구결과는 국제적 저명 학술지 Journal of Epidemiology(J Epidemiol, Impact Factor=1.87) 최근호에 게재되었다.

※ 콩 섭취가 많을수록 대장암 발생 위험이 30% 이상 감소하는 것으로 밝혀졌다. 그러나 콩이 주재료인 된장을 과다 섭취하면 오히려 대장암 위험이 높아진다고 한다. 국립암센터 암역학예방연구부 김정선 박사팀이 2010년8월부터 3년간 암센터에서 대장암 진단을 받은 901명과 건강검진을 받으러 온 사람 2669명을 대상으로 콩 식품 섭취량에 따른 대장암 발생 정도를 분석한 결과 이와 같은 연구결과를 확인했으며, 해외 학술지인 PLos one(미국 공공과학도서관 온라인학술지) 최근호에 소개됐다고 했다. 김 박사는 두부·두유 등 콩 식품, 콩나물 등 콩류를 가장 많이 섭취하는(하루 105g 이상) 남성의 대장암 발생 위험은 가장 적게 먹는(40g 미만) 남성보다 33% 낮았으며, 여성의 대장암 발생 위험도 콩 식품 최다 섭취 그룹(하루 113g 이상)이 최소 섭취 그룹(42g 미만)에 비해 38% 낮았다고 했다.

콩 식품이 대장암 발생률을 낮추는 것은 아이소플라본 등 항산화·항암 성분이 풍부하기 때문으로 추정된다. 식물성 여성호르몬(파이토에스트로겐)의 일종인 아이소플라본은 폐경 여성의 안면 홍조 등 갱년기 증상을 완화하는 성분으로도 널리 알려져 있으며, 아이소플라본을 1일 최다 섭취한 그룹(남 20 mg, 여 22 mg 이상)은 최소 섭취 그룹(남 하루 7 mg, 여 8 mg 미만)에 비해 대장암 발생률이 각각 29%(남), 22%(여) 낮았다.

콩 식품의 대장암 예방 효과는 젊은 여성보다 폐경 이후 여성에게 두드러졌다. 콩 식품을 하루 114g 이상 섭취한 폐경 여성의 대장암 발생 위험은 하루 43g 미만 먹은 여성보다 48%나 낮았다. 반면 폐경 전의 젊은 여성은 콩 식품을 다량 섭취해도 대장암 감소 효과가 미미했다. 김 박사는 콩 식품의 대장암 예방 효과가 여성호르몬의 분비가 급감하는 폐경 여성에게 더 뚜렷한 것은 콩 식품에 아이소플라본 등 식물성 여성호르몬이 함유돼 있기 때문일 것이라고 했다. 또한 연구에서는 된장을 과다 섭취하면 오히려 대장암 발생 위험이 증가했는데, 된장을 하루 8g 이상 섭취한 남성의 대장암 발생 위험은 2g 미만 섭취한 남성에 비해 82% 높았다. 여성도 된장을 많이 먹은 그룹이 대장암에 더 잘 걸리는 것은 마찬가지였다(22% 증가).

김 박사는 된장의 발효과정에서 발암물질이 일부 생길 수 있다며, 된장에 과하게 든 소금이 대장암 발생 위험을 높일 수 있지만 소금의 과다 섭취가 대장암 위험을 높인다는 과학적 근거는 아직 부족한 상태라고 지적했다. 된장을 적당량 섭취하고, 된장을 약간 삼삼하게 만드는 것도 대장암 예방에 도움이 될 수 있다는 것이다.

반면, 부산대 식품영양학과 박건영 교수는 콩이 된장으로 발효되는 과정에서 암 예방성분인 아이소플라본이 더 많이 생긴다며 된장이 대장암은 물론 전립선암·유방암 위험을 낮춘다는 연구결과도 있다고 했다.

22. 다크 초콜릿

초콜릿 원료가 되는 코코아 열매는 브라질, 멕시코, 서부아프리카 등이 주산지이며 단백질 8%, 탄수화물 60%, 지방 30%의 영양성분과 약 300여 종류의 화학물질이 들어 있다. 화학물질 중에서 기분 좋게 하는 물질로 알려진 것은 **페닐에틸아민**(phenylethylamine)이다. 이 물질은 좋아하는 이성을 바라보거나 이성의 손을 잡을 때와 같이 사랑하는 감정을 느낄 때 분비되는 물질로, 보통 100g의 초콜릿 속에 약 50~100mg 정도 포함되어 있다. 페닐에틸아민을 주사하면 혈당이 올라가고 혈압이 상승한다. 이것은 긴장감을 느끼게 해주며, 뇌에서 도파민이 방출하여 기분 좋은 상태를 유지하게 해준다.

초콜릿의 성분 중 화학물질은 카페인과 테오브로민이 있다. 초콜릿 100g에는 20~100mg의 카페인이 포함되어 있다. 그러나 초콜릿에는 카페인과 화학성분, 분자

구조가 거의 유사한 테오브로민이라는 화학물질이 카페인보다 더 많이 들어 있다. 테오브로민은 이뇨작용, 근육 이완작용, 심장박동 촉진, 혈관확장을 하는 물질로 알려져 있다. 초콜릿을 먹고 나면 사람에 따라서는 일시적으로 기분도 좋아지고, 피로감도 덜 느끼고, 약간의 긴장감을 느끼는데 이것은 모두 다 화학물질이 만든 결과이다.

식품의약품안전처에 따르면, 초콜릿은 코코아를 원료로 하여 설탕, 유지, 유가공품 및 기타 식품을 첨가하여 만들어진 가공품이다. 코코아 함량이 35% 이상이어야 초콜릿으로 인정된다. 시중엔 카카오의 함량이 50% 이상 높인 다크 초콜릿도 유통되고 있다. 초콜릿의 효과는 코코아에 있다. 미국 심장학회 연구팀은 고혈압 남성 10명, 여성 10명에게 항고혈압제 대신 다크 초콜릿을 15일간 하루 3.5온스(약 100g)씩 섭취시켰더니 혈압이 8.5～11.9 mmHg 낮아졌음을 확인했다. 고혈압환자의 경우 혈압을 떨어뜨리고 인슐린 기능도 향상시켰다는 연구 결과도 보고했다. 그리고 미국 심장협회에서는 LDL-콜레스테롤을 감소시키는 식품으로 선정하였다.

암과 심장질환을 유발하고 노화를 촉진하는 활성산소의 작용을 억제하는 항산화물질도 초콜릿이 다른 음료에 비해 많이 함유하고 있다. 네덜란드 국립보건환경기구가 다크 초콜릿과 홍차의 항산화물질인 카테킨 함량을 조사한 결과 다크 초콜릿 100g에는 카테킨이 53.5mg 들어 있는 반면 홍차에는 13.9mg 밖에 들어 있지 않았다고 했다. 2003년 미국 화학협회도 항산화물질인 폴리페놀이 코코아 한잔에는 600mg, 적포도주 한 잔에는 340mg, 녹차 한 잔에는 165mg가 들어 있다고 밝혔다. 2006년 7월 독일 뒤셀도르프대학 연구팀은 여성 24명을 두 그룹으로 나눠 다크 초콜릿과 코코아가 거의 없는 화이트 초콜릿을 12주간 섭취시킨 결과 다크 초콜릿을 먹은 여성들은 피부밀도가 16% 좋아졌으며 수분함량도 28% 늘었다고 발표했다.

초콜릿이 건강에 좋은 것은 사실이지만 칼로리가 높은 점을 알아야 한다. 시중에서 판매되고 있는 50g 한판 초콜릿에는 에너지가 200～280 kcal로 이는 코코아 이외 설탕과 지방 때문이다. 이 에너지는 밥 한 공기(300 kcal)와 비슷하다. 에너지 과잉섭취로 인한 비만은 심장병을 비롯하여 성인병을 악화시킨다는 것을 유념하여야 한다. 코코아는 염증을 제어하는 효과가 있어서 고대부터 약으로 사용하여 왔지만, 초콜릿에는 코코아 성분보다 당성분이 더 많고 항암효과가 있다고 알려진 오메가-3 지방산도 등푸른생산을 많이 섭취하는 것이 더 효과를 기대할 수 있다.

초콜릿의 카페인에 대한 논란이 분분한데, 카페인은 중추신경에 각성효과가 있어서 정신을 들게 하고 기억력을 높인다. 피로할 때 커피를 마시면 기분이 좋아지는 것은 이 때문이다. 그러나 카페인에 민감한 사람은 일시적으로 혈압이 올라간다. 가슴 두근거림, 이뇨작용이 촉진되기도 하고 위궤양, 위염, 십이장궤양이 있는 사람은 불면증이 생기거나 속 쓰림이 촉진될 수 있다.

미국 식품의약국과 국제식품정보위원회에 따르면 초콜릿 1온스(약 28g)에는 카페인이 평균 20 mg 들어 있어 50g 한 판 초콜릿을 먹으면 약 40 mg의 카페인을 섭취하게 된다. 250㎖ 한 잔의 원두커피에는 90 mg, 인스턴트커피 80 mg, 콜라 24mg의 카페인이 함유되어 있다. 카페인은 같은 양이라도 사람에 따라서 민감도가 다르기 때문에 섭취하는 사람이 판단하여야 할 문제다.

23. 올리브유

세계 5대 건강식품의 하나로 손꼽히는 올리브유는 불포화지방산이 많아 피부미용과 건강에 좋다. 올리브유 100g 중 영양성분 함량은 지방 96.40g, 비타민 E 12.60 mg, 철분 0.36mg이다. 올리브유의 지방산 조성은 불포화지방산인 올레산(oleicacid)이 65～85%로 가장 많으며, 포화지방산으로는 팔미트산이 많다. 올리브유에 함유된 비타민 E와 프로비타민이 세포막의 형성을 원활하게 하고, LDL-콜레스테롤 산화 방지하여 항산화 효과에 좋다.

일반 식용유와는 달리 열을 가하지 않은 상태에서 먹을 수 있어 샐러드드레싱으로 가장 많이 사용하고, 스파게티를 삶을 때나 양파 등 채소를 볶을 때, 또한 빵을 찍어 먹을 때 이용하기도 한다. 샐러드유나 기름 절임용에 주로 쓰이고, 마요네즈, 샐러드용 드레싱, 튀김용, 볶음용으로 널리 이용한다. 직사광선을 피해 어둡고 서늘한 곳(18～25℃)에 보관하며, 보관기간은 약 3개월이다.

24. 강낭콩

강낭콩 100g에 들어 있는 성분 함량은 단백질 10.00g, 당질 27.30g, 지질 1.20g, 회분 1.90g, 니아신 1.60 mg, 나트륨 5.0 0 mg, 비타민 B_1 0.48 mg, 비타민 B_2 0.11 mg, 비타민 B_6 0.19 mg, 엽산 186.00 μg, 비타민 E 0.09 mg, 식이섬유 19.10g, 아연 1.32 mg, 인 97.00 mg, 철분 3.70 mg, 칼륨 32.00 mg, 칼슘 62.00 mg 함유되어 있다. 강낭콩의 단백질에는 필수 아미노산인 라이신, 로이신, 트립토판, 트레오닌이 특히 많은 편이다. 쌀이나 보리에 섞어 먹으면 단백가를 올릴 수 있어서 영양이 향상된다. 상대적으로 지질 함량은 적으며 레시틴이 많다. 강남콩에는 특히 비타민 B_1, B_2, B_6가 많아 쌀밥을 주식으로 하는 식단에서는 탄수화물 대사를 순조롭게 하기 때문에 아주 좋은 식품이다.

비타민 B_1이 부족하면 각기병에 걸린다는 것은 심한 경우고 가벼운 증세로는 식욕부진, 변비, 피로, 신경 및 심장장애, 부종 등이 일어난다. 사람은 비타민 B_2를 저장하는 능력이 비교적 적어 한꺼번에 많이 먹어도 체내의 양은 그다지 증가하지 않는다. 대부분 오줌으로 배설되고 만다. 그러나 부족하면 동물은 성장이 멈추게 되고 구강염, 설염, 피부건조 등의 증세가 나타난다. 비타민 B_6는 피리독신이라고도 하며, 단백질 대사와 관계가 깊기 때문에 부족하면 피부염, 식욕부진, 구강염, 설염, 빈혈 등의 증세가 나타나게 된다.

25. 호박 / 늙은 호박

호박은 오래 전부터 인도, 중국 등의 아시아 지역뿐 아니라 중남미와 유럽 등지에서도 약용으로 사용하여 온 식재료다. 호박은 늙은 호박, 애호박, 단호박 등 종류가 다양하고 비타민 C와 카로티노이드, 식이섬유가 풍부하고 칼륨도 많이 들어 있는데, 특히 가을에 익는 늙은 호박에는 영양소가 가득하다. 늙은 호박의 황색 과육에는 β-카로틴이 풍부하게 함유되어 있다. β-카로틴 외에도 비타 B_1, B_{12}, C 등을 함유하고 있어 폐암, 위암, 식도암, 후두암 등과 같이 점막 상피세포의 변성이 주요 원인인 여러 종류의 암에 효과가 있다.

늙은 호박 100g 중 영양성분 함량은 니아신 0.50 mg, 나트륨 1.00 mg, 단백질 0.90g, 당질 6.70g, 베타-카로틴 712.00 μg, 비타민 A 119.00 μg, 비타민 B_1 0.04 mg, 비타민 B_2 0.04 mg, 비타민 B_6 0.04 mg, 비타민 C 15.00 mg, 비타민 E 0.92 mg, 아연 0.20 mg, 엽산 47.90 μg, 인 30.00 mg, 지방 0.10g, 철분 0.80 mg, 칼륨 334.00 mg, 칼슘 28.00 mg, 회분 0.50g, 식이섬유 1.80g 함유되어 있다.

미국 국립암연구소는 호박을 **폐암**으로부터 건강을 지켜주는 채소 중 하나로 선정했는데, 호박 속에 노란 빛을 띠는 베타-카로틴이 발암물질을 무력화 시키는 강력한 항암성분이기 때문이다. 호박 중에도 늙은 호박에는 비타민 A의 전구체인 카로티노이드가 많이 들어 있으며, 늙은 호박의 주황색을 만드는 물질이다. 카로티노이드는 우리 몸속에서 비타민 A로 바뀌는데, 비타민 A는 눈 건강에 도움을 주는 대표적인 영양소로 알려져 있다. 카로티노이드는 세포분열과 성장에도 관여하고 있어 심장, 폐, 콩팥 등의 기관을 유지하는 데 중요한 역할을 하며, 면역력 강화에도 도움이 된다. 특히 겨울철 늙은 호박은 색이 가장 진한 만큼 카로티노이드가 듬뿍 들어있다

카로티노이드의 종류는 매우 다양하다. 호박에는 이들 중 루테인(lutein)이나 제아잔틴(zeaxanthin)이 많이 들어 있다. 루테인과 제아잔틴의 대표적인 기능은 눈 보호이다. 루테인은 눈 세포가 빛에 의해 손상되는 것을 막아줘 나이가 들면서 생길

수 있는 안(眼) 질환을 예방하는 데 도움이 된다. 루테인과 제아잔틴은 동맥경화나 암 예방에도 효과적이다. 유럽역학학회지(European Journal of Epidemiology)에 최근 발표된 한 연구에 따르면, 루테인과 제아잔틴 섭취가 적은 사람은 그렇지 않은 사람에 비해 심장박동이 불규칙한 심방세동(atrial fibrillation)의 위험이 더 큰 것으로 드러났다. 루테인과 제아잔틴은 암 예방에도 도움이 되는 것으로 알려져 있다. 루테인과 제아잔틴 섭취가 많은 여성들의 유방암 발병 위험이 감소했다는 연구 결과가 2012년 암연구학회지(Journal of the National Cancer Institute)에 실리기도 했다.

호박은 혈당을 낮추는 효과도 있어 당뇨 환자들에게 좋은 식품이다. 정확한 이유는 연구가 더 진행되어야 알 수 있겠지만, 지금까지 밝혀진 바로는 호박에 들어있는 이노시톨(D-chiro-inositol)이라는 물질이 췌장의 인슐린 분비를 촉진시키고 활성화 하는데 도움을 주는 것으로 보인다. 중국 상하이 화동사범대학 연구팀이 당뇨병 쥐들을 대상으로 진행한 연구 결과, 이노시톨(D-chiro-inositol)이 풍부한 호박추출물을 첨가한 먹이를 먹은 쥐들은 혈당과 인슐린 수치, 포도당 부하검사 결과가 개선됐다. 또한 미국 매사추세츠대학교 연구팀이 호박, 콩, 옥수수에서 각각 추출한 파이토케미컬을 비교해 본 실험에서는 호박 추출물이 혈당 조절에 있어 가장 탁월한 것으로 드러났다.

호박의 단맛은 17%나 되는 당질 때문이다. 그러나 100g 중의 칼로리는 서양 호박이 73 kcal로 감자(77 kcal)와 비슷하며, 풋콩의 약 절반 정도다. β-카로틴이 풍부하여 100g 중 비타민 A의 효력은 470 IU이다. 무심코 버리는 속살에도 과육의 5배가 되는 카로틴이 들어 있다. 카로틴은 세포의 암 세포화를 막으면서 진행 중인 암세포의 생식을 늦춘다고 밝혀졌다. 야채로는 드물게 신경장애에 효과가 있는 비타민 B_{12}를 함유하고 있다. 이것은 간 등에 많이 들어 있는 비타민으로 악성빈혈을 예방하고 빈혈에 의한 위장장애나 신경과민 증상을 개선한다. 씨에 많이 들어 있는 리놀산은 동맥경화 예방에 효능이 있다.

호박은 소화흡수에 도움을 주기 때문에 위장이 약한 사람이나 회복기 환자에게 좋다. 위장이 예민하거나 만성 위염·신경성위염을 앓는 사람은 호박을 먹으면 좋다. 평소 긴장을 많이 하거나 스트레스를 많이 받는 사람도 호박을 꾸준히 먹으면 긴장과 스트레스 해소에 도움이 된다. 호박에는 비타민과 미네랄이 풍부하게 들어있어 고혈압과 당뇨병 환자에게 도움이 되며, 중풍을 예방하는 효과도 있다. 호박은 이뇨작용을 해서 출산한 여성의 부기를 빼는 데도 효과적이다. 특히 얼굴이 푸석푸석해 보이는 사람이 먹으면 좋다. 콜라겐을 합성하는 베타-카로틴이 풍부한 호박이 자외선을 막고 피부 탄력을 증진시키기 때문이다.

호박은 지난 2002년 타임지가 선정한 10대 건강식 중 하나로 선정하였고, 2004년에는 식품과 인체 노화 분야 권위자인 미국의 스티븐 플랫 박사에 의해 14가지 슈퍼 푸드로도 선정하였다. 그리고 2008년 뉴욕타임스는 푸대접받고 있지만 진가를 알아야 할 식품 11가지(호박, 호박씨, 정어리, 양배추, 계피, 블루베리, 스위스 차드, 건조 자두, 석류 쥬스, 비트, 강황) 중 첫 번째로 호박과 호박씨를 선정했다. 호박은 건강증진과 관련된 식품 소개에 빠지지 않고 있는 농산물로 자리하고 있다.

호박은 황금빛 과육의 색상에서 보듯이 강력한 항산화물질인 카로티노이드 함량이 매우 높은 채소다. 호박의 카로티노이드 성분은 베타-카로틴, 루테인, 크산토필 등으로 구성되어 있는데 베타-카로틴은 체내 활성산소 제거 기능이 있고, 루테인은 눈을 건강하게 만들어 준다. 또 호박에는 신체 에너지의 근원인 당질이 풍부하고, 식이섬유도 많다. 국내에서 주로 생산되는 애호박과 단 호박, 늙은 호박 모두 함량의 차이는 조금씩 있지만 동일한 영양성분들을 지니고 있다.

한방에서도 호박의 효능을 인정하고 있다. 호박이 통증을 가라앉히는 소염작용, 해독작용, 통증 완화작용이 있어 신경통, 화상, 당뇨병, 야맹증을 다스린다는 기록이 오래 전부터 전해오고 있다. 동의보감에는 호박이 맛이 달며, 독이 없고, 오장을 편하게 하며, 산후의 혈진통을 낫게 하고, 눈을 밝게 하고 혼백을 밝게 한다고 기록하고 있으며, 생약도감에는 이뇨작용이 뛰어나 전신부종, 산후부종, 기관지 천식으로 인한 부종을 낫게 하고, 배설을 촉진한다는 내용이 있다. 다이어트, 항산화제 효능 등이 있는 것으로 알려진 호박이 신장과 요도에 결석이 생성과 관련이 있다.

한 조사에 따르면 호박씨에는 100g당 535mg의 마그네슘이 들어 있다. 마그네슘은 칼슘 성분을 잘 녹여준다. 마그네슘이 부족해 칼슘이 우리 몸속에서 용해된 상태로 있지 못하면 근육이 뭉치고, 혈관 벽에 칼슘이 석화되고, 신장에서 결석을 만든다. 실제로 칼슘을 물에 넣은 후 마그네슘을 타면 칼슘이 더 잘 녹는다. 또 마그네슘은 칼슘 이온농도의 조절 호르몬인 칼시토닌을 자극해서 혈중 칼슘을 뼈로 흡수되게 해 배출 칼슘 양을 줄인다. 그러나 주의해야 할 것은 배출 칼슘 양을 줄이기 위해 칼슘 섭취를 제한해서는 안 된다는 점이다. 자칫 칼슘 부족으로 골다공증을 유발할 수 있다. 중요한 것은 칼슘과 마그네슘을 적정 비율인 2대1의 비율로 섭취해 균형을 맞추는 것이다. 일일 칼슘 권장섭취량은 700～800 mg이다.

호박에는 칼륨도 풍부하다. 칼륨 성분은 나트륨과 함께 배설되기 때문에 고혈압을 예방하거나 관리하는 데 있어 필수적이다. 나트륨이 칼륨과 함께 배설되면서 이뇨작용을 원활하게 해주는데, 이뇨작용을 통해 혈압이 낮아질 수 있기 때문이다. 같은 이유에서 우리 조상들은 예로부터 붓기가 잘 빠지지 않은 산모들에게 호박을 달여 주곤 했다. 호박에서 요로결석과 관련해 더 주목해야 할 성분은 비타민 A이다. 호박에 풍부한 베타-카로틴은 비타민 A의 전구물질이다.

비타민 A의 인체 내 역할 중 하나는 점막과 상피세포 보호다. 피부는 물론 장, 눈 등은 점막과 상피세포를 가지고 있다. 호흡기계 기관지도 동일하므로 미국 영양학회에선 감기와 기침, 가래를 제거하는 영양제로 비타민 A를 가장 먼저 추천한다. 그런데 요로벽에도 상피세포가 있다. 통로의 벽이 튼튼해야 온갖 잡균과 결석이 인체에 위해를 가하지 않은 채 통과해 흘러가기 마련이다. 거기에 비타민 A는 면역기능 강화와 항염증 효과로 요로감염을 방지한다.

호박의 비타민 B_6 역시 결석을 줄이는 데 한 몫 한다. 이는 B_6가 체내 글리옥살산을 결석 성분인 글리신으로 전환시켜 주기 때문이다. 호박을 고를 때는 늙은 호박은 얼룩진 색깔 없이 표면이 진한 황갈색이면서 상처가 없는 것을 고르는 것이 좋다. 상처가 있는 호박은 오래 저장할 수 없고 쉽게 썩기 때문이다. 늙은 호박 표면에 하얀 분가루가 생긴 것은 잘 익은 호박이다. 애호박은 너무 크지 않고 황록색으로 윤기가 돌고 꼭지가 마르지 않은 것은 갓 딴 것이다. 단호박은 들어보았을 때 묵직한 느낌이 나면서 표면이 고르고 짙은 색을 띠고 윤기 있는 것이 좋다.

26. 오렌지(감귤)

오렌지 100g 중 영양성분 함량은 니아신 0.40 mg, 나트륨 5.00 mg, 단백질 0.80g, 당질 9.90g, 베타-카로틴 80.00 ㎍, 비타민 A 13.00 ㎍, 비타민 B_1 0.09 mg, 비타민 B_2 0.02 mg, 비타민 B_6 0.06 mg, 비타민 C 46.00 mg, 비타민 E 0.24 mg, 아연 0.06 mg, 엽산 30.30 ㎍, 인 20.00 mg, 지방 0.20g, 철분 0.10 mg, 칼륨 126.00 mg, 칼슘 39.00 mg, 회분 0.40g, 식이섬유 1.90g 함유되어 있다.

비타민 C가 풍부하며, 오렌지에는 당질 대사를 통해 피로회복에 효과를 발휘하는 비타민 B_1이 아보카도만큼 많이 들어 있다. 독특한 방향 성분인 리모넨, 시트랄, 겔라니오일 등은 식욕을 증진시키고, 예민한 신경을 진정시키는 작용을 한다. 오렌지의 비타민 C 함유량은 귤과 같은 양인 46 mg이고, 모세혈관을 강화하는 비타민 P도 들어 있다. 비타민 B_1 함유량은 과일 중에서도 상당히 많이 함유하고 있어, 비타민 C와의 상승작용으로 피로회복 효과를 기대할 수 있다. 칼륨도 귤보다 훨씬 많으며, 고혈압 예방에 효과적이다. 방향 성분에는 신경을 안정시키는 작용이 있어, 신경과민 개선에 도움이 된다. 감귤류 중에서도 펙틴과 유기산이 많아 변비를 개선하는 작용이 있다.

비타민의 보고로 알려진 감귤류는 전 세계 인류의 건강을 책임지는 영양 과일이자 천연 건강식품이다. 비타민 C가 풍부해 감귤 두 개면 성인의 하루 비타민 C 요구량인 50 mg을 만족한다. 비타민 C가 부족하면 괴혈병이 발생하는데, 채소를 오래 섭치하지 못하던 선원들에게 괴혈병은 공포의 대상이었다. 때문에 영국 해군은 배에 레몬을 준비하는 규칙을 제정했을 정도다. 감귤에는 과일 중 유일하게 비타민 P(헤스페리딘)가 함유되어 있다. 비타민 P는 모세혈관을 튼튼하게 해주고 혈액순환을 촉진해 뇌졸중, 고혈압, 동맥경화에 효과적이다.

감귤 색소에 포함된 베타-카로틴은 항암 및 성인병 억제 등의 효과를 지니며 체내로 흡수되면 비타민A로 변한다. 감귤은 특히 껍질에 많은 영양소가 함유되어 있어 한의학에서는 진피라는 약재로 활용된다. 귤껍질 안쪽의 흰 부분과 알맹이를 싸고 있는 속껍질에는 식이섬유인 펙틴 성분이 다량 함유되어 있어 변비를 해소하고 설사를 억제하고, 포만감을 느끼게 해 음식물 섭취량 조절에도 효과적이다. 감귤류의 과즙은 당분이 많으며, 장속의 수분을 배출시키는 작용이 있으므로, 설사를 치료하는 데에는 적합하지 않다.

27. 칠면조

식품과 인체 노화 분야의 권위자인 미국의 스티븐 플랫 박사는 2004년 칠면조를 포함하여 14가지 슈퍼푸드를 선정하였다. 이 14가지 식품들은 단백질과 항산화 성분을 많이 함유하고 있다. 쇠고기와 돼지고기가 적색육인 반면 칠면조육은 닭고기, 오리고기와 함께 백색육이다. 피부를 제외하면 살코기에는 지방함량이 3～4%로 매우 적다. 같은 백색육 중에서도 단백질 함량은 **칠면조 20.42%**로 닭고기 18.6%, 오리고기 11.49%보다 더 많고, 지방함량은 칠면조 8.9%, 닭고기 15.05%, 오리고기 39.34%와 비교하여 훨씬 적은 것이 특징이다.

칠면조육은 철분, 인, 아연, 비타민 B의 좋은 공급원이고, 불포화지방산이 돼지고기와 쇠고기에 비해 많고, 포화지방산은 적으며 콜레스테롤은 68mg /100g으로 닭고기 75 mg, 오리고기 80 mg보다도 적다. 아연은 몸속 활성산소를 제거하는 효능이 있으며, 칠면조육에는 2.2mg /100g로 닭고기 1.31 mg, 오리고기 1.36 mg와 비교하여 더 많이 함유하고 있다.

칠면조육은 노화를 촉진시키고 질병의 원인이 되는 체내 활성산소를 제거하는 효능도 있지만, 생명기능에 필요한 단백질이 돼지고기 쇠고기와 같은 적색육은 물론 백색육인 닭고기나 오리고기보다도 더 많다.

28. 호 두

호두의 원산지는 남동 유럽, 중동, 서아시아 등이다. 중국 청조 말년 서태후(西太后)가 미모를 유지하여 늙어 보이지 않게 하기 위해 신하들을 페르시아로 보내 약을 구하도록 했는데, 이는 호두로 하루 한 끼씩 죽을 쑤어 먹었다고 한다. 우리나라에는 4세기 말에 고려시대에 유청신이 원나라로부터 들여와 고향인 천안에 처음으로 심었다고 한다.

호두는 견과류 중에서도 영양가가 가장 많은 에너지 식품으로서 영양적 가치도 매우 높다. 호두 100g에는 지방 66.7g, 단백질 15.4g이고, 지방에는 필수지방산인 **리놀레산이 60%**나 함유하고 있어 혈액이 점성화 되는 것을 막아 혈관의 노화를 예방하고, 뇌혈관 장애나 순환기 질병, 동맥경화 예방에 효과가 있다. 호두 1온스(28g)에는 오메가-3 지방산의 하나인 알파리놀렌산(α-linolenic acid)이 2.8g 들어 있다. 오메가-3 지방산은 심장질환 예방에 도움을 주는 것으로 알려진 불포화지방산으로 혈관 건강에 유익할 뿐만 아니라 두뇌 발달을 돕고 당뇨병(성인형) 합병증 위험을 낮춘다. 특히 오메가-3 지방산은 각종 견과류 중에서도 호두에 월등히 많이 함유되어 있다.

호두에 함유된 비타민 B_1은 탄수화물 대사를 원활하게 하므로 불안과 초조를 억제하고 집중력을 높이며, 노화방지에 효과적이다. 그러나 호두 속에는 **혈압 상승** 작용을 하는 세로토닌이라고 불리는 5-히드록시트립타민이 많이 있으므로 주의해야 한다. 호두의 성질은 따뜻하고 맛이 달고 고소하며 독이 없다. 피부를 윤택하게 하며 한방에서는 변비, 천식 치료 및 구리독(銅毒)의 해독에 이용한다.

수염과 머리를 검게 하고 살찌게 하며 몸을 튼튼하게 한다. 신(腎)이 허하여 허리가 아프거나 다리가 연한데도 활용한다. 몸이 허약한 사람에게 일반적인 보약제로 쓰면 좋다. 혈청 콜레스테롤 저하, 동맥경화증 예방을 하며, 요도의 결석을 녹이거나 작게 만드는 효능이 있다. 체중 증가 작용을 하지만 콜레스테롤 수치는 증가하지 않으며 피부염, 습진치료 작용을 한다. 우울증에 효과적인 나아신, 뇌 발달에 필요한 비타민 A도 많아 호두를 하루에 1개씩 먹으면 뇌의 활동을 좋게 한다. 호두는 강정제이며 소화기의 강화에도 효능이 있다.

호두는 지방이 많기 때문에 산화되기 쉽다. 가능한 껍질이 있는 것을 구입하여 먹을 때마다 깨 먹도록 한다. 호두의 속껍질은 탄닌 성분이 있어 떫으므로 벗겨서 이용한다. 따뜻한 물에 불리거나 끓는 물에 식초를 한두 방울 떨어뜨린 후 넣었다 건지면 잘 벗겨진다.

호두 100g당 영양성분은 에너지 652 kcal, 수분 3.5%, 단백질 15.4g, 지질 66.7g,

탄수화물인 당질 12.6g, 섬유소 2.8g, 무기질로는 칼슘 92 mg, 인 332 mg, 철분 2.2mg, 아연 3.09 mg, 나트륨 5 mg, 칼륨 388 mg, 칼슘 92.00 mg, 비타민으로는 레티놀 4RE(μg), 베타-카로틴 22 μg, B_1(티아민) 0.24 mg, B_2(리보플라빈) 0.09 mg, 비타민 B_6 0.54 mg 나아신 11 mg, 비타민 E 2.94 mg 등이 함유되어 있다(자료 : 농촌진흥청농업과학기술원, 농촌자원개발연구소).

29. 현 미

현미의 우수성에 대해서 과학적으로 밝혀졌으므로 현미를 이용하는 것이 건강증진에 효과적일 것이다. 벼의 겉껍질을 제거한 것이 현미다. 현미의 구조는 쌀겨 층(과피・종피・호분6층)과 쌀알(배・배젖)로 되어 있다. 현미 전립에 대한 중량 비는 쌀겨 층 5～6%, 배 2～3%, 배젖 92%다. 도정하면 현미 92%의 백미가 된다. 현미 1 ℓ 중량은 770～840g이다. 현미의 성분은 수분 15.5%, 단백질 7.4%, 지질(脂質) 3.0%, 당질 71.8%, 식이섬유 1.0%,(3.30g/100g), 회분 1.3%, 비타민 B_1 0.54 mg /100g이다.

현미는 백미에 비하여 저장성이 좋고, 충해나 미생물의 해가 적다. 현미는 도정으로 인한 영양분의 손실이 없으므로 백미에 비하여 지방, 단백질, 비타민 B_1(0.34 mg), B_2(0.07 mg), 비타민 E(1.70 mg)가 풍부하다. 현미의 건강적인 가치는 크지만 맛이 떨어지고 소화・흡수력이 낮고 밥 짓기가 어렵다. 현미밥 조리는 충분한 시간을 갖고 잘 퍼지도록 하여야 한다. 현미로 밥을 지을 때는 **12시간 이상** 물에 담가두는 것이 좋고, 밥물은 현미 1에 1.5배 비율로 붓는다. 압력솥을 이용할 때에는 약한 불로 하여야 고온으로 인한 비타민 B의 파괴가 적다.

농촌진흥청의 성분 분석에 따르면 현미에는 **비타민 E**, 피토스테롤, 폴리코사놀, 피트산(피틴산) 등 다양한 기능성 성분이 다량 함유하고 있다고 했다. 현미에는 동맥경화증을 예방하는 비타민 E가 1.90 mg으로 백미(1.1mg /100g)보다 평균 0.8 mg 더 많다. 비타민E(1.90 mg)는 4종의 토코페놀과 4종의 토코트리에놀로 구성되어 있는데, 이 중 전립선암 예방에 효과가 있는 감마 토코트리에놀이 0.36 mg 들어 있다. 감마 토코트리에놀 성분이 있는 것으로 알려진 완두(0.05 mg)와 키위(0.1 mg)보다 3～6배 더 많다.

현미에는 LDL-콜레스테롤을 낮추는 3종의 피토스테롤이 들어 있으며, 이 중 베타-시토스테롤이 주요 피토스테롤로 확인됐다. 베타-시토스테롤은 현미(50mg)가 백미(6 mg) 보다 5배가량 더 많다. 현미에 폴리코사놀이 평균 6.3 mg이 들어 있는데 지방을 빠르게 분해하여 에너지로 바꾸고 글리코겐의 저장량을 늘려 체력을 보강해주는 기능이 있다. 6종의 폴리코사놀 중 기능이 가장 우수한 옥타코사놀은 백미(0.2 mg)와 밀(0.3 mg)보다 월등히 많은 평균 1.5 mg이다. 최근 암세포 분화를 억제하는 물질로 알려진 피트산도 현미에 평균 0.8g이 들어 있어 백미(0.3g)보다 3배 가까이 많다. 농촌진흥청(김재광)의 현미에 대한 연구결과는 현미가 우리 몸에 좋은 이유를 과학적으로 입증한 것이다.

현미의 또한 효능으로는 식이섬유(3.30g)의 보고다. 현미의 식이섬유는 인체에는 흡수되지 않고 과다한 각종 영양소의 장내 흡수를 늦춰줌으로써 칼로리 섭취를 억제시킨다. 장벽을 자극해 변비를 예방하고, 체내 콜레스테롤을 정상화시켜 각종 성인병의 예방과 치료에도 좋으며, 신진대사를 왕성하게 하여 노화를 늦춰준다. 어린이에는 두뇌개발에 좋다. 현미의 당 지수는 60～69%로, 백미 70～79%보다 낮아 당뇨병의 예방과 치료에 효과적이다. 현미는 항프로테아제 성분을 함유하고 있어서 암 진행을 늦춰준다. 쌀을 주식으로 하는 사람들의 대장, 흉부, 전립선암의 발생률이 낮은 것은 섬유소의 미생물 발효에 의해서 생성된 휘발성 지방산 중 부티르산이 체내에서 포도당의 산화를 50%나 감소시키고, 암세포의 증식을 억제시켜 대장암의 발생을 줄이기 때문이라고 한다.

현미 쌀겨 층에 있는 피트산은 과잉 섭취한 칼슘의 흡수를 막아서 결석을 예방하기 때문에 결석 환자의 과칼슘뇨증에 좋으나 무기질의 장내 흡수를 방해함으로써 근육과 심장의 기능을 저하시키고 성장 불량과 성욕감퇴의 원인이 되기도 한다. 따라서 현미식을 할 때는 종피의 잔류농약에 유의하고, 야채나 우유를 많이 섭취하여 무기물이 결핍되지 않도록 하여야 한다. 현미는 오래 씹어 먹기 때문에 포만감을 느껴 다이어트에도 효과적이다.

※ 현미로 밥을 지를 때는 밥 짓기 전 5시간 이상 불려서 지어야 소화가 잘 되며, 불리는 중 쌀겨 층에 있는 피트산은 제거되지만 피트산은 필수 미네랄 이용성 저하 및 단백질 흡수 저하와 같은 비영양적 대사가 보고되어 있으나, 최근에는 지방산 및 대장암 억제, 항산화 및 항암작용, 신장 담석증 치료제로서의 이용성이 많이 보고되고 있다.

※농진청 국립식량과학원이 쌀 100g을 기준으로 현미를 30% 비율로 첨가한 뒤 한 그룹은 물만 120㎖, 다른 그룹은 물 100㎖에 알코올 20㎖를 넣어 밥을 지었다. 그 결과, 알코올을 넣은 현미밥의 총 폴리페놀 함량은 262.63 ㎍/g으로, 물만 넣은 밥(223.69 ㎍/g)보다 **폴리페놀** 함량이 17% 증가했다. 알코올 성분이 새로운 폴리페놀 생성을 촉진시켜 잡곡밥의 항산화 성분을 증가시킨 것이라고 한다.

30. 서리태 / 약콩

검정콩은 약효가 뛰어나 한방에서는 약재로 사용하고 있다. 검정콩은 일반 콩과 비교하여 영양소의 함량은 비슷하지만 **항산화 성분이 4배**나 많고, 성인병 예방과 다이어트에 효과가 있다. 본초강목에는 검정콩의 효능에 대하여 신장을 다스리고 부종을 없애며, 혈액순환을 활발하게 하며, 모든 약의 독을 풀어준다고 기록되어 있다. 모발 성장에 필수 성분인 시스테인(cysteine)을 함유하고 있어서 탈모 방지에 효과가 있다. 꾸준히 복용하면 신장과 방광의 기능을 원활하게 해준다. 여러 가지 독을 없애주고, 신장계통의 대사 촉진에 효과가 있어 당뇨병을 개선해 준다.

검정콩의 껍질에는 황색 콩의 껍질에 없는 **글리시테인 항암물질**이 500ug /g 이상 들어 있으며, 껍질의 검은 색소는 항산화 성분인 안토시아닌이므로 색이 짙을수록 효능이 크다. 브라질에서 최고의 보양식으로 꼽히는 음식 중 하나가 검정콩으로 만든 페이조아다(feijoada)가 있다. 이 음식은 원래 노예들의 일용식(日用食)이었으나, 최근 콩에 대한 관심이 커지면서 새롭게 주목받고 있다.

검은콩에 기존 3개의 안토시아닌(Anthocyanin) 성분 외에 6개 새로운 성분이 존재하는 것으로 밝혀졌다. 안토시아닌은 식물의 씨앗・꽃・열매・줄기・뿌리 등에 있는 붉은색, 파란색, 자주색 같은 색소 성분이다. 항산화 활성, 콜레스테롤 저하작용, 혈관보호, 항암, 궤양예방 등의 작용을 하는 것으로 알려졌다. 농촌진흥청 콩 연구팀은 검은콩에 들어 있다고 알려진 3개의 안토시아닌 외에 카테킨-시아니딘-3-글루코시드(Catechin-cyanidin-3-glucoside) 등 6개의 새로운 안토시아닌 색소를 분리했다. 연구팀은 안토시아닌은 각 성분마다 생리활성이 다른 것으로 검은콩에 9종에 이르는 다양한 색소성분이 존재한다는 것은 그만큼 다양하고 더 강한 생리활성을 갖는다는 것을 뜻한다고 설명했다.

안토시아닌 색소는 기본 골격인 안토시아니딘에 당이 붙어 있는 분자구조로 존재하는데, 결합하는 형태에 따라 다양한 종류의 안토시아닌 색소가 생성된다. 총 함량은 씨껍질 1g당 3,000～18,000 ㎍으로 다양하다. 연구팀은 검정콩 품종이나 자원에 따라 색소 조성과 비율, 함량까지 달라 기능성도 다를 수 있다고 말했다.

▣ 약콩(쥐눈이)

쥐눈이 콩은 쥐의 눈처럼 생긴 콩이란 의미로 서목태(鼠目太)라고 부르며, 한약상에서는 약(藥)콩이라고 부른다. 본초강목에는 쥐눈이 콩은 성질이 따뜻하고, 맛이 달며, 독이 없다. 약으로 사용하면 더 좋다. 신장병을 다스리며 기를 내리어 풍열을 억제하고, 혈액 순환을 활발하게 하며, 독을 없애준다고 기술하고 있다.

쥐눈이 콩에 함유된 코린과 사포닌 성분은 지방간의 지방을 녹여주기 때문에 지방간에 효능이 있다. 또한 기관지를 튼튼하게 하며, 내장의 점막을 강화시켜 주기 때문에 기침에도 좋다. 쥐눈이 콩의 아르기닌 성분은 정자수를 증가시키고 정력을 향상시켜 주는 효능이 있다. 쥐눈이 콩의 가용성 식이섬유는 위·장관에서 포도당을 천천히 흡수시킴으로써 당뇨병 예방에 효능이 있다.

쥐눈이 콩의 리놀산 성분은 콜레스테롤을 체외로 배출시키며, 혈관을 유연하게 하기 때문에 고혈압, 심장병, 동맥경화, 뇌졸중과 같은 성인병예방에 효능이 있다. 레시틴 성분이 풍부한 쥐눈이 콩은 뇌의 활동을 촉진시키기 때문에 성장기 어린이의 두뇌발달과 노인의 치매 예방에도 효능이다. 쥐눈이 콩에는 아이소플라본 성분이 일반 콩보다 **5~6배** 더 많이 함유되어 있다. 이소플라본은 항암효과가 있으며, 혈중 콜레스테롤을 낮추고 심장병 예방에 효과가 있다. 또 손상된 뼈세포 재생 및 치료에도 효과가 있다. 쥐눈이 콩에 있는 폴리포스페이트(polyphosphate)는 자외선에 의한 피부 노화를 억제하는 것으로 입증되고 있다.

성인병 예방, 어린이 성장촉진, 한방에서는 항암효과와 함께 당뇨, 고지혈증, 신장질환을 다스리고 혈액순환을 촉진하는 효능이 있다고 한다. 쥐눈이 콩 100g 중 영양성분 함량은 니아신 2.20 mg, 나트륨 5.00 mg, 단백질 34.70g, 당질 32.30g, 비타민 B_1 0.32 mg, 비타민 B_2 0.24 mg, 비타민 B_6 0.54 mg, 비타민 C 127.00 mg, 비타민 E 0.83 mg, 아연 2.70 mg, 인 516.00 mg, 지방 15.90g, 철분 8.60 mg, 칼륨 1,237.00 mg, 칼슘 143.00 mg, 회분 5.10g, 식이섬유 17.10g 함유되어 있다.

31. 수 수

수수 100g 중 영양성분은 니아신 3.00 mg, 나트륨 2.00 mg, 단백질 9.50g, 당질 73.90g, 비타민 B_1 0.10 mg, 비타민 B_2 0.03 mg, 비타민 B_6 0.20 mg, 비타민 E 0.54 mg, 아연 0.68 mg, 엽산 28.50 ㎍, 인 210.00 mg, 지방 2.60g, 철분 1.50 mg, 칼륨 380.00 mg, 칼슘 6.00 mg, 회분 1.10g, 식이섬유 4.74g 등이 함유되어 있다.

수수는 혈당과 콜레스테롤을 감소시키고, 항산화 활성이 뛰어나며, 덖음(볶음)처리를 할 경우 탄인, 폴리페놀 함량이 높아지고, 일반 수수보다 항산화 활성이 최고 4배 이상 더 증가한다. 덖음처리는 180~200℃에서 6~9분 처리하면 된다. 수수(5% 도정)의 항산화 성분 및 활성도는 폴리페놀 239.8 ㎍GAE /100㎖, 탄닌 218.7 ㎍TAE, 항산화 활성도는 1720.2 ㎍TAE이다.

▣ 수수의 효능

농촌진흥청은 의학적 효능이 있는 작물로 민간요법에서 활용되고 있는 잡곡의 다양한 건강기능 활성을 평가하고 산업화를 위해 지난 2008년부터 한양대, 창원대, 건국대, 경북대 등과 공동연구를 수행하면서 수수가 **고(高)지혈증**(脂血症), **고**(高) **혈당**(血糖)**증**, **혈전생성**(生成) 등 최근 사회문제화 되고 있는 주요 생활습관 병의 예방에 탁월한 효과가 있다는 것을 찾았다. 이 같은 효능을 기초로 수수의 식의약 소재(素材) 개발에 밝은 전망을 기대할 수 있다고 했다.

수수 추출물을 이용해서 동맥경화나 고혈압 등을 일으키는 고지혈증의 주요 원인인 콜레스테롤의 흡수 억제효과를 동물실험을 통해 분석한 결과, 수수 추출물을 투여한 쥐는 투여하지 않은 쥐보다 콜레스테롤 흡수를 억제하는 효과가 최고 50% 정도 있었다고 했다. 흰쥐의 소장흡수와 관련하여 실험결과, 콜레스테롤 흡수율은 수수 추출물을 투여하지 않은 군이 39.1%인데 비해 수수 추출물을 투여한 군은 19.7%로 수수 추출물이 소장에서 콜레스테롤 흡수를 크게 억제하는 것으로 밝혔다. 특히 수수 추출물은 동맥경화증을 유발하는 LDL-콜레스테롤을 현저히 감소시키면서도, 몸에 좋은 HDL-콜레스테롤은 크게 변화시키지 않는 것으로 나타났다.

고지방(高脂肪)식 섭취로 대사증후군을 유발시킨 쥐에게 수수 추출물을 6주간 경구 투여한 결과, 추출물이 투입된 쥐의 혈청 내 LDL-콜레스테롤 함량은 투여하지 않은 쥐에 비해 51% 정도로 현저히 감소했다. 또한, 수수는 혈당과 관련 있는 글루코스와 인슐린에 관여하여 고혈당증의 예방과 혈전생성을 억제하는 데 효능이 있는 것으로 확인했다. 혈당과 관련되는 글루코스와 인슐린의 함량도 고지방식을 투여한 쥐보다 수수 추출물을 투여한 쥐에서 각각 28.9%, 50.6%가 감소했으며, 지방으로 인한 질환과 당뇨병 치료를 위한 신약개발의 목표가 되고 있는 PPARγ 의 단백질 발현이 지방세포에서 증가함을 확인했다.

수수 추출물의 혈전생성 억제 효과는 추출물을 처리하지 않은 것에 비해 약 4.5배 지연효과가 있었으며, 이는 대표적으로 항 혈전(피 떡을 방지하는) 기능이 있는 아스피린(10mg/ml)의 효과와 비슷했다. 농촌진흥청 연구보고에 의하면 고지혈증, 고혈당증 예방 효과와 함께 항암, 항산화 등 수수의 다양한 기능성이 밝혀짐으로써 건강기능식품과 의약품 소재 개발에 대한 전망이 매우 밝다고 했다(농촌진흥청 연구).

32. 메 밀

메밀의 영양적 가치로는 조단백질 13.1%, 지방 2.7%, 전분 68.6%, 조섬유 1.1%, 회분 1.4%이고, 열량은 100g당 233 kcal이다. 메밀의 단백질에는 아미노산이 풍부하며 **식물성 단백질 중에서 가장 우수하다**. 비타민 A는 전혀 없으나 B_1, B_2는 풍부하고 D도 들어 있다. 무기질로는 칼리와 인산이 많다. 이러한 성분들이 다양하게 포함된 메밀은 몸에 좋은 건강식품으로 예로부터 즐겨 먹어 왔다.

옛날부터 메밀은 장과 위를 증강시키고 배변을 잘 시키며, 고혈압에 좋다고 했다. 또 기력을 증강시키고 정신을 맑게 하며 오장의 부패물을 제거한다고 하였다. 뿐만 아니라 감기, 설사, 산후복통, 심지어는 임질에도 쓰인다고 했다. 특히 메밀에 풍부한 루틴과 단백질이 혈중 콜레스테롤을 감소시키고 혈관의 기능을 개선시켜 심혈관 질환을 예방하거나 치료하는데 효과가 있다. 강력한 항산화 물질인 루틴 성분은 피부의 노화를 예방해주는 효능이 뛰어나다.

메밀에는 비타민과 필수아미노산과 함께 피부를 부드럽게 해주는 시스틴 성분이 풍부해 피부미용에 효능이 있다고 하므로 메밀차를 꾸준히 마시면 좋다. 메밀은 콜레스테롤의 수치를 낮춰주고 혈당을 조절하는 효능을 가지고 있어 당뇨치료에도 효능이 있다. 당뇨가 있다거나 당뇨가 걱정되면 메밀차를 꾸준히 마시면 좋다. 마음이 불안할 때나 몸과 마음이 지쳤을 때에도 메밀차를 마시면 도움이 되는데, 메밀차를 마시면 마음을 안정시키고 스트레스나 두통 해소에도 메밀의 효능을 볼 수 있다. 스트레스로 인해 불면증이 있을 때에도 도움이 된다.

메밀에는 플라보노이드 성분이 풍부하게 함유되어 있다. 간의 해독작용을 도와주기 때문에 평소에 술자리가 많은 사람에게도 메밀차가 좋다. 메밀은 칼로리가 낮고 비타민과 필수아미노산이 풍부해서 다이어트에 도움이 될 뿐만 아니라 비만증상을 완화시키는 효능이 있다. 메밀에는 몸 건강에 유익한 성분들이 풍부하기 때문에 갈증이 날 때 물 대신 메밀차를 마시면 체력강화에도 도움이 된다.

메밀은 체내 활성산소를 제거하는 효능이 뛰어나 성인병 예방에 도움이 되며, 이뇨작용을 향상시켜 주기 때문에 배뇨작용에도 효능이 있다. 메밀의 특징 중 또 다른 하나는 모세혈관 강화작용을 갖는 비타민 P 일종인 플라보노이드 유도체인 **루틴**(Rutin) 성분이 매우 다량(약 6mg /100g) 함유되어 있다는 것이다. 루틴 이외에도 10여 가지의 플라보노이드 유도체가 함유하고, 이 성분들은 메밀이 동맥경화 예방 및 치료, 고혈압, 고지혈증 등에 효능이 있다. 배변이 잘 되는 곡물로 알려져 있는데, 고혈압에 메밀이 좋다는 것은 바로 이 통변성과 관련이 있다. 메밀의 검은 겉껍질은 원활한 배변과 이뇨작용을 돕는다. 노폐물을 체외로 내보내 피를 맑게 해주기 때문에 혈관을 부드럽게 하고 혈압을 안정시켜 주기도 한다.

동맥경화증 환자가 하루에 약 200g의 메밀로 묵을 만들어 2개월 동안 상복했을 때 두통, 가슴 두근거림, 숨 가쁨, 언어장애, 목이 뻣뻣한 감 등의 증상이 80% 정도 개선되었으며 이명, 팔다리 저린감, 변비 등 증상은 모든 환자에서 없어졌다고 한다. 증상 개선은 약 3주후 정도에 나타나기 시작했고, 혈압은 첫 주부터 뚜렷하게 내렸으며, 수축기 혈압이 최고 30 mmHg 이상 내린 경우도 50%를 상회했으며, 혈압이 전혀 내리지 않은 경우는 한 명도 없었다. 또한 총 콜레스테롤과 지질단백량도 감소되었으며, 동물실험에서도 항동맥경화, 항지방간 작용이 입증되었다.

메밀을 빻아 가루를 체로 치고 남은 찌꺼기를 '메밀나깨'라고 하는데, 이것은 장의 활동을 원활하게 하여 변을 좋게 하고, 이뇨작용도 있어서 체내의 노폐물 제거에 좋은 작용을 한다. 한방에서 메밀은 성질이 달며 독이 없고, 장위를 실하게 하며 기운을 돕고 적체, 풍통, 설사 등을 없애주며 정신을 맑게 한다고 한다. 또 술 먹고 체한 것을 낫게 하여 삼복더위에 보신탕을 먹고 체한데 소화제로 쓰이기도 했다고 한다. 그러나 메밀은 몸을 차갑게 하여 지나치게 많이 먹으면 위에 부담을 줄 수 있으므로 주의하여야 한다.

메밀가루에는 배아가 함유되어 있으므로 전분분해효소, 지방분해효소, 단백질분해효소 등이 많아 가루형태로 오래 저장해 두면 이들 효소가 작용해 메밀 고유의 특성이 없어지게 된다. 메밀 줄기나 잎을 생채로 먹거나 나물로 먹을 때 파종 후 15～30일에 이용하며, 수확한 메밀나물은 부드럽고 루틴 함량이 많다.

(1) 메밀 종실의 물리화학적 구성성분

메밀 종실은 과실(果實)로 되어 있다. 종실의 과피는 종피, 배유, 배를 단단히 둘러싸고 있다. 배유(胚乳)의 중앙부위에 붙어 있는 배는 두 개의 떡잎을 가지고 있다. 일반적으로 메밀 종실은 3각으로 되어 있고, 잘 발달되어 있으며, 과피 20%, 종피 12%, 배유 52%, 배 16%로 구성되어 있다.

메밀 종실의 화학적 구성성분은 전분, 비 전분 다당류, 단백질, 지질, 착색물질 등이다. 메밀 종실의 중심부만을 가루로 만들면 메밀가루 빛깔과 같이 희지만, 가루를 많이 낼수록 검어진다. 특히 메밀은 제분 직후의 것이 향기가 짙어 좋고, 메밀다운 풍미도 검은 쪽이 더 좋다. 메밀 종실의 주성분은 전분이지만 단백질도 12～15%를 함유하고 있고, 리신(5～7%)을 비롯한 아미노산 조성이 좋아서 고급 건강식품으로 이용되고 있다.

메밀 종실의 주성분은 탄수화물로 된 전분이다. 전분입자는 직경이 4～15 ㎛이고 비교적 쉽게 당화될 수 있다. 어린이를 위한 영양식품을 만들기 위하여 메밀을 수증기로 찔 때에는 매우 강하게 쪄야 전분의 수화작용으로 인하여 총환원당 함량을 실질적으로 증가시키면서 말토아제 형성을 증가시키게 된다.

메밀의 씨젖에 수용성 다당류(A1)가 들어 있다. 메밀 씨젖에 있는 수용성 AI, 다당류는 크실로오스, 만노스, 갈락토오스, 글루쿠론산으로 구성되어 있다. 메밀은 분지를 가지고 있는 3당류(2,4-di-μ-Glucosyl-Glucose)를 합성한다. 메밀의 기본 단백질은 글로불린이다. 일반적으로 메밀의 단백질 함량은 질소함량에 6.25를 곱하여 계산하였으나 Takachuk(1969)에 의하면 아미노산 구성에 기초를 두면 5.53배 하여야 한다고 하였다. 메밀의 단백질은 모든 식물의 단백질 중에서 양질의 생물적 가치를 가지고 있다. 탈지 우유의 92.3%, 삶은 달걀의 81.4%에 해당한다. 메밀의 2배체와 4배체의 단백질은 둘 다 글로불린이 주성분이다. 그러나 4배체의 종실은 더 많은 글로불린이 함유되어 있고, 알부민을 적게 가지고 있다. 2배체와 4배체 모두 알부민, 글로불린, 글루텔린의 성분에 질적인 차이를 발견하지 못하였다.

단백질의 아미노산 조성에 있어서 2배체와 4배체 메밀 간에 차이가 없었다. 메밀 단백질에는 특히 라이신(6.1%)이 풍부하게 들어 있고, 글루타민산과 프로린은 적게 함유되어 있다. 아르기닌과 아스파라긴산은 화곡류 단백질과 비교하여 더 많이 함유되어 있다. 메밀 조직의 아미노산 분포는 화곡류 조직과 크게 달랐고, 화곡류에 비하여 메밀의 아미노산 조성은 영양학적으로 우수하였다. 또한 메밀 재배종의 단백질은 야생종의 단백질에 비하여 라이신을 더 많이 함유하고 있다.

메밀 종실의 씨눈, 씨젖, 종피, 과피에 대한 지질함량은 각각 8.2%, 0.4%, 2.0%, 0.5%이었다. 메밀기름에서 18종의 지방산이 식별되었다. 전체 지방산의 93% 이상이 팔미트산, 스테아린산, 올레인산, 리놀산, 리놀렌산, 아르킨산, 베헨산 및 리그노세륨산들로 되어 있다. 팔미트산, 올레인산, 리놀산, 리놀렌산들이 지방산의 약 95%를 차지한다. 포화지방산 0.46g/100g(C14=0.01, C=16=0.36, C18=0.05, C20=0.04)이고 불포화지방산이 1.66g/100g(C18:1=0.08, C18:2=0.74, C18:3=0.12)이었다. 메밀의 재배종과 달단종의 씨눈조직은 대부분 16 또는 18개의 탄소로 된 지방산을 평균 95% 함유하고 있다. 껍질은 높은 수준의 포화지방산으로 되어 있다. 종피와 씨젖의 지방산 조성은 중간 정도이었다.

메밀의 착색에 영향을 미치는 환경요인들 중에서 온도가 플라보노이드 축적에 결정적인 영향을 미치며, 착색연구에서 광의 효과에도 대부분 관심을 보이고 있다. 메밀의 배축을 착색시키는 안토시아닌은 광의 조명체계에 의하여 형성된다.

(2) 메밀의 루틴 함량

메밀은 종실에 비하여 **어린 식물체**의 잎에 루틴(Rutin)을 더 많이 함유하고 있어 녹채소로나 약초로 재배하여 동백경화, 고혈압, 녹내장, 당뇨병, 암 등의 성인병 및

X-ray 등 방사능 질병 등의 예방과 치료를 위한 약리 및 식이요법에 광범위하게 이용될 수 있는 작물이다. 메밀에 함유되어 있는 루틴(C27H30O16)은 플라보노이드의 일종인 Flavonol glycoside이며, 황색 결정체 분말로 되어 있다. 플라보노이드는 식물체내에서 생성되는 polyphenol 화합물로서 비타민 P 복합체이며 Quercetin의 rutinoside로서 물에 약간 용해되고 alcohol, acetone, alkaline 용액에는 많이 용해된다.

루틴은 혈관의 지나친 투과성을 억제시켜 주는 약리작용을 가지고 있고, 비정상적인 투과성으로 인하여 발생하는 모세혈관 질환의 치료제로 사용되고 있다. 루틴은 메밀 식물체 각 부위에 존재하며 개화 전에는 잎, 엽병, 줄기, 뿌리의 순서로 그 함량이 적어지고, 개화 시에는 68%가 꽃에 있다. 루틴 함량은 생육 초기에는 급격히 증가되어 개화기에 가장 많고, 그 후에는 감소된다. 개화기에도 새로운 잎을 제외한 루틴의 함량은 격감되었으나, 잎 전체로 볼 때는 증가하는 경향을 보였다. 꽃봉오리기(期)에 많아지는 개화기에 가장 큰 값을 보였다. 온실 밖에서 자란 메밀이 온실 내에서 자란 메밀보다 루틴함량이 더 많았다. 개화기에는 30% 정도 더 많았고 개화 후기에는 그 차가 더 커졌다.

종실의 루틴 함량은 여름메밀 품종이 가을메밀 품종에 비하여 훨씬 높다. 대산메밀 21.42mg /100g, 양절메밀 30.40～30.21mg /100g으로 품종 간 상당한 차이를 보여 주었으나 춘파와 하파재배 간의 차이는 인정되지 않았다. 양절메밀의 껍질을 제거한 후 메밀쌀과 껍질의 루틴 함량을 분석한 결과 여름메밀과 가을메밀 간에 차이가 컸으며, 여름메밀 양절메밀의 춘파재배는 바람직하다고 생각된다.

메밀쌀의 루틴 함량은 15.04～7.49mg /100g이었고, 메밀가루는 20.92～15.71mg/100g의 루틴을 함유하고 있었다. 건조한 메밀국수의 루틴함량은 최저 1.76mg/100g, 최고 6.60mg /100g이었고, 막국수의 루틴함량은 2.86～10.84mg /100g으로 차이가 컸다. 이러한 차이는 메밀국수를 만들 때에 밀가루를 10～50% 정도 혼합할 뿐만 아니라 조리조건에 따라서도 어느 정도 영향을 받기 때문이다. 메밀전병에는 4.57～5.30mg /100g의 루틴을 함유하고 있다. 메밀의 어린 식물체와 종실은 무공해 건강식품으로 이용되고 있다. 메밀 식물체는 루틴을 생산하는 광합성 조직을 가지고 있어 종실뿐만 아니라 잎, 줄기, 뿌리, 꽃 등의 각 조직에 루틴을 함유하고 있다.

(3) 메밀의 필수 미량요소 아연(Zn)의 함량과 효능

메밀은 인체에 필수영양소인 단백질과 비타민을 공급하는 중요한 식품일 뿐만 아니라 아연도 비교적 많이 함유하고 있다. 메밀가루의 아연(Zn 0.63mg～2.38mg/

100g이므로 메밀은 식품의 필수 미량요소인 아연의 공급원으로 매우 중요하다. 메밀의 아연함량은 품종, 토양조건, 제분정도 등에 따라서 다르며, 일반적으로 달단메밀과 보통 메밀간의 함량 차이는 거의 없으나 재배지역의 품종 간 차이는 컸다.

달단메밀이 당뇨병 치료에 효과가 더 높으며, 당뇨병 치료와 아연성분은 밀접하게 연관되어 있다. 전 세계적으로 아연 섭취량은 성인의 경우 하루에 7～15mg이며, 일본에서는 성인의 1일 섭취량이 10mg이다. 메밀국수 80g은 하루 아연 필요량의 10%를 제공한다. 아연은 인류의 건강을 위한 필수 미량요소이며, 전 세계적으로 아연 결핍증상이 일어나고 있어 영양문제를 야기 시키고 있다. 상당히 많은 양의 아연이 메밀가루의 in vitro 소화시험에서 검출되었다. 메밀국수를 요리할 때 메밀국수에 함유된 아연의 약 20%가 물에 용해되어 빠져 나온다.

메밀가루의 아연은 수용성으로 물에 잘 녹으며, 뜨거운 물에 더 잘 용해되어 나오므로 메밀국수 물은 아연의 좋은 공급원이 된다. 소화액에도 잘 용해되어 검출되고 있어 메밀에 함유된 아연은 메밀 음식물의 식이아연의 좋은 공급원이며 소화흡수가 잘 된다.

(4) 성인병 예방과 치료효과

메밀은 식물 분류학적으로 보통메밀(Fagopyrum esculentum)과 달단메밀(Fagopyrum tataricum)로 나누어진다. 보통메밀은 자가 불화합성 타가 수정작물이고, 달단메밀은 자가화합성 자가 수정작물이다. 보통메밀과 달단메밀은 양질의 단백질과 필수 아미노산을 고루 함유하고 있고, 특히 화곡류 식량작물에서 결핍되어 있는 라이신 함량이 높으며, 여러 종류의 비타민과 필수 미량요소를 많이 함유하고 있다.

달단메밀의 영양성분 분석결과 보통메밀에 비하여 성인병 예방과 치료에 효과가 좋은 루틴을 비롯한 약리성분을 더 많이 함유하고 있을 뿐만 아니라 밀가루와 쌀에 비하여도 양질의 단백질을 더 많이 함유하고 있고, 특히 라이신 함량은 월등히 높다. 총 지방산의 39.4%가 리놀산으로 양질의 불포화 지방산 함량도 더 높으며, 조섬유 함량은 밀가루와 쌀에 비하여 3～4배나 높다. 루틴과 플라보노이드를 포함한 비타민 P 함량도 월등히 높아 달단메밀은 독특한 약리구성 성분을 많이 함유하고 있다. 마그네슘과 칼슘함량도 2～4배나 많고, 칼륨함량은 2～2.5배 많다. 보통메밀에 비하여 달단메밀은 루틴 등을 더 많이 함유하고 있어, 일반적으로 성인병 예방과 치료효과가 더 높다.

달단메밀의 치근막염 잇몸출혈 및 구취제거 효과가 있기 때문에 달단메밀 가루로 매일 아침과 밤에 이를 닦고 입속에서 몇 분 동안 씹으면 치근막염과 잇몸출혈 치료에 효과가 높다. 치근막염 환자들이 1개월 치료로 62%가 완치되었고 20%가 많이 좋아졌으며, 14%가 약간의 효과가 있었고, 3%는 효과가 없었다. 우리나라와 중국에서는 옛날부터 전해온 말로 메밀을 먹으면 머리가 검어지고 이가 좋아진다고 한다. 메밀은 일반 화곡류에 없는 필수 미량요소와 비타민류, 특히 비타민 B와 P를 많이 함유하고 있어 모세혈관을 튼튼하게 하고 잇몸염증을 없애주므로 건강식으로 좋다.

(5) 당료병 치료 효과

당뇨병은 성인병으로 음식과 관련되어 있다. 당뇨병 환자 119명을 대상으로 임상실험 결과 달단메밀가루를 1～3개월 동안 계속 먹을 때 당뇨병 치료효과가 높았다. 특히 정상적인 식생활에서 달단메밀로 30% 대체했을 때 혈액의 당 함량과 지방함량이 현저히 낮아졌으므로 고당, 고지방으로 인한 당뇨병을 달단메밀 식이요법으로 치료할 수 있다. 당뇨병 환자를 달단메밀 식이요법으로 치료한 후 혈액의 포도당 함량은 크게 낮아졌으며, 메밀의 저당작용은 통계적으로 효과가 있었다.

메밀 식이요법은 부작용도 없었고 환자에게 좋은 영양공급과 치료효과를 겸하고 있어 성인병 예방과 치료에 적합한 식품으로 평가되었다. 특히 당뇨병은 내분비 장애로 인한 발생으로 음식과 관련되어 있으며, 당뇨병 치료약들은 부작용이 수반되는 단점을 가지고 있다. 메밀가루 40%, 밀가루 45%, 콩가루 15%, 달걀과 식물성 기름을 첨가하여 메밀과자를 만들어 당뇨병 환자에게 매일 아침, 점심, 저녁 각각 2～3개를 3회 먹여 당뇨병 약 복용과 비교하였다.

3개월 동안 임상실험 결과 당뇨병 환자 혈액의 당 함량은 환자의 77%가 낮아졌고, 소변의 당 함량도 환자의 80%가 낮아졌으며, 치료 후에도 변화가 없었다. 혈액의 콜레스테롤 함량도 환자의 71%가 낮아졌다. 트리글리세라이드는 51%가 낮아졌고, β-리포단백질은 33%가 낮아졌다. 고농도 리포단백질은 17%가 증가했다. 인슐린이나 당 함량을 떨어뜨리는 약을 복용할 때보다 부작용도 없으며, 과다 지방 당뇨병 환자에게 특히 효능이 좋으며, 예방에도 자연건강식으로 매우 좋다.

33. 붉은팥

팥의 껍질에는 강력한 항산화 성분인 **안토시아닌**이 풍부하다. 안토시안은 시신경의 피로를 회복시킨다. 혈관이나 간에 지방이 쌓이는 것을 막아주며 혈액순환을 좋게 하고, 피를 맑게 하는 항노화 성분이기도 하다. 팥에는 프로안토시아닌이 250mg(100g) 함유되어 있다. 항산화활성은 비타민 C의 50배, 비타민 E의 20배 정도로 뛰어나다. 곡물 중에서도 항산화 지수(8,606)가 매우 높고, 항당뇨와 항산화 활성이 뛰어나 성인병 예방에 도움을 준다.

팥은 당질(56%)과 단백질(21%)이 주성분이고 비타민 A, 비타민 $B_1 \cdot B_2$, 엽산, 칼륨, 인, 철, 섬유질 등을 함유하고 있다. 이 중 팥에서 가장 주목해야 할 영양소는 티아민으로 불리는 비타민 B_1이다. 티아민은 탄수화물 대사에 관여하여 신체에 활력을 주고, 피로를 풀어준다. 곡류 중 가장 많이 함유(0.54mg /100g)하고 있으며, 비타민 B_1 부족 시 보충하는 데 특히 유익하다. 팥은 우유보다 단백질이 6배, 철분이 117배, 니아신(비타민 B_3)은 23배가 많으며 심장, 간, 혈관 등에 지방 축적을 막아주는 효능이 있다.

팥에서 주목할 만한 영양소는 엽산(B_9)이다. 엽산은 동맥경화의 원인이 되는 호모시스테인이라는 아미노산을 낮추는 역할을 하기 때문에 팥을 많이 먹으면 관상동맥질환이나 뇌혈관질환 등의 위험을 줄일 수 있다. 팥에 많이 들어있는 항산화산물인 폴리페놀은 노화, 암 등의 원인이 되는 활성산소를 제거하는 기능이 있는 것으로 알려져 있다. 특히 다른 곡물에 비해 10배 이상 많이 포함되어 있는 칼륨은 나트륨을 몸 밖으로 배출시키는 역할을 하여 혈압조절에 효과적이다. 팥은 혈액의 흐름이 원활하지 못해 발생하는 각종 생활습관 병을 예방하는 데도 도움을 주는 건강기능성 식품이라고 할 수 있다.

탄수화물 중 34%를 차지하는 전분은 삶아도 점성이 없어 가공하기 좋고, 식후 포만감을 주기 때문에 다이어트 식품으로도 적합하다. 탄수화물 대사가 원활하지 못하면 몸속에 피로물질이 쌓여 팔 다리에 통증이 생기고 잘 붓는다. 이로 인해 수면장애, 기억력 감퇴, 신경쇠약 등의 증세가 나타나기도 한다. 팥은 평소 잘 붓거나 피로를 자주 느끼거나 정신적으로 신경을 많이 쓰는 일을 하는 사람들에게 권장하는 식품이다. 때로 피부에 염증이 잘 생기는 경우에도 팥을 섭취하면 도움이 된다. 몸 안의 정체된 수분을 소통시키고 체내 열독을 제거해 염증을 낫게 하는 효과를 기대할 수 있다. 반면 식은땀을 자주 흘리거나 탈수증상을 보이는 사람들은 팥 섭취를 자제할 필요가 있다.

팥은 지방의 체내 축적을 막아주고 포만감을 줘서 과식을 막고, 부기와 노폐물을 제거하며 섬유질이 많아 쾌변에도 도움이 된다. 팥에는 인삼에 풍부한 사포닌 성분도 많이 있다. 사포닌은 당뇨, 심장질환 등 성인병을 예방하고 콜레스테롤 수치를 낮추는 역할을 한다. 팥에 풍부한 사포닌은 미세한 거품을 일으켜 피부 노폐물을 씻어내는 작용으로 피부의 아름다움을 가꾸는 데에 애용되어 왔다. 조선시대 기녀들은 팥, 녹두 등을 갈아 물에 섞거나, 얼굴에 마사지 하는 천연비누 겸 스킨케어제로 사용하기도 했다. 한방에서는 소변을 잘 나오게 하고, 해독하고 염증을 없애는데 이용하여 왔으며, 팥을 갈아 외용제로 상처에 붙이기도 했다. 또한 이뇨작용, 과식 방지, 변비예방, 신장염의 완화, 붓기 제거, 비타민 보완, 성인병 예방의 효능이 있는 것으로 확인되었다.

팥은 한국인의 식탁에서 빼놓을 수 없는 기호식품으로 전통음식인 팥죽을 비롯하여 떡, 빵, 과자, 팥빙수 등의 재료로 이용되고 있다. 예부터 팥은 붉은색으로 인해 질병과 귀신을 쫓는 식품으로 동짓날에 팥죽을 쑤어 액막이를 해온 풍습이 있으며, 이사를 하면 팥죽을 쑤어 집안의 평안함을 기원해 온 것으로 알려져 있다. 팥죽에는 단팥죽과 달지 않은 동지팥죽 두 가지가 있다.

동지팥죽은 소금으로 간을 한다. 소금이 잡귀를 쫓아준다는 속설도 있지만 설탕은 팥 속의 사포닌 성분을 파괴하는 성질이 있기 때문이다. 소금을 넣으면 죽이 묽어지기 때문에 간은 마지막에 해야 한다. 단팥죽을 끓일 때도 설탕은 나중에 넣는다. 설탕을 넣으면 단단해져 처음부터 많이 넣으면 제대로 익지 않는다. 팥이 부드러워졌을 때, 거의 다 익었을 때 넣는다. 팥을 익힐 때 소다를 넣어 빨리 익히는 경우가 있는데, 소다를 넣고 삶으면 빨리 익지만 비타민 성분이 파괴된다. 팥을 삶을 때 철제 냄비를 이용하면 팥의 안토시아닌 성분이 철과 만나 색이 검게 변하므로 내열 유리나 스테인리스 제품을 사용하는 것이 좋다.

34. 콩나물

콩알이 큰 콩나물(대두)과 콩알이 작은 콩나물이 있다. 콩알이 큰 콩나물 쪽이 영양가가 좀 더 많다. 콩나물 100g당 주요 영양소로는 단백질 5.4g, 칼슘 33 mg, 철분 0.7 mg, 칼륨 240 mg, 비타민 C 8 mg～12 mg, B_1 0.13 mg, B_2 0.10 mg으로, 단백질은 연두부(5g)와 비슷하며, 비타민 B군은 호박을 능가한다. 콩알이 작은 콩나물은 단백질이 2.3g, 칼슘과 철분은 대두 콩나물의 절반 정도다. 칼륨과 비타민 B_1은 대두 콩나물의 1/3 정도다. 단, 비타민 C는 콩알이 작은 콩나물 쪽이 더 많아 100g당 12 mg으로 대두 콩나물의 8 mg에 비해 1.5배나 더 들어 있다.

콩나물의 단백질은 콩 단백질로 아미노산이 균형을 이루고 있다. 싹이 틀 때 소화효소의 활성으로 단백질은 약간 감소하나 아미노산, 펩타이드(peptides), 비단백태질소가 증가하고, 소화흡수가 잘 된다. 콩에는 거의 들어 있지 않은 비타민 C가 콩의 발아에 의해 대폭 증가하기 때문에 피부에도 좋다. 부피에 비해서는 칼로리가 낮아 다이어트 식품으로도 적당하다. 100g당 대두 콩나물은 54 kcal, 콩알이 작은 콩나물은 16 kcal이다. 식이섬유(5.88g)도 많이 있어 변비 개선에 좋다.

콩나물의 머리부분은 자엽(cotyledon)으로, 콩이 자라서 떡잎이 되며 단백질, 지방, 비타민 C를 함유하고 있다. 꼬리부분은 배축(hypocotyl)과 뿌리(root)의 두 부위로 구분하고, 배축은 콩을 심을 때 땅속에서부터 지상으로 자엽을 밀어 올리며 당분, 섬유소, 비타민 C가 들어 있다. 뿌리부분은 배축을 따라 내려가다 보면 갑자기 좁아지고 가는 부분이 뿌리(root)에 해당된다. 잔뿌리가 발생하는 부위이기도 하고 아스파라긴산(숙치제거 효능), 섬유소, 비타민 C를 함유하고 있다.

콩나물에 함유된 비타민 C는 감기를 예방하고 비타민 A는 면역력을 높여주며, 사포닌, 비타민 B군, 아미노산이 풍부해서 원기회복에 탁월한 효능을 지니고 있다. 콩에는 비타민 C가 없지만 콩나물에는 비타민 C가 있어서 감기예방 효과가 있다. 콩나물을 물에 넣어 가열하면 비타민 C가 50% 정도 빠져 나오지만 조리한 국물을 먹으면 비타민 C의 손실을 줄일 수 있다. 콩나물은 감기나 몸살, 알코올성 질환에 탁월한 효과가 있다. 고려 고종 때의 의서 향약구급방에는 콩을 싹틔워 햇볕에 말린 대두황이 약으로 이용되었다는 콩나물에 관한 첫 기록이 있다. 그리고 오래 전부터 술을 먹은 다음 날에는 콩나물해장국을 먹었으며, 감기에 걸리면 콩나물국을 먹었다. 특히 콩나물에 들어있는 **아스파라긴산**이 독성이 강한 알코올의 대사산화물(알데하이드)을 제거함으로써 숙취에 좋다는 연구보고가 있다.

콩나물의 식이섬유소(2.5g /100g)와 아미노산군과 효소군은 장내 숙변을 완화시켜 변비예방을 돕고 장을 건강하게 하는데 효과가 있다. 콩나물은 뇌세포에 산소공급을 활발히 하는 성분이 들어 있고, 젊은 뇌로 유지시켜 주는 역할과 뇌에 영양공급을 증대시켜 주는 작용을 하여 뇌의 기능을 향상시켜 준다.

콩나물은 청심환의 원료로도 사용되어 조선시대부터 사용된 청심환의 중요한 원료로 중국에도 수출되었다. 감기몸살과 원기회복에 탁월한 효능이 있으며, 면역력을 높여주고 위열과 구내염 치료에 뛰어난 효능이 있다. 콩나물은 암과 성인병인 고혈압, 동맥경화, 비만증, 어혈과 산화지질, 심근경색, 콜레스테롤, 저혈압 등에 효과가 있다고 보고되고 있다. 채소에 비해 단백질과 칼슘함량이 많은 편이어서 키 성장에도 도움이 된다. 콩나물을 날것으로 먹기가 역겨운 것은 트립신인히비터 성분이 콩나물 비린내를 내기 때문이다. 트립신인히비터는 체내 단백질 흡수를 저해하기 때문에 데쳐 먹는 것이 좋고 콩나물의 비린내도 없어진다.

▣ 초록콩나물

초록콩나물은 일반 콩나물을 햇빛 또는 전기 빛에서 기르면 녹색으로 된다. 광합성 작용을 하기 때문이다. 일반 콩나물에 비해 섬유질은 다소 질겨지나 뿌리발달이 잘 되어 아스파라긴산 함량이 증가되고, 녹색의 몸통과 자엽(떡잎)에는 비타민 C와 B의 함량이 증가한다. 초록콩나물의 100g 중 아스파라긴산 함량은 404.61mg(98.36~143.57), 비타민 C 49.97 mg(2.36~15.55), 비타민 B_1 5.16 mg(0.21~0.27)으로 일반 콩나물보다 더 많다(괄호 안은 일반 콩나물)

초록콩나물도 일반 콩나물처럼 콩나물국, 콩나물 무침, 콩나물 주스(생콩나물) 등 식재료로 다양하게 이용할 수 있다. 특히 주스로 만들면 녹즙과 같은 빛깔의 색감을 느낄 수 있다. 콩나물국을 끓일 때는 국의 재료를 먼저 끓인 다음 국 마무리 10분 전에 콩나물을 넣고 불세기는 약 불로 한다. 온도로는 70~80℃에서 10분 정도 익히면 콩나물의 비린내가 없어지고, 콩나물의 머리 부분도 익어서 식감이 좋다.

콩나물을 기를 때 기르는 물에 유황을 희석하면 비린내가 나지 않는다. 기타 약초의 추출액으로도 기르면 유효 성분이 증가할 수 있을 것이다. 콩나물 무침으로 이용할 콩나물은 물이 끓으면 콩나물을 넣고 불을 약하게 하여 10분 내외 익힌다. 재배 콩나물 이용 적기로는 몸통(줄기) 길이가 7~8cm일 때다. 이 때 영양가 높고 재배 3일경에 이소플라빈 함량이, 5일경에 비타민 C의 함량이 증가한다고 한다.

35. 무염청국장(낫도)

청국장이 우리나라의 문헌에 처음 등장한 것은 조선 중기의 산림경제(山林經濟)와 증보산림경제(增補山林經濟)에 기록된 '전국장(戰國醬)'이다. 청국장이란 말은 책마다 다른데, 오주연문장전산고(五洲衍文長箋散稿)에는 '전국장'으로, 규합총서(閨閤叢書)에는 '청육장(淸肉醬)'으로 기록되어 있으며, 지역에 따라서는 '담북장'이라고도 한다.

청국장의 유래에 대해서는 여러 가지 설이 있으나, 콩 장류의 가장 초기적인 형태인 시(豉, 된장)에서 유래되었다는 설과, 17세기 병자호란 때 청나라 군대의 식량으로 쓰이던 장이 유입되어 이때부터 청국장(또는 전국장)이라고 부르게 되었다는 설이 있다. 전쟁 중에 장(된장)이 익을 때가지 오랫동안 기다릴 수 없어 바로 만들어 먹을 수 있는 속성장의 형태로 청국장이 생겨난 것으로 보인다.

청국장균은 누룩곰팡이(납두균, 고초균)가 주 발효균으로 콩과 볏짚에 붙어 있는 바실러스서브틸리스(*Bacillussubtillis*)균에 의해 발효된다. 바실러스균은 40~45℃에서 잘 증식하며, 장내 발암물질을 감소시키고 유해물질을 흡착해서 몸 밖으로 배설시키는 유익균이다. 공기 중에도 많이 있지만, 주로 볏짚에 서식함으로 청국장을 띄울 때 볏짚을 이용한다.

▣ (무염)청국장의 영양적 특징

납두균에 의해 발효된 콩은 대표적인 **장수 발효식품**이다. 일반 콩에 비하여 건강에 이로운 성분이 많다. (무염)청국장의 우수한 영양적 가치는 다음과 같다.

요구르트 1g 중에는 유산균이 100만 마리지만, 청국장에는 10억 마리 이상 들어 있으며, 장내 생존율은 유산균이 30% 미만이나 청국장균은 70%에 이른다. 장내 유용 미생물은 장염을 예방하는 데 효과적이다. 자연 생명현상으로 볼 때 모든 생명체는 발생 시에 자체 저장한 영양소나 타 유기물질을 이용하는데 1차적으로 소화효소를 생성 분비하여 영양물질을 분해시켜야 이용할 수 있다. 발아현미를 비롯하여 콩나물 등 대부분의 곡류는 발아 시에 이러한 효소작용이 일어난다. 발효 콩은 일반 콩보다 소화흡수율이 더 좋다. 이는 발효 시 균으로부터 분비하는 단백질 분해효소 프로티아제와 탄수화물 분해효소인 아밀라제에 의해서 콩 단백질과 당류가 분해되었기 때문이다.

체내에는 혈압을 조절하는 **안지오텐신**(angiotensin)이 있는데, 혈압이 올라가는 것은 안지오텐신 변형효소(ACE) 물질이 작용하기 때문이다. 따라서 이 물질의 작용을 막아주면 혈압을 내릴 수 있다. 청국장에 있는 단백질분해 효소 프로티아제(protease)는 안지오텐신 변형 효소의 작용을 저지하여 혈압이 상승하는 것을 억제하고 정상화시키는 효과가 있다.

납두균(納豆菌)에 의해 발효된 콩은 독특한 냄새가 나고 끈적끈적하다. 이 점성의 끈적끈적한 물질은 미생물(발효균)의 균사로 아미노산인 **글루탐산**이 여러 개 합친 것과 과당의 중합물인 프락탄이 엉겨서 된 것이다. 청국장 균사 구성 성분인 polyglutamate은 항암물질을 운반하는 능력과 항암효과가 있다는 보고가 있다. polyglutamate는 점질성의 물질로 흡수성이 강하다. 청국장에는 발효미생물에 의한 아미노산과 당 산물을 생성한다. 아미노산과 당이 반응하여 멜라노이딘이란 갈변물질을 생성하는데, 이 갈변물질은 강력한 항산화 효과와 암 예방효과가 있다. 멜라노이딘 섭취 시 장내 유산균이 수십 배 증가한다는 연구보고도 있다.

청국장에서 고분자 핵산이 확인되었다. 핵산은 항암효과와 면역증강 효과가 있는 생리활성 물질로 알려지고 있다. 세포 내에서 핵산의 생합성은 de novo와 salvage 두 경로가 있다. 과거에는 de novo 대사경로에 의해 핵산이 합성되므로 음식물을 통해 공급할 필요가 없다고 생각했다. 그러나 근래에는 골수, 뇌, 피부 등의 조직에서는 de novo 경로에 의한 합성능력이 약해서 음식물을 통한 핵산공급이 필요하다고 알려져 있다. 유익한 핵산은 그 분자량에 의해 저분자 핵산과 고분자 핵산으로 구분할 수 있다. 저분자 핵산은 salvage 대사경로에서 이용되기에는 이미 너무 분해가 되어 사용할 수 없는 경우가 대부분이다. 그래서 고분자 핵산을 섭취해야 효율이 좋다고 할 수 있다.

콩에는 비타민 B_2가 0.3mg /100g 함유되어 있지만, 청국장에는 이보다 훨씬 많은 0.56mg /100g가 들어 있다. 이는 발효균에 의해 생성된 것이다. 비타민 B_2는 당뇨병 예방과 치료에 효과가 있다. 또한 비타민 B_2는 알코올 분해를 촉진해 간의 기능을 좋게 하므로 숙취 해소에 도움이 된다. 과음했을 때 생청국장을 두 숟가락 정도 먹으면 청국장 속의 비타민과 풍부한 아미노산은 그 어떤 숙취해소제보다 탁월한 효과가 있다. 청국장에는 비교적 많은 철분(3mg /100g)이 있고 흡수가 잘 된다. 또한 청국장에는 빈혈예방에 효과적인 비타민 B_{12}도 함유되어 있다.

청국장이 장수 발효식품인 것은 일본은 대표적인 장수 국가인 것은 발효 음식(낫도)을 즐겨 먹으며 또 강한 양념을 쓰지 않고 청국장 고유의 맛을 내는 조리법도 건강 식습관의 하나다. 일본인의 식탁에서 빠지지 않는 식품이 바로 낫도다. 우리나라 청국장과 비슷한 형태로 콩의 형태가 그대로 남아 있고, 발효로 인해 끈적거린다. 뜨거운 밥에 낫도를 얹고 생달걀을 넣어 비벼먹는 것이 일반적인 식사다. 낫도는 골다공증 예방, 변비, 다이어트에 효과가 있는 것으로 알려졌다. 최근에는 낫도를 지속적으로 섭취하면 고지혈증을 개선하는 효과가 있다는 연구결과가 발표되기도 했다.

납두균으로 발효시킨 청국장에는 두뇌의 영양이라고 말하는 레시틴(lecithin)이 풍부하다. 레시틴은 체내에 흡수된 후 분해되어 뇌세포간의 신경전달 물질인 아세틸콜린(acetylcholine)의 원료가 된다. 콜린은 치매 환자에게 부족한 아세틸콜린이라는 신경전달물질의 양을 늘리는 데 중요한 역할을 한다. 우리나라 전통 음식인 청국장에는 몸속 염증을 억제시킬 수 있는 **펩타이드** 성분이 함유된 것으로 밝혀졌다. 호서대 생명공학과 김한복 교수는 염증 유발 물질의 활성을 억제하는 효과가 있는 펩타이드를 청국장에서 발견했다고 했다. 연구팀은 우리나라 전통 콩 발효식품인 청국장은 대두단백질이 분해하는 과정에서 다양한 펩타이드가 만들어져 인체에 유용한 생리활성물질이 될 수 있으며, 특히 암과 류머티스 관절염을 일으키는 성분을 억제하는 효과가 뚜렷하다고 했다. 연구팀의 이번 연구 결과는 국제학술지 약용식품저널과 한국미생물학회지 등에 발표했다고 한다.

청국장에는 섬유질이 많이 들어 있다. 다른 음식에 비해 무려 5배 이상이나 많은 섬유질과 바실러스균에 의한 정장 효과가 뛰어나 설사와 변비에 효과가 있다. 청국장에 들어 있는 섬유질은 당의 흡수가 서서히 일어날 수 있도록 도와주며, 혈당이 급격히 증가하거나 떨어지는 증상을 조절해 주기도 한다. 또, 청국장 속의 물질은 췌장에 영향을 줘서 인슐린의 분비를 촉진해 준다. 당뇨병 환자는 인슐린이 부족한데, 인슐린을 증가시킴으로써 당뇨병의 치료와 예방에 도움이 된다.

생청국장을 섭취하면 단백질 분해효소의 작용에 의해 혈전(혈관 안에서 피가 엉기어 굳은 덩어리)을 예방할 수 있다. 일본 사람들이 낫도키나아제라고 부르는 혈전 용해효소는 학술용어로 섭틸리신 나트(subtilisin NAT)라고 하는데, 바실러스 분해효소의 일종으로 평소에 꾸준히 먹으면 뇌졸중을 예방할 수 있다. 그러나 끓인 청국장은 이 효소가 완전히 파괴되기 때문에 혈전 용해 효과를 기대할 수 없다.

우리나라 사람들의 유방암이나 전립선암의 발병률은 미국인보다 매우 낮은데, 많은 학자는 그 이유를 콩을 많이 먹기 때문이라고 보고 있다. 생청국장에는 **제니스테인**이라는 물질이 있는데, 이 물질은 암 억제에 탁월한 효과를 보인다. 암의 세포분열이 빨라지는 것을 억제하는 역할을 한다. 생청국장에 들어 있는 사포닌은 암 예방에 큰 역할을 하는데, 암의 발생 과정에서 생기는 DNA 부가물이 자라는 것을 억제하여 암 발생 촉진인자를 감소시켜 준다. 그 밖에 청국장에는 파이틱산, 트립신 억제제와 같은 항암물질도 존재하는 것으로 밝혀져 미국에서도 마늘과 함께 최고의 항암식품으로 주목하는 식품이다.

콩이 바실러스 균에 의해 분해되면 아미노산이 생성되어 고혈압을 일으키는 효소의 활성을 억제하는 작용을 한다. 생청국장에는 100g당 790 mg의 칼륨이 들어 있으며, 몸속에 쌓여 있는 소금 성분인 나트륨을 체외로 배출시켜 주는 작용을 해서 혈압이 오르는 것을 막아준다. 청국장의 효과를 기대한다면 생으로 먹는 것이 가장 좋으나, 청국장의 독특한 냄새로 섭취가 여의치 않으면 모든 재료를 넣고 끓이다가 마지막에 청국장을 넣고 1～2분 정도 끓이는 것이 청국장 생균을 많이 흡수할 수 있다.

36. 들깨 / 들기름

들깨를 임자라고 하며, 맛은 맵고 성질은 따뜻하며 독은 없다. 참기름이 찬 성분인데 반해 들기름은 따뜻한 성분이다. 그래서 추운 북쪽지방에서 많이 먹는다. 들깨는 기를 내리고 속을 따뜻하고 편안하게 하며 몸을 보호한다. 심장과 폐를 눅여 기침을 멈추게 하며, 얼굴빛이 좋아지게 한다.

들깨의 **로즈마린산**은 항바이라스, 항산화, 항염증, 항암작용을 하는 생리활성 성분이다. 이 성분은 박하, 스피어민트, 로즈마린과 같은 허브 식물에 주로 들어 있다. 들깨나 참깨의 경우 유방암이나 대장암 발생 억제에 효과가 있다. 들깨는 기침과 폐질환에 좋고 식중독의 완화와 독감예방, 에너지 불균형의 회복을 위해 주로 사용한다. 껍질을 까서 냉동실에 보관하고 일주일 정도 먹을 분량을 냉장실에 보관하여 먹으면 산화될 염려 없이 이용할 수 있다.

들깨 종실에는 35~54%의 기름이 함유되어 있고, **기름의 60% 이상이 오메가-3 계열의 지방산인 리놀렌산**이다. 식물성 지방 중에는 가장 많이 함유하고 바다의 등 푸른 생선에 들어 있는 EPA나 DHA와 같은 계열의 지방산으로 성인병이나 알레르기성 질환을 예방하고 두뇌를 좋게 하는 생리활성 기능이 있다. 또한 들깨 종실에는 20% 이상의 단백질을 함유되어 있는데, 필수아미노산 함량이 많고 일반 아미노산인 글루탐산은 계란보다 많다.

(1) 들기름

독특한 향으로 맛을 더하는 들기름은 우리의 전통 음식에서 빠져서는 안 될 중요한 식재료다. 비타민과 질 좋은 불포화 지방산이 다량 함유되어 있어 영양적으로도 매우 좋다. 들기름은 따뜻한 성질로 몸을 따뜻하게 기운을 보하고 편안하게 만들어 준다. 그래서 예부터 폐가 약해서 기침이 심한 사람은 들기름 두 숟가락에 달걀 한 개와 꿀 한 숟가락을 섞어 한꺼번에 마시거나 들기름에 마늘을 넣어 먹었다.

들기름에는 **오메가-3이 60%** 이상 들어있어 그 어떤 기름보다 우수하며 오메가-3의 질병치료 효과는 이미 과학적으로 입증되었다. 특히 오메가-3는 암에도 매우 뛰어난 치료효과가 있다는 것이 속속 밝혀지고 있다. 들기름은 가공 정제된 제품보다는 압착에서 얻어낸 것이 더 좋다. 들기름은 **산화가 빨리 되므로 반드시 냉장고**에 보관해야 한다. 신선한 들기름은 세포막 주성분(EPA, DHA)으로 도움을 주지만 1개월이 되면 오메가-3 지방산인 **리놀렌산**의 산화가 시작되어 암 발생의 원인이 된다. 그러므로 개봉하지 않은 것을 냉장고에 보관했더라도 3개월 이상 된 것은 폐기하는 것이 좋다.

들기름은 아마씨유와 함께 세계가 인정한 **슈퍼 오일**로 꼽힌다. 일본에서는 들기름을 영양제처럼 복용하기도 한다. 들기름의 오메가-3지방산은 암 발생률을 낮추고 콜레스테롤 수치를 떨어뜨리는 효과가 있다. 들기름은 60% 이상이 오메가-3계열 고도불포화지방산인 알파-리놀렌산으로 심장, 혈관계통 질환, 특히 관상동맥질환의 예방 억제효과가 있다. 감마-리놀렌산은 혈압, 혈당치, 혈중 콜레스테롤 농도 조절에 도움을 준다.

(2) 들기름/감마-리놀렌산의 효능

GLA(감마-리놀렌산)는 인체 내에서 식물유 성분의 필수 지방산인 리놀레산으로부터 합성되어 프로스타글란딘의 원료가 된다. 감마 리놀렌산이 부족하면 리놀레산 → 감마-리놀렌산 → 프로스타글란딘의 흐름이 원활하게 이루어지지 않게 된다. 그 결과 혈압이나 콜레스테롤의 수치가 올라가고, 천식 증상이 나타날 수도 있다. 프로스타글란딘은 혈압, 혈당치, 혈중 콜레스테롤 농도 등을 조절하는 아주 중요한 물질이다.

(3) 노화 예방

GLA(감마-리놀렌산)를 섭취함으로써 프로스타글란딘의 활동을 촉진하여 노화를 방지하는 효과를 나타낸다.

(4) 피부건강 유지

J. Weipierre 박사는 인간과 쥐의 피부에 GLA(감마-리놀렌산)를 연고로 적용한 결과 아주 느리게 부분적으로 흡수되어 피하구조에서 오랜 기간 동안 효과가 계속되었다고 발표하였다. 감마-리놀렌산은 세포에 활력을 주어 피부노화를 방지해 주며, 피부의 건조를 방지하고 영양을 공급해 준다.

(5) 감마-리놀렌산은 아래와 같은 사람에게 뛰어난 효과가 있다.

① 살찌고 혈압이 높은 사람
② 술을 많이 마시는 사람
③ 중년 이상으로 약간 비대해진 사람
④ 동물성 지방을 잘 먹는 사람으로 콜레스테롤이 높은 사람
⑤ 여성으로 피부의 노화가 걱정이 되는 사람이나 살찌는 것을 염려하는 사람
⑥ 갱년기 장애나 생리불순으로 고민하는 사람
⑦ 알레르기 체질로 아토피성 피부염이나 천식 경향이 있는 사람
⑧ 월경 전 증후군, 생리통증 등으로 고생하는 사람

(6) 들기름 보관방법

불포화지방산인 알파-리놀렌산은 들기름 60% 이상, 콩기름에는 10% 이하, 참기 1% 특성이 있어 쉽게 산패가 일어난다. 농촌진흥청(청장 정황근)은 들기름을 신선하게 먹기 위한 안전한 저장방법을 소개 했다. 착유한 들기름을 4℃, 10℃, 25℃에 보관하는 실험한 결과 25℃에서 보관하면 20주(5개월)부터는 산가와 과산화물가가 급격히 늘어 산패가 빠르게 진행되지만, 4℃ **냉장 보관**하는 경우 **40주**까지 산가와

과산화물가의 변화가 없어 산패를 방지할 수 있으며, 안전하게 장기간 섭취할 수 있다고 했다.

그리고 들기름과 함께 불포화지방산이 80%를 이루고 있는 참기름은 공기와 햇빛에 노출되면 상할 수 있어 직사광선을 피하고, 온도 변화가 없는 서늘한 곳에 보관해야 안전하게 오래 먹을 수 있다고 했다. 그 외 또 다른 한 방법으로는 참기름과 5:5 비율로 혼합하여 냉장 보관하면 좀 더 보관기간은 늘어나고 들기름에 상업용 레시틴(콩기름에 많다)을 5%의 첨가하여 보관하면 1년 이상 유통기간이 가능하다. 참기름은 들기름보다 48배의 산화 안정성 이 뛰어 나는데, 참기름에는 오메가-6 지방산의 리그난 성분 중 항산화, 항암기능을 가진 세사민, 세사몰린 등의 물질이 함유되어 있기 때문이다.

37. 미역 / 김

취급하기가 쉽고 여러 가지 요리에 광범위하게 이용할 수 있다는 점에선 해조류 중 으뜸이다. 생미역에는 잔 멸치에 버금가는 **칼슘** 153.00 mg이 함유되어 있고, 칼륨도 풍부하다. 비타민 A 효력도 쑥갓을 능가해서 바다의 녹황색 채소라고도 한다. 국, 무침 등으로 상용하면 고혈압이나 동맥경화 예방, 암 발생 위험을 감소시키는 효과가 있다. 생미역 100g 중에 들어 있는 칼슘은 153 mg으로 쑥갓의 90 mg보다 많다. 칼륨도 100g당 730 mg으로 많은 편이며, 비타민 A 효력이 780 IU이다. 영양소가 풍부하며 균형 있게 들어 있다

또한, 건미역 5g 중에는 갑상선 호르몬의 원료인 **요도**가 390 mg이나 들어 있어 심신을 활발하게 하는 작용이 있다. 식물성 섬유도 풍부해서 특히 미역 줄기에는 100g당 4.75g이나 들어 있다. 미역줄기에는 보통 미역의 2배를 넘는 칼륨이 들어 있기 때문에 고혈압이나 동맥경화로 고생하는 사람들에게 권할 만한 식품이다. 칼로리는 거의 없으며, 다른 해조류나 저칼로리 야채와 함께 샐러드를 만들면 다이어트 메뉴로도 안성맞춤이다

김은 겨울철에 채취한 것이 품질이 좋으며, 단백질 함량은 3.30mg /100g으로 마른 김 5매에 들어 있는 단백질 함량은 달걀 1개분에 해당되고, 소화흡수도 잘 된다. 지방은 1% 미만이다. 그밖에 40～50%는 단백질 유사물질 및 탄수화물이다. 이것은 김 맛을 좋게 하는 성분이기도 하다. 김에는 비타민 A(336 μgRE)가 특히 높아 김 한 장에는 달걀 2개분에 상당하는 비타민 A가 함유되어 있다. 비타민 B_1, B_2, C, D도 풍부하며, 특히 B_2(0.38 mg)가 많이 들어 있다. 비타민 C(34.00 mg)는 채소에 비해 안정성이 뛰어난 것으로 알려져 있다. 칼슘(490.00 mg), 칼륨(2,208.00 mg),

철(4.50 mg), 인(474.00 mg) 등의 무기질이 풍부한 식품으로 겨울철 비타민과 무기질 공급원으로서도 좋은 식품이다.

김에는 콜레스테롤을 체외로 배설시키는 작용을 하는 성분이 들어 있어 동맥경화와 고혈압을 예방하는 효과도 있으며, 상식할 경우 암도 예방된다고 한다. 김은 빛깔이 검고 광택이 나며, 향기가 높고 불에 구우면 청록색으로 변하는 것이 좋다. 구울 때 청록색으로 변하는 것은 피코에리스린이라는 붉은 색소가 청색의 피코시안으로 바뀌기 때문이다. 오래된 김은 자색을 띠는데, 이것은 피코시안(phycocyan) 및 클로로필(chlorophyll)이 분해되었기 때문이다.

38. 산채나물 / 취나물

취나물은 국화과에 속하는 풀로 약 100여 종이 있다. 우리나라에는 60여 종이 자생하고 있으며, 그 중 24종을 먹을 수 있다. 참취, 개미취, 각시취, 미역취, 곰취 등이 있으며, 참취의 수확량이 가장 많다. 자연산을 채취하거나 재배하여 먹는데, 재배할 경우에는 주로 종자번식과 포기나누기를 이용한다. 또, 취나물은 시원한 반 음지와 물 빠짐이 좋은 토양에서 잘 자란다.

산야초는 무엇보다도 **혈액 정화능력**이 뛰어나다. 풍부한 비타민과 미네랄, 섬유소가 장을 비롯한 조직의 기능을 활발하게 하고 신진대사를 왕성하게 하여 피를 깨끗하게 해주기 때문이다. 또한 산야초는 대부분 이뇨와 통증완화 성분을 지니고 있으며 해독, 소염, 강장, 해열, 진통 등 마치 만병통치약과도 같은 효능을 발휘하는데, 이는 산야초가 함유하고 있는 다양한 성분이 복합적인 상호작용에 의하여 효과를 발휘하기 때문으로 보인다.

취나물은 단백질, 칼슘, 인, 철분, 비타민 B와 C 등이 함유되어 있는 알칼리성 식품으로 맛과 향기가 뛰어나다. 살짝 데쳐서 쓴맛을 없앤 후에 갖은 양념에 무치거나 볶아서 먹는다. 감기, 두통, 진통에 효과가 있어 한약재로도 이용된다. 취나물 100g 중 영양성분 함량은 나트륨 16.00 mg, 단백질 3.30g, 당질 5.40g, 베타-카로틴 3,564.00 ㎍, 비타민 A 594.00 ㎍RE, 비타민 B_1 0.04 mg, 비타민 B_2 0.10 mg, 비타민 B_6 0.14 mg, 비타민 C 14.00 mg, 비타민 E 0.48 mg, 아연 0.03 mg, 엽산 16.10 ㎍, 인 61.00 mg, 지방 0.40g, 철분 2.30 mg, 칼륨 469.00 mg, 칼슘 124.00 mg, 회분 1.70g, 식이섬유 5.80g 등이 함유되어 있다.

최근 함승시 교수가 이끄는 강원대 식품생명공학부는 산야초의 약리적 효능에 관한 연구발표를 통해 우리나라에서 나는 각종 산야초가 강한 항암효과가 있다고 발표한 바 있다. 함 교수팀은 국산 산나물 21가지의 즙으로 발암물질인 Trp-p-1,

B(a)P, 2-AF 등의 활성억제 효과를 실험한 결과 취나물을 비롯한 냉이, 곰취, 씀바귀, 잔대순, 쇠비름, 개미취, 민들레, 질경이 등 10 종류는 이들 발암물질의 활성을 80% 이상 억제하는 것으로 나타났다. 이외에도 고들빼기, 방가지똥, 부추, 솔거지, 무릇, 개비름, 원추리, 참나물, 달래, 솜대 등도 상당한 항암효과가 있음을 밝혀냈다.

39. 사 과

식물성 섬유인 펙틴질이 많고, 이것이 변비나 설사에도 효과를 발휘하는 정장작용이 뛰어난 과일이다. 또한 콜레스테롤을 억제하여 동맥경화를 예방하거나 혈압의 상승을 억제하는 작용도 있다. 사과의 껍질에는 항산화성분인 카프로산(caproic acid) · 클로로겐산(chlorogenic acid)이 다량 함유되어 있어 암을 억제하는 작용을 한다.

영국 옥스포드대학 연구팀이 50대 이상 성인을 대상으로 하루 한 개의 사과를 처방한 결과 고지혈증 치료제로 쓰이는 약물 스타틴을 복용하는 것과 비슷한 효과가 나타났다고 데일리메일 인터넷판이 보도한 바 있다. 스타틴은 콜레스테롤 수치를 낮추는 효과가 있는 의약품이다. 또 사과 한 개가 심장마비와 심근경색을 예방하거나 늦추는 데도 도움이 되는 것으로 나타났다. 연구팀에 따르면 하루 1개 분량의 사과 혹은 채소를 먹으면 심혈관질환 발생 확률이 12% 정도 줄어드는 것으로 나타났다. 이는 스타틴을 복용하는 것과 거의 비슷한 효과다. 또 사과 2개를 먹을 경우 예방효과는 2배인 24%로 늘어난다.

옥스퍼드대 영국 심장기금 건강증진 연구그룹 아담 브릭스 박사는 현재는 아무도 스타틴 대신 사과를 처방하지 않지만 단순히 더 많은 과일을 먹는 것만으로도 사람들은 똑같은 효과를 볼 수 있다고 말했다. 사과의 중요한 성분은 에너지 57 kcal, 수분 83.6%, 단백질 0.3g, 지질 0.1g, 당분15.8g, 섬유소 0.9g, 칼슘 3 mg, 인 8 mg, 철분 0.3 mg, 칼륨 95 mg, 레티놀 3RE(μg), 베타-카로틴 19 mg, 티아민(B_1) 0.01 mg, 리보플라빈(B_2) 0.01 mg, 니아신 0.1 mg, 비타민 C 4 mg 등이다.

과의 주요 성분으로는 **펙틴과 유기산**이다. 수용성인 펙틴은 정장작용에 뛰어난 효과를 발휘하며, 유산균과 같은 유용한 세균의 발생을 촉진시켜 장 기능을 조절한다. 변비일 경우에는 펙틴질이 수분을 흡수해 부피가 늘어나고, 포만감이 오래 가기 때문에 체중 조절에 유리하다. 장을 자극해 변비를 예방하며, 유독성분을 흡수해 장 속에서 가스가 생기는 것을 막아 피부를 깨끗하게 해준다. 새콤한 맛은 사과산과 구연산에 의한 것으로, 식욕을 증진시키는 작용을 한다. 비타민 C는 100g당 3 mg으로 소량이고, 껍질에 대부분 존재하므로 껍질을 제거하고 먹을 경우 비타민 섭취를 기대할 수 없다. 당질은 약 10～15% 함유되어 있으며 대부분 과당, 포도당, 자당으로 흡수가 잘 되는 형태이다. 미숙할 때는 전분이 대부분이며 숙성됨에 따라 당분으로 변한다.

무기질 중 칼륨이 많은 편이며, 칼륨은 펙틴 성분과 결합하여 나트륨을 배출함으로써 칼륨과 나트륨의 평형을 이뤄 혈압을 낮춰 고혈압 치료와 예방에 효과가 있다. 100g 중 칼륨은 110 mg으로 천연과즙의 함유량과 차이가 없지만, 과즙 음료나 통조림일 경우 절반으로 줄어든다. 사과를 아침에 먹는 사과가 좋다는 건 사실이다. 식이섬유의 일종인 펙틴이 장을 자극해 배변과 위액분비를 촉진하기 때문이다.

사과를 먹을 때는 베이킹소다 등으로 깨끗하게 씻어서 껍질까지 먹는 게 좋다. 항산화성분 같은 다양한 영양분이 과육보다 껍질에 더 많이 들어 있기 때문이다. 특히 비타민 A 계열 성분인 레티놀, 베타카로틴과 루테인, 지아잔틴은 과피에도 상당량 들어 있다. 이런 성분은 피를 맑게 하고, 혈관을 튼튼하게 하는 데 도움이 된다. 사과를 구입할 때에는 꼭지가 싱싱한 것을 고른다. 꼭지가 시들고 가늘며 잘 부러지는 것은 수확한 지 오래된 사과일 수 있다. 가볍게 두들겼을 때 탱탱한 소리가 나며 껍질에 탄력이 있고, 꽉 찬 느낌이 드는 것이 좋다. 색은 빨간 것일수록 좋고, 모양은 타원형인 것이 양질이다.

40. 빨간 고추 / 피망(파프리카)

고추의 매운 성분인 **캡사이신**은 불수용성이기 때문에 고추를 먹고 매운맛을 없애려면 물보다는 우유나 요구르트를 먹는 게 좋다. 풋고추에는 귤의 5배, 사과의 12배에 해당되는 비타민 C가 함유되어 있고, 비타민 A와 B, 섬유소까지 다량 함유하고 있어 항암작용까지 한다. 특히 대장의 연동운동을 촉진시켜서 변비예방 및 치료에도 좋고, 대장암의 예방 및 치료에 효과가 좋다.

고추의 매운 맛은 캡사이신(capsycine) 성분 때문인데 이 성분이 입과 위를 자극해서 체액의 분비를 촉진시키고, 식욕을 증진시킬 뿐만 안이라 혈액의 순환을 촉진시켜서 신경통 치료에도 효과가 좋다. 그리고 캡사이신이 체지방을 분해시키기 때문에 다이어트에 좋은 음식이다. 그러나 너무 매운 고추는 위장을 자극해서 위점막을 손상시키고 간장 기능을 해치기도 하기 때문에 한꺼번에 많이 먹지 않도록 한다.

캡사이신의 생리적 작용은 식욕증진, substance P에 의한 신미성, 타액분비 항진, 장관 연동운동 항진, 식염 섭취량 저하, Ca^{2++}에 의한 혈관 확장 수축, 위산분비 항진, 콜레스테롤 저하, catecholamines에 의한 에너지대사 항진과 생리활성 펩티드 방출항진, 칼슘 흡수율 증가, 감각신경, 순환기 호흡대사 및 소화흡수 그리고 체온

조절, 혈압강하 작용이 있다. 고추는 특히 비타민 A와 전구물질인 베타-카로틴의 함량이 높고 비타민 B_1, 비타민 C의 함량도 높은 편이다. 베타-카로틴은 암과 심장 질환 예방 효과가 있는 천연의 항산화제이며, 피부건강 유지에도 도움이 되고, 비타민 A의 영양 공급원 역할을 한다. 비타민 A는 시력유지, 피부건강 유지, 성장증진, 생식기능 유지, 면역반응 등에 관여한다.

일반적으로 비타민 A의 결핍은 비타민 C의 손실을 초래하는 일이 많다. 고추의 비타민 C는 사과의 20배, 귤의 2~3배로 많이 함유되어 있으며, 캡사이신 때문에 쉽게 산화되지 않아 조리과정 중 그 손실 양이 다른 채소류 보다 적은 것이 특징이다. 또한 고추에 함유되어 있는 비타민 B군은 음식물의 소화흡수를 도와 신진대사를 증진시켜 뇌와 신경계의 정상적인 기능을 유지하는 역할을 한다.

녹색을 띠는 풋고추에는 우리가 흔히 먹는 녹광고추(일반적으로 알려진 풋고추), 매운맛이 강한 청양고추, 크기가 작고 겉모양이 쪼글쪼글한 꽈리고추, 녹광고추와 피망의 교배종인 오이고추(아삭이고추) 등이 있다. 풋고추는 혈중 콜레스테롤 수치와 혈압을 낮춰주는 건강식품이다. 피로 해소와 감기 예방에 효과적인 비타민 C, 항산화 효과가 우수한 베타-카로틴 등이 풍부하게 함유되어 있다. 특히 베타-카로틴은 활성산소로부터 세포를 보호하여 피부 손상과 노화방지에 도움이 된다. 그리고 암, 관절염, 백내장, 동맥경화증 등과 같은 성인병을 예방하고 혈액 안의 콜레스테롤 배출에도 작용한다.

아삭한 식감과 톡 쏘는 맛이 입맛을 돋우는 풋고추에는 매운맛을 내는 캡사이신 성분이 다량 함유되어 있다. 기초 대사율을 높여 체중 감량을 돕는 캡사이신은 지방 축적을 막아 비만을 예방한다. 혈류량을 증가시키고 뇌신경을 자극해 엔도르핀을 분비시켜 스트레스 해소에도 도움을 준다. 고추의 민간요법으로는 다음과 같은 것들이 있다.

① **신경통/근육통 :** 고추는 국소자극제(Counter irritant)로써 신경통, 근육통 등에 외용으로 사용되며 피부 인적, 순환촉진 등의 작용으로 양모제로 사용되기도 한다. 다산방에서는 담이 결리는데 고추를 쪼개어 결리는 쪽의 반대편 발바닥에 붙이도록 하고 있다. 또 가벼운 동상에는 고추를 끓인 더운 물로 부어오른 환부를 씻는다. 수건을 6개로 접은 자루에 잎 또는 익은 고추를 썰어 채우고 욕조 속에 넣어 목욕을 하면 몸이 따뜻해지면서 류머티즘, 신경통, 어깨결림, 근육통, 복통, 만성변비증에 좋다. 피부가 예민한 사람은 주의해야 한다.

② **탈모증 :** 신경성 원형 탈모증이나 젊어서 대머리가 된 경우에 고추를 알코올에 재워서 3개월이 지난 것을 손가락으로 찍어 머리에 비벼 바른다. 이때 마

늘을 담가서 우렸던 물로 머리를 감은 후 고추 술을 바르면 더 효과가 좋다고 한다.

③ **해열제** : 고추는 또한 발한제로서 감기 등이 걸리거나 땀을 낼 필요가 있을 때 좋다. 감기가 걸렸을 때 콩나물국에 고추를 듬뿍 넣어서 먹으면 땀이 나고 열이 내려가게 된다. 감기를 직접 치료하지는 않지만 열을 내리게 하므로 감기에 도움을 줄 수 있다.

④ **구충제** : 신미성 건위제인 고추는 위액의 분비를 촉진하며 식욕도 촉진시켜 주며 회충, 요충의 구충제로도 이용된다.

⑤ **혈압치료** : 순수한 초에 고추와 검정깨를 통째로 넣은 고추 참깨초가 혈압치료에 이용되기도 한다. 이 초를 식사 때마다 향신료로 이용하면 혈압이 자기도 모르는 사이에 많이 내려가며 통풍, 여성의 피부에도 좋은 영향을 준다고 한다.

⑥ **겨드랑이 냄새** : 고추를 잘게 썰어 옥도정기 속에 담근 다음 아픈 부위에 매일 1～2회씩 문지르면 일주일 정도 후면 낫는다.

※ 고추의 매운맛을 내는 캡사이신을 많이 섭취하면 위암을 비롯한 암 발생을 촉진할 수 있다는 연구 결과가 있다. 울산의대 서울아산병원 김헌식 교수팀은 캡사이신 자체가 발암물질은 아니지만 캡사이신을 과다하게 섭취하면 자연살해세포의 세포질 과립방출 기능장애를 일으켜 암 발생을 촉진한다는 사실을 세계 최초로 규명했다고 밝혔다(2014. 9. 13).

자연살해세포는 혈액 속에서 떠다니다 암세포를 만나면 암 세포막에 구멍을 낸 후 세포질과립을 분비해 암세포를 괴사시키는 항암면역세포이다. 연구팀은 여러 암세포를 대상으로 캡사이신의 양을 10μM, 20μM, 50μM, 100μM(마이크로몰·백만분의 1몰) 등으로 각각 다르게 투여한 후, 자연살해세포 활성도를 비교 분석했다. 연구결과, 위암세포 AGS를 대상으로 한 실험에서 자연살해세포 활성도(세포질과립 방출 정도)가 캡사이신 투여 전 15%에서 고용량 50μM을 투여 후 10%로 활성도가 33% 감소했다.

자연살해세포 기능을 측정할 때 가장 많이 쓰는 혈액암세포 221을 대상으로 한 실험에서는 자연살해세포 활성도가 캡사이신 투여 전 32%에서 50μM 투여 후 16%, 100μM 투여 후 4%로 크게 떨어진 것으로 확인됐다. 반면 저용량의 캡사이신 10μM, 20μM을 투여했을 때에는 자연살해세포 활성도가 28%, 27%로 투여 전 32%와 크게 차이나지 않았다. 아울러 캡사이신은 체내 수용체인 TRPV1 단백질과 결합해 항암활성을 나타내는데, 고용량의 캡사이신은 TRPV1과 결합하지 않고, 직접적으로 자연살해세포의 기능 장애를 유도했다. 이는 상대적으로 TRPV1이 부족하거나 민감성이 떨어지는 30, 40대 이후 성인이 캡사이신을 다량으로 섭취했을 경우 암 발생이 촉진될 수 있다는 가능성을 보여준다.

기존 캡사이신 연구는 암에만 국한됐던 반면 이번에는 항암면역세포 활성에 관한 최초의 연구로 캡사이신에는 항암, 통증완화 등 유용한 생리활성성분도 많은 만큼 적당하게 먹으면 좋지만 **지나치게 매운 고추는 피하고, 많은 양을 먹지 않는 것**이 좋다고 말했다. 논문은 영국의국제 SCI 학술지 칼시노제네시스(발암학회) 최근호에 게재됐다.

※ 캡사이신 50μM은 보통 물 1ℓ에 매운고추 150g(15개 정도)를 먹는 양에 해당한다.

41. 오미자(五味子)

오미자(五味子)의 열매는 독특한 방향과 신맛이 있으며 속칭 다섯 가지 맛(시고, 달고, 맵고, 쓰고, 짠맛)이 난다고 하여 「오미자」라고 이름을 붙인 것이다. 한의학에서는 생진(生津 ; 진액을 생성함)의 효능이 있다고 평가하고 있다. 과육은 달고 시며 씨는 맵고 쓰고 떫은맛이 나며 잘 익은 열매는 단맛이 있고 독특한 향기가 난다. 성분으로는 정유(精油) 성분과 유기산으로는 말레인산(malicacid), 주석산(tartaric acid), 시트랄(citral), 시잔드린(schizandrin), 차미그렌(chamigrene), 차미그레날(chamigrenal)의 성분을 가지고 있다.

한국기능식품연구원은 오미자의 주요 성분인 **리그난**은 씨앗에 80%, 과육이나 과피에 20% 함유하고 있는 것을 확인하였다. 씨앗과 과육에 쉬잔드린, 고미신 A, 고미신 N, 쉬잔드린 C 등이 20.24mg /g인데, 과육에는 1.73mg /g에 불과하다. 오미자 1알 당(0.1g) 씨앗과 과육 중량을 비교하면 과육 중량은 0.0765g이고, 씨앗 중량은 0.0235g이다.

오미자(五味子)는 조선 실학자 홍만선이 쓴 산림경제(山林經濟)에 따르면, 열매와 껍질은 달면서도 시고, 씨앗은 매우면서도 쓰다고 하였다. 또 과육과 씨를 함께 먹으면 짠맛이 나서 오미자로 이름 붙인다고 했다. 중국 명나라 이시진이 쓴 본초강목(本草綱目)에는 신맛은 간, 짠맛은 신장, 매운맛은 폐, 쓴맛은 심장, 단맛은 위장을 보호한다고 기록되어 있다. 동의보감에서 오미자는 허한 기운을 보충하고 눈을 밝게 하며, 신장을 데워 양기를 돋운다고 했다. 최근에 오미자의 효능이 과학적으로도 입증되고 있다.

오미자의 대표적인 약리성분은 항산화효과를 나타내는 리그난이다. 화학물질의 일종으로 각종 미생물과 해충으로부터 식물체 자신을 보호하는 역할을 한다. 인체에 들어오면 항산화물질로 노화와 암 발생을 억제하는 효과가 있다고 한다. 오미자의 리그난은 크게 4종류로 쉬잔드린(Schisandrin), 쉬잔드린 C(Schisandrin C), 고미신 N(Gomisin N), 고미신 A(Gomisin A)가 그것이다. 쉬잔드린 계열은 항산화효과가 강하고, 인지력과 간 기능 개선에 효과가 있다. 비타민 C와 E 보다도 활성산소 감소 효과가 더 큰 것으로 밝혀졌다. 고미신 N은 피부 보호효과가 있고, 고미신 A는 항염작용이 특히 뛰어나다. 비타민 B군은 활력 비타민으로, 피로회복을 위한 건강기능식품이나 약품의 주성분이다. 오미자에는 비타민 B_1이 사과의 9.5배, 블루베리의 3.8배, 비타민 B_2는 사과의 26배, 블루베리의 5.2배, 비타민 B_3는 사과의 18배, 블루베리의 4.5배다.

약용식물사전에는 자양강장제, 진해거담제 또는 수렴제로 정(精)을 증진시켜 내분비의 호르몬분비를 촉진시킨다고 기록되어 있다. 본초서(本草書)에서는 허로(虛勞)와 몸을 보(補)하고 눈을 밝게 하고 신장을 데우며 음(陰)을 강하게 하며 소갈(消渴)과 번열(煩熱)을 없애고 주독을 풀고 기침해소를 다스린다고 기록되어 있다. 혈액의 순환장애를 개선시키며, 중추신경계통의 반응성을 높여 뇌기능을 튼튼하게 하고, 정신기능을 안정시켜 치매를 예방한다. 그리고 사고력과 집중력을 필요로 하는 수험생에게도 좋다.

한의학적으로도 오미자는 폐를 돕는 효능이 뛰어나 만성기관지 확장증 환자의 기침과 천식에 매우 잘 듣고, 공기가 탁한 환경에서 종사하는 사람들의 기침, 가래 증상에 효과가 있다. 아이가 기침을 자주 할 때 오미자 끓인 물을 꾸준히 먹이면 효험이 있다. 이밖에도 혈당치를 떨어뜨리기 때문에 당뇨병 환자의 갈증 해소에도 도움이 된다. 특히 피로효과가 탁월하여 오미자를 먹고 약 30분이 지나 정신적 및 육체적 활동력이 높아지고 피로를 덜 느끼게 되는데, 이 효과는 3～4시간 계속된다. 감기에 걸렸을 때 오미자를 설탕에 담아 숙성시킨 후 그 농축액을 먹으면 감기예방, 면역력 증강에 도움이 된다.

오미자는 오장육부 중에서도 특히 간, 폐, 신장의 기능에 도움이 되기 때문에 만성기침과 간 및 신장기능 저하에 의한 피로에 효과가 있다. 오미자 성분 중 디옥시시잔드린(deoxyschizandrin), 감마시잔드린(γ-schizandrin), 시잔드롤(schizandrol) 등 성분은 주로 간세포의 회복과 재생을 촉진시키며, 단백질 합성과 대사를 증가시킨다. 부신피질 기능을 도와 간세포의 염증반응을 조절하므로 간염에도 효과가 있다. 오미자에는 단백질, 칼슘, 인, 철, 비타민 B_1 등의 성분도 많이 들어 있으며, 유기산은 껍질부분에 많다. 신맛의 유기산은 피로 해소에 좋다. 한여름에 땀을 많이 흘리고 쉽게 지치거나 밥맛을 잃는 사람, 직장에서 스트레스를 많이 받는 사람에게도 효험이 있다.

조선 실학자 홍만선이 쓴 산림경제(山林經濟)에 따르면, 오미자의 열매와 껍질은 달면서도 시고, 씨앗은 매우면서도 쓰다고 했다. 또 과육과 씨를 함께 먹으면 짠맛이 나서 오미자로 이름 붙인다고 소개했다. 오미자는 피부에도 좋은데 동의보감에선 오미자 차 음용을 오래 하면 피부가 맑아진다고 했다. 유럽 피부과학회지에 실린 논문에 따르면 오미자의 쉬잔드린 성분이 햇빛에 의한 피부노화를 막는 효과가 있다고 했다.

경희브레인한의원 남무길 원장은 한의학에서 만성천식이나 기침을 멈추게 할 때 오미자를 써왔다고 말했다. 세계보건기구(WHO) 건강정보란에도 오미자가 만성기침과 원기회복에 도움을 준다고 명기되어 있다. 그밖에 갈증해소, 간 기능개선, 항암효과 등과 관련 다양한 논문이 소개되어 있다.

최근에는 **아답토젠 효과**로도 주목받고 있다. 아답토젠 효과란 육체적·정신적 능력을 포함한 신체의 전반적 에너지를 증가시키는 것을 말하는데, 스트레스 호르몬 등 나쁜 영향을 주는 물질은 줄이고, 좋은 물질은 증가시켜 항상성을 유지시키는 효과를 뜻한다. 유럽의약청에서는 오미자, 인삼, 가시오가피를 아답토젠 효과를 내는 대표 식품으로 선정한 바 있다.

오미자를 이용하는 방법은 다양하다. 가장 손쉬운 방법은 차로 마시는 것이다. 말린 오미자를 깨끗이 씻고, 물 1ℓ당 20～30g 정도(한주먹 반)를 넣어 우려낸다. 찬물에 우릴 때는 12시간 정도, 뜨거운(60℃) 물에 우릴 때는 3시간 정도 한다. 물의 온도가 변하지 않도록 밥솥에서 우려내면 좋다. 생 오미자를 꿀(또는 설탕)과 1대1로 60일간 발효시켜 이용할 수 있다.

42. 대 추

대추에는 칼륨이 많고, 칼륨은 나트륨을 제거하는 역할을 한다. 동의보감 등에 언급된 것부터 시작해서 예로부터 대추의 효능은 수십 가지에 이른다고 하였다. 최근에는 그러한 효능이 과학적으로 속속 밝혀지고 있다. 대추의 성질은 따뜻하며 독이 없고 맛이 달다. 신선한 대추에는 당분이 20～36% 정도, 건조된 대추에는 약 60～80% 함유되어 있다. 비타민 C는 사과나 복숭아의 100배 정도나 되며, 지지핀산(Zizyphic acid), 비타민 B군, 카로틴, 칼륨, 철, 인 등의 천연의 영양보고라고 할 정도로 많이 함유되어 있다.

대추나무 잎에서는 혈관 강화효과를 나타내는 루틴이 1.6% 정도 추출된다. 과피에는 탄닌이 함유되어 있다. 옛날부터 대추는 많은 한약제와 함께 처방되어 사용되는데, 이것은 대추가 제독하는 효과가 있고 온갖 약의 성질을 조화시키기 때문이며 다음과 같은 효과가 있다.

대추는 수분함량이 낮으며, 주성분은 탄수화물로 철분과 칼슘이 다량 함유되어 있다. 그밖에 단백질, 지방, 회분이 함유되어 있고, 칼륨, 니아신(niacin), 비타민 B_1, B_2가 풍부하다. 이외에도 대추에만 함유되어 있는 대추당(zizyphoside)이 상당량 함유되어 있다. 생대추에는 비타민 C가 들어 있으나 건조 대추에는 거의 없고, 중풍을 예방하는 효과를 가진 비타민 P가 많이 들어 있다.

건조 대추의 주요 성분은 수분 17.2%, 당질로 약 71.0g, 단백질 5.0g, 지질 2.0g, 섬유소 27g, 칼슘 18 mg, 인 116 mg, 칼륨 952 mg, 철분 18 mg, 나트륨 8 mg, 레티놀당량 1RE(㎍), 베타-카로틴 5 ㎍, 타아민 0.13 mg, 리보플라빈 0.06 mg, 피리독신 0.14 mg, 니아신 1.1 mg, 비타민 C 8 mg, 에너지 289 kcal이 함유되어 있다.

대추는 씨와 함께 한방에서 다각적으로 이용되고 있다. 이뇨, 강장, 견인통, 지각과민증, 신체동통, 기관지염, 결핵, 출혈성 질환, 강정, 체력회복, 거담, 진정, 혈압강하, 항염제, 암 등 40～50여 종의 약리효과가 알려져 있다. 대추의 과실에는 사포닌, 벤젠알코올 배당체, 유기산류를 함유하고 있고, 대추의 씨앗은 산조인(酸棗仁)이라고도 불리며, 지방유・사포닌을 함유하고 있기 때문에 진정・최면작용이 있다.

(1) 천식, 아토피에 좋다.

천식이나 아토피의 원인은 여러 가지가 있겠지만 그 중에 한 가지 원인은 잘못된 식생활로 인한 소화기 계통의 이상을 들 수 있다. 동의보감에서는 대추에 대하여 성(性)은 평(平)하고 따뜻하다(溫)고도 한다. 맛은 달며[甘] 독이 없다. 속을 편안하게 하고, 비(脾)에 영양을 공급하며, 오장을 보하고 12경맥을 도와주며, 진액(津液)을 보하고 9규(九竅)를 통하게 한다. 의지를 강하게 하고, 여러 가지 약을 조화시킨다고 설명하고 있다. 여러 장기 중에 특히 소화기 계통을 편하게 함으로써 천식이나 아토피의 증상을 완화해주는 것으로 판단된다.

실지로 음료를 생수 대신에 연한 대추물로 바꾼 이후에 아토피 걸린 자녀들의 가려운 증상이 훨씬 완화되었다는 실증이 많다.

(2) 항암, 노화방지에 효과가 있다.

오래 먹으면 몸이 가벼워지면서 늙지 않는다고 동의보감뿐만 아니라 향약집성방 등에 기록되어 있다. 대추에 있는 비타민류나 식이성 섬유, 플라보노이드, 미네랄 등은 노화를 방지하는 동시에 항암효과도 있다. 몸에 담즙이 많아지게 되면 세균에 의해 발암물질로 변하게 되는데, 대추의 식이성 섬유는 이러한 발암물질을 흡착해서 배출하는 역할을 한다. 특히 대추의 풍부한 베타-카로틴은 체내의 유해 활성산소를 여과, 흡착 제독하는 작용을 하므로 노화를 방지하는 효과가 있다.

베타-카로틴이 암과 심장질환 등 성인병 예방에 효과적이라는 연구결과가 보고되었다. 체내에 흡수되면 비타민 A로 변함으로써 면역반응 및 식욕 등 생리적 작용에 관여한다는 것이다. 그뿐만 아니라 백내장, 동맥경화 등을 예방하는 데도 도움을 준다. 미국 국립 암연구소는 1일 5～6 mg의 베타-카로틴 섭취를 권장하고 있다. 이는 보통 귤 3개 정도 또는 대추 4～5알에 들어 있는 양이다.

(3) 불면증에 효과가 있다.

신경이 예민하고 히스테리가 있을 때에 대추 10개, 감초 3g, 밀 10g을 같이 넣고 달여서 마시면 예민하였던 신경이 안정화 된다. 대추에는 아미노산과 당류, 비타민 A, B_2, C. P, 칼슘, 인과 철분, 마그네슘, 칼륨 등 무기물, 유기산(사과산) 등 많은 영양성분을 함유하고 있는 것으로 밝혀져 있다. 대추씨에는 특히 수면을 유발하는 성분이 많이 들어 있어서 예로부터 불면증에 특효약이라고 알려져 있다.

(4) 간에 좋다.

대추 에탄올 추출물이 벤조피렌(benzo(a)pyrene)에 의해 유도된 간 기능 장해에 미치는 영향에 관한 실험결과 혈청과 간 조직 중의 효소활성도(GOP, GPT, LDH) 및 지질 함량에 유효한 효과를 나타낸다고 알려지고 있다. 그리고 대추는 사염화탄소에 의하여 현저히 증가된 각종 효소활성도 및 지질과 산화물량이 감소되었는데, 이는 대추 에탄올 추출물이 간세포의 괴사와 효소의 유출을 저해하고, 간의 저항력 및 간 기능을 유지시킴으로써 간 보호작용을 하는 것으로 본다. 일본 오사카시립대 대학원 연구팀은 대추 추출물이 간암증식을 억제하는 효과가 있는 것을 확인하였다.

43. 딸 기

딸기는 **비타민** C가 풍부하여 항산화 작용이 뛰어난 과일이며, 딸기 속의 일라직산은 암세포의 APOTOSIS를 유발하여 암세포 억제에 도움이 된다. 딸기 100g 중 영양성분 함량은 니아신 0.40 mg, 나트륨 1.00 mg, 단백질 0.90g, 당질 4.30g, 비타민 A 4.00 μgRE, 비타민 B_1 0.04 mg, 비타민 B_2 0.04 mg, 비타민 B_6 0.05 mg, 비타민 C 99.00 mg, 비타민 E 0.30 mg, 아연 0.10 mg, 엽산 16.50 ㎍, 인 17.00 mg, 지방 0.20g, 철분 0.50 mg, 칼륨 170.00 mg, 칼슘 13.00 mg, 회분 0.50g, 식이섬유 1.55g이 함유되어 있다.

보통 먹는 과일 중에서는 비타민 C(99.00mg /100g)를 가장 많이 함유하고 있어 알이 큰 것이라면 4~5알(약 80g)로 1일 필요량을 충족시킨다. 손질도 간단하고 당도도 적당해서 간편한 비타민 C원이다. 비타민 C는 싱그러운 피부로 가꿔주며, 스트레스 해소와 암 예방 효과도 있다. 100g당 비타민 C는 99 mg으로 키위와 같다. 유자 등의 과일에는 못 미치지만, 일상적으로 먹는 과일 중에서는 가장 많아 간편한 비타민 C 공급원이다. 1일 필요량을 4~5알로 충족시킬 수 있어 담배를 많이 피우는 사람들에게는 간단하게 섭취할 수 있는 비타민 C 공급원이다. 맛이 좋고 당질은 감의 50% 정도이다. 칼륨도 100g당 170 mg으로 오렌지(190 mg)보다 많아 고혈압 예방에도 효능이 있다. 최근 새로 나온 품종은 당도가 높기 때문에 설탕이나 크림 없이 먹는 게 좋다. 우유를 뿌려 아침 식사의 디저트로 이용하면 비타민과 미네랄을 보충할 수 있다.

수입 과일인 크랜베리, 블루베리의 효능에 뒤지지 않는 것이 국산 딸기다. 특히 비타민 C 함량은 블루베리의 8배 이상, 크랜베리의 6배 이상 많다. 딸기에는 나트륨 배출을 도와주는 칼륨 역시 크랜베리와 블루베리보다 2배 이상 풍부하다. 항산화에 좋다고 알려진 블루베리만큼이나 딸기에는 항산화 물질이 많이 들어 있다. 특히 딸기의 붉은색을 내는 리코펜과 안토시아닌 성분은 항산화 효과가 탁월하다. 리코펜은 면역력을 높이고, 혈관을 튼튼하게 해 노화를 방지하고, 안토시아닌은 항암 효과와 시력을 개선하는 효과가 있다.

딸기는 꼭지가 마르지 않고 진한 푸른색을 띠는 것이 신선하다. 과육의 붉은 빛깔이 꼭지 부분까지 도는 것이 잘 익은 딸기다. 울퉁불퉁하고 씨가 심하게 튀어난 것은 피하는 게 좋다. 씻을 때는 꼭지를 떼지 않은 상태로 씻어야 비타민 C와 단맛이 빠져 나가지 않는다. 물에 너무 오래 담가 놓으면 비타민 C가 소실될 수 있다.

※ MBN에서 딸기 이용한 사례자는 딸기를 발효시켜 만든 식초를 복용한 결과 당뇨, 고혈압에 효능을 보았다고 했다.

44. 당 근

당근 100g에 들어 있는 영양성분(자료 : 국가표준식품분표)은 에너지 34 kcal, 수분 89.5g, 단백질 1.1g, 식이섬유 2.9g, 칼륨 49 mg, 셀레늄 2.29 ㎍, 비타민 A(베타-카로틴) 7,620 ㎍, 비타민 B_1 0.06 mg, 비타민 B_2 0.05 mg, 니아신 0.8 mg, 비타민

C 8 mg, 엽산 28.8 μg, 비타민 E 0.3 mg이다. 비타민 K(6 μg)는 비타민에 있어서는 녹황색 채소 중에서 깻잎, 파슬리에 이어 3위지만, 일상생활에서 먹는 양으로 본다면 단연 1위이다. 100g 중 비타민 A 효력은 4100 IU로 약 1/4개(50g)만 먹으면 단번에 1일 필요량을 충족시킬 수 있다. 특히 껍질에는 β-카로틴이 풍부하게 들어 있어 껍질째 먹으면 암 예방에 좋다.

체내에서 암 예방 효과를 발휘하는 **비타민 A**로 변하는 β-카로틴의 함유량이 흔히 먹는 야채 중에서 최고다. 중간 크기(200g)로 1/4개만 먹어도 비타민 A의 효력은 200 IU이다. 성인의 1일 필요량을 충족시키기에 충분할 뿐만 아니라 샐러드, 조림 등 일식, 양식, 중국식 요리 어디에나 이용할 수 있다. 4인 가족의 경우 하루 1개만 요리에 이용하면 가족의 건강관리에 큰 도움이 된다.

β-카로틴의 일부는 체내에서 비타민 A로 변하지 않고 그대로 남아 있는데, β-카로틴 자체에도 암의 발생 위험을 줄이는 작용이 있음을 알게 되었다. 특히 당근 속의 β-카로틴은 췌장암이나 폐암의 발생 위험을 낮춘다는 사실이 밝혀졌다. 더욱이 최근에는 지질의 산화를 억제하여 동맥경화를 예방하거나 혈당치를 조절하는 작용과 혈압을 낮추는 작용이 있다는 것도 밝혀졌다. 칼륨 함유량은 395 mg으로 높은 편이며, 칼륨은 나트륨 배출을 돕기 때문에 짠 음식을 먹는 한국인에게 유익하다. 당근에 풍부한 베타-카로틴 역시 좋은 영양소다. 베타-카로틴의 카로틴도 당근의 영어명인 캐럿(carrot)에서 나온 단어다. 베타-카로틴은 활성산소의 체내 세포 손상을 방지하,고 발암물질과 독성물질을 무력화해 면역력을 높여준다. 고혈압이나 당뇨 등의 성인병으로부터 유발되는 뇌졸중을 예방한다.

자색당근의 수분함량 등의 일반 성분은 기존 당근과 큰 차이가 없었으나, 생리활성물질로 주목받고 있는 폴리페놀은 1.5배가 더 높았으며, 플라보노이드는 10배 이상 많은 것으로 밝혀졌다. 그리고 안토시아닌은 30배 이상 많은 것으로 나타났다. 자색당근의 안토시아닌은 다양한 형태로 확인되는데, 종류를 분석한 결과 항암, 항염증 작용을 하는 시아니딘(Cyanidin) 계열의 안토시아닌이 주를 이루며, 시아니딘 3-자이로갈락토사이드(cyanidin-3-xylogalactoside)가 대표적인 것으로 밝혀졌다.

부산대 박건영(식품영양학) 교수 연구팀은 자색당근을 이용한 대장염 동물실험을 진행, 유의미한 결과를 도출해냈다. 2주 동안 자색당근과 여러 채소(일반 당근, 비트, 적채)를 사료와 배합해 마우스에게 자유롭게 공급한 후 염증 정도를 측정한 결과 자색당근 공급군이 다른 군보다도 낮게 나타났다. 대장염 실험에서 결론적으로 자색당근은 대장의 길이 축소, 부종을 억제했으며, 특히 대장염증에 관여하는 염증성 사이토킨(cytokines)의 유전자 발현을 감소시켰다. 대장염 염증 억제효과는 자색당근이 일반 당근보다 더 우수했고, 자색을 띠는 채소인 적채와 비트보다 더 뛰어났다.

자색당근의 안토시아닌과 인슐린 저항성에 관한 연구에서도 주목할 만한 결과가 나왔다. 실험쥐에게 먹이 중 45%를 고지방식으로 공급하며 자색당근의 대사증후군 예방효과를 연구한 결과, 체중 감소에는 효과를 현저하게 보이지는 않았지만, 당뇨를 비롯한 대사증후군과 관련이 있는 혈중 중성지방과 인슐린, 포도당 수치를 떨어뜨리고, 고밀도지단백(HDL) 콜레스테롤을 높여 주어 동맥경화를 예방할 가능성이 있는 것으로 나타났다. 자색당근은 생리활성물질인 피토케미컬이 풍부하고, 폴리페놀의 한 종류인 안토시아닌이 대부분의 역할을 담당하고 있으며 항산화, 항염증 효과와 혈당조절 작용 등에 도움이 되는 것으로 나타나는 것으로 밝혀졌다.

일반 당근에는 지용성 비타민이 풍부해 기름에 볶아 먹을 경우 보다 효과적으로 영양소를 흡수하지만 자색당근은 볶거나 가열하면 조직이 쉽게 물러진다. 당근에는 아스코르비나아제라는 효소는 비타민 C를 파괴한다. 아스코르비나아제는 열과 산에 약하므로 가열 조리할 경우에는 영향을 미치지 않으며, 생으로 다른 야채에 곁들일 때에는 주의해야 한다. 무즙에 당근을 섞으려면 식초를, 당근 주스를 만들려면 레몬즙을 뿌려 산소의 활성을 억제시킨다. 당근에는 지용성 비타민이 풍부해 기름에 볶아 먹을 경우 보다 효과적으로 영양소를 흡수할 수 있는 것으로 알려져 있다.

45. 감 / 곶감 / 감잎차

단맛에 가려지기 쉬우나 다량의 **비타민** C(70 mg)를 함유하고 있어 단 1개로 1일 필요량을 충족시킬 수 있다. 카로틴(139 μg)의한 비타민 A 효력도 있어서도 건조시키면 그 효력이 약 3배나 증가한다. 칼륨(149 mg)이 많이 들어 있어 이뇨작용과 고혈압 예방효과도 기대할 수 있다. 감기 예방과 숙취 해소에도 효과적이다.

단감 100g당 비타민 C 함유량은 70 mg으로 감귤류와 비슷하다. 비타민 C가 기도의 점막을 회복시켜 가래나 기침을 완화한다. 특히 잎에는 비타민 C가 100g 중 1000 mg으로 과육보다 10～20배 더 들어 있다. 땡감의 떫은맛은 타닌에 의한 것으로 완전히 익으면 불용성이 되어 떫은맛은 없어진다. 감은 혈액 속 에탄올의 산화를 촉진하기 때문에 숙취해소에 좋다. 요오드가 들어 있어 갑상선질환에 좋다. 타닌은 체내 수분을 흡수하기 때문에 설사에 효능이 있다.

가슴이 답답하거나 목이 마를 때, 가래가 많고 기침이 지속적으로 나오는 만성기관지염에도 감을 약으로 사용한다. 이밖에도 입안 점막 혹은 혀에 염증이 생겼을 때 통증을 완화시켜 주는 효과가 있다. 감은 아랫배가 차면서 식욕이 없는 사람, 체중이 많이 나가는 사람은 많이 먹지 말아야 한다. 또한 차가운 성질 때문에 소화불량이나 배탈, 설사가 날 수 있으니 조심하는 게 좋다.

곶감의 주요 성분은 당질 11.4g, 단백질 0.5g, 지질 0.1g, 섬유소 1.1g, 칼슘 8mg, 인 18 mg, 칼륨 149 mg, 철분 0.3 mg, 나트륨 2 mg, 레티놀당량 23 RE(μg), 베타-카로틴 139 μg, 티아민 0.03 mg, 리보플라빈 0.03 mg, 니아신 0.3 mg, 비타민 C 70 mg 등이고, 에너지는 44 kcal이다. 열량은 100g에 250 kcal로 50 kcal인 단감보다 5배 정도 높다.

곶감의 표면에 있는 하얀 가루는 과육 표면의 당분이 건조되는 과정에서 나타난 당으로 만니트(mannit)라고 하며, 과당과 포도당이 건조되는 과정에서 생긴다. 암 예방 효과가 있다고 알려진 비타민 A 및 엽록소도 풍부하게 함유되어 있으며, 그 외 비타민 B_1, 판토텐산, 엽산의 함유량도 많다.

곶감 100g당 비타민 A 효력은 180 IU로 피망의 1.2배다. 감기 예방, 스트레스 해소 등에 효과적이다. 과당이 혈중 알코올 농도를 낮춰 숙취를 풀어주는 효과도 있다. 칼륨도 100g 중 170 mg이나 들어 있어서 이뇨작용을 촉진한다. 동의보감이나 본초강목 등 여러 고문헌에는 고혈압, 동맥경화, 심장 및 신장병 등의 순환기질환에 효능이 있을 뿐만 아니라 위궤양, 십이지장궤양 및 당뇨병 등 만성질환에도 효과가 있다고 한다.

감잎을 여름에 따서 뜨거운 물에 담그거나 증기에 찐 후 말려서 차를 만든다. 성질이 차고 맛이 쓴 감잎은 혈압 및 콜레스테롤을 낮추는 효과가 있고, 심장의 관상동맥을 이완시켜 혈액순환을 촉진한다. 그래서 감잎차는 고혈압과 심장병, 동맥경화증의 예방에 사용된다. 감잎차에는 비타민 C가 풍부해서 감기 초기에 마시면 도움이 되기도 한다. 감잎 100g 기준에 비타민 C가 500～1000 mg 함유되어 있어서 100g 기준에 280 mg이 들어 있는 녹차에 비하면 매우 높은 편이다. 감잎을 차로 마실 때는 건조 잎 3～9g을 뜨거운 물에 2～3분 동안 넣어 여러 번 우려내어 마시는 게 좋다.

동의보감에 「몸이 찬 사람이 성질이 차가운 게와 홍시를 함께 먹으면 그 차가운 효과가 너무 지나쳐서 주의해야 한다」고 기록되어 있다. 사상의학에서는 감을 태양인의 음식으로 분류한다. 태음인 체질인 사람이 감을 많이 먹게 되면 체중이 많이 늘어나는 부작용이 발생할 수 있다. 또한 감이나 감잎의 타닌산은 몸속에서 수분을 끌어당기는 힘이 강하기 때문에 변비가 심한 사람은 먹지 않는 것이 좋다. 또한 철분의 흡수를 방해하는 작용을 하므로 빈혈이 심한 사람은 피하는 게 바람직하다.

46. 살 구

살구 100g 당 영양성분은 당질 6.50g, 단백질 0.90g, 지방 0.20g, 식이섬유 1.60g, 비타민 C 5.40 mg, 비타민 A 297.00 ㎍RE, 니아신 0.30 mg, 엽산 5.00 ㎍, 베타-카로틴 1784.00 ㎍, 나트륨 3.00 mg, 아연 0.12 mg, 인 14.00 mg, 철분 0.50 mg, 칼륨 160.00 mg, 칼슘 5.00 mg 등을 함유하고 있다.

살구는 유기산이 많아 신맛이 강하다. 열매의 약 90%가 과육이며, 주요 성분은 당분이다. 유기산은 시트르산·사과산 등이 1~2% 들어 있고, 무기질은 칼륨(160.00 mg)이 59%로 가장 많이 들어 있다. 비타민 A의 효과를 내는 베타-카로틴(1784.00 ㎍)이 말린 열매에 5~8 mg이 들어 있다. 종자는 행인이라고 하는데 인, 단백질, 지방 함유량이 많고, 아미그다린도 들어 있다. 쓴맛이 있는 것은 고인이라 하여 약으로 쓰고, 단맛이 있는 것은 감인이라 하여 먹는다.

살구는 진해·거담 효능이 있어 민가에서는 해소, 천식, 기관지염, 급성간염 등에 약으로 쓴다. 피부미용에도 좋아 주근깨, 기미 등을 없애는 데 효과가 있으며, 최근에는 항암물질이 발견되어 항암식품으로도 인정받고 있다. 살구는 간에 필적할 정도로 헤모글로빈 재생 효력이 뛰어나고, 폐암과 췌장암을 예방하는 과일로 각광을 받고 있다. 이 두 가지 암은 흡연과 밀접한 관련이 있어 살구는 애연가들에게 권장할 만한 식품이다. 살구가 폐암 등에 탁월한 효능을 발휘하는 것은 다른 오렌지색을 띤 과일이나 야채와 마찬가지로 베타-카로틴이 고농도로 함유하고 있기 때문이다. 또한 다른 과일에 비해 베타-카로틴 함량이 매우 높다.

수입 과일인 망고와 비교했을 때 그 양이 약 3배에 달한다. 베타-카로틴의 대표적인 효능은 항산화다. 몸에 있는 유해산소가 체내 세포를 손상시키는 것을 막아주는 역할을 한다. 항산화 효과는 피부노화 방지, 피로회복 등에도 영향을 미친다. 살구에는 베타-카로틴에 의해 생성되는 비타민 A도 풍부하다. 이 역시 망고에 비해 3배가량 많은 양을 함유하고 있다. 살구 특유의 새콤달콤한 맛은 사과산과 시트르산 등 유기산에 의한 것인데, 섭취하면 변비 해소에 효과를 볼 수 있다.

베타-카로틴은 항노화작용과 함께 항암효과가 있다는 사실이 여러 연구를 통해 규명됐다. 동물실험 결과, 베타-카로틴은 폐암과 피부암을 비롯한 여러 가지 암 치료에 효과를 보였다. 사람을 대상으로 한 조사에서 베타-카로틴을 고농도로 함유한 과일이나 야채를 많이 먹은 사람의 경우 폐암, 피부암, 후두암의 사망률이 낮게 나타났다. 또 대장을 깨끗이 하고 얼굴에 생긴 주근깨나 검버섯 기미 등에도 특효가 있다고 전해온다. 일본의 한 연구팀이 동물을 대상으로 살구에 많이 들어 있는 베타-카로틴을 실험한 결과 폐암과 피부암을 포함한 여러 가지 암이 억제되는 놀라운

결과를 얻어냈다. 서양에서도 살구는 대표적인 항암식품으로 애용되고 있다.

한방에서도 살구는 진해거담제로 사용되며, 기관지염 폐결핵 만성기침환자들에게 특효가 있는 것으로 알려졌다. 민간에서는 가래가 끓거나 숨이 차며, 개고기를 먹고 체했을 때 살구를 사용하고 있다. 또 중풍으로 반신불수가 됐을 때 살구 씨를 갈아 하루에 한 번 7개 분량을 지속적으로 먹고, 다음 7일간은 중단하고 또 7일간 섭취하면 좋다고 한다. 과일 상태보다 말린 살구를 먹는 것이 몸에 좋다. 말린 살구에 고농도의 베타-카로틴이 함유되어 있기 때문이다. 예로부터 담배를 많이 피우는 사람에게 살구와 복숭아가 좋다는 얘기가 전해온다.

살구에는 독도 들어 있다. 중국 의서인 본초에 따르면 살구에는 독이 있어서 많이 섭취하면 정신이 흐려지고 근육과 뼈에 해가 온다고 한다. 많이 먹으면 살구 특유의 독성 때문에 중독 증세를 일으킬 수 있으므로 주의해야 한다. 살구는 보통 날로 먹거나 건과, 잼·통조림, 음료 등을 만들어 먹는다. 종자는 기름을 짜서 먹거나 약으로 쓴다. 독성이 있으므로 섭취에 주의해야 하며, 덜 익은 열매는 몸에 좋지 않다. 영양학자들은 살구를 효과적으로 먹는 방법으로 생살구보다 건조 살구를 먹는 것이 고농도의 베타-카로틴을 섭취할 수 있다고 권유하고 있다.

살구는 주황빛이 균일하게 퍼져 있고, 껍질에 상처가 없는 것을 골라야 한다. 구입 후에는 냉장고에 보관해야 쉽게 물러지는 것을 막을 수 있다. 냉장고에 보관하더라도 1주일 이상을 넘기지 않는 게 좋다. 살구는 비타민 A 함량은 높은 반면 비타민 C는 상대적으로 함량이 낮다. 장안대 식품영양학과 이미영 교수는 「비타민 A와 C를 함께 섭취하면 항산화 효과가 더 높아지므로 비타민 C가 풍부한 다른 과일을 같이 먹는 게 좋다」고 했다.

47. 오 이

오이는 수분이 많고 몸을 차게 하는 작용이 있어 더위를 물리치는 데 좋다. 독특한 씹는 맛과 싱그러운 녹색, 상큼한 맛이 식욕을 돋워준다. 한방에서는 이뇨작용이 있다고 하며, 미량이긴 하지만 미네랄도 들어 있다. 쌀겨에 절여 장아찌를 만들면 비타민 B_1이 5배나 증가한다.

여름철 수분 공급원으로 안성맞춤이다. 칼륨, 칼슘, 나트륨 등을 적당히 함유하고 있는 오이를 먹으면 이온을 보충할 수 있고, 몸에 무리를 주지 않고 수분을 공급할 수 있다. 또한 이뇨작용도 있어 부종 해소나 흥분증 개선에도 효과를 기대할 수 있다. 100g 당 비타민 B_1은 0.04 mg이지만, 쌀겨에 절이면 10시간 후에는 5배나 증가한다. 비타민 B_1은 에너지 대사를 활성화시키므로 피로회복에도 효과적이다.

오이에는 수분 95%, 단백질 0.7%, 지방 0.1%, 탄수화물 3.4%, 섬유질 0.4%, 회분 0.4%로 특별한 영양가는 없으나 베타-카로틴 146.00 ㎍, 비타민 A 24.00 ㎍ RE. 비타민 C 15 mg, 비타민 B_1 0.06 mg, 비타민 B_2 0.05 mg 등이 풍부하여 우수한 비타민 공급 채소다. 오이의 쓴 맛은 쿠쿠르비타신(cucurbitacin)이라는 알칼로이드 계통의 물질 때문으로 너무 건조하거나 재배조건이 나쁠 때 생긴다.

48. 부 추

동의보감에 부추는 간(肝)의 채소라 하여 김치로 만들어 늘 먹으면 좋다고 했을 정도로 **간 기능**을 강화시키는 데 좋다. 부추의 이 같은 효능은 각종 비타민과 미네랄 등 몸에 유익한 성분을 많이 함유하고 있기 때문이다. 부추에는 비타민 A, B_1, B_2, C와 칼륨, 칼슘 등의 무기질이 풍부하게 들어 있다. 또한 일반 채소에 비해 3대 영양소(단백질, 지방, 탄수화물)가 많다.

재래종 부추 100g당 영양소는 에너지 21 kcal, 수분 91.4g, 단백질 2.9g 지질 0.5g 회분 1.3g 탄수화물 3.9g 칼슘 47 mg, 인 34 mg, 철 2.1 mg, 나트륨 5 mg, 칼륨 446 mg, 비타민 A(베타-카로틴) 3,094 ㎍ 비타민 B_1 0.11 mg, 비타민 B_2 0.18 mg, 니아신 0.8 mg, 비타민 C 37 mg(국가표준성적표) 등이 함유되어 있다.

부추의 독특한 향미는 황화알릴 때문인데, 황화알릴 성분은 일반적으로 혈액순환을 원활하게 도와 발기에 도움이 된다고 알려져 있다. 불가에서 금기시해야 할 오신채(五辛菜, 마늘, 파, 부추, 달래, 양파)의 하나로 부추를 금한 것도 바로 황 화합물을 풍부하게 함유하고 있기 때문이다. 부추의 자양강장 기능과 관련하여 본초강에 부추는 몸을 따뜻하게 하고, 신장이나 고환, 부신 등 비뇨 생식기계통을 다스린다는 기록이 있다. 부추에는 이 같은 황화합물인 황화알릴을 비롯해 수십 종이 들어 있다. 부추가 양기를 일으켜 세우는 풀이란 뜻의 「기양초」란 이름을 얻은 것도 이와 같은 황 화합물의 효능 때문이다.

간 건강과 관련해서도 주목해야 할 성분이 바로 부추의 **황화합물**이다. 이 성분들은 체내지방 합성효소를 억제하고 콜레스테롤의 배설을 돕는다. 따라서 알코올대사 과정에서 지방에 축적되는 중성지방의 양을 그만큼 줄여주면서 지방간을 예방한다. 이와 함께 간 해독에도 기여한다. 간에는 1차, 2차 해독과정이 있는데 2차 해독과정이란 1차 해독과정에서 발생한 활성산소를 제거하는 해독을 말한다. 그런데 이 2차 해독과정에서 필요한 것이 글루타치온이고, 글루타치온의 체내 합성을 촉진하는 성분이 부추의 황화합물 중 하나인 디 알릴 설파이드다.

특히 부추에는 활성산소 제거에 기여하는 항산화 비타민 C도 풍부해 황화합물과 함께 간 해독에 시너지 효과를 낸다. 황화합물은 숙취해소에도 일정 부분 기여한다. 비타민 B_1은 탄수화물의 대사를 촉진해서 에너지를 만들고, 신경과 근육이 정상적으로 움직이도록 해준다. 음주를 통해 섭취된 알코올을 분해하고, 에너지를 만들어 낼 때에도 신체는 비타민B_1을 사용한다. 알코올은 비타민 B_1의 흡수를 저하시키고, 쉽게 배설시켜 버린다. 따라서 음주를 하게 되면 비타민 B_1이 부족해지게 된다. 비타민 B_1이 결핍되면 식욕이 떨어지고, 피로를 빨리 느끼며, 몸이 처지고, 피부도 거칠어진다. 폭음한 다음날 직접적으로 나타나는 대부분의 증상이 비타민 B_1 결핍 때문이라고 해도 과언이 아니다.

알코올 섭취로 인해 부족해진 비타민 B_1이 체내에 오래 머물도록 도와줘 체내 이용률을 향상시키는 것도 바로 황화알릴 등 부추의 황화합물들이다. 술 마신 다음날 해장국으로 즐겨 먹는 순댓국에 부추가 들어가는 것도 그 같은 효과 때문이다. 순댓국에 풍부한 비타민 B_1의 체내 흡수를 부추가 원활하게 해준다는 것이다. 부추 자체에 풍부한 비타민 B_1 등 각종 비타민 B군 들도 신진대사를 촉진해 숙취해소를 돕는다. 최근에는 마늘 등에도 풍부한 이 황화합물들이 항산화 효능과 함께 강력한 암 예방 효과가 있다는 연구 결과도 발표되고 있다. 발암물질의 독성을 제거하는 해독 효소를 활성화시켜 발암(위암, 대장암, 피부암, 폐암, 간암 등) 억제에 효과적인 것으로 알려져 있다.

부추에는 칼륨 또한 풍부해 혈압을 높이는 나트륨을 효과적으로 체외로 배출시키는 기능을 한다. 염분이 높은 된장찌개 등에 부추를 넣어 먹던 것도 다 이와 같은 고혈압 예방 효능 때문이었다. 부추에는 식이섬유가 풍부하기 때문에 변비를 예방, 대장암의 발생 가능성을 현저하게 줄여준다. 또한 부추의 매운 향이 신경을 진정시켜 잠들 수 있게 해 불면증을 해소해 준다는 주장도 있다.

부추에 알츠하이머병 예방물질이 함유되어 있다는 **연구결과를** 고려대학교 식품생명공학과 신동훈 교수팀이 보고하였는데, 부추 추출물 **급여한 쥐**와 급여하지 않은 쥐에게 인위적으로 알츠하이머병을 유도한 뒤 미로를 찾는 것을 관찰 한 결과 부추 추출물을 급여한 쥐는 90% 이상이 미로를 탐색하였다. 이는 부추추출물 속에 있는 **페룰린산**이 알츠하이머로 인해 감소된 뇌신경신호 전달물질 생성을 일정 수준 활성화 시키고, 인지능력 저하를 방지하는 효과가 있다는 것을 확인했다고 한다.

중국 왕조를 40년간 통치한 서태후는 중국 역사적으로 손꼽히는 힘의 통치자답게 비록 여성이지만 스스로 정력 가꾸기에도 공을 들었는지 부추를 즐겨 먹었다고 한다. 본초강목에는 부추 생즙을 마시면 천식을 다스리고 어독(魚毒)을 풀며 소갈(消渴)과 도한(식은땀)을 그치게 한다고 기술되어 있다. 본초비요(本草備要)에는 「부추는 간장(肝臟)의 채소이다. 심장에 좋고 위와 신장을 보하며 폐의 기운을 돕고 담(痰)을 제거하며, 모든 혈증을 다스린다」고 되어 있다. 진헌부방(秦憲副方)에는 「소갈증으로 인해 목마른 증상일 때는 부추 잎을 1일 3~5냥을 볶아서 먹든가 혹은 국으로 끓여 소금을 치지 않고 먹는다. 10근 이상을 계속 먹으면 편해진다」고 쓰여 있다. 즉 당뇨병에 걸린 사람은 부추가 많이 든 음식을 먹는 것이 좋다.

민간요법으로 부추 삶은 물은 살균 효과가 있어 항문질환인 치질, 치루 등 부위를 씻으면 도움이 된다. 또 음식을 잘못 먹고 설사를 할 때 부추 꽃대를 채취하여 진하게 달여 먹으면 설사를 멈추게 하는 효과가 있다. 구토에는 부추 즙 1홉에 생강즙을 조금 타서 마시며, 식중독에는 부추 즙을 여러 번 마시면 좋다. 천식에도 부추 즙을 자주 마시면 효과가 있으며, 코피가 자주 날 때도 좋다.

부추는 배가 항상 냉하고, 설사를 잘 하는 경우에 도움이 된다. 장복하면 정력이 증강되고 허리가 튼튼해지며 숙면을 취할 수 있고, 야간 빈뇨증을 개선시킬 수 있다. 부추의 독특한 냄새를 생성하는 유화알린 성분이 몸에 흡수되면 자율신경을 자극하여 에너지 대사를 활발하게 해준다. 부추는 예로부터 심통(心痛)을 완화시키고 복부의 냉증을 개선하는 강력한 강정·강장제로 손꼽히던 식품이다.

부추에는 비타민 A·B·C와 카로틴, 철 등이 풍부해서 혈액순환을 원활하게 하고 소화기관을 튼튼하게 해준다. 생즙을 내어 먹거나 된장을 풀어 넣고 죽을 끓이다가 거의 다 되어갈 때 부추를 썰어 넣고 한 번 더 끓여 먹으면 된다. 부추죽을 쑬 때는 부추에 함유된 유화알릴이 열에 파괴되지 않도록 죽을 다 쑨 다음에 부추를 썰어 넣고 살짝 익히는 것이 요령이다. 부추씨도 훌륭한 강장약이다. 부추 씨 3g을 한 잔의 물에 넣어 절반으로 달여 한 번에 마셔도 좋고, 또는 부추 씨를 볶아서 가루로 만든 것을 4~6g씩 복용해도 좋다. 정력 쇠약을 동반한 남성의 요통이나 대하증을 동반한 여성의 요통에 도움이 되며, 전립선의 기능이 좋지 못해 소변을 보기 어렵거나 잔변감이 남는 경우, 야간 빈뇨증이 심한 요통에도 좋다. 부추 씨를 식초에 삶은 후 이것을 말려 볶아 가루를 내어 1회 4g씩, 1일 2~3회 따뜻한 물로 공복에 먹기도 한다.

부추는 위와 장의 기능을 강화시켜 주기 때문에 에너지가 부족하여 뱃속이 냉하면서 허리가 약할 때 좋으며, 혈액순환을 좋게 하여 묵은 피를 배출하기 때문에 혈액순환 부전이나 어혈 등에 의해서 야기된 신경통이나 요통에도 효과가 있다. 부추 생즙에 청주를 조금 섞어 마시면 정력 부족으로 인한 요통에 효과적이다. 또는 부추생즙에 굵은 소금과 꿀을 조금 타서 마시면 요통이 심한 생리통에 특히 좋다. 마시기 힘들면 적당량의 물을 넣어 희석시켜 마셔도 된다.

49. 들깻잎

들깻잎은 상치, 셀러리, 시금치, 쑥갓 등에 들어 있는 모든 성분들을 가지고 있을 뿐만 아니라 열량이 29 kcal(100g)로 다른 채소들 보다 많고 칼슘, 인, 철분은 월등히 많으며, 비타민 A와 C(100 mg /100g)도 비교적 많다. 깻잎의 독특힌 맛과 향을 내는 정유 성분은 생선이나 육류의 비린내를 없애 주므로 쌈으로도 이용할 수 있고 들깻잎은 혈액장애 방지, 미용, 강장에도 효과가 있다고 한다.

본초강목에서는 깻잎이 위장을 튼튼하게 해준다고 한다. 그리고 동의보감에서도 속을 편하게 하는 효과가 있다고 기록되어 있다. 깻잎은 채소류 중에 철분(2.90mg)이 많기로 으뜸인 식품이다. 철분이 많이 들었다고 알려진 시금치보다도 더 많이 함유하고 있다. 또한 깻잎은 비타민 C(50.60 mg)도 다량 함유하고 있어 식탁 위의 명약이라고 꼽힐 정도로 아주 훌륭한 식품이다.

환경오염이 심해지면 깻잎에 반점이 생긴다고 한다. 카나리아를 이용해서 탄광에서 탄산가스가 있나, 없나를 확인하는 것처럼 깻잎은 환경오염에 민감하게 반응하는 식물이라고 한다. 깻잎처럼 환경오염 감지기 역할을 하는 식물로는 미국의 알파파, 일본의 나팔꽃 등이 있다. 녹황색 채소에 대한 항암효과에 대한 연구 결과, 우리가 식용으로 하는 대부분의 채소가 항산화, 항암효과가 우수한데, 그 중 깻잎이 암 예방 효과가 가장 좋은 채소 중 하나다.

깻잎이 위암 세포의 성장을 97% 억제하는 효과가 있으므로 위암 예방을 위해서는 꾸준하게 깻잎을 섭취하는 것이 좋다는 것이 입증되었다. 위암 예방을 위해 깻잎을 먹는다면 소금에 절이거나 간장에 장아찌로 먹는 것 보다는 생으로 먹는 것이 좋다. 소금이나 절인 음식이 위암을 유발시키는 중요 요인 중 하나이기 때문이다. 들깻잎에 있는 화합물 **phytol**이 암세포만 찾아가서 제거시키는 자연살해세포의 활성을 높이고, 대식세포 기능을 활성화시켜 병원성 대장균이나 다른 병원성 균을 제거, 인체의 면역기능을 강화시켜 항암과 면역력 증강작용을 한다는 것이다. Phytol 이외 ETA(eicosatrienoic acid) 및 엽록소(chlorophyll) 등이 위암세포의 성장을 억제하는 효과가 있는 것으로 보고되고 있다.

들깻잎 특유의 향인 정유 성분(Perill keton)은 방부제 역할을 하여 생선회와 잘 어울리는데 같이 먹게 되면 식중독을 예방하는 효과를 볼 수 있다. 들깻잎에는 쇠고기에 없는 비타민 A(1428 μgRE)와 C가 많이 함유되어 있고, 들깨 잎을 이용해 만들어서 참기름과 같은 식물성 기름과 함께 먹으면 콜레스테롤이 혈관에 침착하는 것을 예방할 수 있다. 깻잎을 요리할 때는 당근과 오이를 넣어 함께 요리하는 것은 좋지 않다. 당근이 녹색 채소의 비타민 C를 파괴하기 때문이다.

깻잎 특유의 향은 조리 시 과열에 의해 완화시킬 수 있다. 다만 가열에 의해 비타민 C 혹은 클로로필이 손실될 수 있다. 깻잎은 phytol이라는 영양성분을 함유하고 있기 때문에 위암치료에 효과적인 식품이다. 또한 깻잎이 함유하고 있는 비타민 중 β-carotene(9316 μg/100g)은 상추의 약 4배 이상 포함되어 있어 암과 노화 예방에 효과를 기대할 수 있다. 로즈마린산 성분은 들깨와 들깻잎에 많고 함량은 760mg (100g)으로 로즈마리보다 약 7배 많은 것으로 확인되었다. 노즈마린산과 가바 성분은 뇌세포의 대사능력을 촉진시키기 때문에 학습능력을 향상시킨다.

루테올린 성분은 항암, 항염증에 활성기능을 갖고 있다. 노화 및 대사성 질환 등을 유발시키는 활성산소를 제거하는 역할을 하고 기미, 죽은깨의 생합성 주요 효소인 티로시나제 활성을 억제하므로 노화방지에 효과가 있다.

50. 상 추

상추 잎 100g에 포함되어 있는 영양 성분은 수분 93.4%, 단백질 2.2g, 탄수화물 3.1g, 칼슘 106 mg, 인 26 mg, 철 4.7 mg, 비타민 C 12 mg, 비타민 A 1,650 IU이 함유되어 있다. 상추에는 비타민 A가 많으나 녹색채소에 많은 비타민 C는 적은 편이다. 비타민 A는 시각 기능에 관여하고, 상피세포 등에서는 호르몬과 같이 중요한 성장인자로서도 기능을 하고, 항산화 기능이 있어서 체내에서는 활성산소를 소거하는 효력이 있다.

상추는 비타민과 무기질인 철분이 많아 빈혈예방 및 치료에 좋다. 특히 줄기에서 나오는 우유빛 수액에는 신경안정 작용 효과가 있는 알칼로이드 성분인 락투세린, 락투신 등이 있어서 많이 먹으면 잠이 오는 것은 이 때문이다. 상추에는 많은 양의 섬유소와 95%의 수분으로 이루어져 있어 변비환자에 도움이 된다. 상추에 들어 있는 칼슘은 나트륨 배출을 도와 부종을 해결하는 데 도움이 된다. 다이어트를 할 때 꼭 필요한 영양소 중 하나는 칼슘이다.

2009년 3월 캐나다 라발대학 의대에서 발표한 연구결과에 따르면 충분한 칼슘 섭취가 식탐을 억제한다. 우리 몸에 칼슘이 부족하면 뇌에서는 이를 채우기 위해 과식으로 이어지기 쉬운데, 상추에 든 칼슘은 이런 명령을 효과적으로 차단할 뿐 아니라 지방을 분해하는 역할을 해 장에서 지방이 흡수되는 것을 줄여준다. 상추는 칼로리도 낮아 언제든 부담 없이 섭취할 수 있다.

대표적인 쌈 채소 중 하나인 상추는 **알칼리성 식품**으로 산성 식품인 육류와 함께 쌈으로 먹으면 맛도 좋지만 영양적 측면에서도 좋다. 또한 상추는 노지에서 재배할 때도 진디물이나 해충이 발생하지 않아 **살충제**를 사용하지 않고도 재배할 수 있다.

농약에 대한 불안감 없이 안심하고 먹을 수 있는 쌈 채소다

상추는 쌈이 외 겉절이, 무침, 샐러드, 샌드위치 등으로 요리해 먹는다. 상추 한 가지 채소로만 먹기 지겨울 땐 삶은 양배추, 오이, 당근, 다시마 등 여러 채소와 함께 먹으면 포만감도 높아 식이조절에 효과적이다. 상추 샤브샤브는 여러 영양소를 보충할 수 있는 아주 좋은 식단이므로 고기와 함께 먹고 싶을 때 추천한다.

51. 새싹보리

새싹보리의 알칼리 함유량은 66.4 mg(시금치 39.6 mg/100g), 칼륨 8,880 mg(시금치 490 mg), 칼슘 1,108 mg(멸치 2,200 mg), 마그네슘 225 mg(시금치 59.2 mg), 비타민 C 328.8 μg(시금치의 3.3배)이다. 보리 새싹의 높은 알카리 함유량은 산성 식품(쇠고기, 우유, 백미 등)을 많이 섭취하는 현대인의 산성 체질을 개선시키는 데 효과적이다. 칼륨은 몸속의 불필요한 나트륨을 배출하는 중요한 역할을 하기 때문에 고혈압 환자를 치료하는 데 염화칼륨을 사용한다. 그러나 염화칼륨은 세포 내에서 흡수가 잘 안 될 뿐만 아니라 궤양 등을 일으키는 화학물질이다.

보리새싹의 풍부한 천연칼륨은 부작용이 없이 현대인의 과도한 소금섭취의 위험으로부터 건강을 지킬 수 있어 고혈압, 암, 심장병, 당뇨병 등 염 과다섭취로 인한 질환 유발의 예방과 치료에 매우 효과적이다. 성인 1일 필요한 칼슘양은 약 600 mg이다. 칼슘은 뼈와 손 및 발톱, 치아발달에 중요한 성분이다. 또한 피를 맑게 하고 정신을 안정시키며, 산성 체질을 알칼리성 체질로 개선시켜 준다. 보리새싹에는 공기의 유해성분을 배출하는 칼륨, 마그네슘, 칼슘이 풍부하고 균형 있게 들어 있으므로 건강을 위한 알카리성 슈퍼푸드다.

비타민 C는 피부를 강하게, 아름답게 한다. 병균에 대한 저항력을 강화시키고, 피를 깨끗이 하여 모세혈관까지 잘 흐르도록 한다. 신진대사를 왕성하게 하고, 현대인의 성인병 원인인 콜레스테롤을 감소시킨다. 비타민 C는 생채에만 있고 익히면 대부분 소실된다. 풀을 섭취하는 야생동물은 강한 체질을 가지나, 익혀 먹는 사람의 체질이 허약해지는 원인이기도 하다. 보리새싹에는 사과의 약 60배나 되는 비타민 C을 함유하고 있다(하기하라 박사 발표).

52. 양 파

양파는 동서양의 음식에 두루 쓰이는 식재료로서, 다지거나 썰어서 양념 형태로 조리에 이용하거나 샐러드 등의 생으로도 이용한다. 요리를 하면 부드럽고 단맛이 강해지는 흰 양파는 수프부터 파이까지, 매운맛이 덜한 붉은 양파는 색을 살려 샐

러드 등에 많이 사용한다. 고기의 좋지 못한 냄새를 제거하는 데 효과적이며, 기름이 많은 요리, 특히 중국요리에 없어서는 안 될 재료다.

양파는 기원전 5천 년경부터 사람들에게 이용되어 왔다. 당시 가나안(현재의 중동지역) 지방의 청동기 유적에서 양파의 흔적이 발견됐고, 기원전 3200년경에는 고대 이집트에서 서양부추, 마늘과 함께 재배되기 시작한 것으로 추정된다. 피라미드 건설에 동원된 노동자들에게 순무와 함께 제공되고, 이집트 식 장례문화에도 사용된 것이 벽화와 유물에서 확인됐다.

건강한 신체와 정신을 강조했던 고대 그리스에서는 올림픽을 준비하는 운동선수들이 양파를 주스와 생으로 많이 섭취했는데, 혈액의 균형을 바로 잡아준다고 믿었으며, 히포크라테스와 테오프라투스의 저술에도 양파에 대한 이야기가 등장한다. 고대 로마의 검투사들은 보리를 주식으로 하여 스테미너(지구력)를 높였으며, 몸을 강화시키기 위해 양파를 먹고, 몸에 발랐다고 한다.

양파는 보통 겉껍질의 색깔을 기준으로 황색, 백색, 적색 또는 자색양파 등 3가지 종류로 구분한다. 황색양파는 전 세계 재배면적의 80% 이상을 차지하는데, 육질이 단단하고 저장성이 좋아 우리나라 재배종의 대부분을 차지한다. 백색양파는 매운 맛이 강하고 저장성은 좋은 편이며, 미국이나 남아메리카에서 주로 이용되고 있으나 국내에서는 보기 힘들다. 적색양파는 인도 등에서 많이 재배되고 있으며, 단맛이 강하고 매운 맛은 상대적으로 적은 품종이 많다.

눈을 아리게 하고 음식의 맛을 조절하는 매운 맛의 정도에 따라 신미(辛味)와 감미(甘味)로 나누기도 한다. 매운 맛이 많은 신미 종은 우리나라, 남북아메리카에 걸쳐 재배되고 있으며, 오래 저장할 수 있는 품종이 많다. 이탈리아와 스페인계 품종이 대부분인 단맛이 많은 종은 겉껍질이 희고 저장력이 약한 것이 특징이다.

양파는 기후 적응성이 뛰어나서 여러 지역에서 재배되며, 토마토와 수박 다음으로 생산량이 많은 세계의 3대 채소 중의 하나이다. 세계 140개국에서 생산될 만큼 많은 나라에서 재배되나 상위 3개국인 중국, 인도, 미국의 생산량이 전체의 52%를 차지한다. 중국의 생산량은 전 세계의 29%인 2476만 톤에 이르나, 대부분 국내에서 소비해 수출량은 생산량의 3%에 불과하다. 반면 전 세계 수출량의 21%를 담당하는 네덜란드는 생산량의 거의 전량을 수출하고 있다.

양파가 다른 채소와 차별화되는 특징은 **당분과 유황성분**이 들어 있다는 것이다. 양파에는 탄수화물, 단백질, 무기질 등이 다량 함유되어 있고, 반면 지방과 나트륨 함량은 낮은 편이다. 당분은 약 8.0g(100g당)으로 포도당, 설탕, 과당, 맥아당 등이 포함되어 있어 특유의 단맛을 나타낸다. 무기질로는 칼륨 144 mg, 칼슘 16 mg, 철

0.4 mg, 인 30 mg 정도가 함유되어 있고, 식이섬유와 엽산도 풍부한 편이다. 비타민 C가 10～20 mg(100g당)으로 많이 들어 있다.

색소 성분인 플라보노이드는 kg당 0.06～1.0g 정도 있으며, 겉껍질로 갈수록 함량이 높아진다. 주성분인 퀘르세틴은 양파, 차, 사과 등에도 있으나 양파의 체내 흡수율은 차의 2배, 사과의 3배 수준으로 높다. 디셀파이드류, 트리설파이드 등의 휘발성 유황화합물은 코를 찌르고 눈물이 나게 하는 양파 특유의 향을 형성한다. 매운맛 성분인 알릴프로필 디설파이드, 디알릴 디설파이드 등은 열을 가하면 일부는 설탕의 50배 단맛을 내는 프로필멜캅탄 등으로 분해되어 단 맛이 증가한다.

예로부터 양파는 자양강장과 노화방지에 도움이 되는 식품으로, 그리고 해열과 구충, 해독, 장염 치료 등의 약재로 이용되었다. 고대 이집트와 그리스, 페르시아, 로마, 인도, 중국 등에서 식품의 향신료 외에도 약재로 널리 애용되었다. 인도의 전통 의학서 『아유르베다』에는 익히지 않은 양파는 체온 감소, 식욕감퇴, 체중 증가, 변비 등에 효능이 있다고 기록되어 있다.

중세시대 흑사병이 전 유럽을 휩쓸었을 때에 양파와 마늘에 있는 알리신 성분의 항균 작용 덕분에 피해를 줄인 사례가 있다. 미국의 조지 워싱턴은 감기에 걸리면 자기 전에 구운 양파를 먹었고, 중국의 덩샤오핑은 양파가 많이 들어간 충조전압탕을 애용했다고 한다. 94세까지 장수한 덩샤오핑이 애용한 충조전압탕은 오리의 뱃속에 생강과 양파를 크게 썰어 넣고 동충하초와 약재를 넣고 물을 부어 1시간 이상 찐 요리다.

중국의 본초강목에는 양파가 고혈압, 소화불량, 황달, 고열성 질병, 담석 등에 효과가 있어 매일 섭취하라고 권장하고 있다. 동의보감에도 양파는 오장의 기에 모두 이롭다고 기록되어 있으며, 중풍치료에도 효과가 있다고 기록되어 있다. 기름진 음식을 많이 먹는 중국인이 날씬한 몸매를 유지하고 심장병에 잘 걸리지 않는다는 사실을 차이니즈 패러독스라고 하며, 전문가들은 양파를 그 비결로 꼽고 있다. 양파는 중국에서 가장 많이 요리에 이용되는 필수 양념 채소다. 2007년 영국 식품연구소의 폴 크룬 박사팀은 양파를 먹은 사람의 혈액을 분석해 퀘르세틴이 동맥경화증을 일으키는 만성염증을 예방한다고 발표한 바 있다.

(1) 과학으로 증명되고 있는 양파의 효능

최근 가장 주목받고 있는 양파의 기능성은 **혈액순환 개선**을 통한 고혈압, 동맥경화 등 성인병 예방 효과다. 미국 A&M 대학 연구팀은 매일 양파 반쪽 이상을 먹은 사람은 좋은 콜레스테롤(HDL)이 30% 증가한다는 것을 밝혀냈다. 양파 속의 항응고 물질은 혈전의 형성을 막아 혈액이 끈적거리지 않게 하는 효능이 있어 순환기(혈액 관련)질환 치료에 효과적이다.

양파의 겉껍질에 많은 **퀘르세틴** 성분은 항산화 작용으로 혈관 벽의 손상을 막고, 나쁜 콜레스테롤(LDL) 농도를 감소시킨다. 양파 속의 황화합물은 체내의 인슐린 분비를 촉진시켜 혈당을 내리는 효과가 있어 당뇨병의 예방, 치료에 도움을 준다. 양파를 섭취하면 유해물질을 흡착시켜 몸속을 깨끗하게 해주며, 지방흡수를 방해하는 효과가 있다는 연구결과도 많다. 양파에는 활성산소의 발생을 억제하는 성분이 있어 피부노화를 막고 주름을 예방해 피부미용 효과를 나타낸다. 퀘르세틴이 피하지방의 세포분화를 억제하고, 아릴설파이드 성분이 지방합성 효소를 억제해 고지방 분해 효과로 다이어트에 도움이 된다. 양파의 섬유소는 장운동을 촉진시켜 변비를 해소하고, 칼슘과 이유화 프로필 성분은 신경을 안정시켜 불면증 해소에 도움을 준다.

최근 양파의 항균, 항암, 해독작용 등 다양한 약리효과들에 대한 연구 결과들이 크게 부상하고 있다. 알린과 플라보노이드 성분은 식중독 원인인 살모넬라균이나 대장균, 그리고 습진이나 무좀의 원인이 되는 곰팡이 피부질환에 효과적이다. 퀘르세틴이 발암물질의 활성과 암세포의 효소작용을 억제하고, 항암물질의 활성 증대 및 변이 암세포의 생육을 저해한다. 양파의 껍질에 많은 폴리페놀 성분은 니코틴을 해독하고, 유황 성분은 체내에 쌓인 수은 등 중금속을 배출하는 효과가 있다. 자양강장과 골다공증 예방, 안질환, 항알레르기, 기억력 증대 등 다양한 효능도 보고되고 있다. 양파의 비타민 A는 정자 생산에 이용되고, 비타민 B는 성적 욕구를 자극하는 부교감신경을 왕성하게 하여 강장제로 이용된다. 골다공증은 여성호르몬의 결핍, 생활습관, 약물 등이 원인인데, 양파가 뼈의 미네랄 양과 밀도를 증가시킨다. 양파의 글루타티온은 눈의 각막이나 수정체가 흐려져 나타나는 백내장 등 각종 눈병의 예방에 효과가 있다. 그 외에도 항알레르기 효과, 기억력 증대 및 치매 예방, 전립선염 예방 등 다양한 효능들이 보고되고 있다.

(2) 다재다능한 양파의 음식궁합

지역마다 다소 차이는 있지만 생것, 얼린 것, 통조림에 넣은 것, 절인 것, 말린 것의 형태로 널리 이용된다. 서양요리에서 가장 많이 이용되는 향신료로 주로 메인요리와 곁들여 먹으며, 수프나 샐러드로도 많이 이용된다. 우리나라에서는 요리의 부재료로 많이 이용되고 있으며, 양파김치 등에 이어 구이나 찜 등 주재료로도 이용이 확대되고 있다.

양파의 가공제품으로 분말, 기름, 피클 등이 있으며, 최근에 건강식품으로 즙이나 음료 형태가 개발되어 이용되고 있다. 분말은 소시지, 수프, 소스, 카레, 케첩, 인스턴트라면 등의 원료가 되고, 소금이나 후추 등을 첨가해 양파소금으로도 이용된다. 기름은 수증기로 양파를 증류시켜 만들며, 강한 매운맛과 냄새를 가지고 있어 식품가공 시 향기 성분으로 이용된다. 피클은 소금물에서 발효를 시키고 식초에 담아둔 것으로, 우리나라에서는 장아찌, 김치 등을 담가 먹는다.

양파는 어떤 요리에도 잘 어울리지만, 다른 식재료와 함께 하면 더욱 좋은 효과를 내어 전 세계에서 요리에 활용된다. 양파와 식초가 만나면 양파의 유화알릴 성분이 신경을 안정시키며, 식초의 항스트레스 작용으로 불면증에 좋은 음식으로 변모한다. 토스카나식 닭가슴살 요리, 양파간장초절임, 양파미역초무침 등이 대표적인 요리다. 양파는 고기를 연하게 하고, 좋지 못한 잡냄새도 없애준다. 스티어프라이 생선요리, 떡갈비 양파찜, 통양파 소고기찜, 오리백숙 등이 있다. 양파, 당근, 호박을 배합하면 변비에 효과가 있는데, 양파의 통변작용이 당근이나 호박의 섬유질에 의해 더욱 활발해지기 때문이다.

양파와 콩은 당뇨병에 좋다고 알려져 있는데, 양파가 인슐린 분비를 촉진하고 콩이 글리코겐을 합성하여 피로를 풀어주기 때문이다. 양파와 꿀을 배합하면 양파가 우리 몸에 당분이 흡수되는 시간을 단축해 주므로 피로회복과 자양강장제로 매우 좋다. 양파의 주요 성분으로는 100g 중 수분이 90%, 단백질이 1.1g, 탄수화물이 약 7.2g 함유되어 있다. 비타민도 풍부하여 비타민 C는 102 mg/100g이나 함유되어 있으며, 무기물로는 칼륨 144 mg, 칼슘 16 mg, 인 30 mg, 철분 0.4 mg 함유되어 있다. 매운맛의 성분은 propylallyl disulfide 및 allyl sulfide 때문이며, 익히면 단맛이 나는 이유는 양파 속 자극성 유황화합물이 분해되면서 설탕보다 50배나 단맛을 내는 프로필머캅탄(propylmercaptane)이라는 물질이 생성되기 때문이다.

탄수화물은 6.8~10.0%로서 그 조성은 과당(fructose)이 많고, 포도당(glucose)과 설탕(sucrose)은 거의 같은 양이 포함되어 있으며 다당류도 많다. 당은 galactose, arabinose, ribose, rhamnose 등이 있으며, 전분은 거의 함유되어 있지 않다. 또 수용성 탄수화물 중 scorodose라고 하는 과당 무수물이 존재한다. 기타 알기닌, 인산, 구연산, 사과산 등이 있다. 주요 아미노산은 arginine과 lysine으로 그밖에 20여 종의 아미노산을 소량씩 함유하고 있다. 양파의 정유 중에는 allylpropyl disulfide, S-(1-propyl)cysteine sulfoxide, 1-propenylsulfenic acid, propanethiol S-oxide 등 휘발성 물질이 함유되어 있어 매운맛과 냄새를 주며, 눈에 들어가면 최루성 자극을 준다.

양파의 독특한 냄새는 L-cysteine sulfoxide의 S-alkyl 유도체가 alliinase에 의해 가수분해되어 pyruvic acid, ammonia와 함께 불안정한 sulfenic acid 유도체가 생성된다. Sulfenic acid는 분해되고 재배열하여 보다 안정한 thiopropanal S-oxide를 만들고, 이것이 최루성을 가지고 있으며 다른 화합물과 반응하여 제품의 특성을 결정하는 복잡한 di- 또는 trisulfides 혼합물을 생성한다. 양파 특유의 냄새와 매운 맛은 황화아릴에 의한 것이다. 황화아릴에는 비타민 B_1의 체내 이용률을 향상시키는 작용 외에 혈액응고를 억제하여 혈전을 방지하는 작용이 있다.

양파는 혈액순환을 촉진시켜 위장기능을 강화시키며, 체력을 보강하는 효과가 있다. 최근에는 양파가 혈액 속의 콜레스테롤 농도를 저하시키며, 심장혈관의 혈류량을 증가시킨다고 하여 성인병 예방 식품으로 각광받고 있다. 양파는 어류와 육류의 좋지 못한 냄새를 제거하는 데 효과적이라 신선한 상태 또는 분말상태로 첨가한다. 서양요리에서는 약한 불에서 오래 볶으면 단맛과 갈색을 내어 양파수프에 이용되기도 한다. 자주색 양파는 매운맛과 냄새가 적어 생으로 샐러드에 이용되기도 한다. 햇양파는 저장성이 나쁘므로 가능한 한 빨리 먹는 것이 좋으며, 완숙한 양파는 통풍이 잘 되는 그늘진 장소에서 건조시켜 0～2℃의 냉장온도로 저장하는 것이 좋다.

양파를 자르거나 즙을 내면 세포가 파괴됨과 동시에 효소에 의해서 휘발성인 황화아릴로 변한다. 이 황화아릴에는 혈액이 응고되는 것을 억제하여 혈액의 점성을 낮추는 작용이 있다. 따라서 동맥경화나 혈전 예방 효과가 높고, 실제 실험에서도 효과가 입증되었다. 또한 황화아릴에는 비타민 B_1의 활성을 촉진시켜 체내에서 파괴되기 어렵게 만드는 작용도 있다. 양파 100g 중에는 0.04 mg 의 비타민 B_1이 들어 있고, 비타민 B_1은 신경을 안정시키거나 불면증을 개선시킨다.

단, 황화아릴이 활성은 생으로 먹었을 때뿐이다. 가열하면 황화아릴은 양파 특유의 단맛으로 변해며, 물에 너무 오래 담가두면 전부 빠져나온다. 황화아릴은 양파를 얇게 썰어 몇 시간 놓아두었을 때 가장 잘 활성화 된다. 황화아릴에는 살균작용도 있는데, 마늘에는 황화아릴이 많지만 생으로 대량 섭취하면 강력한 살균력이 작용하여 위점막을 손상시킬 수 있다. 그러나 양파의 경우는 마늘만큼 살균력이 강하지 않으므로 과식에 의한 피해는 걱정할 필요가 없다.

① **스트레스 해소 및 피로회복 :** 양파는 신진대사가 활발하도록 도와주고 신경을 진정시키는 효과가 있어 스트레스 해소에 도움이 되며, 만성적인 피로나 근육 피로가 있을 때에도 양파즙을 마시면 좋다.

② **심장병 및 신장병 개선 :** 양파껍질에 들어 있는 퀘르세틴이라는 성분이 모세혈관을 강화시켜 동맥을 부드럽게 만들어 주기 때문에 심장병 예방에 효능을

볼 수 있으며, 또한 양파를 꾸준히 섭취하면 콩팥의 기능을 향상시켜 신장병 치료 및 예방에 양파 효능을 볼 수 있다.

③ **기억력 향상 및 백내장 예방 :** 양파에 들어 있는 바슬게트라는 성분이 신경세포가 분화하면서 신경통로를 자극시켜 기억력을 향상시키는 효과를 볼 수 있으며, 눈의 각막이나 수정체가 흐려지는 백내장을 예방하는 데 양파 효능이 있다.

④ **당뇨병 개선 및 고혈압 예방 :** 양파는 인슐린의 분비를 촉진시키고, 혈당을 떨어뜨리는 효능이 뛰어나 당뇨병 치료 및 예방에 효과가 있으며, 혈액을 묽고 깨끗한 혈액을 만들어 혈액순환 개선에도 도움이 되기 때문에 혈압을 낮추는 등의 고혈압 예방에도 양파 효능을 볼 수 있다.

⑤ **다이어트 :** 지방함량이 적고 단백질이 풍부한 양파를 요리할 때 가열을 해주면 발생하는 성분이 중성지방을 낮춰주는 효능을 가지고 있어 다이어트에도 효과를 볼 수 있다.

양파에는 색소 성분으로 퀘르세틴이라는 성분이 겉껍질에 있는데 이 성분은 지질의 산패를 막아주며, 고혈압 예방효과도 인정되고 있다. 양파 껍질에는 퀘르세틴(quercetin)으로 불리는 식이섬유가 풍부하다. 스페인 마드리드 대학 바네사 베니테즈 박사의 연구결과 양파 껍질에 많은 퀘르세틴은 몸의 산화를 막는 물질로 고혈압과 당뇨병 치료에 효과적이고 항암작용도 하는 것으로 알려져 있다.

영국 식품연구소 연구팀은 퀘르세틴에 관한 연구결과 동맥을 두껍게 만들 수 있는 만성염증을 예방하는 데 효과가 있는 것을 확인했다. 또 양파 껍질에는 토마토에 많이 들어 있는 플라보노이드도 함유되어 있어 항암과 심장질환 예방에 효과가 있다. 하지만 맛도 쓰고 바짝 말라 누렇게 변색된 양파 껍질을 먹는 방식이 숙제로 남아 있다. 건강에 좋은 양파라도 장기간 과용하면 요오드 결핍증으로 갑상선종을 유발할 가능성이 있다. 또한 소화기계를 자극하여 오심과 구토를 일으키고 심장과 신장기능 손상과 단백뇨, 혈뇨증을 유발시키게 된다.

53. 감 자

칼로리가 쌀의 절반도 안 된다. **칼륨**(395 mg /100g) 식이섬유(1.40g /100g)가 풍부하여 나트륨의 흡수를 방지하여 콜레스테롤과 혈당을 낮춘다(고혈압 예방). 감자의 비타민 C(21.00 mg /100g)는 철분과 결합하여 장에서의 흡수가 잘 되므로 빈혈 치료에 좋다. 혈중 콜레스테롤 낮추고, 감자의 폴리페놀 성분은 항암작용을 한다.

오래 전부터 감자를 위·십이지장궤양, 신장병, 고혈압, 화상, 변비 등의 치료에 이용하여 왔다.

경희대학교 한의대 본초학교실 안덕균 교수는 감자는 뇌졸중, 심근경색증, 당뇨병 등 성인병의 예방과 치료는 물론 피부미용에도 좋다며 타액을 알칼리성으로 만들어 균이 서식할 기회를 봉쇄하기 때문에 충치예방 효과에도 뛰어나다고 했다. 자연식 건강연구가 안현필 씨는 감자생즙을 아침과 저녁식사 전 공복상태에서 한 컵씩 마시면 비만예방은 물론 고혈압과 위장병 치료에 큰 도움이 되며, 감자의 알기닌 성분은 위벽을 보호하고 궤양의 출혈을 막는 효과가 있으며, 사포닌 성분은 호르몬의 분비를 촉진하고 콜레스테롤을 녹여 피를 맑게 하는 작용을 한다고 한다. 비타민 C가 손상된 점막을 회복시키므로 위궤양 예방에 효과적이다. 칼륨이나 비타민 B군도 많아 피로회복에 좋다. 저 열량식 조리법을 이용하여 섭취하면 다이어트 중에도 좋다.

감자는 탄수화물(11.60g /100g)이 주성분이며 100g당 칼로리는 77 kcal, 고구마의 약 60% 정도이다. 겉보기와는 달리 다량의 비타민 C를 함유하고 있다. 가열하면 전분이 호화해서 비타민 C를 감싸기 때문에 조리에 의한 손실을 최소화할 수 있다. 칼로 썬 것을 10분간 삶았을 때의 비타민 C 잔존율은 85%, 통째로 40분간 찌더라도 74%의 잔존율을 보인다. 비타민 C에는 점막을 보호하여 손상을 막는 작용도 있어 위가 약한 사람이나 위궤양 환자에게 적당하다.

또한 감기 예방에도 좋다. 피로회복에 효과가 있는 비타민 B_1은 100g 중 0.11mg으로 고구마 보다 많은 양이 들어 있다. 비타민 C와 마찬가지로 조리에 의한 손실이 적어 볶거나 튀겨도 잔존 율은 90% 이상이다. 칼륨 함유량도 100g 당 450 mg으로 높은 편이며, 피로회복에 상승효과를 발휘한다. 에너지 과잉이 마음에 걸린다면, 수프를 끓인 다음 체에 걸러 먹든가 채칼로 썰어 1시간 정도 물에 헹군 다음 조리하면 된다. 전분을 먹지 않아도 되기 때문에 열량을 큰 폭으로 낮출 수 있다. 그래도 비타민군의 잔존 율은 80%정도이므로 효과는 충분하다.

감자의 싹이나 껍질이 녹색을 띠고 있는 것에는 **솔라닌**이라는 유독물질이 들어 있다. 많이 먹지만 않으면 문제될 것이 없지만, 솔라닌 독소는 가열해도 없어지지 않으므로 조리할 때는 싹 부분을 깊이 도려내고 껍질은 두껍게 깎도록 한다. 영국 식품규범청(Food Standards Agency)은 현재 공식 사이트에 감자를 절대 냉장 보관하지 말 것을 권고하고 있다.

냉장 보관할 때 감자의 녹말 성분이 당분으로 바뀌게 된다. 이후 감자를 굽거나 튀길 때 이 당분이 아미노산 성분 중 하나인 아스파라긴이 합쳐지면 아크릴아미드

(acrylamide)라는 화학물질이 생성되는데, 이것이 바로 문제의 핵심이다. 아크릴아미드는 접착제・플라스틱・종이 등의 원료가 되는 발암우려 물질이므로 건강에 해를 끼칠 수 있다. 따라서 전문가들은 감자를 **냉장고가 아닌 종이봉투나 상자에 넣어 건조하고 서늘한 곳에 보관**할 것을 권하고 있다.

※ 감자 등 탄수화물이 많이 함유된 식품을 가정에서 조리하거나 식품 제조・가공 중 가열처리 시 비의도적으로 생성되는 아크릴아마이드는 유해물질로 국제암연구소(IARC)가 발암 가능성 있는 물질(2A)로 분류하고 있다. 아크릴아마이드는 감자, 곡류 등 탄수화물 함량이 많고 단백질 함량이 적은 식물성 원료를 120℃ 이상 높은 온도에서 가열・조리할 때 생성된다. 특히 160℃ 고온에서 생성량이 급속도로 증가하므로 튀김온도는 160℃, 오븐온도는 200℃ 이하에서 조리해야 한다.

감자를 냉장 보관하면 환원당이 증가해 아크릴아마이드 생성량이 증가하므로 냉장보관을 피하고 감자를 60℃, 45분간 물에 담그면 아크릴아마이드를 85%까지 감소시키므로 침지과정을 준수해야 한다. 또 누린내 제거를 위해 후추를 양념에 넣어 조리하거나 뿌려서 굽는 경우 아크릴아마이드 생성이 증가하므로 가능한 한 조리 후에 넣는 것이 바람직하다.

54. 표고버섯

표고버섯은 예로부터 중국에서 **불로장수 식품**으로 알려졌고, 고대 그리스에서는 신의 식품이라 하였다. 동의보감에서는 기를 강하게 하고, 입맛을 좋게 하며, 구토와 설사를 멎게 한다고 기록되어 있다. 독특한 맛, 풍부한 영양으로 식용, 또는 약용으로 그 효능이 알려져 전 세계적으로 재배되고 있다. 표고버섯은 밤나무, 참나무, 상수리나무 등의 마른나무에 자라는 것으로 산에서 채취하지만 인공재배로도 생산되고 있다. 팽이모양의 갓은 3～6cm로서 어두운 다갈색 또는 흑갈색이며, 육질이 질기고 건조하여 저장할 수 있다.

표고버섯에는 단백질, 당질, 비타민 B_1, B_2, 비타민 D가 풍부하다. 칼슘, 인, 철분 등이 들어 있으며, 단백질은 아미노산이 풍부하고 콜린, 퓨린 등이 함유되어 있는 것으로 알려져 있다. 표고버섯 100g 중 영양성분 함량은 니아신 4.00 mg, 나트륨 4.00 mg, 단백질 2.300g, 당질 5.50g, 비타민 B_1 0.05 mg, 비타민 B_2 0.21 mg, 비타민 B_6 0.12 mg, 비타민 C 5.00 mg, 아연 0.28 mg, 엽산 47.00 ㎍, 인 25.00 mg, 지방 0.30g, 철분 91.2 0mg, 칼륨 256.00 mg, 칼슘 4.00 mg, 회분 0.50g, 식이섬유 6.05g이 함유되어 있다.

중국에서는 예로부터 표고버섯의 효능에 대하여 많이 연구되었는데, 그 효능이 현대과학에서도 입증되고 있다. 표고버섯에는 **에리다데민**이라는 물질이 있어서 이것이 혈액의 콜레스테롤을 감소한다고 한다. 혈압을 낮추는 작용도 있기 때문에 고혈압이나 동맥경화의 예방에도 효과가 있다. 에리다데민은 건조 시 더 강해지고 물에 녹아 나오므로 이용 시에는 단시간에 씻는다.

표고버섯의 감칠맛 나는 구아닐산은 핵산계 조미료의 성분과 같고, 향긋한 향은 렌치오닌에 의해 난다. 이밖에 표고버섯에는 비타민 D의 효과를 가지는 에르고스테롤이 많이 함유되어 있어 체내에서 자외선을 받으면 비타민 D로 변한다. 에르고스테롤은 뼈를 튼튼하게 하고, 칼슘과 인의 흡수를 촉진함으로써 골다공증 예방에 탁월하다. 특히 성장기 아이들의 뼈와 이를 튼튼하게 하여 성장발육에 좋다. 그리고 식물체에는 존재하지 않는 것으로 알려진 비타민 B_{12}가 표고버섯에 함유하고 있는 것으로 밝혀졌다. 약 600년 전 중국 명나라 때 오서(吳瑞)라는 사람은 표고의 효능을 풍치혈파기익(風治血破氣益)이라 하였는데, 표고버섯의 포자에는 독감이나 풍을 다스리는 성분이 있다는 것이다.

표고버섯에는 섬유소가 40～45% 가량 함유되어 있어 표고버섯을 꾸준히 섭취하게 되면 변비치료 및 예방이 되고, 렌티난 성분은 대장암 예방에 효과가 있어 대장의 건강에 도움이 된다. 표고버섯은 췌장에서 인슐린 분비가 원활하게 이루어지도록 도와주기 때문에 당 조절을 용이하게 함으로써 당뇨 예방 및 치료에도 효능이 있다. 뇌 발달에도 좋기 때문에 수험생들의 학습효과에도 도움이 되며, 향긋한 향을 내는 렌티오닌 성분이 정신을 맑게 만들어주는 효능을 가지고 있다.

표고버섯의 다당체는 암 독소가 인체 내 면역계통에 미치는 영향을 감소시키고 제거하는 작용을 한다. 또 화학치료 약물에 의한 면역 임파세포의 억제작용을 감소시킬 수 있다. 인체의 면역기능을 증강시키며 T-임파세포를 활성화시킨다. 특히 살상성 T-임파세포의 작용을 통하여 암세포를 감시하고 박멸시키는 효능이 있다.

2004년 미국식품의약국(FDA)은 건조 표고버섯을 **10대 항암식품**으로 선정하였으며, 2007년 미국심장학회(AHA)는 표고버섯을 검은콩, 블루베리, 마늘 등과 함께 10대 음식으로 선정하였다. 표고버섯은 버섯의 갓이 지나치게 피지 않고 색이 선명하며, 주름지지 않은 것을 최고의 품질로 한다.

표고버섯은 생물 표고버섯보다는 마른 버섯을 섭취하는 것이 좋다. 햇볕에 말린 표고버섯에는 **비타민 D** 함량이 풍부하고, 맛과 향이 좋다. 생 표고버섯을 말릴 때는 버섯 갓 안쪽이 위로 가게 놓고 볕이 잘 들고 바람이 잘 통하는 곳에서 말린다. 건조 버섯은 분말로도 이용할 수 있다.

55. 가 지

특별히 눈에 띄는 영양가는 없지만 수분이 많아 여름철 더위로 인한 갈증해소에 좋으며, 담백한 맛이 기름과 잘 어울리기 때문에 식욕이 부진할 때 먹으면 입맛을 돋게 한다. 가지는 영양가가 많지 않으나, 비타민과 무기질을 골고루 포함하고 있어서 좋은 공급원이 될 수 있다. 영양 성분은 100g당 수분 94%, 단백질 0.8g, 지질 0.1g, 당질 3.7g, 조섬유 0.8g, 칼슘 18.0 mg, 인 29.0 mg, 철 0.20 mg, 칼륨 210.0 mg 함유되어 있으며, 비타민 A 6.0(R.E), 비타민 B_1 0.03 mg, 비타민 C 4.0 mg, 베타-카로틴 35.00 mg 함유되어 있다.

민간요법으로는 가지 꼭지를 달여 마시든가 생가지를 먹으면 버섯중독을 해독해 주고, 등창에 생가지를 쪼개어 붙이기도 하며, 생가지를 썰어서 피부에 문지르면 주근깨, 사마귀, 땀띠, 티눈 등을 다스리는 효과가 있다고 알려져 있다. 조리에서의 이용도를 보면 인도의 남부지방에서는 피클로 만들어 먹기도 하고, 통조림으로도 이용되고 있으며, 유럽에서는 전채요리, 채식가를 위한 메인요리, 사이드 디쉬(side dishes)로서도 이용되고 있다. 일본에서도 가지를 모양, 크기, 색깔, 용도에 따라 튀김, 절임, 침지류 등으로 다양하게 소비하고 있다.

가지는 전통적으로 약으로 사용되어 왔는데, 가지의 추출물은 천식, 기관지염, 배뇨장애의 치료에 사용되어 왔고, 열매와 잎은 혈중 콜레스테롤을 낮추는 데 유익하다고 보고하였다. 우리나라의 옛 문헌을 살펴보면 「음식디미방」에는 가지찜, 가지느리미, 가지전 등의 조리법이 수록되어 있어 오래 전부터 가지가 한국인의 식생활에 이용되어 왔음을 알 수 있으며, 현재는 가지나물, 가지볶음, 가지장아찌, 가지튀김, 가지무침 등이 보편적으로 이용되고 있다.

예로부터 흥분을 억제하고 몸의 열을 식히는 작용이 있으며, 고혈압 환자에게도 좋다고 알려져 왔다. 여름철에는 차게 해서 먹으면 식욕증진에 많은 도움이 되며, 기름을 이용해 조리했을 경우라도 텁텁한 맛이 없기 때문에 여름철 칼로리 보충에 효과적이다. 냉한 체질로 고민하는 사람은 생강이나 마늘 등 몸을 따뜻하게 하는 식품과 함께 끓여 먹으면 좋다.

가지의 짙은 보라색은 항산화 색소인 안토시아닌 성분 때문이다. 정확하게는 나스신(자주색), 히아신(적갈색)으로 구분할 수 있다. 이 성분들은 지방질을 흡수할 뿐만 아니라 혈관 속 노폐물을 배출시키고, 콜레스테롤 상승을 억제한다. 혈중 중성지방 농도를 낮춰 꾸준히 섭취하면 대사증후군도 예방할 수 있다. 혈액을 정화하고 동맥에 침전물 생성을 막아주기 때문에 각종 심장질환과 뇌졸중 예방에 도움이 된다. 안토시아닌은 눈의 건강에도 영향을 준다. 안구 피로회복, 백내장 예방, 노화로 인한 시력 저하에도 효과적이다.

일본 나고야 대학과 아이찌 학원 대학은 공동 연구를 통해 가지의 추출액이 8종류의 **암세포 증식을 억제**한다고 발표한 바 있다. 암 억제 수치가 다른 채소들에 비해 높고, 암 억제 기능은 가지의 주요 성분인 glycoalkaloid, solasonine, solamargine로 간암세포에 항암작용을 가진다고 한다.

서울대학교병원 피부과 서대헌 교수팀이 가지에 포함된 루페올 성분이 여드름 치료에 탁월한 효과가 있다는 것을 과학적으로 밝혀냈다고 했다. 연구팀은 천연물/전통 의학에서 여드름에 효과가 알려진 식물로 연구를 진행했는데 다섯 가지 후보 식물(짚신나물, 쥐오줌풀, 석송, 가지, 강황) 중 항지질, 항염, 항균, 독성 측면에서 가지가 가장 효과가 뛰어났다는 것이다. 루페올(트리테르펜(Triterpene) 계통 화학물)은 항여드름 특성을 갖고 있다. 물과 친하지 않아 피부 장벽을 잘 투과하며, 변형을 잘 견뎌 화합물을 만드는 데 적합하며 매우 안전한 물질이다.

가지에는 식이섬유가 풍부하다. 식이섬유는 유방암과 대장암의 주원인인 동물성 지방을 제거하고 콜레스테롤 수치를 낮춰 준다. 가지에는 이뇨효과가 있어 몸이 잘 붓는 사람이나 고혈압 환자가 섭취하면 유용하며, 스코포레틴과 스코파론은 신경 안정에 영향을 줘 근육 경련을 완화한다. 가지는 간의 지방 축적을 억제하고 지방세포의 기능을 개선해 비만에 도움을 준다. 칼로리가 낮으면서 적당한 포만감을 주기 때문에 다이어트식으로도 좋다. 또 콜라겐을 안정시켜 주기 때문에 피부 탄력 유지도 가능하다. 대부분의 식물성 식재료는 가열하면 영양 성분이 파괴되는 경우가 많지만 가지의 암 예방 성분들은 열에 영향을 적게 받아 열처리해도 무방하다.

56. 깨(흰, 검정)

고려시대의 향약구급방(鄕藥救急方)에 호마를 일반적으로 임자라고 하는데, 맛이 감(甘, 달고)하고 독이 없다는 내용이 있다. 검정깨 100g당 영양성분 함량은 에너지 527 kcal, 수분 3.8%, 단백질 10.4%, 지질 49.3%, 당질 11.5%, 섬유질 11.7%, 회분 4.3%, 칼슘 1.00 mg, 인 570 mg, 철분 16.0 mg, 비타민 A(IU) 35, 비타민 B_1 10.5 mg, B_2 20.1 mg, 나이신 4.8 mg이다.

참깨의 단백질에는 α형과 β형의 두 글로불린이 알려져 있고, 이것을 구성하는 아미노산에 메티오닌·시스틴 등이 콩보다 많다. 또 무기질로서 미량원소인 셀레늄의 함량이 높다는 것도 밝혀졌다. 셀레늄은 체내의 신진대사를 왕성하게 하고, 항산화 물질로 세포의 노화방지에 효능이 있다. 또 참깨에는 지방이 많은데, 지방을 구성하는 지방산은 필수지방산인 리놀레산과 비타민 E(1.00 mg)도 많이 들어 있다.

검정깨는 케라틴이란 성분이 많아 모발과 두피에 영양 공급원이 되는 효능이 있다. 따라서 검은 깨를 많이 섭취하면 탈모예방과 두피 건강에 도움이 되며, 토코페롤과 비타민 E가 풍부해 피부미용과 노화방지에도 효과적이다. 또한 면역력 강화에도 좋으며, 동맥경화나 고혈압에도 탁월해 성인병 예방에도 좋다고 알려졌다. 검은깨에는 안토시아닌 성분 외에 레시틴 성분이 특히 많다. 레시틴은 대표적인 뇌 활성물질이다. 뇌 기능이 활성화되면 기억력과 학습능력을 높이는 데 도움이 된다.

흰깨는 검정깨보다 지방이 많고, 섬유는 적다. 참깨는 볶으면 향기가 생성하는데, 이것은 참깨의 아미노산과 당의 반응으로 생긴다. 따라서 참깨를 볶아서 깨소금을 만들어 조미료로 쓴다. 참깨는 깨떡・깨강정・깨다식 등 식품의 재료가 되고, 흑임자죽이나 흑임자국을 끓이기도 한다. 흑임자죽을 끓일 때는 먼저 흑임자를 볶아서 절구에 넣고 찧어 껍질을 날려버리고 뚝배기에 물을 조금씩 부어가며 갈아서 체에 밭치고, 쌀도 갈아 체에 밭쳐 넣는다. 체에 밭친 깻물을 솥에 붓고 끓인 다음, 갈아 놓은 쌀뜨물을 넣고 저으면서 끓인다. 소금이나 설탕으로 간을 맞추어 먹는다. 깨를 볶지 않고 그대로 물에 불려서 갈아 쓰기도 한다. 흑임자 대신 흰깨나 들깨를 써도 좋다.

중국의 여러 한의서에서는 처음 먹으면 대장・소장에 이로우나 오래 먹으면 그렇지 못하다. 내장에 묵은 것을 없애고 새 것을 남게 한다. 참깨를 오래 먹으면 살이 찐다. 오래된 것을 먹으면 광란을 일으킨다. 참깨로 기름을 짜는 데는 흰깨가 우수하나 먹는 것은 검정깨가 좋다. 참깨를 먹으면 장수하고 젊어지는 선약(仙藥)인데, 근세에 와서는 드물게 이용한다. 장기간 먹어도 좋다. 옛날에 한 여인이 참깨밥을 지어 먹고 장수하였다는 등 여러 효능이 있으며, 선가의 식품이다.

동의보감에서는 날 참깨에서 짠 기름은 약으로 쓰고, 볶아서 기름을 짠 것은 조미로 쓰고 약용은 하지 않는다고 하였다. 한국민속약(韓國民俗藥)에 의하면 참깨는 기침・눈병・단독・화상・변비・풍치・폐결핵・응혈・십이지장충・치통・강장제・건위・가슴앓이・종기・대하증 등에 유효하고, 검은깨는 위산과다・건위・가슴앓이・폐렴・현기증・편도선염에 좋다고 하였다. 그리고 검은깨+꿀은 폐결핵에, 깨+익모초+대추는 위장병에, 참기름+소금은 화상에, 참기름+콩은 채독에, 참기름+파뿌리는 식체・소아기침 등에 유효하다고 한다.

그러나 참깨의 이용은 그 어떤 것보다도 참기름이라고 하겠다. 참깨의 지방 함유량은 45~55% 정도 된다. 참기름에는 리놀레산·올레산 등 불포화지방산이 많다. 리놀레산에는 콜레스테롤의 생성을 억제하는 작용이 있는 것으로 알려져 있다. 따라서 참기름은 동맥경화 예방에 유효한 식용유라고 할 수 있다.

참깨의 우수한 영양가와 식품 적 가치가 최근 세계적으로 주목되어 세계보건기구(WHO)와 식량농업기구(FAO)는 1980년 12월 세계참깨개발전문국제회의를 개최하여 다음 사항을 결의하였다.

① 세계의 유지작물 가운데서 고 영양참깨를 연구·개발하기 위하여 모든 나라와 국제협력을 한다.
② 현재의 세계 생산량(약 200만 톤)을 금후 5년간에 25~30%, 10년간에 최저 50%를 증산한다.
③ 각 전문분야마다 일을 분담하여 발전도상국의 기술원조에 일치 협력한다.
④ 국제회의를 4년마다 연다.
⑤ 연구와 정보를 내용으로 삼는 참깨 뉴스지를 발간한다.

세계의 참깨 생산량은 차츰 증가하고 있으며, 중국의 최근 생산량은 괄목할 만하다.

57. 오가피 / 오가피 열매

농촌진흥청에서는 오가피 열매에서 분리한 아칸토세실리제닌 I(Acanthosessiligenin I)이 **항염증에 탁월한 효과**가 있음을 밝혔다고 했다. 예로부터 한방에서 오가피는 간과 신장의 기운을 보호하고, 힘줄과 뼈를 튼튼하게 하므로 사지마비, 허리와 무릎의 연약증상, 골절상, 타박상, 부종 등에 쓰이고, 줄기나 뿌리껍질은 차로 만들어 오랫동안 먹으면 면역기능이 활성화되어 항 노화작용과 피로회복에 효과가 있다고 알려져 있다. 평생 한두 가지 염증 질환을 앓아보지 않은 사람이 없을 정도로 염증은 우리 건강과 밀접한 관련이 있는데 비염, 기관지염, 간염, 관절염 등 인체에는 많은 염증질환이 있다.

농촌진흥청에서는 2009년부터 2012년까지 3년 동안 약용자원 추출물 중 항염증에 유망한 오가피 열매(오가피)에서 항염증질환에 효능이 있는 물질을 발굴했다. 그 새로운 물질인 아칸토세실리제닌 I(Acanthosessiligenin I)을 분리하고 구조를 밝히는데 성공했으며, 항염증에 효과가 탁월함을 입증했다. 오가피의 식품 및 의약품 소재로서의 활용도 증진을 위해 연구한 결과 유효성분을 밝혀냈고, 그 중에서 새로운 화합물인 아칸토세실리제닌 I이 염증을 일으키는 일산화질소(NO)의 염증생성 억제에 탁월하다는 것을 밝혔다고 했다.

새로운 화합물 아칸토세실리제닌 I을 포함한 항염증 효과에 대해서는 국내 특허 출원을 해 기반기술에 대한 지식재산권을 확보한 상태이며, 국제특허(PCT) 출원도 준비하고 있다고 한다. 새로운 화합물 아칸토세실리제닌 I은 국제적으로 천연물 생

약의 저명 학회지(J. Nat. Prod., 75, 1138-1144, 2012)에 게재됐다. 이번 연구결과를 통해 오가피 열매의 기능성 성분도 구명하고, 식품 원료로서 더 많이 활용될 수 있는 계기가 됐으며, 앞으로 이는 염증성 질환 예방 및 치료용 약학적 조성물을 제조하는 데 이용될 수 있을 것이라고 했다.

농촌진흥청 오가피 연구팀은 항염증 효과가 탁월한 아칸토세실리제닌 I을 비롯한 오가피에 함유된 기능성 성분에 대한 연구를 집중적으로 진행해 의약품 및 기능성 식품 소재로 개발될 수 있도록 최선의 노력을 다해 오가피 재배농가 소득향상을 위해 애쓰겠다고 했다. 오가피 열매는 식약청의 식품공전에 등재되어 있고, 독성이 없는 안전하고 단맛이 나는 열매이기 때문에 가정에서는 차로 마셔도 좋을 것이라고 덧붙였다.

▣ 안토시아닌

안토시아닌이 많이 들어 있는 식품은 검은색 또는 보라색, 붉은색 계열의 과일과 채소로 블루베리가 대표적이다. 2012년 영국영양학회지(British Journal of Nutrition)에 발표된 논문에 따르면, 블루베리 안토시아닌 추출액이 빛에 노출되어 손상된 망막색소 상피세포를 보호하고, 노화과정을 늦추며, 세포가 사멸되는 것을 막는 데 도움이 되는 것으로 나타났다. 즉, 블루베리에 들어있는 안토시아닌이 빛 노출과 노화로 인한 망막색소 상피세포의 손상을 예방하기 때문이다.

캐나다 농업식품부(Agriculture and Agri-Food Canada) 연구진들이 안토시아닌이 풍부한 블루베리를 먹는 것이 실제로 눈이나 뇌 건강에 영향을 미치는지 확인하기 위한 실험을 했다. 돼지에게 4주간 먹인 후 돼지의 각 장기별 안토시아닌 함량을 확인한 결과 간, 눈, 뇌의 조직에 축적되어 있었다. 안토시아닌이 눈을 보호하고 뇌 건강에도 영향을 미치지만 기능에 대해서는 구체적으로 밝히지는 못했다고 했다. 안토시아닌의 항산화 효능은 질병과 노화의 원인이 되는 활성산소를 효과적으로 소거시키는 기능이 매우 뛰어나 혈액의 흐름을 원활하게 하고, 세포를 재생시켜 호르몬의 체계를 원활하게 하는 기능이 있다.

안토시안은 뇌의 시각영역에 전달되어 물체를 볼 수 있게 하는 로돕신의 재합성을 촉진시키고 활성화시켜 눈의 피로, 시력저하 등에 효과적이다. 항 당뇨작용은 인슐린 생성을 증가시키기 때문에 당뇨병 치료에도 효과적이다. 오가피 열매는 블랙푸드로 과육까지 짙은 자색이며, 안토시아닌 성분은 블루베리 200 mg /100g와 비교 807 mg /100g으로 월등히 많이 함유하고 있다. 안토시아닌이 풍부한 오가피 열매는 당뇨병 예방, 소염 및 살균작용, 심장질환, 뇌졸중 위험, 치매예방 등에 효과가 있으며, 체내 활성산소의 산화를 억제하는 항산화효과가 크다.

(1) 오가피 및 열매의 효능

① 관절통, 신경통 : 뼈와 힘줄을 강하게 하여 통증을 줄인다.
② 혈압조절 : 쿠마린 성분이 혈압을 낮추는 작용을 한다.
③ 협심증, 심근경색 : 하이레핀 성분이 관상동맥을 확장시켜 준다.
④ 당뇨, 어지럼증, 신경쇠약, 기침 : 뿌리를 달여서 차로 마시면 효능이 있다(열매).
⑤ 간 보호 : 오가피 열매에는 엘레우테로사이드 E 성분은 간의 GPT 수치를 낮추는 효능이 뛰어나고, 진세노사이드 구성성분의 절반 이상의 기능이 있어 간을 보호하고 간 경화를 억제한다.
⑥ 사포닌은 혈전 감소, 위궤양, 콜레스테롤 수치를 개선시킨다.
⑦ 기타 오가피 열매는 뿌리보다 폴리사카라이드가 3배 이상 많다. 학생들의 학습능력을 향상시켜 준다. 정력을 증강시킨다. 면역세포를 생성하여 면역력을 증강시킨다. 혈액 내 혈당수치를 낮춘다.

(2) 오가피 열매의 효능

허준의 동의보감에는 간경, 신경, 강심, 강장, 음위증, 신경통, 관절염, 류마티즘성 관절염, 강정 등에 주로 사용하였으며, 이시진의 본초강목에는 한 줌의 오가피는 한 마차의 금옥을 얻는 것 보다 낫다고 극찬하였고, 한약집성방에는 오래 복용하면 몸을 가볍게 하고 늙음을 견디게 한다고 하였다.

오가피 열매 효능은 오가피 뿌리와 그 효능이 비슷하다. 오가피는 생김새와 약성이 비슷하여 제2의 산삼으로 불리기도 한다. 산삼에 견주어지는 오가피의 열매에는 다음과 같은 효능이 있다.

① **허약 체질의 개선 :** 오가피 열매의 효능을 이용하여 체질을 개선시킬 수 있다. 꾸준히 복용하면 허약한 체질을 개선하는 데 아주 효과적이다.
② **풍 치료** : 풍을 다스리는 것 역시 오가피 열매 효능 중 하나다. 풍이란 온몸에 통증이 발생하여 전이되는 병을 의미한다. 이러한 질병을 예방하는 데 오가피 열매가 큰 효능이 있다.
③ **고혈압 :** 오가피 열매 효능 중에는 혈압조절이 있다. 오가피는 혈압을 효율적으로 조절하여 고혈압 치료 시 섭취하면 좋다.

④ **노화억제 :** 오가피 열매에는 노화방지 효능이 있다. 오가피 열매나 가루를 환, 술로 섭취하면 그 효과가 매우 뛰어나다.

⑤ **콜레스테롤 수치 조절 :** 오가피 열매는 콜레스테롤을 낮춰주는 효능이 있다. 콜레스테롤 수치를 적절하게 조절, 유지해 주기 때문에 꾸준히 매일 섭취해 주면 성인병의 예방에 큰 도움이 된다.

⑥ **뼈 기능강화 :** 오가피 열매는 뼈가 약한 노인들에게 좋은 식품이다. 오가피 열매 효능 중 하나가 뼈 기능 강화이기 때문이다. 오가피 열매는 뼈를 단련시키고 튼튼하게 해준다. 또한 오가피 열매는 흔히 건강식품으로 알려진 인삼과 다르게 열 발산이 적어 체질과 무관하게 모든 연령대의 사람들이 섭취할 수 있다.

⑦ **기력회복 :** 오가피 열매에는 허약한 기력을 회복시켜 주는 효능이 있다. 특히 오가피 열매가 중년 남성들의 발기부전 치료에 효과적이라는 보고가 있다.

(3) 차 이용방법

차로 만들어 마시는 방법은 오가피(가지 및 뿌리의 껍질)를 잘게 썰어서 물 5리터에 오가피 100g을 넣고 끓이는데, 끓고 나서 매우 약한 불로 2시간쯤 달여서 담황색의 차가 되면 유리병에 따라내고 다시 물을 부어 한 시간쯤 더 달여 재탕을 해서 먼저 따라둔 차와 섞어 냉장고에 두고 마신다. 남녀노소, 체질 등에 구애받지 않고 누구나 좋다고 한다(너무 진하게 마시면 간에 영향을 줄 수 있기 때문에 보리차처럼 연하게 끓여 차로 마신다).

(4) 오가피 관련 주요 연구

① 중앙대학교 동양의학 연구소 발표. 1977년, 간 보호작용 : 간의 GPT 수치를 낮추는데 오가피 성분 엘레우테로사이드 E(Eleutheroside E)가 인삼 성분 진세노사이드(Ginsenoside)보다 무려 74.9%나 효능이 높다.

② 약학회지24(2). 1980년, 간경화 억제작용 : 동물실험에서 오가피 성분 치사노사이드(Chiisanoside)를 먹인 그룹은 대조군에 비해 42.6% 간경화가 억제되었다.

③ 일본 특허등록 1984년, 학습력 향상 : 오가피 성분 엘레우테로사이드 E(Eleutheroside E)를 먹인 그룹은 비교 그룹보다 학습력이 77% 향상되었다. 교미회수는 동물실험 결과 오가피 성분 엘레우테로사이드 E를 먹인 것은 대조군보

다 교미하는 빈도가 300% 향상되었다.

④ 독일 하이델베르그 Bohn 교수. 1987년, 면역력 T세포 증강 : 오가피 투여군은 비교군보다 T세포의 수치가 77% 증가하였고, 백혈구 수도 약 26% 올랐다.

⑤ 일본 두쿠시마 대학교 우메야마 교수. 1991년, 오가피의 항 엘러지 효과는 기존의 엘러지 약인 Disodium cromoglycate 보다 6,800배나 강하다.

⑥ 미국 일리노이 대학교. 1991년, 가시오가피를 투여한 집단은 비교 집단보다 독성물질 해독작용이 200% 향상되었고, 폐결핵 균수에 있어서 3배 이상의 효과를 나타내었다.

⑦ 일본 미에 의과대학 Wang 교수. 1992년, 도란엽 오가피 투여군은 대조군보다 종양의 크기가 1/3 정도로 작아지고, 생명은 81%나 연장된다.

⑧ 중국 중약 잡지. 1994년, 오가피 엑기스를 먹인 투여군과 생리식염수를 투여한 대조군을 비교한 결과 오가피 엑기스 투여군이 최고 103%의 혈당저하 작용이 확인되었다.

⑨ 중국 약리 학보. 1996년, 오가피에 함유하고 있는 사포닌을 투여한 결과 혈액속에 있는 혈전을 72.5%나 감소시켰다.

⑩ 일본 홋카이도 건강과학 대학교. 1996년, 오가피를 복용시킨 동물실험에서 61.1%의 위궤양 치료효과가 입증되었다.

⑪ 프랑스 Gustave Roussy 연구소. 1998년, 고강도 방사선을 조사했을 때의 생존율은 오가피 투여군이 대조군에 비해 2배(200%)나 높았다.

⑫ 폴란드 의과대학. 2000년, 50명의 성인을 대상으로 오가피 엑기스를 30일 동안 복용시킨 후 콜레스테롤 수치를 조사한 결과 평균 30% 떨어졌다.

⑬ 러시아 BNXC MOCK OB CKAR. 오가피의 주요 성분들은 생체세포의 활성을 최대 202%까지 촉진시킨다.

⑭ 경희약대 논문집. 1992, 신응태 외 박사 학위논문. 윤광재. 경희대 : 오가피 열매에는 가시오가피 뿌리의 주요 성분(Eleutheroside E)과 일반 오가피 잎의 주요 성분(Chiisanoside)을 모두 함유하고 있다.

⑮ Daz, 1990. Wagner, 중약자원학. 1993, 주영한 : 활성 성분 폴리사카라이드(Polysaccharide)가 오가피 속 식물의 뿌리보다 열매가 3.5배나 더 많다.

58. 두 부

두부는 BC 2세기경 漢나라시대 회남왕(淮南王) 류안(劉安)이 처음 만든 것이라고 알려져 있으며(本草綱目 卷 25), 우리나라에 처음으로 두부가 전래된 것은 고려 말기의 성리학자 이색(李穡)의 목은집(牧隱集)에 대사구두부내향(大舍求豆腐來餉)이라는 제목의 시(詩)에 「나물죽도 오래 먹으니 맛이 없는데, 두부가 새로운 맛을 돋우어 주어 늙은 몸이 양생하기 더없이 좋다」라는 구절이 나오는 것으로 보아 고려시대에 송나라와 원나라를 통해 들어온 것으로 추정된다. 두부는 주로 사찰음식으로 사용되었던 것으로 전해진다.

우리나라에서는 두부를 포(泡)라고 불렀다. 두부의 이름은 본래 백아순(白雅馴)이었는데, 이를 방언이라고 생각, 따로 이름 하여 포(泡)라고 하였다고 한다. 우리나라의 여러 능원(陵園)에는 각각 승원(僧院)이 있어 여기서 두부를 만들어 바치게 하였으니 이 승원을 조포사(造泡寺)라고 하였다.

두부는 식물성 단백질 요리여서 절간음식으로 발달되었기 때문이다. 산릉(山陵)을 모시면 반드시 그 곁에는 두부 만드는 절(寺)인 조포사를 두어 제수(祭需)를 준비하게 했기 때문에 소문난 두부에는 연도사(衍度寺) 두부, 봉선사(奉先寺) 두부 등 절 이름이 붙어있는 경우가 많은 것을 알 수 있다.

두부는 초기에는 희귀식품으로 존재하다가 조선조에 이르러 대중화 되었으며, 세종 14년 명나라에 사신으로 파견되었던 박신생이 명나라 황제의 서한을 가지고 돌아왔는데, 그 내용인 즉, 조선에서 보낸 여인네들의 음식솜씨가 뛰어나고, 특히 두부를 만들고 요리하는 솜씨가 절묘하여 앞으로도 두부를 잘 만드는 여인네들을 골라 보내달라는 내용이 있어 당시 우리나라의 여인들의 두부 만드는 기술이 뛰어났다고 한다.

일본의 두부는 임진왜란 중에 병량(兵糧) 담당관으로 와 있던 오까베지로베(岡部治郎兵衛)란 자가 조선에서 그 제조법을 배워갔다 하기도 하고, 진주성 싸움에서 경주성장(慶州城將) 박호인(朴好仁)이 일본인에게 붙들려가서 도사노고오찌에서 두부제조업을 시작한 것이 근세 일본 두부제조업의 시초라고 하기도 하며, 또 일본에서는 자신들에게 두부 제조기술을 전해준 사람을 원나라 황실의 후예라는 주장이고 보면 두부는 두부가 가진 가치만큼이나 각국의 역사적 자존심도 강하다 하겠다.

과거 문헌들을 찾아보면 우리나라의 두부조리 가공법은 대단히 다채로웠으나 안타깝게도 계승 발전되지 못하고 단순히 손 두부만이 옛날의 그 맛으로 인식되는 실정이다. 현재 시점에서 보았을 때, 일본과 중국은 우리보다 두부의 종류와 두부요리의 다양성이 우위임을 인정할 수밖에 없으며, 두부 제조기계산업의 발전은 일본, 한국, 중국의 순위이다. 우리나라의 두부산업 관련업자들의 노력이 절실히 필요하다.

서구인들은 콩의 효능과 두부의 신비로움에 대하여 인식이 높아져 미국의 경우 대통령의 식단에 두부를 필수적으로 넣을 정도로 건강식으로써의 두부의 위상을 실천적으로 입증해 보일 정도이다. 두부 칼로리는 100g 기준으로 79 kcal이고, 두부 한모가 대략 500g 정도이니 두부 한모 칼로리는 약 400 kcal 정도다. 칼로리가 낮은 두부는 다이어트뿐만 아니라 변비에도 도움이 되며, 고단백 식품이기 때문에 근육 만들기에도 도움이 된다. 두부 100g 주요 영양 성분은 단백질 9.30g, 지방 5.6g, 철분 1.50g, 식이섬유 2.50g, 인 140 mg, 칼슘 126.00 mg 등이다.

▣ 두부효능(Ⅰ)

(1) 항암효과 및 성장발육

두부에 들어 있는 이소플라본이라는 성분이 암세포의 성장에 필수효소를 억제시키고, 암세포가 사멸하게 만드는 항암효과가 있다. 단백질과 칼슘이 풍부하기 때문에 성장기 어린이들의 성장발육에도 도움이 된다.

(2) 갱년기 여성

이소플라본 성분은 항암효과 뿐만 아니라 여성호르몬인 에스트로겐과 비슷한 효능을 가지고 있다. 갱년기 여성분들의 여성호르몬 부족으로 나타날 수 있는 안면홍조나 골다공증, 우울증, 심혈관질환 개선에 두부의 효능을 볼 수 있다.

(3) 다이어트 및 심장병 예방

두부 칼로리는 100g당 79 kcal이다. 저칼로리 고단백 식품인 두부를 꾸준히 섭취하면 체지방을 분해시키고, 지방이 쌓이는 것을 막아주기 때문에 다이어트 식품으로 좋으며, 근육 만들기와 같은 몸매 가꾸기에도 도움이 되고, 두부에 들어 있는 피토스테롤이라는 성분이 심장병이 발생하는 것을 예방해 준다고 한다.

(4) 장염개선 및 치매예방

두부는 장에서 흡수가 빨라 장염에 걸렸을 때 두부를 먹으면 장염으로 인한 설사나 구토로 인하여 약해진 기력을 회복시켜 주고, 소화를 도와주기 때문에 장염에 좋다. 순두부와 같이 국물을 만들어 죽처럼 먹거나 생으로 먹어도 장염에 도움이 된다. 두부의 레시틴 성분이 뇌를 건강하게 만들어 주고, 이소플라본 성분이 뇌혈관을 깨끗하게 해주는 효과를 가지고 있어 치매 예방에도 두부의 효능이 있다.

(5) 동맥경화 예방 및 변비개선

두부에 들어 있는 리놀산이라는 성분은 혈중 콜레스테롤의 수치를 낮춰주기 때문에 동맥경화 예방에 도움이 되며, 올리고당이 풍부해 장의 연동운동을 활성화시켜서 소화흡수를 도와주기 때문에 변비가 있는 분이거나 소화가 잘 안 되는 사람도 두부의 효능을 볼 수 있다.

▣ 두부의 효능(Ⅱ)

(1) 성장기 어린이 두뇌발달 효과

두부의 주원료인 콩의 40%를 차지하는 단백질과 필수지방산은 뇌에 에너지를 공급하고 신경세포 성장에 도움을 준다. 특히 두부에 풍부한 레시틴은 신경전달 물질을 이루는 주요 성분으로, 기억력을 높이는 작용을 한다.

(2) 뼈와 근육 성장

두부에 풍부한 단백질과 칼슘은 인체의 뼈와 근육을 이루는 성분으로, 성장기 아이들에게 매우 중요한 영양소다. 특히 식물성 단백질이기 때문에 비만과 아토피성 피부로 고생하는 아이들에게 좋은 식품이다.

(3) 갱년기 증상 완화

폐경기는 여성 호르몬인 에스트로겐이 감소되어 나타나는 현상이다. 콩은 여성 호르몬과 비슷한 기능을 가진 자연 식품으로 식물성 에스트로겐이라 불리는 이소플라본이 들어 있다. 이소플라본을 꾸준히 섭취하면 갱년기 증상이 완화된다.

(4) 유방암・난소암 예방

두부의 이소플라본은 에스트로겐이 부족할 때는 에스트로겐을 생산하지만, 체내에 에스트로겐이 과다할 경우에는 그것을 억제하는 성질이 있다. 에스트로겐을 조절해 에스트로겐 과다로 인해 생기기 쉬운 유방암과 난소암을 예방한다.

(5) 변비 치료・예방

두부에는 식이섬유인 올리고당이 풍부하게 들어 있어 두부를 많이 먹으면 변량이 많아지고, 변통이 부드러워진다. 또한 콩의 사포닌이 유해 성분과 장의 접촉을 막고,

유해 성분을 흡착해 배출해냄으로써 장을 깨끗하게 한다.

(6) 골다공증 예방

최근 연구에서 동물성 단백질을 많이 섭취하면 골다공증이 가속된다는 결과가 나왔다. 두부는 식물성 식품이면서도 칼슘을 많이 함유하고 있는데다 두부에 함유된 이소플라본이 뼈의 손상을 늦추고, 뼈 조직을 새롭게 형성하는 작용을 해 골다공증을 예방한다.

(7) 콜레스테롤 감소

두부에 들어 있는 리놀레산 등의 필수지방산과 레시틴, 이소플라본, 피토스테롤 등 생리활성 물질이 콜레스테롤의 수치를 낮춘다. 이소플라본과 리놀레산은 심혈관 질환을 예방하는 데에도 효과가 있다.

(8) 전립선질환 예방

50대 이후 호르몬 이상으로 전립선이 비대화되는 경우를 양성 전립선 비대증이라고 하는데, 남성 호르몬인 안드로겐이 증가하면 전립선이 커진다. 두부의 이소플라본은 활성 안드로겐의 지나친 증대를 억제해 전립선이 비대해지는 것을 막는다.

(9) 치매 예방

레시틴은 뇌에 활력을 주는 작용을 한다. 알츠하이머형 치매환자에게 레시틴을 처방하면 기억력이 20~50%까지 높아진다는 연구 결과가 있다. 두부에는 레시틴이 풍부하게 들어 있어 뇌를 건강하게 만들고, 생리활성 성분인 이소플라본이 뇌혈관을 깨끗하게 해 치매를 예방한다.

(10) 심장병 예방

두부에는 다양한 생리활성 물질이 함유되어 있는데, 이 중 피토스테롤은 심장병을 예방하는 기능이 있다.

(11) 노화 억제

두부에 풍부한 사포닌은 인삼의 주요 성분으로, 노화의 근본 원인이 되는 지방산의 산화를 막고, 암과 에이즈를 억제하는 효과가 있는 것으로 알려져 있다. 또한 두부에 함유된 비타민 B군, 비타민 E 등이 항산화 작용을 해 세포의 노화를 억제한다.

59. 녹두 / 숙주나물

녹두 100g 중 영양성분 함량은 니아신 2.00 mg, 나트륨 2.00 mg, 단백질 22.30g, 당질 57.40g, 지방 1.50g, 베타-카로틴 72.00 ㎍, 비타민 A 12.00 ㎍RE, 비타민 B_1 0.40 mg, 비타민 B_2 0.14 mg, 비타민 B_6 0.17 mg, 비타민 C 6.30 mg, 비타민 E 1.40 mg, 아연 2.49 mg, 엽산 0.00 ㎍, 인 335.00 mg, 철분 5.5 mg, 칼륨 730.00mg, 칼슘 1323.00 mg, 회분 3.30g, 식이섬유 17.49g이 함유되어 있다.

녹두의 주성분은 전분(57%)이나, 단백질 함량도 22~26%로 매우 많다. 녹두는 다른 전분에 비해 단백질이 풍부하며, 류신, 라이신, 발린 등과 같은 필수아미노산과 불포화지방산이 풍부해서 입술이 헐거나 몸이 피로할 때 먹으면 좋다. 특히 녹두는 아연의 함량이 높아 인슐린을 활성화해 혈당조절에 효과적이기 때문에 당뇨병 환자에 좋은 식품이다. 또 철과 카로틴이 풍부해 어린이 성장을 돕는다. 한방에서는 피부병 치료와 해독, 피로 해소에 효과가 있으며 식욕을 돋우기도 한다고 서술되어 있다. 전분 중에서 대표적인 것이 녹두다. 녹두제품은 맛이 팥과 비슷하나 향미가 좋다. 녹두는 주로 떡고물・빈대떡을 만드는 데 사용하며, 발아시켜 채소로 기르면 숙주나물이다.

녹두 전분으로 만든 묵을 '청포(淸泡)'라고 하고, 청포에 채소・육류를 섞어 식초나 기름에 무친 것을 '탕평채'라 한다. 또 녹두를 물에 불려 찧은 다음 포대에 넣어 짠 즙을 붉게 착색하여 졸인 뒤 길게 썰어서 꿀을 섞은 것을 '창면'이라고 한다. 동국세시기에 의하면, 녹두가루를 반죽하여 익힌 것을 가늘게 썰어 오미자(五味子)국에 띄우고 꿀을 섞어 잣을 곁들인 것을 '화면(花麵)'이라 하고, 녹두로 국수를 만들어 붉은색 물을 들인 뒤 꿀물에 띄운 것을 '수면(水麵)'이라고 하여, 삼월 삼짇날의 시절음식으로 먹는다고 하였다.

녹두는 체내 노폐물을 해독하며 열을 내리고 식욕을 돋우기 때문에 입맛이 없거나 영양이 결핍된 환자들에게 좋은 보양식이다. 또한 피로회복이나 입술이 마르고 헐었을 때 먹으면 효과적이다. 필수아미노산과 불포화지방산이 풍부하게 들어 있어 소화를 돕고 배뇨작용도 뛰어나 해독과 더불어 신속히 체외로 배출시키는 것을 돕는다. 식료본초에는 녹두는 원기를 보하는 데 좋고, 오장(五臟)을 조화롭게 하며, 정신을 안정시키고 풍을 다스리며, 피부를 아름답게 한다고 기록되어 있다.

녹두는 몸을 차게 하기 때문에 해열・고혈압・숙취에는 매우 좋지만 혈압이 낮은 사람이나 냉증이 있는 사람은 피하는 것이 좋다. 특히 한약을 먹는 경우에는 강한 해독작용 때문에 약의 효능까지 없어지게 되므로 함께 먹지 말아야 한다.

숙주나물은 고려 때 원나라에 들어온 것으로, 숙주나물이라는 이름은 조선시대

세조 때 신숙주(申叔舟)가 단종에게 충성을 맹세한 여섯 신하를 고변(告變)하여 죽게 하였다고 해서 백성들이 그를 미워하여 이 나물을 '숙주'라 이름 하였다는 것이다. 이유는 숙주나물로 만두소를 만들 때 짓이겨야 하기 때문에 신숙주를 이 나물 짓이기듯이 하라는 뜻이 담겨 있다고 한다. 숙주나물은 만두의 속으로 쓰기도 한다.

숙주나물은 96%가 수분이므로 칼로리가 낮아 다이어트 식품으로도 적합하며, 100g 중 영양성분 함량은 니아신 1.28 mg, 나트륨 1,504.30 mg, 단백질 5.80g, 당질 4.64g, 베타-카로틴 135.22 ㎍, 비타민 A 22.54 ㎍RE, 비타민 B_1 0.11mg, 비타민 B_2 0.13 mg, 비타민 B_6 2.35 mg, 비타민 C 26.46 mg, 비타민 E 0.86 mg, 아연 0.43 mg, 엽산 16.74 ㎍, 인 88.26 mg, 지방 2.23g, 철분 1.60 mg, 칼륨 343.52 mg, 칼슘 45.34 mg, 회분 4.70g, 식이섬유 4.70g이 함유되어 있다.

녹두를 숙주나물로 길렀을 때 비타민 A는 2배, 비타민 B는 30배, 비타민 C는 40배 이상 증가하며, 녹두에 함유되어 있던 단백질이 분해되어 아르기닌, 아스파라긴산 등으로 분해되어 소화 흡수가 잘 되고, 당질의 양은 급감하기 때문에 녹두보다는 숙주나물로 이용하는 것이 건강에는 더 유익하다. 숙주나물은 해열작용을 하므로 독감에 걸렸을 때 섭취하면 좋다. 본초강목에는 숙주나물의 원재료인 녹두가 열을 없애고 독을 풀어준다고 기술되어 있다. 비타민 B_6 함유량은 가지의 10배, 우유의 약 24배 많고, 체내 독소를 배출시키는 데 효과적이다.

실험에 의하면 카드뮴에 중독된 실험용 쥐에게 숙주나물 즙을 투여한 경우 간장 및 장의 카드뮴 함량을 감소시켰다고 보고했다(98년도 한국식품영양과학회지). 카드뮴 중독은 혈청 및 간 조직의 효소활성을 저하시킨다. 숙주나물은 소화를 돕고 원기를 보충해 주기 때문에 인체 기관의 기능을 원활하게 하고, 이뇨작용을 활발하게 하여 체내 유해물질을 몸 바깥으로 배출시키기는 데도 도움이 된다.

60. 렌틸콩

렌틸콩은 볼록렌즈처럼 생겼다 하여 '렌즈콩'이라고도 한다. 콩과에 속하는 식물로 키가 40cm 정도로 작으며, 콩깍지 안에 씨앗이 2개 정도 들어 있다. 2006년 미국 건강 전문지 헬스에 한국의 김치, 일본의 낫또와 더불어 세계 5대 건강 식재료로 선정된 바 있다. 곡물임에도 단백질, 식이섬유 등이 풍부해서 대중들에게 웰빙 식재료로 급격히 인지되고 있다.

렌틸콩은 기원전 6000년 전부터 인류가 먹어왔던 곡물로 사람이 경작한 최초의 식용 식물 중 하나라고 알려져 있다. 고대 이집트를 비롯해 그리스 등 유럽에서도 렌틸콩을 먹었던 것을 찾아볼 수 있다. 성경 창세기 25장 34절에 야곱이 에서에게 빵과 함께 렌틸콩 스튜를 주었다는 구절이 있다.

우리나라에서는 불콩죽으로 번역되어 있으나 본래 렌틸콩이 맞다. 바빌론 유배기간에도 유대인들이 렌틸콩을 먹었다는 기록이 남아 있다. 단백질이 풍부해 중세 시대에는 가난한 자들의 고기라고 불리기도 했다. 원산지는 중앙아시아와 극동지역으로 알려져 있으며 고대부터 유럽, 아시아, 북아프리카에서 재배되었고, 주요 식량으로 이용되었다. 지금은 캐나다와 인도에서 세계 생산량의 절반 이상을 생산하고 있으며, 녹색, 갈색, 주황색, 검정색 등 다양한 종류가 있지만 영양소는 비슷하다. 현재에는 터키, 중국, 캐나다, 호주 등 세계 여러 곳에서 생산되고 있다. 그 중 최대 산지는 인도다. 인도에 렌틸콩이 전래된 것은 기원전 1세기경으로 알려져 있다. 인도에서는 주식처럼 먹을 정도로 빵과 흔히 곁들여 먹는 기본 식재료다.

렌틸콩은 빨강, 노랑, 주황, 초록, 갈색, 검정 등 약 10여 가지의 색깔로 다양한 종류가 있지만 영양소는 비슷하다. 가장 많이 사용하는 것은 브라운과 그린이다. 익어도 형태를 그대로 유지하기 때문에 샐러드나 사이드 디시로 구성하기 좋다. 빨간 렌틸콩은 인도에서 특유의 양념을 더해 만드는 달(dal)의 주재료로 사용한다. 쉽게 물러지기 때문에 스프나 퓨레, 소스 등을 만들기 적합하다. 프렌치 그린은 현지에서는 그린 빈으로 부르지만, 한국에서는 검은 렌틸콩이라고 한다. 탈피를 하지 않은 원곡 상태인데, 다른 렌틸콩보다 단백질 함량이 높고 단단해 식감이 좋으며, 조리 시간이 다소 길다.

현재 국내에 유통되는 렌틸콩은 대부분 수입산이다. 건조된 상태로 들어오는 경우가 많기 때문에 조리하기 전 물에 불린 후 사용하도록 한다. 삶은 렌틸콩은 100g 당 116 kcal의 에너지를 내는데 단백질은 9g으로 높은 반면, 지방은 0.38g으로 매우 낮다. 섬유소도 영양소 기준치(영양 표시에 사용하는 영양소의 평균적인 1일 섭취 기준량) 대비 30%를 넘을 정도로 많다. 미량 영양소로는 엽산이 영양소 기준치의 72%를 충족할 정도로 많이 함유되어 있고, 철분과 티아민(비타민 B_1)뿐만 아니라 판토텐산, 마그네슘, 아연, 구리, 망간 등의 무기질도 풍부하다. 섬유소가 풍부하고, 혈당지수(glycemic index : GI)가 29로 낮은 편이어서 당뇨병 환자나 비만환자에게 권장할만한 식품이다.

풍부한 섬유소는 콜레스테롤 배설 효과가 있어 혈중 콜레스테롤을 낮추어 준다. 또한 렌틸콩은 엽산 함량이 높은데, 엽산은 세포합성에 꼭 필요한 영양소로 임신초기 기형아 출산을 예방하기 위해 임산부에게 권장된다. 엽산과 더불어 철분의 훌륭한 공급원으로 빈혈에도 도움이 된다. 칼륨, 마그네슘의 함량도 높아서 혈압을 낮추는 데에도 효과적이며 카테킨, 사포닌, 피틴산과 같은 파이토케미칼은 혈관 노화 및 암 예방에 효과가 있다는 연구 결과가 보고되기도 하였다.

렌틸콩도 콩에 불과하며, 대부분의 콩은 좋은 단백질 공급원이고, 섬유소가 풍부하고 복합탄수화물로 이루어져 있으며, 지방함량이 적고, 콜레스테롤은 없다. 칼륨, 셀레늄, 아연과 같은 비타민과 무기질이 풍부하고 당지수도(GI) 강낭콩이 24, 대두가 16으로 낮은 편이다. 노란콩, 검은콩과 렌틸콩의 영양성분을 비교해 보면 비슷하다. 오히려 노란콩은 섬유소가 더 많고 칼슘, 마그네슘 같은 무기질은 더 많이 함유되어 있다. 우리가 흔히 섭취하고 있는 대두의 경우도 대두를 많이 섭취하는 집단이 적게 섭취하는 집단에 비해 혈중 콜레스테롤 수치가 낮으며, 당뇨병 발병율도 낮았다는 연구보고가 많이 있다. 또한 유방암, 위암, 대장암뿐만 아니라 폐암의 발병율도 낮았다는 연구 결과가 발표되기도 하였다.

캐나다나 미국의 식생활 지침을 살펴보면 단백질 급원식품으로 육류 대신 강낭콩, 렌틸콩 및 두부 등 콩류를 자주 섭취할 것을 권장하고 있다. 특히 2005년 미국 식생활 지침에서는 콩을 일주일에 3컵 이상 섭취할 것을 권고하기도 하였다. 캐나다 당뇨병협회에서는 혈당 조절에 좋은 식단으로 콩류를 많이 포함한 식단을 추천하고 있다. 렌틸콩 뿐만 아니라 다양한 콩을 충분히 섭취하는 것이 더 중요하다는 것을 알 수 있다.

식이섬유나 미량영양소들은 주로 콩의 껍질에 함유되어 있다. 따라서 껍질째 먹는 것이 좋다. 렌틸콩은 다른 콩들에 비해 껍질이 얇아서 불리는데 시간이 적게 걸려 조리시간이 짧고, 식감이 부드러운 것이 장점이기 때문에 세계 여러 나라 요리에서 밥, 스프, 샐러드, 소스 등 다양한 요리에 이용되고 있다. 쌀과 혼합하여 먹으면 쌀에 부족한 라이신이나 트립토판 같은 아미노산을 보충하는 효과를 볼 수 있다. 렌틸콩에는 철분이 많으나 흡수율이 떨어지므로 육류와 같이 먹거나 식초를 이용한 드레싱을 곁들여 먹는다면 흡수율을 높일 수 있다.

섬유소가 많다는 것은 렌틸콩의 장점이지만, 단점이기도 하다. 섬유소는 장내 박테리아에 의해 발효되어 가스를 생성하는데 이것이 과도해지면 복부팽만감, 복통이 나타날 수 있다. 또한 콩이므로 알러지 유발 가능성도 고려해야 한다. 실제로 스페인에서 발표된 연구에 따르면 아이들에게 알러지 반응을 일으키는 주요 식품에 렌틸콩이 포함되어 있었다. 뿐만 아니라 수산염의 함량이 높기 때문에 신장이 약한 사람은 과량 섭취하지 않도록 주의해야 한다.

61. 쌀(백미)

예로부터 우리나라 사람들은 쌀을 주식으로 식생활을 하여 왔고, 에너지원으로 하였기 때문에 식생활에서 중요한 곡물이다. 쌀에는 멥쌀과 찹쌀이 있는데, 차이는 아밀로오스와 아밀로펙틴 함량의 차이이다. 육안으로 보았을 때에 멥쌀은 반투명하고, 찹쌀은 유백색이다. 찹쌀은 수분함량이 많으면 반투명해져서 멥쌀과 구별하기 힘들지만 건조하면 유백색이 된다. 찹쌀은 배유세포 내 전분함량이 낮아서 건조하면 배유 내부에 미세한 간격이 생기므로 유백색을 띠게 된다. 찹쌀의 비중은 1.08이고, 멥쌀의 비중은 1.13으로 멥쌀이 약간 무겁다. 멥쌀은 약 80%가 아밀로펙틴이고, 나머지가 아밀로오스인데 비하여, 찹쌀은 아밀로오스를 거의 함유하고 있지 않다. 전분의 호화(糊化) 온도는 찹쌀 70℃, 멥쌀 65℃이며, 요오드반응은 멥쌀은 청자색을 띠지만 찹쌀은 적갈색을 나타낸다.

가공 쌀의 일종인 알파미는 정백미를 물 또는 묽은 초산에 충분히 담근 뒤 100℃ 이상에서 밥을 지어서 온도를 내리지 않은 채로 상압 또는 감압 하에서 급속히 탈수시켜서 5% 정도의 수분함량으로 만든 것이다. 물을 첨가하면 호화상태가 재현되어서 소화가 잘 되는 것이 특징이다. 또한, 강화미는 백미에 소량의 비타민 B_1을 초산용액 중에 침투시켜서 증자(蒸煮)하여 호화시키고 건조시켜 만든 것으로, 쌀을 씻을 때에 손실되기 쉬운 비타민·칼슘·아미노산 등의 영양소를 증가시킨 쌀을 말한다. 백미보다 200분의 1 비율로 혼합되어 있어서 100g 중에 비타민 B_1이 100～150 mg, 비타민 B_2는 3～7 mg 강화되어 있다.

쌀 100g 중 영양성분 함량은 니아신 1.40 mg, 나트륨 2.00 mg, 단백질 6.60g, 당질 76.80g, 비타민 B_{10} 10 mg, 비타민 B 20.03 mg, 비타민 B 11 mg, 비타민 E 0.40 mg, 아연 1.50 mg, 엽산 3.60 ㎍, 인 67.00 mg, 지방 0.40g, 철분 1.30 mg, 칼륨 102.00 mg, 칼슘 14.00 mg, 회분 0.10g, 식이섬유 0.96g이 함유되어 있다. 쌀은 전분이 주성분이고, 단백질 약 7%, 지질(脂質)과 회분은 적게 함유하고, 비타민은 약간 함유하고 있다.

쌀의 단백질은 글루텔린이 주성분이고 알부민과 글로불린도 소량 함유하고 있다. 아미노산 중 리신·트립토판·메티오닌 등이 적게 함유되어 있지만, 단백가는 78로 영양적으로 보면 식물성 단백질 중에서는 우수한 편이다. 지질은 호분층(糊分層 : 세포 속에 있는 단백질 층)이나 배아에 많으며 무기질로서는 인이 많고 칼슘이 적은 것이 특징이다. 쌀의 중요한 비타민은 비타민 B_1, 비타민 B_2, 니아신, 비타민 E 등이며, 비타민 A와 비타민 C는 함유되어 있지 않다.

쌀밥과 빵의 영양가를 비교할 때에 가장 현저한 것은 단백질이다. 빵의 단백가는

44로 쌀의 단백가 78에 비하면 훨씬 낮다. 따라서 쌀의 단백질이 더 우수하다. 또한, 빵의 아미노산 중 리신은 쌀에 함유되어 있는 리신보다 훨씬 적다. 호분층・배유(胚乳) 및 배아의 영양가에서도 호분 층에는 당질이 주성분으로 전분이 가장 많이 함유되어 있으며, 그 다음으로 수분, 단백질, 지질 그리고 회분 등 순서이다.

무기질로는 인이 가장 많고 칼륨, 마그네슘, 칼슘의 순서로 칼슘 함량이 매우 적은 것이 특징이다. 배유도 당질이 주성분이고 단백질, 지질, 회분 등 순서이다. 무기질로서는 인, 칼륨, 마그네슘, 칼슘, 비타민 B_1을 함유하고 있다. 배아미는 배아가 붙어 있는 쌀로서 최근에는 '배아정미'라고도 부르며, 소화가 잘 되고 배유에 비하여 2～3배의 비타민 B_1, B_2, 비타민 E를 함유하고 있는 것이 특징이다.

쌀의 영양가는 묵은쌀과 햅쌀에 따라서 다르다. 묵은쌀은 햅쌀에 비해서 맛이 떨어지는 것 외에 비타민의 함량이 현저하게 감소되어 있다. 쌀에 적당 양의 물을 넣어서 조리를 하면 쌀 전분의 호화로 소화가 잘 되고 맛이 좋아지게 된다. 조리 시에 따른 성분의 변화는 도정과 쌀의 수세정도에 따라 비타민 B_1,비타민 B_2 및 지방과 단백질에서 손실이 일어난다.

62. 보리쌀

보리에는 겉보리와 쌀보리가 있다. 겉보리의 도정률은 약 80%, 쌀보리는 85%다. 보리의 거친 껍질에는 섬유질, 회분, 펙틴 성분이 많아 보리의 구조을 강하게 만들어 준다. 보리는 탄수화물이 75% 정도(그 중 60% 가량이 전분)인 곡류로 성숙할 때 껍질이 낟알에 강하게 밀착되어 껍질을 제거하기 매우 어려운 구조를 가지고 있다. 보리는 외피가 두꺼워 대맥은 15～20%, 과맥 55～56%이다.

보리는 완전히 정백하여도 호분층의 일부가 남는다. 따라서 보리는 10분 도정을 한다 해도 먹기가 어려울 뿐만 아니라 가공 원료로서도 부적합하고 실용성이 거의 없으므로 껍질보리와 쌀보리 등의 종피(껍질)를 없앤 후 고열 증기로 찌고 롤러로 납작하게 눌러 건조시킨 납작보리(압맥 : 조직이 파괴되어 통보리쌀보다 소화율이 향상된다)를 만들거나 분말로 만들어 식용 또는 가공원료로 사용하고 있다.

보리의 100g 중 성분은 겉보리인 경우 에너지 132.2 kcal, 수분 13.8g, 단백질 10.6g, 지질 1.8g, 당질 68.2g, 섬유소 2.7g, 회분 2.7g, 칼슘 43 mg, 나트륨 3 mg, 인 360 mg, 철 5.4 mg, 비타민 B_1 0.31 mg, 비타민 B_2 0.1 mg, 나이아신 5.5 mg이고, 쌀보리는 100g 중 에너지 338 kcal, 수분 14.0g, 단백질 10.2g, 지질 2.0g, 당질 72.2g, 섬유소 0.7g, 회분 0.9g, 칼슘 40 mg, 나트륨 1 mg, 인 140 mg, 철 2.0 mg 비타민 B_1 0.18 mg, 비타민 B_2 0.07 mg 나이아신 2.5 mg이다.

보리의 건강적 효능으로는 보리에 함유된 점착성 섬유질인 β-glucan이 혈액 중의 콜레스테롤 양을 낮추고, 보리에 함유된 다량의 섬유소는 배변을 용이하게 하여 변비 해소나 대장의 기능 향상에 기여한다. 보리쌀에는 **섬유질이 쌀의 5배** 이상 들어 있다. 섬유질은 탄수화물의 분해흡수를 저해시키고 담즙산의 분비를 증가하며, 음식물의 장내 통과시간을 촉진시켜 담즙산의 재흡수를 억제시킨다. 또한 혈중 콜레스테롤 감소시키고 변비치료에 효과가 있다.

몬태나 주립대학교 연구팀은 보리 빵을 꾸준히 먹은 사람은 체중이 15% 감소하였다고 했고, 위스콘신 주립대학에서는 심장병환자의 혈중 콜레스테롤이 18～19% 감소했고, 당뇨환자의 경우 보리밥을 꾸준히 섭취할 경우 **당 생성억제 효과**를 볼 수 있다고도 했다.

보리쌀에는 인체 조직의 생리활성에 필요한 비타민과 무기질을 다량으로 함유하고 있으며, 열량은 적기 때문에 다이어트 식품으로도 좋다. 보리밥의 소화율은 단백질 69.9%(쌀밥 77.3%), 탄수화물 98.8%(쌀밥 99.5%), 지방 62.9%(쌀밥 72.9%)로 쌀밥보다는 다소 떨어진다.

63. 옥수수

옥수수를 많이 생산하는 지방에서는 주식으로 이용되기도 하지만 그 외는 대부분 간식으로 많이 이용한다. 생산량이 많은 강원도의 경우에는 강냉이밥・강냉이수제비・강냉이범벅과 같은 주식뿐만 아니라 옥수수설기・옥수수보리개떡과 같은 별식 등 옥수수를 이용한 다양한 종류의 음식이 발달되어 있다. 특히, 옥수수로 만든 올챙이묵은 강원도의 향토음식으로 유명하다. 이밖에도 제분을 해서 빵・과자・물엿・술을 만들며 녹말로는 포도당・주정・방직용 풀 등을 만든다. 기름을 짜서 쓰기도 하고 마가린을 만들기도 한다. 민간에서는 마른 암술대를 이뇨제로 사용한다.

지방함량이 적고 식이섬유소가 많아 다이어트 음식으로 많이 이용되고 있으나 비타민과 무기질, 필수아미노산이 부족하므로 옥수수만 먹는 원 푸드 다이어트는 바람직하지 않다. 식이섬유소가 풍부하여 변비에 효과적이다.

옥수수 100g 중 영양성분 함량은 니아신 2.20 mg, 나트륨 1.00mg, 단백질 3.80g, 당질 22.70g, 베타-카로틴 156.00 μg, 비타민 A 26.00 μgRE, 비타민 B_1 0.23 mg, 비타민 B_2 0.14 mg, 비타민 B_6 0.17 mg, 비타민 E 0.12 mg, 아연 0.76 mg, 엽산 11.10 μg, 인 106.00 mg, 지방 0.50g, 철분 1.80 mg, 칼륨 1314.00 mg, 칼슘 21.00 mg, 회분 0.80g, 식이섬유 2.70g이다.

64. 율 무

율무 100g에 들어 있는 성분함량은 단백질 15.10g, 당질 64.90g, 지질 6.40g, 회분 2.00g, 니아신 3.30 mg, 나트륨 2.00 mg, 비타민 B 10.17 mg, 비타민 B_2 0.03 mg, 비타민 B_6 0.40 mg, 엽산 26.50 μg, 비타민 E 3.00 mg, 식이섬유 3.93g, 아연 1.77 mg, 인 2.00 mg, 철분 5.60 mg, 칼륨 318.00 mg, 칼슘 147.00 mg 등이다.

본초강목(1590년)에 의하면 율무가 위에 좋고 비장을 튼튼히 하며, 폐를 보호한다고 율무의 효능을 소개하고 있다. 또한 그 외에 열(熱)과 풍(風)을 없애주며 습(濕)에 이기게 한다고 하였다. 율무는 **면역력을 키우는 음식 중 대표적인 음식**이다. 옛날부터 율무를 먹여서 키운 말은 몸이 날렵하고 강해서 병이 들지 않고 천리를 하루에 달려도 피로를 모른다고 했다. 그래서 율무를 지속적으로 먹으면 몸을 강하게 만들어서 움직임이 빨라지고, 병에 대한 저항력이 길러진다. 특히 율무의 달고 담담한 맛은 위장을 보해 주고, 찬 성질은 위를 상하지 않게 한다. 또 성질이 부드럽고 느려서 몸속의 습기를 없애 주는데 가장 좋은 약으로 꼽힌다.

율무는 다른 곡류에 비해서 단백질, 지질이 많은 편이고, 탄수화물은 대부분은 녹말이며 찰기가 있다. 약리실험 결과 율무는 피 속의 콜레스테롤을 떨어뜨리는 작용이 있으므로 비만, 동맥경화, 심장병은 물론 지방간이 있는 사람에게 좋다. 한방에서는 부기를 빼거나 식욕을 억제하는데 활용한다. 최근 율무 추출물에서 종양을 억제하는 물질인 **코이키소에노라이드**와 **루신**, **타로신**을 발견했으며 항암작용이 있는 것으로 밝혀졌다.

율무는 주로 죽이나 밥, 차로 먹으며, 약용으로 복용할 때는 12~35g을 달여서 먹거나 가루형태로 먹는다. 그러나 변비가 심한 사람과 소변을 자주 보는 사람은 많이 먹어서는 안 되며. 임산부가 먹으면 태아의 성장을 저해하여 먹는 것을 금지해 왔다. 예로부터 한방에서 율무는 '의이인'이라 하여 산화된 피부를 환원시켜 주고 색소 침착을 억제하며, 화이트닝에도 효과가 있다고 전해져 왔다.

65. 퀴노아(Quinoa and quinoa flour)

UN에서 선정한 **세계의 곡물**이다. 단백질, 무기질, 녹말, 비타민이 풍부해 완전식품으로 인정받고 있으며, 알레르기를 유발하는 글루텐과 나트륨을 전혀 함유하고 있지 않다. 당지수는 낮고 마그네슘 함유량은 높아 **혈압 유지**에 효과적이며, 풍부한 망간과 셀레늄은 노화 방지에 도움을 준다.

쌀보다 조금 작은 둥근 모양으로 조리가 쉽고 단백질・녹말・비타민 A・무기질이 풍부하여 영양 면에서 우유에 버금가는 곡물로 인정된다. 잉카제국의 슈퍼곡물로 불리던 퀴노아는 지난 수천 년 동안 안데스 지역의 중요 농산물이었으나 근세에 와서 겨우 일부 농가에서 자급자족으로 명맥만 유지해 왔다. 그 후 영양학적 가치가 새롭게 평가되면서 세계적인 식품회사와 남아메리카 민간단체들의 품종 개량과 보급 노력에 힘입어 1980년 이후 빠른 속도로 국제곡물시장에서 거래되고 있다.

한때 안데스 지역에서도 찾기 힘들던 퀴노아는 현재 유럽・미국・일본에서 건강식품으로 이용되고, 쌀 다음가는 주요 식량자원으로 부상하고 있다. 퀴노아의 영양에 대한 재발견은 스위스의 네슬레 식품회사의 공이 크다. 이 회사에서 전적으로 품종개량・재배기술・보급에 오래 전부터 힘써 현재 재배인구가 급증하고 있다. 국제연합개발기금, 아메리카주 개발은행 등이 현지 농민들에게 가공공장 설립・경작 시설 등에 자금을 지원하고 있다.

일본 식품표준성분표에 의하면 단백질 함량은 13.4g으로 백미(6.1g)나 현미(6.8g)에 비해 월등히 높으며, 칼륨과 칼슘, 철분도 각각 539 mg, 36 mg, 4.5 mg에 달한다. 포만감을 주는 식이섬유가 8.0g으로 백미(0.5g), 현미(3.0g)보다 훨씬 많아 다이어트 식품으로도 좋다. 최근 미국 등 선진국에서는 건강식품 1순위로 떠오른 완전 **글루텐프리** 식품이다. 각종 대장질환의 원인인 글루텐이 없는 대표적인 식품으로 섬유질이 풍부하다. 퀴노아 껍질에는 인삼에 많은 사포닌이 함유되어 있다. 사포닌은 면역력을 강화하는데 효과적이며 강력한 항염・항암작용을 하기도 한다. 이외에도 뇌를 활성화시키고, 노화를 방지하는 비타민 B와 비타민 E가 높다. 비타민 B_1은 0.44 mg으로 백미(0.08 mg)의 5배, **비타민 E** 역시 6.0 mg으로 백미(0.2mg)보다 30배나 많다.

퀴노아는 우유와 비슷한 아미노산 구성을 하고 있기 때문에 우유의 대체식품으로도 이용되고 있다. 아토피 때문에 우유를 먹을 수 없는 어린이들에겐 대체식품으로 이용할 수 있고, 알러지 유발물질인 글루텐 성분이 없어 알러지에 취약한 어린이들에게 안심하고 먹을 수 있는 식품이다. 볼리비아 고산지대에 살던 원주민들 아이들은 어릴 때부터 퀴노아를 먹어 건강하게 성장했다고 한다.

66. 해바라기 씨

해바라기 씨 100g 중 영양성분 함량은 니아신 6.80 mg, 나트륨 2.00 mg, 단백질 19.90g, 당질 14.40g, 베타-카로틴 17.00 μg, 비타민 A 2.00 μgRE, 비타민 B_1 2.10 mg, 비타민 B_2 0.24 mg, 비타민 B_6 0.80 mg, 비타민 E 2.20 mg, 아연 5.20 mg, 엽산 237.40 μg, 인 540.00 mg, 지방 56.40g, 철분 5.00 mg, 칼륨 510.00 mg, 칼슘

95.00 mg, 회분 2.90g, 식이섬유 10.50g이 함유되어 있다.

해바라기 씨에는 칼륨, 칼슘, 철분 등의 무기질과 일반 곡류가 정제과정에서 상실하기 쉬운 **비타민 B 복합체**가 풍부하기 때문에 고혈압이나 신경과민에 탁월한 효과를 보이므로 고혈압이나 신경과민이 원인이 되는 동맥경화에 좋고, 또 혈액순환을 도와주고 영양소가 몸에 잘 흡수되도록 도와주기 때문에 간 기능을 정상화시키는 작용을 한다. 해바라기 씨의 단백질은 필수아미노산이 많고, 아르기닌도 많이 들어 있으며, 메티오닌과 트립토판이 비교적 많아 영양적으로도 우수하다. 레시틴이 부족하면 정신병에 걸리게 되는데 해바라기 씨에는 이 레시틴이 많이 들어 있다

해바라기 씨에는 특히 **엽산**이 풍부하다. 엽산(folate, 葉酸)은 비타민 B군에 속하는 수용성 비타민으로 초록색 식물에 널리 분포되어 있다. 엽산은 아미노산과 핵산(核酸)의 합성에 필수적인 영양소다. 유전자를 만드는 핵산인 DNA 복제에 관여하는 효소의 조효소로 관여하므로 세포 분열과 성장에 중요하다. 엽산은 비타민 B_{12}와 결합해 성장 발달과 적혈구 생산에 주력하는 비타민이며, 뇌에서 신경전달 물질인 노르아드레날린의 분비를 촉진시킨다. 엽산은 혈류가 잘 통하도록 혈관을 이완시키는 효과가 있어 고혈압의 위험을 낮추는 데 기여하는 것으로 생각된다. 그러나 추가 연구를 통해 확실한 결론을 내릴 때까지 고혈압을 예방하기 위해 엽산의 섭취를 늘리라고 권장하기에는 아직 이르다.

미국과 중국의 공동 연구에 의하면 무뇌아, 이분척추 등과 같은 선천성 기형아가 많이 발생하는 중국의 북부지역에서 엽산을 400㎍ 복용한 그룹에서는 1,000분의 1, 복용하지 않은 그룹에서는 1,000분의 5의 확률로 신경관 결손증이 발생했다. 무뇌증(無腦症)이란 대뇌(大腦)가 거의 없으나 뇌간은 기능을 하고 있어 뇌사(腦死)는 아닌 상태를 말하며, 이분척추증(二分脊椎症)이란 척수에서 뇌(腦)에 이르는 신경관이 열리는 병으로 운동마비, 감각마비, 방광과 직장에 장애가 나타난다.

체내에서 엽산은 DNA와 RNA의 합성을 위해 필요한 메티오닌 생산을 위해 필수적이다. 그러나 임신부 중 20~30%는 엽산에 의한 메티오닌 생산에 필요한 효소와 관련된 유전자에 돌연변이가 있을 수 있으므로 단순히 음식물 섭취에 의한 엽산 보충만으로는 엽산 부족현상을 일으킨다. 이때 언청이, 심장기형과 같은 기형이 나타날 수 있다. 이에 기형아를 낳은 경험이 있는 여성은 엽산 보충제를 4 mg, 그리고 이 같은 과거 경력이 없는 경우는 엽산 400 ㎍을 임신하기 3개월 전부터 최소 임신 13주까지 복용하면 효과적으로 예방할 수 있다.

엽산과 비타민 B_{12}의 결핍은 세포의 분화 및 세포 분열에 손상을 가져와 거대적아구성 빈혈(megaloblasticanemia)을 일으킨다. 거대적아구성 빈혈은 적혈구가 분열

할 수 없어서 크고 미성숙한 상태로 남게 되어 발생한다. 엽산의 과잉 섭취는 비타민 B_{12}의 결핍 상태를 일으키는 부작용이 발생하여 신경 손상을 일으킨다. 또한 과량의 엽산은 신장에 축적되어 신장 손상을 초래하기도 한다. 따라서 하루 1,000 ㎍ 이상의 무분별한 과잉 섭취는 삼가 해야 한다. **장기간의 엽산 과잉 섭취**는 혈액에 악영향을 미쳐 비타민 B_{12} 결핍을 가져온다. 또한 대량의 엽산은 아연 등 무기질의 활동에 지장을 초래한다.

67. 계 란

흔히 계란을 완전식품이라고 한다. 이유는 수정한 알을 부화시키면 완벽한 병아리가 탄생하기 때문이다. 계란은 하나의 생명체가 탄생하기에 필요한 모든 영양소와 충분한 양의 영양함양을 가지고 있다. 계란 1개(50g, 먹을 수 있는 부위)의 영양가를 보면 에너지(열량) 79 kcal, 수분 37.28g, 단백질 6.07g, 지방 5.58g, 탄수화물 0.60g, 회분 0.47g이다. 무기물은 칼슘 28 mg, 철분 1.04 mg, 마그네슘 6 mg, 인 90 mg, 칼륨 65 mg, 나트륨 69 mg, 동 0.72 mg이고, 비타민은 티아민 0.04 mg, 리보프라빈 0.15 mg, 나이아신 0.031 mg, 판토텐산 0.8 mg, 비타민 B_6 0.060 mg, 엽산 32 ㎍, 비타민 B_{12} 0.773 ㎍, 비타민 A(RE) 78이다. 지방의 구성은 포화지방이 1.67g, 불포화지방 2.95g, 콜레스테롤 274 mg으로 거의 대부분 **난황**(노른자)에 들러있고 난백(흰자)에는 0%다.

계란 흰자(33g)는 대부분 단백질로 필수아미노산을 비롯하여 17개의 아미노산이 함유되어 있으며, 매우 질 좋은 우수한 단백질로 체내에서 **98% 이상** 이용된다. 콜레스테롤은 노른자(1개 17g)에만 들어 있으며, 단일 식품으로는 가장 많고 계란을 삶으면 흰자와 노른자가 분리되기 때문에 혈중 콜레스테롤에 민감한 사람은 난황 섭취를 고려할 필요가 있다.

한양대의료원 예방의학교실 김미경 교수팀은 경기도 양평군에 사는 40세 이상 성인 3564명 중 대사증후군이 없는 1,663명(남 55명, 여 958명)을 대상으로 반복적인 건강검진과 평균 3.2년의 추적조사를 통해 계란 섭취와 대사증후군의 연관성을 분석한 결과 이같이 나타났다고 밝혔다. 대사증후군은 두꺼운 허리둘레(남 90cm 이상, 여 85cm 이상), 고혈압(수축기 130 mmHg 또는 이완기 85 mmHg 이상), 고중성지방(150 mg /dℓ 이상), 낮은 고밀도콜레스테롤(HDL) 수치(40 mg /dℓ 이하), 공복혈당상승(100 mg /dℓ) 중 3개 이상이면 해당된다.

논문에 따르면 1주일에 계란을 3개 이상씩 먹는 남성(103명, 15.2%)과 여성(95명, 9.9%)의 대사증후군 발생 위험은 계란을 먹지 않는 사람(남 97명, 여 313명)보다 각각 54%, 46%가 낮았다. 대사증후군에 포함된 5개 증상은 계란 섭취로 발생 위험이 가장 많이 줄어든 것은 남성에서 공복혈당과 중성 지방혈증이었다. 1주일에 3개 이상 계란을 섭취하는 남성을 전혀 먹지 않는 남성과 비교했을 때 질병 위험도는 각각 61%, 58%나 감소했다.

연구팀은 계란에 들어있는 단일불포화지방산, 다가불포화지방산, 루테인과 지아잔틴, 엽산 등의 항산화 물질이 체내 인슐린 민감성을 개선하고, 중년 이후 노령층에 중요 단백질 공급원 역할을 함으로써 대사증후군 위험도를 낮추는 것으로 분석했다. 다만, 당뇨병 등의 대사성 질환이 이미 있는 경우에는 계란 섭취가 심혈관질환 위험을 높일 수도 있어 주의가 필요하다고 연구팀은 밝혔다. 이 연구 결과는 미국 공공과학도서관이 발행하는 국제학술지 플로스 원(PLOS one) 최신호에 발표했다.

미국 버지니아대학 연구팀이 40~75세 당뇨병 환자 42명을 두 그룹으로 나눠 한 그룹만 12주 동안 매일 계란을 한 개씩 먹게 했다. 그 결과, 계란을 섭취한 그룹의 공복 혈당 수치와 인슐린 저항성이 개선되는 것으로 나타났다. 흔히 계란이 콜레스테롤 수치를 높인다고 알고 있지만, 이 연구에서는 콜레스테롤 수치가 올라가지 않았다. 계란 속 **루테인, 엽산** 등의 항산화 물질이 체내 인슐린 민감성을 개선했을 것이라는 게 전문가들의 설명이다(미국 영양학회지 게재).

68. 우 유

우유 200㎖에 함유되어 있는 영양성분 함량은 단백질 6.2g, 지방 6.8g, 탄수화물(유당) 7.8g, 무기질 1.4g(나트륨 85 mg, 칼륨 310 mg, 칼슘 206 mg, 마그네슘 21 mg, 인 192 mg, 철 0.04 mg, 아연 0.8 mg, 동 0.02 mg)이고, 비타민으로는 레티놀 78 ㎍, 카로틴 12 ㎍, 비타민 D 0.6 ㎍, 비타민 E 0.2 mg, 비타민 K 4 ㎍, 비타민 B_1 0.08 mg, B_2 0.31 mg, 나이아신 0.2 mg, 비타민 B_6 0.06 ㎍, B_{12} 0.6 ㎍, 엽산 10 ㎍, 판토텐산 1.14 mg, 비타민 C 2 mg이다. 지방 중 포화지방산은 4.81g, 불포화지방산은 2.05g이며, 콜레스테롤은 25 mg이다.

우유의 단백질은 카제인 단백질이 80%, 유청 단백질 17%, Blood Protein 3%인데 우유의 Casein 단백질은 칼슘(Ca)과 결합해서 칼슘 카제네이트의 형태로 들어있으며. Casein이 소화 흡수하면 본래의 칼슘형태로 돌아가 이용되기 때문에 우유는 **칼슘(Ca)의 공급원**으로 그 영양학적 가치가 크다. 우유에는 철분이(0.04 mg) 미량이므로 우유로 필요한 철분을 섭취하기엔 충분치 않다. 유고형분 중 지방이 차지하는 비율은 약 31%이므로 우유를 많이 섭취하면 지방과 콜레스테롤도 많이 섭취하게 된다. 우유 200㎖(약 한 컵)의 에너지는 138 kcal이다.

우유는 대표적인 칼슘 식품이며, 소화흡수율이 매우 높다. 우유의 칼슘 소화흡수율은 40~70%로 다른 식품보다 월등히 높다. 우유 속에 들어 있는 유당과 비타민 D 등이 칼슘의 체내 흡수율을 높이기 때문이다. 따라서 뼈와 치아를 튼튼하게 하고, 근육 경련과 관절통을 예방하며, 불안함과 초조함 등을 가라앉히는 데 효과적이다. 우유에는 비타민 B_2가 들어 있어 동맥경화를 예방하며, 단백질이 풍부해 피부 건강을 좋게 하는 데 도움이 된다. 전문가들은 건강을 생각한다면 **하루에 우유 한두 컵**을 마시라고 말한다.

우유의 유지방은 과량 섭취 시 전립선암, 난소암 등 악성 종양의 발생과 관련이 있다는 보고가 있어 정상 성인의 경우 하루 400 mL 이하로 섭취하도록 권장하고 있다. 위나 십이지장 궤양이 있는 사람의 경우도 우유에 포함된 단백질과 칼슘이 위산 분비를 촉진해 궤양이 악화될 수 있으므로 주의가 필요하다. 우유를 꾸준히 마시면 뇌가 건강해져 치매를 막을 수 있다는 연구 결과가 있다. 미국 캔자스대학 의료센터 연구팀은 우유를 마시면 **글루타티온**이라는 세포 내 **항산화 물질**의 혈중 수치가 상승해 뇌세포가 건강하게 유지될 수 있음을 밝혀냈다.

연구팀이 평균 연령 68세의 고령자 60명의 뇌를 검사하고, 이들의 식생활을 조사한 연구 결과에 따르면 우유를 많이 마시는 사람 뇌의 글루타티온 수치는 우유를 그다지 마시지 않는 사람보다 높은 것으로 확인됐다. 글루타티온 수치는 하루에 3잔의 우유를 마신 사람이 가장 높았다. 글루타티온은 산화 스트레스로부터 뇌를 보호하는 기능을 한다. 산화 스트레스는 알츠하이머병이나 파킨슨병 등 뇌 조직의 손상에 의한 질병과의 관련이 있다. 또 이 물질은 독성 금속을 포함해 일상에서 노출돼 신체로 들어온 모든 위험한 물질을 제거하거나 무력화하는 역할을 한다. 글루타티온이 결핍되면 독소에 취약하게 되고 면역기능 장애가 나타날 수 있다. 글루타티온은 카테킨이나 폴리페놀의 몇 배나 강한 항산화 작용을 하며, 본래 인체의 간에 포함되어 있으나 체내 노화나 인공식품 첨가물 섭취, 자외선 등으로 점차 감소한다.

우유를 마시면 이런 글루타티온의 수치가 높아지기 때문에 뇌 조직 손상이 줄어들고, 결과적으로 치매 등의 예방으로도 이어진다. 연구를 주도한 데브라 설리번 박사는 이번 연구를 통해 우유가 두뇌에도 매우 중요한 역할을 한다는 것을 알게 됐다며, 앞으로 얼마나 많은 양의 우유를 섭취해야 구체적인 변화가 나타나는지도 확인할 것이라고 말했다. 이번 연구결과는 미국 임상영양 저널 온라인판 2월 호에 게재됐다. 노인들이 하루 한 컵 분량의 우유와 유제품을 섭취하면 알츠하이머병(노인성 치매)·혈관성 치매 등 모든 유형의 치매 발생 위험이 31%나 낮아진다는 연구 결과가 있다.

일본 규슈대학 의학대학원 니노미야 토시하루 교수는 일본 히사야마에 거주하는 65세 이상 주민 1081명을 1일 우유・유제품 섭취량에 따라 4개 그룹(44g 이하 섭취, 45~96g 섭취, 97~197g 섭취, 198g 이상 섭취)으로 나눠 1988년 12월부터 2005년 11월까지 17년간 추적 관찰을 했다. 그 결과, 하루에 우유・유제품을 97~197g 섭취한 그룹에서 치매 발생 위험이 가장 낮았다. 이를 물 컵으로 환산하면 **하루에 반 컵~한 컵 분량**이다. 니노미야 교수는 **일본 노인에겐 우유・유제품 섭취**를 늘리는 것이 모든 종류의 치매 예방에 이롭다는 것이 우리 연구의 결론이며 고혈압・당뇨병(식후 고혈당)・흡연・일부 유전 인자가 치매의 위험 요인이라면 우유・일본식 식사・운동은 예방 요인이라고 말했다.

호주 사우스오스트레일리아대학 조르지나 크라이튼 박사는 우유에 풍부한 칼슘・마그네슘・유청 단백질・불포화 지방・칼륨 등이 각종 성인병의 예방을 돕는다며 뇌의 미세 혈관에 악영향을 미치거나 대뇌 백색질을 변성시키는 것을 예방해 주의・정보처리 속도・기억력 저하를 막는다고 말했다. 또, 크라이튼 박사는 미국과 호주에서 수행한 연구를 통해서도 우유 등을 많이 섭취하면 인지능력에 도움이 된다는 사실이 확인됐다고 했다.

우유에는 유당(Lactose)이 함유되어 있는데, 동양인의 90% 정도가 유당 분해효소가 부족해 우유나 유제품 섭취 시 복통, 복부팽만감, 설사 등을 겪는다. 단, 우유를 마실 때 주의해야 할 점은 우유는 몸을 차갑게 하는 성질이 있어서 평소 냉증이 있는 사람은 차게 마시기보다는 따뜻하게 해서 마시는 것이 좋다.

69. 치 즈

치즈는 단백질, 지방, 비타민이 풍부하고 고열량 식품이다. 풍부한 **트립토판산**은 뇌를 진정시켜 주는 역할을 해서 수면에 도움을 준다. 치즈에는 지방(24.20%)이 다소 많이 함유되어 있지만, 소화되기 쉬운 유화상태로 되어 있고, 비타민 B_2의 작용에 의해 지방은 쉽게 연소되어 조금만 먹어도 포만감을 준다.

치즈 100g 중 영양성분 함량은 니아신 0.10 mg, 나트륨 1134.00 mg, 단백질 18.30g, 당질 5.500g, 레티놀 199.00 μg, 베타-카로틴 235.00 μg, 비타민 B_1 0.70 mg, 비타민 B_2 0.30 mg, 비타민 B_6 0.07 mg, 비타민 E 1.10 mg, 아연 3.20 mg, 엽산 31.00 μg, 인 844.00 mg, 지방 24.20g, 철분 0.30 mg, 칼륨 82.00 mg, 칼슘 503.00 mg, 회분 4.40g, 콜레스테롤 80.00 mg이다.

미국 농무성에서는 치즈를 박테리아에서 생성된 산이나 효소(rennet)에 의해서 우유의 지방과 카세인이 응고하여 얻어진 우유성분의 일부이거나 우유에서 농축된 것이라고 정의하고 있다. 치즈는 원료 우유를 유산균에 의해 발효시키고 응유효소를 첨가하여 응고시킨 후 유청을 제거하여 가열 또는 가압 등의 처리에 의해 만든 식품으로 숙성 여부에 따라서 생치즈, 숙성치즈로 분류한다. 미국 농무부에 따르면 치즈의 종류는 세계적으로 약 800종 이상이며, 치즈의 맛과 향은 원유의 산지와 종류에 따라 다르다. 숙성과정에서 세균이나 곰팡이, 물, 기후, 온도의 영향을 받기 때문에 특정 지역에서 만든 치즈를 다른 지방에서 맛과 향이 동일하게 만들 수 없다. 치즈는 원래 지역적으로 발달된 것이라 치즈의 이름은 원산지명을 따서 부르는 경우가 대부분이다.

치즈는 영양적으로 단백질, 칼슘(Ca), 비타민 A, D, E, K, B군과 미네랄성 분이 우유에 비해 8～10배 농축되어 있다. 100g당 열량은 약 400 kcal이며, 단백질은 20～30%, 지방은 27～34%으로 고단백질, 고지방, 고열량 식품이다. 단백질은 제조과정에서 단백질 분해효소에 의해 1차 분해되었기 때문에 **소화흡수율이 90～98%**로 육류 단백질보다 소화흡수율이 훨씬 높다.

발효식품 중에서는 역사가 오래된 영양가 풍부한 최고의 고급식품으로 신이 내린 최고의 식품이라고도 한다. 다만 건강상 섭취에 고려하여야 할 점은 콜레스테롤이 문제인데, 치즈 100g에는 **콜레스테롤이 약 80mg** 들어 있다. 치즈는 칼슘이 풍부해서 성장기 어린이와 갱년기 여성에게 좋은 식품이다. 칼슘은 우유와 마찬가지로 소화흡수율이 높아 골다공증 예방과 스트레스 완화에 도움을 준다. 또한 치즈는 몸을 따뜻하게 하는 성질이 있으므로 냉증이 있는 사람이 먹으면 특히 좋으며, 정서적으로 불안하거나 잠을 잘 못잘 때 섭취하면 효과를 기대할 수 있다.

치즈의 단백질 함량은 쇠고기나 돼지고기 보다 많고, 소화흡수율은 우유보다 뛰어나며, 비타민 B_2가 풍부해 당질의 대사를 돕고 세포를 활성화시킨다. 그러나 치즈는 **비타민이 부족**하다. 영양 균형을 위해서는 과일이나 채소와 같이 먹으면 부족한 부분을 보충할 수 있다. 치즈는 지방함량이 높아 섭취 열량이 많아 살이 찔 수 있으므로 슬라이스 치즈 기준으로 하루 2～3장 먹는 것이 알맞다.

70. 도토리묵

도토리는 성질이 따뜻하고 맛은 떫고 쓰다. 그러나 독은 없다. 60～80%가 녹말이며, **타닌**이 많이 함유되어 있어 설사를 자주 하는 사람이 도토리를 먹으면 설사를 멈추게 한다. 도토리묵은 무공해식품으로 타닌 성분이 많아 소화가 잘 된다. 타닌은 도토리를 묵으로 만드는 과정 중에 많이 없어지게 되는데, 남아 있는 타닌의 양이 알맞으면 모세혈관을 튼튼하게 하는 역할을 한다.

동의보감에는 늘 배가 부글거리고 끓는 사람, 불규칙적으로 또는 식사를 끝내자마자 대변을 보는 사람, 소변을 자주 보는 사람, 몸이 자주 붓는 사람에게는 도토리묵 한 가지만 섭취하더라도 원인치료가 쉽게 이루어진다고 기록되어 있다. 도토리 속에 함유되어 있는 **아콘산**은 인체 내부의 중금속 및 여러 유해물질을 흡수, 배출시키는 작용을 한다(도토리 1kg이 중금속 폐수 3.5ton을 정화). 과학기술처에서는 도토리에 항암작용이 있다고 발표하기도 했다(1989. 10. 28).

도토리는 피로회복 및 숙취에 탁월한 효과가 있고, 장과 위를 강하게 하고 입맛을 돋우어 준다. 당뇨 및 암 등 성인병 예방에 효과가 있으며 잇몸 염증, 인 후두 염증, 화상 등에 효과가 있다. 도토리는 떫은맛이 있고, 성질이 따뜻해서 몸에 열이 많은 사람이 한꺼번에 너무 많이 먹으면 변비가 생기고, 혈액순환 장애가 생길 수 있으므로 주의해야 한다.

도토리로 만든 묵을 섭취하면 심한 설사도 멈추는데, 이는 불용성으로 존재하고 있는 타닌 때문이며, 수분함량이 80%, 당류가 20%인 묵을 먹으면 만복감(滿腹感)은 있으나 칼로리((43kcal /100g)가 적은 저열량 식품이기 때문에 적당량의 도토리 가루와 밀가루를 섞어 국수, 빵, 과자, 피자, 빈대떡, 스프 등을 만들어 먹으면 다이어트식으로 권장할 만하다. 도토리묵 100g당 43 kcal, 당질 10.1g, 지질 0.2g, 단백질 0.2g, Ca 6 mg, Fe 0.4 mg 함유하고 있다.

71. 콜라비

콜라비란 독일어 kohi(양배추)와 rabic(순무)의 합성어로 순무양배추라 하며, 영양성분은 수분 91%, 당분 6.1%, 단백질 1.6%, 섬유질 0.9%이고, 100g당 칼로리는 27 kcal이다. 무기물 함량은 **칼륨** 340 mg, 인 187 mg, 칼슘 40 mg 순으로 많이 함유하고, 비타민 C 57 mg, 비타민 A 39 μg, 베타-카로틴 232 μg 등이다. 특히 비타민 C는 유사한 순무, 양상추 등에 비해 함량이 적게는 4배, 많게는 10배까지 많아 기능적인 면에서 우수하다. 성장 중인 어린이가 섭취하면 골격과 치아를 튼튼하게 만드는 데 도움이 된다. 또한 비타민 C는 감귤, 레몬, 상추 등 다른 채소나 과일보다 많이 함유하고 있어 항산화 기능을 통해 피부 노화와 색소 침착을 완화해 미용적인 기능도 있다. 면역력을 높여주어 겨울철 감기 예방에도 탁월하다.

다량 함유된 칼륨은 체내 나트륨을 배출시켜 고혈압 등 성인병을 예방하는 데 효과적이다. 또한 글루코시놀레이트, 안토시아닌, 카로티노이드 등 항암작용을 하는 주요 성분을 함유하고 있어 암을 예방할 수 있다. 최근에는 위산이 과다 분비될 때 중화시키는 역할을 한다는 연구 결과가 발표되기도 했다.

콜라비는 다른 채소와 비교했을 때 식이섬유와 수분을 다량 내포하고 있지만, 열량은 낮은 편이라 다이어트식으로도 좋다. 청콜라비와 적콜라비 모두 일반 과일보다 높은 당도(11 brix 이상)를 함유하고 있다. 특히 보라색 콜라비는 안토시아닌이 풍부하여 활성산소를 소거시켜 암 예방과 노화방지에 효과적이다.

72. 굴

카사노바와 비스마르크가 가장 애용했을 정도로 **정력제**로 손꼽힌다. 산란기는 6~7월이며, 5백만~1억 개의 알을 낳는다. 벨리저유생은 바다를 떠돌다가 바닷가 암초에 붙어서 자란다. 굴의 영양성분 함량은 에너지 85 kcal, 수분 81.56g, 니아신 2.40 mg, 나트륨 347.00 mg, 단백질 11.6g, 지질 3.2g, 당질 1.5g, 회분 2.2g, 칼슘 95.00 mg, 칼륨 201 mg, 인 156.00 mg, 철분 5.30 mg, 아연 91.81 mg, 엽산 9.60 mg, 비타민 A 27 μgRE, 레티놀 11 μg, 베타-카로틴 11 μg, 비타민 B_1 0.22 mg, 비타민 B_2 0.03 mg, 니아신 4.2 mg, 비타민 C 4 mg, 비타민 E 1.30 mg, 콜레스테롤 50.00 mg 등이다. 굴은 영양소가 골고루 들어 있어 「바다에서 나는 우유」라고 부를 만큼 완전식품이다.

굴은 8가지의 필수아미노산과 기타 10종의 아미노산으로 구성되어 있는 매우 질이 우수한 단백질이고, 히스티딘과 리딘이 풍부하며. 살이 부드럽고 소화가 잘 된다. 단백질을 구성하는 아미노산 중에 **라이신**과 **히스티딘**이 많아 곡류에 부족한 아미노산을 보충할 수 있다. 굴의 지방함량은 고등어, 정어리 등 어류의 10~20% 보다는 매우 낮은 편이고 넙치, 대구, 명태 등 어류와 비슷한 수준이다.

지방산 조성은 포화지방산으로 palmitic acid가 가장 많고, 불포화지방산으로는 EPA(eicosapentaenonic)와 DHA (docosahexaen acid)가 다량 함유되어 있다. EPA는 혈중 중성지방 및 콜레스테롤을 저하시켜 동맥경화, 고혈압, 뇌출혈 등의 예방효과가 있고, DHA는 학습기능 향상, 혈중 콜레스테롤 저하, 항암작용, 노화억제 등의 효과가 있는 것으로 알려지고 있다. 굴의 당 함량은 어류에 비해서는 월등히 높고, 다른 종류의 패류보다도 높다. 당은 대부분이 글리코겐 형태로 들어 있고, 췌장 등에 부담을 주지 않고 에너지원으로 이용된다. 글리코겐이 겨울에는 4~6%까지 상승하지만 산란기인 5월에는 1% 이하가 된다.

철분과 촉매역할을 하는 구리가 들어 있어 빈혈 치료에 좋다. 이를 한방에서는 굴이 간의 기능을 도와주고 보혈작용을 한다고 한다. 굴은 자연에서 얻을 수 있는 식품 중 **아연**을 가장 많이 함유하고, 아연이 결핍되면 남성 호르몬 테스토스테론과 정충을 만들지 못하여 성적 불능이 될 수 있다. 아연은 남성 호르몬의 분비와 정자

생성을 촉진시키는 미량 영양소로 셀레늄과 함께 섹스 미네랄이라고 불린다.

아연은 성호르몬의 활성화, 인슐린의 분비 촉진, 알콜성 간경변의 예방, 학습능력의 향상, atheroma성 동백경화증의 예방 등에 효과가 있다고 알려져 있다. 또한 풍부한 아연은 피부 조직을 재생시키고 면역력을 강화시켜 피부가 균에 감염되는 것을 예방한다. 굴에는 발기를 일으키는 산화질소의 원료이자 정자의 중요한 구성 성분인 아르기닌도 많이 들어 있다. 굴 2~3개를 섭취하면 정자 생산에 영향을 미치는 아연의 하루 권장량(15mg)을 충분히 충당할 수 있다.

굴은 땀을 많이 흘리거나 두통, 불면증에 효과가 있다. 특히 가슴이 답답하고 열이 나며 마음의 안정을 찾지 못하는 경우에 좋다. 술을 먹은 후에 갈증이 심한 사람들이 굴을 먹으면 증상이 완화되고 피부와 얼굴색도 좋아진다. 물을 많이 마시면서 소화기능이 약하여 식욕이 없는 경우, 음식을 먹고 나서 잘 토하는 경우에 굴을 먹으면 위장 기능을 활발하게 하여 식욕을 돋우어 준다. 혈중 콜레스테롤과 혈압저하 작용을 하는 타우린, 셀레늄, EPA 등이 있어 고혈압, 동맥경화, 심장병 같은 성인병 예방에도 기대할 수 있다.

굴에는 **타우린**이 풍부해 뇌 기능 활성화에 좋다. 타우린이 뇌 세포의 안과 밖의 삼투압을 일정하게 유지하는 역할을 하기 때문이다. 굴 100g에는 타우린이 1,006 mg /100g(낙지 854 mg/100g) 들어 있으며, 다량의 타우린 덕분에 심혈관질환을 유발하는 콜레스테롤 생성을 억제하고, 혈압을 낮추는 효과를 얻을 수 있다. 이로 인해 전문가들은 굴로 국을 끓였을 때 타우린이 국물로 빠져 나가는 것을 막기 위해 싱겁게 조리해 국물까지 먹을 것을 권한다.

굴에는 칼슘도 비교적 많은데, 칼슘은 시신경을 안정화시켜 눈의 피로를 줄이고, 성장기 어린이의 발육과 폐경기 이후 여성의 골다공증 예방에 필요한 성분이다. 칼슘의 흡수율은 인(P)과의 비율이 커다란 영향을 미치는데, 칼슘과 인과의 비가 1:1~2일 때 가장 흡수가 잘 된다고 한다. 굴 중에는 칼슘과 인이 1:1.8 비율로 들어 있다. 혈액의 구성성분 및 빈혈 예방에 효과가 있는 철을 비롯하여 조혈작용과 결합조직의 생성작용에 관여하는 구리, 뼈 형성의 활성화에 참여하는 망간과 인, 나트륨, 칼륨 등의 미량원소도 함유하고 있다.

굴에 함유되어 있는 유기산은 pyroglutamic acid, succinic acid, malic acid 등이 주요 성분임을 알 수 있다. Pyroglutamic acid는 쉽게 glutamic acid로 전환된다. Succinic acid는 패류에 공통적으로 많이 함유되어 있고, 굴 특유의 상쾌한 맛을 내는 데에 관여하는 성분이기도 하다. 어류에 비교적 많은 lactic acid는 굴에는 적은 것이 특징이다. 굴의 핵산관련 물질로는 GMP, IMP, hypoxanthine homarine을

106 mg/100g 함유하고 굴의 맛을 낸다.

동의보감(모려 = 굴, 석화)에 「성질이 고르고 맛은 짜며 독이 없다. 대장과 소장을 깔깔하게 하고, 대변과 소변 및 도한을 그치게 하며, 설전과 여자의 대하적백을 치료하고 온학을 없애준다. 모려가 연하고 굳게 하는 약제이니 족소음경에 들어간다. 동해에서 나고, 어느 때나 채취하는데 11월에 채취하는 것이 가장 좋고, 굴을 먹으면 향기롭고 유익하며, 피부의 살갗을 부드럽게 하고 얼굴색을 아름답게 하니 바다 속에서 가장 귀한 물건이다」라고 기록되어 있다. 한방의학대전에 일주일에 한 번씩 먹으면 정력과 영양을 돕고 갈증에 좋고, 빈혈, 병후의 보신, 황달, 대하증 치료에 좋으며 고혈압, 신경쇠약에 효과가 있는 것으로 기록되어 있다.

73. 멸 치

멸치는 식재료로 많이 쓰이는 것 중 하나로 반찬으로 직접 먹기도 하고, 육수를 만드는 데도 많이 사용한다. 멸치 100g 중 영양성분 함량은 니아신 8.80 mg, 나트륨 240.00 mg, 단백질 17.70g, 당질 0.20g, 레티놀 36.00 ㎍ 비타민 A 38.00 ㎍RE, 비타민 B_1 0.04 mg, 비타민 B_2 0.26 mg, 비타민 B_6 0.26 mg, 비타민 C 1.00 mg, 비타민 E 2.10 mg, 아연 1.36 mg, 엽산 12.30 ㎍, 인 421.00 mg, 지방 4.10g, 철분 2.90 mg, 칼륨 370.00 mg, 칼슘 509.00 mg, 회분 3.20g, 콜레스테롤 114.00 mg이 함유되어 있다.

멸치는 **단백질과 칼슘**(Ca) 등 무기질이 풍부해서 어린이들의 성장 발육과 갱년기 여성들의 골다공증 예방, 태아의 뼈 형성과 산모의 뼈 성분 보충에 탁월한 식품이며, 어린이들의 성장 발육에 좋다. 멸치를 비롯한 생선뼈는 주로 인산칼슘으로 이루어져 있는데, 이 화합물은 비타민 D의 도움을 받아야 흡수가 잘 된다. 그런데 비타민 D는 생선 내장에 많이 함유되어 있으므로 내장과 뼈를 통째로 먹을 수 있는 마른 멸치가 칼슘 흡수 면에서 탁월하다.

불안하거나 신경질이 나는 것은 체내 칼슘이 부족하기 때문인데 매일 일정량의 칼슘을 섭취하면 건강 뿐 아니라 정신적으로도 매우 좋다. 건강한 성인에게 권장되는 하루 칼슘 섭취량은 700 mg이다. 멸치는 칼슘이 풍부해 하루 1/4컵(65g 가량)만 먹어도 하루 칼슘 섭취 필요량을 모두 만족시킨다. 마른 멸치는 생멸치보다 칼슘 함유량이 높아, 생멸치보다 마른 멸치를 먹는 게 좋다. 칼슘 흡수율을 높이려면 비타민 D도 필요한데, 생멸치보다 마른 멸치에 비타민 D가 더 많다.

멸치는 대표적인 칼슘 공급원이 다. 마른 멸치가 생멸치보다 칼슘 함유율이 3~4배 높다. 칼슘이 많이 들어 있어 골다공증 예방은 물론이고, 대사증후군의 위험을 감소시킨다. 혈액의 산성화를 막고, 신경전달을 원활하게 해 우울증이나 불면증에도 도움이 된다. 멸치는 칼슘이 풍부하지만, **칼슘 흡수율**은 우유보다 낮아 **30%** 정도다. 따라서 멸치를 섭취할 때는 칼슘 흡수율을 높이는 것이 무엇보다 중요하다.

칼슘 흡수율을 높이려면 비타민 D가 필요하다. 생멸치보다 마른 멸치에 비타민 D 함유량이 더 많다. 마른 멸치를 햇볕에 한 번 더 말리면 비타민 D가 농축되어 함유량이 더욱 높아진다. 따라서 멸치의 칼슘 흡수를 좋게 하려면 마른 멸치를 집에서 한 번 더 말린다. 마른 멸치를 가지고 요리를 할 때 궁합이 좋은 식재료로는 풋고추다. 풋고추는 일반 고추보다 비타민 함량이 훨씬 많고, 매콤한 맛이 입맛을 돋우며 멸치맛과 잘 어울린다. 따라서 멸치 풋고추볶음은 두 식품 속의 영양을 극대화하고 멸치의 부족한 성분을 보충해주는 합리적인 음식이다. 마른 멸치를 고추장에 찍어 먹거나, 견과류를 넣고 볶아 먹는 방법이 있다.

74. 다시마

다시마는 **칼슘** 함량이 많아 노년의 뼈 건강에 도움이 되며, 갑상선호르몬인 티록신을 만드는 데 필요한 **요오드**가 많아서 신진대사를 활발하게 해준다. 혈압을 낮추는 라미닌 성분이 들어 있어 고혈압 합병증인 심장질환 뇌졸중 예방에도 도움이 되며, 비타민과 무기질이 풍부하게 들어 있다. 물에 불린 다시마는 표면이 미끈미끈한데 이는 **식이섬유**가 물에 풀어져 표면에 부착하기 때문이다. 특히 다시마의 식이섬유 **U-푸코이단**은 암세포가 자멸하도록 유도하는 아포토시스 작용을 한다.

다시마의 영양적 가치는 천연과 양식에 큰 영향이 없고, 건조한 다시마에 미네랄 함량이 조금 더 많은 것으로 알려졌다. 흔히 국물을 낼 때 다시마 불린 물만 사용하지만 데친 다시마를 쌈으로 먹기도 한다. 다시마는 칼로리가 낮고 만복감도 있어 다이어트에 좋다. 하루에 다시마 섭취량은 3～4cm 크기 1장 정도면 충분하다. 저열량, 저지방으로 식이섬유소가 풍부해 변비를 예방해줄 뿐만 아니라 포만감을 주어 식사량을 줄여주기 때문에 다이어트에 효과적이다. 다시마의 칼륨과 라미닌은 혈압을 저하시키므로 고혈압 예방에 좋고 알긴산은 콜레스테롤을 저하시키기 때문에 동맥경화를 예방할 수 있다.

다시마 100g 중 영양성분 함량은 니아신 1.10 mg, 나트륨 554.00 mg, 단백질 1.10g, 당질 3.60g, 베타-카로틴 774.00 μg, 비타민 A 129.00 μgRE, 비타민 B_1 0.03 mg, 비타민 B_2 0.13 mg, 비타민 C 14.00 mg, 비타민 E 1.00 mg, 아연 2.52mg, 엽산 136.30 μg, 인 23.00 mg, 지방 0.20g, 철분 2.40 mg, 칼륨 1242.00 mg, 칼슘 103.00 mg, 회분 3.60g, 식이섬유 3.18g이 함유되어 있다.

75. 김치 / 배추

2008년 미국 건강 전문지 Health에서는 **세계 5대 건강식품 중 하나**로 김치를 선정했다. 또한 최근에는 김치와 김장 문화가 유네스코 인류 문화유산으로 지정되었다. 김치는 수천 년을 이어온 우리 민족의 주요 식품으로 삶과 지혜가 응축된 과학적 음식이다. 진수성찬이 있어도 김치 없는 밥상은 젓가락 갈 데가 없는 것 같다는 것이 한국인의 정서다.채소를 재배할 수 없는 겨울 동안 신선한 상태의 채소를 먹기 위해서 선조들은 김치라는 매우 유용한 채소 저장법을 개발해 냈다.

김치의 어원은 채소를 소금물에 담근다는 의미의 침채(沈菜)다. 상고시대에는 김치를 저(菹)라는 한자어로 표기하였다. 김치는 발효과정을 거치기 때문에 양념뿐만 아니라 미생물의 작용도 중요하다. 김치가 숙성되면서 생기는 젖산균은 유해균의 번식과 발육을 저지해 부패를 막고 김치의 독특한 향기, 맛, 색깔, 아삭아삭 씹히는 조직 감 등이 숙성과정에서 완성된다. 김치 맛의 비밀은 소금, 고춧가루, 마늘, 생강, 젓갈 등 양념의 배합에 기인되며 김장 김치 맛이 가장 맛좋을 때는 5~7℃에서 담근 지 30일 이내로 pH 4.3~4.5 정도일 경우다. 발효과정에서 이산화탄소(CO_2)가 발생하고, 국물에 녹아 탄산(HCO_3)으로 전환되면서 마치 청량음료를 마시는 것처럼 톡 쏘는 시원한 맛이 난다. 특히 잘 익은 김치는 맛과 영양소가 매우 풍부하여 발효식품 특유의 깊은 감칠맛이 난다.

김치가 기능성을 인정받는 이유는 **김치 발효**에 있다. 김치가 숙성되면서 생기는 유산균은 살아있는 생균(Probiotic)으로 장내를 청소하는 정장작용, 면역증강 및 항암작용 등에 관여한다. 마늘은 위암을 예방하는 효과가 있고, 생강은 진저올 등의 기능성 물질에 의하여 돌연변이 억제 및 항암효과가 있다. 김치는 자연 항암제로 항체생성 증가, 종양형성 억제, 면역력 활성 증강효과가 있으며, 풍부한 유산균은 비타민 B군을 생합성 시켜 에너지 대사에 관여하여 신경통, 피로회복, 정력증강에 효과가 있다.

김치는 독감을 예방을 하고 피부노화 방지, **항암효과**가 있다는 것이 연구 결과로 입증되고 있다. 김치에서 분리한 유산균 락토바실러스 플란타룸에서 항박테리아, 항바이러스 물질은 독감을 일으키는 인플루엔자 A 바이러스 등을 억제하는 효과가 있다. 김치 유산균은 신 김치 1kg당에서 100 mg의 항박테리아, 항바이러스 물질을 생산할 수 있으며, 하루에 100g 정도의 신 김치를 섭취하면 독감 등 질병을 예방하는 효과가 있을 것이라고 한다.

김치가 몸에 좋다고 하지만 소금 때문에 꺼리는 사람도 있는데 유산균이 있다면 큰 걱정을 하지 않아도 된다. 소금을 조금만 섭취해도 고혈압 증세를 보이는 생쥐들에게 한쪽은 염도(鹽度) 2.57%의 소금을 사료에 섞어 먹이고, 다른 쪽은 같은 염도의 잘 익은 김치를 먹인 결과 8주 후 김치를 먹은 쥐는 사료에 소금을 섞어 섭취한 쥐보다 혈압 상승률이 12%가량 낮았다. 김치에 들어 있는 유산균과 항산화 성분, 식이섬유 등이 고혈압 증상을 낮춘 것으로 보인다고 한다.

배추는 김치의 주재료로 활용되며, 미국 질병통제예방센터(CDCP)에서는 만성 질병에 대한 위험을 줄일 수 있는 과일과 채소를 선정하기 위해 47개 품목의 칼로리 대비 영양 비율을 파악했는데 **배추가 그 중 2위**를 차지하기도 했다.

배추 100g 중 영양성분 함량은 니아신 0.60 mg, 나트륨 8.00 mg, 단백질 1.40g, 당질 2.20g, 베타-카로틴 37.00 ㎍, 비타민 A 6.00 ㎍RE, 비타민 B_1 0.03 mg, 비타민 B_2 0.03 mg, 비타민 B_6 0.15 mg, 비타민 C 28.00 mg,, 비타민 E 0.12 mg, 아연 0.18 mg, 엽산 46.10 ㎍, 인 45.00 mg, 지방 0.10g, 철분 0.40 mg, 칼륨 210.00 mg, 칼슘 38.00 mg, 회분 0.50g, 식이섬 1.5g 등이다.

배추는 비타민, 미네랄, 섬유질, 시스틴 등이 풍부해 영양상으로도 손색이 없는 채소다. 비타민 A와 C가 풍부한데 녹색 잎 부위에 많이 들어 있다. 배추 100g만 섭취해도 하루 권장량의 비타민 C를 거의 채울 수 있을 정도로 많은 양을 함유하고 있다. 조리 후에도 손실이 적은 편이다. 뼈 건강에 필수적인 칼슘과 고혈압을 예방에 효과가 있는 칼륨이 풍부하고, 식이섬유를 많이 함유하여 배변활동을 촉진시켜 변비를 예방할 수 있다. 배추우거지(시래기)에는 비타민 A・C・B_1・B_2, 칼슘 등이 많이 들어있어 겨울철 부족하기 쉬운 비타민과 무기질을 섭취하는 데 도움이 된다.

동의보감에는 숭채가 음식을 소화시키고 기를 내려 장위를 통하게 하며, 소갈을 멎게 한다고 기록되어 있다. 또한 배추에는 카로틴(비타민 A의 전구물질)과 칼륨, 칼슘, 철분 같은 미네랄이 많다. 이는 체액을 평형상태로 유지하는 데 필요하고 고혈압을 예방한다. 섬유질은 장 기능을 활성화시켜 변비예방에 효과가 있다. 배추의 구수한 맛은 아미노산의 일종인 시스틴에서 나오는데 항산화와 해독작용을 하고 숙취 해소를 도와준다. 배추에는 항암물질인 글루코시놀레이트를 다량 함유하고 있다. 항암 기능뿐 아니라 항균과 살충작용을 하는 기능성 성분이다. 배추를 비롯해 양배추, 무, 브로콜리 등 배추과 식물에 많이 함유되어 있다. 국내에서 재배되는 배추 23개 품종 모두 포함되어 있으며, 이외에 광범위한 암 억제 기능을 지닌 글루코브라신도 있는 것으로 확인되었다.

한국에서 배추는 김치의 주재료로 이용되고, 김치 종류만 해도 300여 가지가 넘으며 김치를 활용한 요리도 수없이 많다. 우리나라 외에 배추와 유사한 채소를 소금, 식초, 장 등에 절이는 다양한 채소절임 음식이 있는데, 독일의 사우어크라우트와 터키의 투루슈, 중국의 파오차이와 일본의 츠게모노, 동남아시아의 아차르 등이 있다. 중국의 경우 백채불여백채라 하며, 100가지 채소가 배추만 못하다고 여길 정도로 각종 요리에 배추를 많이 활용하며, 우리나라에서도 배춧국, 전, 쌈 등 식재료로 이용한다.

배추 국물은 구수하고 시원한 맛이 나서 전골요리와 우거지 된장국 등에 사용하면 좋다. 살짝 볶은 배추는 볶음국수나 파스타에도 잘 어울리고, 배춧잎을 쪄서 고기소를 감싸면 배추 만두로도 만들 수 있다. 배추는 담백해 무침이나 찜, 구이, 전, 찌개, 국 등 다양한 요리에 활용할 수 있다. 위에 부담을 주지 않으므로 식욕이 없거나, 숙취가 있을 때 먹기 좋다. **배춧잎 줄기에는 감칠맛을 내는 글루탐산**이 모여 있다. 요리할 때 이 부분을 얇게 썰어 가열하면 단맛이 난다. 어떤 요리에도 잘 어울려서 여러 식품의 식재료로 활용될 수 있다.

76. 생 강

공자는 몸을 따뜻하게 하기 위해서 식사 때마다 먹었다고 한다. 생강은 요리 시 주로 향신료로 많이 이용하는 식재료다. 동의보감에는 몸의 냉증을 없애고 소화를 도우며 구토를 없앤다고 기록되어 있다. 생강은 위벽을 자극하여 소화를 촉진시키며 몸에서 열을 발생시키기 때문이다.

생강은 향신료로서 칠리고추와 같은 매운맛을 낸다. 보통은 톡 쏘는 노란색 오일로 발견되나 잘 녹지 않는 결정형 고체의 형태인 경우도 있다. 조리 중에 생강의 진저롤(gingerol)이 진저론(zingerone)으로 변하게 되며, 이때 달콤한 향으로 변하게 되면 매운 맛이 감소된다. **진저롤**은 체내 지질저하 효과, 항균효과 종양억제 및 DNA 손상억제 효과 등의 약리효능이 보고되어 있다. 또한 편두통을 경감시키고, 임신 또는 멀미로 인한 구토를 줄이는 역할을 한다. 진저롤을 경관 및 구강으로 투여하면 수면시간의 연장과 같은 자율신경 활동을 억제한다는 보고가 있으며, 심장혈관에서는 혈압을 낮추는 역할을 한다.

생강의 매운맛을 내는 성분인 **쇼가올**(Shogaols) 또한 항암・항산화 작용이 있어 신경계 종양세포의 성장을 억제한다고 보고되고 있다. 생강의 진저롤과 쇼가올 두 성분은 유전자가 활성산소에 의해 손상받기 전 단계에서 활성산소를 제거한다. 즉, 생강은 활성산소를 제거하는 항산화 효과가 우수하고, 활성산소에 의한 유전자 손상을 차단함으로써 **항암효과**를 나타내며, 해열과 진통 및 강력한 **항염증효과**가 있다. 생강의 매운 맛을 나타내는 진저롤, 쇼가올 성분은 중추신경계를 진정시키고 위점막을 자극하여 위액 분비를 증가시켜 소화작용을 촉진시키며, 구토를 억제하는 작용이 있다. 쇼가올은 진저롤 보다 좀 더 강력한 항염증과 진통효과가 있어 관절염에 효과가 있다. 또한 진저롤과 쇼가올 등은 강력한 살균작용을 가지고 있는데, 생선회를 먹을 때 생강을 함께 먹는 것은 소화와 항균작용을 같이 얻고자 함이다.

미국 의학저널 란셋은 생강이 **멀미약** 보다 멀미 억제효과가 2배 이상 뛰어나다고 했다. 런던의 세인트 바실로유 병원에서는 수술 후 마취에서 깬 환자의 심한 매스꺼움을 억제시킬 때 화학약물보다 생강이 훨씬 더 효과적이라는 것을 밝혔다. 일본 교토대학 야마하라 죠지 박사는 생강의 진저롤이 **담즙을 촉진**시켜 혈액 내 콜레스테롤 없앤다고 했다. 덴마크 오덴스대학 스리바스타바 박사는 생강이 혈소판의 응집을 억제시켜 **혈전생성을 막고** 뇌경색, 심근경색, 고혈압을 예방 및 개선한다는 사실을 밝혔다. 같은 매운 맛을 내는 마늘이나 양파보다 생강이 혈액응고를 막고 혈액순환을 돕는 효과가 있다.

이탈리아 나폴리 대학 마스콜로 박사는 생강이 **프로스크글란딘**(Prostaglandin, 인체에서 합성된 생리활성 물질로 장기나 체액 속에 분포하여 있으면서 생리작용을 돕는 물질)의 생성을 억제하여 해열을 촉진시킨다는 것을 밝혔다. 미국 사우스캐롤라이나대학의 연구 결과, 생강은 **염증 유발지수가** -0.453으로 염증을 줄이는 효과가 뛰어난 것으로 밝혀졌다. 염증 유발지수가 낮을수록 항염효과가 뛰어난데, 생강은 마늘(-0.412)·양파(-0.301)보다 낮은 수치를 보였다. 그 외도 생강은 화학적 합성 소염제 및 진통제와 같은 효과를 내는데, 화학 약제를 복용하면 위염이나 위궤양이 발생할 수 있지만, 생강은 **위벽을 보호**하고 항산화 효과가 있어 노화 및 각종 질병예방에도 효과가 있다.

생강을 지나치게 많이 먹으면 위액이 너무 많이 나와 **위 점막의 손상을 초래**할 수 있다. 생강은 익혀 먹어도 효과에는 큰 차이가 없어 위가 약한 사람은 익혀 먹으면 좋다. 생강은 혈관을 확장시키므로 소화기 출혈이 염려되면 너무 많이 섭취하지 않도록 한다. 생강을 섭취하는 것 말고도 이용할 수 있는 방법은 반식욕이나 족욕이다. 반신욕은 생각 1개를 갈아서 헝겊 주머니에 넣어 욕조에 담근다. 족욕은 생강 1개를 갈아 물 2ℓ에 넣어 20~30분간 중정도의 불에서 달려 식혀서 발을 담근다.

잠이 잘 안 올 때 생강을 얇게 썰어서 그릇에 2조각 담아 머리맡에 놓고 자면 생강의 방향성분이 뇌신경을 안정시켜 잠을 잘 오게 한다. 가정에서 흔히 이용하는 생강차는 생강을 꿀이나 설탕에 재었다가 추출액을 물에 넣어 끓여 타 마신다. 생강은 신진대사 기능과 회복, 해독에 좋은 것으로 알려져 있다. 특히 생강의 매운맛을 내는 진저론과 쇼가올이라는 성분이 티푸스와 콜레라균 등에 강한 살균 효능이 있어 겨울철 감기에 걸렸을 때는 생각즙을 마시면 좋다.

다만 생강은 몸을 따뜻하게 하는 효능도 있기 때문에 열이 나거나 편도선이 부은 경우에는 섭취하지 않는 것이 좋다. 또 생강은 혈관을 확장시키는 역할도 하기 때문에 치질, 십이지장궤양과 같은 출혈성 질환이 있다면 주의해야 한다. 생강의 효능 중 가장 주목받고 있는 것은 정력 보강이다. 「아라비안 나이트」에는 생강이 「신이 내린 정력제」로 알려져 있을 만큼 뛰어난 효능을 자랑한다. 생강은 100g당 53 kcal로 칼로리가 적어 다이어트에도 효과적이다.

77. 토 란

토란은 우리네 구황작물이자 서민들의 건강을 책임졌던 식재료였다. 줄기부터 뿌리까지 버릴 것 없이 모두 사용했다. 식이섬유소가 풍부한 토란은 변비에 도움이 된다. 토란의 특징 중 하나가 미끈미끈한 점액질이다. 이 점액질은 **갈락탄, 뮤틴** 등의 성분으로 구성되어 있어 간장과 신장을 건강하게 하고, 간 기능을 높여 해독작용을 한다. 그리고 노화방지에도 도움을 준다.

토란은 주로 당질과 단백질로 구성되어 있다. 당질은 녹말이 대부분을 차지하고, 탄수화물과 지방 대사에 필요한 비타민 B_1, 비타민 B_2가 많이 들어 있다. 100g에 40 kcal로 다른 감자류에 비해 칼로리가 낮아 다이어트 식재료로도 알맞다. 칼륨도 많아 나트륨을 배출하기 때문에 고혈압을 예방하고, 부종 완화에 효과적이다. 토란대에는 셀룰로오스, 펙틴 등 식이섬유가 많아 콜레스테롤의 흡수를 억제하고 장의 활동이 원활하도록 돕는다. 불면증은 물론 스트레스와 알레르기성 비염도 완화시켜 준다. 그러나 **토란대에는 수산석회**가 많으므로 적당히 섭취해야 한다.

토란의 주성분은 수분 83.2%, 당질 13.1g, 단백질 2.5g이고, 열량은 58 kcal로 사과, 귤, 감자와 비슷하다. 토란 100g 중 영양성분 함량은 니아신 0.80 mg, 나트륨 50.00 mg, 단백질 3.30g, 당질 7.80g, 비타민 B_1 0.07 mg, 비타민 B_2 0.01 mg, 비타민 B_6 0.08 mg, 비타민 C 9.00 mg, 비타민 E 0.70 mg, 아연 5.20 mg, 엽산 13.30 μg, 인 46.00 mg, 지방 0.20g, 철분 0.60 mg, 칼륨 369.00 mg, 칼슘 18.00 mg, 회분 0.90g, 식이섬유 2.82g 등이 함유되어 있다.

토란의 약효 성분으로 갈락탄, 식이섬유, 멜라토닌을 함유하고 있다. 다당체인 갈락탄은 토란 껍질을 벗겼을 때 미끈미끈한 점액성 물질로 변비를 예방하고 콜레스테롤을 낮추는 데 유익하다. 토란의 점액성 물질은 통증 완호에도 효능이 있어 민간 외용약으로 이용하여 내려오고 있다. 토란과 영양학적 궁합이 잘 맞는 것은 다시마와 들깨다. 다시마는 요오드와 알긴이 풍부해 토란 속 수산석회와 유해 성분이 체내에 흡수되는 것을 막아준다. 요오드는 갑상선 호르몬을 증가시켜 신진대사를 촉진해준다. 토란을 요리할 때 다시마를 넣으면 특유의 떫은맛은 줄어들고, 다시마의 감칠맛이 식감을 부드럽게 만들어 준다. 들깨는 향이 강하기 때문에 토란의 아릿한 냄새를 잡아주고 걸쭉한 식감을 내기 때문에 미끈거리는 토란의 감촉도 덜하다.

토란은 단맛과 아린 맛을 함께 지니고 있는데, 단맛은 덱스린과 설탕의 맛이고 아린 맛은 주로 껍질에 함유한 수산칼슘 때문이다. 수산칼슘은 체내 쌓이면 신장결석, 담석을 일으킬 수 있어 주의 하여야 하는데 수용성 성분이므로 쌀뜨물에 담가두거나 소금과 생강즙을 넣고 약간 삶은 뒤 찬물로 헹구면 대부분 소실된다. 토란을 맨손으로 까면 손이 가렵기 때문이다. 이때는 식초나 소금물에 손을 담그면 가려움을 완화할 수 있고, 손에 미리 묻힌 후 손질을 하면 간지럽지 않다. 끈적끈적한 것도 쌀뜨물이나 소금물에 한번 삶아내면 덜하다. 토란은 5℃ 이하의 냉장고에 두면 냉해를 입어 썩기 쉽고, 신문지로 싸서 **서늘한 곳**에 둔다.

78. 인삼 / 홍삼

인삼은 우리나라 국민이 가장 많이 먹은 건강보조식품 중 하나다. 인삼의 대표적인 성분은 **사포닌**이며, 이는 면역력 증진과 몸의 피로회에 효과가 있는 것으로 알려져 있다. 인삼에 대한 연구는 미국의 Garriques에 의하여 시작되었다. 그는 1854년 인삼으로부터 비결정성 사포닌 혼합물을 분리하여 panaquilon이라고 명명하였고, 1960년대 일본의 시바다 등(1963, 1966)은 고려인삼으로부터 12종의 개별 사포닌 성분(ginsenoside)을 분리하고 화학적 구조를 밝혀내는데 성공하여 인삼의 단일 성분별 약리 효능 연구를 가능하게 하였다.

고려인삼(Panax ginseng C. A. Meyer)은 과거부터 우리나라를 비롯하여 중국, 일본 등에서 주로 건강증진을 위한 목적으로 널리 사용하여 왔다. 인삼의 유효성분들은 인삼의 종류, 뿌리 부위, 수확 년생, 수확시기, 제조방법에 따라 현저한 차이가 있는 것으로 알려져 있는데, 인삼의 연근별로는 일반적으로 저년근에는 당 함량이 많고, 고년근에서는 사포닌 함량이 많은 것으로 알려져 있다. 또한, 수삼을 그대로 건조시킨 백삼과 증기로 쪄서 건조시킨 홍삼 간에는 조사포닌 함량이나 진세노사이드의 종류에서 차이를 보이는 것으로 알려져 있다. 일반적으로, 미삼류에는 조사포닌이 10～15% 또는 그 이상이며, 동체에는 3～5%로 보고되고 있다. 다시 말하면, 사포닌이 **세근에는 약 13%**, 지근에는 약 6.5%, 동체에 약 4% 정도 함유되어 있으며, 비사포닌 활성성분은 세근에 비해 동체에 많이 함유되어 있다고 한다.

건강기능식품에서는 인삼(Panax ginseng C. A. Meyer)을 원재료로 사용하여야 하며, 이에는 말리지 않은 수삼, 수삼을 햇볕·열풍 또는 기타 방법으로 익히지 않고 말린 백삼, 수삼을 물로 익혀 말린 태극삼이 포함된다. 이 원재료를 그대로 혹은 건조하여 분말화하거나, 물이나 주정으로 추출하여 농축 또는 발효하여 식용에 적합하도록 만든 것이 건강기능식품 기능성원료로 적합하다. 진세노사이드 Rg1, Rb1의 함량에 대하여 실제 실험을 수행한 결과, 분말의 Rg1 함량은 2.0～4.0mg/g, Rb1 함량은 4.0～12.0mg /g, 물 추출물의 Rg1 함량은 0.36～0.50 mg/g, Rb1 함량은 0.5～10.0 mg/g, 주정 추출물의 Rg1 함량은 0.3～13.0 mg/g, Rb1 함량은 0.52～1.0 mg/g인 것으로 관찰되어 진세노사이드 Rg1과 Rb1의 합이 0.8～34 mg/g이 되도록 규격을 설정하였다.

원재료로 사용하는 인삼근은 인삼산업법에 적합하여야 하며, 4년근 이상의 것으로 춘미삼, 묘삼, 삼피, 인삼박은 사용할 수 없으며, 병삼인 경우에는 병든 부분을 제거하고 사용할 수 있다. 안전성 평가인삼이나 그 분말 및 추출물은 오랫동안 안전하게 섭취하여 온 식품이며, 심각한 독성이 보고된 바가 없다. 기능성 평가 인삼은 피로회복, 면역력 증진의 기능성이 인정되었다. 서양에서는 인삼의 기능성에 대하여 ergogenic이라는 말로 표현하기도 한다.

Ergogenic은 그리스어로 일(Ergo)과 생산(Gen)의 합성어로, 보통 일할 수 있는 잠재력을 향상시킨다는 의미이며, Bahrke 등(2000)은 인삼연구 문헌에 대한 분석 연구에서 인삼의 ergogenic effect를 운동능력, 스트레스 반응효과, 인지능력, 심리안정 등의 영역으로 설정하기도 하였다. 이에 인삼의 기능성 자료를 검토한 결과 현재까지 수행된 인체 적용시험 중심으로 인삼은 육체적 피로에 대한 회복 효과만이 기능성을 인정할 수 있으며, 스트레스 및 심리안정에 관한 기능성은 아직까지 인체에서 충분히 연구되지 않은 것으로 판단되었다.

Popov 등(1973), Hu 등(1976), Li 등(1973), Perry 등(1980), Baranov 등(1982)은 인삼이 실험동물과 사람에서 corticotropin(부신피질자극호르몬 : ACTH)과 cortisol 등 스트레스와 같은 외부자극에 대해 신체가 저항할 수 있도록 하는 호르몬의 분비를 증가시킨다고 보고하였다. 실제로 Liang 등(2005)은 20～35세의 건강한 사람 29명에게 하루에 인삼 추출물 1,350 mg을 1개월 동안 섭취시킨 결과 운동 중 평균 혈압이 감소하고, 최대 산소 섭취량, 운동 유지시간이 증가하는 것을 관찰했다. Marasco 등(1996)은 건강한 사람 501명에게 12주 동안 200 mg의 인삼 추출물을 섭취시켜 피로회복과 관련된 삶의 질이 증가되는 것을 확인하였다.

Cherdrungsi 등(1995)은 45명의 대학생에게 8주 동안 300 mg의 인삼 추출물을 섭취시킨 경우 대조군에 비하여 최대 산소 섭취량이 증가하고, 다리 근력이 증가하였다고 보고하였다. 이 이외의 인체 적용시험을 대상으로 분석한 결과, 건삼을 하루에 2g 이상, 8주 이상 섭취하면 피로회복에 효능이 있는 것으로 확인되었다.

면역 조절작용으로서의 인삼은 adaptogen 또는 immunostimulator로서 분류되고 있다. Adaptogen이란 우리 몸이 이화학적 또는 생물학적 자극에 대하여 저항성을 갖게 하는 물질을 의미하며, immunostimulant는 신체의 감염물질과 같은 이물질에 대항하는 비 특이적인 방어 작용을 활성화시키는 물질을 뜻한다. Scaglione 등(1990)은 인삼 추출물 200 mg를 8주 동안 섭취시킨 결과 PBMC의 탐식작용이 증가함을 관찰하였고, 1996년의 연구에서 227명을 대상으로 하루에 100 mg을 12주 동안 섭취시켜 NK세포의 활성이 증가하였다고 보고하였다.

Gerald 등(2005)은 미국 인삼으로 제조된 추출물 400 mg을 면역력이 약한 323명에게 4개월 동안 섭취시켜 감기에 걸리는 횟수가 줄어드는 것을 확인하였으며, 감기에 걸린 대상자들도 그 증상 등이 감소되었다고 보고하였다. 피로회복, 면역력 증진의 기능성이 확인된 자료에서 인삼의 섭취량은 인삼 분말로서 0.5~5g이었으며, 일반적으로 사용되는 인삼 분말의 Rg1 함량이 2~4 mg/g, Rb1 함량이 4~12 mg/g이므로 이를 감안하여 일일 섭취량을 진세노사이드 Rg1과 Rb1의 합계로서 3~80 mg으로 정하였다.

섭취 시 **주의사항**은 인삼의 섭취로 두통, 불면, 가슴 두근거림, 혈압상승의 부작용이 나타날 수 있으며, 땀이 나지 않고 배변이 불편하고 열이 많은 사람이나, 염증 등으로 인한 고열이 있을 때에는 일반적으로 인삼을 기피하도록 하고 있다. 또한, 수축기 혈압 180mmHg 이상의 고혈압증의 경우 인삼의 섭취를 금하는 것을 권장하고 있다(식약청 용역연구사업보고서, 2004).

식약처에서 인정한 **홍삼의 사포닌 6가지 기능성**은 다음과 같다.

① 면역력 증진

② 피로 개선

③ 혈소판 응집억제를 통한 혈액흐름 개선

④ 항산화

⑤ 기억력 개선

⑥ 갱년기 여성의 건강에 도움을 줄 수 있다.

홍삼의 탁월한 면역력 증진효능은 면역력 저하와 관련된 질병 중에서 가장 중증에 해당하는 **에이즈에서 탁월한 효과**가 있었다. 국립보건원에서는 에이즈 유발인자인 HIV 감염자 127명을 대상으로 7~9개월에 걸친 임상실험을 진행했다. 연구진은 감염자들을 두 개의 그룹으로 나누어 한 그룹에는 에이즈 치료제의 일종인 AZT만 투여하고, 다른 그룹에는 홍삼과 AZT를 같이 투여하여 경과를 관찰했다. 그 결과, 홍삼과 AZT를 같이 투여 받은 그룹의 감염자들은 인체 면역세포의 일종인 CD4세포의 수치가 320개에서 349개로 29개나 증가하여 면역력이 증진됨을 보였으나, AZT만 투여 받은 그룹은 오히려 면역세포인 CD4의 수가 감소하여 홍삼은 기존 치료제보다 뛰어난 효능을 보인다는 것을 검증해 냈다.

또, HIV감염자가 에이즈로 발전할 때 많이 발견되는 베타2-마이크로글로불린의 수치 역시 홍삼과 AZT를 같이 투여 받은 그룹은 1리터당 2.96에서 2.64로 큰 폭으로 감소한 양상을 보였는데, AZT만 투여 받은 그룹은 오히려 수치가 늘어난 양상을 보인 것을 비교해 보면, 홍삼은 HIV감염자들의 에이즈 발병률을 낮추고 면역력을 증진시켜 주는데 탁월한 효능을 보인다는 것이 입증된 것이다.

미국 조지아주립대학 생명과학연구소 강상무 교수팀에서는 홍삼이 독감, 신종플루 등의 **감염을 예방하고 치료하는 데 탁월한 효능**을 보인다는 것을 밝혀냈다. 실험용 쥐를 대상으로 2개의 그룹으로 나누어 한 그룹에는 인플루엔자 바이러스 감염 12일 전부터 일정량의 홍삼을 꾸준히 투약하고, 다른 그룹은 아무런 조치 없이 인플루엔자 바이러스에 노출시켰다. 2개 그룹의 생존율을 비교한 결과, 바이러스 감염 전부터 꾸준히 홍삼을 투약 받은 그룹의 생존율은 무려 80~100%에 달한 수치를 보였으나, 아무런 조치를 받지 못한 대조군의 생존율은 20%에 그쳤다.

79. 더 덕

더덕은 여러해살이풀이다. 줄기는 2미터에 이르고, 다른 식물에 감겨 자란다. 향기가 독특하고, 한의학에서는 더덕이 인삼처럼 약효가 뛰어나다고 하여 사삼(沙蔘)이라고 한다. 봄에 어린 잎을, 가을에는 뿌리를 식용으로 이용하며, 생약의 사삼(沙蔘)은 뿌리를 말린 것이며, 한방에서는 치열(治熱), 거담(痰) 및 폐열(肺熱) 제거 등에 사용한다.

더덕의 하얀 진액은 인삼의 성분과 같은 **사포닌 성분**이며 뿌리에 많이 들어 있다. 더덕의 사포닌은 기침을 멈추게 하고, 가래를 삭이는 효과가 있어서 기관지염, 편도선염, 인후염 등 호흡기 질환에 좋은 식품이다. 더덕에는 고혈압을 예방하는 올레아놀릭산(oleanolicacid)과 신경계 기능 활성화와 신진대사에 작용하는 비타민과 무기물도 많이 함유하고 있다. 더덕의 주요 성분은 **식이섬유와 이눌린, 플라보노이드** 등 항산화 성분이다. 더덕에 들어 있는 식이섬유(5.88g/100g)는 장 건강에 좋고, 특히 변비 예방을 돕는다. 다당류의 일종인 이눌린은 혈당 조절에 효능이 있어 천연 인슐린으로 통한다.

더덕에는 비타민 B_1(0.13 mg), B_2(0.20 mg), 칼슘(24 mg, 인 102 mg, 철분 2.0 mg) 등 무기질과 탄수화물(10.80g), 단백질(3.80g)을 함유하고, 에너지는 78 kcal /100g에 불과하므로 다이어트 하는 사람도 부담 없이 먹을 수 있다. 더덕은 혈압을 낮춰주는 효능이 있기 때문에 고혈압 환자에게 좋고, 식욕부진, 변비에도 효과가 있다. 당뇨병 환자는 혈당을 높일 수 있으므로 피하는 것이 좋고, 또한 더덕은 찬 성질이 강한 음식이므로 몸이 찬 사람이 더덕을 많이 먹으면 소화장애가 나타날 수 있다. 한의학 고서에 기록된 더덕의 효능은 다음과 같다.

① 사삼은 주로 종기와 폐를 보하는 약으로서 고름을 빼고, 부은 것을 내리게 하며 해독작용을 한다(동의보감).

② 폐속의 음기(陰氣)를 보하며, 간기(肝氣)와 산통(疝痛)과 잠이 많은 것을 치료한다(동의보감).

③ 더덕은 위를 보하고 폐기(肺氣)를 보한다. 산기(疝氣)를 다스리고 종기를 없애고, 오장의 풍기(風氣)를 고르게 한다. 이러한 증상을 다스리는 데에는 뿌리가 희고 실한 것이 좋다. 싹이나 뿌리는 채소로 먹는다. 음력 2월과 8월에 뿌리를 캐어 햇볕에 말린다. 더덕은 폐화(肺火)를 맑게 하고, 오랜 기침과 폐결핵을 다스린다(본초강목).

④ 잘 놀라는 것, 가슴과 명치끝이 아픈 것, 오한, 발열 등을 낫게 하며, 속 기운을 보하고 폐기를 도우며 오장을 편안하게 한다. 늘 졸리는 것을 낫게 하며, 간기를 보하고 오장의 풍사를 없앤다. 허한 것을 보하며, 잘 놀라고 답답해하는 증을 없애며 심장, 폐장을 보하고, 고름을 잘 빼내고, 온몸이 가려운 것 등도 낫게 한다(향약집성방).

⑤ 풍한의 사기에 외감되어 기침할 때에는 쓰지 않는다. 방풍, 여로와 배합을 금한다. 장부에 실열이 없는 때 또는 폐가 한사의 침습을 받은 관계로 설사를 하는 때에는 쓰지 않는다(본초경집주).

⑥ 더덕은 폐기(肺氣)를 보하고, 폐를 맑게 하며 간을 기른다. 아울러 비와 신을 이롭게 하며, 인삼과 비슷하나 몸집이 가볍다. 더덕은 희고 실한 것이 좋다. 모래땅에서 나는 더덕을 길고 크며, 진흙땅에서 나는 것은 여위고 작다(본초비요).

⑦ 더덕은 강장작용을 하고, 적혈구 증가와 백혈구 감소 작용을 하며, 가래를 삭이고 기침을 멈추며, 핏속의 콜레스테롤 함량도 낮춘다(동의약학).

⑧ 성미는 달며 쓰고 약간 차다. 페위경에 들어간다. 폐음을 보하며, 폐열과 기침

을 멎게 하고 위를 보하며, 진액을 생겨나게 한다(약학대사전).

⑨ 조혈(造血) 작용은 만삼(蔓蔘)과 비슷하며, 적혈구 및 헤모글로빈을 증가시키고, 백혈구를 감소시키는 작용이 있다. 또 피로하지 않게 하며, 혈압을 강하시킨다(향약대사전).

⑩ 더덕은 건위제와 강장식품으로도 유명하며 폐, 비장, 신장 등을 튼튼하게 해주는 효과가 있다. 또 물을 마시고 체했을 때 아주 효과가 있다. 중풍과 음부가 가려운데, 종기가 심할 때나 독충에 물렸을 때 더덕가루를 바르면 효과가 있다(한방식료해전).

⑪ 식용·관상용·약용으로 쓰이고, 한방과 민가에서는 뿌리를 천식·보익·경풍·한보·보폐(補肺) 인후염 등에 약재로 쓴다. 더덕은 거담약, 건위약으로 폐열을 없애고 폐기를 보하며, 신장(腎腸)과 비장(脾腸)을 이롭게 한다. 1일 8g 정도를 달여 복용한다(약용물사전).

80. 도라지

도라지는 한국, 중국 및 일본 등지에 자생하는 다년생 초본인 초롱꽃과에 속하는 식물로 염증성 호흡기 질환치료 및 식용으로 사용되고 있다. 한방에서는 가을이나 봄철에 도라지의 뿌리껍질을 벗기거나 그대로 말린 것을 길경(桔梗)이라 하여 다양한 처방에 활용하는데, 특히 배농, 거담, 편도선염, 최유, 진해, 화농성 종기, 천식 및 폐결핵의 거담제로서 늑막염에도 효과가 있는 것으로 알려져 있다. 동의보감과 본초강목에 의하면 도라지는 기관지를 보호하고 기침·가래를 완화하는 효과가 있다. 도라지의 쓴맛을 내는 사포닌이 기관지의 점액 분비를 촉진해 세균 등 외부 물질로부터 기관지를 보호하기 때문이라고 기술하고 있다.

도라지는 심혈관 질환을 예방하는 데도 도움이 된다. 도라지에 풍부한 **이눌린**이 혈중 콜레스테롤 수치를 낮추고 혈당을 일정하게 유지하는 효과가 있다. 또 트립토판, 아르기닌 등 아미노산이 풍부해 몸속 면역세포를 활성화하는 데도 도움이 된다. 도라지에는 사포닌 외에도 플라티코디온(platycodion), 폴리갈락신(polygalacin), 플라티코디게닌(platycodigenin), 이눌린(inulin), 쿠마린(cumarin)과 식이섬유소, 칼슘, 철분 등이 많은 알칼리성 식품이다.

일반적으로 뿌리를 식용으로 하는데, 어린잎과 줄기를 나물로 이용하기도 한다. 도라지에 들어있는 사포닌은 조리과정을 거치면서 함유되어 있던 영양소가 일부 손실될 수 있으나 다른 식품에 비해 크게 손실되는 편이 아니며 효능 또한 크게 차이 나지는 않는다. 그러나 도라지는 특유의 씁쌀하고 아린 맛을 가지고 있기 때문에 주로 조리과정을 거쳐 데치거나 삶아서 식용하는 것이 일반적이며, 도라지의 아리고 쓴맛을 제거하기 위해서 물에 충분히 우려낸 다음 생채 또는 살짝 데친 후 조리하여 먹는다.

만약 생으로 섭취한다면 도라지를 소금물에 넣고 몇 번 주물러 씻어 쓴맛을 우려내는 것이 좋다. 보통은 사포닌의 쓰고 아린 맛 때문에 흔히 껍질을 벗기고 먹지만, 약으로 쓸 때는 껍질을 벗기지 말고 물로 이물질만 제거하는 것이 좋다. 이는 **껍질에 사포닌 성분이 다량** 함유되어 있기 때문이다. 뿌리는 인삼처럼 사포닌 성분이 들어 있어 기침이나 가래가 생기는 것을 막아준다. 물 500mL에 어린이는 10g, 어른은 20g의 도라지를 넣고 물이 반으로 졸아들 때까지 달인 후 마시면 목통증이나 편도염 증상 개선에 도움이 된다. 영양 성분(생 뿌리 100g)은 칼로리 96 kcal, 탄수화물 24.1g, 단백질 2.4g, 섬유소 1.5g, 칼륨 453 mg, 칼슘 35 mg, 비타민 C 27 mg, 비타민 B_2 0.14 mg, 비타민 B_1 0.10 mg이 함유되어 있다.

81. 매 실

매화는 장미과에 속하는 활엽의 소교목으로 높이는 4～5m 정도다. 흰꽃 또는 연분홍 꽃이 피며, 열매는 5～6월에 익는다. 원산지는 중국의 사천성과 호북성의 산간지로 알려져 있고, 우리나라에서는 중부이남 지방에서 관상용으로 정원에 심거나 과수원에서 재배한다. 매실의 수확기는 5월 하순부터 6월 중순까지이며, **망종**(芒種) **이후 수확한 매실**이 최고의 효능을 갖는다. 열매인 매실(梅實)은 식용하거나 약용으로 이용한다. 매실은 신맛이 특징이다. 즉 산미(酸味)로 인하여 타액선이 자극되어 침의 분비를 왕성하게 한다. 타액(침)의 분비는 건강의 척도라고도 할 수 있다. 건강이 왕성할수록 타액 분비도 많아진다. 환자나 노인들은 타액 분비가 적어져 음식 맛이 없고, 입 안이 타서 구취가 나기 마련이다.

삼국지(三國志)를 보면 조조가 대군을 거느리고 여름철에 남정(南征)할 때 병사들이 목이 마르고 타서 거의 행군을 못하게 되자 영(令)을 내려 조금만 더 가면 매실 숲이 있으니 빨리 가서 그늘에서 쉬면서 매실을 따먹으라고 하였더니 그 말에 모두 입 안에 저절로 침이 생겨서 목을 축이고 원기 백배하여 승리하였다는 고사가 있다. 여기서 나온 말이 망매지갈(望梅止渴) 또는 상매소갈(想梅消渴)이다.

예로부터 매화는 사군자(四君子), 즉 매(梅)·난(蘭)·국(菊)·죽(竹)의 하나로 그 고결함과 청결을 말해 준다. 눈 속에서 피는 설중매(雪中梅), 추위 속에서 피는 한중매(寒中梅) 등은 문인묵객의 총애를 받는 꽃이다. 덜 익은 매실인 청매(青梅)를 짚불 연기의 불기운에 말려 오래 두면 검게 변하는데 이를 오매라 하며,

청매를 소금물에 담가 10일쯤 두었다가 건져 내어 오래 두면 표면에 흰 가루가 끼는데 이를 백매라고 한다. 한약 재료로는 주로 오매가 쓰인다.

동의보감에는 오매(烏梅)는 염증을 제거하고 토역(吐逆)을 그치게 하며 갈증과 이질, 열과 뼈 쑤시는 것을 다스리며 주독을 풀고 상한, 곽란, 조갈증 등을 다스린다. 또한 소화액 분비를 좋게 해주고 간 기능도 보하여 준다고 되어 있다. 매간(梅干)은 예로부터 장수식품으로 전해오고 있으며, 일본에서는 우메보시라 하여 식품으로 애용한다. 우메보시는 매실을 소금에 절인 다음 차조기 잎을 넣어 만든 매실장아찌다. 우메보시는 알칼리성 식품으로 체질이 산성화되는 것을 막아주는 건강식품이며, 식욕을 북돋우고 배탈을 막아주며, 피로회복에도 효과가 있다. 우메보시의 보존기간은 상당히 길어 100년 된 것도 있을 정도다.

매실 성분의 85%는 수분이며, 10%는 당분, **5%는 유기산**(시트르산, 초산, 젖산, 사과산, 호박산 등)이다. 매실은 매실청, 매실식초, 매실잼, 매실주, 매실장아찌 등 웰빙 식품으로 많이 이용한다. 또한 구연산을 포함한 각종 유기산과 비타민 등이 풍부하게 함유된 매실은 피로회복을 돕고, 해독작용과 살균작용이 뛰어나 푸른 보약이란 별명이 붙어 있다. 유기산 중에서도 시트르산(구연산)의 함량이 다른 과일에 비해 월등히 많다. **시트르산**은 섭취한 음식을 에너지로 바꾸는 대사작용(구연산회로)을 돕고 근육에 쌓인 젖산을 분해해 피로를 풀어주며, 칼슘의 흡수를 촉진하는 역할도 한다. 한편, 매실에 함유된 피루브산은 간(肝)의 해독 작용을 도와주며, 카테킨산은 장(腸) 속의 유해세균 번식을 억제하므로 매실차를 만들어 장복하면 좋다. 매실차에는 강한 살균 해독작용이 있으므로 식중독을 예방하고 치료하는 효과가 있고, 정장작용이 뛰어나서 설사와 변비를 치료하는 데 효과가 있다. 매실차를 담글 때 차조기 잎을 함께 사용하면 훨씬 좋은 효과를 기대할 수 있다.

매실에는 **아미그달린이라는 독성물질** 때문에 날것으로 많이 먹으면 유독 성분이 청산(青酸)으로 분해되어 중독을 일으킨다. 그러나 매실주 등 음식이나 약재로 가공하면 청산 성분은 대부분 없어진다. 매실에 들어 있는 각종 비타민과 유기산이 신진대사를 활발하게 만들어 주고 혈액순환을 도와줘 피부를 촉촉하고 탄력 있게 만드는 등의 피부미용에 효능을 볼 수 있다. 또한, 카테킨산이라는 성분이 장의 연동운동을 활발하게 만들어 장을 건강하게 만들어 주고 만성변비 치료에도 도움이 된다. 매실에는 **간 기능**을 향상시켜 주는 **피르부산** 성분이 들어 있는데, 평소 피곤함을 자주 느끼거나 잦은 술자리로 인해 간이 피로한 경우 매실 농축액을 물에 희석시켜 마시면 간 기능을 향상시키는 효능을 볼 수 있다. 또한, 우리 몸에 쌓여 있는 피로물질을 씻어내는 구연산이 들어 있어 피로회복에도 좋다.

매실효능 중에는 **3독**(음식물의 독, 핏속의 독, 물의 독)을 제거해주는 **해독작용**을 하는데, 매실의 피크린산이 독성물질을 분해하는 효능을 가지고 있으며, 풍부한 구연산은 식중독을 발생시키는 황색포도상도균과 각종 부패균들에 강력한 살균효과가 있어 식중독 개선에 도움이 된다. 따라서 식중독 증상에는 매실 농축액을 마시거나 매실차를 진하게 달여 마시면 완화시킬 수 있다. 매실을 섭취하면 위액의 분비를 촉진시키고 위의 활동을 활발하도록 하기 때문에 소화불량이거나 위산과다로 인한 **위장장애**에는 매실즙을 마시면 효능을 볼 수 있다. 매실 액을 식사 시 함께 먹으면 인슐린 분비를 증가시키기 때문에 혈당 상승이 완만하거나 감소(28%) 됨으로 당뇨환자의 혈당관리에도 도움을 준다.

육류나 기름진 음식을 많이 먹으면 몸의 체질이 산성화 되면서 성인질환을 일으키게 되는데, 매실은 알칼리성 식품으로 우리의 몸이 산성화 하는 것을 막아주고 알칼리성 체질을 유지할 수 있도록 도와준다고 한다. 구연산과 각종 무기질이 호르몬의 분비를 활발하게 만들어 주고 신진대사를 원활하게 만들어 피부의 노화를 예방해주는 효과를 볼 수 있다. 매실의 타닌성분이 물을 흡수하는 작용을 하여 설사치료에 도움이 되므로 설사를 할 때에는 매실차를 마시면 좋다. 살균과 해열, 해독작용을 하는 매실은 목감기 증상으로 인한 열을 내리고 부은 목을 완화시키는 효능이 있다. 매화를 이용한 우리나라 고유의 식품으로는 매화주, 매화죽, 매화차 등이 있고 매실을 이용한 것으로는 매실주, 매실초, 매간, 매실 엑기스 등이 있다.

매실주는 식욕을 증진시키고 메스꺼움을 가라앉히며 어깨가 자주 결리거나 요통이 있을 때도 좋고, 성호르몬 분비도 촉진하는 것으로 알려지고 있다. 매실주는 풋매실을 깨끗이 씻어 물기를 제거한 후 서늘한 곳에서 말린다. 매실을 용기에 담고 흑설탕을 겹겹이 넣은 후 소주를 붓고 밀봉하여 보관한다. 3개월 정도 지나면 매실이 밑에 가라앉으며 숙성되는데 이때 매실을 건져낸다. 매실차는 풋 매실을 깨끗이 씻은 다음 물기를 말린 후 설탕과 매실을 1:1로 하여 용기에 담아 밀봉하여 약 100여 일간 보관한 후 매실이 떠오르면 매실을 건져내고 시럽을 차로 이용한다.

82. 유 자

유자의 향긋한 향기 성분은 **리모넨**(limonene)이다. 이 성분은 감귤류의 중요한 향기물질로서 대부분의 감귤류에 상당량 함유되어 있다. 또한 유자는 껍질도 함께 먹기 때문에 다른 과일에 비해 섬유소의 섭취 비율이 높은 편이다. 유자의 수분함량은 과피에 약 80%, 과육에는 87% 함유되어 있다. 조지방과 조섬유, 비타민 B_1, 니아신, 비타민 C 함량은 과육보다 과피에 많다. 유기산 중 구연산(citric acid)은 과육보다 과피에 5배 정도 많으며, 과즙의 pH는 3으로 매우 낮다. 유자의 성분 중 다른 과일에 비해 특히 많은 것이 **칼슘**이다. 함유량이 가장 많은 레몬과 비슷하고 사과, 바나나 등 보다 10배 이상 많아 어린이의 골격 형성과 성인의 골다공증 예방에 매우 유익한 식품이다.

유자 100g에 들어 있는 성분 함량은 에너지 48 kcal, 수분 85.8%, 단백질 0.9%, 지방 0.8%, 당질 11.9g, 섬유소 1.4g, 칼슘 49 mg, 인 15 mg, 철분 0.4 mg, 나트륨 11 mg, 칼슘 194 mg, 티아민 0.10 mg, 리보플라빈 0.40 mg, 나아신 0.2 mg, 비타민 C 105 mg이 함유되어 있다(식품성분표 : 농촌자원개발연구소 농산물가공이용과. 2006. 농촌진흥청 농업과학기술원 농촌자원개발연구소).

유자 씨를 빻아 달여 먹으면 신경통에 효과가 있다. 티눈과 사마귀에는 씨를 태운 후 밥에 버무려 환부에 붙인다. 또한 레몬이나 단감보다 비타민 함유량이 많아 피로회복, 감기예방, 식욕증진 등의 효능이 있다. 유자의 쓴맛을 내는 **헤스페리딘**(hesperidin)은 플라보노이드계의 일종으로 유자의 중요 성분 중 하나다. 이것은 유자의 속살과 껍질에 많이 들어 있으며, 순환기계 질병을 예방하는 역할을 하고 항암・항균・항염증・항알레르기, 간의 해독작용을 한다. 또한 모세혈관의 저항력을 강화시켜 혈관이 파괴되어 생기는 뇌출혈, 피하출혈 등을 방지한다.

유자를 3～5℃에서 폴리에틸렌 봉지에 넣고 냉장에서 보존하면 오랫동안 저장 가능하다. 가정용 냉장고에 보존하면 오랫동안 그 풍미를 유지할 수 있다. 수확한 유자를 방치하면 호흡으로 인해 과즙 내 당분이나 수분 손실이 많아져 품질이 저하된다. 유자는 상큼한 향기와 맛을 지니고 있다. 설탕이나 꿀에 재워 유자청을 만들어 유자차로 이용하거나 술, 화채, 떡, 정과 등에 향신료로 사용되어 왔다. 유자의 과피와 과즙의 독특한 향미와 강한 신맛으로 일본에서는 다른 향미료와 혼합해 요리에 많이 쓰이고 있다. 유자는 일반적으로 가늘게 채 썰어 화채를 만들거나 꿀에 재워 유자청을 만들어 차를 끓여 마시기도 한다. 그밖에 유자잼, 유자두부, 유자요구르트, 유자식혜, 유자 분말 등에 이용하며, 떡에 이용하면 향긋한 유자 향으로 인해 떡의 기호성이 높아진다.

유자는 과피(껍질)와 과육 모두에 풍부한 영양분이 들어 있다. 둘 다 섭취하는 것이 좋은 이유다. 과피에는 항암성분인 베타-카로틴, 뼈를 튼튼하게 하는 칼슘이 풍부하다. 주목할 만한 점은 유자에 든 비타민 C 함량이 레몬에 비해 1.5배 많다는 점이다. 또한 유자의 신맛을 내는 유기산은 건강에 좋다. 유자에는 유기산 중에서도 구연산이 많이 들어 있는데, 이 성분은 우리 몸의 신진대사를 도와주고, 몸속 노폐물을 제거하는 기능을 한다.

※ TIP : 유자는 껍질까지 다 먹어야 좋지만, 유자의 쓴맛 때문에 먹기 힘든 사람은 유자청을 만들어 먹는 게 좋다. 유자를 적당한 크기로 썰어 설탕이나 꿀물을 넣고 병에 담아 밀봉한 뒤 3개월가량 서늘한 곳에 두면 된다. 유자 껍질까지 들어가니 깨끗이 씻는 게 중요하다. 끓는 물에 2분 정도 데치거나 식초물에 담갔다가 씻어낸다. 유자 고를 때는 모양이 동그랗고 흠집이 없으며 껍질이나 꼭지가 마르지 않은 것을 선택한다. 냄새 맡았을 때 유자 특유의 향이 나는 게 좋다.

83. 민들레

민들레는 전 세계에 약 400여 종이 있으며, 우리나라에는 민들레, 흰민들레, 흰노랑민들레, 좀민들레, 산민들레, 서양민들레가 있다. 유럽이 원산인 서양민들레의 특징 중 하나는 꽃이 피었을 때 노란꽃 바로 아래의 총포 받침조각이 토종은 위로 뻗쳐 있지만, 서양민들레는 뒤로 말리면서 젖혀지는 것이 특별히 다르다. 모든 민들레는 식용이 되며 독이 없다. 맛은 달고 쓰며 성질은 평하거나 약간 차다. 간경, 비경, 위경, 신경에 들어간다. 열을 내리고 해독하며, 이뇨작용을 하고 울결을 풀어주는 효능이 있고, 급성 유선염, 림프절염, 급성 결막염, 감기 발열, 급성 편도선염, 급성 기관지염, 위염, 간염, 담낭염, 요로 감염 등을 치료한다.

민간에서는 기침과 폐결핵, 이뇨, 신석증, 대장염, 위궤양 등에 사용한다. 엄마들이 젖이 적을 때 잎을 나물처럼 무쳐서 자주 먹기도 한다. 민들레의 어린 잎사귀는 샐러드로 사용할 수 있다. 잎의 비타민 A의 함량은 어떤 다른 샐러드 재료를 능가하며 칼슘, 인, 철 및 칼륨도 풍부하다. 꽃은 때때로 술의 재료로 사용된다. 뿌리도 썰어서 샐러드에 사용하거나, 말려 볶아서 가루로 만들어 커피 대용으로 사용할 수 있다. 민들레의 쌉쌀한 맛은 식욕을 돋우고 기분을 좋게 하므로 이른 봄에 민들레를 캐서 나물로 즐겨 먹는데, 꽃은 소금에 절였다가 살짝 데쳐서 잠시 우려낸 후 나물처럼 무쳐 먹는다.

민들레의 성분 중에는 이눌린을 비롯하여 팔미친산과 이눌산, 비타민 B와 비타민 C가 많이 함유되어 있어 민간에서는 **간경화증**을 비롯하여 변비와 감기, 관절염, 폐암 등에 두루 이용하고 있다. 한 임상실험에서는 민들레의 전초를 이용한 결과, 위염을 막고 알코올이나 아스피린 등에 의한 **위장질환**의 증상을 개선시켜 주는 효과가 입증되었다고 한다. 한방에서는 민들레를 이용한 차는 커피와 같은 맛이 있어 즐겨 마시면 피를 맑게 해주어 혈류 개선은 물론이고, 위장병과 위궤양 등 몸속 염증을 제거해주는 등 성인병 예방에 매우 좋다고 한다.

민들레의 전초를 이용한 약주를 다양한 방법으로 제조해 보았는데, 각각의 방법마다 맛과 향 등에서 차이가 있었다. 민들레의 강한 맛과 약성을 어떻게 다스릴 것인가, 무엇보다 그 방법을 찾아야 한다는 결론에 이르렀다. 예를 들면 민들레와 같은 꽃을 술에 이용하고자 할 때에는 분명한 목적을 갖고 술을 빚어야만 한다. 민들레꽃술은 꽃만을 이용할 수도 있고, 꽃과 함께 잎과 줄기 모두를 다 사용해도 좋은데, 향기와 빛깔이 좋은 술이 목적이면 꽃만을 이용하도록 하고, 향기와 맛 외에도 약효까지 얻고자 한다면 잎과 줄기, 뿌리를 다 넣는 것이 좋다. 다만, 꽃잎만을 넣을 경우에는 덧술에 누룩을 넣지 않아도 되지만, 후자의 경우에는 누룩을 더 넣어야 한다는 것을 잊지 말아야 한다. 민들레의 잎이나 줄기, 뿌리에 고루 분포되어 있는 유즙 형태의 수액은 그 맛이 쓰다. 이 쓴맛 성분이 발효를 저해하기 때문으로 여겨진다.

(1) 민들레의 성분

① **전 초 :** 플라보노이드인 코스모시인, 루테올린, 글루코시드, 타락사스테롤, 콜린, 이눌린 및 펙틴 등이 들어 있다.

② **뿌 리 :** 타라솔, 타라세롤, 타라세스테롤, 아미린, 스티크마스테롤, 시토스테롤, 콜린, 유기산, 과당, 자당, 글루코세, 글루코사이드, 수지, 고무 등이 들어 있다.

③ **잎 :** 루테인, 카로틴, 아스코르브산, 비오라산딘, 프라스토쿠이오네, 비타민 B_1, B_2, C, D 등이 들어 있다.

④ **꽃 :** 아르니디올, 프라보산딘 및 루테인 등이 들어 있다.

(2) 한의 고서에 기록된 효능

허준의 동의보감에서는 **포공초**(蒲公草, 민들레), 성질은 평(平)하고 맛은 달며[甘] 독이 없다. 부인의 유옹(乳癰)과 유종(乳腫)을 낫게 한다. 곳곳에서 나는데 잎은 거의 고거와 비슷하다. 음력 3~4월에 국화 비슷한 노란 꽃이 핀다. 줄기와 잎을 끊으면 흰 진이 나오는데 사람들이 이것을 모두 먹는다. 민간에서는 포공영(蒲公英)이라고 한다[본초]. 열독을 풀고[化] 악창을 삭히며 멍울 헤치고[散] 식독을 풀며[解] 체기를 없애는 데 아주 좋은 효과를 나타낸다. 양명경과 태음경에 들어간다[입문]. 일명 지정(地丁)이라고도 한다. 정종(疔腫)을 낫게 하는 데 가장 효과적이다.

중국에서 펴낸 본초도감에서는 포공영(蒲公英), 기원은 국화과(Compositae) 식물인 포공영(蒲公英)의 뿌리가 있는 전초(全草)이다. 형태는 다년생 초본으로 높이는 10~25cm이며, 전주(全株)에는 백색의 즙이 있고, 뿌리는 수직이다. 잎은 연좌상(連坐狀)으로 편평하게 펼쳐져 있고, 구원상(矩圓狀) 도피침형(倒披針形)이며 우상(羽狀)으로 깊게 갈라지고, 측편의 열편은 4~5쌍이고, 위쪽 끝의 열편은 비교적 크거나 물결모양의 톱니가 있다. 꽃봉오리는 여러 개로 상부에는 백색의 실모양 털이 나고, 총포(總苞)는 녹색으로 외층의 포편(苞片)은 난상 피침형(卵狀披針形) 내지 피침형(披針形)이며, 가장자리는 막질(膜質)이고 백색의 긴 유모(柔毛)가 나고, 내층은 선상 피침형(線狀 披針形)으로 외층보다 1.5~2배 길며 정단(頂端)에는 소각(小角)이 있고, 설상화(舌狀花)는 황색이다. 수과(瘦果)는 갈색이며, 상반부에는 뾰족한 작은 혹이 있고, 관모(冠毛)는 백색이다.

분포는 밭과 들 길옆에서 자란다. 채취은 여름, 가을에 채취하여 씻어서 햇볕에 말린다. 성분은 taraxasterol, choline, inulin, pectin이 들어 있다. 맛은 쓰고 달며, 차다. 효능은 청열해독(清熱解毒), 이뇨산결(利尿散結)의 작용을 한다. 주된 치료는 급성유선염(急性乳腺炎), 임파선염(淋巴腺炎), 위염, 악창종독(惡瘡腫毒), 급성결막염(急性結膜炎), 감모발열(感冒發熱), 요로감염(尿路感染)을 치료한다. 사용량은 하루 15~50g을 달여서 복용한다. 외용약으로 이용 시는 적당한 양을 찧어서 환부에 붙인다.

북한에서 펴낸 동의학 사전에는 민들레(포공영, 蒲公英)에 대해서 이렇게 적고 있다. 민들레, 지정(地丁), 국화과에 속하는 다년생 풀이다. 봄부터 여름 사이 꽃이 필 때 전초를 뿌리째로 캐서 물에 씻어 햇볕에 말린다. 맛은 쓰고 달며 성질은 차다. 비경, 위경에 작용한다. 열을 내리고 해독하며 몰린 기를 흩어지게 한다. 약리실험에서 소염작용, 건위작용, 이담작용, 이뇨작용, 면역활성작용, 균 증식억제작용 등이 밝혀졌다. 유선염, 연주창, 악창, 옹종 등에 쓴다. 편도염, 간염, 담낭염, 위염, 급성기관지염 등에도 쓸 수 있다. 하루 8~16g, 신선한 것은 20~60g을 탕약으로 먹거나 생으로 먹는다. 신선한 것을 짓찧어 즙을 내어 먹기도 한다.

외용약으로 쓸 때는 짓찧어 붙인다. 그리고 약초의 성분과 이용대하여 이렇게 기록하고 있다. 전초(포공영, 지정)는 꽃필 때 뿌리째 캐어 물에 씻어 햇볕에 말린다. 흰민들레(*T. coreanum Nakai*), 산민들레(*T. manshuricum Nakai*) 등도 함께 쓴다. 뿌리에는 쓴맛물질인 락투스피크린(락투신과 *P*-옥시메닐초산으로 분해된다), 타락사신, *Υ*-아미린, 타락세롤, 카페산, *β*-시토스테롤, 스티그마스테롤, *P*-쿠마르산, 세로틴산, 탄닌, 콜린이 있다. 꽃 이삭에는 트리테르펜 알코올인 아르니디올(녹는점 257℃), 파리디올(녹는점 236℃), 젖관에는 스테롤 화합물인 타락사스테롤이 있다. 전초에는 플라보노이드인 코스모시인, 루테올린-7-글루코시드, 잎에 6~10 mg%의 카로틴, 6~62 mg%의 아스코르브산, 비타민 B_1, B_2, D가 있다.

전초는 이담작용이 있다. 또한 위액의 분비를 빠르게 한다. 이뇨작용도 치료 효과가 있다. 간담도 질병 치료약, 건위소화약, 식욕을 증진시키는 약으로, 특히 회복기 환자들의 영양식사에 널리 쓰인다. 동의치료에서 건위약, 이뇨제, 소화불량, 위염, 위통증, 젖앓이, 감기, 인후염, 눈병 등 염증에 쓴다. 맛은 쓰면서 달고 성질은 차다. 민들레는 위와 장을 튼튼하게 하는 작용을 하므로 신경성 구토, 소화불량, 식욕부진, 설사, 변비 등에 약으로 쓴다. 익히지 않고 생즙을 내서 마시거나 가루를 빻아 먹어도 좋고, 끓여서 마셔도 된다.

(3) 민들레의 효능 및 이용방법

- **만성위염 :** 민들레 20g, 막걸리 한 숟가락을 함께 두 번 달여서 그 탕액을 혼합하여 아침, 점식, 저녁 식후에 복용한다(중약대사전).
- **위궤양, 십이지장궤양 :** 민들레 뿌리를 가루로 만들어서 하루에 3번, 한 번에 5푼씩 식후에 복용한다(중약대사전).
- **선천성 혈관종 :** 신선한 민들레 잎, 줄기의 흰 즙을 짜서 혈관종 표면에 하루에 5~10회 바른다(중약대사전).
- **급성 유옹(乳癰) :** 깨끗하게 씻어서 짓찧어 부순 민들레, 인동덩굴을 함께 달인 짙은 액에 술을 조금 넣어 복용한 후, 자고 나면 효과가 있다(본초연의보유).
- **만성간염, 지방간 등의 간질환 :** 민들레를 뿌리까지 캐서 그늘에서 말린 것 30~40g에 물 1되(1.8리터)를 넣고 물이 반으로 줄어들 때까지 달여서 하루 3~4번에 나누어 마신다. 황달이나 간경화증 환자가 치유된 예가 더러 있다.
- **변비, 만성장염 :** 4~5월에 민들레 뿌리를 캐서 말렸다가 가루 내어 한 번에 10~15g씩 하루 세 번 밥 먹기 전에 먹는다. 같은 양의 꿀과 섞어서 알약을 만들어 먹어도 좋고, 더운물에 타서 먹어도 된다.
- **천식, 기침 :** 민들레를 생즙을 내어 한 번에 한 잔씩 하루 세 번 마신다.
- **산모가 젖이 잘 안 나올 때 :** 민들레 뿌리를 물로 진하게 달여서 마시거나 생잎을 나물처럼 무쳐 자주 먹는다.
- **신경통 :** 민들레의 꽃, 잎, 줄기, 뿌리를 달여서 차처럼 수시로 마신다.
- **배 뇨 :** 민들레의 생즙을 내어 먹거나 물로 달여서 마신다.
- **흰머리, 뼈와 근육강화 :** 민들레를 오랫동안 상복한다(본초강목).

- **독충에 물렸거나 뱀에 물린 상처 :** 민들레를 생즙을 내서 바른다(본초강목습유).
- **산후에 젖을 먹이지 않아 유즙이 축적되어 생긴 부스럼 :** 민들레 생것을 짓찧어 붙인다. 하루에 3～4차례 갈아 붙인다(매사집험방).
- **급성 결막염 :** 민들레, 금은화 등을 취하여 각각 따로 달여서 두 가지 점안액을 만든다. 이것을 한 번에 2～3 방울씩 하루에 3～4차례 점안한다(전전선편, 오관).
- **담낭염 :** 민들레 40g을 물로 달여서 복용한다(남경지구 상용중초약).
- **만성위염 및 위궤양 :** 민들레 뿌리와 오이뿌리풀 각각 같은 양을 갈아서 가루내어 한 번에 8g씩 하루 3번 생강탕으로 복용한다(남경지구상용중초약).
- **급성 유선염 :** 부인의 급성 유선염에는 민들레의 뿌리, 줄기를 가루를 내어 바셀린에 섞어 고약을 만들거나 신선한 포기 전체를 짓찧어서 환부에 바른다(당본초). 또한 유선염에 민들레 생것 40g을 짓찧어서 낸 즙에 25% 알코올 20㎖를 넣고 하루 1～2번에 갈라 먹고 그 찌꺼기를 붙인다. 염증이 심한 때일수록 효과가 크다. 2～3일 동안 이렇게 치료하면 열이 내리고 염증이 가라앉으며 아픔이 멎는다. 또한 민들레 5g, 금은화 10g을 물에 달여 하루 2번에 갈라 먹는다(북한동의 처방대전 제4권 2311-2312면).
- **중이염 :** 신선한 민들레를 짓찧어 짜낸 즙을 귀 속에 떨궈 넣는다.
- **화 상 :** 신선한 민들레를 짓찧어 짜낸 즙을 환부에 바른다.
- **유행성 이하선염 :** 민들레 20～30g을 짓찧어서 달걀 흰자위 한 개를 넣고 섞은 후 설탕을 적당히 넣어 함께 짓찧어 풀처럼 만들어서 환부에 바른다.
- **위무력, 소화불량, 만성 위염, 위장통 :** 갈아서 곱게 가루 낸 민들레 40g, 곱게 가루 낸 귤껍질 20g, 사인(축사 씨) 12g을 만들어 함께 갈아서 한 번에 2～3푼씩 하루 여러 번 식후에 끓인 물로 복용한다(현대실용중약).
- **민들레 뿌리 차 :** 민들레 뿌리를 채취하여 잘게 썰어서 살짝 볶아서 물 2ℓ에 뿌리 20g을 넣어 차처럼 달여 마신다.
- 해산 후 젖멍울이 지고 열이 나면서 젖이 잘 나오지 않을 때

(4) 포공영탕과 포공영고

① **포공영탕 :** 민들레 7.5g, 마 38g, 모란껍질 2.8g, 당귀 5.6g, 향부자 2.8g을 물

에 달여 아침, 저녁 식전에 하루 2첩을 먹는다. 기혈과 혈맥을 고르게 하여 젖을 잘 나오게 하며 당귀, 향부자, 마는 기와 혈을 보하고 고르게 하며, 모란껍질은 열을 내리고 경맥을 통하게 한다. 민들레는 열 내림작용, 해독작용, 염증을 없애는 작용과 젖을 잘 나오게 한다(북한 동의처방대전 제3권 1607면).

② **포공연고 :** 민들레 200g을 깨끗이 씻어 짓찧은 데다 보드랍게 간 석웅황 10g, 용뇌 0.2g을 고루 섞어 고약을 만들어 거충약으로 쓴다. 염증을 가라앉히는 작용이 있다. 민들레에는 부은 것을 가라앉히는데 독을 빼는 석웅황과 부은 것을 내리며, 아픔을 멈추는 용뇌가 배합되어 이 작용이 더 세진다(북한 동의처방대전 제4권 2300면).

84. 엉겅퀴

동의보감에 기록된 엉겅퀴는 성질은 평(平)하고 맛은 쓰며[苦] 독이 없다. 어혈을 풀리게 하고 피를 토하는 것, 코피를 흘리는 것을 멈추게 하며 옹종과 옴과 버짐을 낫게 한다. 여자의 적백대하를 낫게 하고 정(精)을 보태 주며 혈을 보한다. 음력 5월에 금방 돋아난 잎을 뜯고, 9월에 뿌리를 캐 그늘에서 말린다(본초). 지정(地丁)이 엉겅퀴이며, 꽃이 누른 것은 황화지정(黃花地丁), 꽃이 자줏빛인 것을 자화지정(紫花地丁)이라 하는데 옹종을 낫게 한다.

엉겅퀴에 들어 있는 **실리마린**(silymarin)은 간과 담낭을 보호하고, 치료하는 약초성분 중 가장 효능이 뛰어난 성분으로 알려져 있다. 항산화 작용이 비타민 E의 10배에 이르며, 간이 분비하는 글루타티온(glutathion)을 35% 증가시켜 준다.

① **글루타티온 :** 우리가 섭취한 약이나 기타 음식물 속에 들어 있는 화학성분을 해독시켜 주는 작용을 하므로 간의 해독작용을 전폭적으로 지원해 주는 성분이다.

② **실리마린 :** 류코트린(leukotrien : 간을 손상시키는 효소의 일종)의 생성을 억제하여 간을 보호한다. 혈액순환이 제대로 되지 못하고 굳어 버려 통증과 응어리를 일으킬 때 혈액이 원활히 순환될 수 있도록 돕고, 쌓인 응어리를 깨끗이 청소해 주는 역할을 한다. 혈압을 떨어뜨리는 작용이 있어 고혈압에 응용되며, 속칭 냉증이라 일컬어지는 각종 대하증도 치료할 수 있다.

야생 엉겅퀴는 어혈을 풀어주고 정력을 보강, 강한 천연 지혈제, 간 관련 질병, 고혈압, 결석에 효능이 있는 것으로 한의서에는 기록되어 있다.

• 효능으로 간, 담낭, 마른버짐 치료용으로 유용하게 이용된다.

- 뿌리는 가을에 캐고, 잎과 줄기는 꽃이 필 시기에 채취하여 햇볕에 건조하여 사용한다.
- 약리실험에서 해열, 지혈, 혈액응고, 혈압 강하작용이 있음이 밝혀졌다.
- 토혈, 각혈, 하혈, 외상출혈, 산후출혈, 대하증 등에 이용된다(엉겅퀴의 지혈작용).
- 고혈압에도 좋으며, 피의 흐름을 좋게 한다.
- 민간요법에서는 유방암에 써왔다(잎과 뿌리를 짓찧어 나온 즙+달걀 흰자위를 유방에 붙인다).
- 간경변증, 만성간염, 지방간, 임산부 담즙 분비장애, 담관 염증에 효험이 있다.
- 최근 연구에는 엉겅퀴의 실리마린이 담석이나 결석을 분해시켜 준다고 보고되고 있다.
- 익은 씨에는 실리마린이라는 물질이 풍부하다.
- 씨를 갈아 한 번에 1티 수픈 가량을 1/2컵 물에 타서 하루 4~5회 복용한다.
- 씨 1티 수픈에 1/2컵의 끓는 물로 우려내어 하루 1~1.5컵으로 희석하여 2~3회 나누어 복용한다.
- 염증성 질환에는 하루에 말린 엉겅퀴 20~40g을 끓여 두고 물을 마시듯 수시로 마신다.
- 맛은 감미라는 않기 때문에 당뇨병성 신경쇠약증이 있더라도 안심하고 먹을 수 있다.

엉겅퀴에는 타라-카스테린, 스티그마스켈롤, 알파 또는 베타 아말린 등이 들어 있어 피를 맑게 하며, 독은 없으며 맛은 달고 이뇨, 해독, 소염작용, 열이 혈액의 정상 순환을 방해하지 않도록 다스린다. 요통, 신경통에는 엉겅퀴를 질그릇에 진하게 달여 짠 뒤 병에 담아 보관하여 식사 전에 한 컵씩 마신다.

남성의 스테미너를 강화하는 강정작용과 살찌워 건강하게 하고 혈액을 보충하는 작용도 있다. 엉겅퀴생즙은 마시는 정력제라고 말한다. 나이가 들어 정력이 눈에 띄게 떨어진 노인이라도 30g씩 생즙을 내어 마시면 잃었던 정력이 다시 샘솟는 효험을 볼 수 있을 정도다. 더구나 입이 잘 마르며 항상 뒷머리가 무겁고, 목과 어깨가 짓눌리는 듯한 증상이 있을 때 더없이 좋은 것이 엉겅퀴차다.

허브의 식물 중 건강 유지와 병의 치료에 쓰이는 약초로의 기능 가운데 **간질환**에 효과적인 치료와 탁월한 효능을 나타내는 것이 엉겅퀴다. 약리활성 성분인 실리마린(silymarin)으로 유명한 이 약용식물은 해바라기과에 속하며, 자생식물로 우리나라 산이나 들에 자란다. 6월에서 8월 사이에 자주색 또는 적색의 둥근 모양의 꽃을 피우고, 10월에 열매가 익는다. 꽃의 크기는 4~5cm이고, 줄기의 끝에서 핀다. 씨의 길이는 7mm 정도이고, 흰색의 깃털이 나있다. 잎 전체는 길쭉한데 잎줄기를 중심으로 작은 잎이 새 날개 모양으로 6~7쌍 갈라지며, 잎의 양면에는 흰색 털이 무수히 있고, 가장자리에 거친 톱니와 날카로운 가시가 나 있다. 줄기는 곧고 골이 나 있으며, 원뿌리가 땅속 깊이 내려가므로 어지간한 가뭄에도 버틴다.

간질환 치료에 효능을 보이는 엉겅퀴의 성분은 씨에서 추출된 실리마린(silymarin)인데, **씨에 70~80%**의 정도 함유되어 있으며, 이 성분은 간세포의 신진대사를 증가시키고, 간세포를 독성의 손상으로부터 보호하는 효과가 탁월하다. 지금까지 세계의 제약회사들이 간을 보호하는 많은 약을 만들어 냈지만, 실리마린의 효과에 비견할 만한 것은 만들어 내지 못했었다.

그 역사 또한 2000년 이상 사용되어온 약재로써 중세에는 간염의 치료에 사용되었다는 기록이 있다. 밀크시슬, 즉 엉겅퀴의 주 효능은 간의 해독과정에서 빠질 수 없는 글루타치온의 결핍을 예방해 줌으로써 간 기능을 증가시킨다. 강력한 항산화제로써 손상된 간세포를 재생시켜 주는 기능이 있다. 간 경변과 바이러스성 감염을 포함한 간질환을 완화시키는 약초로 이용되고 있다. 응급실에서 주사약으로 종종 쓰여지기도 한다. 그 밖의 효능으로는 항암제 치료 후 **약물의 후유증**을 억제시켜 주는 효능이 있다. 에스트로겐 호르몬을 잘 조율하도록 도와주어 불임의 원인인 생리불순에도 탁월한 효능을 가지고 있다.

▣ 엉겅퀴 연구 자료

자생 약초 엉겅퀴가 **류마티스 관절염**에 효과가 있다는 연구 결과가 있다. 농촌진흥청(청장 이양호)은 전통적으로 혈액 순환을 촉진하고 어혈을 다스리는 데 사용했던 엉겅퀴의 종자 껍질이 관절염에 좋다는 동물실험 결과를 3년 연구 끝에 밝혔다. 엉겅퀴는 동의보감에 어혈을 풀고 코피를 멎게 하며, 진통과 항염증 효능이 있다고 기록되어 있다. 중국의 중약대사전에는 폐결핵과 고혈압을 치료하는 효능이 있다는 임상보고가 있다. 또한, 독성이 없어 식품 원재료로도 사용한다. 이러한 효능을 가진 자생 약초 엉겅퀴를 이용해 류마티스 관절염 개선 효과를 밝히고자 류마티스 관절염을 유도한 동물에 엉겅퀴 종자 껍질의 추출물을 사용해 실험했다.

세포 실험에서 엉겅퀴 종자 껍질 추출물이 염증 유도물질인 산화질소를 줄여 염증을 가라앉히고, 통증 유발물질인 프로스타글란딘 E2의 형성을 억제해 통증을 완화하는 것으로 나타났다. 동물실험은 정상군, 대조군(류마티스 관절염 유도군), 류마티스 관절염 치료제(메스트라세이트 5 mg/kg, 멜록시캄 15 mg/kg) 투여군, 엉겅퀴 종자 껍질 추출물 투여군(200 mg/kg), 엉겅퀴 종자 껍질 추출물의 주성분(아피게닌 20 mg/kg) 투여군으로 나눠 8주간(1일 1회) 경구 투여했다. 그 결과, 엉겅퀴 종자 껍질 추출물 투여군은 대조군 대비 관절 부종이 52% 줄었으며, 관절 진통도 41% 준 것으로 나타났다. 또한, 종양 괴사 유발인자(TNF-α)는 대조군에 비해 26%, 염증성 유발인자(IL-1β, IL-6)는 대조군 대비 각각 28% 감소했다. 특히, 엉겅퀴 종자 껍질 추출물은 연골을 파괴하는 판누스(PANUS)의 진행을 막아 연골 파괴 억제 효과는 치료약(멜록시캄 15 mg/kg)의 77% 수준을 보였다.

연구결과는 특허출원 했으며 국외학술지(J. of Agricultural and Food chemistry)에 관련 논문을 투고했다. 이번 연구 결과는 류마티스 관절염에 대한 국내 자생 약초 엉겅퀴의 효능을 새롭게 밝힘에 따라 건강기능 식품 소재를 개발하고 천연물 신약 개발의 토대를 마련했다는 데 의미가 있다. 국내 류마티스 관절염 치료제 시장은 1,200억 원 규모이며, 고령화 추세에 따라 시장은 더욱 확대될 전망이다.

엉겅퀴는 기존 관절염 치료제의 장기 복용 시 나타나는 부작용(간 독성)이 없는 소재이므로 확대 이용 가치가 높으며, 앞으로 새로운 소득 작물로 농가에도 보탬이 될 것으로 보인다. 김영옥 박사(농촌진흥청 인삼특작 이용팀)는 현재 유효성분을 분리하고 기전을 확인하는 후속 연구를 진행하고 있으며, 관절염 경구 치료제 개발이 증가하는 만큼 인체 적용 시험과 산업화를 추진할 계획이라고 했다.

① 몸에 피가 제대로 돌지 못해 한 곳에 맺혀 있는 증세
② 항염증, 항암, 항산화의 효과가 있는 플라보노이드의 한 종류
③ 특허명 : 엉겅퀴 씨껍질 추출물을 유효성분으로 포함하는 염증성 질환을 예방 또는 치료하기 위한 약학적 조성물(출원번호 10-2015-0142352).

※자료 : 농촌진흥청 인삼특작 이용팀, 안영섭 · 김영옥(043-871-5585)

85. 뽕잎 / 차

뽕나무는 한방에서 잎, 줄기, 뿌리까지 다 이용하고 있다. 차로도 이용할 수 있다. 차로 이용하기 위해서는 **10~11월**에 서리가 내린 후 잎을 따서 잘게 썰고 햇볕에 말린다. 물 600㎖에 6~12g을 넣어 약한 불로 달여 하루 2~3컵 나누어 마신다. 뽕나무 열매는 '오디'라고 한다.

(1) 뽕잎의 효능

① 뽕잎은 풍을 제거하고 열을 내리며, 몸을 시원하게 하고 눈이 밝아지는 효능이 있다. 또 풍으로 열이 날 때, 두통, 눈이 붉어지는 것, 소갈, 폐열에 의한

해수, 풍비(갑작스런 중풍) 등을 치료한다. 뽕나무 열매는 간을 보하고 신장을 이롭게 하며, 몸을 시원하게 하고 지해(止咳)의 효능이 있다. 또 소갈, 변비, 눈이 침침하고 귀가 울리는 것, 관절이 불편한 것 등을 치료한다(향약대사전).

② 뽕잎은 풍열을 없애고 풍열갈증을 낫게 하며, 열을 없애고 피나는 것을 멈추게 하며 눈병을 낫게 한다. 오디는 피와 음을 보하고 진액을 생겨나게 하며, 머리털을 검어지게 하고 대소변을 잘 나오게 한다(동의약학).

③ 뽕나무의 약효로는 거담, 진해, 해소, 이뇨, 소염 등의 효과가 있다(한국약용식물도감).

④ 오디 즙을 마시면 술독을 푼다. 술을 빚어 마시면 수기(水氣)에 이롭고 종기를 없앤다. 잎은 노열(勞熱)과 기침을 다스리고 눈을 밝게 하며, 머리털이 검어진다(본초강목).

⑤ 뽕잎은 식은땀을 멎게 하는 효과가 크며 상백피(桑白皮)는 폐 속의 수기를 없앤다. 그리고 연한 가지를 달인 물은 청맹을 치료하고 습을 없애며, 비만한 살을 빠지게 한다. 또 편풍(偏風) 및 일체의 풍증을 치료하며 각기에도 좋다. 다른 방법으로는 서리가 내린 후의 잎을 탕으로 달여 손발을 담그면 풍기를 몰아낼 수 있다(동의보감).

⑥ 뽕잎 즙은 광란, 복통, 토사(吐瀉 ; 토하고 설사하는 것) 등을 치료한다. 겨울에는 마른 잎을 진하게 달여 마신다. 또 잎을 잘게 썰어 진하게 달인 것은 오랜 풍증과 굳은 피를 없앤다. 잎이 갈라진 것을 계상(雞桑)이라 하며, 이것이 제일 좋은 것이다. 열매(오디)는 오장과 뼈마디를 좋게 하고 혈기를 잘 통하게 한다(향약집성방).

⑦ 상심자(桑椹子 ; 뽕나무열매인 오디를 미성숙시 채취하여 건조한 것)는 자양강장제로 신경쇠약, 번조(煩燥), 실면(失眠), 빈혈, 고혈압, 영양부족으로 인한 백발, 습관성 변비, 수종, 창만소갈, 음증복통 등에 효능이 있다. 또 관절통, 오장에 좋고 귀와 눈을 밝게 하며, 진액을 생겨나게 하고 갈증을 멈춘다. 또 뽕잎은 양혈조습(涼血燥濕), 거풍(祛風), 명목(明目) 등의 효능이 있고, 또한 (盜汗)과 소갈(消渴)을 치료한다(본초학).

⑧ 상심자는 열갈증을 멈추며, 금석(金石)의 독(광물성독)을 풀고 머리털과 수염을 검게 하는 작용이 있다. 또 상백피는 해수를 멈추고 천식을 진정시키며, 폐의 화사(火邪)를 사(瀉)하는 효력이 적지 않다(방약합편).

(2) 전통 의서에 기록된 뽕잎의 효능

뽕잎은 중국 및 우리의 전통 의서에 그 효능이 기록되어 있을 정도로 대대로 약재로 사용되고 있다. 동의보감에는 뽕잎과 다른 양잠 산물을 이용하는 치료법에 대해서 다양하게 기록되어 있다. 뽕잎은 각기병과 몸이 붓는 증세, 베인 상처, 물에 데인 데, 식은땀, 풍 등에 좋다고 기록되어 있다.

중국의 본초강목에서는 뽕나무는 뿌리, 잎, 껍질, 열매 어느 하나도 약으로 쓰이지 않는 것이 없다고 기록되어 있다. 각기병, 당뇨병, 뱀과 벌레에 물린 데 등등 뽕잎과 오디 등 양잠과 관련된 18가지 산물에 대해서 무려 177여 군데에서 몸에 좋다는 여러 가지 효과를 기록하고 있다. 뽕잎이 약재로 쓰이기 시작한 것은 지금으로부터 2200여 년 전 후한시대부터로 장중경이 편찬한 신농본초경은 그 전에 발간된 의서를 총 집대성한 최초의 의서인데, 이 책에 뿌리껍질인 상근백피와 함께 뽕잎이 약재로 좋다고 소개되고 있다.

뽕잎은 옛날부터 누에의 먹이와 민간요법으로도 썼다. 또 신선복식방에는 음력 4월, 뽕잎이 무성할 때 잎을 따서 그늘에 말린다. 10월 서리가 내린 후 가지에 붙어 있는 잎은 신선약이라고 이름을 붙일 정도이다. 그것을 채취해 그늘에 말려서 봄에 딴 것과 함께 가루를 내어서 환을 짓거나 가루로 먹는다고 기록되어 있다.

뽕잎은 물에 끓여 차로도 마셨다. 서리 맞은 뽕잎을 끓인 물을 수족에 바르면 사지가 마비되는 병을 없애는데 뛰어난 효과가 있다고 기록되어 있다. 또 조금 볶아서 우려먹으면 설사 등을 치료하고 피를 멎게 한다고도 적혀있다. 일본에서의 뽕잎차에 대한 역사는 가마꾸라 시대까지 거슬러 올라간다. 이때의 건강의서에 뽕잎차는 선약 중 제일 귀중한 선약이라고 기록되어 있다. 실제로 지금까지 일본 각지에서는 뽕잎으로 만든 차를 건강차로 애용하고 있는 사람들이 많다.

(3) 과학적으로 입증된 뽕잎의 영양성분

뽕잎이 건강식품으로 이용되기 시작한 것은 지난 95년부터이며, 당시 누에가루의 혈당 강하 효과가 발표되고, 이어 98년 누에를 이용한 동충하초 대량 생산법이 세계 최초로 성공을 거두면서 뽕잎의 효능이 본격적으로 알려지기 시작했다. 뽕잎은 아주 영양가가 높은 잎채소다. **뽕잎의 단백질**을 함유량은 콩 다음으로 많다. 누에는 뽕잎만을 먹고 자란다.

뽕잎단백질에는 알라닌과 아스파라긴산이 풍부하고, 뇌의 혈액순환을 좋게 하고, 콜레스테롤 제거하여 노인성 치매를 예방해 주는 세린과 타이론신 성분이 각각 1.2%, 0.8% 들어 있다. 뽕잎에는 칼슘과 철분을 비롯한 50가지 이상 미네랄이 풍부하게 들어 있다. 무와 비교해 보면 뼈를 튼튼하게 해주고, 골다공증을 예방해 주는 칼슘은 60배, 피의 원료가 되는 철분은 160배, 인은 10배나 더 함유되어 있다. 녹차와 비교해 보면 비타민 A, C는 적지만 칼슘은 6.1배, 철분은 2.2배, 칼륨은 1.4배, 섬유성분은 4.7배나 높다. 특히 칼슘은 우유의 6배이고, 철분은 시금치의 3배나 더 많이 들어 있다. 식이섬유가 풍부하게 함유되어 있어서 변비 완화 및 다이어트에도 효과가 높다.

(4) 성인병의 치료 및 예방효과가 있는 뽕잎

뽕잎의 풍부한 영양 성분이 과학적으로 입증이 되면서 전통의서에 기록된 각종 약효 성분도 밝혀지고 있다. 뽕잎은 독성이 없고 매우 순해서 체질과 관계없이 많이 먹어도 해롭지 않다. 뽕잎은 특별한 약재가 아니라 잎채소라고 하는 것이 적합하다. 실제로 일본에서는 뽕잎을 쌈으로 팔고 있고, 어린 뽕잎을 따서 나물로 해먹기도 한다. 자연식품인 뽕잎은 각종 성인병 및 에이즈 치료의 뛰어난 효과가 최근 널리 알려지면서 관심의 대상이 되고 있다.

(5) 당뇨병

뽕에는 당뇨병을 예방해 주고, 당뇨병 환자의 혈당을 떨어뜨리는 효과가 뛰어나다. 누에가루는 혈당을 떨어뜨리는 효과가 있고, 뽕잎 역시 혈당을 떨어뜨리는 성분이 있다는 것이 밝혀졌다. 뽕잎에는 당뇨병 치료 효과가 있는 모란 A라는 성분과 알파-글루코시데이즈 제해제라고 알려진 노지리마이신과 칼리스테진 등이 함유되어 있다. 20~30대 당뇨병 환자 3명에게 뽕잎을 먹인 결과, 10일 전후로 요당이 최고 10.56g에서 2.97g, 9.5g에서 2.2g, 7.7g에서 2.4g으로 떨어졌다고 보고하고 있다. 또 뽕잎을 먹은 지 10일 전후해서 오줌에서 나오는 당이 현저히 줄었으며, 뽕잎을 먹은 지 2~3일 만에 입이 마르는 느낌이 없어졌다고 한다.

(6) 고혈압 및 동맥경화

뽕잎과 콜레스테롤의 상관관계를 위한 토끼 실험으로, 토끼에게 콜레스테롤을 먹이면 10주 사이에 250배나 수치가 높아진다. 또 하나의 토끼에는 뽕잎을 섞어서 콜레스테롤을 섞어 먹였더니 증가된 수치가 120배에 불과했다. 실험이 끝난 후 간을 해부해 보았더니 뽕잎을 먹이지 않은 토끼의 간에서는 지방이 간 전체에 많이 흩어져 있었는데, 뽕잎을 먹인 토끼는 정맥 주변에만 지방이 흩어져 있었다. 뽕잎은 LDL-콜레스테롤을 낮추는 동시에 HDL-콜레스테롤은 높여주는 효과가 있다.

(7) 중 풍

전통 의서에 보면 중풍을 예방하고 치료하는 데 뽕가지가 쓰였다. 뽕나무로 젓가락이나 지팡이를 만들어 쓰면 중풍이 예방된다는 기록이 있다. 구민묘약이라는 옛 의서를 보면 누에똥과 뽕잎이 중풍약으로 사용하였다고 기록되어 있다. 뽕잎에는 여러 가지 좋은 성분이 많은데, 그 중 특히 많은 루틴 성분은 혈관, 특히 뇌혈관을 강하게 해주고, 혈압을 떨어뜨려 주는 효과가 있다. 중풍으로 고생하는 사람은 뽕잎차를 두고 마시면 좋은 효과가 있다.

(8) 중금속 배출

뽕잎에 풍부한 식이섬유 성분은 변비 치료에 효과가 있고, 중금속을 몸 밖으로 배출시키는 효능이 있다. 오염된 공기나 식품 등으로 인한 중금속이 인체에 축적되어 뇌 속이나 신경조직으로 들어가면 몸이 이유 없이 아프든지, 판단력을 떨어뜨리며, 각종 질병을 초래하는 원인이 된다. 뽕잎은 우리 몸에 해로운 카드뮴이나 구리, 아연 등과 같은 중금속을 몸 밖으로 배출시키는 효과가 있다.

경희대 동서의학 대학원 김선여 박사는 최근 논문에서 뽕잎의 중금속 해독 기능에 대한 실험결과를 발표했다. 논문에 따르면 카드뮴에 중독된 쥐에게 뽕잎을 투여한 결과, 간 조직에 축적된 카드뮴을 61%까지 감소시켰다고 한다. 또 납에 중독되어 혈액 속에서 산소를 운반하는 헤모글로빈이 감소된 쥐도 뽕잎을 먹은 뒤에 헤모글로빈이 2배 가까이 증가했으며, 뽕잎을 먹은 쥐의 경우 분뇨를 통한 중금속 배출량도 일반 쥐보다 38% 정도 많은 것으로 나타났다.

(9) 에이즈 및 각종 암

충북 충주대학교 식품공학과 유인덕 교수팀은 최근 뽕잎 실험에서, 뽕잎에 함유된 1-데옥시노지리마이신은 에이즈 바이러스 억제 효과와 비만과 혈압 및 혈당상승 억제, 암 치료에, N-메틸 데옥시노지리마인신은 에이즈 바이러스의 감염 억제 작용을, 퀴세틴은 항암효과가 높다고 했다.

86. 커 피

커피는 세계 인구의 1/3이 애용하는데, 그 대중성은 카페인에 의한 흥분효과 때문이다. 커피의 대표적 성분으로는 카페인(caffeine), 트리고넬린(trigonelline), 클로로젠산(chlorogenicacid), 나이아신, 칼륨 등을 함유하고 있다. 원두커피의 성분은 볶음, 분쇄에 의해서 다르지만 수용성 성분은 클로로겐산(chlorogenicacid) 4.5%,

카페산 0.5%, 키나 0.5%, 다른 비휘발산 1.0%, 트리고넬린 1.0%, 카페인 1.2%, 페놀류 2.0%이다. 카페인은 알칼로이드의 일종으로 아라비카종 커피에는 0.8~1.5%, 로부스타종에는 1.6~2.5%가 함유되어 있다.

커피의 종류와 양 농도에 따라 다르지만, 보통 커피 1잔에는 **65 mg의 카페인**이 들어 있다. 카페인은 세계보건기구의 국제질병분류에서 **중독물로 지정**되지 않았다. 또 카페인에 대한 연구에서도 커피의 장기 음용에 따른 의존성이나 남용성은 인정되지 않았다. 커피를 많이 마시더라도 중독성을 염려할 필요는 없다. 커피는 카페인과 기타 알칼로이드 성분에 의해서 신체의 순환계·신경계에 생리적 기능에 기여하고 대뇌와 심장 활동을 촉진시켜 이뇨작용(利尿作用) 효과가 있다. 무가당 순수 원두커피는 당뇨병·파킨슨병·간암·우울증 예방이나 증상 완화에 효과가 있다.

지금까지 나온 연구 결과를 종합해 보면, 질환에 따라 효과를 볼 수 있는 커피의 양은 각각 다르다. 계명대학교 의대 생리학교실 배재훈 교수는 카페인 등 커피의 유효 성분에 반응하는 정도가 장기(臟器)에 따라 다르기 때문이라고 말했다. 지난 2월 미국 식사지침자문위원회(Dietary guideline advisory committee)에서 새로운 식사지침 가이드라인 수립을 위한 보고서를 발표했다. 보고서에는 적당한 양의 커피는 건강에 도움이 되므로 커피 섭취가 건강한 식습관을 실천하는 하나의 방법이 될 수 있다고 나와 있다. **하루 3~5잔** 커피는 당뇨병과 심장질환을 예방하고, 기억력을 증진시키거나 파킨슨병을 예방하는 효과가 있다는 것이다.

하버드대학교 보건대학원 프랭크 후 교수 연구팀에서도 심혈관계 질환 관련 논문 36건(총 128만여 명 대상)을 분석한 결과를 바탕으로 커피를 하루 3잔에서 5잔 정도 마실 때 **심혈관계 질환 발생 위험이 가장 낮게** 나타났으며, 하루 5잔 이상 마신다고 심장질환 발생 위험이 높아지지는 않는다고 미국심장학회 공식 학술지에 보고한 바 있다.

커피에 들어 있는 성분은 카페인 외에도 항산화 물질인 플라보노이드와 클로로겐산·마그네슘 등 성분들이 질병 예방에 도움을 준다는 의견들도 있다. 실제로 후 교수 연구팀에서 커피 섭취와 제2형 당뇨병간의 관계를 살펴본 연구논문들을 카페인이 들어 있는 커피와 카페인을 최대한 줄인 디카페인 커피 섭취로 나누어 비교해 봤다. 총 28개의 연구논문에 참여한 약 111만 명의 자료를 재검토한 결과, 디카페인 커피도 일반 커피와 마찬가지로 제2형 당뇨병을 예방하는 데 효과적인 것으로 나타났다.

메디컬 뉴스 투데이(2015. 4. 23)에 따르면 스웨덴 룬드 대학과 스카네 대학병원 연구팀이 유방암 환자 1,090명의 생활습관과 임상자료를 비교 분석한 결과 유방암 수술 후 재발을 막기 위해 **타목시펜**을 복용하는 환자는 **하루 2잔**의 커피가 타목시펜의 효과를 강화하는 데 도움이 되는 것으로 나타났다. 타목시펜은 에스트로겐 수용체 양성(ER+) 유방암 수술 후 시행되는 호르몬요법의 표준 치료제이다.

룬드 대학교의 안 로젠달 박사 연구팀은 전체 환자 중 타목시펜이 투여되고 있는 환자 500명을 하루 마시는 커피의 양에 따라 3그룹(하루 2잔 이하, 2~4잔, 4잔 이상)으로 나누고 유방암 재발률을 비교 분석했다. 그 결과, 하루 커피를 최소한 2잔 이상 마시는 환자가 2잔 이하 마시거나 전혀 마시지 않는 환자에 비해 유방암 재발률이 50% 낮은 것으로 나타났다. 평소 커피를 많이 마시는 여성은 또 적게 마시는 여성에 비해 유방암 진단 당시 종양의 크기가 작았던 것으로 밝혀졌다.

연구팀은 커피의 이러한 효과가 어디에서 오는지를 밝혀내기 위해 커피의 주성분인 **카페인과 카페인산**이 유방암 세포에 미치는 영향을 분석했다. 커피의 이 두 성분은 ER^+와 ER^-(에스트로겐 수용체 음성) 유방암세포의 분열을 억제하고, 암세포의 사멸을 촉진한다는 사실이 밝혀졌다. 특히 타목시펜이 투여됐을 땐 이러한 효과가 더욱 강해졌다. 이는 커피의 이 두 성분이 유방암 세포를 타목시펜에 더 예민하게 만들어 타목시펜의 효과를 증폭시킨다는 사실을 보여주는 것이라고 로젠달 박사는 설명했다.

이 연구 결과는 「임상 암연구(Clinical Cancer Research)」 최신호에 실렸다. 유럽식품안전청(EFSA)은 27일(2015. 5) 하루에 에스프레소 커피 4잔 함량 이상의 카페인을 섭취하면 건강에 해롭다고 밝혔다. 특히 미성년자와 임산부는 다량의 카페인 섭취가 해롭다고 밝히고 성인의 하루 카페인 **권장량은 400mg** 미만이라고 전했다. 모든 음식물을 통해 카페인을 하루에 400 mg보다 적게 섭취하면 임산부를 제외한 성인의 경우 건강에 위험을 초래하지 않는 것으로 나타났다고 밝혔다.

EFSA는 모든 식품에 들어 있는 카페인 섭취의 위해성에 대한 첫 번째 조사를 실시했으며, 이는 유럽연합(EU) 집행위원회가 카페인 섭취 권고 기준을 마련할 것을 요구한 데 따른 것이라고 덧붙였다. EFSA 조사에 따르면 임신한 여성은 성인 카페인 권장량의 절반을 넘지 말아야 한다. 어린이는 자기 몸무게 기준, kg당 3 mg 미만의 카페인을 섭취해야 한다. EFSA는 커피에 들어 있는 카페인 이외에 에너지 음료 등을 통해 섭취한 카페인 양에도 주의할 것을 촉구했다. 하루에 3~5잔 정도의 커피를 마시면 커피를 전혀 안 마시는 사람보다 3~7년 정도 더 오래 사는 것으로 조사됐다.

국제 의학학술지 순환에 실린 하버드대학 공공보건대학원 연구팀의 분석을 보면 하루에 3~5잔 정도의 커피를 마신 사람은 그렇지 않은 사람보다 심장병과 파킨슨병, 성인 당뇨병, 뇌졸중에 따른 조기 사망 등의 위험이 줄어들고, 자살 가능성도 낮은 것으로 나타났다. 연구팀은 여성 16만8천 명과 남성 4만 명 등을 대상으로 30년에 걸쳐 4년마다 이들이 마시는 커피의 분량과 수명 간 관계를 추적했다.

그 결과, **하루 3～5잔**의 커피를 마시는 사람은 전혀 마시지 않은 사람보다 3～7년 정도 **수명이 긴** 것으로 파악됐다. 특히 카페인이 들어 있지 않은 디카프 커피도 마찬가지 효과가 있었다. 이는 카페인보다는 커피콩 자체의 효능 덕분으로 연구팀은 분석했다. 다만, 3잔 미만을 마시거나 5잔 넘게 마시는 경우는 수명과 특별한 상관관계가 나타나지 않았다. 연구팀은 아직 정확히 밝혀지지는 않았지만, 커피 속에 들어있는 폴리페놀의 일종인 **클로로겐산, 마그네슘** 등 생리활성 물질들이 인슐린 저항성과 체내 염증을 줄여주기 때문에 장수하는 것으로 보인다고 밝혔다.

영국 사우샘프턴 대학 의과대학의 O. J. 케네디 박사가 지금까지 6개국에서 발표된 관련 연구논문 9편을 종합 분석한 결과 이 같은 사실이 밝혀졌다고 영국의 데일리메일이 2일 보도했다.

연구 논문에 따르면 커피를 매일 2잔 이상 마시는 사람은 간경변증 위험이 44%, 간경변증으로 사망할 위험이 50% 가까이 줄어드는 것으로 분석됐다. 9건의 연구는 총 43만 2133명의 남녀를 조사했고 음주, 간염 등 다른 간경화 위험요인들을 고려했다. 커피의 어떤 성분이 이러한 효과를 가져오는지 확실하지는 않지만 커피에는 간경변으로 이어질 수 있는 간의 염증이나 섬유화 과정을 억제하는 다양한 생리활성 물질들이 들어 있다고 케네디 박사는 설명했다. 커피에는 1000여 가지의 성분이 들어 있는데, 그 중에 카페인을 포함 클로로 제닌산, 멜라노이드, 카웨홀, 카페스톨 같은 항산화 및 염증억제 성분들이 포함되어 있다고 그는 지적했다. 이 연구 결과는 「영양약리학과 치료(Alimentary Pharmacology and Therapeutics)」 최신호에 발표됐다.

커피는 운동 지구력을 크게 향상시키는 음료다. 실제 호주 스포츠연구소의 제인 그리피스 박사는 카페인이 탄수화물보다 지방을 먼저 에너지원으로 사용하도록 근육을 자극하기 때문에 운동 전에 커피를 마시면 다이어트에도 효과적이라는 연구 결과를 발표했다. 또한 카페인의 각성 효과로 운동 중에 생기는 피로감을 최고 60%까지 줄일 수 있다. 커피 속 카페인이 **신진대사**를 촉진시키기 때문인데, 운동하기 1시간 전 원두커피를 마시면 칼로리 소모가 증가되어 운동 효과를 많이 볼 수 있다. 또한 「국제스포츠영양・운동대사저널」에 실린 연구에 따르면, 커피를 마신 뒤 운동한 그룹이 그렇지 않은 그룹보다 운동 후 3시간 동안 소모한 칼로리가 15% 더 많았다.

① **하루 한 잔 :** 커피를 한 잔 마시면 전혀 마시지 않는 사람에 비해 당뇨병 발병률이 3분의 1 가량 줄어든다. 2010년 브라질 상파울루대학 연구팀에 따르면, 점심시간에 커피를 한 잔 마시는 여성은 마시지 않는 여성에 비해 당뇨병 발병률이 33% 적었다. 배재훈 교수는 커피의 카페인과 항산화 성분인 클로로겐산이 이러한 효과를 내는 것으로 보인다고 말했다. 커피 한 잔에는 100 mg 가량의 카페인과 40 mg～150 mg의 클로로겐산이 들어 있다.

② **하루 두 잔 :** 2012년 미국 하버드대학・캐나다 맥길대학 연구팀에 따르면, 파킨슨병에 걸린 사람들이 하루에 커피를 두 잔 마시면 증상이 호전됐다. 맥길대학 연구팀은 커피 두 잔에 함유된 200 mg 가량의 카페인이 파킨슨병을 악화시키는 특정 물질(아데노신)의 작용을 막아 근육 강직 등 운동 장애를 완화시키는 것으로 보인다고 말했다.

③ **하루 세 잔 :** 2013년 이탈리아 밀라노대학 연구팀에 따르면, 하루에 커피를 세 잔 마시면 간암 발병률을 40%까지 낮출 수 있다. 배재훈 교수는 커피에 포함된 1000여 종의 생리활성 물질이 간 기능을 정상화시키는 것으로 추정되며, 그 중 어떤 물질이 영향을 주는지는 아직 밝혀지지 않았다고 말했다.

④ **하루 네 잔 :** 2011년 미국 하버드 공중보건대학 연구팀에 따르면, 커피를 네 잔 마시는 여성이 그렇지 않은 여성보다 우울증 발병률이 20% 낮았다. 연구팀은 카페인이 세로토닌이나 도파민 같은 뇌 신경전달물질 작용에 긍정적인 영향을 주기 때문이라고 말했다. 커피 네 잔에 포함된 카페인은 400 mg 가량이다.

※ 커피마실 때 주의할 점

커피를 마실 때는 몇 가지 주의해야 할 점이 있다. 우선 커피에 들어 있는 **카페인의 양**이다. 카페인을 과도하게 섭취하면 불면증, 불안감, 심박수 증가, 메스꺼움, 위산과다 등의 부작용이 나타날 수 있다. 특히 중년여성의 경우 골다공증 위험이 증가하거나 갱년기 증상을 완화하는데 방해가 된다. 임신부와 소아는 카페인에 민감하고, 부정맥・위식도 역류환자는 병의 증상을 악화시키기 때문에 커피를 마시는 것이 바람직하지 않다. 또한 카페인이 숙면에 방해가 된다고 느껴지는 경우, 오후나 저녁 늦은 시간에는 가급적 카페인 섭취를 자제하도록 한다. **자기 전 5시간에서 12시간** 이전에는 카페인이 들어간 음료 섭취를 피해야 숙면에 도움이 된다. 단, 카페인에 대한 개개인의 반응이 다를 수 있으므로 이에 따라 알맞게 조절하는 노력이 필요하다.

식품의약품안전처에 따르면, 카페인의 일일 최대 섭취 권고량은 **400mg** 이하다. 임산부는 300 mg, 어린이나 청소년은 체중 1kg당 2.5 mg 이하로 제한하고 있다. 식품의약품안전처와 한국소비자원에서 커피 1회 마실 때 카페인 함유량을 조사한 결과, 커피 믹스에는 평균 48 mg, 시중에서 파는 커피음료에는 84 mg, 커피전문점의 커피 한 잔에는 100～200 mg의 카페인이 들어있는 것으로 조사됐다. 커피전문점 커피의 경우 일반 성인은 하루 2잔으로 일일 최대 카페인 섭취 권고 량을 채울 수 있다는 것이다.

두 번째로 고려해야 할 것은 **당 섭취량**이다. 커피믹스에는 평균 약 2티스푼의 설탕이 들어 있다. 이는 세계보건기구(WHO)에서 권고하는 하루 설탕 섭취량(25g)의 1/3에 해당된다. 또 커피전문점에서 판매하는 커피를 통해 지방이 많이 들어있는 생크림 등을 과다하게 섭취하지 않도록 주의해야 한다. 커피에 설탕이나 크림을 첨가하면 칼로리가 높아져 밥 한 공기 정도의 칼로리를 섭취하는 것과 같다. 설탕과 같은 단순당의 섭취는 당뇨나 비만 등 만성질환을 일으키는 주범이 될 수 있으므로 가능하면 블랙커피로 마시는 것이 좋다. 카페인 섭취는 여러 부작용을 가져올 수 있으므로 자신에게 맞는 양을 적당히 마시며 즐기는 기호식품으로 섭취할 때 건강에 도움이 된다는 사실도 명심하여야 한다.

대부분의 사람들은 주문한 커피가 나오자마자 바로 마시는 경우가 많다. 하지만 커피를 가열 처리하는 중간에 **퓨란이라는 발암성 물질**이 생성되므로 뜨거운 커피를 식히지 않고 마시는 것은 건강에 해롭다. 퓨란은 고휘발성 물질이므로 커피믹스 또는 원두커피가 조제되고 **5분 후**에 평균 61～90% 감소한다. 그러므로 커피를 바로 마시는 것보다 여유를 갖고 조금씩 천천히 마시는 것이 좋다(삼성서울병원 건강상식, 삼성서울병원).

■ 커피의 긍정적 영향

(1) 위암 예방 효과

일본 아이치현 암센터연구소 연구진(다케자키 토시로 등)은 약 2만 명을 대상으로 실시한 역학 조사에서 커피를 매일 3잔 이상 마시는 습관이 있는 사람은 마시지 않는 사람보다 위암에 걸릴 위험률이 절반 정도밖에 안 되는 것으로 밝혀졌다고 발표했다. 이 연구소에서는 지난 96에도 커피와 직장암과의 관계를 조사, 커피가 직장암 발생을 억제한다는 것을 밝혀낸 바 있다. 이처럼 커피가 위암 발생률을 낮추는 것은 △커피에 포함되어 있는 항산화물질 등이 암세포 발생을 억제하고, △커피를 즐겨 마시는 사람들이 좋아하는 서양식 식생활이 위암에 대해 예방적으로 작용하기 때문인 것으로 분석됐다.

(2) 간암 예방 효과

일본 산교의과대학 연구진(도쿠이 노리타카 등)은 7천여 명을 대상으로 커피와 간암 예방효과를 조사 발표했다. 커피를 종종 마시는 사람은 전혀 마시지 않는 사람보다 간암으로 사망할 위험률이 30% 낮고, 커피를 매일 마시는 사람의 경우는 60%나 사망률이 낮은 것으로 밝혀졌다.

(3) 혈압 강화 효과

커피를 마시면 일시적으로 혈압이 올라간다. 그래서 이제까지는 커피는 혈압을 올라가게 한다는 생각이 상식처럼 되어 왔다. 일본 호이 의과대학 연구진(와카바야시 카오스 등)은 약 4천 명의 중년 남성들을 대상으로 커피를 마시는 습관과 혈압과의 관계를 조사했다. 그 결과 커피를 즐겨 마시는 사람은 오히려 혈압이 낮은 것으로 밝혀졌다. 그에 따르면 커피를 매일 1잔 마시면 확실히 최대혈압이 0.6mmHg, 최소혈압이 0.4mmHg 내려가는 것으로 밝혀졌다. 그리고 매일 커피를 마시는 양이 늘어남에 따라 혈압이 내려가는 정도가 비례했다.

(4) 계산력 향상 효과

카페인이 들어 있는 식품이 머리를 맑게 해주고, 일의 능률을 향상시켜 준다는 것은 일상적으로 많은 사람들이 경험하고 있다. 그러면 왜 커피를 마시면 계산력이 향상되는 것인가? 연구자들은 카페인에 신경을 활성화하는 작용이 있기 때문인 것으로 생각하고 있다. 하루 120～200 mg(커피 1～2잔) 정도 섭취한 카페인은 대뇌피질 전반에 작용, 사고력을 높이고 의식을 맑게 해 지적인 작업을 활발히 할 수 있도록 해준다. 단, 일의 능률을 높이기 위해 여러 잔의 커피를 계속 마시는 사람이 있는데, 커피 성분엔 위산분비를 촉진하는 작용도 있기 때문에 위가 약한 사람은 주의할 필요가 있다.

(5) 다이어트 효과

커피는 대사를 항진시켜 체중 감량을 도와주기도 한다. 카페인은 신체의 에너지 소비량을 약 10%올린다. 즉 같은 것을 먹어도 카페인을 섭취한 사람 쪽이 칼로리 소비가 1할 높게 되어 비만을 방지한다. 카페인은 글리코겐보다 먼저 피하지방을 에너지로 변환하는 작용을 한다.

(6) 음주 후 숙취방지와 해소

카페인은 간 기능을 활발하게 해 아세트알데히드 분해를 빠르게 하고, 신장의 움직임을 활발하게 하여 배설을 촉진시킨다. 술을 마신 후 한 잔의 물과 커피를 마시면 큰 도움이 된다.

(7) 입냄새의 예방

커피에 함유되어 있는 Furan류에도 같은 효과가 있다. 특히 마늘의 냄새를 없애는 효과가 높다. 단, 커피에 우유나 크림을 넣으면 Furan류가 먼저 이쪽에 결합을 하기 때문에 효과가 없어진다.

▣ 커피의 부정적 영향

커피를 마시면 나타나는 대표적인 증상으로는 **숙면**을 취할 수 없다는 것이다. 커피 속의 카페인이 중추신경을 자극하기 때문이다. 카페인의 혈중농도가 절반으로 줄어드는 반감기는 **대개 4시간**이다. 따라서 숙면을 취하기 위해서는 저녁 식사 후 잠들 때까지는 커피를 삼가야 한다. 건강한 사람에게는 중추신경을 자극, 기분전환과 함께 작업능률을 올려 주지만, 피로가 쌓인 경우 피로를 더욱 가중시키므로 피하는 것이 좋다.

커피가 위벽을 자극, **위산분비를 촉진**하고 위장과 식도를 연결하는 괄약근을 느슨하게 만들어 위산이 식도에 역류, 속 쓰림을 악화시킬 수 있다. 하루 6잔의 커피를 마시는 사람에게서 위궤양 발병률이 높다는 보고가 있다. 레귤러(regular) 커피나 저카페인(decaffeinated) 커피도 마찬가지이다. 그러므로 위산과다가 있거나 속쓰림 등 위궤양 증상이 있는 사람도 되도록 커피를 마시지 말아야 한다. 커피는 장의 연동작용을 촉진하므로 급 만성 장염이나 복통을 동반한 과민성 대장질환이 있는 경우도 마시지 않는 것이 좋다.

커피와 심장병 또는 동맥경화와의 관계는 지금까지 연구결과에서 드러나진 않았지만 하루 5잔 이상의 커피를 마시면 심근경색 발생률이 2.3배 증가하게 된다. 심장이 예민한 사람에서는 심장이 불규칙하게 뛰는 부정맥을 유발하여 혈압과 콜레스테롤 수치를 높일 수 있다. 대개 카페인 250 mg은 호흡수를 늘림과 함께 1시간 내에 수축기 혈압을 10 mmHg 상승시키고, 2시간 내에 심박수를 증가시킨다. 또 600 mg 정도를 마시면 기관지가 확장된다.

이 밖에 커피는 콩팥에 작용, 소변량을 늘려 탈수현상을 초래하고 목소리를 잠기게 하는가 하면 불안, 흥분과 같은 부작용을 유발하기도 한다. 하루에 커피 3잔 이상 마시면 여성은 임신이 잘 안될 수 있고, 임신한 여성은 조산의 위험이 높아진다는 연구 결과도 있다(농식품백과사전, 농림수산식품교육문화정보원).

87. 우 엉

우엉차는 다이어트, 대장암 예방, **변비개선** 등에 좋다. 우엉이 다이어트에 좋은 것은 풍부한 섬유질 때문이다. 우엉에는 바나나의 216%에 달하는 식이섬유가 포함되어 있다. 불용성 식이섬유 리그닌은 우엉을 잘랐을 때 끈적거리는 성분으로, 몸속에 들어가면 장내 발암물질을 흡착해 체외로 배출하는 역할을 한다. 풍부한 섬유질과 리그닌이 배변을 촉진해 독소를 배출시킨다.

우엉의 탄수화물은 대부분 이눌린이라는 성분인데, 이눌린은 신장과 간 기능을 향상시켜 이뇨작용과 배변활동을 돕고, 혈당과 콜레스테롤을 낮추는 데 탁월한 효과가 있다. 또한 우엉에 풍부한 식이섬유는 배변을 촉진하고 노폐물 배출을 돕기 때문에 해독에 효과적이다. 우엉에 함유된 이눌린은 신장의 기능을 향상시켜 이뇨작용에 효과가 있으며, 식이섬유는 정장 작용과 배변 촉진 효과를 나타내고, 리그닌은 항균작용이 있다.

우엉 100g 중 영양성분 함량은 니아신 0.50 mg, 나트륨 5.00 mg, 단백질 3.10g, 당질 13.50g, 비타민 B_1 0.30 mg, 비타민 B_2 0.07 mg, 비타민 B_6 0.24 mg, 비타민 C 3.00 mg, 비타민 E 0.60 mg, 아연 0.27 mg, 엽산 22.80 μg, 인 68.00 mg, 지방 0.20g, 철분 0.80 mg, 칼륨 361.00 mg, 칼슘 56.00 mg, 회분 1.10g, 식이섬유 4.10g 이다.

우엉차는 부드럽고 구수한 향이 나 마시기에도 좋다. 우엉차는 물1 ℓ 에 건조 우엉 약 12g(7～8조각)을 넣고 10여분 끓인다. 우엉의 뿌리는 찬 성질로 인체의 열을 식혀주고 해독작용을 한다. 식이섬유가 풍부해서 우엉을 먹으면 장운동이 활발해져 변비를 예방하는 효과가 있다. 우엉에 함유된 사포닌, 그리닌 성분이 몸속의 나쁜 콜레스테롤을 제거해준다. 우엉은 식이섬유와 올리고당을 함유해 변비를 예방한다. 이뇨작용을 도와주며 칼로리 함유량도 낮아 다이어트에 좋은 식품이다. 우엉의 껍질에는 사포닌과 리그닌 성분이 다양하게 함유되어 있기 때문을 먹을 때에는 껍질을 벗기지 말고 물에 잘 씻어 빨리 요리하거나 차로 끓여 마시는 것이 좋다.

우엉의 영양성분은 주로 **껍질 가까운 곳**에 있다. 숙변제거, 변비개선은 물론 대장암 예방에도 효과가 좋으며, 생리통, 생리불순, 피부질환과 노화방지에도 도움을 주는 것으로 알려졌다. 이외에도 빈혈, 치매예방, 골다공증, 당뇨병, 혈관계질환을 개선하고, 콜레스테롤 분해 및 면역력, 신장 기능 향상 등에도 효능이 있는 것으로 나타났다. 한방에서 우엉은 오장의 나쁜 기를 제거하는 효능이 있다고 알려져 있다. 우엉에는 인삼에도 다량 함유된 항산화 물질인 사포닌 성분이 풍부하다. 식이섬유와 이눌린 등도 다량 함유되어 있어 지방분해와 변비에도 효과적이다. 우엉에 다양한 효능과 우엉차 만드는 법에 대해서 알아본다.

(1) 장내 독소 배출로 다이어트에 좋은 식이섬유와 이눌린

우엉은 식이섬유가 풍부한 동시에 수분 흡수력이 높아 비만을 유발하는 장내 독소를 제거하는 효능이 있다. 식이섬유는 위나 장에서 소화되지 않고 대장까지 이동하기 때문에 장 속 세균 등 유해물질을 체외로 배출하는 특성이 있다. 또한, 변비에도 효과적인 것으로 알려져 있다. 우엉에는 유산균과 유사한 작용을 하는 이눌린도 다량 함유되어 있다. 이눌린은 대장 기능을 개선시키고, 신장 기능이나 이뇨작용에도 도움을 준다.

(2) 혈액에 쌓인 지방 씻어 내는 비누, 사포닌

우엉의 껍질에는 사포닌 성분이 다량 함유되어 있다. 사포닌은 비누를 뜻하는 라틴어 Sapo에서 유래된 명칭으로, 녹을 때 미세거품을 발생시켜 지어졌다. 이 거품이 혈액 속에 들어가면 콜레스테롤과 지방에 붙어 몸에 해로운 기름기를 씻어낸다. 또한 활성산소를 해가 없는 물질로 바꿔주는 항산화 물질이기도 해 피부 미용에 좋으며, 노화방지에도 효과적이다. 따라서 우엉차를 만들 때는 우엉 껍질을 벗겨내지 않는 것이 좋다.

(3) 우엉차 만들기와 주의할 점

① 우엉은 흙이 골고루 묻어있는 것이 신선하다. 껍질이 마르지 않은 촉촉한 것을 고른다.
② 우엉의 흙을 털어내고 잘 씻어 최대한 얇게 자른다. 신문지 위에 펼쳐 반나절 정도 햇볕에 말린 후 기름 없이 10분 정도 볶는다. 연기가 나기 직전에 불을 끄고 그대로 찻주전자에 넣고 끓이면 된다.
③ 우엉은 최대한 얇게 썰어야 하고, 껍질은 제거하면 안 된다. 물기가 전혀 남지 않을 때까지 볶는 것이 중요하며, 우엉이 덜 익으면 차로 우려냈을 때 초록색을 띠고 구수한 맛이 나지 않기 때문에 주의해야 한다.

④ 우엉은 성질이 차기 때문에 속이 차고 허한 사람이나 설사를 자주 하는 사람에게는 좋지 않다.

(4) 다이어트용 우엉차 만드는 법

① 우엉을 껍질이 벗겨지지 않게 씻는다.
② 우엉을 가로, 세로 1cm 정도를 깍둑썰기 한다.
③ 깍둑썰기 한 우엉을 3~4일 정도 채반에 올려 바짝 말린다.
(마르지 않은 우엉을 사용하면 맛도 없고 효과가 덜하다)
④ 우엉을 팬에 넣고 센 불에서 약한 불로 바꿔가며 물을 더하지 않고 그대로 볶아 차지 않을 정도로 익힌다.
⑤ ④번을 9번 정도 반복한다.
⑥ 우엉을 체에 넣고 탄 것과 이물질을 제거한다.
⑦ 뜨거운 물에 우엉을 넣고 우린다.

88. 두 릅

두릅은 단백질이 많고 지방, 당질, 섬유질, 인, 칼슘, 철분, 비타민(B_1, B_2, C)과 사포닌 등이 들어 있어 혈당을 내리고 혈중지질을 낮추어 주므로 당뇨병, 신장병, 위장병에 좋다. 두릅에는 사포닌이 들어 있어 혈당강하 및 혈중지질 저하 효과가 있다. 두릅을 먹으면 혈당치를 낮춰 당뇨병에 효과가 있다. 그러나 두릅은 냉한 식물이므로 많이 먹으면 설사나 배탈이 나기 쉽다. 민간에서는 두릅나무 가지를 달여 먹으면 고혈압에 효과가 있다고 알려져 있다.

약재로는 주로 줄기껍질과 뿌리껍질 말린 것이 쓰이며 건위(健胃), 정장(整腸), 강정(强精) 및 혈당 강하작용이 있어 민간에서는 흔히 당뇨병, 위장병, 신장병, 신경통 등에 이용되어 왔다. 두릅 잎과 열매는 건위제로 이용되는데, 여기에 뿌리껍질을 더하면 위궤양이나 위암에도 효과가 있다.

당뇨병 치료에 전통적 민간요법으로 사용된 생약 13종 중에서 쥐를 대상으로 혈당 강하 효과를 실험한 결과, 뿌리껍질이 가장 좋은 효과를 지닌 것으로 알려졌다. 한방에서는 두릅나무의 껍질과 뿌리를 총목피라 하여 치료목적으로 사용한다. 특히 두릅나무의 껍질은 당뇨병과 위장병, 심장병을 치료하는 데 효과가 있다고 알려져 있으며, 잎과 뿌리 및 두릅 열매는 간장질환의 치료제로 사용되기도 한다.

(1) 두릅의 효능 Tip

두릅의 쓴맛을 내는 사포닌은 콜레스테롤을 저하시켜 혈액순환을 좋게 하고, 면역반응, 항암작용 등 생리활성 기능이 있다. 두릅나무의 껍질을 벗겨서 말린 총목피는 당뇨병, 신장병에 좋으며, 풍부한 식이섬유는 변비 개선이나 대장암 예방에도 효과적이다.

(2) 조리 포인트

두릅 특유의 향과 떫고 쓴 맛을 즐기려면 살짝 데치거나 날로 먹는 것이 좋다. 소금 간을 해서 식용유나 버터에 볶는 것도 좋다. 주로 이용하는 조리로는 데쳐서 초고추장이나 된장에 찍어서 먹으며, 전이나 튀김・김치・샐러드로 만들어 먹을 수도 있다. 저장식으로 먹으려면 소금에 절임이거나 고추장, 된장에 박았다가 이용하면 된다. 두릅을 오래 두고 먹으려면 냉동보관 하는데, 두릅을 데쳐서 물기를 완전히 건조시킨 후 비닐봉지나 용기에 담아 급속 냉동시켜 보관한다.

두릅 100g에 함유되어 있는 영양 성분은 니아신 2.00 mg, 나트륨 5.00 mg, 단백질 5.60g, 당질 5.90g, 베타-카로틴 403.00 ㎍, 비타민A 67.00 mg, 비타민 B_1 0.12mg, 비타민 B_2 0.25 mg, 비타민 B_6 0.21 mg, 비타민 C 15.00 mg, 비타민 E 4.00 mg, 식이섬유 3.58g, 아연 0.35 mg, 엽산 88.40 mg, 인 103.00 mg, 지질 0.40g, 철분 5.20 mg, 칼륨 446.00 mg, 칼슘15.00 mg, 회분 1.10g이다.

89. 고사리

고사리는 전 세계에 큰 군락(群落)을 만들어 자생하는 생활력이 강한 식물로서, 아시아 지역에서는 매우 오래 전부터 식용하여 왔다. 다년생 식물로 높이가 1m에 달하며, 봄철에 어린잎이 돋아나 꼬불꼬불 말리며, 흰 솜털과 같이 털에 휩싸여 있다. 중국의 춘추시대에 백이(伯夷)・숙제(叔齊)가 고사리를 먹고 연명하였다는 이야기는 너무나 유명하다. 우리나라에서는 예로부터 고사리를 제사음식 등 대소사 상차림에 빠지지 않고 많이 먹었다.

고사리는 섬유질이 많고, 카로틴과 비타민 C를 약간 함유하고 있으며, 비타민 B_2는 0.3 mg 정도 함유하고 있다. 뿌리에는 칼슘이 592 mg 함유되어 있어 칼슘식품으로 좋은 산채나물이다. 잎에는 비타민 B_1 분해효소(아노이리나제)가 있어서 날것을 먹으면 비타민 B_1이 파괴되므로 반드시 익혀서 비타민 B_1 분해효소를 파괴해야 한다. 4월 하순에서 5월 상순 사이에 어린 고사리를 꺾어 소금물에 삶아 물에 우려 먹으면 대부분 제거된다. 본초강목에서도 어린 고사리를 회탕(灰湯)으로 삶아 물을 버리고 햇볕에 말려 나물을 만든다고 하였다.

가을에 고사리뿌리를 캐어 절구에 찧어서 부대에 넣어 잘 주물러 녹말을 얻어서 떡이나 풀을 만든다. 또, 고사리를 따서 건조시켜 저장해 두었다가 수시로 식용하기도 한다. 이때는 물에 담가 우려서 다시 삶아 나물이나 탕재료로 쓴다. 요즈음은 비닐하우스에서 촉성 재배한 고사리가 1월경에 출하한다.

고사리는 약으로도 쓰여, 이질에는 고사리 녹말을 먹는다고 한다. 어린잎은 신경흥분제가 되고 탈항을 다스리며, 이뇨와 해열에도 효과가 있다고 한다. 그러나 본초강목에서는 고사리는 이익 함이 없다고 했다. 식료본초(食療本草)에서는 오래 먹으면 눈이 어두워지고 코가 막히고 머리털이 빠진다고 하였으며, 또 어린이가 먹으면 다리가 약해지고 걷지를 못한다고 하였다. 본초습유에서는 「많이 먹으면 양기가 사라지고, 백이와 숙제가 고사리를 먹고 요절하였다」라고 하였다.

고사리 100g 중 영양성분 함량은 단백질 3.90g, 당질 5.10g, 지방 0.30g, 회분 1.00g, 식이섬유 3.71g, 니아신 0.20 mg, 비타민 B_1 0.07 mg, 비타민 B_2 0.10 mg, 비타민 B_6 0.21 mg, 비타민 C 26.00 mg, 비타민 E 4.00 mg, 나트륨 1.00 mg, 아연 0.44 mg, 엽산 34.30 ㎍, 인 84.00 mg, 철분 1.50 mg, 칼륨 415.00 mg, 칼슘 14.00 mg이 함유되어 있다. 아미노산 종류인 아스파라긴(Asparagine)과 글루타믹산(Glutamicacid), 플라보노이드(Flavonoid) 등이 함유되어 있으며 발암성의 물질도 들어 있다고 하나 분명치 않고, **독성물질은 ptaquiloside**라고 한다. 해열과 이뇨의 효능이 있어 열이 나는 증세와 설사, 황달, 대하증 등의 치료에 효과가 있다.

어린잎과 줄기를 채취하여 삶은 다음에 물에 담가 쓴맛과 떫은맛을 우려낸 후에 건조하여 1년 내내 이용하기도 한다. 건조된 고사리에는 수분 10.2%, 단백질 27.3%, 지방 1.2%, 섬유 11.1%, 무기질 12.3%, 탄수화물이 38% 가량 들어 있다. 고사리 뿌리의 주성분은 탄수화물인 녹말로서 고사리 떡, 고사리 전분의 원료로 사용하였고, 구황식품으로도 쓰였다. 무기질로는 칼슘과 인이 비교적 많이 들어 있다. 고사리는 산에서 나는 쇠고기라고 불릴 만큼 단백질 성분이 풍부하고, 각종 비타민이 있어 피부미용과 세포의 노화를 막는데 효과가 좋다고 한다. 고사리에 함유된 철분과 칼슘이 빈혈 및 골다공증 예방에도 도움이 된다.

고사리 1회 분량(70g)을 섭취하면 엽산을 23% 섭취하게 된다. 엽산은 모든 세포의 성장과 분열에 필요한 영양소로 적혈구와 신경조직의 건강을 유지하게 되므로 어린이의 성장과 발달, 임산부의 빈혈 예방 및 태아 건강, 노인 건강을 위해 충분히 섭취해야 할 영양소다. 또한 고사리는 신진대사를 원활하게 하고, 노폐물을 배출시키는 효능이 있으며, 식이섬유소가 많아 배변활동을 도와 장의 건강을 좋게 한다. 칼륨도 풍부해서 체내에 축적되어 있는 나트륨의 배출을 증가시켜 혈압 및 혈중 콜레스테롤 수치를 낮춰져 심혈관질환 예방에도 좋은 식품이다. 간세포의 기능을 활성화시켜 간세포 해독작용에도 도움을 준다고 한다.

고사리는 면역력이 약한 사람에게 좋은 식품이다. 면역체계를 활성화시키는 기능성 및 산성 다당류 성분이 다량 함유되어 있어 면역기능의 증가에 도움이 된다. 이외에도 고사리는 해열 및 이뇨작용, 살균효과, 불면증치료에도 효능이 있다. 고사리를 먹을 때는 비타민 B_1이 많은 돼지고기나 전곡, 땅콩 그리고 비타민 B_1 배출을 막는 마늘을 같이 섭취하면 좋다. 고사리를 고를 때는 줄기가 작고 가늘며 선명한 밝은 갈색이 나고, 향이 진하고 부드러운 것을 선택하도록 한다(제주대학교병원 영양팀).

90. 돋나물

돋나물의 또 다른 이름으로는 돌나물, 돗나물, 석지갑, 석상채, 불갑초, 와경천초, 석련화, 수분초라고도 한다. 한의학에서는 불갑초라 하여 해열, 해독, 황달, 타박상, 간 경변, 볼거리, 식욕증진, 뱀 등 독충에 물렸을 때 치료제로 사용해 왔으며, 특히 돌나물의 즙을 내어 꾸준히 복용하면 전염성 간염에 효과(동의학 사전)가 있다는 기록이 있을 만큼 간 질환에 뛰어난 효능이 있다고 한다. 최근엔 콜레스테롤 수치를 낮춰준다는 연구 결과도 있어 갱년기 여성뿐만 아니라 남성들에게도 좋은 음식으로 알려져 있다.

갱년기 장애는 여성호르몬인 에스트로겐이 감소하기 때문인데, 그 갱년기 우울증을 이겨내는 데 도움이 된다. 갱년기에 에스트로겐이 감소하면 좋은 콜레스테롤은 낮아지고, 나쁜 콜레스테롤은 증가하게 된다. 갱년기 전까지 남성보다 4배나 낮던 심장질환이 갱년기 이후에는 오히려 남성보다 더 많이 일어나는데, 돌나물은 갱년기 장애를 극복하는 데 좋은 식품이다. 돌나물에 풍부하게 함유되어 있는 이소플라본이 여성호르몬인 에스트로겐과 동일한 효능을 가지고 있다. 폐경 후의 호르몬 감소로 인하여 나타날 수 있는 우울증을 막아주고 심장을 안정시켜 마음을 편안하게 해준다고 한다.

돌나물에는 칼슘이 풍부해서 뼈가 약한 사람이나 골다공증이 있는 사람도 돌나물로 만든 요리를 챙겨 먹으면 도움이 되며, 성장기 어린이들의 성장발육에 돌나물 효능을 볼 수 있다. 돋나물의 주요 성분으로는 단백질 1.30g, 당질 1.10g, 지질 0.30g, 철분 230 mg, 베타-카로틴 717.00 μg, 비타민 C 26.00 mg, 식이섬유 1.10g, 칼륨 154 mg, 칼슘 212.00 mg, 회분 0.80g, 에너지 11 kcal, 간염치료 성분 sarmentosin이 들어 있고, N-methylleyierin 등의 알카리로이드, sedoheptulose, sucrose, fructse 등이 있다.

돌나물 이용으로는 돌나물 물김치나 샐러드로 이용할 수 있으며, 입맛을 돋우어 주는 비타민 C는 물론 인산과 칼슘 등 각종 영양소가 풍부하다. 특히 뼈에 좋은 칼슘은 우유의 두 배나 들어 있어 갱년기에 가장 큰 증상 중 하나인 골다공증에 아주 효과적인 식품이다. 예로부터 돌나물은 김장김치가 떨어지고 햇김치감이 나오기 전에 요긴한 김치 재료로 많이 쓰였다고 한다. 돌나물에는 비타민 C가 풍부하고 새콤한 신맛이 있어서 식욕을 촉진하는 효능이 있다고 하는데, 북한에서는 돌나물을 소금에 절여 보관하면서 김치를 담아 수출을 하기도 한다고 한다.

91. 미나리

미나리 100g 중 영양성분 함량은 니아신 1.50 mg, 나트륨 18.00 mg, 단백질 1.50g, 당질 3.30g, 베타-카로틴 1499.00㎍, 비타민 A 250.00 ㎍RE, 비타민 B_1 0.06 mg, 비타민 B_2 0.12 mg, 비타민 B_6 0.24 mg, 비타민 C 10.00 mg, 비타민 E 3.10 mg, 아연 0.26 mg, 엽산 145.80㎍, 인 45.00 mg, 지방 0.10g, 철분 2.00 mg, 칼륨 412.00 mg, 칼슘 24.00 mg, 회분 1.10g, 식이섬유 2.50g이다.

미나리는 독특한 향과 맛을 내며, 비타민이 풍부하고 칼슘 등 무기질이 많은 알칼리성 식품이다. 주로 채소로 이용하나 해열 · 혈압강하 등에 약효도 있어서 민간약으로도 쓰인다. 미나리는 간장질환이나 생즙 요법에 필수적으로 이용되고, 황달이나 복수가 차는 증상, 기타 **급만성간염 및 간경변증**에 많이 쓰인다. 미나리의 가장 주목할 만한 효능으로는 **해독작용**으로 체내의 각종 독소를 제거해 주며, 혈압을 낮춰주고 신경쇠약이나 스트레스 해소에도 도움이 된다. 그 밖에 빈혈과 변비 예방 및 치료, 뇌졸중의 후유증 등에도 효과가 있는 것으로 알려져 있다.

야생 미나리 중에는 **독미나리**도 있어 잘못 먹고 식중독을 일으키는 경우도 있으므로 주의를 기울여야 한다. 독미나리는 일반적으로 키가 매우 큰 것이 특징이며 경련, 현기증 등의 중독증을 일으킨다. 미나리를 요리할 때에는 주로 삶거나 데쳐 나물로 무쳐 먹으며, 생 미나리는 김치 등에 넣어 특유한 향미와 청량미를 내는데 쓰인다. 술안주나 반찬으로 많이 먹는 미나리강회는 잘게 썬 편육이나 돼지고기에 실고추 · 지단 · 잣 등을 얹어서 데친 미나리 줄기로 감아서 만든다.

92. 바나나

저열량 식품으로 지방이 거의 없고 나트륨이 매우 적다. 칼로리가 낮아 비만인 사람에게 적합하다. 바나나 100g 중 영양성분 함량은 니아신 0.50 mg, 나트륨 2.00

mg, 단백질 1.20g, 당질 24.10g, 베타-카로틴 43.00μg, 비타민 A 7.00 μgRE, 비타민 B_1 0.04 mg, 비타민 B_2 0.03 mg, 비타민 B_6 0.32 mg, 비타민 C 8.00 mg, 비타민 E 0.50 mg, 아연 0.20 mg, 엽산 9.70μg, 인 21.00 mg, 지방 0.20g, 철분 0.60 mg, 칼륨 335.00 mg, 칼슘 7.00 mg, 회분 0.80g, 식이섬유 31.80g이다.

미국 여성 전문지 우먼스헬스가 잠들기 전에 먹어도 괜찮은 음식 8가지를 소개했는데, 이 중 하나가 바나나다. 이 음식들은 체중 감량에 도움이 되거나 수면에 도움을 준다고 알려졌다. 바나나 속에 섬유질 성분은 소화작용을 촉진시키고, 체중 감소에 도움을 준다. 바나나에는 식이섬유의 일종인 펙틴이 함유되어 있어 장 기능을 활발하게 만든다. 또 바나나는 프락토올리고당이라는 성분도 함유되어 있는데, 이는 대장을 자극해 변비 증상을 개선시키는 효과를 가지고 있다. 바나나의 변비 치료효과는 과일 중 최고로 평가받는다. 특히 변비에 도움을 주는 펙틴은 바나나 껍질과 과육 사이에 형성된 하얀 물질에 가장 많이 들어 있다.

바나나는 장수에 도움을 주는 것으로도 알려져 있다. 지난해 세계 최고령 남성으로 기네스북에 올랐던 미국인 잘루스티아노 산체스 블라스케스 씨는 장수 비결에 대해 바나나를 먹었기 때문이라고 말했다. 중국의 대표적인 경제 관료인 천윈전 부총리는 또한 매일 식후 바나나 2조각을 섭취한 덕분에 90세까지 장수할 수 있었다고 밝히기도 했다. 바나나는 다이어트에도 빠질 수 없는 음식이다. 바나나는 100g당 93 kcal로 다른 과일들과 비교해 열량이 높은 편이다. 하지만 높은 열량에 비해 포만감이 크고 지방이 적어 식욕억제의 제격이라는 평가와 함께 최고의 다이어트식품으로 꼽힌다.

바나나에는 **트립토판** 성분도 풍부하게 함유되어 있어 다이어트 중 발생할 수 있는 스트레스 해소에도 도움을 준다. 트립토판은 필수아미노산으로 신경을 안정시키고 세로토닌 촉진효과가 있다. 바나나에는 노화방지에 도움을 주는 성분이 들어 있다. 바나나에는 백혈구를 구성하는 비타민 B_6, 면역증강 및 항산화 성분인 비타민 A, 베타-카로틴 등이 풍부하다. 그래서 노화방지 및 면역력 향상에 도움이 된다. 더불어 주름을 예방하고, 피부 탄력을 증강시켜 주는 폴리페놀 성분도 있어 노화방지에 탁월한 효능을 보이는 것으로 알려져 있다. 이외에도 바나나는 항암효과 등 면역력 강화에 효과가 있다. 바나나는 세로토닌 분비를 촉진시켜 우울증 해소에 도움을 주며, 바나나에 포함된 칼륨 성분은 체내 나트륨 배출에 효과적이다.

2012년 일본의 한 연구 기관에서는 바나나에서 **TNF라는 항암물질**을 발견했다. TNF는 백혈구의 수를 증가시켜 신체 면역기능을 강화시켜 주는 기능을 한다. 바나나 **껍질에 슈거스팟**(검은점)이 많아질수록 이 항암물질은 증가한다. 동물실험 결과,

바나나에는 포도, 사과, 파인애플, 배, 감보다 더 많은 항암물질이 들어 있는 것으로 밝혀졌다. 전문가들은 감기와 신종플루와 같은 질병으로부터 몸을 보호하기 위해 신체 면역력을 높여 주는 바나나를 하루 2개 정도 먹을 것을 권하고 있다.

93. 포도 / 포도씨

비타민과 유기산이 풍부하여 과일의 여왕이라고도 불리는 포도는 포도 씨에서 추출한 포도씨유까지 버릴 것이 없는 과일이다. 포도는 그해 첫 포도를 따면 사당에 먼저 올린 다음 맏며느리에게 포도를 먹였다고 하는데, 이는 포도가 다산(多産)을 상징하기 때문이라고 한다. 포도는 피로와 갈증이 날 때 섭취하면 효과가 좋다. 설탕과 함께 포도를 섭취하면 포도의 비타민 C를 파괴하여 섭취율을 낮춘다.

포도 100g 중 영양성분 함량은 니아신 0.30 mg, 나트륨 1.00 mg, 단백질 0.40g, 당질 14.10g, 비타민 B_1 0.40 mg, 비타민 B_2 0.25 mg, 비타민 B_6 0.04 mg, 비타민 C 5.00 mg, 비타민 E 0.10 mg, 아연 0.10 mg, 엽산 4.00μg, 인 20.00 mg, 지방 0.80g, 철분 0.20 mg, 칼륨 136.00 mg, 칼슘 12.00 mg, 회분 0.30g, 식이섬유 0.90g이 함유되어 있다.

포도 씨에는 피부 재생에 좋은 **레스베라트롤**, 멜라닌 색소 형성을 억제하는 폴리페놀, 혈액순환에 도움이 되는 카테킨 등이 들어 있다. 포도를 먹을 때 씨까지 잘 씹어서 먹는 게 가장 좋지만, 먹기에 부담스럽다면 갈아서 팩을 해도 된다. 피부 미백, 주름개선 등에 도움이 된다.

94. 배

배 100g당 영양 성분은 에너지 41 kcal, 수분 88.4g, 단백질 0.3g, 지질 0.1g, 회분 0.3g, 탄수화물 10.9g, 식이섬유 0.7g(수용성 0.1g, 불수용성 0.6g), 비타민 B_1 0.02 mg, 비타민 B_2 0.01 mg, 나이아신 0.1 mg, 비타민 C 4.0 mg, 칼슘 2.0 mg, 인 11 mg, 철 0.2 mg, 나트륨 3.0 mg, 칼륨 171.0 mg 등이 함유되어 있다(출처 : 농촌진흥청, 한국식품연구원)

배는 알칼리성 식품으로서 당분(과분 및 자당), 칼륨, 사과산・주석산・시트르트산 등의 유기산, 비타민 B와 C, 섬유소, 지방 등 각종 영양소가 풍부하다. 배의 사포닌 성분과 **루테올린**은 감기・해소・천식 등 기관지 질환과 가래와 기침을 없애고, 목이 쉬었을 때나 배가 차고 아플 때 증상을 완화해 주며, 칼륨 성분은 나트륨의 배출을 도와 혈압을 안정적으로 유지시켜 주고 조절해 주는 역할을 한다. 또한 펙틴은 장운동을 활발히 도와 원활한 배변 활동을 돕고, 혈중 콜레스테롤 수치를 낮춰주기 때문에 고지혈증에도 도움을 준다. 단백질 소화효소도 풍부하여 기름진 음식이나 고기를 섭취한 후 후식으로 먹으면 천연소화제의 기능도 하며, 숙취해소에 좋은 아스파라긴산도 많이 함유되어 있어 숙취해소에 탁월하다.

동의보감에 보면 「기침, 감기, 천식 등 환절기 질환에는 즙을 내어 복용하면 열이 있는 기침, 천식을 다스리고, 열로 인한 목과 코의 통증해소에 좋다」는 기록도 있다. 찬 성질을 가지고 있어 폐, 기관지, 코 등의 열독을 빼내는 기능을 하며 장기간 마른기침과 코, 기관지의 건조함을 다스려 준다. 배 껍질에 함유된 펙틴 성분은 콜레스테롤 수치를 낮추는 데 도움을 준다. 감기에 걸리면 배를 활용한 음식을 만들어 먹으면 좋다. 이는 배가 몸의 열을 내려 천식과 가래를 삭이고 목이나 코에 생기는 통증을 완화시키며, 배에 함유된 루테올린이나 사포닌과 같은 성분이 기관지 염증을 진정시키는 데 도움을 주기 때문이다.

배는 수분함량이 높아 체내에 있는 발암물질을 체외로 배출하는 효과가 탁월하고, 세포의 돌연변이 억제 및 면역력을 향상시키고 세포분열을 촉진시켜 유방암, 대장암 등을 예방하는 효과를 가지고 있으며, 자궁경부암에 특효가 있는 말라시닉 애시드라는 성분이 자궁경부암 암세포 증식을 억제하고 동맥경화 등과 같은 혈관계질환을 예방·치료하는 데도 좋다.

배에는 칼륨이 풍부해 혈압을 낮추는 데 도움이 된다. 배 100g당 170mg 들어 있는 칼륨이 몸 안의 나트륨을 체외로 배출시키기 때문이다. 배를 먹으면 소화도 잘 된다. 단백질 분해효소인 프로테아제 등 효소 성분이 들어 있어 소화작용을 돕는다. 배를 먹을 때 서걱거리는 맛은 수용성 섬유소인 석세포 때문이다. 석세포는 장을 자극시키기 때문에 변비가 있는 사람에게 좋다. 그뿐만 아니라 항산화 물질인 폴리페놀이 들어 있어서 섭취하면 몸속 활성산소가 몸을 공격하는 것을 막아준다. 단, 배 속에 함유된 폴리페놀이 산화해 갈변되기 전에 먹어야 이러한 효능을 볼 수 있다. 배는 쉽게 무르기 때문에 신문지나 비닐로 감싸서 냉장보관 하면 수분이 증발하지 않고 습도가 조절되면서 신선함이 오랫동안 유지된다.

보관에 적당한 온도는 0~2℃이다. 사과와 함께 보관하면 사과에서 에틸렌가스가 나와 배가 무르게 되고 쉽게 상하므로 함께 보관하지 않는 것이 좋다. 배는 수분과 당분이 많아 주로 날로 섭취하지만 주스, 통조림, 잼, 배숙 등을 만들어 먹기도 한다. 특히 배잼은 여러 음식과 어울려 다양한 요리의 재료로 사용된다. 연육 효소가 들어 있어 고기를 연하게 할 때 갈아 넣기도 한다.

한국건강관리협회 서울강남지부 건강증진의원 김지연 과장은 배는 흡연이나 구이음식 섭취 등으로 체내에 축적될 수 있는 발암 가능성이 높은 다환성방향족탄화수소류(PAHs)의 대사물질을 배출에도 탁월한 효과가 있다는 연구 결과가 있어, 구이 문화가 발달한 한국인의 식습관은 배의 섭취가 필요하다고 말했다. 배는 푸른색이 없고, 선명한 황갈색인 것이 좋다. 둥글고 큼지막하며 과육이 보일 정도로 껍질이 얇은 것을 골라야 달고 맛있다. 구입한 즉시 개별로 랩으로 싸서 냉장고 아래 칸에 보관하면 바람이 드는 것을 막을 수 있다. 최대한 낮은 온도에서 보관하는 게 좋다.

95. 케 일

케일은 십자화과에 속하며, 원산지는 지중해다. 양배추의 선조 격으로 양배추와 브로콜리, 콜리플라워 등은 모두 케일을 품종 개량하여 육성한 것이다. 종류는 잎 가장자리가 오글거리는 곱슬케일, 쌈채소로 이용되는 쌈케일, 흰색과 핑크색이 어우러진 꽃케일 등이 있다.

우리나라에서 흔히 먹는 케일은 콜라드라고도 부르는 쌈케일이다. 재배방법은 직파재배와 트레이육묘가 가능하다. 육묘기간은 20～30일 정도로, 본 잎이 4～5장쯤 생기면 정식한다. 키가 작은 것은 30～60 cm, 큰 것은 120 cm 정도이며, 충분한 수분만 있으면 어느 땅에서나 잘 자란다. 잎은 담뱃잎처럼 넓고 길고 두껍게 자라면서 태양빛을 듬뿍 받아 짙은 녹색을 띤다. 쌈채소로 이용할 때에는 잎이 손바닥 크기로 자라면 한 잎씩 따내는 잎 따기로 수확한다. 잎 따기 수확은 1주일 간격으로 할 수 있고, 혹한기에는 격주로 수확할 수 있다.

케일에는 우유보다 많은 칼슘이 포함되어 있다. 케일의 **칼슘 함유량은 100g** 당 320 mg, 우유는 100 ml 당 105 mg이다. 칼슘 이외에도 다양한 영양소를 가지고 있다. 섬유소가 풍부할 뿐 아니라, 비타민 A와 비타민 C가 많이 들어 있어 피로 회복과 눈 건강에 좋다. 또한 케일에 많은 베타-카로틴은 혈압을 조절해 동맥경화증을 예방하는 데도 도움이 된다.

케일 100g 중 영양성분 함량은 니아신 1.30 mg, 나트륨 45.00 mg, 단백질 4.6g, 당질 2.2g, 베타-카로틴 1,817.00 μg, 비타민 A 303.00 μgRE, 비타민 B_1 0.14 mg, 비타민 B_2 0.25 mg, 비타민 B_6 0.24 mg, 비타민 C 83.00 mg, 비타민 E 1.60 mg. 아연 0.18 mg, 엽산 145.80 μg, 인 45.00 mg, 지방 0.40g, 철분 1.20mg, 칼륨 5324.00 mg, 칼슘 320.00 mg, 회분 1.60g, 식이섬유 4.12g이 함유되어 있다.

케일에는 비타민, 미네랄, 아미노산, 지방, 단백질, 효소, 섬유소질 등이 매우 풍부하고, 베타-카로틴 함량이 다량 함유하고 있어서 면역력을 증강시키며 동맥경화를 예방하는 효과가 있다. 또한 섬유소와 엽록소는 콜레스테롤을 감소시키며 혈압을 조절하는 기능도 탁월하다.

위궤양을 치료하는 효과가 있는 **비타민** U와 암을 유발하는 물질을 해독하는 인돌화합물도 함유되어 있다. 신경통 치료에 효과가 있으며, 장의 기능을 좋게 하는 정장(整腸) 작용도 한다. 혈중 콜레스테롤 수치를 낮추어 고혈압증을 개선하고, 혈당치를 정상으로 회복시켜 주는 작용도 하는 것으로 알려져 있다.

케일은 가급적 **생으로 먹**는 것이 좋다. 케일에 열을 가하면 케일의 각종 영양소가 파괴된다. 생채로 쌈 채소로 활용하거나, 갈아서 마시는 게 좋다. 익혀 먹어야 한다면 5분 이상 열을 가하지 않아야 영양소가 파괴되지 않는다. 케일 속 영양소는 대부분 지용성 비타민이기 때문에 식물성 기름을 넣어 조리하면 영양소 파괴가 감소된다. 녹즙으로 먹을 때에는 대가 굵은 잎을 이용하는데, 티오시안네이트(Thiocyanate)라는 쓴맛을 내는 성분이 있어 빈속에 즙을 다량으로 복용하면 위가 쓰리게 되므로 유의하여야 한다. 부드럽고 신선한 어린잎은 쌈이나 샐러드로 많이 먹는데, 단맛이 난다.

96. 석잠풀

석잠풀(초석잠)은 우리나라 전역에서 자라는 숙근성 다년생 초본이다. 생육환경은 양지바르고 물 빠짐이 좋은 곳에서 자란다. 키는 30~60cm이고, 잎은 길이가 4~8cm, 폭이 12~15cm, 잎자루 길이가 0.5~1.5cm이고, 마주나며 피침형으로 끝은 뾰족하다. 꽃은 연한 홍색으로 줄기와 잎 사이에 돌아가며 피고, 길이는 1.2~1.5cm이다. 뿌리는 흰색의 지하경이 옆으로 길게 뻗으며 마디 부분에서 잔뿌리가 여러 개 생긴다. 열매는 10월경에 달린다. 관상용으로 쓰이며, 꽃을 포함한 전초는 약용으로 쓰인다. 꽃이 피고 있을 때에 채취하여 알맞은 크기로 썰어서 햇볕에 말린다.

번식은 이른 봄에 포기나누기를 하거나 보관한 종자를 화단에 뿌린다. 종자는 한 줄기에서 많이 얻을 수 있으며, 발아율이 높기 때문에 시기를 조정하면서 가을에서 이른 봄까지 뿌린다. 군집생활을 하기 때문에 일정 공간을 선정한 후 여러 개체를 한꺼번에 심는다. 이렇게 군집생활을 하는 식물의 특징은 집단적으로 심어졌을 때 주변 다른 식물들과의 경합에서 유리하다는 것이다.

적용 질환은 감기를 비롯하여 두통, 인후염, 기관지염, 폐병을 치료하는 데 쓴다. 또한 피를 머물게 하는 작용을 하기 때문에 코피나 토혈, 소변과 대변에 피가 섞이는 증세, 월경과다와 월경불순, 자궁염 등을 다스리는 약으로도 쓰인다. 그밖에 종기가 났을 때에도 치료약으로 사용한다. 내과 질환에 대해서는 1회에 말린 것 3~6g을 200cc의 물로 달여 복용한다. 하루 용량은 10~20g이다. 경우에 따라서는 같은 양의 약재를 가루로 빻아 물로 복용하기도 한다. 종기에는 생잎을 찧어 환부에 붙이거나 달인 물로 환부를 닦아낸다.

초석잠은 뇌기능을 활성화시켜 주는 **콜린, 페닐에타노이드** 성분이 다량 함유되어 있어 노인성 치매, 뇌경색, 기억력 증진에 도움이 되는 것으로 알려져 있다. 아르긴산, 스타키드린 등의 성분은 지방이 쌓이는 것을 막아주고 혈액순환을 원활하게 해줘 동맥경화·간경화를 개선하고 지방간의 형성을 막아 줘 건강식품으로 인기가 높다. 초석잠은 뇌기능 활성화 기능뿐만 아니라 부종이나 뇌졸중을 예방하는 데에도 효과가 있는 것으로 알려졌다.

초석잠은 흡사 벌레 같은 모양새를 하고 있지만 아삭하고 달콤한 맛을 자랑하는 약용식물이다. 초석잠은 찌개, 차, 장아찌, 잼 등 다양한 형태로 요리해 먹을 수 있는 게 특징이다. 특히 초석잠은 땅 속에서 자라기 때문에 겨울에도 수확이 가능하다는 것이 장점이다. 초석잠 효능은 뇌 기능을 활성화시켜 주는 콜린, 페닐에타노이드라는 풍분한 성분이 뇌질환과 노인성 치매 예방과 치료는 물론 뇌졸중, 뇌경색에 도움을 주는 것으로 알려져 있다. 다량 함유되어 있는 천연올리고당은 배변활동, 변비 개선은 물론 빠른 두뇌회전, 기억력 향상에 좋아 노인은 물론 공부하는 학생들에게도 잘 어울린다. 콜레스테롤과 지방간을 막아 동맥경화, 간경화 개선에도 좋으며, 지혈과 종기, 두통 등 효능을 가지고 있다. 특히 월경불순, 월경과다, 자궁염에도 좋아 남녀노소 누구에게나 추천할 수 있다.

초석잠 먹는 방법은 주로 초석잠차가 대표적이다. 깊고 고소한 맛이 일품이라서 영양과 맛 모두 만족할 수 있는 건강차이다. 초석잠은 누에형과 골뱅이형 두 가지의 형태를 가지고 있고, 골뱅이형 초석잠은 일반 누에형과 비교하여 훨씬 뛰어난 효능을 기대할 수 있다. 70℃에서 3시간 이상 중탕 추출한다.

97. 아위버섯

한 개 무게가 150～400g이나 되는 큼직한 식용 버섯이다. 대지가 메마른 중국 신강지역의 아위나무 주변에서 자라는 아위버섯이 그것이다. 새송이버섯·느타리버섯과 사촌간인데, 식용 버섯 가운데 가장 크다. 살은 부드럽고 맛과 향은 그윽하다. 모양은 새송이버섯이나 찐빵 같고 색은 하얗다. 생장 주기가 짧고, 생산량이 많은 것도 이 버섯의 장점이다. 건강에도 여러 가지로 이롭다. 무엇보다 노화를 유발하는 유해산소(활성산소)를 없애고, 술로 인한 간경화도 막아준다.

식품의약품안전처 홍기형 연구관은 아위버섯 효능분석 결과를 한국식품영양과학회지 최근호에 소개했는데, **유해산소**(질소 산화물인 NO)를 35%쯤 제거해 준다고 하였다. NO는 치매, 뇌졸중, 류머티스, 당뇨병 등 퇴행성 질환의 원인으로 알려져 있다고 말했다. 또 아위버섯 추출물이 사람의 뇌세포에서 만들어지는 **아세틸콜린**(뇌의 신경전달물질) 분해효소의 분비를 25% 이상 억제한다는 사실도 밝혀냈다. 요즘 시판중인 치매 치료제의 대부분은 뇌세포에서 아세틸콜린이 분해되는 것을 막아주는 약이다. 이밖에 음주로 인해 간이 섬유화 되는 것을 3～12% 억제함으로써 알코올성 간경화의 예방 효과도 기대된다. 그러나 비만과 당뇨병, 위암, 대장암에 대한 예방, 치료 효과는 거의 없었다는 것이 홍 연구관의 결론이다.

중국에서는 이 버섯을 이미 1983년 인공 재배하기 시작했다. 위장질환에 효험이 있는 것으로 알려졌지만 가격이 비싸 중국인은 많이 먹지 못하고 대부분 일본으로 수출된다. 영양 성분을 보면 수분(83%)이 느타리버섯(91%), 새송이버섯(88%)보다 적은 대신 단백질(100g당 2.5g으로 새송이버섯, 느타리버섯의 두 배), 지방(주로 혈관 건강에 유익한 불포화지방으로 구성), 섬유소(100g당 3g)가 풍부하다.

한서대학교 식품생물공학과 김혜경 교수는 **빈혈환자**에게 필요한 철분 함량이 새송이버섯의 8배, 혈압을 조절하므로 고혈압 환자에게 좋은 칼륨 함량이 능이버섯의 8배라고 설명했다. 유해산소를 없애는 항산화 비타민 C의 함량도 느타리버섯, 새송이버섯의 6배에 달한다. 항산화 물질인 비타민 C의 양이 석류의 약 40배, 사과의 60배 이상 많다고 알려져 있다. MBN 천기누설에서 고혈압에 탁월한 효능이 있다는 특별한 식재료 아위버섯(대왕버섯)을 소개했다.

대왕버섯은 느타리버섯과에 속하는 아위버섯의 한 종류로서, 식용버섯 가운데 그 크기가 가장 크다고 알려져 있다. 또 각종 비타민과 아미노산을 풍부하게 함유하고 있어 그 맛과 향이 진하고 풍부하며, 항산화 비타민인 비타민 C의 양이 석류의 약 40배, 사과의 60배 이상 많다고 알려져 있고, 가정의학과 전문의 이승남 원장은 혈관이 노화되면 탄력을 잃을 뿐 아니라 좁아지기 때문에 쉽게 혈압을 상승시킨다. 또 상승된 혈압으로 혈관벽이 손상을 입게 되어 결국 혈관이 딱딱하게 굳어진다. 이와 같은 증상은 동맥경화와 심근경색, 뇌졸중 등 심각한 합병증의 원인이 된다고 설명했다.

한의사 김형찬 원장은 대왕버섯에 포함된 다량의 항산화 물질이 혈액을 맑게 해주는 효과가 있다. 또 혈관 벽을 튼튼하게 만들어 혈압 조절에도 도움을 준다. 대왕버섯 속 칼륨은 나트륨 배출에 도움을 줘 나트륨 과잉으로 인한 고혈압 예방에 효과가 있다고 덧붙였다. 방송에서는 그 흡수율을 높이기 위해 생으로 즐기는 것보다 가루로 섭취하는 것을 권장한다. 대왕버섯은 크기가 커 건조가 쉽지 않기 때문에 최대한 얇게 썰어 말려야 한다는 것. 더불어 잘 말린 버섯은 분쇄해 가루형태로 보관하고, 따뜻한 물에 풀어 차 형태로 쉽게 섭취 가능하다. 또한 감칠맛이 풍부해 국물요리 등에 첨가하면 깊고 시원한 맛을 낼 수 있다. 방송에서는 고혈압으로 15년간 고생한 60대 남성의 이용 사례도 소개했다.

98. 프로폴리스

프로폴리스(propolis)는 벌에 의해 식물의 꽃과 잎의 봉오리에서 수집한 수지물과 다양한 양의 밀납을 혼합하여 이용하는 혼합물이다. 프로폴리스를 만드는 과정을 알기가 어렵기 때문에 프로폴리스의 정확한 원료는 잘 알려져 있지 않다. 벌들은 꽃과 잎의 봉오리에서 수지를 모아 화분 잔에 달고 벌통 안으로 가지고 온다. 벌은 수지를 모을 때 타액과 밀납을 적절히 섞는 것으로 생각된다.

벌들은 프로폴리스를 벌통의 틈새에 바르고, 밀방이나 유충방을 수리하는 데 이용하고 유충방에 발라 세균과 곰팡이의 오염을 막는다. 또한 소광의 상잔과 상잔 사이 공간을 메운다. 벌통 안에 죽은 곤충이 있으면 밖으로 내다버리지만, 죽은 것이 너무 클 때에는 미생물이 번식하여 유충으로 오염되지 않도록 시체에 바른다. 프로폴리스는 항균 및 항곰팡이 효과가 있기 때문에 질병으로부터 봉군을 보호하는 데 이용한다. 또한 프로폴리스는 미국부저병이나 벌의 질병을 일으키는 세균의 성장을 억제시키고, 벌 유충에 전염되는 것을 감소시킨다.

프로폴리스의 성분은 식물의 형태와 계절에 따라서 색, 냄새, 의약학적 특성이 다르다. 벌통과 물체에 바른 프로폴리스는 매우 단단해서 잘 떨어지지 않는다. 서양종 벌은 프로폴리스를 수집하지만, 동양종 벌은 프로폴리스를 수집하지 않는다. 프로폴리스는 벌들에 의해서만이 수집되는 천연물질이다.

그리스, 로마 사람들은 피부의 종기치료에 프로폴리스를 이용하였다. 수세기 동안 약으로 사용되어 왔으며, 이용은 다른 지방으로 확산되어 갔다. 고대 이집트 사람들은 질병치료 및 일상생활(나무의 칠이나 방수용)에서의 프로폴리스 이용법에 대하여 잘 알고 있었으며, 오늘날까지도 아프리카 사람들에게는 그 방법들이 이용되고 있다. 프로폴리스 생산, 특성, 이용에 관한 총설이 Asis(1979년, 1989년)에 의해 출판되었다.

(1) 프로폴리스의 물리적 특성

프로폴리스의 색은 수지물 본래의 색에 따라 황색에서 검은 브라운 색이다. 25~45℃에서 유연해지고 점성이 강한 물질이다. 15℃ 이하에서는 딱딱해지고, 45℃ 이상에서는 점성이 증가한다. 60~70℃에서는 액체로 된다. 프로폴리스의 어떤 물질은 100℃에서 녹는다. 상업적으로 이용하는 프로폴리스 용액은 에탄올(ethanol)이나 물로 조제하며, 세균과 관련된 대부분의 성분들은 알코올과 물에 용해된다.

(2) 프로폴리스 성분

영국에서 최근 분석한 것에 의하면, 프로폴리스에서 150종류 이상의 성분을 분리하였다(Greenaway 등 1990). 실제로는 180종류보다도 더 많다. 프로폴리스의 주원료인 수지물은 다양한 종류의 나무와 관목으로부터 모으고, 벌을 사육하고 있는 지역에는 벌들이 좋아하는 식물이 있기 때문에 각 지역에서 생산되는 프로폴리스의 색과 냄새 그리고 성분은 다를 수 있다. 유럽에는 포플러 나무가 많으며, 벌들은 이들 나무의 잎 봉오리로부터 수지를 모은 것을 좋아한다.

벌들이 수지를 수집할 때 수지물은 벌에 의해 다소 소화되는 것으로 생각된다(Cuellar 등 1990). 자당이 약간 있으며, 이는 수집할 때 벌의 타액이 첨가되어 소화되는 것으로 생각된다(Greenaway 등 1987). 프로폴리스 성분에 관하여 여러 나라에서 분석한 화학적 성분함량은 다음과 같다.

① 수지 45～55%(flavoonoids, phenolic acids, esters)
② 밀납과 지방산 25 ～ 35%(대부분 beewax이나 식물 본래의 것이 많다)
③ 필수오일 10%(휘발성)
④ 화분 5%(많은 종류의 아미노산)
⑤ 기타 유기성분과 무기물 5%

수지물의 주요 성분은 flavonoids와 phenolic acids 또는 esters이다. 이들 성분은 전 성분의 50% 이상이다. 성분 함량은 밀납의 혼합 양에 따라서 다르다.

(3) 프로폴리스 효과의 과학적 입증

프로폴리스 특성에 대하여 광범위하게 실험되었으며, 가장 잘 알려진 특성은 **항균 활성성분**에 관한 것이다. 많은 과학적 실험들은 세균, 곰팡이, 바이러스 그리고 다른 미생물 등에 대하여 다양하게 실험하였다. 실험의 대부분은 프로폴리스와 추출용액의 유기성분에 관한 것이었으며, 그 결과 세균억제 작용에 긍정적이었다는 것이다. 항생제와 병행하여 사용하였을 때는 약효가 더욱 상승하였다고 보고하였다(Chernyak, 1971). 프로폴리스의 세균 성장 억제효과는 프로폴리스의 추출용액의 농축에 의존되며, 때로는 프로폴리스 추출용액은 일상적으로 사용하는 약보다도 더 효과가 있었고(Millet-Clerc 등, 1987), 모든 경우에서 질병의 특정 상태와 추출용액과는 밀접한 관련이 있다.

프로폴리스가 기여하는 효과는 다양하지만, 보고의 대부분은 일차적으로 실험실 연구에 근거를 하고 있다. 실험에서 대상 환자 수가 많다거나 임상실험을 하지 않았으며, 그리고 연구의 대부분은 동유럽국가에서 수행되었다. 중국에서는 많은 연구와 임상실험을 실시되었지만 정보를 얻기가 어렵다. 온화하고 광범위하게 이용하고 있는 유익한 이 물질을 서유럽과 북아메리카에서는 별로 인정하지 않았다. 다만 일부의 연구에서는 장과 피부와 치과 치료에 긍정적임을 인정하였다.

▣ 현재 프로폴리스의 이용

(1) 화장품 이용

현재 프로폴리스 및 추출용액의 이용은 화장품과 피부 이용에 가장 널리 이용되고 있으며(Lejeune 등, 1988), 피부조직의 재생 및 개선에 프로폴리스의 효과가 있다고 보고되었다. 특히 세균과 곰팡이와 관련하여 유익하다는 것이 인정되어 화장품에서는 다방면으로 사용되고 있다.

(2) 의학적 이용

의학에서는 심장혈관과 혈관계(빈혈) 치료, 호흡기계의 여러 전염성 질병, 치과치료, 피부질환(화상, 상처, 피부조직 재생, 궤양, 습진, 사상균), 암 치료, 면역증강과 개선, 소화기관(궤양, 전염성), 간 보호와 증강 및 기타 등에 일반적으로 이용되고 있다. 에탄올 추출물 또는 프로폴리스 33% 이상 포함한 연고의 사용은 외과 상처치료에 매우 효과가 있다.

(3) 전통적 이용

유럽과 북아프리카에서 프로폴리스의 상처치료는 이집트, 그리스, 로마 등 고대 때부터 이용하였다. 12세기의 기록에 의하면 프로폴리스의 의학적 상처에서처럼 입과 인후 치료에 대하여 설명하고 있다. 아마도 당시에 프로폴리스는 목재의 보존 및 칠에 보편적으로 이용하였을 것이다.

(4) 식품에 이용

프로폴리스의 식품에서 이용은 항산화, 항균제로 이용되고 있다. 식품에 이용 시 프로폴리스의 잔류 량은 건강에 유익하다. 일부의 연구에서는 프로폴리스 소비증가에 긍정적인 효과가 있다고 하였다. 프로폴리스에서 확인된 성분 중 어떤 성분은 개인적으로는 건강에 손상을 줄 수도 있다고 한다.

Mizuno(1989)는 프로폴리스를 식품저장에 이용하여 특허를 등록하였고, 일본에서는 냉동생선에 프로폴리스 이용 시 저장성이 2～3배 더 연장되었다는 연구보고가 있다. 산란계 사료에 프로폴리스를 30ppm 첨가 시 산란율이 증가하였고(Bonomi 등, 1976). 브로일러 사료에 500pp 첨가 시 체중이 20% 더 증가되었다고 보고하였다(Ghisalberti, 1979). 그 외 이용으로 Sangalli(1990)은 과일 저장에 이용하였다. 오늘날 프로폴리스는 식품의 저장과 화장품 등 이용에 새롭게 시도되고 있다.

99. 식용달팽이

서구권에서 고급 영양식품으로 애용되고 있는 식용달팽이는 프랑스에서는 3대 요리 중 하나라고 한다. **뮤신과 콘도아틴 황산**을 다량 함유하고 있어서 기능성식품으로도 이용할 수 있다. 식용달팽이의 먹을 수 있는 부위는 몸 전체의 약 18%다. 식용달팽이는 처리할 때마다 감량이 많이 생기는데, 이는 점액질인 무신을 많이 분비하거나 체내 가지고 있기 때문이다. 따라서 식용 달팽이를 처리할 때 주의하여야 할 점은 가능한 한 뮤신이 씻겨가지 않도록 하는 것이 중요하다.

프랑스의 nutrient databank의 정보에 의한 원료 달팽이 100g에 함유되어 있는 영양 성분은 에너지 80 kcal, 수분 79g, 단백질 16g, 탄수화물 2g, 지방 1g, 마그네슘 250 mg, 칼슘 170 mg, 철분 3.5 mg, 인 121.00 mg, 아연 2.66 mg, 베타-카로틴 26.00 μg, 비타민 A 4.00 μgRE, 비타민 B_1 0.01 mg, 비타민 B_2 0.17 mg, 비타민 B_6 0.17 mg, 비타민 C 7.30 mg, 비타민 E 1.00 mg 등으로 저지방 고단백질 식품이다. 대부분의 육류에는 거의 없는 탄수화물이 많이 있는데, 이는 주로 뮤신이고, 콜레스테롤 함량은 106.00 mg이다.

뮤신은 분비샘에서 분비되는 높은 점액성 물질로 당 단백질과 무코다당 및 다당류의 일종으로 핵사민(aminohexose)을 구성성분으로 하며 해파린, 해파리틴 황산, 콘드로이틴 황산, 히알루론산, 케라토 황산, 키틴 등이다. 이 중 식용달팽이에는 콘드로이틴 황산이 550～820 mg으로 가장 많이 들어 있다. 식용달팽이의 콘드로이틴 황산은 polysaccharide와 D-glucuronic acid 및 N-acetyl-D-galactosamine 성분으로 연골 등 결합조직의 항장력과 탄력 및 이온투과에도 관여한다고 한다.

콘도로이틴은 인체 내에서 단백질과 결합하여 결합조직(콜라겐, 엘라스틴, 히아루론)을 구성하고 관절, 연골, 피부, 혈관 벽에 들어 있는 생리활성 물질로 관절연골에 영양을 공급하며 연골의 보조적 역할을 한다. 콘도로이틴의 생리적 기능으로는 콘도로이틴은 칼슘 친화적이라 칼슘이 뼈를 형성하는 데 중요한 역할을 하고, 그 외 콘도로이틴은 세포 외 액의 전해질로 체액유지에 기여하는 것으로 알려져 있다.

식용달팽이는 양질의 단백질 식품으로서 단백질의 아미노산 조성은 균형을 이루고, 특히 Tyrosine은 쇠고기와 돼지고기 단백질과 비교하여 현저히 많고, 지방함량은 1g 미만이고 불포화지방산이 많다. 미식으로 이용되는 식용달팽이는 관절과 관련이 있는 콘도로이틴을 다량 함유하고 있기 때문에 관절건강에 매우 탁월한 기능성 건강식품으로 이용되고, 그 외도 피부 탄력을 위한 고급 화장품 원료로도 이용되기도 한다.

100. 멍 게

멍게의 효능은 노화방지와 다이어트에 효과적이다. 멍게의 효능에는 지방질이 거의 없다는 점 때문에 해삼, 해파리와 함께 **3대 저칼로리** 수산물로 유명하다. 얕은 바다에 암석, 해초, 조개 등에 붙어서 살지만 2,000m 보다 더 깊은 곳에 사는 것도 있다. 몸 크기에 따라서 독립된 개체로 살거나 혹은 서로 이어져 군체를 이루기도 한다. 멍게는 상큼하고 시원한 맛이 일품이다. 멍게의 붉은색 단단한 몸에는 원추형의 돌기가 많이 나와 있어서 바다의 파인애플이라고도 한다.

멍게의 효능으로는 껍질에 기능성 식품의 신소재인 **고농도 천연 식이섬유소**가 들어 있는데, 이는 콜레스테롤, 혈당을 감소시켜 변비를 방지하고, 비만을 예방한다는 점이다. 또 멍게의 효능에는 노화방지, 당뇨병 예방에 좋으며, 노화를 방지하는 타우린, 숙취에 좋다고 알려진 신티올 성분이 함유되어 있다. 흔히 날로 초고추장에 찍어서 먹는 멍게는 글리코겐의 함량(약 11.6%)이 다른 동물에 비해 많은 편이다. 멍게의 특유한 맛은 불포화알콜인 신티올(cynthiol) 때문이며, 근육 속에는 글리코겐의 함량(약 11.6%)이 다른 동물에 비해 많은 편이다. 연중 먹지만 수온이 높은 여름철에 맛이 가장 좋은데, 이것은 여름철에 다른 철에 비해 글리코겐의 함량이 많기 때문이다.

101. 새 우

새우는 대표적인 저열량, 고단백 식품이다. 새우는 지방의 함량이 1.3%로 매우 적다. 반면에 단백질 함량은 19%로 돼지고기, 소고기와 맞먹게 많다. 이렇게 열량은 낮고 단백질이 풍부해서 다이어트가 필요한 사람에게 안성맞춤이다.

새우에는 여러 가지 무기질도 풍부하게 들어 있다. 그 중에서도 가장 풍부한 무기질은 **칼슘**(69.00 mg /100g)이다. 새우의 칼슘 함량은 일반적인 어류의 3～4배, 육류의 7～8배 정도에 달한다. 필수 무기질인 칼슘은 골격을 이루는 성분으로 어린이의 성장에 도움이 되며, 노인의 골다공증 예방에도 효과적이다. 뿐만 아니라 정상

혈압 유지, 근육의 수축 및 이완 조절에도 칼슘은 매우 중요한 역할을 한다.

영양적으로 우수한 새우의 발목을 **콜레스테롤**(296 mg /100g)이 잡는다. 새우의 콜레스테롤 함량이 매우 많다. 하지만, 새우를 먹었다고 혈중 콜레스테롤 농도가 심각한 수준으로 올라가지 않는다. 혈중 콜레스테롤 농도는 식품으로 섭취한 콜레스테롤 보다는 간에서 합성되는 내인성 콜레스테롤의 영향을 더 많이 받는다. 새우로 섭취하는 콜레스테롤이 우리 신체에 영향을 미치는 혈중 콜레스테롤과는 직접적 연관성이 없다는 뜻이다.

새우를 먹어도 콜레스테롤이 높아지지 않는 또 다른 이유는 **타우린**이다. 피로 회복제로도 널리 알려진 타우린은 콜레스테롤을 낮추는 기능이 있다. 타우린의 약효가 밝혀지기 이전에는 식품 중의 콜레스테롤 함량에 따라서 위험 등급을 나누었지만, 현재는 콜레스테롤과 타우린의 비율을 고려하여 위험 등급을 나눈다. 새우는 콜레스테롤이 많지만 타우린 또한 많이 들어 있기 때문에 고위험 식품이 아니다. 타우린은 혈중 콜레스테롤을 낮출 뿐 아니라 면역력 강화, 혈당조절, 혈압조절 등의 기능도 있다. 껍질은 데치면 빨갛게 되는데, 이것은 색소단백질이 분해하여 적색의 아스타크산틴이 생기기 때문이다. 고기에는 유리 아미노산을 많이 함유하기 때문에 단맛이 있다.

102. 화 분

화분의 모양은 식물의 종류에 따라 다르며 껍질에 둘러싸여 있다. 껍질에는 수많은 구멍이 뚫려 화분관을 내미는 발아구가 있다. 화분의 껍질은 금을 녹이는 왕수나 불화수소에도 잘 녹지 않는 특성이 있다. 따라서 화분의 세포나 핵은 죽어도 껍질은 흙, 암석, 석탄 등에 묻혀서 몇 억 년간 화석으로 남아 있다. 이탈리아의 말피기와 그루 박사가 1675년 전자현미경으로 화분을 처음으로 관찰하였다.

화분의 주요 성분은 탄수화물 0.1～22%, 환원당 0.1～19%, 단백질 7～35%, 아미노산 10%, 수분 3～4% 등이다. 유효 성분으로 비타민 A, 비타민 B군, 비타민 C, 비타민 P(루틴) 등과 무기질로 칼슘, 칼륨, 인, 구리, 마그네슘, 철, 규소, 망간, 유황 등이 함유되어 있다.

화분이란 벌 또는 인공적으로 채취한 화분에서 이물을 제거하고 껍질을 파쇄한 것을 말하며, 화분 제품은 화분을 주원료로 하여 제조·가공한 것으로 「건강기능식품공전」의 제조 기준과 규격에 적합한 건강기능식품을 말한다. 화분 추출물이란 화분을 기계적으로 껍질을 파쇄 또는 효소 처리하여 추출한 것을 농축하거나 분말로 만든 것을 말하며, 화분 추출물 제품은 화분 추출물을 주원료로 하여 제조·가공한 것으로 「건강기능식품공전」의 제조 기준과 규격에 적합한 건강기능식품을 말한다.

▣ 효용성

화분 제품의 기능성은 영양 보급, 피부건강, 건강증진 및 유지, 신진대사 기능 등이다. 옛날부터 화분은 미용, 강장, **장수식품**으로 알려졌으며, 고대 이집트의 절세미인 클레오파트라 여왕도 미용과 강장을 목적으로 화분을 애용하였다고 한다. 화분의 기능성으로는 화분에 17 mg/g 정도 함유되어 있는 루틴(rutin, 퀘르세틴의 람노스 배당체)이다. 혈관을 튼튼하게 하며, 모세혈관이 약해지는 것을 막아준다.

화분에 함유된 각종 필수영양소는 대사작용에 의하여 강장작용을 하며 허약 체질을 보강해 준다. 또한 생체의 기본적 생리기능을 강화하여 자연치유력을 길러준다. 민간요법으로 상처·궤양 치료, 살균작용, 호흡기질환 개선, 소화·흡수 촉진, 장기능 조절, 근육의 활력, 신장·방광질환 개선, 회춘 등에 쓰였다. 동물실험에서 화분을 첨가한 사료로 사육한 쥐는 발육도 좋고, 번식력도 증가하였다. 화분에 함유되어 있는 항빈혈 인자는 적혈구와 헤모글로빈의 신속한 증가에 의하여 빈혈치료에 도움이 된다.

화분은 남성의 전립선비대증, 전립선염 치료에 효과적이며, 신진대사 기능에 활력을 주어 피부 노화를 예방한다. 유아기 어린이들의 식욕을 증진시키고, 음식물의 소화흡수를 촉진시키므로 유아의 성장 발육에 효과가 있다. 화분의 표면은 단단한 껍질로 덮여 있어 화분을 그대로 먹으면 소화 흡수율이 낮다. 즉 **화분의 껍질**을 분쇄하지 않고 섭취할 경우 화분의 영양 성분이 대부분 껍질 안에 존재하며, 체내 효소 등에 의해 껍질이 분해되지 않기 때문에 체내 이용률이 거의 없다. 또한 화분의 껍질은 신체의 알레르기 발생원으로 작용하므로 화분 알레르기를 일으켜 비염이나 천식이 된다.

103. 아티초크

아티초크는 서양의 불로초라 불리운다. 커다란 엉겅퀴처럼 생긴 식물로 지중해 연안이 원산지이며, 기원전 4세기부터 고지방식 소화를 돕기 위한 특별 채소로 요리되어 소화기능을 돕는 식물 및 식품으로 사용되어 왔다. 또한 마그네슘, 미네랄이 풍부해 에너지를 충전시키는 데 좋고, 특히 여성의 경우 마그네슘 하루 권장량이 320 mg인데, 아티초크 하나당 마그네슘이 77 mg 이상 들어 있어 여성 건강에 도움을 준다.

104. 무 / 무청

무에는 비타민 C의 함량이 20~25 mg이나 되며, 예로부터 겨울철 비타민 공급원으로 중요한 역할을 했다. 비타민 C는 **무 껍질** 쪽에 많다. 무에는 포도당, 자당, 과당 등의 당류, 아미노산류, 쿠마르산 카페산 페룰산 등의 유기산류들이 들어 있다. 비교적 많은 무기물과 비타민으로는 칼슘, 칼륨, 비타민 B_3(나이아신) 등이고, 무의 성분은 수분 약 94%, 단백질 1.1%, 지방 0.1%, 탄수화물 4.2%, 섬유질 0.7%이고, 무청에는 비타민 C 12.00 mg, 엽산 28.50 μg, 인 78.00 mg, 철분 7.3 mg, 칼륨 328.00 mg, 칼슘 62 mg, 식이섬유 4.00g 등이 함유되어 있다.

무 100g당 수용성 식이섬유소는 0.2g이고, 불용성 식이섬유소는 1g 함유되어 있다. 수용성 식이섬유소는 혈중 콜레스테롤과 결합하여 체외로 배출시키는 작용을 하기 때문에 체내 콜레스테롤 수치를 줄이는 데 도움을 주고, 불용성 식이섬유소는 장운동을 촉진시키고, 수분을 흡수하는 특징이 있기 때문에 변비를 예방하는 정장작용을 한다.

무는 **천연 소화제**로 겨울에 무, 여름에 생강을 먹으면 병원에 갈 필요가 없으며, 겨울 무 먹고 트림을 하지 않으면 인삼 먹은 것보다 효과가 있다고 한다. 무에 들어 있는 효소로는 전분을 분해하는 아밀라아제와 디아스타제, 단백질 분해효소인 프로테아제와 지방분해 효소인 리파아제도 소량 함유되어 있다. 이들 효소는 체내에서 소화를 도와주기 때문에 속 쓰림, 위산과다, 위 더부룩함, 숙취 등에 좋다. 또한 체내에서 발생하는 과산화수소(활성산소)를 분해하는 카탈라아제(항산화제) 등의 효소가 풍부하여 소화를 도와준다. 제철인 가을과 겨울 무는 최고의 건강식품이다. 또 기관지에도 좋아 한방에서는 약재로도 쓰이며, 무청은 면역력 강화에 도움을 주기 때문에 예로부터 말려서 시래기로 먹었다

무의 독특한 향과 맛 성분은 티오글루코사이드가 잘리거나 세포가 파괴되었을 때 자체 내에 있는 글루코사이다아제라는 효소에 의하여 티오시아네이트와 이소티오시아네이트로 분리되어 나타내는 것이다. 또한, 무의 쓴맛인 시니그린은 인체에는 구충, 살균작용과 같은 유익한 작용이 있는 것으로 알려지고, 무즙에는 디아스타아제라는 효소가 있어 소화를 촉진시키기도 한다.

동의보감에 무는 늘 먹는 채소로 기를 내리는 데 가장 빠르다. 음식을 소화시키고 담벽(痰癖)을 헤치며, 소갈을 멎게 하고 뼈마디를 잘 놀리게 한다. 오장에 있는 사기를 씻어내고 폐위(肺痿)로 피를 토하는 증상, 허로로 여윈 증상, 기침 나는 증상을 치료한다. 하지만 오랫동안 먹으면 영위(營衛)가 잘 돌지 못하게 되고, 머리털이 빨리 센다고 기록하고 있다.

다른 배추과 채소들과 마찬가지로 암 예방 성분인 이소티오시아네이트가 풍부하다. 이소티오시아네이트는 동물실험을 통해서 식도암, 간암, 폐암, 대장암 등의 예방 효과가 있다는 것이 입증됐다. 이소티오시아네이트는 노화의 주범인 활성산소를 없애는 항산화 성분이다. 무는 살균작용을 하므로 생선회나 생선구이에 간 무나 무채를 곁들이는 것도 이 때문이다. 무는 식중독 예방 효과와 더불어 비린내를 없애는 역할도 한다. 이뿐만 아니라 매운맛 성분은 담즙의 흐름을 원활하게 하고, 담낭과 간의 건강을 돕는다고 하여 오래 전부터 간에 이상이 있는 사람에게 무를 권했다.

한방에서는 무를 폐와 인후를 건강하게 하는 식품으로 여겨 인후통 진해거담의 치료약으로도 사용한다. 김 원장은 무즙은 담을 제거하고 기침을 멈추게 하며, 각혈을 다스리고 속을 따뜻하게 하는 효과가 있어 목감기, 기침, 기관지염이 있는 사람에게 좋다고 했다. 김성웅 원장(제통한의원)은 우리나라뿐만 아니라 다른 나라에서도 무를 약으로 사용했다며, 인도에서는 무 뿌리와 잎을 괴혈병 등 비타민 C 결핍증 예방뿐만 아니라 가래가 나오게 하는 거담제, 배뇨를 돕는 이뇨제, 설사 유발 약으로도 사용했다고 말했다.

무청도 영양만점이다. 일반적으로 무청은 말려서 겨울 별미인 시래기로 먹는다. 시래기에는 딸기보다도 많은 비타민 C가 들어 있고, 당근의 두 배에 달하는 비타민 A를 함유하고 있다. 또 비타민 D의 전구체인 에르고스테린 성분이 풍부한 것이 특징이다. 에르고스테린은 소화와 면역체계에도 도움을 주어 겨울철 감기 예방에 효과가 있다. 시래기에는 철분 함유량이 높아 빈혈예방에 좋으며, 칼슘과 식이섬유가 풍부해 동맥경화 예방에도 좋다. 무엇보다 활동량이 적은 겨울철 변비는 물론 다이어트에도 탁월하다.

105. 모 과

모과의 성분으로는 탄수화물이 25.1g, 칼슘 39 mg, 인 29 mg 등으로, 특히 당분이 5% 함유되어 있으며, 주로 과당의 형태로 들어 있다. 칼슘, 칼륨, 철분 등의 무기질 풍부한 알칼리성 식품이며, 소량의 단백질이 들어 있다. 모과에는 사과산을 포함한 유기산이 함유되어 있어 신맛을 나타내기도 한다. 그 밖에도 떫은맛을 나타내는 타닌 성분을 함유하고 있다.

모과는 널리 알려졌듯이 폐를 도와 가래를 삭히고 기침을 멎게 하므로 **만성 기관지염**에 효과가 있고, 체력이 약하여 쉽게 피로하여 감기에 잘 걸리는 사람에게 좋다. 그리고 모과는 폐를 튼튼하게 하고 위를 편하게 하여 주는 것으로 알려져 있다. 모과에서 신맛을 내는 유기산 성분이 음식물의 소화를 돕고 떫은맛의 성분인 탄닌 성분은 수렴작용이 있어 설사를 막아주고 설사 뒤에 오는 갈증을 가라앉게 해 주는 효능이 있다.

모과의 강한 신맛은 근육을 원활하게 움직이게 하는 효능과 혈액순환을 개선시켜 주는 효능이 있다. 근육에 경련이나 쥐가 났을 때 또는 관절통, 신경통이 있을 때 효과를 볼 수 있다. 이밖에 무릎이 시큰거리고 다리가 붓고 아픈 경우에도 좋으며, 허리와 무릎에 힘이 없는 경우 팔다리가 저린 경우에도 좋다. 모과에 단맛을 주는 과당은 다른 당분보다도 혈당의 상승을 막아주는 효과가 있으며, 체내의 당분 흡수를 느리게 할 뿐만 아니라 이미 흡수된 당분을 빨리 소비시키는 기능을 한다.

모과는 비장과 위장을 편안하게 하는 효능이 있어 구토가 그치지 않거나 설사가 그치지 않을 때 좋으며, 이질이 심할 때도 효과가 있다. 식중독으로 배가 뒤틀리듯이 아프고 토하며 설사가 나오고 심할 경우에 다리에 경련이 나타나기도 하는 병을 광란 흔히 토사광란이라고 하는데, 이 경우에 모과를 달여 먹으면 더욱 좋다. 술을 많이 마셔 숙취가 생긴 경우에도 효과가 있다. 본초강목(本草綱目)에 의하면 속이 울렁거릴 때 이것을 먹으면 속이 가라앉고, 구워 먹으면 설사에 잘 듣고, 기름에 적셔 머리를 빗으면 백발을 고쳐 준다고 한다.

106. 매생이

동국여지승람에 따르면 매생이는 옛날 임금님께 진상되었던 귀한 음식이었다. 김, 미역 등과 같은 해산물이라 해도 매생이는 청정바다에서만 채취되는 해산물로 숙취해소에 좋다. 매생이에는 **아스파라긴산**이 콩나물의 4배 더 들어 있다. 혈중 콜레스테롤을 저하시키는 효과도 기대할 수 있으며, 5대 영양소가 골고루 들어 있는 고단백 식품이다. 칼슘 등 미네랄이 풍부하다. 철분은 매생이 100g에 10 mg이 들어 있다. 섬유질이 풍부하여 만성변비에 치료에 좋은 식품이다.

매생이는 열량이 높지 않으면서 비교적 부피가 크고, 식이섬유 함량이 매우 높아 조금만 먹어도 포만감을 준다. 100g 당 20 kcal 정도로 열량도 무척 낮아 다이어트에도 도움이 된다. 칼슘과 요오드가 풍부하여 어린이의 성장촉진에 좋고, 골다공증, 위궤양 등을 예방하는 데에도 효능이 있다. 메생이는 니코틴을 중화시켜 주는 효력이 있으며, 간장의 기능을 높여 주는 효능도 기대할 수 있어 금연하는 사람에 좋다. 매생이는 굴과 함께 넣고 끓인 매생이국 맛이 으뜸이지만 매생이전이나 매생이무침도 별미이다. 매생이전을 만들 때 굴과 양파 등을 설어 함께 부치면 더욱 맛나게 먹을 수 있다. 매생이는 피를 맑게 하는 알칼리성 식품이므로 돼지고기와 궁합이 잘 맞는다.

매생이는 제철식품인 만큼 보관법이 중요하다. 매생이를 장기간 보관할 경우에는 냉동보관 하는 것이 좋다. 철분은 칼슘 흡수는 물론 뼈 건강에 도움이 된다. 매생이 국이나 매생이전, 매생이죽 등으로 즐길 수 있다. 매생이 100g 중 영양성분 함량은 니아신 8.80 mg, 나트륨 4,151.90 mg, 단백질 20.60g, 당질 35.40g, 비타민 A 2,144 μgRE, 비타민 B_1 0.40 mg, 비타민 B_2 1.00 mg, 비타민 B_6 0.10 mg, 비타민 C 102.10 mg, 비타민 E 4.30 mg, 아연 5.10 mg, 엽산 1,364.00 μg, 인 270.00 mg, 지질 0.50g, 철분 43.10 mg, 칼륨 4,968.70 mg, 칼슘 574.00 mg, 회분 22.70g이 함유되어 있다.

107. 캐슈너트

캐슈너트 약 100g에는 긴장감 해소를 돕는 **아연**이 일일 권장량의 35%가량 함유되어 있다. 아연 수치는 낮으면서 과민성 장애가 있는 환자들에게 아연보충제를 8주 연속 복용하게 한 결과 장애 증상이 낮아졌다는 연구가 의학저널에 실린 바 있다. 이는 아연이 감정을 조절하는 신경물질에 영향을 주는 때문으로 추측되는데, 이때 또 참고해야 할 점은 아연 수치가 이미 정상이라면 캐슈너트를 더 먹는다고 해서 더 도움이 되는 건 아니라는 것이다(미국 식품영양학재단, 헤더 만지에리).

108. 보리수 열매

보리수 열매의 특징은 약간 떫고 새콤달콤한 맛을 지니고 있으며, **기침과 천식 등 기관지 질환**에 효과가 뛰어나다고 알려져 있다. 위장장애 및 혈액순환, 기침이나 천식에 효능이 있고, 진해 거담에 좋다. 약용으로 쓸 때는 목반하(木半夏)라 부르며, 산삽한 맛의 수렴작용을 응용해 기침, 천식, 이질, 설사 등의 증상을 개선할 목적으로 사용한다. 붉은색 열매에는 항산화 성분인 폴리페놀 함량이 많고, 강력한 항산화 성분인 라이코펜이 많이 들어 있어 항산화 효과가 뛰어나다. 라이코펜은 항암, 항노화, 항염증 효과가 있어 전립선암과 함께 대장암, 위암 등 소화기계 암을 예방하는 효과가 있다. 혈관 염증을 비롯한 염증을 줄이고 면역력을 높인다.

연구보고서에 의하면 보리수 열매주가 알코올 섭취로 증가된 혈중 지질 수준과 간 기능 지표 수준을 개선시키는 효과를 나타냈으며, 간 조직에 지방간 형성을 억제하는 것을 간 조직 분석을 통해 확인하였다. 이는 보리수 열매에 함유되어 있는 다양한 피토케미칼 성분의 항산화 효과로 인해 알코올에 의한 간 손상을 보호하는데 기여할 수 있음을 나타낸다고 했다.

보리수 1kg에 소주2 ℓ 의 비율로 담근다. 1개월 정도 밀봉해 두면 성분이 모두 우러나며, 체로 걸러내면 노란빛의 비릿하고 달콤한 술이 된다. 한방에서는 정장작용과 설사가 심한 체질에 효과가 있다고 하며 기침약으로도 쓴다. 풍미는 약한 편이므로 다른 과실주나 탄산음료와 섞어 마시면 비릿한 냄새도 없애 준다. 보리수는 발효성이 매우 강한 과실이기 때문에 소주를 넣지 않고 설탕만 넣어 자연발효를 시킬 수도 있다(두산백과).

보리수 열매 100g의 열량은 92 kcal이고, 영양 성분은 니아신 4.70 mg, 나트륨 5.60 mg, 단백질 1.40g, 당질 67.00g, 지질 1.30g, 회분 1.90g, 베타-카로틴 27 ㎍, 비타민 A 5.00 ㎍RE, 비타민 B_1 0.07 mg, 비타민 B_2 0.07 mg 비타민 B_6 0.22 mg, 비타민 E 1.00 mg, 엽산 57.50 ㎍, 인 382 mg, 아연 9.00 mg, 칼륨 1.172 mg, 칼슘 3.00 mg, 철분 0.50 mg이 함유되어 있다.

109. 차가버섯

열량 259 kcal, 식이섬유 11.8g, 칼륨 292 mg, 철분 2.4 mg, 단백질 15.8g으로 차가버섯은 북위 45도 이상의 추운 지역에 많이 분포하는 자작나무에 바이러스가 착상해 자라나는 버섯으로, 자작나무 수액을 먹고 자라는 독특한 약용 버섯이다. 차가버섯은 항암효과가 뛰어나 **면역력 증진**을 돕고, 암세포 분열을 막고 없애는 기능이 있어 많은 암 환자가 찾는 버섯이기도 하다. 일본 식품분석센터의 연구 결과, 주요 성분인 **베타-글루칸**이 상황버섯에 비해 10배 이상 함유된 것으로 밝혀졌다.

차가버섯의 다당체는 혈당 조절과 지질 개선에 효과적이며, 암세포 활성을 억제하는 효과를 기대할 수 있다. 활성산소 제거 능력이 상황버섯보다 뛰어나며, 면역력 증진에 우수하다. 차가버섯의 경우 개인에 따라 속이 쓰리거나 복통, 설사가 나타나는 경우도 있으니 주의가 필요하다.

110. 명 태

명태 100g을 기준으로 단백질이 19.70g, 당질 0.10g, 지질 1.50g이 함유되어 있다. 특히 눈 건강에 효능이 있는 비타민 A가 30.00 ㎍ 들어 있는데, 이는 대구보다 3배 많은 양이다. 명태 속에는 칼륨도 308.00 mg 들어 있어서 숙취해소에 좋다. 명태를 넣고 끓인 해장국을 먹으면 술독이 잘 배설된다. 명태에는 필수아미노산인 메티오닌이 풍부하여 간을 보호해주는 역할을 한다. 영양분은 풍부하지만 열량은 낮다. 명태는 100g당 98 kcal으로 돼지고기(100g당 210 kcal)의 절반도 안 되고, 고구마(100g당 128 kcal)보다 낮다.

따뜻한 성질의 생선인 명태는 먹으면 감기나 몸살로 인한 체력저하를 개선시키는

데 도움이 되고, 소화기능 향상에도 효과적이다. 식욕이 없고 저체중인 사람들에게 권할 만하다. 특히 감기나 몸살로 인해 열이 나고 오한이 들 때 명태를 섭취하면 혈액순환이 원활해지고, 땀이 나서 열이 내려간다.

1884년 출판된 조선 말 의학서 『방약합편』에서도 명태는 성질은 따뜻하면서 맛은 짜다고 기록되어 있다. 과로하여 몸이 허약할 때 체력을 보강해주고, 소변배설을 촉진한다고 되어 있다. 한의학에서는 한약을 먹거나 침을 맞을 때 몸을 보호하는 음식 가운데 하나로 명태를 꼽는다. 다만 명태는 성질이 따뜻해서 많이 먹으면 열이 많은 사람에게는 좋지 않을 수 있다. 사상의학에서는 명태를 몸이 찬 소음인 체질의 음식으로 분류한다. 선천적으로 열이 많은 소양인들은 너무 많이 먹지 않는 것이 좋다. 무나 파를 넣고 끓이면 숙취 후유증이 빨리 사라지기 때문에 더욱 효과적이다.

111. 자연산 송이

동의보감에서는 송이는 무독하며, 맛이 달고 향이 짙다. 소나무에서만 기생하며, 산 중 오래된 소나무 아래에서 소나무의 기운을 품고 자란다. 나무에서 나는 버섯 중 으뜸이다. 위의 기능을 돕고 식욕을 증진시키고, 설사를 멎게 하고 기운을 더해준다. 송이 100g 중 영양성분 함량은 니아신 4.80 mg, 나트륨 3.00 mg, 단백질 2.40g, 당질 5.30g, 베타-카로틴 0.00㎍, 비타민 B_1 0.09 mg, 비타민 B_2 0.33 mg, 비타민 B_6 0.11 mg, 식이섬유 4.70g, 아연 1.20 mg, 엽산 12.00 ㎍, 인 42.00 mg, 지질 0.40g, 철분 1.70 mg, 칼륨 333.00 mg, 칼슘 5.00 mg, 회분 0.70g이다.

송이는 식이섬유소가 풍부하고, 저칼로리 식품으로 비만 예방에 효과적이다. 비타민 B_1, B_2는 물론 비타민 D가 많아 영양이 뛰어나다. 또 지방함량이 적은데다 콜레스테롤을 감소시켜 주는 물질이 다량 들어 있어 성인병 예방에 좋다. 뿐만 아니라 위암·직장암의 발생을 억제하는 **크리스틴**이라는 물질이 들어 있어 **항암작용**을 한다. 송이버섯은 당뇨병뿐만 아니라 소화기 장애에도 좋고, 병에 대한 저항력도 길러주어 누구에게나 좋은 건강식품으로 알려져 있다. 송이버섯을 섞어 밥을 지으면 아무리 먹어도 소화가 잘 된다. 그 이유는 송이에 함유되어 있는 강력한 소화효소 때문이다. 또 고혈압에도 효과가 있으며, 꾸준히 먹으면 혈압이 정상으로 돌아온다고 송이 전문가들은 말한다.

송이의 항암효과에 대해 연구되고 있는데, 연구에 따르면 **종양 저지율이 91.8%, 종양 퇴치율이 55.6%**에 이른다는 보고가 있었다. 송이가 약용식품으로서 가치가 있는지는 아직 확실한 연구결과가 입증되지는 않았다.

일본 JCS(Japan Convention Services) 성분 분석결과 주요 성분은 오르니틴, 타우린, 글루타민, GABA, 안세린이 함유된 것으로 밝혀졌다. 송이버섯 100g 당 143.2 mg이 함유된 오르니틴은 기초대사 향상과 지방 연소에 도움을 준다. 타우린은 피로회복과 혈당치 저하 글루타민은 근육의 주요 구성 아미노산이며, 장관 보호와 면역력 향상 기능, GABA는 뇌세포의 대사 기능 향상, 안세린은 항산화 작용에 도움을 주는 것으로 알려졌다.

송이버섯은 아미노산이 풍부하고, 몸에 좋은 베타-글루칸이 다량 함유하고, 베타-글루칸은 면역력을 높여 질병에 대한 저항력을 높여주는 항암물질이다. 레시틴은 혈압상승과 뇌질환의 주요 원인인 혈관 속 콜레스테롤을 제거해 혈압상승을 미연에 방지하며, 버섯가루와 생 버섯으로 장복 시 그 효과를 체험할 수 있다. 레티닌은 암세포 증식을 억제하는 물질이다.

112. 벌꿀(밤꿀)

꿀은 벌을 통해서 꽃으로부터 화밀(꽃의 꿀)을 모아 벌의 집(소비)에 저장했던 것이다. 인간이 지구상에서 가장 값싸게 얻을 수 있는 최고의 천연 당으로 수천 년 동안 건강증진에 이용하여 왔다. 꽃 꿀은 꽃의 밀선에서 분비하는 당액으로 아미노산, 유기산, 단백질, 지방, 항산화물질, 당류, 무기물, 효소 등 여러 가지의 유기물이 함유되어 있다.

오늘날 꿀은 주로 당 식품 및 당 식품첨가제로서 이용되고 있지만, 옛날에는 민가에서 주로 위장장애나 감기 몸살 및 피부질환 등 질병치료로 사용하였다. 벌꿀의 의학적 효과로도 박테리아 억제 효과, 대사에너지로의 신속한 이용, 간 기능 촉진과 해독효과, 소화기관의 연동운동 촉진에 의한 변비치료 효과 등이 있다.

벌꿀의 의학적 효과와 관련된 물질로는 여러 종류의 **유기산**(gluconic acid, citric acid, formic acid)과 세균의 성장을 억제시키는 과산화물인 **항균물질**, 그리고 phenol계 **생리활성물질**(flavonoids, phenolic acids, tannin, methyl syringate) 등이다. 자연계에는 페놀계 물질인 flavonoids 물질이 식물체에 광범위하게 내재하고, 산화반응에 민감하여 항산화제로 이용되고 있다. 꿀에서 검출되는 항균활성물질이나 항산화물질 등은 꽃 꿀로부터 유입 및 벌의 생리작용에 의해 생성되기 때문에 꿀의 효능은 밀원의 종류에 따라서 다를 수 있다. 우리나라에서 생산되는 밤꿀이나 뉴질랜드의 마누카(manuka) 꿀은 약성이 탁월한 대표적인 기능성 꿀이다.

꿀은 당도가 높기 때문에 특별히 산을 감지할 수 없지만, 주로 citric 산이 많고 그 외 formic, acetic, malic, succinic 산이 소량 들어 있다. 그리고 거의 모든 꿀에는 gluconic산이 있으며, 꿀이 숙성되는 동안에도 산은 다소 증가된다고 한다. 다른 꿀에서는 볼 수 없는 tartaric acid이 밤꿀과 토종벌꿀에서 검출되기 한다.

벌은 꽃이나 식물로부터 필요한 먹이를 얻어 저장하고 이용하기 때문에 밀원식물만 있으면 생존할 수 있고, 양봉업에서는 저장한 벌의 먹이를 얻고 꿀 대용 설탕, 물엿 등을 벌에게 주는 것이 보편적이다. 따라서 진짜 꿀, 가짜 꿀 시비는 벌 사양관리를 어떻게 하고 양봉인 도덕적 양심에 의존할 따름이다. 뉴질랜드에서는 마뉴카꿀이 질병치료효과에 매우 탁월하다는 것이 연구에 의해 입증했으며, 기능성 꿀로 고가에 판매되고 있다.

꿀의 전화당(invert sugar) 함량은 65.40%이고, 고형분의 95% 이상이 천연 당으로 평균 **과당은 38.19%, 포도당은 31.28%**다. 꿀의 당은 꽃 꿀을 수집하여 저장되는 동안 벌의 효소에 의해서 형성되고, 천연 꿀에서도 소비자들로부터 불신의 소지가 되는 자당(sucrose)이 소량(10.00%) 검출되기도 하기 때문에 자당이 검출된다고 해서 가짜 꿀이라고 단정할 수는 없다.

꿀의 색과 관련하여 확실한 물질이라고 알려진 것은 거의 없으나 많은 요인이 관련되어 다양한 색을 나타낸다. 천연꿀은 거의 무색인 것에서부터 매우 밝은 황색, 짙은 검은 갈색에 이르기까지 다양하다. 일반적으로 밝은 색 꿀은 지용성 색소보다도 수용성 색소가 적게 함유하고, 지용성 색소는 자연에서는 carotenoid이다. Polyphenols이 꿀에서 발견되고, 산화에 의해 어두운 색으로 된다. 그리고 꿀은 저장하거나 열을 가하면 어두운 색으로 변하고, 꿀의 색은 향기와 맛과 관련이 있으며, 꿀 가격에도 영향을 미치지만 품질과 관련되는 것은 아니다. 꿀에 들어 있는 산의 함량은 pH값으로 표시하여 pH 범위는 3.2~4.5이고, 평균 3.9이다.

식물의 잎, 줄기, 뿌리, 열매, 꽃등에 포함하고 있는 flavonoid와 phenolic acid 등 phenol계 물질은 항산화 효과가 탁월하여 건강식품으로 이용되고, 또한 이들 물질을 추출한 많은 건강보조제가 시중에 유통되고 있다. 벌꿀은 항산화효과가 있다는 것이 확인되고 있으며, 항산화 성분으로는 phenol계 물질이고, 항산화 능력은 벌꿀의 종류마다 차이가 있다. 꿀의 항산화 물질 함량은 수분함량이 많고, 색이 짙은 꿀(밤굴)일수록 항산화물질을 많이 함유하고 있다.

우리나라에서 생산되고 있는 밤꿀의 총 페놀 함량은 아카시아 및 잡화꿀과 비교 3배 이상 더 많다. 벌꿀의 항산화력은 벌꿀에 함유되어 있는 flavonoid와 같은 성분과 관련이 있기 때문에 밤꿀은 다른 어떤 꿀보다도 더 건강적 효능이 크다(자료 : 오동환 교수, 기능성 꿀에서 발췌). 동의보감에서의 꿀은 '백밀'이라고 불렸으며, 오장육부를 평온하게 하고 기운을 돋우며, 비위를 보강하고 아픈 것을 멎게 하며, 독을 풀뿐만 아니라 온갖 약을 조화시키고, 입이 헌 것을 치료하며, 귀와 눈을 밝게 한다고 기록하고 있다.

113. 아보카도

멕시코 등 중앙아메리카가 원산지인 아보카도는 과육이 버터처럼 노랗고 부드러워 '숲 속의 버터'로 불린다. 울퉁불퉁한 초록색 껍질이 마치 악어등과 같다고 해서 '악어의 배'라고 불리기도 한다. 아보카도는 2007년 국내 처음으로 들어왔는데, 최근 영양가가 높은 '슈퍼푸드'로 인식되면서 소비량이 급격히 늘고 있다. 한국농촌경제연구원에 따르면 아보카도 수입량은 2011년 402톤에서 2016년 2915톤으로 7배 이상 증가했다. 아보카도에는 몸에 좋은 지방이 풍부하며 칼륨, 비타민 B, 비타민 C, 철분 등과 같은 다양한 영양소를 함유하고 있다.

아보카도에는 **올레산** 같은 좋은 지방이 많아 좋은 콜레스테롤(HDL)은 높이고, 나쁜 콜레스테롤(LDL)은 낮춰 심혈관 건강에 도움이 된다(신지호 헬스조선 기자). 아보카도는 과일로 분류되지만, 일반적인 과일과 달리 지방이 가득하다. 과일 100g 당 지방이 18.7g으로 지방이 20% 가까이 들어 있다. 그러나 지방은 혈관 건강에 좋은 불포화지방산으로 구성되어 있다. 대표적인 것이 올레산(oleic acid)이다. 지방 중에 올레산이 67%나 된다.

한양대 식품영양학과 박용순 교수는 「올레산은 주로 올리브에 많이 함유된 단일불포화지방으로 오메가-9 지방산이라며, 올레산은 좋은 콜레스테롤로 알려진 HDL-콜레스테롤은 높이고, 나쁜 콜레스테롤로 알려진 LDL-콜레스테롤은 낮춘다」고 말했다. 1996년 멕시코에서 시행한 연구에 따르면 건강한 사람 30명과 이상 지질혈증을 가진 37명을 대상으로 아보카도가 풍부한 식단(2,000 kcal, 올레산 같은 단일불포화지방산 49g 함유)을 일주일간 섭취하게 했다. 그랬더니 건강한 그룹에서는 총 콜레스테롤이 16% 줄었다. 이상 지질혈증 그룹은 총 콜레스테롤이 17%, LDL-콜레스테롤이 22%, 중성지방이 22% 감소했다. 반면 HDL-콜레스테롤은 11% 높아졌다. 연구팀은 아보카도 속 올레산 섭취를 통해 건강한 사람이나 이상 지질혈증 환자나 모두 콜레스테롤이 개선되는 효과를 보였다고 밝혔다.

아보카도는 비만 개선에도 효과적이다. 과체중, 비만인 성인을 대상으로 아보카도를 6주간 매일 섭취하게 한 결과, 체지방이 줄고 체질량지수도 감소했다는 연구가 있다. 아보카도에는 칼륨이 풍부해 혈압을 조절하는 데 효과적이다. 혈압은 혈관 내 나트륨이 많을 때 높아지는데, 칼륨이 나트륨만큼 있으면 정상적으로 혈압이 조절된다. 아보카도 속 칼륨은 100g당 720 mg으로 칼륨이 많다고 알려진 바나나(279

mg)보다 2.5배 많이 들어 있다. 우리나라 사람은 칼륨을 부족하게 섭취하는 경우가 많다. 충남대학교 식품영양학과 이선영 교수팀이 2007～2010년 국민영양조사를 분석한 결과, 성인의 하루 칼륨 섭취량은 칼륨 하루 충분 섭취량(3,500 mg)의 85% 수준에 머물렀다.

아보카도 효능 중 대표적인 것이 바로 **피로회복**이다. 비타민 A와 비타민 C가 많아 피로를 회복하는 데 도움이 되고, 면역력을 높이는 것은 물론 눈 건강에도 좋다. 아보카도에는 칼륨도 많아 체내 나트륨을 배출하는 데 도움을 준다. 따라서 평소 나트륨 섭취량이 많은 편인 우리나라 사람들에게 도움이 된다. 또한, 당분 함량은 낮아 다이어트 할 때 먹기 유용하다. 지방 함유량이 높아 열량은 높은 편이지만, 지방의 대부분이 불포화지방산이기 때문에 콜레스테롤을 낮춰 동맥경화 예방에 도움이 된다.

아보카도는 **피부 건강**에도 좋다. 아보카도에 대한 국내 연구의 상당수는 피부 개선에 대한 연구이다. 경남대학교 식품생명학과 김교남 교수팀이 2014년에 시행한 연구에 따르면 20대 여성을 대상으로 아보카도 오일이 함유된 크림을 양쪽 팔꿈치에 사용하게 한 결과 촉촉함·부드러움·피부결 개선 등의 효과가 있는 것으로 나타났다. 김교남 교수는 「아보카도에는 좋은 지방이 많고, 페놀 같은 항산화 영양소도 풍부해 피부에 바르거나 먹으면 피부 보습 등에 도움이 된다」고 말했다.

아보카도의 영양을 농축한 오일도 있다. 시중에 판매하는 아보카도 오일 한 병에는 약 20개의 아보카도가 압축되어 있다. 아보카도 오일은 베타-카로틴 같은 지용성 비타민이 가득한 채소와 같이 먹을 때 효과가 배가된다. 2005년 영양저널에 실린 연구결과에 따르면, 녹황색 채소 샐러드를 아보카도 오일과 함께 먹을 때 베타-카로틴의 체내 흡수율이 샐러드만 먹었을 때보다 15.3배로 높았다. 알파-카로틴과 루테인의 체내 흡수율도 각각 7.2배, 5.1배로 높았다. 아보카도 오일은 발연점이 271도로 높아 샐러드드레싱뿐만 아니라 부침·볶음·튀김 같은 다양한 요리에 쓰일 수 있다.

단, 아보카도는 **알레르기**를 유발시킬 수 있어 주의해야 한다. 아보카도를 먹은 뒤 입이나 목(인후부)에 알레르기 반응을 보일 수 있다. 또 두드러기·복통·구토·설사를 일으킬 수 있으며, 심할 경우 생명을 위협할 수 있다. 따라서 아보카도를 먹을 때는 먼저 적은 양을 떼어 먹어보고 알레르기가 있는지 확인하는 게 안전하다.

114. 기 장

기장은 오곡(팥, 수수, 보리, 벼) 중의 하나로 탄수화물, 비타민, 각종 무기질의 영양이 균형을 이루고 있다. **비타민** B가 풍부하며, 열량이 낮아 다이어트 하는데도 좋다. 기장 100g 중 영양 성분은 단백질 11.50g, 당질 70.40g, 지질 2.10g, 회분 1.60g, 식이섬유 1.70g, 니아신 3.20 mg, 나트륨 3.00 mg, 비타민 B_1 0.14 mg, 비타민 B_2 0.05 mg, 비타민 B_6 0.20 mg, 비타민 E 0.54 mg, 아연 1.50 mg, 엽산 28.50 ㎍, 인 245.00 mg, 철분 2.50 mg, 칼륨 191.00 mg, 칼슘 11.00mg이 함유되어 있다.

기장은 밥이나 떡을 만들고, 사료로도 쓴다. 기장의 주성분은 당질이다. 쌀보다 조단백질은 많으나 소화율은 떨어진다. 기장은 메기장(粳黍)과 찰기장으로 분류된다. 기장은 단백질과 지방질이 풍부하고, 잡곡밥을 지을 때 주로 이용한다. 떡으로 만들면 별미가 있고 소화율도 높으며, 중국 동북부에서는 황주(黃酒)를 만들기도 한다. 서구에서는 껍질째 부수어서 돼지사료로 이용하기 때문에 호그 밀레(hog millet)라고도 한다.

115. 자소엽(차조기)

중국에서 들어온 한해살이풀로 몸 전체가 짙은 보랏빛을 띠며 향이 좋다. 줄기는 모가 져 있고, 곧게 가지를 치면서 약 70~80cm 높이로 자란다. 잎과 꽃대 모양이 들깨와 같은데, 잎은 들깨 잎보다 더 얇고, 씨앗도 들깨 씨보다 작다. 잎은 자소엽(紫蘇葉) 또는 자소(紫蘇)라 하고, 씨를 소자(蘇子)라 한다. 잎과 씨를 약재로 쓰는데, 잎은 꽃이 필 무렵에 채취하여 잘게 썰어 그늘에서 말리거나 설탕으로 발효시켜서 이용한다.

자소엽의 성분으로는 페릴알데히드(Perillaldehyde), 리모넨(Limonene), 시아닌(Cyanin), 페릴라 케톤(Perilla ketone), 에르솔지아 케톤(Ersholzia ketone) 등이 함유되어 있다. 잎은 해열, 거담, 건위, 해독, 발한, 안태(安胎) 등의 효능을 가지고 있어서 감기, 오한, 기침, 구토, 소화불량, 생선에 의한 중독, 태동불안 등에 쓰인다. 씨는 거담의 효능이 있고, 폐와 장에 이로운 작용을 하는데 기침, 천식, 호흡곤란, 변비 등에 좋다. 잎은 1회에 3~5g씩 달여서 복용하고, 씨는 1회에 2~4g을 달이거나 빻아서 가루로 복용한다. 또한 잎은 향신료로도 이용할 수 있고, 생선회 쌈으로도 먹을 수 있다. 그리고 소금에 절여서 장아찌로 사용하기도 한다.

동의보감에서는 성질이 따뜻하고, 맛은 매우며 독이 없다. 명치 밑이 불러 오르고 그득한 것과 곽란, 각기 등을 치료하는데 대소변을 잘 나오게 한다. 인체 냉기를 없애고 풍한 때 표사(表邪)를 헤친다. 또한 가슴에 있는 담과 기운을 내려가게 한다고 기록하고 있다. 한방에서 자소엽은 감기로 인하여 땀이 나지 않고 오한과 열이 있으면서 때로 기침과 천식을 일으키는 증상에 효과적이며, 만성위장염에는 생강과

10 : 1의 비율로 달여 아침저녁으로 음용하면 좋다.

음식물 장애로 인하여 헛배가 부르고, 화력이 떨어지면서 갑갑한 증상을 호소할 때에는 가스를 배출시키는 데 도움을 주며, 주로 여름에 발생하는 토사곽란으로 구토를 연발하는 증상, 찬 음식을 먹거나 위가 차서 일어나는 소화불량증에 좋다.

116. 민물 다슬기(올갱이)

청정 1급수에서만 자라는 다슬기는 녹색 빛깔을 띠고, 단백질 함량이 풍부하여 간 기능에 효능이 있다. 옛 부터 민가에서는 간이 나쁜 사람들이 많이 이용했다. 올갱이 100g의 열량은 117 kcal이고, 영양 성분으로는 단백질 24.10g, 당질 2.50g, 지질 0.50g, 비타민 C 3.00 ㎍, 비타민 B_2 0.23 mg, 비타민 B_6 0.30 mg, 비타민 E 0.13 mg, 엽산 5.50 mg, 철분 3.6 mg, 칼륨 160.00 mg, 칼슘 137.00 mg, 인 85.00 mg, 아연 1.52 ㎍RE, 회분 2.5g이다. 단백질과 칼슘 및 철분 등 무기질이 풍부하여 숙취와 신경통을 해소하고, 시력을 좋게 하며, 간과 빈혈에 효능이 있다.

올갱이는 간암, 간경화, 간염 등 **간 질환에 탁월한 치료효과**가 있다는 것이 널리 알려지기 시작한 것은 1992년 타계한 민간 의학자 인산 김일훈 선생이 1986년『신약(神藥)』을 출간하고 나서부터다. 인산 김일훈 선생은 다슬기의 푸른 색소가 사람의 간색소와 유사하여 간장 질환에 신비로운 효능을 나타낸다고 하였다. 동의보감(東醫寶鑑)에는 올갱이의 성질은 서늘하고 맛은 달며 독이 없고, 간장과 신장에 작용하여 대소변을 원활히 나가게 하고 위통과 소화불량을 치료하며, 열독과 갈증을 해소하고 간의 열과 염증, 눈의 충혈과 통증을 다스리며 위냉증, 위통과 소화불량을 치료한다고 적혀 있다. 단, 다슬기는 폐흡충(肺吸蟲)의 제1중간 숙주이므로 날것으로 먹어서는 안 된다.

117. 산수유

산수유는 맛은 시고 성질은 약간 따뜻하다. 간경(肝經)・신경(腎經)에 작용한다. 간신(肝腎)을 튼튼하게 하고, 유정(遺精)을 낫게 하며 땀을 멎게 한다. 약리실험에서 뚜렷한 이뇨작용, 혈압을 잠시 낮추는 작용, 단백질 소화를 돕는 작용, 항암작용, 항균작용, 줄어든 백혈구 수를 늘리는 기능이 밝혀졌다. 신허(腎虛)로 허리와 무릎이 시큰시큰하며 아픈 데, 유정, 빈뇨증, 음위(陰痿), 현기증, 이명(耳鳴), 난청(deafness), 저절로 땀이 나는데, 월경이 많을 때 쓴다. 하루 6～12g을 탕제・환제・산제 형태로 만들어 먹는다(출처 : 한의학대사전).

산수유 열매는 보통 약으로 쓰여 신장계통 및 당뇨병, 고혈압, 관절염, 어린이 오줌 싸는데, 식은땀을 흘리거나 손발이 찰 때, 부인병 등 각종 성인병의 면역기능을 강화시키며, 마음이 불안할 때 정신을 안정시킨다.

한방에서 산수유는 음기를 보강하는 성질이 있다고 하여 남성이나 여성의 성기능이 약하거나 허리가 아플 때 먹는다. 야뇨증에도 좋고, 해열제 역할도 한다. 장기간 먹으면 이명, 원기부족 등에도 유익하다. 하루에 6～12g을 달여 2～3잔씩 나눠 마시면 된다. 산수유는 시큼하고 떫은맛이 나는데, 주성분이 사포닌의 일종인 코르닌이기 때문이다. 코르닌은 부교감신경을 흥분시키는 효과가 있고, 떫은맛이 나 대변이 묽게 나오는 사람이 먹으면 좋다. 동의보감에는 산수유 씨는 정액을 나가게 하므로 제거하고 쓴다고 기록되어 있다.

산수유 100g 기준 영양성분 함량은 니아신 6.03 mg, 나트륨 145.80 mg, 단백질 13.14g, 당질 42.30g, 지질 9.63g, 회분 4.50g, 비타민 A 3,294.00 μgRE, 비타민 B_1 0.74 mg, 비타민 B_2 0.31 mg, 비타민 B_6 0.24 mg, 비타민 C 9.90 mg, 비타민 E 0.96 mg, 식이섬유 1.17g, 아연 0.24 mg, 엽산 121.77 μg, 인 233.10 mg, 철분 13.23 mg, 칼륨 1,944.90 mg, 칼슘 44.10 mg이 함유되어 있다.

118. 쑥

국화과(Compositae) 중에서 종 다양성이 풍부한 속이 쑥(Artemisia)이다. 남・북반구를 통틀어서 전 지구상에서 관찰되는 군으로 우리나라에는 약 29분류군(변종 이상)이 기록되어 있다. 동서양을 막론하고 쑥은 인류에게 약용이나 식용으로 이용된 역사가 아주 오래 되며, 향기 나는 허브식물이다. 동양에서도 고대로부터 부인병에 도움이 되는 약초로 잘 알려져 왔다. 이른 봄이나 음력 삼월 삼짇날, 오월 단오날에 잎을 채취해서 여러 용도로 쓰였다.

한글명 쑥은 15세기 구급간이방(救急簡易方))에서 한자 애엽(艾葉)을 쑥으로 번역하는 것에서 그 유래를 찾아 볼 수 있는 아주 오래된 순수 우리 이름이다. 16세기 사성통해(四聲通解)와 훈몽자회(訓蒙字會)에서는 번(蘩), 애(艾) 호(蒿), 봉(蓬) 등 네 종류의 이름으로 기재되어 있다. 쑥 종류 중 숲속(잎쑥, 맑은대쑥 등)에 사는 몇몇 종을 제외하고는 대부분 양지바른 곳에 자생한다. 경작지를 방치해 두면 수년 내에 쑥이 우거져 쑥대밭이 되어 버리기도 한다. 쑥은 건국신화에 나올 정도로 그 이용 역사가 오래 되었으며, 한방에서는 약재로 지사제, 각종 진통제, 강장제, 혈액순환제로 사용하고, 자궁출혈, 기관지, 천식, 폐결핵, 폐렴, 감기 등의 증상을 완화시키는 데 두루 쓰이며, 약성은 온(溫)하고 신(辛)하다.

쑥은 손발이 저리거나 경련이 있을 때, 코피가 자주 날 때 쑥차를 마시면 좋다.

속이 쓰리는 만성위장병에는 쑥 조청을 먹고, 월경불순, 월경통, 냉증에는 생즙을 짜서 마시거나 차로 달여 꾸준히 마시면 효과가 있다. 이른 봄에 돋아나는 쑥에는 칼슘이나 인, 철분, 비타민이 풍부하게 들어 있다. 카로틴은 봄나물 중 가장 많이 들어 있어 쑥 한 접시면 비타민 A 하루 필요량을 모두 섭취할 수 있다. 비타민 C도 많아 봄철 감기예방 및 면역력을 높이는 데 효과적이다. 쑥의 정유(0.1～0.2%) 성분은 cineol이 주성분이고, 그 외 adenine, cholin 등이 있다.

쑥 100g 중 영양성분 함량은 니아신 2.20 mg, 나트륨 10.00 mg, 단백질 5.00g, 당질 0.50g, 베타-카로틴 2,246.00 ㎍, 비타민 A 374.00 ㎍RE, 비타민 B_1 0.09 mg, 비타민 B_2 0.17 mg, 비타민 C 22.00 mg, 비타민 E 1.60 mg, 식이섬유 8.50g, 아연 0.44 mg, 엽산 145.80 ㎍, 인 96.00 mg, 지질 0.50g, 철분 6.00 mg, 칼륨 765.00mg, 칼슘 119.00 mg, 회분 2.20g이 함유되어 있다.

쑥의 효능에 대하여 동의보감에는 산모의 대변하혈이 있거나 산후복통, 월경불순, 감기로 인한 오한 및 열, 오래된 이질, 피부병, 음부의 각종 질병, 풍습, 옴(疥癬), 종양 등을 치료하며, 모든 실혈(失血)을 치료한다. 그리고 졸심통(卒心痛)을 치료하는 데 좋다. 또 쑥은 잉태하게 하고 태를 편안하게 하며, 배가 아픈 것을 치료한다. 또한 인진(茵蔯)쑥은 황달(黃疸)을 주로 치료하므로 온몸이 황색을 발하고 소변이 붉은색이 있을 때 진하게 달여 마신다고 기록되어 있다.

향약대사전에는 기혈(氣血)을 다스리고 한습(寒濕)을 몰아내며 몸을 따뜻하게 하고, 지혈 및 안태(安胎)의 효능이 있다. 또 복부의 냉증에 의한 통증, 토혈, 비 출혈, 월경불순, 대하, 태동불안(胎動不安), 부스럼, 옴, 만성하리(慢性下痢) 등에 좋다고 기록되어 있다. 본초강목에는 통경(通經), 지혈, 산한(散寒), 제습(除濕), 지통(止痛), 수령성 지혈, 부인대하, 복통, 건위 등에 효과가 있다고 한다.

향약집성방에서는 참쑥은 이질, 토혈 및 부인의 하혈 등을 치료하고 음기(陰氣)를 잘 통하게 하며, 기육(肌肉 : 새살)이 잘 나오게 한다. 또 풍한을 막아내며 자식을 낳게 한다. 날 것은 성질이 차고 볶은 것은 성질이 따뜻하다. 하혈, 코피, 피고름을 누는 이질(痢疾) 등을 치료한다. 쑥을 달일 때에는 바람을 쐬이지 말아야 한다. 인진호(생당쑥, 사철쑥)은 풍습한열(風濕寒熱)의 사기를 없애고 열이 몰린 탓으로 온몸이 누레지면서 오줌을 누지 못하는 것 등을 치료한다. 오래 먹으면 기운이 나며, 늙지 않고 얼굴이 좋아지면서 장수한다고 한다.

방약합편에는 황해쑥은 경맥을 잘 통하게 하고 비위를 덥혀준다. 사(邪)를 몰아내며 태루(胎漏)와 가슴앓이에 모두 넣어 쓴다. 또 인진호인 사철쑥은 황달을 낫게 하고 사열(瀉熱), 이뇨, 청열하는 데 좋은 약이다고 한다. 민간에서는 치질출혈, 요통, 천식, 창독, 위장병, 고혈압 등의 예방 및 치료제로 이용되고 있다. 쑥은 면역력을 증진시키고 영양가도 풍부하므로 성장기 어린이들에게도 좋은 식품이다. 작물재배 시 쑥을 발효시켜서 영양제로 사용하며, 병아리와 어린 돼지들에서는 항생제 대신 이용하기도 한다.

119. 무화과

고대 이집트, 로마, 이스라엘에서는 왕족과 귀족들이 애용했으며, 로마 시대 검투사들이 강장제 및 암과 간장병 등을 치료하는 약제로 활용했다고 한다. 우리나라 동의보감에는 꽃이 없는 열매가 열리는데 그 빛이 푸른 자두 같으면서 좀 길쭉하다. 맛이 달고 음식을 잘 먹게 하며 설사를 멎게 하고, 체내 독성분 제거와 위장질환, 빈혈, 치질 등에 좋고, 소화촉진과 숙취 해소에도 효과가 있다고 전하고 있다. 또 무화과 잎을 말려 구충제와 신경통 약제로도 사용한다고 한다.

본초강목에는 설사를 멈추고 인후통을 낫게 한다는 효능이 기록되어 있다. 그 외에도 무화과에는 피부질환, 빈혈, 부인병 등에도 효과가 있는 것으로 알려져 있다. 무화과 100g 중 열량 54 kcal이고 주요 영양소 함량은 단백질 0.6,g, 지방 0.1,g, 탄수화물 14.30g, 회분 0.50g, 식이섬유 1.90g, 니아신 0.20 mg, 베타-카로틴 12.00㎍, 비타민 A 2.00 ㎍RE, 비타민 B_1 0.03 mg, 비타민 B_2 0.03 mg, 비타민 B_6 0.06 mg, 비타민 C 2.00 mg, 비타민 E 0.89 mg, 아연 0.15 mg, 엽산 6.00 ㎍, 인 16.00 mg, 철분 0.30 mg, 칼륨 191.00 mg, 칼슘 26.00 mg이 함유되어 있다.

무화과는 **펙틴**이 풍부해서 변비에 좋고, 소화를 촉진시키는 피신효소가 있어서 육류 섭취 시 먹으면 소화작용을 촉진시킨다. 껍질에는 항산화 성분인 폴리페놀 성분이 있으므로 껍질째로 먹는 것이 좋다.

120. 파슬리

원산지는 지중해 연안이며, 세계 각지에 야생한다. 고대 그리스와 로마시대에 이미 향미료나 해독제로 이용되었다. 주로 음식 위에 흩뿌려 먹는 식재료로 쓰이며 수프나 소스, 샐러드, 튀김요리에 많이 사용된다. 즙을 내어 소스나 드레싱에 첨가할 수도 있다. 한약방의 감초처럼 서양음식에 쓰인다. 파슬리가 요리에서 많이 쓰이는 것은 특유한 향 때문이다. 음식의 풍미를 더해주는 이 향은 아피올과 피넨의 정유 성분에 의한 것이다. 파슬리의 이 같은 정유 성분은 내장 안에서 부패를 일으키는 박테리아 번식을 방지할 뿐만 아니라 식욕을 촉진시키며 구취제거에도 이용한다.

파슬리는 정유 성분 외에도 비타민 A, 비타민 C를 다량 함유하고 있으며, 마그네슘, 칼슘, 철 등 각종 무기질도 많이 들어 있는 식품 중 하나다. 항산화 효능이 뛰어나는 비타민 A와 비타민 C의 경우 인체에서 비타민 A로 합성되는 베타-카로틴이 100g당 2941㎍ 들어 있는데, 이는 당근의 베타-카로틴 함량(7,620㎍)보다는 낮지만 호박(712㎍)보다는 훨씬 많다. **비타민 C 함량**은 139 mg으로 레몬의 비타민 C 함량 70 mg보다 많다. 우리나라 성인 일일 비타민 C 권장량은 70 mg이다. 파슬리에 풍부한 비타민 B군은 면역체계를 강화해 주고 신진대사를 촉진한다. 파슬리를 섭취하면 노화가 지연되고 암, 심장병, 뇌졸중, 백내장의 발생 위험이 낮아진다는 것도 비타민이 풍부하기 때문이다.

파슬리에는 칼슘과 마그네슘도 풍부하다. 골격 형성에 큰 역할을 하는 칼슘은 100g당 206 mg으로 우유(120 mg)보다도 많다. 천연진정제로 알려진 마그네슘도 42 mg 들어 있다. 근육의 수축과 이완작용에도 칼슘과 마그네슘이 기여하고, 신경을 안정시켜 초조, 불안감을 덜어주는 것도 풍부한 칼슘과 마그네슘 성분 때문이다. 파슬리는 천연의 이뇨제로도 작용한다. 파슬리를 먹으면 이뇨효과가 있어 부종을 예방할 수 있다고 한다.

최근 국내외 연구에서는 파슬리의 **항암효능**에 주목하고 있다. 파슬리나 양파, 카모마일 등에 들어 있는 아피게닌은 플라보노이드 성분의 일종으로 전립선암, 유방암, 결장직장암, 폐암 등의 발병 위험성을 높이는 요인으로 알려진 인슐린 유사 성장호르몬-1(IGF-1)의 수치를 감소시킨 것으로 나타났다. 아피게닌은 세포자살(apoptosis)을 유도하여 암세포를 제거한다는 연구결과도 있다.

파슬리를 구입할 때는 잎이 짙은 녹색으로 잎자루와 잎맥 사이의 간격이 짧고 광택이 있는 것이 좋다. 누런색이 나거나 꽃이 핀 것은 신선도가 떨어진다. 파슬리의 약효를 보려면 고용량으로 섭취해야 한다. 현대 허브의학에서 파슬리는 신장 결석을 치료하고, 근육통 및 근육 경직을 악화시키는 노폐물을 제거하여 류마티스 질환을 완화해 주며, 소화불량을 해소하고 정상적인 월경을 촉진하는 데 사용된다. 파슬리 잎은 피부염 및 안구염을 진정시켜 주기도 한다.

파슬리를 허브티로 마실 경우 생 파슬리 잎 1/4 컵에 끓는 물 1컵을 붓고 5분간 우려낸 후, 건더기를 걸러 내고 하루에 3번까지 마신다. 기호에 따라 달게 마셔도 좋다. 단, 월경을 촉진하고 자궁을 자극 할 수 있기 때문에 임산부에게는 적합하지 않다. 또, 신장질환 및 혈압 약을 복용하는 사람들은 주의가 필요하다.

파슬리 100g의 영양성분 함량은 에너지 31 kcal, 수분 87.6g, 단백질 3.2g, 탄수화물 1.4g, 지질 0.5g, 회분 1.9g, 식이섬유 6.8g, 칼슘 206 mg, 인 60 mg, 철 1.5 mg, 비타민 A 2941 mg, 비타민 B_1 0.19 mg, 비타민 B_2 0.24 mg, 비타민 B_6 0.27

mg, 비타민 C 139 mg, 나이신 1.4 mg, 판토텐산 0.48 mg, 엽산 220 μg, 비타민 E 3.4 mg, 비타미 K 850 μg이 함유되어 있다.

121. 구아바

원산지는 아메리카 열대지방이지만, 분포지역은 아열대 지방이다. 크기는 3~7m이며, 가지를 많이 치고 잎은 달걀모양 또는 긴 타원형이다. 잎에서는 강한 향기가 나며, 탄닌이 다량 들어 있다. 구아바의 생육은 강해서 여름철에는 최고 45.5℃, 겨울철에는 얼지 않을 정도의 온도에서도 산다. 습도나 건조 시에도 매우 강하며, 병충해도 거의 없기 때문에 무농약으로 재배가 가능하다. 유기질비료를 사용하기 때문에 과일이나 잎의 맛과 영양이 좋다. 잎, 뿌리, 열매 어느 것 하나 버릴 것 없이 모두 다 이용할 수 있다.

꽃이 피고 과일이 맺히는 시기는 7월 말에서 3월 중순 까지 1년에 두 번이다. 과일은 직경 3cm 내외, 무게는 20g 정도로 붉은색(새콤한 맛)과 황색(달콤한 맛) 두 종류가 있다. 구아바 열매는 사과만큼 맛이 달면서도 **비타민** C(270.00 mg)가 오렌지보다 5배 이상 많고, 비타민 A(45.00 μgRE), B도 풍부하며 섬유질(5.10g)은 사과의 5배 더 많으며, 비타민 철분 등 각종 영양소가 풍부하다. 껍질째로 이용하고 과일주를 담그기도 한다. 또한 잎, 나무껍질, 뿌리 등은 말려서 약용이나 차로도 이용한다.

구아바는 신진대사를 활발하게 하여 **췌장기능**을 개선시켜 주고, 인슐린 분비를 촉진시키므로 혈당을 정상으로 유지시켜 당뇨병 치료에 효능이 있다. 특히 칼륨(290.00 mg)을 다량 함유하고 있어서 나트륨을 배출시키기 때문에 고혈압 치료에도 효과가 있다. 구아바 잎의 항히스타민 성분은 비염 완화에 도움이 된다. 알레르기 유발물질인 류코트리엔의 활성화를 억제시키고, 활성산소를 소거시키는 항산화력도 크다. 구아바잎의 폴리페놀 성분은 당뇨병 예방 및 개선에 효과가 있다. 정상인에게는 혈당을 저하시킬 위험이 없으며, 또 당뇨병약과 병용해도 혈당치가 지나치게 내려가지 않는다.

건조시킨 잎에는 비타민 U 물질이 포함되어 있어 위산의 분비를 억제해서 위궤양을 개선시키는 효과가 있다. 구아바의 탄닌 성분은 노화의 원인이 되는 과산화지질의 생성을 억제하기 때문에 노화방지에 효능이 있으며, 정장작용은 변비와 설사를 예방한다.

구아바 잎 100g의 영양성분 함량(%)은 수분 2.1g, 단백질 5.1g, 지질 3.8g, 당질 63.4g, 섬유소 2.8g, 회분 11.2g, 탄닌 11.6g, 총 클로로필 292 mg, 정유 1.0g, 총

칼로틴 0.11g, 비타민 A 60 mg/100g, 비타민 B_1 0.13 mg, 비타민 B_2 1.74 mg, 비타민 B_6 3.67 mg, 나이아신 11.7 mg, 판토텐산 3.43 mg, 엽산 0.16 mg, 이노시톨 1.90%, 비오틴 79.2 ㎍/100 mg이며, 열매에는 칼로리 62 kcal, 단백질 0.8g, 지방 0.6g, 탄수화물 15g, 섬유질 2.3g, 칼슘 23 mg, 철분 0.9 mg, 칼륨 28 mg, 비타민 A 280 ㎍/100 mg, 비타미 B 0.05 mg, 니아신 1.2 mg, 비타민 C 242 mg이다.

구아바 잎의 총 폴리페놀 함량은 333.1 mg/g, 총 플라보노이드 함량은 7.38 mg/g, DPPH radical 소거능 실험 결과 100 μg/mL에서 38.9%로 나타났다. NRU 실험 결과 모든 농도에서 80% 이상으로 나타나 독성이 없다고 판단되며, Procollagen 합성 결과 농도 1.E-04 ㎍/mL에서 1.E+00㎍/mL까지 95% 이상의 활성산소 소거 효능이 있었다는 연구 결과가 있다.

122. 파 래

한국에서 나는 주요 종으로는 편평한 엽상체(葉狀體)인 잎파래로서 가늘고 긴 끈 모양이며, 광합성으로 발생된 산소가 체내에 모여 부푼 모양인 창자파래, 가는 가지가 많은 가시파래, 납작파래 등이 있다. 납작파래는 대형 종으로 길이가 1m～5m에 달하며 우수한 식품이다. 파래는 독특한 향이 있으며, 여러 가공식품으로 이용되고 있다. 생육 시기는 종류에 따라 다르지만 늦가을부터 초여름에 걸쳐 자란다. 단백질과 당질을 많이 함유하고 있으며, 무기질 중에는 칼슘과 철분은 많은 편이지만 요오드는 다른 해조류에 비해서 적다. 칼슘이 풍부해서 뼈나 치아의 건강에 좋을 뿐만 아니라, 출혈 시 응혈작용과 흥분된 신경의 억제작용, 근육의 수축작용에 이르기까지 효능이 다양하여 대표적인 건강식품으로 꼽힌다.

파래의 영양 성분은 건물 100g 중에 에너지 264 kcal, 수분 12.8g, 단백질 20.0g, 지방 0.7g, 회분 20.0g, 탄수화물 46.5g, 칼슘 646 mg, 인 274 mg, 철 37.2 mg, 비타민 A 1150 IU, 비타민 B_1 0.29 mg, 비타민 B_2 1.34 mg, 니아신 4.0 mg, 비타민 C 36 mg이 함유되어 있다(국립수산과학원).

철분이 많아서 빈혈에 좋으며, 또한 이 철분에는 혈액 중 산소를 운반하는 적혈구에 함유된 헤모글로빈 성분이 있으므로 피로회복에 좋다. 파래에는 엽록소가 많아 신진대사를 도와주며 입 냄새를 가셔 주기 때문에 담배의 니코틴을 해독시키는 메틸메타오닌이 풍부하다. 흡연에 의해 손상된 폐점막을 재생시키고 보호할 뿐 아니라 항산화작용을 하는 비타민 A를 다량 포함하고 있다.인체의 뼈는 수분 10%, 무기물인 인산칼슘이 70%, 유기물 20%로 **칼슘**이 주성분이므로 칼슘이 풍부한 파래는 골다공증 환자에게 좋다. 칼슘은 세포의 수축 이완 등 인체의 각종 생리작용에도 중요한 역할을 한다.

체내 칼슘농도가 떨어지면 뼈에 비축된 칼슘을 방출해 농도를 정상적으로 유지하므로 골밀도가 낮아지는 골다공증이 생긴다. 나이가 들수록 칼슘 성분이 많이 함유된 음식이나 칼슘의 체내 섭취를 도와주는 비타민 D 식품을 많이 먹어야 한다. 골다공증 외에 파래는 노화로 인한 대표적인 질환인 치주염 등에도 좋다. 이는 파래에 항산화·항노화 효과가 있는 폴리페놀 성분이 많이 들어 있기 때문이다. 한국식품영양과학회의 한 논문에 따르면 파래 1g당 8.97 mg 정도의 **폴리페놀** 성분이 들어 있으며. 폴리페놀 성분은 치아 주변의 각종 세균을 살균하기 때문에 치주염을 예방한다고 한다.

갑상선 질환과 관련해 파래가 거론되기도 한다. 특히 갑상선 기능저하 증의 경우 갑상선 호르몬 부족에 의해 체내 신진대사에 문제가 생긴 것으로, 파래에 풍부한 요오드 성분이 갑상선 호르몬 생성을 촉진한다. 갑상선기능 저하증에 걸리면 피곤한 느낌이 지속되며 변비 증세를 보인다.

123. 자몽

자몽은 감귤과에 속하는 그레이프프루트 나무의 열매다. 90%가 수분으로 100g당 칼로리는 30 kcal이며, 비타민 C와 비타민 A가 풍부하여 다이어트와 면역력 증진에 도움을 준다. 특히 자몽에는 베타-카로틴(100g당 205μg)이 풍부한데, 베타-카로틴은 우리 몸에 흡수되면 비타민 A로 바뀐다. 몸에 비타민 A가 부족하면 두피가 건조해지고 비듬이 생기기 쉽다. 이때 탈모가 생기기도 한다. 또한 베타-카로틴은 항산화 효능이 뛰어나다. 특히 눈 망막세포를 파괴하는 활성산소를 없애주어 노안을 예방하는 효과가 있다.

이 외에도 칼륨, 칼슘, 마그네슘, 엽산 등 각종 미네랄이 풍부하여 생리활성에 도움이 된다. 수용성 식이섬유가 많아 포만감을 느끼게 하며, 씁쓸한 맛의 나린진(narngin) 성분은 몸속의 불필요한 지방을 태우고 식욕을 억제시켜 다이어트에 효과를 주는 것으로 알려져 있다. 자몽 안에는 펙틴 성분도 풍부해 체내의 콜레스테롤을 떨어뜨려 고지혈증 환자나 동맥경화증, 심장병 환자들에게도 좋은 과일로 꼽힌다.

자몽 100g의 영양소 함량은 니아신 0.03 mg, 나트륨 3.00 mg, 단백질 0.50g, 당질 7.50g, 베타-카로틴 205.00 μg, 비타민 A 34.00 μgRE, 비타민 B_1 10.08 mg, 비타민 B_2 0.04 mg, 비타민 B_6 0.05 mg, 비타민 C 36.00 mg, 비타민 E 0.30 mg, 식이섬유 1.14g, 아연 0.17 mg, 엽산 14.20 μg, 인 17.00 mg, 지질 0.20g, 철분 0.10

mg, 칼륨 142.00 mg, 칼슘 30.00 mg, 회분 0.30g이 함유되어 있다.

한 번 먹을 때 120g 정도씩 하루에 1~2회 섭취한다. 자몽의 경우, 고혈압 약을 복용하면 자몽이 약의 대사과정을 방해해서 **약효**를 떨어뜨릴 수 있기 때문에 스타틴계와 같은 특정 약물과 동시에 섭취하는 것은 피해야 한다.

124. 폴리코사놀

쿠바산 폴리코사놀은 식품의약품안전처로부터 혈액 중 총 콜레스테롤과 LDL-콜레스테롤 수치를 감소시키고, HDL-콜레스테롤 수치를 증가시키는 데 도움을 주는 **생리활성 기능 1등급** 인정을 받았다. 폴리코사놀은 쿠바산 사탕수수의 줄기 표면의 왁스 성분에서 추출한 물질이다. 폴리코사놀은 10만 kg의 사탕수수에서 약 2.5 kg만이 추출된다. 쿠바에서는 폴리코사놀을 이상 지질혈증 치료제로 쓴다.

쿠바 정부는 동맥경화증, 뇌경색 등의 **혈관질환**이 쿠바인의 주요 사망 원인이라 하여 1980년대 국가 차원에서 폴리코사놀을 천연물 신약(이상 지질혈증 치료제)으로 개발했다. 쿠바 국립과학연구소에 따르면, 폴리코사놀을 매일 20 mg씩 꾸준히 4주간 섭취하면 총 콜레스테롤이 11.3% 감소하고, 혈관에 나쁜 LDL-콜레스테롤이 22% 감소, 혈관에 좋은 HDL-콜레스테롤이 29.3% 상승하는 효과가 있다고 한다.

폴리코사놀은 효능 관련 SCI 논문만 100여 편에 이르며, 쿠바 국립과학연구소 사라이 멘도사 소장(제약학 박사)은 실제로 쿠바에서는 이상 지질혈증 환자에게 폴리코사놀 20 mg을 약으로 처방하고 있으며, 폴리코사놀은 여러 나라에서 생산하고 있지만, 효능이 입증된 것은 쿠바산 뿐이라고 말했다.

최근에 영남대 생명공학부 조경현 교수는 한국 성인 22명을 대상으로 8주간 매일 10 mg의 폴리코사놀을 먹게 하고 혈액 성분을 비교 분석했다. 그 결과, HDL-콜레스테롤의 비율이 늘어난 것으로 나타났다고 했다. 조경현 교수팀이 동물(제브라피시) 실험을 9주간 한 결과, 정상 그룹은 HDL-콜레스테롤이 29 mg/dℓ이었고, 이상 지질혈증 그룹은 15 mg/dℓ으로 낮았으며, 이상지질혈증 그룹에 폴리코사놀을 먹였더니 HDL-콜레스테롤이 37 mg/dℓ로 높아졌다.

조교수는 폴리코사놀은 HDL-콜레스테롤에 붙어서 기능을 떨어뜨리는 'CETP' 단백질의 활성을 억제한다며 CETP 단백질 활성이 낮아질수록 HDL-콜레스테롤의 기능은 증가하며, 혈관 건강에도 좋다고 하였다. 같은 실험에서 이상 지질혈증 그룹의 CETP 활성도는 52%였고, 폴리코사놀을 먹였더니 CETP 활성도가 28%로 절반 가까이 낮아졌으며, 콜레스테롤은 양 뿐만 아니라 질의 중요성도 밝혀지고, 글로벌 제약사에서는 HDL-콜레스테롤의 질을 높이기 위해 CETP 억제제를 만들고, 현재 임상시험을 진행 중이다고 말했다.

125. 뱅어포

뱅어포는 실치를 말려 만든 건어물로, **칼슘**의 대표적인 공급원이다. 실치를 통째로 말려 만들었기 때문에 칼슘이 풍부하다. 멸치보다도 더 많다. 뱅어포에는 칼슘 외에 다양한 영양 성분이 들어 있다. 그 중 주목할 만한 것은 **핵산**이다. 핵산은 면역력을 증강시키고, 백내장을 예방한다고 알려진 영양 성분이다. 백내장의 진행을 막으려면 활성산소에 의해 손상된 수정체의 유전자를 회복시켜 결함을 빨리 복구해야 하는데, 이때 필요한 것이 바로 핵산이다. 이 때문에 뱅어포를 섭취하면 백내장 예방에 도움이 된다.

뱅어포에는 비타민 B_6가 많이 들어 있다. 비타민 B_6는 핵산의 합성을 촉진하며, 엽산과 결합해서 아미노산 대사 부산물인 호모시스테인의 파괴를 도와 동맥경화를 예방한다. 눈의 피로를 덜고 백내장을 예방한다고 알려진 비타민 B_2도 많다. 뱅어포는 구이나 조림은 물론 튀김으로 즐기거나 주먹밥으로 싸 먹으면 좋다. 뱅어포에는 나트륨과 콜레스테롤도 많이 함유되어 있으므로 과량 섭취는 고려하여야 한다.

뱅어포 100g의 영양성분 함량은 단백질 60.40g, 당질 1.20g, 지질 11.00g, 니아신 4.00 mg, 나트륨 680.00 mg, 비타민 B_1 0.18 mg, 비타민 B_2 0.10 mg, 비타민 B_6 1.44 mg, 비타민 E 11.60 mg, 아연 3.66 mg, 엽산 68.10 ㎍, 인 890.00 mg, 철분 3.00 mg, 칼륨 1,164.00 mg, 칼슘 982.00 mg, 콜레스테롤 834.00 mg, 회분 10.50g이 함유되어 있다.

126. 쑥 갓

쑥갓은 향이 독특하고 맛이 산뜻해서 날로 먹어도 좋고, 나물로 해서 먹어도 좋다. 국화과에 속하는 일년생 또는 이년생 초인데, 서늘하고 습기가 알맞은 기후를 좋아하고, 크기는 30～70cm 정도로 자란다. 잎이 녹색이고 털이 없으며, 다육질로 살이 많고 줄기가 연한 것이 특색이다. 비타민 A가 많아 쑥갓 120g가량만 먹으면 하루에 필요한 양을 공급하고도 남는다. 비타민 C와 B가 풍부하며, 엽록소가 많아 영양가도 많다.

쑥갓은 옛날부터 위를 따뜻하게 하고 장을 튼튼하게 하는 채소로 애용되어 왔다. 신선한 상태로 날로 먹는 것이 건강상 가장 좋으나 냄새를 싫어하는 사람이나 어린이에게는 완전히 익혀 만든 나물보다는 튀긴 것이 영양가의 손실이 적어 좋다. 향긋한 맛이 있어 입맛을 돋우고 장의 기능을 활발하게 해주기도 한다. 어린이가 홍역을 앓으면 흔히 변비에 잘 걸리는데, 쑥갓 삶은 진한 즙을 먹이면 장 기능이 활발해져 잘 낫는다고 전래되어 온다. 이질에 걸렸을 때 병은 나았지만 뱃속이 좋지 않을 때가 있는데 그런 때에 쑥갓을 먹으면 정장작용이 있어 속이 편해진다고 한다.

쑥갓에는 **글루타민**과 **아스파라긴**이 함유되어 있는 특수 채소이며, 식용으로 널리 이용되어 날것으로 보다 전골, 생선찌개, 묵무침 등 식품요리에서 산뜻한 향과 감칠맛을 내는 식재료로 더 많이 쓰인다. 쑥갓을 초고추장에 찍어 먹(강회)거나 쑥갓쌈은 입맛을 되찾게 하는 훌륭한 영양식품이다. 쑥갓은 재래 채소로서 상추쌈에 곁들이는 쌈 재료나 나물재료로서 식품가치는 월등하지만 생산은 그리 많지 않다. 쑥갓은 야맹증(비타민 A), 거친 피부(비타민 A), 신경불안(칼슘), 고혈압(칼륨) 등에 효과를 보이는 무기질과 섬유질(변비치료)이 다른 채소에 비해 풍부하다.

쑥갓 100g당 영양 성분은 수분 93.7g, 단백질 2.5g, 지질 0.4g, 탄수화물 3.7g, 회분 0.9g, 칼슘 94 mg, 칼륨 449.00 mg, 아연 0.18 mg, 인 43.00 mg, 철 1.90 mg, 비타민 A 458.00 μgRE, 베타-카로틴 2,746.00 μg, 비타민 B_1 0.15 mg, 비타민 B_2 0.23 mg, 비타민 B 0.23 mg, 비타민 C 15.00 mg, 엽산 145.80 μg, 식이섬유 2.30g, 이 함유되어 있다.

127. 연 근

연근의 주성분은 녹말로서 날로 씹어 먹거나 즙을 내서 먹기도 하며, 요리나 약재로 다양하게 활용할 수 있다. **무기질**과 **식이섬유** 등이 풍부해 피부를 건강하게 하고, 콜레스테롤을 저하시키는 데 도움을 준다. 특히 다른 뿌리식물에 비해 항산화작용과 항암작용을 하는 비타민 C가 많으며, 항암성분으로 알려진 폴리페놀도 함유하고 있는데, 맛은 달고 따뜻한 성질을 가지고 있다. 연근에 있는 실처럼 끈끈하게 엉킨 물질이 뮤신인데, 이 성분은 세포의 주성분인 단백질의 소화를 촉진시켜 주고 위벽을 보호해 주는 기능을 한다.

연근은 과민성대장 증세를 보이는 사람이나 수험생, 어혈이 많이 생겨 가슴이 답답하고 아프거나 산후 임산부에 도움을 주기도 하며, 갈증이 심하거나 당뇨가 있는 경우에도 좋고, 숱독을 풀어주므로 술 마신 다음날 연근을 생으로 갈아 마시면 좋다. 그러나 평소 변비가 있거나 소화기능이 약한 사람의 경우에는 소화가 안 되고 변비가 생길 수 있으므로 주의해야 한다. 연근에는 아스파라긴, 아지닌, 티록신 등의 아미노산이 많고, 펙틴과 비타민 B_1, B_2, 비타민 C 등이 풍부해서 말초혈액 순환 및 신진대사를 좋게 한다. 또한 내장의 활동을 부드럽게 해서 피부를 깨끗하게 만들고, 여드름과 기미 개선에도 효과적이다.

연근은 비타민 C가 풍부하여 감기와 기침 증상, 천식을 완화시켜 주며, 피로회복에도 도움을 준다. 부신피질호르몬의 생성에 도움을 주기도 하는 강장식품이다. 또한, 진정작용이 있어 불면과 노이로제를 진정시키고, 신경의 피로를 없앤다. 평소 불면증을 앓고 있다면 연근 달인 물을 마시면 숙면을 취할 수 있다. 연근의 탄닌과 철분 성분은 지혈효과가 있으며, 연근의 생즙은 위궤양, 결핵, 부인병 출혈 등과 함께 치질, 코피 등 출혈에도 좋다. 연근의 탄닌은 염증을 가라앉히는 소염·수렴작용 효과가 있으며, 연근 달인 물로 하루 5~6회 양치질을 하면 **구내염**에 좋다.

연근은 1월 제철음식으로 건강 회복에 좋아 먹거리뿐만 아니라 약재로도 사용되는 음식이다. 혈당지수와 칼로리가 낮고 무기질, 리놀레산, 식이섬유가 풍부해 다이어트에 도움이 된다. 특히 니코틴 해독에 효과적인 디톡스 식품이며 소화기능 향상, 콜레스테롤 저하, 진정작용 등에 효과가 좋다. 따라서 불면과 노이로제를 앓고 있다면 연근을 달인 물을 마셔 숙면을 취할 수 있다. 탄닌, 철분 등의 성분이 많이 들어 있어 지혈 효과가 탁월하다. 연근을 생즙으로 만들어 마시면 위궤양, 결핵, 부인병 출혈 등에 효과가 있고 치질, 코피 등의 출혈을 멎게 할 때도 도움이 된다. 구내염이 있는 사람은 연근을 달인 물로 하루 5~6회 양치질을 하면 증상이 완화될 수 있다. 소화기를 보호하는 효능도 있다. 감기, 기침, 천식을 완화시켜 피로회복에 도움을 준다. 말린 연근을 가루로 만들어 차로 끓이거나 밥을 지을 때 함께 넣어 먹는다. 몸이 차고 약한 사람은 연근을 조려서 먹으면 좋다.

연근을 피망, 오렌지 등과 함께 연근오렌지주스로 갈아 마시는 것은 좋은 방법이다. 피망의 비타민 C는 100g당 170 mg으로 하루 권장량을 충족한다. 비타민 A도 풍부해 거칠어지기 쉬운 봄철 피부에 좋으며 신체적, 정신적인 스트레스와 독소 해소에도 좋다. 연근 10cm에 오렌지 2분의 1개, 피망 2분의 1개, 레몬즙 2큰술을 믹서에 넣고 갈아 마시면 된다. 연근의 효능 중에는 손상된 장점막을 회복시켜 혈관을 오그라들게 해 설사 증상을 완화시키는 것도 포함되어 있다.

연근 100g당 성분은 수분 93.7g, 단백질 2.10g, 지질 0.10g, 탄수화물 15.60g, 회분 1.20g, 칼슘 22.00 mg, 칼륨 377.00 mg, 아연 0.16 mg, 인 67.00 mg, 철 0.90 mg, 엽산 12.70μg, 비타민 B_1 0.11 mg, 비타민 B_2 0.01 mg, 비타민 B_6 0.28 mg, 비타민 E 0.40 mg, 비타민 C 57.00 mg, 엽산 145.80μg, 식이섬유 2.40g이 함유되어 있다.

128. 병아리콩(Chick Pea)

병아리콩을 '이집트콩'이라고도 불린다. 기원전 7500년경부터 아시아 중동 지역에서 재배하기 시작한 것으로 추정되며, 인류 역사상 가장 처음으로 재배한 콩류 중 하나로 알려져 있다. 불규칙한 구형에 노란 빛이 도는 갈색으로, 색이 짙을수록 항산화물질 및 식이섬유가 풍부하다. 중간에 병아리 부리처럼 튀어나온 부분이 있어서 병아리콩, 칙피(Chick Pea) 등의 이름으로 불린다. 덩굴식물로 높이 60cm 정도로 자라며, 흰색 또는 붉은 색의 작은 꽃이 핀다. 콩은 보통 꼬투리에 1~2개씩 달리며, 건조한 기후에서 잘 자란다. 지중해 연안의 남부 유럽, 인도, 아프리카, 중앙아메리카 등지에서 식용작물로 재배한다.

밤과 비슷한 풍미로 씹을수록 고소하며 단맛이 특징이다. 100g당 칼슘 함량이 105 mg으로 우유의 칼슘 함량과 비슷하며, 비타민 C(4 mg)와 철분(6.2 mg) 또한 풍부하여 빈혈과 면역력 증진에 좋다. 마그네슘(115 mg), 나트륨(24 mg) 등 미네랄 성분의 함량이 높고, 아연이 함유되어 콜레스테롤 저하에 도움을 준다. 칼로리가 낮고 단백질 함량(19g)이 높아 포만감을 주기 때문에 근래 들어 다이어트 식품으로 각광받고 있다.

중동지역의 주요 식용작물로 날것으로 먹거나 삶거나 튀기고 볶는 조리과정을 거쳐 먹는다. 주로 수프, 카레의 주요 재료로 사용되며, 어린잎과 어린 콩은 샐러드로 생식하기도 한다. 병아리콩을 이용한 대표 요리로는 콩을 갈아서 튀겨 만든 팔라펠, 삶은 콩을 갈아 퓌레로 먹는 훔무스, 소스로 만든 타히니 등이 있다.

콩에는 원래 단백질이 풍부하지만, 병아리콩은 일반 콩에 비해 단백질·칼슘·식이섬유가 더 많다. 100g에는 **단백질 19.3g**으로 완두콩과 비교했을 때 3배 이상(완두콩 100g에는 단백질 5.8g) 많고 칼슘(100g당 45 mg)은 완두콩의 약 2배 수준 이다. '슈퍼곡물'로 불리며 칼로리가 낮아 다이어트 식품으로 좋다. 칼슘함량이 많아서 뼈 건강에 좋다. 밥에 넣어 콩밥을 해 먹어도 좋고, 삶은 다음 으깨어 아보카드나 크림치즈를 섞어 잼처럼 만들어 빵에 발라 먹으면 영양과 맛 모두를 챙길 수 있다.

129. 바지락

바지락은 조혈작용을 하는 철분과 비타민 B_{12}가 풍부해 **빈혈 예방**에 효과적이다. 비타민 B_{12}는 간 기능을 강화시키므로 술 마실 때 같이 섭취하면 좋다. 바지락은 된장과 궁합이 잘 맞으므로 된장국에 넣어 끓여 먹든가 바지락칼국수에 된장 육수를 넣어 먹는다. 바지락과 애호박에 새우젓을 넣고 볶아도 맛있다. 유제품과 함께 섭취하면 칼슘 흡수율이 높아진다. 바지락에 생크림을 넣고 해물크림파스타를 만들거나, 해물수프를 끓여 먹으면 좋다. 바지락을 구입할 때에는 무늬가 선명하고 윤기 나며, 껍질이 깨지지 않은 것을 고른다. 입을 단단하게 다물고 있는지도 확인한다.

130. 달 래

달래에는 매운맛을 내는 알리신 성분이 들어 있는데, 혈액순환 촉진에 도움이 된다. 비타민 C와 칼슘이 풍부하다. 특히 비타민 C가 많이 들어 있어 생으로 먹는 것이 좋다. 해산물과 함께 요리하면 해산물의 비린내를 잡아주고, 단백질과 무기질을 보충할 수 있어 좋다. 몸속 나트륨을 배출시키는 칼륨이 들어 있어 찌개 끓일 때 넣으면 도움이 된다. 오래 두고 먹으려면 장아찌를 담가 양념장으로 활용한다. 달래는 잎이 진한 녹색이고, 흰 부분과 확실히 차이 나는 것이 좋다. 알뿌리가 굵은 것일수록 향이 강하므로 알뿌리 크기를 확인한다.

달래 100g의 영양 성분은 니아신 1.00g, 나트륨 5.00g, 단백질 3.30g, 당질 4.30g, 지질 0.40g, 베타-카로틴 1,823.00 μg, 비타민 A 304.00 μgRE, 비타민 B_1 0.09 mg, 비타민 B_2 0.14 mg, 비타민 B_6 0.96 mg, 비타민 C 33.00 mg, 비타민 E 0.40 mg, 식이섬유 4.16g, 아연 0.23 mg, 엽산 6.20 μg, 인 66.00 mg, 철분 1.80 mg, 칼륨 379.00 mg, 칼슘 124.00 mg, 회분 1.10g이다.

131. 냉 이

냉이는 쌉쌀함으로 입맛을 돋우고 소화를 촉진시킨다. 비타민 A가 풍부해 눈 건강에 도움이 되며, 비타민 C가 피로해소에 한 몫 한다. 냉이 속 칼슘·철분 등 미네랄 성분은 끓여도 파괴되기 않아 따끈한 국물 요리로 즐길 수 있다. 된장을 풀어 끓인 냉이된장국에 날콩가루를 넣으면 담백하고 고소하다.

냉이는 식초와 궁합이 좋아 초고추장 양념에 무쳐 먹어도 좋다. 찹쌀가루 반죽을 입혀 기름에 튀겨서 먹을 수 있다. 냉이를 고를 때에는 잎이 진한 녹색이며, 향이 짙은 것을 고른다. 뿌리가 굵으면 질길 수 있다.

132. 질경이

질경이를 '길장구', '차전자', '차전초'라고도 한다. 전국의 습기 있는 텃밭이나 초원지, 길가 등지에서 자라는 여러해살이풀로서 높이 10～20cm 정도 자란다. 가뭄에도 잘 견디고 생명력이 강하다 하여 '질경이'라 붙여졌다. 줄기가 없이 잎이 나와서 비스듬히 자란다. 잎은 타원형 또는 난형으로 맥이 나란히 달리고 가장자리는 줄띠 모양이다. 꽃은 6～8월에 피고 백색이며, 수상꽃차례에 밀생하며 포는 꽃받침보다 짧고 대가 없다. 열매는 9월에 익고, 삭과로 옆으로 갈라져서 뚜껑처럼 열리며 6～8개의 검은 종자가 들어 있다. 어린잎은 5월에 채취하여 말렸다가 식용한다. 잎은 차전, 종자는 차전자라고 하며, 약용으로 쓰인다.

질경이를 한방에서는 잎과 종자를 약재로 쓰는데, 차전자는 이뇨작용이 있고, 설사를 멈추게 하며, 간 기능을 활성화하여 어지럼증 · 두통에 효과가 있고, 폐열로 인한 해수에도 효과가 있다. 차전초는 이뇨작용이 있어 신우신염, 방광염, 요로염에 사용한다.

질경이 100g당 영양 성분은 단백질 23.30g, 지질 0.20g, 당질 12.40g, 회분 2.00g, 니아신 0.20 mg, 나트륨 10.00 mg, 칼슘 117.00 mg, 칼륨 340.00 mg, 아연 0.13 mg, 인 62.00mg, 철 2.50mg, 비타민 A 1,312.00 ㎍RE, 베타-카로틴 7,872.00 ㎍, 비타민 B_1 0.41 mg, 비타민 B_2 1.42 mg, 비타민 B_6 0.14 mg, 비타민 C 9.00 mg, 비타민 E 0.48 mg, 엽산 16.10 ㎍, 식이섬유 2.30g이 함유되어 있다.

질경이에는 플란타기닌(Plantaginin)과 아우쿠빈(Aucubin)이 함유되어 있다. 말린 잎은 1회에 4～8g씩 물로 달여서 복용하고, 씨는 1회에 2～4g씩 달이거나 가루로 빻아 복용한다.

133. 결명자

결명자를 오랜 기간 복용하면 눈이 맑아진다는 말이 있을 정도로 **눈에 좋은 대표적**인 음식이다. 결명자에는 비타민 A, 비타민 C, 카로틴, 캠페롤 등이 함유되어 있어 시력감퇴를 막아주고, 눈이 어둡고 침침한 증상을 없애준다. 결명초는 여름에 황색의 꽃이 피고, 10월에 열매가 익는다. 바로 이 열매가 차의 재료가 되는데, 결실기에 잘 여문 누른 밤색의 마름모형 씨앗을 수확하여 햇볕에 잘 건조시킨다. 씨앗이 잘 마르면 한지봉지나 자루 등에 넣어 습기가 없고 통풍이 잘 되는 곳에 보관한다. 이것을 차로 이용할 때에는 먼저 타지 않도록 살짝 볶아야 한다. 만약 볶지 않으면 비린내도 나고 맛과 향도 떨어진다.

차의 분량은 물 600㎖에 볶은 결명자 약 10g 정도를 넣고 약한 불로 서서히 달여 하루 2～3회로 나누어 마신다. 이때 설탕이나 벌꿀은 넣지 않고 단방차로 마시는 것이 좋다. 그리고 차를 식혀서 냉장 후 마셔도 좋으며, 많이 마셔도 부작용이 없다. 또 다른 이용법으로 잎과 꽃을 채취하여 그늘에 말린 후 씨앗처럼 달여 마셔도 좋은데, 이때는 설탕이나 벌꿀을 약간 가미하는 것이 좋다. 그 밖에 결명초 전초를 욕탕에 넣고 목욕을 하게 되면 혈액순환과 정신을 맑게 하는데 효과가 있다.

- 변비증을 없애주는 완화작용, 강장, 이뇨, 고혈압, 위장이 약한 경우 등에 약효작용 : 결명자에 들어 있는 anthraquinone 유도체라는 유효 성분 때문이다.
- 눈의 피로와 충혈 개선작용 : 오랜 눈병에 결명자를 가루 내어 죽에 혼합하여 먹으면 좋다. 눈의 피로와 충혈을 없애주며, 결명자 차를 언제나 마시고 그것

으로 눈을 씻으면 눈의 피로와 충혈이 없어지고 시력이 약해지는 것을 막을 수 있다.

- 위장이 약하고 살이 찌지 못하는 사람 개선작용 : 결명자 차를 마시면 좋다. 결명자와 황벽나무 껍질을 섞어 달여서 마시면 위가 튼튼해진다. 결명자는 또한 간장과 신장의 기능을 돕는다. 결명자 차를 마시면 체내의 수분을 대변으로 배설시켜 신장 기능을 회복시키는 데 도움이 된다.
- 입속이 헐고 혀가 빨개져서 쓰라릴 때 진하게 달인 결명자 차를 입에 머금고 양치질을 하면 효과가 있다. 또한 입술의 혈색도 좋게 한다.
- 술을 많이 마신 후에 진하게 달인 결명자 차를 마시면 숙취가 해소된다. 결명자 차는 오장을 이롭게 하기 때문에 황달, 신우염, 각기, 신장병, 폐결핵, 늑막염, 신경통 등에도 매우 효과가 좋다.
- 결명자에서 분리한 chrysophanol 피부사상균의 발육을 억제하여 항 곰팡이 작용을 갖는다.
- 건위, 정장, 이뇨, 완화제, 야맹증, 녹내장에 효과가 있다.
- 결명자의 물 추출액, 알코올 추출물은 마취한 개, 고양이, 토끼에 대하여 모두 혈압 강하작용이 있다. 종자의 알코올 추출물은 포도상구균, 디프테리아균 그리고 장티프스균, 대장균, 파라티프스균 등에 대하여 억제작용이 있다. 그러나 물 추출물에는 효과가 없다. 물 추출물의(1 : 4) in vitro 시험에서 균종의 균에 대하여 여러 가지 정도가 다른 효과가 있다. Chrysophanol이 함유된 것이 양은 적지만 약간의 항균작용, 사하작용(瀉下作用)과 관계가 있는 것이라고 생각된다.
- 눈을 밝게 하고 각종 눈병, 신장, 간장, 심장, 위장병, 소화불량, 이뇨, 당뇨, 황달, 신경통, 류머티즘, 각종 부인병, 각기, 방광염, 복막염, 맹장염, 구내염, 해독, 변비, 간염에 효능이 있다. 독성과 부작용은 만성장염, 또는 만성 질환자는 신중히 사용한다.

▣ 고전문헌

① 간열로 머리가 어지럽고 아플 때, 눈이 붉어지고 아프며 눈물이 날 때 이용하며, 또 시력을 증진시키기 위하여 이용한다. 『동의약학』

② 눈을 밝게 하고 오줌을 잘 나오게 하며, 간을 맑게 하고 대변을 통하게 하는

효능이 있다. 또 풍열로 인한 눈의 충혈, 청맹(시신경 위축의 종류로 속칭 눈뜬 소경이라 하며, 녹내장을 말함), 야맹증, 고혈압, 간염, 간 경변의 복수, 습관성 변비 등을 치료한다.『향약대사전』

③ 녹내장과 눈이 붓고 눈물이 흐르는 것을 다스린다. 오래 마시면 정력도 늘고 몸이 가벼워진다.『본경』

④ 결명자는 녹내장과 눈 속의 무살과 눈 속의 백태와 적, 백막과 종기로 눈물이 나는 증세와 두풍(頭風) 등을 치료하고 눈이 밝아진다. 또 오래 복용하면 잠이 적어진다.『동의보감』

⑤ 결명자는 이뇨, 소화불량, 위장병 등에 유효하며, 시력을 좋게 한다.『약용식물사전』

⑥ 간열과 풍안을 다스리고, 이 차를 계속 마시면 시력이 좋아진다.『약성본초』

⑦ 녹내장으로 눈곱이 끼는 증상, 눈언저리가 붉어지면서 백막이 생긴 증상, 입술이 퍼런 증상 등을 치료한다. 오래 복용하면 정(精)이 불어나고 몸이 거뜬하다. 또 결명자 잎은 눈을 밝아지게 하고 오장을 고르게 한다.『향약집성방』

⑧ 간열을 제거하고 눈이 아프며 시어 눈물이 나는 것을 낫게 한다. 또한 코피를 멎게 한다.『방약합편』

⑨ 홍안에는 결명자를 볶아서 가루로 만들어 차에 개어 양쪽 태양혈에 붙인다. 마르면 새것으로 바꿔서 번갈아 가며 사용하며, 하룻밤 사이에 즉시 효과가 있다.『의적원방』

⑩ 결명자는 녹내장과 적안의 동통과 적백막을 다스리며 간기(肝氣)를 돕는다. 정수를 늘리며 두통과 비혈을 다스린다. 그리고 결명자 차는 풍열을 없애고 모든 분병을 다스리기 때문에 결명이라 부른다. 또한 결명자는 정력을 늘린다.『본초비요』

한방에서 녹내장, 결막염, 농루안 등 주로 눈병에 많이 이용하고 있다. 따라서 읽기와 컴퓨터 작업을 많이 해야 하는 직장인과 독서를 많이 해야 하는 학생 및 수험생들에게 **시력보호** 면에서 중요한 차(茶)이다.

변비가 있는 사람은 결명자 20～23g(약 한 주먹 정도)를 0.7ℓ(4홉)의 물을 붓고 양이 반이 될 때까지 끓여 그것을 2～3회 나누어 따뜻하게 마신다. 진해서 마시기 힘들면 연하게 해도 괜찮다. 또 결명자를 차처럼 해서 마시거나 이질풀과 삼백초를 적당히 섞어서 끓여 마시면 앞에서 말한 질병에 효과가 있다. 가능한 한 느긋한 마음으로 마신다. 결명자 차는 혈압을 낮춰주는 효능이 있으므로 저혈압 환자에게는 해로울 수 있다. 또한 과다한 수분량으로 설사를 자주하는 사람의 건강에는 악영향을 끼칠 수 있다(출처 : 차생활문화대전).

134. 자두 / 건자두

자두는 항산화 물질인 **안토시아닌**이 많아 만성질환 예방에 도움이 되고, 칼륨이 풍부해 혈압을 낮추는 효과가 있다. 한의학에서는 자두가 열을 식히고 갈증을 해소하는 데 도움이 된다고 본다. 닭고기 요리 양념에 자두를 갈아 넣으면 고기를 부드럽고 맛을 좋게 한다. 자두와 물을 1대 2 분량으로 넣고 푹 끓인 뒤 면보에 걸러 우린 다음, 차게 식혀 꿀과 레몬즙을 넣으면 자두 차다. 자두 차는 뜨거운 여름철 더위를 식히는 데 그만이다.

프룬(prune, 건자두)이 **방사선 노출**에 의한 뼈 손실을 예방한다는 동물실험 결과가 발표되었다. 이 연구는 2016년 2월 11일자 국제 학술지인 사이언티픽 리포트(Scientific Reports)에 실렸다. 프룬이 뼈 건강에 도움을 준다는 사실은 종전의 연구에서도 밝혀진 바 있지만, 최근 연구는 구체적으로 방사선 노출에 있어서 프룬의 뼈 보호 효과를 밝혀냈다는 점에서 의미가 있다. 최근 동물실험에서 방사선 노출로 발생하는 뼈 손실에 대한 프룬의 예방 효과를 확인했다.

이번 연구를 위해 캘리포니아 대학교, 샌프란시스코 재향 군인 사무국, 캘리포니아 대학교 어바인, 텍사스 A&M 대학교의 연구원들로 이루어진 연구팀은 방사선을 쬔 쥐에게서 다양한 항산화제·소염제 개입의 효과를 대조군과 비교 관찰하였다. 실험군은 항산화 칵테일, 디히드로리포산(dihydrolipoic acid : 항산화제), 이부프로펜(ibuprofen : 소염제), 그리고 프룬 파우더(항산화제) 그룹으로 설정되었다. 이에 연구팀은 프룬 파우더가 방사선에 의한 골수 세포의 부정적 반응을 줄이는 데 가장 효과적임을 확인하였다. 프룬을 섭취한 쥐 그룹은 방사선 노출 후에도 그 어떤 구조적 매개변수에서도 뼈 부피 감소를 보이지 않았다.

종전의 여러 임상실험들에서도 프룬의 **뼈 보호 효과**에 대해 나온 바 있다. 영국 영양학 저널(British Journal of Nutrition)에 실린 임상연구는 하루에 프룬 10~12개를 2회에 나누어 섭취하면 폐경 후 여성의 골밀도(BMD)가 증가하고, 골 교체율이 감소한다고 발표하였다. 최근 한 연구에서는 매일 그 절반(약 5~6개)의 양만 먹어도 폐경 후 여성의 뼈 손실을 예방할 수 있다는 사실이 밝혀지기도 했다.

자두 100g의 영양성분 함량은 니아신 60.40 mg, 나트륨 2.00 mg, 단백질 0.60g, 당질 8.40g, 지방 0.20g, 회분 0.30g, 철분 0.30 mg, 칼륨 146.00 mg, 칼슘 4.00 mg,

베타-카로틴 26.00 ㎍, 비타민 A 5.00 ㎍RE, 비타민 B_1 0.02 mg, 비타민 B_2 0.02 mg, 비타민 B_6 0.08 mg, 비타민 C 4.00 mg, 비타민 E 0.80 mg, 아연 0.49 mg, 엽산 0.40 ㎍, 인 268.00 mg, 식이섬유 2.20 mg이 함유되어 있다.

자두 잘 고르는 법은 단단하고 끝이 뾰족하며, 꼭지가 마르지 않은 것을 고른다. 표면에 얼룩이나 흠집 없는 것이 맛있다.

135. 도 미

도미는 저지방 고단백 식품으로 그 효능이 다양하다. 도미는 생선 중에서 **비타민 B_1** 함량이 가장 높다. 비타민 B_1은 당질의 대사를 촉진해 피로 해소에 효과적이다. 특히 도미의 눈에 비타민 B_1이 가장 많이 들어 있다. 또 도미의 껍질에는 비타민 B_2도 많이 들어 있어 껍질까지 챙겨 먹으면 영양소 대사에 효과적이다. 도미는 맛이 담백하고 지방이 적으므로 소화가 잘돼 아이들은 물론 노인들의 섭취에도 부담이 적으며 지방이 적어 다이어트에도 좋다.

도미에는 타우린도 풍부하다. 피로 회복의 주성분이기도 한 타우린은 혈압을 안정시키고 심장근육이 원활하게 수축할 수 있게 도와준다. 고밀도 콜레스테롤의 양을 증가시켜 혈관질환 예방에도 효과적이다.

도미 100g의 영양성분 함량은 니아신 6.50 mg, 나트륨 110.00mg, 단백질 19.60g, 당질 1.20g, 지방 1.60g, 회분 1.60g, 철분 0.50 mg, 칼륨 367.00 mg, 칼슘 48.00 mg, 비타민 B_1 0.20 mg, 비타민 B_2 0.09 mg, 비타민 E 1.50 mg, 아연 0.49 mg, 엽산 0.40 ㎍, 인 268.00 mg, 콜레스테롤 65.30 mg이 함유되어 있다.

136. 구기자

구기자나무는 낙엽성 활엽관목으로 줄이 처져 있는데, 줄기는 보통 1～1.5m 정도로 크고, 작은 가지가 변한 가시가 있는데, 없는 것도 있다. 꽃은 6～9월에 자주빛 꽃이 잎의 겨드랑이에 1～4개가 피고, 열매는 원형 또는 타원형의 장과(漿果 : 살과 물이 많고 씨앗이 있는 열매)이고, 8～9월에 붉게 익는다. 길이는 10mm, 지름은 5mm 정도다. 처음에는 달콤하나 나중에는 쓴 맛을 낸다.

건조시켰을 때에 겉이 쭈글쭈글하고, 속에는 많은 씨가 들어 있다. 씨는 편평하고 콩팥 모양이며, 지름이 약 2mm 정도이고 황백색이다. 우리나라에서는 충청남도 청양군이 집산지이다. 하수오, 인삼과 함께 3대 명약으로 여겨지는 구기자는 콜린대사물질의 하나인 **베타인**이 풍부해서 간에 쌓인 지방을 분해하고 혈당과 콜레스테롤 수치를 낮춰준다. 따라서 지방간을 예방해 주며 간세포를 재생시키는 데 효과적이다. 또 다른 효능은 혈압조절을 해주는데, 이는 비타민 C와 루틴이라는 성분이 풍부해 혈관을 튼튼하게 하고, 저혈압에 좋은 영향을 주기 때문이다. 특히 비타민 C 함유량은 사과의 40배가 넘을 정도로 많다.

구기자는 비타민 A도 풍부한데, 이는 늙은 호박의 40배에 달하는 양으로 눈과 머리를 맑게 해주고, 안과질환으로 인한 시력감퇴 등에 효과적이다. 구기자의 주성분은 베타인, 제아잔틴, 카로틴, 티아민, 비타민 A, B_1, B_2, C 등이 함유되어 있다. 동물실험에서 베타인 성분은 생체 내 대사물질의 하나인 친 지질물질(지방에 가까운 물질)로 밝혀졌다. 간장에서 지방의 축적을 억제하고, 간세포의 신생을 촉진하며, 혈압을 내려주는 작용도 한다. 약성(藥性)은 평범하고 독이 없다. 효능은 만성간염, 간경변증 등에 복용하면 염증이 제거되고 기능을 활성화시킨다. 일반적으로 생식기능이 허약해서 허리·무릎이 저리고 아프고, 유정(遺精), 대하(帶下) 등의 증상에 유효하다. 안과질환으로 인한 시력감퇴 등에 효과가 있고, 노인의 백내장 초기 증상에 유용한다.

구기자를 오래 복용하면 치매, 당뇨, 고혈압 예방에 좋으며, 몸이 가벼워지고 기력이 왕성해지며 다리, 허리 등의 힘이 강해지고 세포의 노화를 억제하는 효과가 있다. 민간에서는 차나 술로 이용한다. 단, 열이 있는 사람에게는 투여를 금한다. 한방에서는 강장제로 사용되고, 대표적인 처방으로 기국지황환(杞菊地黃丸)이 있다(한국민족문화대백과). 100여 종의 한약재 중에서 **치매**에 좋은 1위 약재가 구기자다. 구기자는 뇌와 장기의 노화까지 늦추는 특급 항산화 열매로 소개되었으며, 폐와 신장 기능을 촉진한다고 알려졌다.

구기자는 피로회복을 촉진하고, 소장에서의 포도당과 아미노산의 흡수를 촉진시켜 체중을 증가시키는 작용을 하므로 다이어트에는 좋지 않은 것으로 알려져 있다. 원광대학교 생명과학자원대학 겸임교수인 오홍근 박사팀은 2013년 구기자 추출물이 **발기부전** 증상을 완화하고, 성기능장애를 개선하는 효능이 있다는 연구 결과를 발표한 바 있다. 연구팀은 쥐 50마리에 알코올을 투여해 발기부전으로 만들고, 4그룹으로 나누어 1~3그룹에는 구기자 추출물을 각각 1.2 g, 0.6 g, 0.3 g 씩 먹였다. 4주 동안 관찰한 결과, 구기자 추출물을 섭취한 쥐의 음경이 팽창한 것으로 드러났다. 특히 구기자 추출물을 1.2g 섭취한 쥐의 해면체 내압은 72mmHg로 상승, 정상 쥐(75mmHg)에 거의 근접한 것으로 밝혀졌다. 연구팀은 구기자가 발기부전의 원인인 혈관 막힘을 개선했기 때문이라고 설명했다.

구기자 100g 중 영양 성분은 니아신 6.70 mg, 나트륨 162.00 mg, 단백질 14.60g, 당질 47.00g, 지질 10.70g, 비타민 A 3,660.00 μgRE, 비타민 B_1 0.62 mg, 비타민

B_2 0.34 mg, 비타민 B_6 0.27 mg, 비타민 C 48.40 mg, 비타민 E 1.07 mg, 식이섬유 1.30g, 아연 0.27 mg, 엽산 135.00 ㎍, 인 259.00 mg, 철분 14.70 mg, 칼륨 2,161.00 mg, 칼슘 49.00 mg, 회분 5.00g이 함유되어 있다.

구기자를 차로 이용할 때에는 끓은 후 약 불에서 1.5시간 이상 충분히 축출하여야 한다. 구기자 울금차는 물 2ℓ에 구기자 분말 4스푼을 넣어 15분간 끓인 후 울금가루를 약간 넣는다.

137. 마

한의학에서는 마와 참마(*D. japonica Thunb.*)의 뿌리를 '산약(山藥)'이라고 부른다. 주로 밭에서 재배하며 산에서 자생하기도 하는 여러해살이 덩굴식물이다. 몸통은 자줏빛이 돌고 땅속 깊이 들어가며, 모양은 품종에 따라 긴 것, 손바닥 모양의 넙적한 것, 또는 덩어리 같은 것 등 다양하고, 분포도 열대에서 온대지역까지 광범위하다. 우리나라 전국에 분포하며, 많이 재배되는 곳은 경북 안동과 영주, 경의, 진양이다.

마와 참마는 매우 비슷하게 생겼으나, 참마는 거의 초록색 일색인데 비해 마는 자주 빛을 띤 경우가 많다. 마는 전분(15~20%)이 주성분으로 비타민 C가 풍부하고 단백질, 지방, 칼륨, 철분, 인 등으로 구성되어 있다. 100g 중 영양성분 함량은 니아신 0.70 mg, 나트륨 55.00 mg, 단백질 1.90g 당질 31.40g 비타민 B_1 0.12mg 비타민 B_2 0.04 mg, 비타민 B_6 0.08 mg, 비타민 C 6.00 mg, 비타민 E 0.70 mg, 식이섬유 2.40g, 아연 5.20g, 엽산 13.30g, 인 14.00 mg, 지질 0.40g, 철분 2.60 mg, 칼륨 1,780.00 mg, 칼슘 15.00 mg, 회분 1.30g이며, 주요 약성분으로는 아르기닌, 바타타신, 아밀로로스, 콜린, 사포닌, 뮤신, 디오스게닌, 다포게닌 등이 들어 있다.

① **아르긴** : 정신적·신체적 기능강화, 호르몬 촉진작용, 약리작용, 호르몬 분비 촉진작용, 성장호르몬 분비 촉진작용으로 뇌하수체에서 합성되는 성장호르몬의 분비를 촉진한다.

② **바타타신** : 고구마를 바타타(batata)라고 불렀다. 이들을 처음 조우한 스페인 사람들은 이를 파타타(patata)로 알아들었고, 뒤에 들어온 영국인들은 이 고구마를 가져가면서 포테토(potato)라 했다.

③ **아밀로로스** : 녹말은 아밀로오스와 아밀로펙틴의 혼합물이며, 아밀로오스가 녹말의 20~30%를 차지한다. 맛과 냄새가 없는 백색 분말로, 물에는 녹으나 에탄올에는 녹지 않는다.

④ **콜 린 :** 레시틴이나 플라스마로겐 등의 복합지질 성분이며, 아세틸콜린의 성분으로 신경의 흥분전달에 관여하는 물질이다. 콜린은 비타민 B 복합체의 하나로, 지방간의 예방 성분으로 알려져 각종 지방대사 질환에 사용된다.

⑤ **사포닌 :** 식물계에 널리 존재하는 배당체의 비(非)당부분(애글리콘)이 여러 고리화합물로 이루어진 것의 총칭한다. 사포닌은 식물의 뿌리, 줄기, 잎, 껍질, 씨 등에 있는데, 강심제나 이뇨제로서 강한 작용이 있어 옛날부터 한방약으로 사용되어 왔다. 어느 것이나 세포에 대해서는 표면 활성제로서 작용하여 세포막의 구조를 파괴하거나, 물질의 투과성을 높이기도 한다.

⑥ **뮤 신 :** 마를 갈거나 자를 경우에 나오는 끈적끈적한 물질은 당단백질로서 정력을 높이는 자양강장제로 이용하고 있다. 소화기관의 뮤신은 기관의 보호 및 소화운동의 윤활제 역할을 하고, 위 점막의 뮤신은 위산과다와 위궤양 치료에 사용된다.

⑦ **디오스게닌, 다포게닌 :** 스테로이드계 성호르몬의 관련물질로 이 물질을 이용하여 성호르몬을 생성한다. 디오스게닌은 성호르몬 전구체로 화학반응을 통해 DHEA가 된다. 관절염 치료제인 코리티손(Cortisone)은 마에서 뽑아낸 코리티코스테로이드(Corticosteroid)가 주원료이다. 또한 마에는 디아스타제라는 소화효소가 함유되어 있으며, 이 효소는 음식이 잘 소화되게 한다. 소화불량이나 위장장애, 위가 약한 사람에게 좋은 약재이며, 장속 세균의 활동을 왕성하게 함으로써 만성장염 치료에도 도움을 준다(농식품백과사전, 농림수산식품교육문화정보원).

138. 대 파

파는 특수한 향기(냄새)를 가지고 있어 옛날부터 약용으로 쓰이기도 했다. 파의 성분은 가용성 탄수화물이 많고 조섬유, 조단백질, 조지방, 조회분 펜토산 등을 함유하고 있다. 가용성 탄수화물은 백색부에 많고, 기타는 녹엽부에 많이 함유되어 있다. 파의 점성질은 셀룰로즈와 헤미셀룰로즈, 프로토펙텐, 수용성 펙틴 등 다당류의 복합물이 수분 때문에 용액화한 것으로 과당, 포도당. 서당류가 흡수되어진 것이다. 파의 자극성 물질은 파속류의 공통적인 냄새로서, 황화아미노산인 아린(Alliin)을 함유하고 있기 때문이다. 세포가 파괴되면 산소와 아리나제가 작용해서 아린을 분해해 강한 자극성 냄새가 나는 아리신(Allicin : $C_6H_{10}O_2S$)을 생성한다.

파는 옛날부터 약용식물로 알려져 왔다. 약성은 파 특유의 냄새로 알려진 아리신(Allicin)이라는 성분이 비타민 B_1을 활성화하여 특정 병원균에 대해 강한 살균력을 나타내고 있다. 건위, 살균, 이뇨, 발한(發汗), 정장(整腸), 구충(驅蟲), 거담(去痰) 등의 효과가 어느 정도 인정되고 있다(농식품백과사전).

대파는 피로회복에 좋은데, 파 특유의 매운맛인 알리신이 혈액의 흐름을 원활히 하고, 몸을 따뜻하게 하는 작용이 있기 때문이다. 김지현 교수팀(광주여자대학교 식품영양학과)이 대파의 잎(초록색 부위)과 줄기(흰색 몸통 부위), 뿌리(흰 잔털뿌리 부위)로 나눈 것을 건조시켜 분쇄한 분말을 가지고 각각의 항산화 효과를 측정한 결과, **대파 잎**이 생리활성도와 항산화 활성도가 높은 것으로 나타났다. 구체적으로 살펴보면 대파 잎의 총 폴리페놀 함량은 301.38㎍이었는데, 뿌리는 136.79㎍, 줄기 110.87㎍로 측정되어 잎보다 적었다.

플라보노이드 함량 역시 잎은 595.65㎍, 뿌리 251.86㎍, 줄기는 220.88㎍로 나타나 대파 잎의 함량이 가장 높았다. 또한 대파 잎이 알코올 분해 능력이 높다는 사실도 밝혀냈다. 교수팀이 증류수에 각각의 대파 분말을 넣은 후 알코올 분해 능력을 측정한 결과, 대파 잎의 숙취 해소 능력이 122.88%로 나타났으며, 줄기는 112.74%, 뿌리는 118.72%로 확인됐다.

파 100g 중 영양성분 함량은 니아신 0.60 mg, 나트륨 1.00 mg, 단백질 1.50g 당질 5.50g 비타민 B_1 0.06 mg, 비타민 B_2 0.09 mg, 비타민 B_6 0.07 mg, 비타민 C 21.00 mg, 비타민 E 0.20 mg, 식이섬유 2.60g, 아연 0.35 mg, 엽산 16.10g, 인 35.00 mg, 지질 0.30g, 철분 1.00 mg, 칼륨 186.00 mg, 칼슘 81.00 mg, 회분 0.60g이 함유되어 있다.

139. 키위

뉴질랜드 타우랑가에서 열린 제1회(2016.4) 키위 효능 연구 국제 심포지엄에서 뉴질랜드 국립식품과학연구소 존 먼로 박사는 키위는 혈당을 천천히, 조금만 상승시켜 **혈당 조절**에 도움이 된다고 말했다. 키위에 풍부한 수용성(水溶性) 식이섬유는 음식물이 체내에서 천천히 소화되도록 해 혈당이 천천히, 적게 올라가도록 돕는다. 키위로 혈당조절 효과를 얻기 위해서는 식사 30분 전 키위를 두 개 먹고, 밥 양을 평소의 5분의 1 정도 덜 먹으면 된다.

(1) 혈당을 덜 올라가게 한다.

존 먼로 박사에 따르면 밥이나 빵 등 고 탄수화물 식품을 줄이는 대신 키위를 먹으면 혈당을 낮출 수 있다. 존 먼로 박사는 인간의 장(腸)과 동일한 환경을 가진 실험기구를 만들고, 한 그룹은 식빵 두 장을 먹게 하고, 다른 한 그룹은 식빵 한 장반에 키위 한 개(100g)를 먹게 한 뒤 혈당 변화를 측정했다. 두 그룹의 탄수화물 양은 같으며, 혈당 변화는 GGE(식품 섭취 후 상승한 혈당의 양을 포도당의 양으로 환산한 수치)로 측정했다. 예를 들어, 키위 한 개의 GGE가 6g이라면, 이는 키위 한 개가 올리는 혈당이 포도당 6g 섭취 시 올라가는 혈당과 같다는 의미다.

연구 결과, 식빵만 섭취했을 때 GGE는 22.5g으로 식빵과 키위를 섭취한 경우(GGE 18.9g)보다 20% 높았다. 동일한 양의 탄수화물을 섭취했지만 식빵만 먹은 경우가 식빵과 키위를 함께 먹었을 때보다 혈당이 더 높아진 것이다.

(2) 수용성 식이섬유가 소화속도를 늦춘다.

키위가 혈당을 적게 올리는 이유는 키위에 풍부한 **식이섬유** 때문이다. 키위 속 식이섬유는 대부분 물에 녹는 수용성(水溶性)으로 키위를 먹으면 장내에서 수분을 흡수해 4배 가까이 팽창한다. 존 먼로 박사는 팽창한 식이섬유가 장내 음식물을 감싸 음식물이 천천히 소화·흡수되도록 하고, 이로 인해 혈당이 천천히 오르는 것이라고 말했다. 키위에 들어 있는 수용성 식이섬유는 다른 과일에 함유된 수용성 식이섬유보다 수분을 머금는 보수력(保水力)이 뛰어나다. 이 때문에 장에서 더 크게 팽창해 소화가 더 천천히 이뤄지도록 돕는다. 실제로 키위의 혈당지수(식품이 체내로 흡수되는 속도를 점수로 환산한 것)는 38~39점으로 대표적인 수용성 식이섬유 과일인 바나나(53점)보다 **낮다**.

존 먼로 교수는 이번 연구를 통해 식사 시 키위를 먹는 것이 혈당 조절에 도움이 된다는 것이 밝혀졌다며, 키위 한 개에는 탄수화물이 12g 정도 들어 있으므로 쌀밥 식사량을 평소의 5분의 1 정도 덜 먹고 대신 키위 두 개를 먹으면 된다고 말했다.

(3) 식사 30분 전에 섭취를 추천한다.

키위로 혈당을 조절하기 위해서는 **식사 30분** 전에 섭취하는 것이 좋다. 존 먼로 박사가 한 다른 실험에 따르면, 한 그룹은 밀 비스킷을 먹기 30분 전 키위 한 개를 섭취하게 하고, 다른 그룹은 밀 비스킷만 먹게 한 뒤 혈당을 측정했더니 키위를 먹은 그룹에서 혈당 최고치가 40% 정도 낮은 것으로 나타났다. 심포지엄에 참석한 서울백병원 가정의학과 허양임 교수는 "키위를 갈아서 마시면 소화흡수가 빨라져 혈당조절 효과를 제대로 볼 수 없기 때문에 식사 30분 전에 껍질만 까서 그대로 먹는 것이 좋다"고 말했다.

비타민 C의 제왕이라 불리는 키위가 변비나 소화불량 개선에 도움이 된다는 연구 결과가 발표됐다. 연구에 따르면 키위는 장(腸)운동과 대변 상태에 영향을 미쳐 소화와 배변을 원활하게 한다. 연구를 진행한 뉴질랜드 영양학재단 리처드 기어리 의료국장(뉴질랜드 크라이스트처치병원 소화기과 교수)은 지금까지는 키위 섭취와 장 건강 사이의 관계에 대한 과학적 근거가 부족했다며, 학술적으로 키위의 장 기능 개선 효능을 입증했다는 것에 의미가 있다고 말했다.

(4) 변비 치료제와 효과 비슷하다.

기어리 교수의 연구에 따르면, 키위는 변비 치료제인 **실리움**과 효과에 큰 차이가 없는 것으로 나타났다. 변비 등 소화기질환을 가진 환자 59명을 두 그룹으로 나눠 4주간 한 그룹은 매일 한 개의 그린 키위(녹색 키위)를 먹도록 하고, 다른 그룹은 실리움을 복용하도록 했다. 그 결과 두 그룹 간 변비 증상 개선 정도에 큰 차이가 없었고, 특히 키위를 복용한 환자 10명 중 2명은 변비 증상이 완전히 사라졌다.

심포지엄에 참석한 삼성서울병원 대장암센터 이우용 교수는 “실리움은 많은 양의 물과 함께 복용해야 하지만 키위는 상대적으로 섭취가 편하다”며 “키위는 비타민 C 등 다른 영양소도 골고루 갖추고 있어 변비 개선뿐만 아니라 면역력 향상 등 다른 이점을 기대할 수 있다”고 말했다. 키위가 변비에 도움이 되는 것은 ‘식이섬유’ 때문이다. 키위 한 개(100g)에는 3g 정도의 식이섬유가 들어 있는데, 이는 사과의 1.5배에 달하는 양이다. 특히 그린 키위에 함유된 식이섬유는 대부분 물에 녹는 수용성(水溶性) 식이섬유로 이는 다량의 수분을 저장해 변을 부드럽게 하고, 장운동을 활발하게 해 배변 횟수를 늘리는 데 도움이 된다.

(5) 단백질 분해효소 있어 소화불량을 개선한다.

키위는 소화불량 개선에도 효과적이다. 키위에만 들어 있는 천연 단백질 분해효소인 ‘**액티니딘**’ 때문이다. 액티니딘은 위(胃)에서 음식을 빠르게 소화시켜 소화가 원활하게 이뤄질 수 있도록 한다. 기어리 교수는 “키위로 변비나 소화불량 개선효과를 보기 위해서는 키위를 매일 **하루 2개씩 2주** 이상 섭취하는 것이 좋다”고 말했다. 특히, 고기 등 단백질이 풍부한 식품을 섭취할 때 소화에 어려움을 겪는 사람은 키위를 곁들여 먹으면 소화불량을 예방하는 데 도움이 된다.

140. 참나물

참나물 특유의 향은 입맛을 돋우는 데 그만이다. 베타-카로틴이 풍부해 안구 건조증 예방에 좋고, 식이섬유가 많아 장운동을 원활하게 한다. 단백질 식품과 섭취하면 궁합이 좋다. 생으로 먹을 때 두부를 으깨 넣는다. 참나물전으로 즐겨도 맛있다.

데쳐서 잘게 썬 뒤 메밀가루 반죽에 넣은 다음 바삭하게 부치면 일품이다. 참나물 잘 고르는 법은 전체적으로 짙은 초록색을 띠며, 싱싱한 것을 고른다. 시들거나 벌레 먹은 곳이 없는지 확인한다.

영양 성분은 베타-카로틴 1,881.30 ㎍, 니아신 4.34 mg, 나트륨 11,443.30 mg, 단백질 22.95g, 당질 22.28g, 비타민 A 314.00 ㎍RE, 비타민 B_1 0.50 mg, 비타민 B_2 0.36 mg, 비타민 B_6 2.58 mg, 비타민 C 29.80 mg, 비타민 E 17.97 mg, 식이섬유 16.63g, 아연 6.07 mg, 엽산 100.50 ㎍, 인 423.70 mg, 지질 74.60g, 철분 7.03 mg, 칼륨 1,664.30 mg, 칼슘 626.40 mg, 회분 35.91g(2인분 기준)이다.

141. 영지버섯

영지버섯에는 칼륨・칼슘・인 등이 풍부하며, 불포화지방산이 많아 성인병 예방에 효과가 좋다. 영지버섯 100g 중 영양성분 함량은 니아신 4.60 mg, 나트륨 3.00 mg, 단백질 2.40g, 당질 5.30g, 비타민 B_1. 0.09 mg, 비타민 B_2 0.33 mg, 비타민 B_6 0.11 mg, 비타민 C 10.00 mg, 식이섬유 3.40g, 아연 1.20 mg, 엽산 0.00㎍, 인 38.00 mg, 지질 0.40g, 철분 1.50 mg, 칼륨 345.00 mg, 칼슘 4.00 mg, 회분 0.70g이 함유되어 있다.

연구 자료에 의하면, 고등균류인 영지는 불로초, 만년버섯 등으로 불리기도 하며, 학명은 *Ganoderma lucidum*이다. 식물분류 체계로는 진핵균아계(Eumycota), 불로초과(Ganodermataceae), 불로초속(Ganoderma Karst. Em MUUR)이다. 영지버섯속(Ganoderma)을 확립한 사람은 핀란드의 식물학자 Karsten으로, 전 세계 속(Ganoderma)에 속하는 종은 120종 이상이며, 대부분이 동양권, 특히 중국에서 발견된다고 1881년에 보고했다.

현재 영지는 북반구의 온대 지역에 널리 분포되어 있으며, 북미나 아시아의 태평양 연안 및 유럽의 온대 지역에 많은 것으로 보고되었다. 우리나라와 일본에서는 15속 80종, 중국에서는 53종이 보고되어 있다. 영지버섯은 대부분 활엽수에 기생하나, G. tsugae, G. atkinonii는 침엽수에 기생한다. 영지의 생리활성 물질 중 하나로 알려진 다당류는 건조 자실체 또는 액체 균사 배양액에서 분리되는 거대분자로서, 주된 형태는 β-D-glucan이다. 영지버섯 자실체 추출물은 오랫동안 안전하게 섭취하여 온 식품이며, 심각한 **독성**이 보고된 바는 없다.

영지버섯 관련 논문을 보면, 쿠보 미치노리 등(1983)은 영지버섯 자실체 열수 추출물(endotoxin)로 파종성 혈관 내 응고(Disseminated Intravascular Coagulation, DIC)를 유발한 정상 쥐의 혈소판 수, 피브리노겐 양, 혈중 프로트롬빈의 양을 나타내는 프로트롬빈 시간을 증가시키며, DIC를 유발한 고지혈증 쥐에게서는 해부학적, 조직학적으로 간정맥 혈전 형성을 억제시키고, **혈중 콜레스테롤을 감소**시키는 것을 확인하였다. 또한, 쿠보 미치노리 등(1980)의 연구 결과, 영지버섯 자실체 열수 추출물을 20일 동안 섭취시킨 본태성고혈압 쥐에서 혈압, 혈중 콜레스테롤, 중성지방이 유의하게 감소했음을 보고했다.

아리치 시게루 등(1979)이 수행한 연구에서는 영지버섯 자실체 열수 추출물을 본태성고혈압 쥐에게 27주 동안 섭취시킨 결과 꼬리동맥 수축기 혈압이 감소하는 것을 관찰하였다. 성태수 등(1996)은 영지버섯 자실체 열수 추출물이 고지방식이를 섭취하는 쥐의 혈중 HDL-레스테롤을 유의할 만큼 증가시켰고, 부고환의 총 지질, 콜레스테롤 함량을 유의할 만큼 감소시켰다고 보고하였다.

칸마쯔세 등(1985)의 연구에서는 정상에서 혈압이 약간 높은 사람 53명에게 영지버섯 자실체 열수 추출물을 하루에 자실체 3g에 해당하는 함량씩 27주 동안 섭취시킨 결과, 혈중 피브리노겐 함량이 증가하고, 콜레스테롤 함량 감소가 관찰되었다. Tao 등(1990)은 자실체 3g에 해당하는 영지버섯 자실체 열수 추출물을 33명의 심장이나 심혈관계 건강이 다소 좋지 않은 사람들에게 2주 동안 섭취시킨 결과, 혈전 형성 및 혈소판 응집 속도가 유의하게 감소되었음을 관찰하였다.

여러 연구결과를 종합하여 볼 때, 영지버섯 자실체 추출물은 **혈액의 흐름을 개선**시키는 것으로 판단된다. 기능성이 확인된 인체적용 시험에서의 섭취량은 영지버섯 자실체로 환산하였을 때 3g에 해당하는 양이다. 영지버섯 자실체의 베타-글루칸 함량이 일반적으로 0.8～1.4%임을 고려하여, 베타-글루칸으로서 24～42 mg으로 일일 섭취량이다. 영지버섯 자실체 추출물에 대하여 보고된 부작용은 없다. 그러나 제시된 섭취량 이상으로 과도하게 섭취하는 것은 바람직하지 않다.

한국에서는 불로초과의 버섯인 영지(*Ganoderma lucidum Karsten*) 또는 근연종의 건조시킨 자실체를 말한다. 영지는 불로초라는 이름으로도 알려진 버섯이다. 중국에서는 영지를 비롯해서 자지(紫芝, Ganoderma sinense Zhao. Xu et Zhang)의 자실체를 건조시킨 것을 말한다. 일본 공정서에는 수록되어 있지 않다. 영지에 대한 기록은 중국의 후한(後漢)에서 삼국시대 사이에 성립된 본초서(本草書)인 신농본초경에서 찾아볼 수 있다. 신농본초경은 약성을 상・중・하의 3품(品)으로 나누어 구분하고 있는데, 영지는 그 중 상품에 수록되어 있다. 신농본초경의 상품에 수록된 약물들은 독이 없고, 오랜 기간 복용해도 부작용이 적으며 몸을 이롭게 하는 약물로 구성되어 있는데, 영지는 꾸준히 복용하면 몸이 가벼워지고 노화가 늦어지며, 수명을 연장시켜 신선처럼 된다고 서술하고 있다(久食 輕身不老 延年神仙).

영지의 한자명은 신령스럽다는 의미의 靈과 버섯을 의미하는 芝를 사용하고 있다. 이외에 다른 명칭에는 상서로운 버섯이라는 의미의 단지(端芝), 신선과 관련되어 있다는 의미의 신지(神芝)·선초(仙草), 늙지 않는 약초라는 의미의 불로초(不老草) 등이 있다. 이러한 명칭으로 보아도 사람들에게 범상치 않다는 것을 알 수 있으며, 십장생 중의 하나로 진시황이 찾던 불로초 등의 이야기로 회자되고 있다. 또한 학명에서도 속명을 반짝이는 껍질이라는 의미의 「Ganoderma」, 종소명을 빛나는 이라는 의미의 「lucidum」이라 하여 영지의 독특한 외형을 표현하고 있다. 이 약재는 냄새가 거의 없고, 맛은 약간 쓰며 감칠맛이 느껴진다. 기운은 평해서 뜨겁지도 차갑지도 않다(甘微苦平).

영지는 신체가 허약할 때 기혈(氣血)을 보충해주며 심신(心身)을 안정시키고 소화기를 건강하게 해준다. 이런 효능을 통해 허로(虛勞), 심계(心悸), 잠을 잘 못 자는 증상, 어지러움, 정신적인 피로, 오래된 기침 등에 활용하고 있다. 약리작용으로 중추신경 억제작용, 면역증강, 수면시간 연장, 혈압 강하작용, 진해거담작용, 중독성 간염 경감효과, 장관 흥분작용, 항종양작용(동물실험) 등이 보고되었다.

영지의 화학성분은 ganoderan A·B·C, ganoderic acid류, ganoderol A·B, lucidenic acid류, ergosterol, mannitol, hemicellulose, beta-D-glucan, mannoglucan, peptidoglucan, coumarin, 5'-GMP, 5'-ADP 등 상당히 많이 알려져 있다. 암 치료에 관련된 연구를 통해 암을 유발시킨 쥐에서 영지가 암의 성장을 억제하는 작용이 있다는 것이 보고되었다. 아직 사람에 적용시킨 연구는 부족하지만 영지의 항암치료와 관련된 연구는 활발히 이루어지고 있다.

영지의 갓은 목질화 되어 딱딱하며 반원형 또는 콩팥모양을 이루며, 이를 편목지(片木芝)라고 한다. 하지만 갓을 형성하지 못하는 것은 사슴뿔의 형태로 자라기도 하며, 이를 녹각지(鹿角芝)라고 한다. 갓의 색은 붉은색, 검은색, 푸른색, 흰색, 황색, 자색 등 다른 색을 띠기도 한다. 갓의 바깥 면은 칠(漆)과 같은 광택이 있고, 안쪽 면의 관공면(管孔面)은 흰색 또는 엷은 갈색이다. 자루는 갓의 지름보다 길고 윤기가 있는 검은색인데, 이러한 영지의 외형적 특징은 종종 영지와 비슷한 형태를 지닌 다른 버섯들과의 감별방법이기도 하다(두산백과).

142. 은 행

은행의 대표적인 성분은 **플라보노이드**이다. 이 성분은 혈액순환을 개선하고 혈관 보호는 물론이고 모세혈관벽을 강화하는 효능이 있다. 그리고 레시틴 성분은 혈관 속 콜레스테롤을 제거하는 작용을 하는 것으로 알려져 있다. 비타민 C 함유량도 많은데, 이는 면역력을 향상하고 피로 해소에 좋아 환절기 면역관리에 도움이 된다. 그 밖에 뼈 건강에 좋은 엘고스테린 성분도 풍부하게 함유돼 있으며, 저열량·저지방 식품이어서 다이어트에도 도움이 된다.

은행잎에는 건강에 도움이 되는 플라보노이드 등의 성분이 다량 함유되어 있다. **징코라이드**라는 모세혈관의 확장에 관여해 혈압조절 기능을 하는 것으로 알려져 있다. 말려서 차 등으로 섭취하면 좋은데 **4~7월경 초록빛**의 은행잎만 해당된다. 은행은 익혀 먹거나 볶아 먹으며 영양밥을 지을 때 밤, 대추와 함께 넣기도 한다. 그러나 은행에는 청산배당체나 메틸피리독신, 아미그달린 등의 **독성물질**이 들어 있어 한꺼번에 너무 많은 양을 섭취하거나 충분히 가열하지 않고 섭취하는 것은 삼가야 한다. 이들 독성물질을 과다하게 섭취하면 어지러움이나 복통, 구토에서 드물게 말초신경 기능장애로 이어져 하지 마비증상까지 나타날 수 있다. 보통 성인은 하루에 10개 이하로, 어린이는 2~3개 정도의 섭취하는 것이 안전하다.

은행 100g 중 영양성분 함량은 니아신 1.60 mg, 나트륨 7.00 mg, 단백질 5.40g, 당질 36.80g, 베타-카로틴 92.00 ㎍, 비타민 A 15.00 ㎍RE, 비타민 B_1 0.40 mg, 비타민 B_2 0.04 mg, 비타민 B_6 0.33 mg, 비타민 C 14.00 mg, 비타민 E 2.10 mg, 식이섬유 1.69g, 아연 0.34 mg, 엽산 54.10 ㎍, 인 156.00 mg, 지질 1.70g, 철분 1.10 mg, 칼륨 578.00 mg, 칼슘 5.00 mg, 회분 1.30g이 함유되어 있다.

143. 빌베리

빌베리는 유러피언 블루베리 또는 야생 블루베리라고 불리기도 한다. 요즘 빌베리, 블루베리, 아시아베리, 블랙베리 등 베리류가 건강에 좋다고 하여 건강식품 코너에 많은 상품이 진열되어 있는데, 이 중 식품의약품안전처(식약처)에서는 **빌베리**를 눈 건강에 도움을 줄 수 있는 건강기능식품 원료로 인정했다(생리활성기능 2등급). 빌베리는 제2차 세계대전 때 식빵 두께만큼 빌베리 잼을 발라 먹은 영국 공군 조종사의 야간시력이 좋아져 독일과의 전투에서 도움이 되었다고 보고한 이후 더욱 주목받기 시작했다. 사실 독일은 가지고 있지 않은 레이더 기술을 영국이 사용하고 있다는 사실을 숨기기 위해 거짓 루머를 만들어낸 것이라는 말도 있긴 하다.

빌베리의 주요 물질은 **안토시아닌**(또는 안토시아노사이드)이다. 안토시아닌은 항산화 작용으로 혈관을 보호하고, 미세혈관의 혈액순환을 증가시키므로 특히 눈에 혈액과 영양 공급을 원활히 해주기 때문에 눈 건강에 좋다. 건강기능식품으로 인정받은 빌베리 제품은 하루 섭취량 중에 빌베리 추출물이 240 mg으로 안토시아노사이드가 72~108 mg 함유되어 있어야 한다. 신선한 빌베리 열매는 0.3~0.7%의 안토시아노사이드를 함유하고 있다. 안토시아닌은 식물이 자외선이나 바이러스 등으로부터 자신을 보호하기 위해 만들어내는 항산화 물질이다.

노화는 세포의 산화 때문이므로 산화를 막는 항산화 물질이 노화와 그로 인한 질병을 예방할 수 있다는 실증은 오래 전부터 학계에 널리 인정되고 있다. 미국 농림부에서는 빌베리를 포함하여 20개의 신선한 과일 중 산소 라디칼 제거 기능(항산화 기능)이 가장 뛰어난 음식을 발표한 바 있다.

빌베리의 항산화 능력에는 안토시아닌뿐 아니라 비타민 C, 비타민 E, 레스베라트롤(적포도주 속의 항산화물질)도 한몫을 한다. 미국건강보조식품 정보사이트인 컨슈머랩(www.consumerlab.com)에서 빌베리 제품의 품질을 확인하기 위해 시판되는 빌베리 제품을 무작위 수거하여 함량과 분해도 등을 검사했는데, 8개 중 한 개 제품은 함량 미달이었고, 또 다른 제품은 위에서 제대로 분해되지 않았다고 한다. 빌베리는 드물게 소화불량이 보고된 것 외에는 부작용이 없고, 약물 상호작용도 없다. 눈 건강을 위해 광범위한 연령대에서 이용해도 된다. **GMP 마크**(우수 건강기능식품 제조 기준)가 있는 제품이라면 훨씬 믿을 수 있다.

144. 아스파라카스

아스파라거스에 풍부한 항산화물질은 당뇨병을 예방하는 데 도움이 된다. 영국 영양학 저널에 발표된 한 동물실험 결과에 따르면, 아스파라거스는 혈당 상승을 억제하고 체내 **인슐린 분비**를 조절하는 데 도움을 준다.

※ 햇빛을 차단해 재배하는 화이트 아스파라거스는 당류가 일반 아스파라거스보다 많다. 그러나 다른 영양성분은 일반 아스파라거스에 비해 낮다.

145. 알로에

알로에는 변비에 도움을 준다. 알로에에 있는 안트라퀴논(Anthraquinone)이란 성분은 위나 소장에는 흡수되지 않고 대장에서만 활성화된다. 이 성분은 대장벽을 자극해 변비를 개선한다.

※ 평소 설사를 자주 한다면 생알로에 겔은 피하는 게 좋다. 또한 장이 튼튼하다 해도 4개월 이상 연속해 먹는 것은 권하지 않는다. 대장벽이 심하게 자극될 수 있다.

146. 감 귤

일반적으로 귤, 밀감, 제주감귤을 '감귤'이라 부른다. 아시아의 열대지방에서 아열대 지방이 원산지인 감귤은 우리나라에서는 16C 삼국시대부터 재배하기 시작한 것으로 추측되며, 주로 제주도에서 재배되고 있다. 감귤에는 항산화 비타민 C가 다량 함유되어 있다. 특히 귤의 신맛을 담당하는 **구연산**은 피로를 풀어주고 피를 맑게 해주며, 속 쓰림 완화에 도움을 준다. 껍질 안쪽의 흰 섬유질과 과육에는 모세혈관을 강화하는 비타민 P도 있다. 또 칼륨이 많이 들어 있어 체내의 불필요한 나트륨을 몸 밖으로 배설시키는 작용을 한다. 따라서 염분 과다 섭취에 의해 혈압이 상승하는 것을 막는다. 귤은 통째로 먹거나 무가당주스를 만들어 먹는 것이 좋다. 하루에 주스 한 컵 정도가 적당하고, 튀김이나 생선구이 등에 레몬 반 개 정도 즙을 짜서 뿌려 먹는 것도 좋다.

귤에는 항산화에 도움이 되는 비타민이 풍부하다. 비타민 A, 리보플라빈(비타민 B_2), 비타민 C가 골고루 들어 있어 먹으면 피로회복에 도움이 된다. 특히 귤의 비타민 A 함량은 오렌지에 비해 약 10배 많이 들어 있다. 영양분이 풍부한 속껍질까지 섭취할 수 있다. 귤 속껍질에 많이 들어 있는 항산화 성분인 **헤스페리딘**은 비타민 C의 흡수를 더 좋게 만들어 준다. 특히 **속껍질**의 하얀 실 같은 부분에는 식이섬유가 풍부해 소화기능 개선에 도움이 된다.

감귤엔 뼈 건강에 도움이 되는 성분이 많다. 2011년 일본 과수연구소 미노우라 스기우라 박사가 연구한 비타민과 같은 항산화제와 카로티노이드의 섭취 방식에 따른 골밀도의 관계에 따르면, 고용량의 베타-크립토산틴과 비타민 C의 섭취는 골다공증의 빈도를 낮춘다. 베타-크립토산틴은 귤의 색소 성분인 카로티노이드의 한 종류다. 감귤 속 베타-크립토산틴 함량은 100g당 3.22 mg으로 오렌지보다 46배, 레몬보다 161배 더 많다. 스기우라 박사는 연구에서 카로티노이드 중 베타-크립토산틴이 흡수성이 가장 뛰어나고 몸에서 장기간 머무르고 있다고 밝혔다.

귤껍질에는 비타민 P라고 불리는 헤스피리딘 성분이 들어 있는데, 이것이 펙틴과 함께 작용하여 체내 콜레스테롤을 낮추는 효과가 있다. 농약 때문에 껍질 섭취를 꺼린다면 소금이나 식초 물에 감귤을 씻어서 물기를 닦아 말린 후 먹으면 안전하게 섭취할 수 있다. 감귤에 가장 많은 비타민은 비타민 C이다. 비타민 C는 피부 노화를 방지하고, 수분을 보충해 탄력을 키우는 등 피부건강에 도움을 준다. 또 면역력을 강화해 감기를 예방하고, 빈혈 예방과 치료에도 효과가 있다.

감귤에는 **암 예방** 및 **면역력 증강**에 효능이 있는 베타-클리토키산틴이 오렌지보다 100배 더 많이 들어 있으며, 악성종양의 성장을 억제하고 항균작용에 효과가 있는 플라보노이드, 무마린 등의 성분도 함유되어 있다. 귤껍질 안쪽의 흰 부분과 알갱이 속껍질에는 식이섬유인 펙틴과 비타민 P가 풍부하게 들어 있다. 펙틴은 대장운동을 활발하게 하여 변비를 예방하고, 체내 중금속과 독소를 제거해 대장암을 예방한다. 또 지방의 체내 흡수를 막고 포만감을 느끼게 하여 다이어트에 효과적이다. 비타민 P는 다른 과일에서는 쉽게 찾아볼 수 없는 영양소로 모세혈관을 튼튼하게 하고, 콜레스테롤을 낮춰 동맥경화와 고혈압 예방에 도움이 된다. 알칼리성 식품인 감귤은 산화된 혈액을 중화시켜 피로 해소에도 탁월한 효과가 있다.

귤 먹기 좋은 때는 날씨가 추운 겨울이다. 비타민 C는 일찍 출시되는 귤보다 날씨가 추울 때 나오는 귤에 더 많이 들어 있다. 껍질이 탄력 있고 윤기 나는 것이 싱싱하다. 귤은 상온에 두고 가능한 한 빨리 먹는 게 좋다. 냉장고에 넣어두고 먹는 사람이 많은데, 냉장고 속에 오래 두면 건조해서 수분이 날아가기 쉽다. 맛있는 감귤은 과즙이 많고 특유의 향이 강하게 난다. 껍질은 색깔이 맑고, 윤기가 돌며, 얇은 것이 좋으며, 알갱이는 탄력 있고 단단한 것이 맛이 있다.

147. 여 주

민간에서는 항암, 항바이러스, 항균, 산화방지제를 포함한 약리활성이 알려져 있으며, 항당뇨 효과가 있는 천연물로도 각광받으며, 미국과 한국에서는 음료와 차 등으로 사용되고 있다. 여주 열매의 열량은 100g당 20칼로리이고, 여주의 열매와 씨에는 각종 비타민, 미네랄과 항산화제 역할을 하는 페놀류, 카로티노이드, 이소플라본 등의 영양소가 함유되어 있다. 카란틴, 폴리펩티드피, 비신이 혈당강하 효과를 갖는다고 하나 혈당 관련 연구의 대부분은 여주의 추출물, 건조물을 이용하는 경우가 대부분으로 여주의 어떤 특정 성분이 혈당강하 효능을 가지는지 밝혀낸 논문은 없으며, 결론을 내리기도 힘들다.

민간에서 널리 사용하고 있다고 하나, 예를 들어 100mL 물에 말린 여주를 어느 정도 넣어야 하는지 알려주는 곳은 아무 데도 없다. 또한 여주의 사용 및 효능에 관한 임상적 연구는 부족한 실정이다. 쥐 등을 이용하는 단기간의 동물실험이 대부분으로 혈당 저하와 지질 수준 개선을 보고한 경우는 있으나 사람을 대상으로 한 연구 수는 부족하며, 효과를 인정하고 여주를 널리 권장하기에는 미흡한 실정이다.

반면, 부작용에 관련해서는 아프리카, 동남아시아, 지중해지역의 유병율이 높은 G6PD 효소결핍증을 가진 사람은 대부분 무증상인데, 특정 약물이나 감염, 특히 잠두콩(일명 누에콩) 섭취 후에 급성의 용혈성 빈혈이 발생할 수 있다는 것이 보고되어 있다. 여주의 섭취도 잠두콩(비신 성분)과 같은 위험성을 가지고 있다고 간주되고 있다. 여주 열매도 100g당 300 mg의 포타슘(칼륨)을 다량 함유하고 있어서, 고칼륨혈증이 있는 만성콩팥병이 동반된 당뇨인은 특히 주의를 요한다. 여러 연구 결과와 성분을 고려했을 때 여주를 당뇨인 모두에게 권장할 만한 근거는 없다. 따라서 개별적인 전문가 상담이 필요하다고 볼 수 있겠다.

148. 참외

참외에는 나트륨 배출을 도와주는 칼륨이 상당히 많은데, 같은 박과 식물인 멜론에 비해 3배 이상 들어 있다. 먹으면 혈압을 낮춰주는 효과가 있다. 참외는 찬 성질이 있어 여름철 열을 내려주는데 효과적이다. 참외에 들어 있는 포도당과 과당이 몸속에 빨리 흡수돼 피로를 풀어주고, 탈수증상을 해소하는 데 도움을 준다. 비타민 B의 일종인 엽산이 풍부해서 임신부들이 먹으면 부족한 엽산을 보충할 수 있다. 엽산을 제대로 섭취하려면 씨가 붙은 부분까지 다 먹는 게 좋다. 씨가 붙어 있는 하얀 부분인 태좌에는 과육 부분보다 **엽산**이 더 많이 들어있기 때문이다. 그뿐만 아니라 참외 속에는 항암 효능 및 간 해독에 도움을 주는 **쿠쿠르비타신**이라는 성분이 들어 있다. 이 성분은 참외 껍질 부분에 많이 들어 있기 때문에 섭취하려면 껍질째 갈아 참외 주스를 만들어 먹으면 된다.

참외는 너무 큰 것보다 성인 남자 주먹 정도 크기를 고르는 것이 좋다. 크기가 너무 크면 과육이 질길 수 있다. 노란색이 선명하고 광택이 나며, 표피가 얇고 매끄러우며 꼭지가 시들지 않고 향이 뛰어난 것이 맛있다.

149. 카카오닙스

카카오닙스·아로니아·강황은 **세계 3대 항산화 식품**이다. 카카오닙스는 중남미 열대지역을 비롯한 서아프리카, 아시아 지역에서 자라는 카카오나무 열매의 씨앗인 카카오콩(초콜릿의 원료)을 발효, 건조시킨 뒤 잘게 부순 것이다. 카카오콩은 예로부터 신의 음식이라고 불리며, 마야·아즈텍 문명을 이룩한 원주민 사회에서는 신분이 높은 사람들만이 먹을 수 있는 고급 식품으로 분류됐다. 또한, 16세기 아즈텍의 황제 몬테주마는 이 신성한 음식(카카오콩)은 저항력을 높이고 피로감을 물리치고 음식 없이도 하루 종일 걸어 다닐 수 있게 만든다고 말한 것으로 전해지고 있다.

카카오닙스가 항산화 식품으로 주목받는 이유는 카카오닙스에 풍부한 **폴리페놀** 성분 때문이다. 폴리페놀은 체내 활성산소를 무력화시키는 항산화물질이다. 폴리페놀의 종류는 다양한데, 녹차에 들어있는 카테킨, 포도주의 레스베라트롤, 사과의 퀘르세틴 등이 폴리페놀에 속한다. 폴리페놀은 흡수한 체내에서 강력한 항산화제로 작용해서 세포 DNA와 세포막의 산화를 억제한다. 또한, 세포의 변형을 방지하고, 암세포의 증식을 억제하는 데 도움이 되는 것으로 알려져 있다.

카카오닙스에는 카테킨과 프로시아니딘 등의 폴리페놀 성분이 들어 있는데, 대표적인 폴리페놀 함유 식품인 녹차나 홍차와 비교했을 때 약 **8배**의 폴리페놀을 함유하고 있다. 특히 카테킨의 경우 카카오닙스 100g당 8,600 mg 함유되어 있는데, 이는 녹차의 20배 해당하는 양이다. 카테킨은 혈관 속에 쌓인 유해한 지방질을 분해해 혈액순환 장애뿐 아니라 각종 심혈관 질환을 예방하는 데 도움이 되는 것으로 알려져 있다. 실제로 카카오닙스는 카카오 열매를 먹은 인디언들의 심장질환 발생률이 낮다는 사실이 알려진 이후 전 세계적으로 주목을 받기 시작했다.

카카오닙스의 **항산화 효과**는 다양한 연구를 통해 입증된 바 있다. 텍사스 주립대학 사우스웨스턴 메디컬 센터에서 건강한 성인 25명을 대상으로 카카오를 6주 동안 섭취하게 한 후 혈중 산화스트레스 정도를 나타내는 산화 LDL과 지질산화물 등이 유의하게 감소한 것으로 나타났다(영양학저널). 쥐의 실험에서 카카오 분말을 1g/kg(체중) 경구 투여한 결과, 혈중 지질산화물이 감소한 것으로 나타났다. 지질산화물은 체내 콜레스테롤이 대사하는 과정에서 발생하는 것으로 체내에 많을수록 각종 질환 발생 위험이 높다.

카카오닙스가 혈관 건강에 도움이 된다는 연구 결과도 있다. 독일 쾰른대병원 도버트 교수팀이 고혈압 환자 44명에게 매일 카카오닙스가 들어간 다크 초콜릿을 한 조각씩 18주 동안 먹게 한 결과, **혈압이 20%** 떨어진 것으로 나타났다. 카카오닙스 속 카테킨이 혈관의 탄력성을 높이는 산화질소를 생성하고, 혈관 안쪽에 쌓인 나쁜 콜레스테롤을 배출시키는 데 도움이 되기 때문이다. 또한, 카카오닙스에 들어 있는 폴리페놀 성분 중 프로시아니딘이 혈관 내피 세포에서 생성되는 산화질소의 합성을 원활하게 해서 혈관 이완이 잘 되게 하면서 혈압을 감소시키는 데 도움이 된다는 연구 결과도 있다(미국의사회).

카카오닙스의 영양 성분을 효과적으로 섭취하기 위해서는 호두나 아몬드 등 견과류처럼 별다른 조리 없이 그대로 씹어 먹으면 된다. 단맛이 나는 초콜릿과 달리 떫고 쓴맛이 나기 때문에 이러한 맛이 꺼려진다면 아이스크림이나 요구르트에 넣어 먹거나, 뜨거운 물에 우려 차로 마시는 것도 좋다. 또한, 카카오닙스에는 식이섬유가 풍부하게 들어 있어서 변비 예방에도 도움이 되며, 비타민 C가 풍부한 과일, 채소 등과 함께 먹으면 건강 효과를 높일 수 있다. 단, 카카오닙스에는 **카페인**이 들어 있기 때문에 너무 많은 양을 섭취하면 카페인 과다로 인한 부작용이 생길 수 있다. 전문가들은 카카오닙스를 건강관리 용도로 섭취하는 경우 **하루 2~3티스푼** 정도를 꾸준히 먹는 것이 좋다고 한다.

150. 밤

밤은 조선시대 승정원일기에 영조가 몸보신을 위해 즐겨 먹었다는 기록이 있다. 100g당 167 kcal의 열량을 내고 탄수화물 37.1g, 단백질 3.2g 들어 있다. 또 28 mg의 칼슘이 들어 있어 뼈의 밀도를 높여 성장기 어린이와 골다공증에 취약한 폐경기 여성에게 좋다. 밤에는 쌀의 4배 정도 되는 비타민 B_1이 0.25 mg 들어 있다. 이외에도 **밤의 노란 표면**에는 카로티노이드가 풍부한데, 이는 항산화물질로 피부 노화를 방지하고, 면역력을 높이는 데 도움을 준다.

밤은 0℃ 정도의 찬 곳에 보관하는 게 좋다. 실온에 두면 쉽게 상하고 곰팡이가 생길 위험이 있다. 밤 껍질을 벗길 때에는 끓는 물을 부어 10분 정도 두었다가 벗기면 쉽게 벗길 수 있다.

맺는말

칠십대 중반 고령인 나는『나는 밥심으로 100세 산다』를 엮으면서 수많은 정보들을 접하여 보았지만 질환 발생 종식에 대한 마법을 찾지 못했다. 사람은 누구든 나이 들어가면 힘이 점점 빠져서 사는 게 힘이 든다고들 한다. 그렇다고 활기를 찾고 생기 솟을 만한 뾰족한 묘책도 없다. 현실을 벗어나 깊은 산중에 숨어서 보고, 듣고, 보지 않으면 좋겠다고 생각이 들 때도 있겠지만 고령이면 그마저도 마음대로 따라주지 않는다. 크고 작은 질환을 겪지 않고 죽는 사람 어디 있을까 만은 어떤 몸으로 죽음을 맞을까가 걱정되는 것 인지상정이다. 아무튼 만성적 중병을 예방하기 위해서라도 현재까지 밝혀진 건강관리를 이용하는 생활에 최선을 다 하여야 하는 것이다.

인체에 일어나는 어떤 질환이든 할 수 있는 예방의 핵심은 식생활, 운동 그리고 스트레스 대응이다. 그러나 운동이 만병의 묘약이라, 운동을 열심히 한다 해도 운동만으로는 질환이 일어나지 않으라는 보장 없고, 마찬가지로 좋은 식품을 찾아 먹는다고 무병장수 하는 것도 아니며, 귀를 막고 눈을 가린다 해도 스트레스를 빗겨 살 수는 없다.

식품문제, 본서에는 150개의 식품이 있지만 지구상에는 사람이 먹을 수 있는 식재료는 이보다 수천 배나 더 많다. 먹어본 것보다는 먹어보지 않은 것이 훨씬 더 많다. 생전에 이들 식품을 다 먹어보는 것만도 불가능하지만 그럴 필요도 없다. 건강에 좋다고 추천된 식품 중에서 나의 건강에 꼭 필요한 핵심적인 식품을 선정해서 어떤 식품은 매일 한 번씩, 다른 어떤 식품은 1주에 두서너 번씩 주별로 먹는 식생활을 하면 될 것이다.

운동문제, 사실 운동은 그리 힘든 문제는 아니다. 하지 못하는 것은 운동에 대한 건강적 인식과 의지가 부족해서다. 우선 먼저 건강을 위해서 왜 운동을 해야 하는가에 대한 확고한 신념이 필요하다. 그러려면 운동의 필요성에 대한 정보를 몇 번이고 반복해서 읽고 운동하기를 하루 일과로 하는 습관이 되어야 한다. 하루에 40~60분씩 한 번, 1주일 4회 이상, 운동의 효과를 위해서는 좀 더 정성 것 체계적으로 하면 된다.

스트레스문제, 요즘 사람들은 스트레스란 말을 입에 달고 지낸다고 한다. 이것이 현 세태다. 어찌 하겠는가! 내가 세상에 맞추어 가야지 세상이 나를 따르라고 할 수 없지 않는가. 내가 생각을 돌리는 것이 쉽고 편하다. 긍정의 힘은 건강에 생명수와도 같다. 스트레스 해소에 가장 좋다는 연구 결과는 스트레스를 받으면 독서를 하면서 마음을 다스리라는 것이다.

건강은 이 3가지가 각각 독립적인 것이 아니고 상호 연계되어 시스템을 이루고 있다. 어느 것을 더 중요시 하고, 어느 것은 소홀히 해서는 건강이 지켜지지 않는다. 3가지를 동등한 위치에서 균형을 이루는 생활을 해야 건강이 유지된다는 것을 마음속에 담아 두어야 한다. 주어진 일에는 책임감을 갖고 최선을 다하며, 하고 싶은 일에는 즐거움을 누리면서 생활하면 행복한 생활이 되지 아니 하겠는가?

2018. 10.

오 동 환

오 동 환

- 전북대학교 대학원 축산학과(농학박사)
- 건국대학교 대학원 축산학과(농학석사)
- 건국대학교 축산대학 축산가공학과(농학사)
- 전 (국립)순천대학교 농업생명과학대학 교수
- 전 (국립)순천대학교 농업생명과학대학 동물자원과학과 학과장
- 전 (국립)순천대학교 농업과학연구소 소장
- 전 (국립)순천대학교 농업생명과학대학 학장
- 전 (미국)일리노이대학교 축산학과 육과학실험실 연구교수

나는 밥심으로 100세 산다

2018년 11월 05일 초판 인쇄
2018년 11월 10일 초판 발행

편저자 : 오동환
펴낸이 : 천승배
펴낸곳 : 도서출판 유한문화사

주소 : 경기도 고양시 덕양구 지도로124번길 8-35
전화 : (02) 2668-2055
팩스 : (02) 2668-2565
http://www.yuhansa.com
E-mail : yuhansa@hanmail.net
등록 : 제 5-31호. 1979. 3. 6.

값 35,000 원

ISBN : 978-89-7722-729-3 03590